TENDON SURGERY OF THE HAND

手部肌腱外科学

主　编　汤锦波（JIN BO TANG）

副主编　〔美〕　PETER C. AMADIO
　　　　〔法〕　JEAN CLAUDE GUIMBERTEAU
　　　　〔美〕　JAMES CHANG

主　译　郝丽文　谭　军
主　审　王增涛

山东科学技术出版社

图书在版编目（CIP）数据

手部肌腱外科学 / 汤锦波（JIN BO TANG）主编；
郝丽文,谭军主译. — 济南：山东科学技术出版社，
2018.1
　ISBN 978-7-5331-9209-9

　Ⅰ.①手… Ⅱ.①汤… ②郝… ③谭… Ⅲ.①手 –
肌腱 – 外科学 Ⅳ.①R658.2

　中国版本图书馆CIP数据核字(2017)第300653号

手部肌腱外科学

主编　汤锦波〔JIN BO TANG〕

主译　郝丽文 谭 军

主管单位：山东出版传媒股份有限公司

出 版 者：山东科学技术出版社
　　　　　地址：济南市玉函路16号
　　　　　邮编：250002　　电话：(0531) 82098088
　　　　　网址：www.lkj.com.cn
　　　　　电子邮件：sdkj@sdpress.com.cn

发 行 者：山东科学技术出版社
　　　　　地址：济南市玉函路16号
　　　　　邮编：250002　　电话：(0531) 82098071

印 刷 者：山东新华印务有限责任公司
　　　　　地址：济南市世纪大道2366号
　　　　　邮编：250104　　电话：(0531) 82079112

开本：889mm×1194mm　　1/16
印张：28.5
字数：700千
印数：1~2000
版次：2018年1月第1版　　2018年1月第1次印刷

ISBN 978-7-5331-9209-9
定价：320.00元

编者名单

主编

Jin Bo Tang, MD

Professor of Surgery, Founding Chair, Department of Hand Surgery, Affiliated Hospital of Nantong University; Founding Chair, The Hand Surgery Research Center, Nantong University, Nantong, Jiangsu, China

副主编

Peter C. Amadio, MD

Lloyd A. and Barbara A. Amundson Professor of Orthopedics, Consultant, Department of Orthopedic Surgery, Mayo Clinic, Rochester, Minnesota, USA

Jean Claude Guimberteau, MD

Scientific Director, Aquitany Hand Institute, Pessac, France

James Chang, MD

Chief, Division of Plastic & Reconstructive Surgery, Professor of Surgery (Plastic Surgery) and Orthopedic Surgery, Robert A. Chase Hand Center, Stanford University Medical Center, Palo Alto, California, USA

特约编辑

David Elliot, MA, FRCS, BM, BCh

Hand Surgery Department, St Andrew's Centre for Plastic Surgery, Broomfield Hospital, Chelmsford, Essex, United kingdom

Judy C. Colditz, OT/L, CHT, FAOTA

HandLab, Raleigh, North Carolina, USA

编者

Roberto Adani, MD

Chief, Department of Hand Surgery, Azienda Ospedaliera Universitaria Integrata Verona, Verona, Italy

Peter C. Amadio, MD

Lloyd A. and Barbara A. Amundson Professor of Orthopedics, Consultant, Department of Orthopedic Surgery, Mayo Clinic, Rochester, Minnesota

Kai Nan An, PhD

Professor of Biomedical Engineering, Department of Orthopedic Surgery, Mayo Clinic, Rochester, Minnesota

Rohit Arora, MD

Associate Professor of Trauma Surgery, Department of Trauma Surgery and Sports Medicine, Medical University Innsbruck, Innsbruck, Austria

Morad Askari, MD

Assistant Professor of Surgery, DeWitt Daughtry Family Department of Surgery, University of Miami, Miami, Florida

Joseph Bakhach, MD

Clinical Assistant Professor of Surgery, Plastic and Reconstructive Surgery Department, Hand and Microsurgery Department, American University of Beirut Medical Center, Beirut, Lebanon

Pierre-Yves Barthel, MD

Department of Hand and Reconstructive Surgery, Emile Galle Surgical Center, CHU Nancy, Nancy, France

Alexandros E. Beris, MD

Professor in Orthopaedics, Department of Orthopaedic Surgery, University of Ioannina School of Medicine, Ioannina, Greece

Nada Berry, MD

Assistant Professor, Department of Plastic Surgery, Southern Illinois University, Springfield, Illinois

Philip E. Blazar, MD

Assistant Professor of Orthopaedic Surgery, Department of Orthopaedic Surgery, Brigham and Women's Hospital, Harvard Medical School, Boston, Massachusetts

Lance M. Brunton, MD

Assistant Professor of Orthopaedic Surgery, Department of Orthopaedic Surgery, University of Pittsburgh Medical Center, Pittsburgh, Pennsylvania

Robert E. Bunata, MD

Assistant Professor, Department of Orthopaedic Surgery, Bone and Joint Research Center, University of North Texas Health Science Center, John Peter Smith Hospital, Fort Worth, Texas

Yi Cao, MD

Fellow, The Hand Surgery Research Center, Nantong University, Nantong, Jiangsu, China

Francesco Catalano, MD

Associate Professor, Hand Surgery Division, Department of Orthopedics, Gemelli Hospital of Rome, Catholic University, Rome, Italy

James Chang, MD

Chief, Division of Plastic & Reconstructive Surgery, Professor of Surgery (Plastic Surgery) and Orthopedic Surgery, Robert A. Chase Hand Center, Stanford University Medical Center, Palo Alto, California

Chuan Hao Chen, PhD

Professor, Department of Anatomy, Bengbu Medical College, Bengbu, Anhui, China

A. Bobby Chhabra, MD
Charles J. Frankel Professor and Vice Chair, Department of Orthopaedic Surgery, University of Virginia Health System, Charlottesville, Virginia

Alphonsus K.S. Chong, MBBS, MRCS(Ed), MMed(Orth), FAMS
Consultant Hand Surgeon, Assistant Professor, Department of Orthopaedic Surgery, Yong Loo Lin School of Medicine, National University of Singapore, National University Hospital, Singapore

Sean P. Clancy, OTR/L, CHT
Program Coordinator, Hand Therapy, University of Chicago Medicine, Chicago, Illinois

Judy C. Colditz, OT/L, CHT, FAOTA
HandLab, Raleigh, North Carolina

Monina Copuaco, OTC, CHT
Hand Therapist, Robert A. Chase Hand Center, Stanford University Medical Center, Palo Alto, California

Massimo Corain, MD
Department of Hand Surgery, Azienda Ospedaliera Universitaria Integrata Verona, Verona, Italy

Brandon E. Earp, MD
Department of Orthopedic Surgery, Brigham and Women's Hospital, Boston, Massachusetts

David Elliot, MA, FRCS, BM, BCh
Hand Surgery Department, St Andrew's Centre for Plastic Surgery, Broomfield Hospital, Chelmsford, Essex, United Kingdom

Andrew E. Farber, DO
South Island Orthopaedic Group, Cedarhurst, New York

Felicity G.L. Fishman, MD
Department of Orthopaedic Surgery, Duke University, Durham, North Carolina

Kristen E. Fleager, MD
Department of Orthopaedic Surgery, Stanford University Hospital and Clinics, Stanford, California

Markus Gabl, MD
Department of Trauma Surgery and Sports Medicine, Medical University Innsbruck, Innsbruck, Austria

Leesa M. Galatz, MD
Associate Professor, Shoulder and Elbow Service, Washington University Orthopedics, Barnes-Jewish Hospital, St. Louis, Missouri

Emily Grauel, MS
Virginia Commonwealth University School of Medicine, Richmond, Virginia

Robert R.L. Gray, MD
Assistant Professor, Department of Orthopaedic Surgery, Miller School of Medicine, University of Miami, Miami, Florida

Heather Griffiths, mscot(regnb), CHT
Certified Hand Therapist, Horizon Health Network, Moncton, New Brunswick, Canada

Jean Claude Guimberteau, MD
Plastic, Hand Surgeon, Aquitany Hand Institute, Pessac France

Hiroyuki Kato, MD, PhD
Professor and Chairman, Department of Orthopaedic Surgery, Shinshu University School of Medicine, Matsumoto, Japan

Ioannis Kostas-Agnantis, MD

Department of Orthopaedic Surgery, University of Ioannina School of Medicine, Ioannina, Greece

Armin Kraus, MD

Division of Plastic and Reconstructive Surgery, Stanford University Medical Center, Palo Alto, California

Richard D. Lawson, MBBS, FRACS

Director of Hand Surgery Research, Department of Hand Surgery and Peripheral Nerve Surgery, Royal North Shore Hospital, University of Sydney, Sydney, Australia

Fraser J. Leversedge, MD

Assistant Professor, Co-Director, Duke Hand and Upper Extremity Surgery Fellowship, Department of Orthopaedic Surgery, Duke University, Durham, North Carolina

Beng-Hai Lim, MD

Center for Hand and Reconstructive Microsurgery (CHARMS), Singapore

Paul Y. Liu, MD

Clinical Professor and Chair, Department of Plastic Surgery, Brown University Alpert Medical School, Providence, Rhode Island

Marios G. Lykissas, MD

Division of Orthopaedics, Cincinnati Children's Hospital Medical Center, Cincinnati, Ohio

Mollie O Manley, MD, MS

Department of Orthopedics, University of Pittsburgh Medical Center, Pittsburgh, Pennsylvania

Michel Mansat, MD

Professor of Orthopedics and Traumatology, Department of Orthopaedics and Traumatology, Toulouse University Hospital, Toulouse, France

Pierre Mansat, MD, PhD

Professor of Orthopedics and Traumatology, Department of Orthopaedics and Traumatology, Toulouse University Hospital, Toulouse, France

Renzo Mantero, MD

Professor, Former Chief of Hand Surgery (Retired), Ospedale San Paolo, Savona, Italy

Daniel P. Mass, MD

Professor of Surgery, Department of Orthopaedic Surgery, University of Chicago, Chicago, Illinois

Antonio Merolli, MD, FBSE

Assistant Professor, Department of Orthopedics, Universita Cattolica del Sacro Cuore, Rome, Italy

Arash Momeni, MD

Division of Plastic and Reconstructive Surgery, Stanford University Medical Center, Palo Alto, California

Steven L. Moran, MD

Professor and Chair of Plastic Surgery, Professor of Orthopedics, Division of Hand Surgery, Mayo Clinic, Rochester, Minnesota

Nash H. Naam, MD, FACS

Clinical Professor, Plastic and Reconstructive Surgery, Southern Illinois University and Southern Illinois Hand Center, Effingham, Illinois

Lori Niemerg, OTR/L, CHT

Certified Hand Therapist, Department of Working Hands, Southern Illinois Hand Center, Effingham, Illinois

Fiona H. Peck, MCSP

Burns and Plastic Surgery Department, Wythenshawe Hospital, Manchester, Great Britain

Yeong-Pin Peng, FRCS

Department of Hand and Reconstructive Microsurgery, National University Hospital, Singapore

Karen M. Pettengill, MS, OTR/L, CHT

Clinical Coordinator, NovaCare Hand and Upper Extremity Rehabilitation, Springfield, Massachusetts

Brian C. Pridgen, BS

Department of Plastic and Reconstructive Surgery, Stanford University Medical Center, Palo Alto, California

Mark A. Rider, MBChB, FRCS, FRACS

Department of Hand Surgery, SW Sydney Regional Hand Institute, Sydney, Australia

Lorenzo Rocchi, MD

Hand Surgery Division, Department of Orthopedics, Gemelli Hospital of Rome, Catholic University, Rome, Italy

Mario Igor Rossello, MD

Professor, Chief of Hand Surgery, Ospedale San Paolo, Savona, Italy

Serge Rouzaud

Physiotherapist, Institut Aquitain de la Main, Bordeaux, France

Michel Saint-Cyr, MD, FRCS(C)

Associate Professor, Department of Plastic Surgery, University of Texas Southwestern Medical Center at Dallas, Dallas, Texas

Robert Savage, MB, FRCS, FRCS Ed Orth, MS

Trauma and Orthopaedic Department, Royal Gwent Hospital, Newport, Gwent, Great Britain

Ton A. R. Schreuders, PT, PhD

Rehabilitation Medicine, Erasmus University Medical Center, Rotterdam, the Netherlands

Ombretta Spingardi, MD

Hand Surgery Department, Ospendale San Paolo, Savona, Italy

Yu-Long Sun, PhD

Assistant Professor of Biomedical Engineering, Department of Orthopedic Surgery, Mayo Clinic, Rochester, Minnesota

Jun Tan, MD

Associate Professor of Surgery, Department of Hand Surgery, Affiliated Hospital of Nantong University, Nantong, Jiangsu, China

Jin Bo Tang, MD

Professor of Surgery, Founding Chair, Department of Hand Surgery, Affiliated Hospital of Nantong University; Founding Chair, The Hand Surgery Research Center, Nantong University, Nantong, Jiangsu, China

Luigi Tarallo, MD

Department of Orthopaedic Surgery, Azienda Ospedaliera Universitaria Policlinico Modena, Modena, Italy

Shian Chao Tay, PhD

Associate Professor, Department of Orthopaedic Surgery, Associate Professor, Department of Biomedical Engineering, Washington University, St. Louis, Missouri

Stavros Thomopoulos, PhD

Associate Professor, Department of Orthopaedic Surgery, Washington University, St. Louis, Missouri

Michael A. Tonkin, MD, FRCS Ed Orth, FRACS

Professor of Hand Surgery, Head of Department, Department of Hand Surgery and Peripheral Nerve Surgery, Royal North Shore Hospital, Sydney Medical School, University of Sydney, Sydney, Australia

Ghislaine Traber-Hoffmann, MD

Department of Ophthalmology, University Hospital Zurich, Zurich, Switzerland

Shigeharu Uchiyama, MD

Associate Professor, Department of Orthopaedic Surgery, Shinshu University School of Medicine, Matsumoto, Japan

Véronique van der Zypen, BSC PT

Certified Hand Therapist, Department of Orthopaedic, Plastic and Hand Surgery, Division of Hand and Peripheral Nerve Surgery, Inselspital, University of Bern, Bern, Switzerland

Robert J. van Kampen, MD

Department of Plastic, Reconstructive and Hand Surgery, University Medical Centre, Utrecht, the Netherlands

Gwendolyn Van Strien, LPT, MSc

Director, Hand Rehabilitation Consultancy, Den Haag, The Netherlands, Director, Hand Therapy Unit, Lange Land Hospital, Zoetermeer, the Netherlands

Esther Vögelin, MD, PhD

Chief and Codirector, Department of Orthopaedic, Plastic, and Hand Surgery, Division of Hand and Peripheral Nerve Surgery, Inselspital, University of Bern, Bern, Switzerland

Xiao Tian Wang, MD

Assistant Professor, Department of Surgery, Brown University Alpert Medical School, Providence, Rhode Island

Ya Fang Wu, MD

Lecturer, The Hand Surgery Research Center, Nantong University, Nantong, Jiangsu, China

Ren Guo Xie, MD

Associate Professor of Surgery, Vice Chair, Department of Hand Surgery, Affiliated Hospital of Nantong University, Nantong, Jiangsu, China

Hiroshi Yamazaki, MD, PhD

Chief, Department of Orthopaedic Surgery, Aizawa Hospital, Matsumoto, Japan

Jeffrey Yao, MD

Assistant Professor, Department of Orthopaedic Surgery, Stanford University Medical Center, Palo Alto, California

Chunfeng Zhao, MD

Associate Professor of Orthopedics and Biomedical Engineering, Department of Orthopedic Surgery, Mayo Clinic, Rochester, Minnesota

译者名单

主　审

王增涛

主　译

郝丽文　谭　军

副主译

陈　超　荣　凯　吴亚芳　何　波

译　者（按姓氏笔画排序）

王　维　王　增　尹　路　毕本军　刘泉萌　刘焕龙

许　靖　孙学猛　李秀存　吴亚芳　何　波　陈　超

陈传好　卓高豹　郑大伟　孟凡丁　赵英波　郝丽文

荣　凯　侯建伟　侯致典　黄永军　葛兴涛　谢　霞

谭　军　潘俊博　魏爱周

献 辞

　　将此书献给我的父母Cheng Hua Tang和Xiu Feng Zhao、我的妻子Xiao Tian、我的女儿Yu Qing。他们的支持、理解和付出是我完成既往工作和此书的基石。同时也将此书献给研究中心和医院科室的所有同事们。尤其要感谢我的启蒙教授Seiichi Ishii，他热爱肌腱研究并指导我完成在肌腱外科领域的第一部作品。

Jin Bo Tang, MD

　　将此书献给我的妻子Bari，感谢她的支持和理解；献给梅奥诊所的同事们，感谢他们给予的灵感与启发，以及完成此书时的配合和宽容；献给我在肌腱外科领域的诸位导师，尤其是James M. Hunter医生，他在肌腱外科技术中的高标准和创造力，让我永远追随。

Peter C. Amadio, MD

　　感谢我的两位杰出的同事Harold Kleinert和Claude Verdan，他们影响了我对肌腱外科的思考方式，并指导我进行带血管蒂的肌腱移植。他们对我的工作给予了坚定的支持，并鼓励我继续研究。

Jean Claude Guimberteau, MD

　　感谢我的家人James Sr.、Lily、 Anthony、 Barbara、Cecilia Chang、Harriet Roeder、Julia、Kathleen、Cecilia Roeder Chang，感谢他们一直以来的爱和支持。感谢在Stanford不懈努力工作的研究人员、住院医师和手外科同事。还要感谢我的外科导师Vincent Hentz、Neil Jones和Roy Meals，他们教授了我手外科的众多知识。

James Chang, MD

前　言

《手部肌腱外科学》介绍了手部肌腱的基础科学和临床技术，旨在弥补该领域目前缺乏综合性、时效性书籍的不足。

肌腱手术是手外科中重要的研究方向之一。目前关于该领域的研究和文献很多，也反映了肌腱在手部功能中的重要性，以及外科医生对该领域的巨大兴趣。令人不解的是，尽管肌腱损伤和疾患的治疗方法发生了重大变化，但在过去25年间，却没有关于手部肌腱外科（或身体其他部位肌腱）的综合性书籍出版。唯一一部关于肌腱的具有里程碑意义的专著，是1987年由Hunter编写的*Tendon Surgery in the Hand*。因此，我们在世界范围内组织了一批肌腱外科领域的专家，撰写了这本全新的专著。编写本书的想法始于2006年在英国曼彻斯特的一次会议。后来随着媒体技术的发展，我们也重塑了编写思路，并由Elsevier出版社出版了本书的纸质版和线上电子版。

20世纪80年代中叶开始，肌腱手术的临床技术得到了显著发展，出现了一大批创新性技术，包括许多新的修复技术、新型缝合材料的使用、腱鞘和滑车治疗的新方法、带血供的肌腱移植以及多种术后康复方法。在基础科学方面，也积累了大量的新知识。关于肌腱的生物学和生物力学知识得到了极大发展，另外也产生了一批新的研究领域，例如基因治疗、组织工程、干细胞移植以及基因沉默等技术。本书全面总结了肌腱外科的临床技术新进展和基础研究的前沿技术。

本书共包含41个章节，分6篇依次介绍了基础研究、一期屈肌腱修复、二期屈肌腱修复、伸肌腱修复和重建、肌腱术后康复、肌腱外科的现状与未来。这些章节由世界范围内的知名医生、研究学者和康复治疗师所编写。

我们的首要目标是全面介绍手部肌腱外科目前的国际观点与技术。尤其在一期屈肌腱修复与康复的章节，体现了真正的国际合作，突出了不同单位的方法和方案。我们为读者提供大量的知识信息，让他们根据本书所描述的手术和术后治疗原则，明智地选择治疗方案。伸肌腱损伤也有很多不同的治疗选择，我们计划用相关章节来介绍目前所使用的多种治疗和康复方法。此外，世界各地知名的手外科中心提供了多种治疗指南，读者可在网上获取，并在制订伸肌腱损伤的治疗方案时加以参考。

我们对遍布四大洲15个国家的编者们致以衷心的感谢，他们的突出贡献是完成本书的基石。我们尤其要感谢本书的特约编辑David Elliot医生和Judy Colditz女士。他们是肌腱领域拥有丰富经验的著名教育家，为本书的编写不遗余力。Elliot医生在本书的7个章节中介绍了他的宝贵经验，还参编了一期和二期肌腱修复章节的部分内容。Colditz女士协助我们编辑了康复治疗的相关章节。此外，我们还要衷心感谢为本书提供在线内容和视频的外科医生和治疗师，这使本书的内容更加丰富。

最后，我们必须感谢Elsevier出版社的工作人员，尤其是Dan Pepper、Don Scholz、Mary Beth Murphy、Heather Krehling和Brandilyn Tidwell，没有他们对内容的建议及细心的审稿工作，就没有本书的顺利出版。我们还要感谢Elsevier出版社的美工团队，他们为本书提供了精美的彩色插图，帮助读者理解复杂的手术内容。

我们希望本书能帮助医生和医学生理解或掌握手部肌腱外科的关键概念和技术，并在处理手部肌腱相关的棘手问题时提供帮助。

Jin Bo Tang, MD

Peter C. Amadio, MD

Jean Claude Guimberteau, MD

James Chang, MD

目 录

第 *1* 篇 基础研究

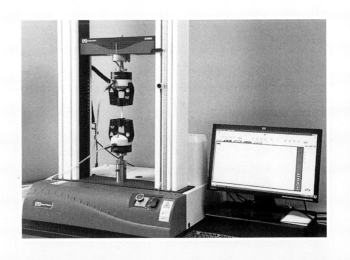

1 手部肌腱系统的解剖

作者　Robert J. van Kampen, MD　Peter C. Amadio, MD

译者　陈传好　荣　凯

概述

本章介绍了手及腕部屈肌与伸肌装置的解剖结构及其相关的临床和生物力学特征，重点介绍腕及手指支持带结构的重要性，回顾手部屈、伸肌腱的正常解剖和常见变异。特别关注了在屈肌腱鞘内维持屈肌腱的腱系带和滑车，尤其是滑车装置的结构和生物学特点，强调 A2 和 A4 滑车的关键作用。最后介绍了对伸肌装置有贡献的肌腱和腱束，并探讨它们在掌指关节和指间关节中的作用。

在人体中，手及腕部关节的交互连接最为复杂，大量肌腱集聚于此使其可以大范围活动，这些手部肌腱的活动由多组肌肉操控。肌腱和其他辅助结构一起形成了一个精细的生物力学系统，使人类能够完成一系列复杂的任务，并发展出一些需要手及手指灵巧活动的精细职业（如手外科）。手部疾患的治疗同样精致而复杂，因此对手部结构的充分了解必不可少。

屈肌支持带

在腕部的掌侧，腕骨形成的深凹上面有屈肌支持带横跨，形成腕管。腕管内有指浅屈肌（FDS）肌腱、指深屈肌（FDP）肌腱、拇长屈肌（FPL）肌腱与正中神经通过。

在尺侧，支持带止于豌豆骨和钩骨的钩部，并有豆钩韧带加强。在桡侧，支持带牢固地止于大多角骨的掌侧缘（大多角骨结节）和舟骨结节，偶尔也能看到其附着于桡骨茎突[1,2]。

关于这一"跨越腕骨掌侧纤维束带"的命名尚存争议。根据解剖学术语，应该使用腕部屈肌支持带，但在教科书上，屈肌支持带、腕横韧带和前/掌侧环状韧带指的都是同一结构[3]。

在手外科，经常需要区分屈肌支持带的不同部分。Stecco 等[3]研究了其组织学和解剖学特点。前臂筋膜延续至腕部掌侧，形成纤维增厚部分。在这一层去除之后，可见到另一个纤维层，质地坚韧，并与韧带有相似的组织学特性。Stecco 研究团队认为"韧带源于拉丁语 *ligare*（结合），其意思为一层或一束连接骨的致密的纤维组织"，他们认为这一覆盖腕管的深层结构的"主要作用是为屈肌腱提供滑车功能"。因此，使用腕横韧带的命名是最合适的。

除了前臂筋膜延续的增厚部分和腕横韧带，Cobb 等[4]描述了其远侧还有由鱼际和小鱼际之间的腱膜组成的第三部分。基于该解剖发现，他们主张在行腕部韧带切开松解时范围需要更大。

Tanabe 和 Okutsu[5]在内窥镜下切开松解屈肌支持带治疗腕管综合征时发现，如果松解远端纤维，屈肌支持带两断端之间的平均距离从 1.3mm 增加到 6.6mm。因此，他们认为切断远端纤维是内窥镜下腕管减压的关键。

伸肌支持带

在腕背侧，前臂深筋膜一部分增厚，包裹腕部伸肌的肌腱。它和腕掌侧韧带一起发挥协同作用。如前所述，建议使用"腕背侧韧带"或"背侧环状韧带"作为解剖术语。然而，最常用的仍然是"伸肌支持带"。

Taleisnik 等[6]研究发现，前臂深筋膜在桡腕关节近端开始增厚，形成背侧环状韧带，也是腕部伸肌支持带的组成部分。在远端，其与肌腱浅面的手背筋膜相延续。在尺侧，伸肌支持带止于三个部分：近段包绕尺侧屈肌腱、中间部分止于三角骨和豌豆骨、远端与小指展肌的筋膜及第五掌骨基底相延续。

伸肌支持带附着于桡骨隆起上，在伸肌支持带下方形成6个间室，允许伸肌腱通过，在伸肌腱章节将做进一步阐述。

在第四和第五间室的底面，存在"腱下纤维层"（infratendinous layer），参与形成包绕间室内肌腱的环形纤维管。在第六间室内，"腱下纤维层"自尺骨茎突到三角骨重叠环绕形成管道，包绕尺侧腕伸肌腱（ECU），此鞘管将肌腱稳定在远侧尺骨沟内，并对远侧尺桡关节的稳定性也有帮助。在近侧，纵行纤维形成线状结构加固肌腱，以防在前臂完全旋后时半脱位。尺侧腕伸肌腱鞘的损伤较常见，尤其是一些进行拍类或棒类运动的年轻运动员，常会出现尺侧腕伸肌腱的复发性半脱位[7]。

手部屈肌肌腱

在腕部，屈肌腱和正中神经的排列相对恒定。当肌肉或肌腱异常时，这种排列会发生变化，掌握这些变化很重要，即使是很有经验的外科医师有时也会混淆。通常，正中神经位于掌长肌腱的下方，但有时正中神经位置浅表，紧邻掌长肌腱。有时正中神经会在前臂分叉[8]。

掌长肌腱与浅静脉和皮神经一起完全被前臂深筋膜包绕。掌长肌腱有较多变异，在世界不同人群中的阙如率为0.6%～63.9%（双侧或单侧）[9]。在人类，此肌腱被认为已经退化，并且容易切取，因此在临床上常用作移植肌腱。

在正中神经的桡侧有FPL肌腱，在尺侧有指浅屈肌腱。在通过腕管时，指浅屈肌腱成对排列，中指和环指肌腱位于浅层，小指和示指肌腱位于深层。指深屈肌腱位于指浅屈肌腱的深面[2,8]。

在掌长肌腱阙如的情况下，中指指浅屈肌腱和正中神经之间有时可见到示指指浅屈肌腱。还可以见到一些其他形式的变异：掌长肌腱分为两或三部分、有双重肌肉、肌肉翻转或倒置、部分或完全止于前臂筋膜。除此之外，也可见到肌腱止点位于豌豆骨、舟状骨、尺侧腕屈肌腱和鱼际肌处。

FDS和FDP的副腱束比较常见，尤其是示指，可从尺骨粗隆连于示指和中指浅肌腱，或从环状韧带连于小指浅肌腱。小指和示指的浅肌腱可能阙如，示指指深屈肌腱可分成两个肌腱或共同起自FPL[8]。

桡侧腕屈肌（FCR）肌腱在通过大多角骨时，其滑膜鞘形成一个狭窄的骨纤维通道。该管道的桡侧是大多角骨体，掌侧是大多角骨结节。管道的尺侧与腕管被一厚的间隔分开，远端FPL肌腱绕此间隔滑动。在管道底部，腱鞘紧连舟-大小多角骨（STT）关节掌侧关节囊。此狭窄的管道可引起原发的狭窄性腱鞘炎。然而，由于周围结构关系紧密，腱鞘炎也可继发于损伤或者退行性变。在STT关节炎中，FCR肌腱腱鞘炎也很常见，这常会引起骨关节炎疼痛以外的其他疼痛[10,11]。

由于FCR腱鞘和附着在舟状骨结节上的韧带之间的密切关系，FCR也起到稳定舟月关节的作用。肌腱通过舟骨的远极作为滑车增加了其力学优势，防止舟状骨旋转屈曲。不同于以前的假说，Salvà-Coll等[12]发现FCR肌腱受力后可使舟状骨屈曲、旋后，同时使三角骨屈曲、旋前，这种相反方向的旋转可使舟月背侧韧带松弛。

FCR肌腱止于第二掌骨基底，并发出一坚强的腱束至第三掌骨，也常见有一细束至大多角骨结节。其他常见的变异为止于大多角骨、舟状骨，以及第二、第三和第四掌骨底。FCR肌腱甚至可以阙如。有时可见到其止于腕横韧带，常与掌长肌腱混淆[8]。

尺侧腕屈肌（FCU）包绕豌豆骨，该骨可被认为是FCU肌腱的籽骨。FCU通过豆钩韧带和豌豆骨掌骨韧带附着于第五掌骨基底和钩骨。豆钩韧带在钩骨钩和豌豆骨之间形成另外一个通道，即Guyon管，其内有尺动脉和神经通过。偶尔可见FCU肌腱在止于豌豆骨前分成两束。也常能见到FCU和指浅或指深屈肌腱合并在一起[8]。

FPL肌腱穿过其骨筋膜管道，止于拇指末节指骨。有时也能见到其有肌腱止于示指。FPL肌腱也可阙如，伴有拇指明显变小。另一个变异是此肌腱分为两个或三个束，止于舟状骨或屈肌支持带。

屈肌腱鞘

腕与掌的腱鞘结构

在手腕，滑膜鞘使屈肌腱可在腕管内滑动。腱鞘起于腕横韧带近端约2.5cm处，远端延伸到掌骨的颈部。手指的屈肌腱也被腱鞘包裹。这些腱鞘之间相互连通的方式存在很多变异[13]。

据Fussey等[13]报道，最常见的形式是由屈肌腱总腱鞘或尺侧囊包绕着FDS和FDP肌腱，第二个鞘即桡侧囊，包绕FPL肌腱。

在大多数情况下，小指屈肌腱鞘沿着指骨连续性包绕肌腱。同样，FPL腱鞘沿着拇指伴随肌腱抵达止点[13]。

在手掌，偶尔可见屈肌总腱鞘与第二、第三、第四指腱鞘相交通。另外，尺、桡侧囊也可相连。在鞘内感染的情况下，尺、桡侧囊的交通会引起"马蹄形脓肿"。

在腕管内，滑膜下结缔组织（SSCT）将尺侧囊滑膜与肌腱相连。SSCT由平行于肌腱的纤维束组成，相互间有细小的微纤维连接。作为一个滑动单元，SSCT可减少肌腱滑动的摩擦力并维持肌腱周围血供的完整性。SSCT非炎性纤维化是腕管综合征最常见的组织学变化，这表明SSCT损伤是腕管综合征的重要病因[14]（图1-1~1-4）。

指屈肌腱鞘的结构

指浅屈肌腱和指深屈肌腱位于掌浅弓、正中神经与尺神经浅支的深面，并被数层疏松结缔组织包绕。掌弓血管发出分支穿过这些结缔组织，进入肌腱，共同形成腱旁组织。

Cohen和Kaplan[15]在对屈肌腱鞘的组织学研究中发现，腱旁组织有两套血供系统：一套紧邻肌腱，另一套位于更加外周的位置。这两套系统间产生的滑液将腱鞘分成脏层和壁层。

壁层滑囊位于肌腱滑动的鞘管壁上，连续不断向远端延伸，并在外侧有致密胶原带加强。这些胶原纤维带使肌腱与骨及关节面靠近，具有滑车样作用，让手指的运动更加高效。在这些增强结构中，壁层滑囊是最厚的，被称为腱鞘的膜部。

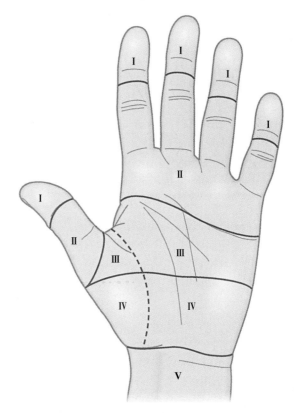

图1-2　屈肌腱分区，将该区域从远端到近端进行编号。区域Ⅰ仅包含指深屈肌腱。区域Ⅱ是屈肌腱鞘的关键区域，它包含了指深和指浅屈肌腱，以及指深屈肌腱穿过浅肌腱的交叉部位。区域Ⅲ属于滑膜外腱鞘，并有蚓状肌发出。区域Ⅳ属于腕管区，它包括滑膜内外两种混合组织。区域Ⅴ也属于滑膜外区域，但其内部没有蚓状肌。在拇指区，尽管我们标注了区域Ⅰ～Ⅴ，但是区域Ⅱ和Ⅲ可能不存在，因为该区域只有一根肌腱，并且没有蚓状肌

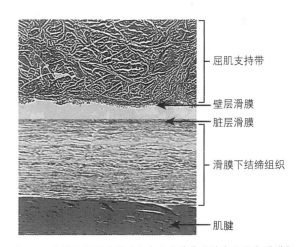

图1-3　腕管区的滑动单元包含双重结构（腱旁组织和滑膜）。该图显示了屈肌支持带到肌腱的各个层次。腕管的肌腱有滑膜下结缔组织和黏液囊，滑膜的脏层和壁层之间含有滑液（HE染色，400倍光镜下）（From Ettema AM, Amadio PC, Zhao C, et al: Changes in the functional structure of the tenosynovium in idiopathic carpal tunnel syndrome: a scanning electron microscope study, Plast Reconstr Surg 118:1413-1422, 2006.）

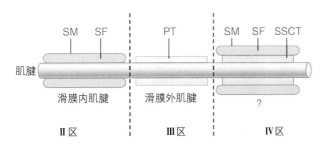

图1-1　屈肌腱的营养微环境。Ⅱ区，肌腱位于指屈肌腱鞘的滑膜内。Ⅲ区，手掌处是滑膜外肌腱。Ⅳ区，腕管区，肌腱由滑膜内、外两种组织混合包绕。SM: 滑膜, SF: 滑液, PT: 腱旁组织, SSCT: 滑膜下结缔组织

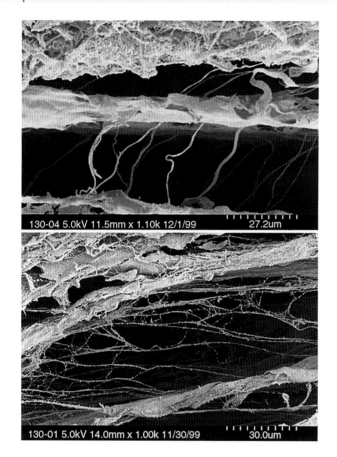

图1-4 上图：滑膜下结缔组织中松散的垂直纤维连接相邻各层（扫描电镜，1100倍）。下图：当屈肌腱运动时，相邻层之间松散的结缔组织被牵拉（扫描电镜，1000倍）（From Ettema AM, Amadio PC, Zhao C, et al: Changes in the functional structure of the tenosynovium in idiopathic carpal tunnel syndrome: a scanning electron microscope study, Plast Reconstr Surg 118:1413-1422, 2006.）

脏层腱鞘紧贴肌腱，与壁层之间形成一个滑液腔。脏层由薄层胶原蛋白支撑，所有进入肌腱的结构均被其环绕。在这些结构的另一面上，脏层与壁层相互延续。滑膜层向远端延伸至指深屈肌腱的止点，并汇合在一起。

腱系带

在腱鞘的掌侧，血管穿入滑膜层，形成系膜折叠或腱系膜（mesotenon）。这些血管带连接了屈肌腱的背侧和屈肌腱鞘的掌侧，这一腱性条带被命名为"腱系带"（源自拉丁文，意思是"纽带或链接"），也称腱纽。

腱系带的变异常见。Ochiai等[16]研究了35只手的腱系带分布类型，4条发自指动脉的横行交通支，于滑车开口处进入屈肌腱鞘，并向腱系带处

走行。4个交通支进入的位置分别位于近节指骨的基底部、颈部和中节指骨的基底部、颈部（图1-5）。

每个指屈肌腱鞘内有两种腱系带：交通动脉发出血管穿过腱系膜形成短的、三角形的短系带和细长形的长系带（图1-6）。

解剖的所有手指均有短系带。浅短系带（VBS）发自近指间关节（PIP）的掌板，止于指浅肌腱交叉处。深短系带（VBP）的薄的、三角形系膜发自中节指骨远端1/3，止于指深屈肌腱止点附近。

相反，长系带存在许多变异。Ochiai等[16]发现浅长系带（VLS）起于近节指骨基底部的桡侧、尺侧或基底的两侧。VLS的阙如主要出现在中指和环指。他们还发现成人深肌腱血管密度比胎儿小。这些研究结果或许可以解释为什么在中指、环指和老

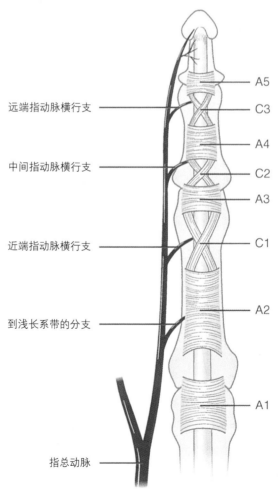

图1-5 腱鞘包括A1~A5环形滑车和C1~C3交叉滑车

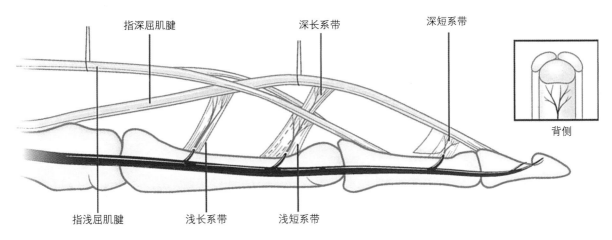

图 1-6 血管通过腱系带进入屈肌腱内

年患者中扳机指的发生率较高。

Ochiai等[16]根据深长系带（VLP）的附着部位，将VLP分为5种类型，分别为远端型、中间型、混合型、近端型和阙如型。

远端型很少见；中间型穿过屈肌腱交叉区域，是最常见的类型；近端型起自浅肌腱两束之间并通过分叉处；混合型类似于近端型，但没有发现VLS。

示指腱系带常是一个桡侧或双侧VLS和中间型的VLP。中指没有单一的主要类型，多数中指是中间型的VLP合并桡侧VLS，或者是中间型和近端型的VLP合并双侧VLP。

环指的VLS往往阙如，常是混合型VLP或混合型与中间型结合。小指腱系带的主要类型是中间型的VLP和一个尺侧宽的腱系膜形成的VLS。

腱系带出现的区域通常称为"无人区"（见图1-2），此区肌腱损伤后的治疗效果往往不理想。可能的原因是损伤了腱系带从而也损伤了肌腱的血供。Amadio等[17]研究了肌腱一期修复和早期功能锻炼后手指的最终活动度，发现腱系带损伤后主动活动度明显下降。腱系带损伤（或阙如）是影响屈肌腱修复预后的一个重要因素。

在拇指，短系带伴随FPL从近端到止点形成一个连续的带。当FPL肌腱在指间关节处完全断裂后，结构完整的腱系带可通过与掌板的连接，一定程度上起到屈曲指间关节的作用[18]。

滑车系统

指屈肌腱腱鞘的增厚部分称为滑车，是沿着腱鞘分段分布的致密结缔组织。它们可以防止肌腱产生弓弦畸形，还可以使肌腱滑动产生最大的力学效率。

许多文献报道了关于这些滑车的多种描述[19-21]。这些常用的术语都是基于Doyle的经典解剖学工作[20]。

Strauch和de Moura等[19]对72例手指的滑车进行了研究，发现一个"复杂的滑膜管"在其两端形成盲端，并包绕屈肌腱。在滑车之间存在较小的盲端，在手指伸直时会变得扁平，使腱鞘的长度适合手指的活动幅度。Strauch和de Moura等[19]发现两套三个环形滑车（称为近端环形滑车和远端环形滑车）和两个交叉韧带（近端交叉韧带和远端交叉韧带）。第一个近端环形滑车（AP1）起于掌指（MCP）关节近端，止于近节指骨的中段。近端交叉韧带与AP1部分重合，并延伸至近节指骨远端1/3。第二个近端环形滑车（AP2）位于近指间关节。第一个远端环形滑车（AD1）位于中节指骨的近端1/3处，并与远端交叉韧带相重叠。第二个远端环形滑车（AD2）位于远指间关节，第三个远端环形滑车（AD3）在末节指骨的基底部。

在解剖了80个手指后，Doyle[20]总结出一个更被大家认可的描述，共有5个环形滑车（从近端到远端分别为A1~A5）和3个交叉滑车（从近端到远端分别为C1~C3）（见图1-5）。A2滑车是手指最大的滑车，位于近节指骨近端部分，长1.5~1.7cm。该滑车被环形纤维覆盖，前缘明显增厚呈半月形。第二大的环形滑车是A4滑车，位于中节指骨的中段。A1滑车（在掌指骨关节水平）和A3滑车（在近指间关节水平）比较狭小，长约3mm。A5滑车在远指间关节水平，非常小，有时难以辨别。

Strauch提出的最远端环形滑车（AD3）位于远指间关节远端，并没有被包括Doyle[20]在内的其他学者发现。第二和第四环形滑车较为恒定。A3和A5滑车在标本中的出现率分别为80%和90%。交叉滑车有时只是单一斜行带状或Y形分布。

Lin等[21]进一步对附着于指骨面的滑车和附着于关节掌板上的滑车进行区分。附着于近节指骨干的环形滑车（A2）和中间指骨的环形滑车（A4）长度最长，强度最大。这些滑车与关节轴的距离近乎恒定，在手指屈曲时短缩最少。

相反，在手指屈曲时掌板滑车（A1、A3和A5）和关节轴之间的距离明显增加。手指屈曲时，相比于骨干上的滑车，掌板滑车明显短缩。交叉滑车一端连接骨，另一端连接到掌板，它们常有解剖变异并且屈曲时短缩明显。

由于指骨干的掌侧呈凹状，骨滑车的阙如可导致指屈肌腱离开骨凹处呈现弓弦畸形。第二种弓弦畸形是当手指屈曲时，发生在关节处。A2和A4滑车到近指间关节的距离并不相等，其中原因可能是为了更好地协调控制这两种弓弦畸形[21]。

掌板滑车仅仅限制关节处的弓弦畸形，交叉滑车在手指屈曲超过45°时可通过增加力臂来调节力的传导。A2和A4滑车阙如对关节活动的影响最大。当关节处的滑车完整，仅有骨面处的弓弦时，影响也很大。仅A3滑车阙如对关节活动的影响较小[21]。

肌腱在滑动时与滑车接触产生摩擦。Zhao等[22]发现A3滑车可减少肌腱在A2和A4滑车的滑动阻力。在近指间关节屈曲角度较大时，A3滑车通过维持肌腱紧贴近指间关节轴，减小滑车边缘与肌腱的角度，从而减少滑动阻力。此滑车可能会妨碍修复屈曲时A2滑车下的肌腱损伤。

腕横韧带和掌腱膜对屈肌腱滑车系统也有帮助。

腕横韧带于腕部跨于手指屈肌腱上方，起到滑车样功能，保持屈肌腱紧贴腕部。Kline和Moore等[23]在研究新鲜冷冻标本时发现，屈腕状态下切断腕横韧带后，屈肌腱与关节轴的距离增加了5.5mm。腕关节运动时，指深屈肌腱和指浅屈肌腱需要分别增加25%和20%的额外滑动。正如Kline和Moore所报道的，由于此处所需肌腱滑动距离的增加，肌腱在其他关节的滑动减少，最终会导致握力下降。因此，当肌肉达到最大收缩时，手指的最大主动运动幅度是减小的。

在MCP关节水平，掌腱膜的纤维和肌腱间纤维隔膜形成一个拱门跨于屈肌腱的上方。此拱门固定在深层腕横韧带上，可维持肌腱紧贴MCP关节轴。因此，可以视为一个滑车——掌腱膜（PA）滑车[24]。Manske和Lesker[25]以不同顺序依次切开PA和第一及第二环形滑车，研究其对关节运动的影响。仅切断其中一个滑车对功能影响较小。当一个环形滑车和PA滑车同时被切断后，手指屈曲的幅度会减小。A2滑车被认为是最重要的单个滑车，其次是A1滑车。虽然PA滑车是影响最小的单一滑车，但当该滑车被最后切断时，屈肌腱的功能也会明显减弱。

内在肌肉：蚓状肌和骨间肌

蚓状肌起于手掌处的指深屈肌腱，而不是附在骨上，经掌指关节（MCP）后止于伸肌扩张部[26]。尽管蚓状肌起自指深屈肌腱，其肌肉却覆盖了大部分的指浅屈肌腱。第一和第二蚓状肌呈单羽状，分别起自示指和中指指深屈肌腱的掌侧和桡侧。第三和第四蚓状肌呈双羽状，分别起自中指和环指及环指和小指相邻的深肌腱之间。所有的蚓状肌都经过手指桡侧，并止于掌指关节背侧[26]。

蚓状肌的数量在2~5条之间。最常见的变异在第三蚓状肌，如2条肌腱起止于中指和环指或其肌腱止于中指的尺侧[26]。

蚓状肌的主要功能是在掌指关节屈曲时保持手指伸直。其在手指屈伸活动中起调节作用。当牵拉屈肌腱时，蚓状肌起点向近端移动，肌腹被牵拉。在掌指关节屈曲时，蚓状肌向近端牵拉伸肌装置，使指间关节伸直[27]。

骨间肌是从手的桡侧向尺侧依次编号，根据

它们在掌骨间的相对位置，共有3块骨间掌侧肌和4块骨间背侧肌。骨间掌侧肌是单羽状肌肉，起于第三掌骨相对的邻近掌骨，止于近节指骨同侧[27]。因此，骨间掌侧肌使手指相对中指内收。

骨间背侧肌由从相邻的掌骨发出的两部分肌腹组成。中指尺侧的肌腱止于相应近节指骨的尺侧，中指桡侧的肌腱止于相应近节指骨的桡侧。因此，骨间背侧肌以中指为中心外展手指。

骨间肌的变异主要在于肌腹数目和肌腱的止点。骨间掌侧肌可以是双羽状，2个肌腱分别止于相应的骨面。

一个甚至所有骨间掌侧肌都有可能阙如。骨间背侧肌有时起源于掌骨基底部以近或者腕骨。第二骨间背侧肌的肌腱可止于第二掌骨的尺侧，此时手指的外展是相对第二指，而不是第三指[26]。

Camper腱交叉

通过腕管后，指屈肌腱分散延伸至各个手指。正如它们的名字一样，指浅屈肌腱位于深肌腱的上方。然而，在肌腱跨过掌指关节后，指深屈肌腱在指浅屈肌腱分叉处浅出。在近节指骨的中段，指浅屈肌腱分为两束并向两侧走行[27]。其中最背侧的纤维相互交叉后，止于中节指骨的侧腹嵴。其他纤维在中节指骨的侧面继续延伸，止于中节指骨掌侧的侧嵴上，同交叉纤维结合在一起。指浅屈肌腱止点很长，从中节指骨基底一直到指骨颈部[27]。

在近节指骨水平，指深屈肌腱穿过由浅肌腱形成的通道，浅短腱系带的存在使得此通道变得狭窄。指深屈肌腱通过远指间关节的掌侧关节囊时，两者牢固地连接在一起。指深屈肌腱最终广泛止于末节指骨掌侧基底部和脂肪垫上[27]。

指浅屈肌腱的交叉纤维在指深屈肌腱下方形成一个板状结构，被称为Camper腱交叉，是以荷兰医师Petrus Camper的名字命名的，他在关于手臂和手的解剖论著中详细介绍了这种结构。此腱交叉对手的抓握功能起着不可或缺的生物力学作用。当指深屈肌腱纵向拉伸时，浅肌腱的掌侧面被推向A2滑车；在抓持时，深肌腱被卡压在浅肌腱的两束之间。这些机制有助于指间关节的稳定，帮助抓持物体[28]。

腕部伸肌腱

在Standring[2]、Kaplan[1]和Hunter[26]所著的解剖学教科书中，有对伸肌腱及其变异的详细描述。通过腕关节的伸肌腱可协助伸腕，并根据其相对中间轴线的位置，决定其向尺侧或桡侧偏斜。在桡骨远端背侧的骨沟上，伸肌支持带从桡侧向尺侧形成6个伸肌腱通道（图1-7）。

拇长展肌（APL）肌腱和拇短伸肌（EPB）肌腱一起通过最桡侧的第一间室。APL止于第一掌骨的桡侧，从而起到外展拇指的作用。拇长展肌通常有多束分支，多数止于大多角骨和拇短展肌或拇对掌肌的起点。Brunelli[29]研究了100个解剖标本发现，有71%的标本在第一间室内会出现1~2个额外的肌腱，它们止于大多角骨，此肌腱单元的主

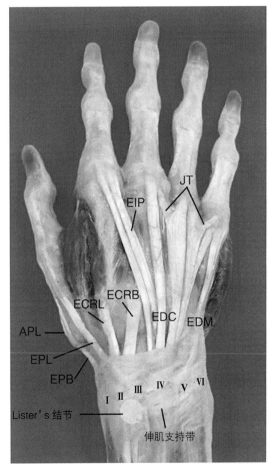

图1-7 伸肌支持带和伸肌腱。前臂的伸肌腱通过6个通道进入手部。伸肌腱覆盖有滑膜鞘。APL：拇长展肌，EPB：拇短伸肌，EPL：拇长伸肌，ECRL和ECRB：桡侧腕长伸肌和腕短伸肌，EIP：示指固有伸肌，EDC：指总伸肌，EDM：小指伸肌。注意腱联合（JT）连接环指伸肌腱

要功能是外展腕骨，因此被命名为"腕展肌"。Brunelli认为，缺少这种肌肉属于异常，这将会增加第一腕掌关节不稳定和关节炎的发生风险，这是因为失去了一个外展的平衡力，从而导致其他内收肌力对第一腕掌关节产生剪切作用。

其他研究并未发现额外的肌腱止点与第一腕掌关节炎之间有显著关系。然而，第一间室内存在的隔膜可能对第一腕掌关节炎的发生产生影响[30]。

拇短伸肌（EPB）肌腱止于拇指近节指骨基底部。此肌腱可以与拇长伸肌（EPL）融合或阙如。拇短伸肌腱在第一间室内常有自己的子鞘。这可能是de Quervain病的一个重要致病因素。桡侧腕长伸肌（ECRL）和桡侧腕短伸肌（ECRB）肌腱通过拇长展肌（APL）和拇短伸肌（EPB）肌腹下方后，进入腕背侧韧带下方的第二间室。腕部背伸反复受阻可引起该交叉区域腱鞘的炎症，因此被称为"交叉综合征"，一般认为是肌腱与肌腹在交叉处摩擦引起的。然而，Grundberg和Reagan[31]认为此炎症是由第二间室内的桡侧腕伸肌狭窄性腱鞘炎所引起的。桡侧腕伸肌腱分别附在第二和第三掌骨基底部的桡背侧面，变异主要是肌腹发出肌腱的数目以及这些肌腱之间形成的交叉。偶尔会发现副桡侧腕伸肌止于鱼际区的骨或肌肉。

在第三间室，拇长伸肌（EPL）肌腱斜跨过桡侧腕长、短伸肌腱，并止于拇指末节指骨的基底部。拇指肌腱间形成一个三角形区间（解剖学上的鼻烟窝），其内有桡动脉通过。EPL肌腱绕过Lister结节，此处易发生慢性腱鞘炎。当EPL肌腱断裂时，可能最终导致"鼓手麻痹征"。

示指固有伸肌腱和指总伸肌（EDC）肌腱一起穿过第四间室后，与示指伸肌腱在示指汇合。偶尔可在第四间室内发现指短伸肌（EDBM），此肌肉易与腱鞘囊肿相混淆。EDBM和示指固有伸肌有共同的止点，因此可以看作是伸肌的一种变异[32]。

小指固有伸肌腱或小指伸肌腱在下尺桡关节的远端通过第五间室，在小指近节指骨与伸肌腱扩张部汇合。

尺侧腕伸肌（ECU）肌腱通过第六间室，走行在尺骨茎突和尺骨头之间的骨沟中；在包绕通过豌豆骨后，止于第五掌骨的基底部。通常，ECU肌腱会从此点发出一束到小指掌指关节囊或小指近节指骨。

手指伸肌腱的变异

手指伸肌腱存在较多变异。Zilber和Oberlin[33]在前人的研究基础上，对50只手的伸肌腱类型进行了统计学研究。最常见的类型是指总伸肌（EDC）发出1条肌腱到示指和中指，2条肌腱到环指，而小指没有分布。这种情况下，示指只有1条固有伸肌腱而小指有1对固有伸肌腱。小指固有伸肌腱和伸肌总腱走行出伸肌支持带后，两者之间常有一隔膜隔开，示指固有伸肌腱常缺乏腱联合。

在回顾关于手指伸肌腱变异的文献后，Zilber和Oberlin[33]认为不同的描述存在一定相互矛盾的地方，特别是环指。EDC肌腱的数量变异较大，在5~12条之间。EDC没有发出肌腱到示指是极为少见的。EDC到小指的肌腱常常阙如，被来自环指的腱性结构所替代，并在MCP关节处与小指固有伸肌腱汇合。部分学者把这种腱性结构认为是肌腱，而另外一部分学者则认为是腱联合。这可能导致EDC发至环、小指肌腱的描述不同[33]。

示指固有伸肌腱阙如十分少见。有报道可见中指固有伸肌腱，起自示指伸肌止于中指。小指固有伸肌腱可阙如，有时会从EDC或ECU发出一条腱束至小指。小指固有伸肌腱可由2个独立的肌腹组成，或者1个肌腹发出多达3条肌腱。EDM的正常类型是有两条肌腱。60%~90%的病例中，EDM有2条肌腱位于尺侧的同一个腱鞘中。了解这些解剖知识对肌腱转位手术是非常重要的[33]。

左右手不对称也比较常见。尤其是EDM，20%的病例一侧手只有1条EDM肌腱。在肌腱手术中，要充分了解这些伸肌腱的变异[33]（见图1-7）。

在手背，伸肌腱之间有腱联合相互连接，连接形式有多种变异。最常见的是环指肌腱发出斜行腱束，止于中指和小指。在中指和示指之间也有薄的横行腱束。腱联合有3种类型：横向或斜行纤维带，厚且明确的腱性联合，"y"或"r"形的肌腱束[34]。

手指屈曲时，腱联合限制了邻近手指的独立背伸。此现象在环指尤为典型，因为环指肌腱上有腱联合的起点[35]（见图1-7）。

手指伸肌装置

Kaplan、Hunter[26]和Smith[35]详细描述了手指的

伸肌装置。当指总伸肌腱到达掌骨远端时，肌腱展开形成腱膜覆盖在掌指关节及近节指骨上，形成伸肌腱扩张部，或称为背侧腱帽。伸肌腱与MCP关节中线之间由矢状纤维束固定，这些纤维束起自掌深横韧带和掌指关节掌板，可以辅助背伸近节指骨，并限制伸肌腱向近端移动[26]。

骨间肌走行于矢状束和MCP关节之间，止于近节指骨基底部的结节上。这些肌腱可以向侧方活动手指。通过与伸肌腱扩张部相连，骨间肌可以屈曲掌指关节。伸肌腱扩张部和侧韧带之间有纤维连接，可防止手指伸直时骨间肌向背侧脱位。蚓状肌的肌腱也止于近节指骨桡侧结节的稍远端[26]。

骨间肌和蚓状肌汇合延续形成侧束，在PIP关节和中节指骨的侧方向远端走行（图1-8）。斜行纤维束止于中节指骨基底部，并与中央束汇合。侧束的其余部分继续在中节指骨两侧走行，在指骨头处转向背侧，并汇合成一条宽的腱束，越过DIP关节后止于远节指骨基底部[36]。

在矢状束的远端，骨间肌的侧束之间，有横行纤维跨在近节指骨的背侧。纤维走行从远及近逐渐由水平转为斜行。这一薄层纤维从伸肌腱走向掌指关节掌板，起着屈曲近节指骨的作用[35]。

在近节指骨的基底，伸肌腱穿过背侧纤维层，分成三股并在PIP关节背侧展开。在近节指骨远端，侧束发出部分纤维加入到中央束。跨过PIP关节后，中央束与关节囊融合，止于中节指骨基底部[26,36]（图1-9）。

伸肌腱中央束的作用是背伸中节指骨（MCP关节过度背伸时除外）。当PIP关节处于屈曲位时，中央束牵拉中节指骨至近节指骨头的背侧，从而起到了背伸近节指骨的作用[36]。

斜行支持韧带（ORL）起自近节指骨远端的掌侧面，斜行延伸至中节指骨背侧，并与侧束汇合到达远节指骨。它有助于稳定侧束，也可以在背伸PIP关节时协助伸直DIP关节。然而，生物力学研究驳斥了这一观点。只有当PIP关节屈曲时，此韧带才会通过PIP关节轴线的掌侧。只有当DIP关节屈曲超过70°时，ORL才会起到辅助关节背伸的作用[37,38]。

在PIP关节处，有类似于矢状束的纤维起自PIP关节掌侧，即横行支持韧带。在屈曲PIP关节时，此韧带具有维持伸肌装置的位置和向掌侧牵拉侧束的作用[26]。中央束止点以远，两侧束之间，背侧腱帽向末节指骨延续为薄腱膜。此腱膜覆盖中节指骨的区域称为三角韧带，可维持中节指骨背侧的两侧束紧密相连。

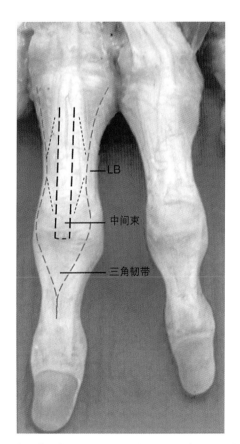

图1-9 伸肌装置背视图。LB: 外侧束。显示了中间束和外侧束之间的连接。三角韧带于中指骨背侧连接两条外侧束

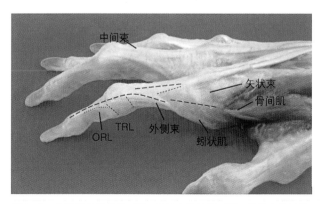

图1-8 伸肌装置侧视图。ORL: 斜行支持韧带，TRL: 横行支持韧带，矢状束位于手指的背侧和外侧的 MCP 连接处。骨间肌和蚓状肌肌腱止于近端指骨形成外侧束，通过 MCP 关节处的矢状束与中间束相连

拇指肌腱

拇长屈肌腱（FPL）走行于第一掌骨掌侧的骨沟中，有独立的屈肌腱鞘。掌指关节的掌侧关节囊嵌有2个籽骨，并与FPL肌腱紧密相连。FPL肌腱在远端止于远节指骨的掌面，起着屈曲拇指的指间关节、掌指关节和腕掌关节的作用[2,39]。

拇短展肌的肌腱薄且扁平，止于掌指关节囊的外侧，并与拇短屈肌（FPB）肌腱汇合后止于桡侧籽骨。拇短展肌可使拇指外展、对掌和背伸[2,39]。拇短屈肌在掌指关节附近形成肌腱，止于外侧籽骨和近节指骨的外侧结节，可使拇指向手掌屈曲。部分解剖学家认为拇短屈肌的内侧部分属于骨间掌侧肌[2,39]。拇对掌肌止于第一掌骨的整个外侧缘，可在第一腕掌关节处屈曲第一掌骨，使拇指产生对掌运动，可使拇指尖触碰其他手指。拇短展肌、拇短屈肌和拇对掌肌形成鱼际肌群[2,39]。

拇收肌腱止于第一环形滑车和尺侧的籽骨上。掌板牢固地附着于近节指骨，使得拇收肌可直接作用于指骨。其止点还可延续至拇指尺侧结节和背侧腱膜。拇收肌的作用是内收拇指和屈曲掌指关节（图1–10）。

关于拇指的滑车尚存在一些争议。环形滑车起自掌指关节及指间关节的掌板。在近节指骨干水平可见斜形滑车。斜形滑车的近端部分存在变异，可被视为一个单独的横形滑车。这些起自近节指骨的滑车对防止拇长屈肌腱的弓弦畸形十分重要。但如果只有斜形滑车，并不能有效防止弓弦畸形[40]。

在拇指背侧，拇长伸肌（EPL）肌腱经过掌指关节的尺侧，并逐渐变宽，越过指间关节后止于近

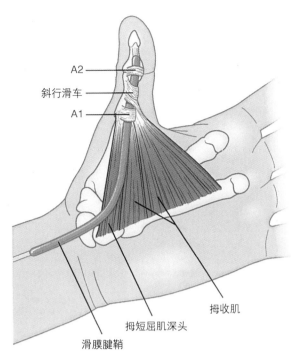

图1–10 拇长屈肌（FPL）滑车系统不同于手指滑车系统，因为它有一个强大的位于A1和A2滑车之间的纤维性斜行滑车。拇指没有交叉韧带

节指骨的基底部。它具有背伸拇指末节、协助外展和背伸腕关节的作用[2,39]。

拇短伸肌腱在经过掌指关节时被背侧腱膜覆盖，止于近节指骨基底的背侧，也经常可见其止于末节指骨。拇短伸肌通过作用于腕掌关节和掌指关节，起到背伸和外展拇指的作用。拇指的伸肌装置与其他手指掌指关节处的扩展部相似，由拇长伸肌腱和拇短伸肌腱以及桡侧的拇短展肌腱和尺侧的拇收肌腱的部分腱纤维共同组成[2,39]。

参考文献

1. Kaplan EB, Milford LW: The retinacular system of the hand. In Spinner M, editor: Kaplan's Functional and Surgical Anatomy of the Hand, ed 3, Philadelphia, 1984, JB Lippincott, pp 245–281.

2. Standring S: Gray's Anatomy: The Anatomical Basis of Clinical Practice, ed 40, New York, 2008, Churchill-Livingstone.

3. Stecco C, Macchi V, Lancerotto L, et al: Comparison of transverse carpal ligament and flexor retinaculum terminology for the wrist, J Hand Surg (Am) 35:746–753, 2010.

4. Cobb TK, Dalley BK, Posteraro RH, et al: Anatomy of the flexor retinaculum, J Hand Surg (Am) 18:91–99, 1993.

5. Tanabe T, Okutsu I: An anatomical study of the palmar ligamentous structures of the carpal canal, J Hand Surg (Br) 22:754–757, 1997.

6. Taleisnik J, Gelberman RH, Miller BW, et al: The extensor retinaculum of the wrist, J Hand Surg (Am) 9:495–501, 1984.

7. MacLennan AJ, Nemechek NM, Waitayawinyu T, et al: Diagnosis and anatomic reconstruction of extensor carpi ulnaris subluxation, J Hand Surg (Am) 33:59–64, 2008.

8. Kaplan EB: Surgical anatomy of the flexor tendons of the wrist, J Bone Joint Surg (Am) 368–372, 1945.

9. Ndou R, Gangata H, Mitchell B, et al: The frequency of absence of palmaris longus in a South African population of mixed race, Clin Anat 23:437–442, 2010.

10. Bishop AT, Gabel G, Carmichael SW: Flexor carpi radialis tendinitis. Part I: Operative anatomy, J Bone Joint Surg (Am) 76:1009–1014, 1994.

11. Parellada AJ, Morrison WB, Reiter SB, et al: Flexor carpi radialis tendinopathy: Spectrum of imaging findings and association with triscaphe arthritis, Skeletal Radiol 35:572–578, 2006.

12. Salvà-Coll G, Garcia-Elias M, Llusá-Pérez M, et al: The role of the flexor carpi radialis muscle in scapholunate instability, J Hand Surg (Am) 36:31–36, 2011.

13. Fussey JM, Chin KF, Gogi N, et al: An anatomic study of flexor tendon sheaths: A cadaveric study, J Hand Surg (Eur) 34:762–765, 2009.

14. Ettema AM, Amadio PC, Zhao C, et al: A histological and immunohistochemical study of the subsynovial connective tissue in idiopathic carpal tunnel syndrome, J Bone Joint Surg (Am) 86:1458–1466, 2004.

15. Cohen MJ, Kaplan L: Histology and ultrastructure of the human flexor tendon sheath, J Hand Surg (Am) 12:25–29, 1987.

16. Ochiai N, Matsui T, Miyaji N, et al: Vascular anatomy of flexor tendons. I. Vincular system and blood supply of the profundus tendon in the digital sheath, J Hand Surg (Am) 4:321–330, 1979.

17. Amadio PC, Hunter JM, Jaeger SH, et al: The effect of vincular injury on the results of flexor tendon surgery in zone 2, J Hand Surg (Am) 10:626–632, 1985.

18. Armenta E, Fisher J: Anatomy of flexor pollicis longus vinculum system, J Hand Surg (Am) 9:210–212, 1984.

19. Strauch B, de Moura W: Digital flexor tendon sheath: An anatomic study, J Hand Surg (Am) 10:785–789, 1985. 20. Doyle JR: Anatomy of the finger flexor tendon sheath and pulley system, J Hand Surg (Am) 13:473–484, 1988.

21. Lin GT, Amadio PC, An KN, et al: Functional anatomy of the human digital flexor pulley system, J Hand Surg (Am) 14:949–956, 1989.

22. Zhao CF, Amadio PC, Berglund L, et al: The A3 pulley, J Hand Surg (Am) 25:270–276, 2000.

23. Kline SC, Moore JR: The transverse carpal ligament. An important component of the digital flexor pulley system, J Bone Joint Surg (Am) 74:1478–1485, 1992.

24. Doyle JR: Anatomy and function of the palmar aponeurosis pulley, J Hand Surg (Am) 15:78–82, 1990.

25. Manske PR, Lesker PA: Palmar aponeurosis pulley, J Hand Surg (Am) 8:259–263, 1983.

26. Kaplan EB, Hunter JM: Extrinsic muscles of the fingers. In Spinner M, editor: Kaplan's Functional and Surgical Anatomy of the Hand, ed 3, Philadelphia, 1984, JB Lippincott, pp 98–102.

27. Kaplan EB, Hunter JM: Functional anatomy of the flexor tendon system: The muscles and tendon systems of the fingers. In Hunter JM, Schneider LH, Mackin EJ, editors: Tendon and Nerve Surgery in the Hand, A Third Decade, St. Louis, 1997, Mosby, pp 240–252.

28. Ijpma FF, van de Graaf RC, van Gulik TM: Petrus Camper's work on the anatomy and pathology of the arm and hand in the 18th century, J Hand Surg (Am) 35:1382–1387, 2010.

29. Brunelli GA, Brunelli GR: Anatomical study of distal insertion of the abductor pollicis longus. Concept of a new musculotendinous unit: the abductor carpi muscle. Ann Chir Main Memb Super 10:569–576, 1991.

30. Opreanu RC, Wechter J, Tabbaa H, et al: Anatomic variations

of the first extensor compartment and abductor pollicis longus tendon in trapeziometacarpal arthritis, Hand (NY) 5:184–189, 2010.

31. Grundberg AB, Reagan DS: Pathologic anatomy of the forearm: intersection syndrome, J Hand Surg (Am) 10:299–302, 1985.

32. Ogura T, Inoue H, Tanabe G: Anatomic and clinical studies of the extensor digitorum brevis manus, J Hand Surg (Am) 12:100–107, 1987.

33. Zilber S, Oberlin C: Anatomical variations of the extensor tendons to the fingers over the dorsum of the hand: A study of 50 hands and a review of the literature, Plast Reconstr Surg 113:214–221, 2004.

34. Von Schroeder HP, Botte MJ, Gellman H: Anatomy of the juncturae tendinum of the hand, J Hand Surg (Am) 15:595–602, 1990.

35. Smith RJ: Balance and kinetics of the fingers under normal and pathological conditions, Clin Orthop Relat Res 104:92–111, 1974.

36. Ubiana R: Anatomy of the extensor tendon system of the fingers. In Hunter JM, Schneider LH, Mackin EJ, editors: Tendon and Nerve Surgery in the Hand: A Third Decade,

37. Harris C Jr, Rutledge GL Jr: The functional anatomy of the extensor mechanism of the finger, J Bone Joint Surg (Am) 54:713–726, 1972.

37. Harris C Jr, Rutledge GL Jr: The functional anatomy of the extensor mechanism of the finger, J Bone Joint Surg (Am) 54:713–726, 1972.

38. el-Gammal TA, Steyers CM, Blair WF, et al: Anatomy of the oblique retinacular Ligament of the index finger, J Hand Surg (Am) 18:717–721, 1993.

39. Kaplan EB, Riordan DC: The thumb. In Spinner M, editor: Kaplan's Functional and Surgical Anatomy of the Hand, ed 3, Philadelphia, 1984, JB Lippincott, pp 124–142.

40. Bayat A, Shaaban H, Giakas G, et al: The pulley system of the thumb: Anatomic and biomechanical study, J Hand Surg (Am) 27:628–635, 2002.

2 肌腱营养和愈合

作者　Peter C. Amadio,MD

译者　陈传好　荣　凯

概述

本章将回顾肌腱营养和愈合的当前研究进展。肌腱通过血液和滑液获取营养，细胞外基质是肌腱组织的主要组成成分，决定了肌腱的材质特性。其主要成分包括 I 型胶原蛋白、蛋白多糖（主要是核心蛋白聚糖，在滑动部位也有聚集蛋白聚糖）、纤维连接蛋白和弹性蛋白。这些基质由肌腱细胞合成。肌腱损伤后细胞外基质会发生显著变化：肌腱细胞合成 III 型胶原蛋白等新的成分，各种基质金属蛋白酶降解现有成分，以及在细胞因子和机械外力影响下发生重构。一些物理因素，如运动、负荷和摩擦会影响肌腱修复。本章提出"安全区"这一概念，即不会影响肌腱修复的运动负荷范围。肌腱愈合的药物治疗，如使用 5- 氟尿嘧啶，可减少肌腱愈合过程中的粘连；提供干细胞或细胞因子可以增加损伤肌腱的内在愈合能力。以下是本章的关键点：滑液和血供对于肌腱的营养都十分重要，血供受年龄和损伤的影响，而滑液受肌腱活动的影响。在愈合过程中，肌腱活动有助于愈合并可减少粘连。目前还不能证实的观点：只有负荷而没有肌腱运动会对愈合有益或肌腱运动后更大的负荷有助于愈合。但我们知道负荷可能导致肌腱修复失败。"安全区"是指负荷量足以启动肌腱运动，但又不足以对肌腱修复造成危害。

传统观念认为肌腱是无愈合能力、血管少的结构[1,2]。但后续实验研究发现肌腱代谢活跃，肌腱细胞可以复制并修复损伤，肌腱粘连虽较常见，但不是愈合所必需的[3~6]。本章将回顾肌腱营养和愈合的当前研究进展。

肌腱营养

血供来源

肌腱的血供营养有 2 个来源。滑膜外肌腱的血供源自腱旁组织中的血管，Giumberteau 描述了这一多层结构系统[7]，详见第 31 章。滑膜内肌腱，如手部 II 区的肌腱，由节段性腱系带提供血供来源[8~10]。这一节段性分布使屈肌腱的血供出现了"分水岭"（图 2-1），肌腱交界区掌侧的血供很少。这些区域的数量和位置在每个手指上各不相同，一般环指腱系带的数量最少[10]。

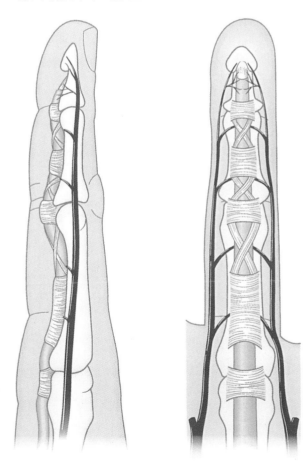

图 2-1　肌腱血供

关节滑液

滑膜内肌腱还有另一个营养来源，即滑液。滑液对肌腱无血管和少血管的区域尤为重要[3,11~14]，它依赖于手指运动时产生的泵效应。当腱系带缺失或损伤的肌腱不能活动时，会导致营养缺乏，这是影响肌腱修复和康复的一个重要因素。

肌腱愈合

肌腱愈合的生物学

细胞外基质（ECM）是肌腱组织的主要成分，决定了肌腱的材质特性[15~17]。其主要成分包括I型胶原蛋白、蛋白多糖（主要是核心蛋白聚糖，在滑动部位也有聚集蛋白聚糖）[18~21]、纤维连接蛋白和弹性蛋白。这些基质由肌腱细胞合成。肌腱细胞周围被致密基质包绕。因此，虽然肌腱细胞代谢活跃，但在肌腱愈合过程中并不能发挥很大作用。而腱外膜中的未分化细胞在肌腱愈合、增殖、迁移到肌腱断端之间，及连接断端的过程中起重要作用[22,23]（图2-2）。然而这是一把双刃剑，如果这些细胞从肌腱向腱鞘迁移，会形成粘连，反而会限制肌腱活动。事实确实如此，相对缺血的肌腱往往被血供丰富的组织包绕，这些组织在血管内皮生长因子（VEGF）的刺激下向肌腱长出血管芽[24~27]。

肌腱损伤后细胞外基质成分发生显著变化。肌腱细胞合成III型胶原蛋白等新的成分[28~30]，各种基质金属蛋白酶降解已有成分，以及在细胞因子如转化生长因子（TGFβ）和机械外力影响下发生重构。操纵这些过程，使得其在肌腱断端加强的同时避免在肌腱滑动面发生是许多研究的目标，这部分将在后面介绍。

II区屈肌腱的愈合取决于受伤的肌腱募集成纤维细胞和其他细胞成分迁移到损伤部位的能力[31]。通常是血液循环中的或局部来源的未分化细胞（例如干细胞），在细胞因子的作用下被募集到损伤部位[24,27,32~34]。细胞因子刺激在未分化细胞变成具有肌腱表型细胞的过程中也非常重要[35,36]。骨髓间充质干细胞（BMSCs）也参与软组织愈合[37~39]。

物理因素的影响

运动

除非有充足的营养，肌腱损伤在制动后会在愈合的同时产生粘连[40~42]。尽管这些粘连可以重塑，尤其是在滑膜外的环境中，但腱鞘内的粘连必然会影响肌腱的活动。因此，活动是屈肌腱修复的关键因素。Duran和Houser建议在术中观察修复情况，并维持肌腱至少4mm的被动滑动度，若深、浅屈肌腱同时损伤的患者，建议分期修复[43]。Evans也提出相似的概念，即修复的肌腱要保持有限的主动活动[44]。

负荷

显然，屈肌腱活动时必须承受一定的负荷。被动活动手指时，屈肌腱的负荷一般较小；如果摩擦力很高，肌腱可能仅出现弯曲而并没有滑动[45]。当手指进行被动屈伸锻炼时，维持掌指关节在伸直位可以更好地牵拉肌腱，这可能对一些病例是有效的[46,47]。但在主动活动方案中，是否增加运动负荷还存在争议[48~50]。我的观念是根据肌腱愈合的阶段改变运动负荷，这与Groth[51]所强调的相一致，随后将进一步介绍。

摩擦对肌腱修复结果的影响

过去近十年的动物实验证明，如果肌腱修复表面的线结和/或线圈增大了滑动摩擦力，如改良后的Becher/MGH或Tsuge缝合，即使配合良好的康复治疗也会导致腱鞘磨损（图2-3）和粘连形成[52~54]。因此应使用高强度、低摩擦的修复方式，如改良Kessler法、Tajima法或Pennington法，并配合低摩擦缝线材料。近来，我一直使用3-0聚酯缝线行改良的Pennington法缝合。

术后处理的影响："安全区"的概念

20世纪60年代中期之前，大多数屈肌腱修复术后需固定3周。这一措施是基于Mason和Allen的

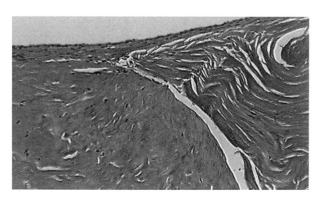

图2-2 犬肌腱损伤模型建立3周后，外膜细胞迁移进入修复部位（HE染色，×100倍）

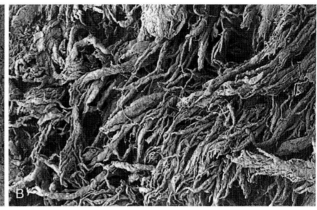

图 2-3　图 A 显示在犬肌腱损伤的体内模型中，使用 MGH 修复 6 周后的腱鞘磨损情况（扫描电镜，×300 倍）。图 B 显示用改良 Kessler 缝合修复的肌腱（扫描电镜图）

研究结果，他们发现犬类屈肌腱的修复强度在术后 3 周内下降[55]。Verdan、Kleinert 和 Duran 等的临床研究显示，人类屈肌腱修复术后进行主动伸直和被动屈曲活动是安全的[56~58]。

在肌腱修复术后早期活动可改善屈肌腱修复的预后[56,58~62]。在动物模型中[45,53,63~67]，早期活动可增加肌腱滑动和拉伸强度。最近，对肌腱早期活动进行了细致的研究，特别是活动时机的影响[68~70]，以及腕、手指关节的不同运动对愈合期肌腱负荷和肌腱滑动的影响[49,53,71]。主动运动的方案也在临床应用，但有趣的是，临床结果并不总是比被动运动方案好[72~75]。此外，在动物模型中施加额外的负荷对肌腱强度和活动的影响很小[49,67,76]。因此，现有证据表明运动而非负荷才是关键因素。

当然，如果肌腱要滑动必须施加一定的负荷，该负荷至少能克服运动的摩擦力。因此，低摩擦的肌腱修复十分重要，可将启动运动时的负荷减至最小。然而，摩擦力不是唯一需要考虑的问题，还应该考虑需要克服关节僵硬、弯曲受伤水肿组织的力，以及手指本身的重量。通常这些因素产生的阻力远远大于摩擦力，尤其是对于受伤的手指而言。因此，使肌腱运动的最小负荷是摩擦力与使关节、软组织活动的合力。弯曲手指所需的能量通常被称为"屈曲做功"[69,77,78]。

有的人认为，能施加于肌腱的最大负荷即代表肌腱强度的负荷，这并不正确。远在肌腱断裂之前，间隙就开始出现，间隙增大也会增大摩擦，以致恶性循环最终导致肌腱断裂。所以，负荷的上限不是使肌腱断裂的力，而是形成间隙的力，这个力通常比前者小得多[50,62,79~87]。这两个力的差值，即手指开始弯曲的力与形成间隙的力之间的区域为康复时的"安全区"[88]（图 2-4）。起初"安全区"由严格的机械参数限定，与修复时的解剖学和生物力学相关。后来增加了肌腱愈合的作用，"安全区"也逐步扩大，从而使 Groth 描述的分级阻力训练成为常规方案[51]，此方法将在第 38 章详细讨论。

遗憾的是，在某些情况下，肌腱修复后无法进行早期活动，常见于复杂手外伤，早期运动可能危害骨骼、皮肤、神经或血管的完整性，以及由于年龄、精神状况不配合的患者或肌腱修复过于薄弱以致不能耐受运动的患者。在这些情况下，粘连是不可避免的。不过，通过应用组织工程学制备的生物相容性粘连屏障，可能会让制动的肌腱愈合而无粘连发生。我们目前正在研究这

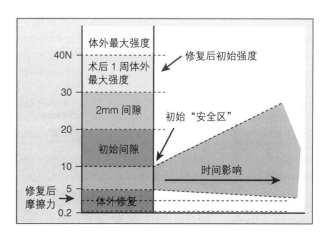

图 2-4　安全区的概念

一材料，使用碳二亚胺衍生的透明质酸、润滑素（lubricin）与胶原蛋白结合作为屏障。我们期望在本书再版时能更新研究进展。

肌腱愈合的药物应用

过去有很多种不同的药物被用于改善粘连的形成。临床上没有证实类固醇、抗组胺剂和β-羟基胺药物能减少瘢痕形成[89,90]。布洛芬和吲哚美辛被证实有一定效果[91]。

最理想的药物制剂应当作用单一，没有全身不良反应，并且应作用于生长因子的表达和细胞外基质的产生。5-氟尿嘧啶可能符合这一标准。5-氟尿嘧啶是一种抗代谢药，不仅用作癌症化疗药，也可用于防止青光眼术后的粘连形成。手术部位应用5-氟尿嘧啶可抑制瘢痕的形成。Blumenkranz等学者发现它能抑制培养的成纤维细胞增殖并减少视网膜瘢痕[92,93]。单次暴露于5-氟尿嘧啶约5分钟，其抑制成纤维细胞增殖的效应可持续数天。研究发现，5-氟尿嘧啶抑制成纤维细胞增殖的时间可长达36小时，而没有细胞死亡的迹象[94,95]。在术后康复前，该时间窗足以抑制术后肌腱粘连。5-氟尿嘧啶抑制胸苷酸合成从而抑制DNA和RNA合成，实现其可逆性长期抑制成纤维细胞的功能。更重要的是，这些作用仅局限于药物的应用部位，并可通过药物应用的时间进行调节[96~98]。在兔和鸡的模型中发现，暴露在5-氟尿嘧啶5分钟可显著减少术后屈肌腱粘连[99,100]。此作用与降调TGFβ、调节基质金属蛋白酶MMP-2和MMP-9的产生有关[101,102]。但此药对表面润滑的效果尚不清楚。在肌腱愈合的研究中未发现有不良反应。因此，推测局部应用5-氟尿嘧啶不会渗透影响肌腱内部的细胞。在适合的肌腱松解术的病例中，局部应用5-氟尿嘧啶可改善手术效果。

内源性肌腱愈合能力的增强

干细胞

在动物模型中，携带骨髓间充质干细胞的胶原海绵可改善肌腱修复愈合的效果[103,104]，其他来源的干细胞在其他肌腱损伤模型中也有促进修复的效果[105~108]。目前的研究重点是优化分离干细胞，使其分化为肌腱表型。在未来，来自患者自身骨髓、脂肪、皮肤或肌肉的干细胞可作为"补丁"增强

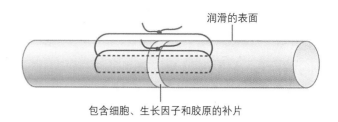

图2-5 利用干细胞补片加强肌腱修复的概念图

肌腱修复（图2-5）。现在我和同事正在实验室研究此方法：一种由胶原蛋白、生长因子、患者自身组织来源的干细胞组成的混合物，其表面有透明质酸、润滑素构成的润滑层[109~112]。该方法也可用于桥接屈肌腱的缺损。

细胞因子

在肌腱愈合的过程中，生长因子是介导肌腱成纤维细胞迁移和增殖的化学信号。学者已对其在皮肤伤口和其他软组织愈合中的作用进行了广泛研究，然而其在屈肌腱愈合中的相关研究才刚开始[17,113]。涉及的生长因子包括TGFβ、血小板衍生生长因子（PDGF）、基础成纤维细胞生长因子（bFGF）、胰岛素样生长因子（IGF）、表皮生长因子（EGF）和血管内皮生长因子（VEGF）[27,114,115]。这些生长因子也被证实能优化用于肌腱修复的组织工程结构[27,104,114~117]。在多种动物模型中，生长分化因子-5（GDF-5，TGFβ超家族的一员）也被证明能促进肌腱愈合[118~120]。

TGFβ可刺激ECM的形成，促进成纤维细胞产生胶原蛋白和纤维粘连蛋白，抑制蛋白酶产生，并增加整合素形成，从而促进细胞粘连和基质组装。在正常组织中，一旦伤口愈合，TGFβ就会失活。然而，TGFβ可能在肌腱粘连形成过程中保持活性，进而促进基质的积聚[121,122]。已有报道证实，在兔肌腱模型中调节TGFβ可减少腱周粘连[122~125]。在肌腱损伤后高水平的TGFβ表达可维持8周[126,127]。

神经肽在肌腱愈合过程中可能也发挥作用[128~131]。在愈合的早期阶段，肌腱有神经纤维长入[128]。神经纤维的长入与暂时释放P物质（SP）相关。SP通过刺激成纤维细胞增殖促进肌腱再生[132~135]。进一步研究发现，肌腱运动有助于调节SP释放[129]。注射SP至大鼠断裂肌腱的腱周区域可改善肌腱愈合和增

加肌腱强度[136]。同样，生长分化因子-5（GDF-5）可刺激骨髓基质干细胞增殖和调节其分化为肌腱细胞[137]。最近的实验发现GDF-5也有助于肌腱愈合[25,119,138]。

参考文献

1. Newmeyer WL 3rd, Manske PR: No man's land revisited: The primary flexor tendon repair controversy, J Hand Surg (Am) 29:1-5, 2004.
2. Manske P: Galen and tendon surgery, J Hand Surg (Am) 29:547-550, 2004.
3. McDowell CL, Snyder DM: Tendon healing: An experimental model in the dog, J Hand Surg (Am) 2:122-126, 1977.
4. Abrahamsson SO, Lundborg G, Lohmander LS: Tendon healing in vivo. An experimental model, Scand J Plast Reconstr Surg Hand Surg 23:199-205, 1989.
5. Lundborg GN: The nonregenerative tendon cell—Science or nonsense? J Hand Surg (Am) 8:110-111, 1983.
6. Lundborg G: Experimental flexor tendon healing without adhesion formation—A new concept of tendon nutrition and intrinsic healing mechanisms. A preliminary report, Hand 8:235-238, 1976.
7. Guimberteau JC, Delage JP, McGrouther DA, et al: The microvacuolar system: how connective tissue sliding works, J Hand Surg (Eur) 35:614-622, 2010.
8. Armenta E, Lehrman A: The vincula to the flexor tendons of the hand, J Hand Surg (Am) 5:127-134, 1980.
9. Leffert RD, Weiss C, Athanasoulis CA: The vincula; with particular reference to their vessels and nerves, J Bone Joint Surg (Am) 56:1191-1198, 1974.
10. Ochiai N, Matsui T, Miyaji N, et al: Vascular anatomy of flexor tendons. I. Vincular system and blood supply of the profundus tendon in the digital sheath, J Hand Surg (Am) 4:321-330, 1979.
11. Lundborg G, Eiken O, Rank F: Synovium as a nutritional medium in tendon grafting, Handchirurgie 9:107-111, 1977.
12. Manske PR, Lesker PA: Nutrient pathways of flexor tendons in primates, J Hand Surg (Am) 7:436-444, 1982.
13. Peterson WW, Manske PR, Lesker PA: The effect of flexor sheath integrity on nutrient uptake by primate flexor tendons, J Hand Surg (Am) 11:413-416, 1986.
14. Kang HJ, Park BM, Hahn SB, et al: An experimental study of healing of the partially severed flexor tendon in chickens, Yonsei Med J. 31:264-273, 1990.
15. Guo Y, Pili R, Passaniti A: Regulation of prostate-specific antigen gene expression in LNCaP human prostatic carcinoma cells by growth, dihydrotestosterone, and extracellular matrix, Prostate 24:1-10, 1994.
16. Occleston NL, Daniels JT, Tarnuzzer RW, et al: Single expo-sures to antiproliferatives: Long-term effects on ocular fibro-blast wound-healing behavior, Invest Ophthalmol Vis Sci 38:1998-2007, 1997.
17. Beredjiklian PK: Biologic aspects of flexor tendon laceration and repair, J Bone Joint Surg (Am) 85:539-550, 2003.
18. Vogel KG, Keller EJ, Lenhoff RJ, et al: Proteoglycan synthesis by fibroblast cultures initiated from regions of adult bovine tendon subjected to different mechanical forces, Eur J Cell Biol 41:102-112, 1986.
19. Rees SG, Flannery CR, Little CB, et al: Catabolism of aggre-can, decorin and biglycan in tendon, Biochem J 350(Pt 1):181-188, 2000.
20. Caterson EJ, Nesti LJ, Albert T, et al: Application of mesen-chymal stem cells in the regeneration of musculoskeletal tissues, Medgenmed Computer File: Medscape Gen Med E1, 2001.
21. Yoon J, Brooks R, Kim Y, et al: Proteoglycans in chicken gastrocnemius tendons change with exercise, Arch Biochem Biolphys 412:279-286, 2003.
22. Kryger GS, Chong AK, Costa M, et al: A comparison of teno-cytes and mesenchymal stem cells for use in flexor tendon tissue engineering, J Hand Surg (Am) 32:597-605, 2007.
23. Chen MY, Jeng L, Sun YL, et al: Contraction of collagen gels seeded with tendon cells, Biorheology 43:337-345, 2006.
24. Boyer MI, Watson JT, Lou J, et al: Quantitative variation in vascular endothelial growth factor mRNA expression during early flexor tendon healing: An investigation in a canine model, J Orthop Res 19:869-872, 2001.
25. Aspenberg P: Stimulation of tendon repair: Mechanical loading, GDFs and platelets. A mini-review, Int Orthop 31:783-789, 2007.
26. Salo P, Bray R, Seerattan R, et al: Neuropeptides regulate expression of matrix molecule, growth factor and inflamma-tory mediator mRNA in explants of normal and healing

medial collateral ligament, Regul Peptides 142:1-6, 2007.

27. Tsubone T, Moran SL, Amadio PC, et al: Expression of growth factors in canine flexor tendon after laceration in vivo, Ann Plast Surg 53:393-397, 2004.

28. Chan D, Cole WG: Quantitation of type I and Ⅲ collagens using electrophoresis of alpha chains and cyanogen bromide peptides, Analytical Biochem 139:322-328, 1984.

29. Jozsa L, Reffy A, Balint JB: Polarization and electron micro-scopic studies on the collagen of intact and ruptured human tendons, Acta Histochem 74:209-215, 1984.

30. Kannus P, Jozsa L, Kvist M, et al: The effect of immobiliza-tion on myotendinous junction: An ultrastructural, histo-chemical and immunohistochemical study, Acta Physiol Scand 144:387-394, 1992.

31. Gelberman RH: Flexor tendon physiology: Tendon nutrition and cellular activity in injury and repair, Instruct Course Lect 34:351-360, 1985.

32. Duffy FJ Jr, Seiler JG, Gelberman RH, et al: Growth factors and canine flexor tendon healing: initial studies in unin-jured and repair models, J Hand Surg (Am) 20:645-649, 1995.

33. Tsuzaki M, Brigman BE, Yamamoto J, et al: Insulin-like growth factor-I is expressed by avian flexor tendon cells, J Orthop Res 18:546-556, 2000.

34. Ngo M, Pham H, Longaker MT, et al: Differential expression of transforming growth factor-beta receptors in a rabbit zone Ⅱ flexor tendon wound healing model, Plast Reconstr Surg 108:1260-1267, 2001.

35. Docheva D, Hunziker EB, Fassler R, et al: Tenomodulin is necessary for tenocyte proliferation and tendon maturation, Mol Cell Biol 25:699-705, 2005.

36. Shukunami C, Takimoto A, Oro M, et al: Scleraxis positively regulates the expression of tenomodulin, a differentiation marker of tenocytes, Dev Biol 298:234-247, 2006.

37. Fathke C, Wilson L, Hutter J, et al: Contribution of bone marrow-derived cells to skin: Collagen deposition and wound repair, Stem Cells 22:812-822, 2004.

38. Krause DS, Theise ND, Collector MI, et al: Multi-organ, multi lineage engraftment by a single bone marrow-derived stem cell, Cell 105:369-377, 2001.

39. Tepper OM, Capla JM, Galiano RD, et al: Adult vasculogen-esis occurs through in situ recruitment, proliferation, and tubulization of circulating bone marrow derived cells, Blood 105:1068-1077, 2005.

40. Gelberman RH, Manske PR: Factors influencing flexor tendon adhesions, Hand Clin 1:35-42, 1985.

41. Gelberman RH, Manske PR, Akeson WH, et al: Flexor tendon repair, J Orthop Res 4:119-128, 1986.

42. Potenza AD: Prevention of adhesions to healing digital flexor tendons, JAMA 187:187-191, 1964.

43. Duran R: Controlled passive motion following flexor tendon repair in zones 2 and 3. In Symposium on Tendon Surgery in the Hand, St Louis, 1975, Mosby.

44. Evans RB: Zone I flexor tendon rehabilitation with limited extension and active flexion, J Hand Ther 18:128-140, 2005.

45. Zhao CF, Amadio PC, Zobitz ME, et al: Effect of synergistic motion on flexor digitorum profundus tendon excursion, Clin Orthop Relat Res 396:223-230, 2002.

46. Amadio PC: Friction of the gliding surface. Implications for tendon surgery and rehabilitation, J Hand Ther 18:112-119, 2005.

47. Tanaka T, Amadio PC, Zhao C, et al: Flexor digitorum pro-fundus tendon tension during finger manipulation, J Hand Ther 18:330-338, 2005.

48. Evans RB, Thompson DE: The application of force to the healing tendon, J Hand Ther 6:266-284, 1993.

49. Lieber R, Silva M, Amiel D, et al: Wrist and digital joint motion produce unique flexor tendon force and excursion in the canine forelimb, J Biomech 32:175-181, 1999.

50. Silva MJ, Brodt MD, Boyer MI, et al: Effects of increased in vivo excursion on digital range of motion and tendon strength following flexor tendon repair, J Orthop Res 17:777-783, 1999.

51. Groth GN: Pyramid of progressive force exercises to the injured flexor tendon, J Hand Ther 17:31-42, 2004.

52. Zhao C, Amadio PC, Momose T, et al: Remodeling of the gliding surface after flexor tendon repair in a canine model in vivo, J Orthop Res 20:857-862, 2002.

53. Zhao C, Amadio PC, Momose T, et al: Effect of synergistic wrist motion on adhesion formation after repair of partial flexor digitorum profundus tendon lacerations in a canine model in vivo, J Bone Joint Surg (Am) 84:78-84, 2002.

54. Zhao C, Amadio PC, Momose T, et al: The effect of suture technique on adhesion formation after flexor tendon repair for partial lacerations in a canine model, J Trauma Inj Infect Crit Care 51:917-921, 2001.

55. Mason M, Allen H: The rate of healing of tendons. An experi-mental study of tensile strength, Ann Surg 113:424-459, 1941.

56. Verdan CE: Half a century of flexor-tendon surgery. Current

status and changing philosophies, J Bone Joint Surg (Am) 54:472-491, 1972.

57. Kleinert HE, Verdan C: Report of the Committee on Tendon Injuries (International Federation of Societies for Surgery of the Hand), J Hand Surg (Am) 8(5 Pt 2):794-798, 1983.

58. Duran RJ, Houser RG, Stover MG: Management of flexor tendon lacerations in zone 2 using controlled passive motion. In Hunter JM, Schneider LH, Mackin EJ, Bell JA, editors: Rehabilitation of the Hand, St Louis, 1978, CV Mosby, pp 217-224.

59. Kleinert HE, Serafin D, Kutz JE, et al: Reimplantation of amputated digits and hands, Orthop Clin North Am 4:957-967, 1973.

60. Lister GD, Kleinert HE, Kutz JE, et al: Primary flexor tendon repair followed by immediate controlled mobilization, J Hand Surg (Am) 2:441-451, 1977.

61. Strickland JW: Flexor tendon surgery. Part 1: Primary flexor tendon repair, J Hand Surg (Br) 14:261-272, 1989.

62. Silfverskiold KL, May EJ: Flexor tendon repair in zone II with a new suture technique and an early mobilization program combining passive and active flexion, J Hand Surg (Am) 19:53-60, 1994.

63. Woo SLY, Gelberman RH, Cobb NG, et al: The importance of controlled passive mobilization on flexor tendon healing, Acta Orthop Scand 52:615-622, 1981.

64. Bishop AT, Cooney WP, Wood MB: Treatment of partial flexor tendon lacerations: The effect of tenorrhaphy and early protected mobilization, J Trauma 26:301-312, 1986.

65. Hitchcock TF, Light TR, Bunch WH: The effect of immediate constrained digital motion on the strength of flexor tendon repairs in chickens, J Hand Surg (Am) 12:590-595, 1987.

66. Gelberman RH, Woo SL, Amiel D, et al: Influences of flexor sheath continuity and early motion on tendon healing in dogs, J Hand Surg (Am) 15:69-77, 1990.

67. Nessler JP, Amadio PC, Berglund LJ, et al: Healing of canine tendon in zones subjected to different mechanical forces, J Hand Surg (Br) 17:561-568, 1992.

68. Adolfsson L, Soderberg G, Larsson M, et al: The effects of a shortened postoperative mobilization programme after flexor tendon repair in zone 2, J Hand Surg (Br) 21:67-71, 1996.

69. Halikis MN, Manske PR, Kubota H, et al: Effect of immobilization, immediate mobilization, and delayed mobilization on the resistance to digital flexion using a tendon injury model, J Hand Surg (Am) 22:464-472, 1997.

70. Zhao C, Amadio PC, Paillard P, et al: Digit resistance and tendon strength during the first week after flexor digitorum profundus tendon repair in a canine model in vivo, J Bone Joint Surg (Am) 86:320-327, 2004.

71. Santha E, Szarvas J, Szabo L, et al: Active movement therapy after flexor tendon suture using a new dynamic control splint, Handchir Mikrochir Plast Chir 30:312-316, 1998.

72. Cooney WP, Weidman K, Malo D, et al: Management of acute flexor tendon injury in the hand, Instr Course Lect 34:373-381, 1985.

73. Saldana MJ, Chow JA, Gerbino Pd, et al: Further experience in rehabilitation of zone II flexor tendon repair with dynamic traction splinting, Plast Reconstr Surg 87:543-546, 1991.

74. Harris SB, Harris D, Foster AJ, et al: The aetiology of acute rupture of flexor tendon repairs in zones 1 and 2 of the fingers during early mobilization, J Hand Surg (Br) 24:275-780, 1999.

75. Cetin A, Dincer F, Kecik A, et al: Rehabilitation of flexor tendon injuries by use of a combined regimen of modified Kleinert and modified Duran techniques, Am J Phys Med Rehabil 80:721-728, 2001.

76. Amadio P, Berglund L, An KN: An effect of weightbearing stress on healing of biologically distinct zones of canine flexor tendon, La Jolla, CA, 1990, Transactions of the First World Congress of Biomechanics.

77. Tanaka T, Amadio PC, Zhao CF, et al: Gliding resistance versus work of flexion-two methods to assess flexor tendon repair, J Orthop Res 21:813-818, 2003.

78. Yang C, Zhao C, Amadio PC, et al: Total and intrasynovial work of flexion of human cadaver flexor digitorum profundus tendons after modified Kessler and MGH repair techniques, J Hand Surg (Am) 30:466-470, 2005.

79. Hotokezaka S, Manske PR: Differences between locking loops and grasping loops: effects on 2-strand core suture, J Hand Surg (Am) 22:995-1003, 1997.

80. Sanders DW, Milne AD, Dobravec A, et al: Cyclic testing of flexor tendon repairs: An in vitro biomechanical study, J Hand Surg (Am) 22:1004-1010, 1997.

81. Mashadi ZB, Amis AA: Strength of the suture in the epitenon and within the tendon fibres: Development of stronger peripheral suture technique, J Hand Surg (Br) 17:172-175, 1992.

82. Wade PJ, Wetherell RG, Amis AA: Flexor tendon repair: Sig-nificant gain in strength from the Halsted peripheral

suture technique, J Hand Surg (Br) 14:232-235, 1989.

83. Gelberman RH, Boyer MI, Brodt MD, et al: The effect of gap formation at the repair site on the strength and excursion of intrasynovial flexor tendons. An experimental study on the early stages of tendon-healing in dogs, J Bone Joint Surg (Am) 81:975-982, 1999.

84. Tang JB, Gu YT, Rice K, et al: Evaluation of four methods of flexor tendon repair for postoperative active mobilization, Plast Reconstr Surg 107:742-749, 2001.

85. Tanaka T, Amadio PC, Zhao C, et al: Gliding characteristics and gap formation for locking and grasping tendon repairs: A biomechanical study in a human cadaver model, J Hand Surg (Am) 29:6-14, 2004.

86. Zhao C, Moran SL, Cha SS, et al: An analysis of factors associated with failure of tendon repair in the canine model, J Hand Surg (Am) 32:518-525, 2007.

87. Zhao C, Amadio PC, Tanaka T, et al: Effect of gap size on gliding resistance after flexor tendon repair, J Bone Jt Surg (Am) 86:2482-2488, 2004.

88. Amadio PC: Friction of the gliding surface. Implications for tendon surgery and rehabilitation, J Hand Ther 18:112-129, 2005.

89. Herzog M, Lindsay WK, McCain WG: Effect of beta-aminio-proprionitrile on adhesions following digital flexor tendon repair in chickens, Surg Forum 21:509-511, 1970.

90. Kapetanos G: The effect of the local corticosteroids on the healing and biomechanical properties of the partially injured tendon, Clin Orthop Relat Res 163:170-179, 1982.

91. Kulick MI, Smith S, Hadler K: Oral ibuprofen: Evaluation of its effect on peritendinous adhesions and the breaking strength of a tenorrhaphy, J Hand Surg (Am) 11:110-120, 1986.

92. Blumenkranz MS, Ophir A, Claflin AJ, et al: Fluorouracil for the treatment of massive periretinal proliferation, Am J Oph-thalmol 94:458-467, 1982.

93. Blumenkranz M, Hernandez E, Ophir A, et al: 5-Fluoroura-cil: New applications in complicated retinal detachment for an established antimetabolite, Ophthalmology 91:122-130, 1984.

94. Khaw PT, Grierson I, Hitchings RA, et al: 5-Fluorouracil and beyond, Br J Ophthalmol 75:577-578, 1991.

95. Khaw PT, Ward S, Porter A, et al: The long-term effects of 5-fluorouracil and sodium butyrate on human Tenon's fibroblasts, Investig Ophthalmol Vis Sci 33:2043-2052, 1992.

96. Khaw PT, Sherwood MB, MacKay SL, et al: Five-minute treat-ments with fluorouracil, floxuridine, and mitomycin have long-term effects on human Tenon's capsule fibroblasts, Arch Ophthalmol 110:1150-1154, 1992.

97. Khaw PT, Doyle JW, Sherwood MB, et al: Effects of intraop-erative 5-fluorouracil or mitomycin C on glaucoma filtration surgery in the rabbit, Ophthalmology 100:367-372, 1993.

98. Khaw PT, Doyle JW, Sherwood MB, et al: Intraoperative 5-fluorouracil for filtration surgery in the rabbit, Investig Ophthalmol Vis Sci 34:3313-3319, 1993.

99. Moran SL, Ryan CK, Orlando GS, et al: Effects of 5-fluorouracil on flexor tendon repair, J Hand Surg (Am) 25:242-251, 2000.

100. Akali A, Khan U, Khaw PT, et al: Decrease in adhesion for-mation by a single application of 5-fluorouracil after flexor tendon injury, Plast Reconstr Surg 103:151-158, 1999.

101. Khan U, Occleston NL, Khaw PT, et al: Single exposures to 5-fluorouracil: A possible mode of targeted therapy to reduce contractile scarring in the injured tendon, Plast Reconstr Surg 99:465-471, 1997.

102. Ragoowansi R, Khan U, Brown RA, et al: Reduction in matrix metalloproteinase production by tendon and synovial fibro-blasts after a single exposure to 5-fluorouracil, Br J Plast Surg 54:283-287, 2001.

103. Butler DL, Jucosa-Melvin N, Boivin GP, et al: Functional tissue engineering of tendon repair: A multidisciplinary strategy using mesenchymal stem cells, bioscaffolds, and mechanical stimulation, J Orthop Res 26:1-9, 2008.

104. Jucosa-Melvin N, Boivin GP, Gooch C, et al: The effects of autologous mesenchymal stem cells on the biomechanics and histology of gel-collagen sponge constructs used for rabbit patellar tendon repair, Tiss Eng 12:369-379, 2006.

105. Cao Y, Liu Y, Shan Q, et al: Bridging tendon defects susing autologous tenocyte engineered tendon in a hen model, Plast Reconstr Surg 110:1280-1289, 2002.

106. Jucosa-Melvin N, Shearn JT, Boivin GP, et al: Effects of mechanical stimulation on the biomechanics and histology of stem cell collagen sponge constructs for rabbit patellar tendon repair, Tiss Eng 12:2291-2300, 2006.

107. Liu W, Chen B, Deng D, et al: Repair of tendon defects with dermal fibroblast engineered tendon in a porcine model, Tiss Eng 12:775-788, 2006.

108. Zantop T, Gilbert T, Yoder MC, et al: Extracellular matrix scaffolds are repopulated by bone marrow derived cells in a mouse model of achilles tendon reconstruciton, J Orthop

Res 24:1299-1309, 2006.

109. Zhao C, Sun Y-L, Amadio PC, et al: Surface treatment of flexor tendon autografts with carbod II mide-derivatized hyaluronic acid. An in vivo canine model, J Bone Joint Surg (Am) 88:2181-2291, 2006.

110. Taguchi M, Sun YL, Zhao C, et al: Lubricin surface modifica-tion improves extrasynovial tendon gliding in a canine model in vitro, J Bone Joint Surg (Am) 90:129-135, 2008.

111. Tanaka T, Sun Y-L, Zhao C, et al: Optimization of surface modifications of extrasynovial tendon to improve its gliding ability in a canine model in vitro, J Orthop Res 24:1555-1561, 2006.

112. Sun YL, Yang C, Amadio PC, et al: Reducing friction by chemically modifying the surface of extrasynovial tendon grafts, J Orthop Res 22:984-989, 2004.

113. Singer AJ, Clark RAF: Cutaneous wound healing, N Engl J Med 341:738-746, 1999.

114. Costa MA, Wu C, Pham bV, et al: Tissue engineering of flexor tendons: Optimization of tenocyte proliferation using growth factor supplementation, Tiss Eng 12:1973-1943, 2006.

115. Thomopoulos S, Zaegel M, Das R, et al: PDGF-BB released in tendon repair using a novel delivery system promotes cell proliferation and collagen remodeling, J Orthop Res 25:1358-1368, 2007.

116. Tang JB, Xu Y, Ding F, et al: Tendon healing in vitro: promo-tion of collagen gene expression by bFGF with NF-kappaB gene activation, J Hand Surg (Am) 28:215-220, 2003.

117. Wang XT, Liu PY, Tang JB: Tendon healing in vitro: Modifica-tion of tenocytes with exogenous vascular endothelial growth factor gene increases expression of transforming factor beta but minimmaly affects expression of collagen genes, J Hand Surg (Am) 30:222-229, 2005.

118. Aspenberg P, Forslund C, Aspenberg P, et al: Enhanced tendon healing with GDF 5 and 6, Acta Orthop Scand 70:51-54, 1999.

119. Rickert M, Wang H, Wieloch P, et al: Adenovirus-mediated gene transfer of growth and differentiation factor-5 into tenocytes and the healing rat Achilles tendon, Connect Tiss Res 46:175-183, 2005.

120. Dines JS, Weber L, Razzano P, et al: The effect of growth differentiation factor-5-coated sutures on tendon repair in a rat model, J Should Elbow Surg 16(Suppl 5):S215-S221, 2007.

121. Border WA, Okuda S, Languino LR: Suppression of experi-mental glomerulonephritis by antiserum against transform-ing growth factor β1, Nature 346:371-374, 1990.

122. Border WA, Noble NA: Transforming frowth factor-B in tissue fibrosis, N Engl J Med 331:1286-1292, 1994.

123. Chang J, Thunder R, Most D, et al: Studies in flexor tendon wound healing: Neutralizing antibody to TGF-beta1 increases postoperative range of motion, Plast Reconstr Surg 105:148-155, 2000.

124. Shah M, Foreman DM, Ferguson MW: Control of scaring in adult wounds by neutralizing antibody to transforming growth factor-β, Lancet 339:213-214, 1992.

125. Wahl SM, Allen JB, Costa GL: Reversal of accute and chronic synovial inflammation by anti-transforming growth factor-β, J Exp Med 177:225-230, 1993.

126. Chang J, Most D, Stelnicki E, et al: Gene expression of trans-forming growth factor beta-1 in rabbit zone II flexor tendon wound healing: Evidence for dual mechanisms of repair, Plast Reconstr Surg 100:937-944, 1997.

127. Natsu-ume T, Nakamura N, Shino K, et al: Temporal and spatial expression of transforming growth factor beta in the healing patellar ligament of the rat, J Orthop Res 15:837-843, 1997.

128. Ackermann PW, Ahmed M, Kreicbergs A: Early nerve regen-eration after Achilles tendon rupture: A prerequisite for healing? J Orthop Res 20:849-856, 2002.

129. Bring DK, Kreicbergs A, Rensrom PAF, et al: Physical activity modulates nerve plasticity and stimulates repair after achil-les tendon rupture, J Orthop Res 25:164-172, 2007.

130. Schaffer M, Beiter T, Becker HD, et al: Neuropeptides: Medi-ators of inflammation and tissue repair? Arch Surg 133:1107-1116, 1998.

131. Smith CA, Stauber F, Waters C, et al: Transforming growth factor-beta following skeletal muscle strain injury in rats, J Appl Physiol 102:755-761, 2007.

132. Ackermann PW, Li J, Lundeberg T, et al: Neuronal plast II city in releation to nociception and healing of rat Achilles tendon, J Orthop Res 21:432-441, 2003.

133. Brain SD: Sensory neuropeptides: Their role in inflamma-tion and wound healing, Immunopharmacology 37:133-152, 1997.

134. Burssens P, Steyaert A, Forsyth R, et al: Exogenously admin-istered substance P and neutral endopeptidase inhibitors stimulate fibroblast proliferation, angiogenesis

and collagen organization during Achilles tendon healing, Foot Ankle Int 26:832-839, 2005.

135. Nilsson J, von Euler AM, Dalsgaard CJ: Stimulation of con-nective tissue cell growth by substance P and substance K, Nature 315:61-63, 1985.

136. Steyaert AE, Burssens PJ, Vercruysse CW, et al: The effects of substance P on the biomechanic properties of ruptures rat achilles' tendon, Arch Phys Med Rehabil 87:254-258, 2006.

137. Nixon AJ, Goodrich LR, Scimeca MS, et al: Gene therapy in musculoskeletal repair, Ann N Y Acad Sci 1117:310-327, 2007.

138. Dines JS, Weber L, Razzano P, et al: The effect of growth differentiation factor-5-coated sutures on tendon repair in a rat model, J Should Elbow Surg 16(Suppl 5):S215-S221, 2007.

3 肌腱运动的摩擦、润滑与生物力学

作者　Chunfeng Zhao, MD　Peter C.Amadio, MD　Kai Nan An, PhD

译者　陈传好　刘焕龙

概述

本章主要讨论生理和病理条件下肌腱的摩擦、润滑和运动。肌腱的摩擦与润滑机制因肌腱类型不同而异。滑膜内肌腱常位于易磨损位置，与滑膜外肌腱相比，其所受摩擦力小且更耐磨损。滑膜内肌腱的润滑机制类似于关节软骨，蛋白多糖、透明质酸和磷脂是主要的润滑成分。滑膜外肌腱依靠腱周组织连续滑动减少肌腱与周围组织的直接磨损。然而，这些滑动部位是脆弱的。在腕管内，滑膜内和滑膜外肌腱相混合。充足的肌腱滑动是维持肌肉和关节正常功能的关键。肌腱力臂的增加（如弓弦畸形）会影响肌腱的力量和滑动。

功能良好的肌腱是维持肌肉和关节正常功能的保障。肌腱传导肌力与位移。肌腱必须有足够的强度来承载肌力的传导，并有足够的滑动距离来满足关节的运动。以上任意一点得不到满足，不仅影响肌腱本身的功能，而且影响肌肉和关节功能。因此，了解生理和病理条件下肌腱摩擦、润滑以及生物力学的知识对临床医师诊断和治疗肌腱疾病是必不可少的。

肌腱摩擦

生理条件下的肌腱摩擦

肌腱相对周围组织产生滑动，特别在经过手指的一系列滑车时，会产生摩擦。An等[1]设计了一个肌腱/滑车模型用来检测摩擦力和计算摩擦系数（图3-1）。

如果肌腱从远端（F1表示牵拉远端产生的应力）向近端运动（F2表示牵拉近端产生的应力），摩擦力f使F2大于F1且f=F2-F1。F2与F1关系是$F2=F1e^{\mu\theta}$，这里的μ就是摩擦系数。如果采取对数计算，那么$LnF2/F1=\mu\theta$是成立的（图3-1）。如果F2、F1和θ值是已知的，并且F2/F1的自然对数已用弧度值描绘出，则根据最小二乘法拟合直线的斜率可以计算出摩擦系数[2]。

此方法是评估肌腱—滑车界面摩擦力的一个理想模型。然而，肌腱滑动要复杂得多。经典理论中涉及的是无润滑摩擦，共总结出三大定律[3]：①摩擦力与负荷成正比；②摩擦力独立于接触面以外；③摩擦力与滑动速度无关。但是，这些规律必须做相应调整才适用于肌腱，是因为肌腱具备以下几个条件：首先，肌腱是一种弹性组织，其性能受到肌腱运动速度的影响，其表面在接触压力时会变形；此外，肌腱在滑动过程中是得到润滑的。

Moriya等[4]研究了与肌腱摩擦相关的3个参数：温度（4℃、23℃、36℃）、滑动速度（2、4、6、8或12mm/s）和负荷（250、500、750、1000、1250和1500g），并把它们应用到指深屈肌腱和A2滑车模型，发现肌腱摩擦力与负荷成正比，但在研究范围内与滑动速度不成正比（图3-2）。温度会影响肌腱摩擦，在4℃时的摩擦力明显高于体温（36℃）时的摩擦。此信息对指导肌腱摩擦测试实验有所帮助。部分研究也表明，肌腱摩擦力的大小取决于关节位置或运动方向。Zhao等[5]发现腕横韧带处屈肌腱的摩擦力在腕关节屈曲位时大于中立位时。Heers等[6]研究肱二头肌长头肌腱在肩关节运动期间的摩擦时发现，肩关节外展时，摩擦力显著高于内收时。

病理条件下的肌腱摩擦

正常肌腱的摩擦力很小。Ⅱ区屈肌腱被腱鞘包裹，两者中间有滑液分布，此处的肌腱摩擦力与软骨相似[7-9]。然而，在肌腱损伤及修复后，摩擦力

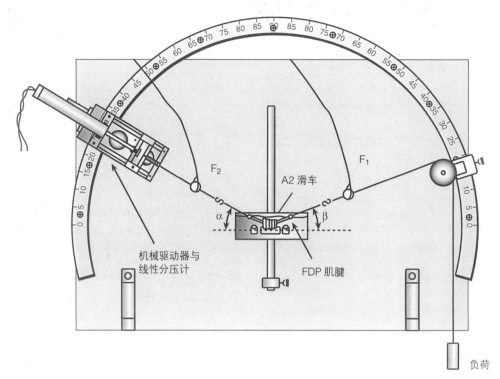

图 3-1 肌腱 - 滑车摩擦测量系统组成图解：1 个线性分压计、2 个拉力传感器连接远端（F1）和近端（F2）到 A2 滑车，机械滑车（右），涤纶绳，重物

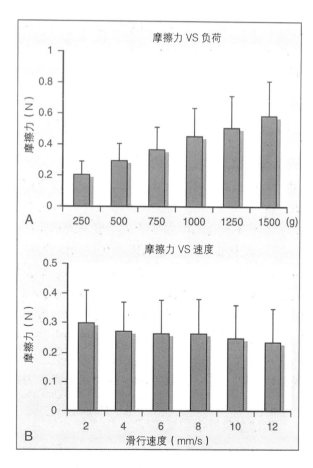

图 3-2 肌腱摩擦力与施加在肌腱上的压力相关 (A)，但与滑行速度无关

显著增加，这对肌腱功能有影响。肌腱缝合形成粗糙表面，摩擦增加。肌腱缝合也增加了肌腱体积，损伤后水肿也可以增加摩擦力，甚至完全阻止肌腱滑动。

在肌腱修复后，如何减少摩擦力已被广泛研究[7,10~12]。在肌腱端端或远离前面肌腱表面埋结及选择低摩擦力缝合材料和使用较少的线结数可减少肌腱表面的摩擦力[13,14]。Zhao 等[15]用犬类作为活体动物模型时发现，低摩擦力修复技术（改良 Kessler 修复技术）较高摩擦力修复技术（改良 Becker 修复技术）在术后 6 周粘连形成较少。这些粘连的形成伴随出现较高的缝合间隙和断裂。为了平衡拉伸强度和摩擦力，部分研究采用了具有较高拉伸强度和较低摩擦力的缝合方法。Momose 等[16]使用套圈线和改良 Kessler 技术缝合屈肌腱，发现其有较高的拉伸强度和相对较低的摩擦力。后来，Tanaka 等[17]发现改良的 Pennington 技术也具有低摩擦力和高缝合强度的特点。

目前已经发展了一些替代手术技术，以减少肌腱修复后的体积增大。切除一部分指浅屈肌腱可减少修复的指深屈肌腱（FDP）的滑动阻力[18]。滑车成形术也可以减少摩擦[19]。修正滑车的斜行边缘，而不是垂直于骨的长轴，也可以避免修复肌腱在滑动过程中引发的风险[20]。

学者对有间隙的修复肌腱的摩擦力也进行了研究。无间隙修复肌腱的摩擦主要由粗糙的表面引起。然而，随着间隙形成，表面的形状成为肌腱滑动产生摩擦力的关键因素，这大大增加了阻力。如果修复的肌腱有3mm或更大的间隙，修复肌腱的边缘被滑车阻挡致使摩擦力可能急剧增加。如外加负荷超过修复强度[21]，这可导致修复失败。

肌腱摩擦力的增加也可能与肌腱损伤和修复的情况无关。如在类风湿性关节炎中，关节畸形可导致肌腱滑车滑动的角度增加而加大摩擦力[22]。扳机指是另一个例子，肌腱滑动穿过滑车时，其体积增加的同时润滑减少。屈肌腱滑车系统的完整性是在手指运动期间维持正常摩擦力的重要因素。A3滑车切除可增加肌腱和A2滑车之间的滑行阻力[23]。腕管压力增大也可增加肌腱摩擦力[24]。

不同肌腱周围的肌腱摩擦

肌腱基于其周围环境可分为滑膜内肌腱和滑膜外肌腱[25]。滑膜内肌腱被定义为肌腱或肌腱部分，包含在滑膜鞘内。这些肌腱依靠滑液润滑，肌腱表面覆有一层薄的内滑膜鞘的脏层（图3-3）。腱鞘的细胞类似滑膜细胞，可分泌滑液。这种独特的结构可有效减少摩擦、磨损，甚至消除磨损。屈肌腱在Ⅱ区是典型的滑膜内肌腱。腕背侧的伸肌腱、肱二头肌长头肌腱和位于内踝的胫后肌腱也是滑膜内肌腱。相比之下，位于皮下软组织内的肌腱是滑膜外肌腱，这些肌腱被称为腱周组织的疏松结缔组织覆盖（图3-3）。

此外，一些肌腱是混合性的[26]。Ettema等[26]报道，Ⅳ区屈肌腱（在腕管内）具有独特的结构，亚滑膜结缔组织（SSCT）和腱周组织状结构包绕每个屈肌腱。SSCT和肌腱被包在同一个滑膜囊内。因此，在这个区域，屈肌腱的滑动同时具有滑膜内和滑膜外滑动机制（图3-3）。

腱周组织的滑动能力并不像腱鞘那样持续存在，其作为一个缓冲和滑动套筒保护肌腱与周围组织（如肌肉、骨骼、神经血管结构）之间的摩擦。腱周组织也作为一个网络保护肌腱的血供和支配神经[27]。

由于滑膜内和滑膜外肌腱解剖结构的差异，滑膜外肌腱的摩擦力远远高于滑膜内肌腱[28,29]。Uchiyama等发现，掌长肌腱的摩擦力随负荷增加而增加。相比之下，FDP的摩擦力几乎与肌腱负荷无关（图3-4）。部分研究已经表明，滑膜外肌腱的摩擦力在循环运动时迅速增加[29-31]，但滑膜内肌腱甚至在肌腱循环运动1000次后仍然保持恒定摩擦力（图3-5）。

图3-3　左侧图：滑膜内肌腱区，肌腱被腱鞘外膜覆盖，其表面有多层腱外膜细胞覆盖（上部为HE染色）。中间图：滑膜外肌腱被疏松结缔组织包裹（上部为HE染色）。右侧图：肌腱的混合区被腱周膜和滑膜囊包绕（上部为HE染色）

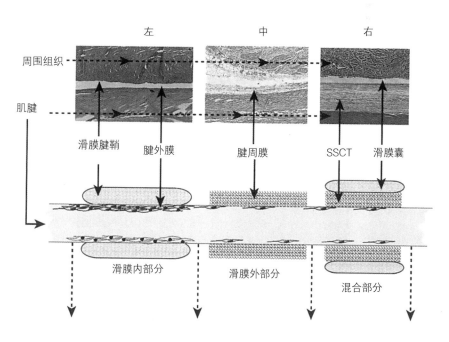

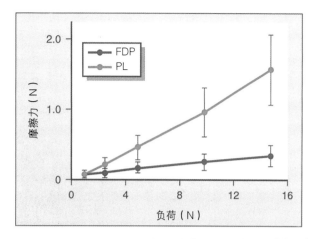

图 3-4 滑膜外肌腱（PL）的摩擦与负荷之间的比率比滑膜内肌腱（FDP）的比率高。PL: 掌长肌；FDP: 指深屈肌

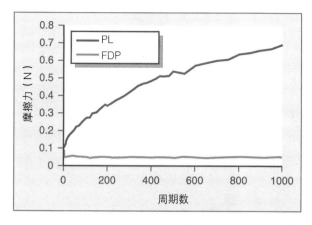

图 3-5 滑膜外肌腱（PL）的摩擦率呈循环性迅速上升，而滑膜内肌腱（FDP）的摩擦率在运动 1000 个周期之后仍保持恒定

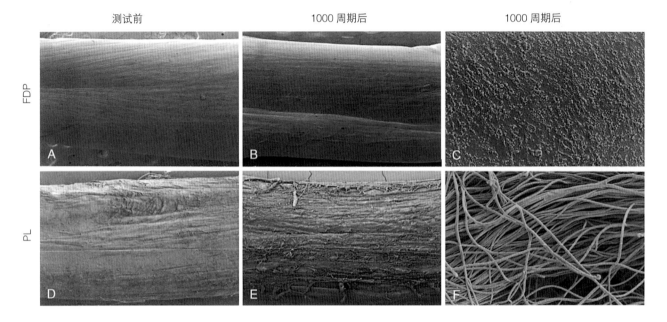

图 3-6 扫描电子显微镜（SEM）下的滑液内肌腱。A. 正常肌腱。B. 低倍镜下运动 1000 周的照片。C. 高倍镜下运动 1000 周的图片与滑膜外肌腱相比其表面较为光滑。D. 正常肌腱。E. 低倍镜下运动 1000 周照片。F. 高倍镜下肌腱对抗滑车运动 1000 周后的滑膜外表面呈现胶原外翻

　　有学者使用电子显微镜对肌腱的表面形态进行了研究。结果表明，滑膜内肌腱的表面是光滑的，未见胶原纤维暴露在表面。在循环运动后，依然保持表面光滑。相比之下，在滑膜外肌腱，腱周组织因环形运动而磨损，并且随着运动周期的增多，胶原纤维的磨损增加（图3-6）。有学者认为，正常情况下滑膜外肌腱很少相对滑车滑动。但如果滑膜外肌腱被用作供体重建滑膜内肌腱（这在临床中常见），重建肌腱确实相对滑车滑动。有很多原因可解释肌腱粘连，摩擦力增加肯定是主要因素之一。如果可以应用滑膜内移植，粘连可被改善。不幸的是，只有很少的滑膜内肌腱可以用作肌腱移植。用组织工程技术培育滑膜内肌腱是我们研究的重点。

肌腱润滑

　　在关节软骨研究中，润滑一直是研究的焦点，因为软骨退变与机械磨损相关[32~34]。虽然肌腱不像软骨一样承受负荷，但肌腱的运动周期跟关节类似估计每年也会超过100万次[35,36]。因此，肌腱润滑是非常重要的，特别是手部滑膜内肌腱，其承受大量循环运动。滑膜内和滑膜外肌腱滑动结构不

同，其润滑作用机制也完全不同。

滑膜内肌腱润滑机制

滑膜内肌腱在滑液环境中滑动，其润滑作用机制类似于关节软骨，其与两种润滑现象（即边界润滑和液膜润滑）相关。边界润滑主要依靠腱表面结构。滑膜内肌腱的表面覆盖着较强的腱鞘层，作为一个边界支撑负荷和避免胶原磨损。这些细胞还分泌润滑液，此外，一些滑液进入细胞间基质，附着在腱周组织的表面。腱鞘层与软骨浅层的细胞外基质有相似的成分和结构，包括胶原蛋白、透明质酸、蛋白多糖和磷脂。Ⅰ型胶原是肌腱的结构胶原蛋白。透明质酸（HA）是肌腱表层的重要组成部分。蛋白多糖与HA结合蛋白结合（图3-7）[37,38]，这些聚合体吸收水，形成高黏层，以减少肌腱运动过程中的磨损。肌腱表面的润滑蛋白多糖是主要的润滑剂[39,40]。磷脂存在于细胞表面和细胞外基质，对润滑也很重要[41,42]。

这三种润滑物质（HA、润滑蛋白多糖、磷脂）中的任何一种减少都会导致摩擦力增加。相反，肌腱表面上使用外源润滑剂可减小摩擦力，特别是在肌腱表面使用化学试剂[29~31,44]。以上三种物质也存在于滑液中。

滑膜外肌腱润滑

与滑膜内肌腱相比，滑膜外肌腱没有滑液环境，其润滑机制是依赖腱周组织滑动单元[27]。滑膜外肌腱腱周组织的滑动机制最近得到深入研究，这些研究以Ⅳ区屈肌腱作为模型[26,45~46]。当肌腱运动时，接近肌腱的腱周组织层开始移动。由于腱周组织层之间存在延伸胶原纤维交联，导致下一层随即运动。腱周组织层连续的小的运动有效降低了肌腱相对周围组织的偏移并减少了肌腱运动的磨损（图3-8）[47]。任何腱周组织的病理改变，如纤维化，均可改变此运动规律，而这反过来又可能导致严重的临床问题。事实上，这一机制的中断已经被认为是腕管综合征的病因之一[26]。

肌腱运动的生物力学

屈肌腱跨过多个关节，包括腕关节、掌指关节（MCP）、近指间关节（PIP）和远指间关节（DIP）。因此，关节要想完成充分运动需要肌腱长距离的运动。在手被动运动和完成大量日常活动中的重复运动时，屈肌腱还要承受拉伸负荷。因

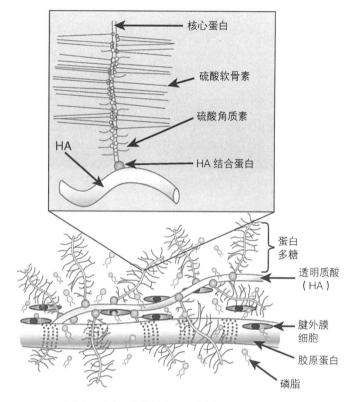

图3-7 滑膜内肌腱表面结构模式图。形成较大聚合物

此，理解屈肌腱的力学性能和运动特性十分重要。

肌腱的力学性能

肌腱的力学性能取决于其基本结构、分子构成、细胞排列和细胞外基质交联。新鲜肌腱由60%~80%的水组成。细胞外基质主要是Ⅰ型胶原，约占肌腱干重的80%。蛋白多糖和弹性蛋白分别占干重的1%~5%和2%[48]。胶原蛋白的层次结构已被清晰描述。胶原蛋白分子本身是一个由共价键和氢键相连的三重螺旋多肽链结构，5个交联胶原蛋白分子形成1个微原纤维，多组微原纤维聚合成纤丝，然后结合形成更大的纤维。平行的纤维蛋白多糖和水结合成束，多个束被腱内膜包裹成较大的腱束[48,49]。某些肌腱只有一个或几个腱束，例如犬类深屈肌腱在Ⅱ区有2个腱束[50]。

肌腱的应力—应变曲线包括3个区域：趾区、线性区和断裂区（图3-9）。趾区是指肌腱承受应力的最初阶段，此时一个很小的应力可导致很大的应变。这种现象归因于分子水平的胶原的初始松弛状态。线性区表明肌腱的基本力学性能，在一定负荷下肌腱的伸长率是恒定的。应力—应变曲线的斜率代表Yong's弹性系数。在断裂区，交联的肌

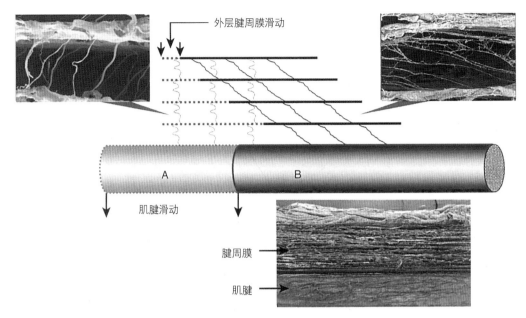

外层腱周膜滑动

肌腱滑动

腱周膜

肌腱

图3-8　滑膜外肌腱滑行模式图。电子显微镜下显示当肌腱从A点运动到B点时，靠近肌腱的腱周膜最先发生运动，然后通过连接胶原纤维传递给下一层。这种多层腱周膜的连续运动能够减弱肌腱与周围组织的相对运动

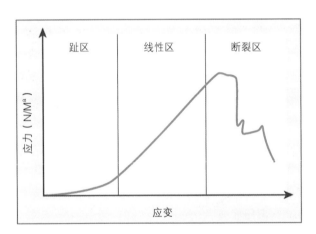

图3-9　肌腱的力学性能呈现出典型的应力－应变曲线，其中包括三个阶段：趾区，线性区和断裂区。 趾区是初始加载阶段，其间一个小轴负荷可以达到一个大拉伸率

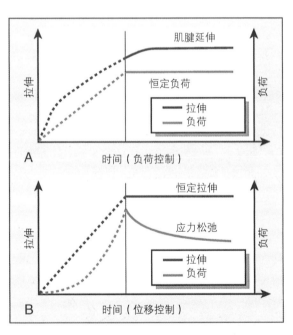

图3-10　A.肌腱的延伸具有时间依赖性，是指肌腱在恒力作用下的不断拉长；B.应力松弛是指负荷减少后肌腱受到不断地延伸

腱逐渐断裂，直到完全断裂。肌腱是一种黏弹性组织，其机械性质具有蠕变和应力松弛特性。蠕变是指在一个恒定的负荷下，肌腱的延伸具有时间依赖性（图3-10A）。应力松弛代表肌腱在恒定的拉伸过程中，其所承载的负荷逐渐减少（图3-10B）。

　　在正常肌腱中，Yong's弹性系数范围为1200～1800 Mpa，极限强度范围为50～150Mpa，导致肌腱断裂的极限应变范围为9%～35%[48]。然而，真正的应变可能更少。 在一些出版物中，从被固定的位置测量肌腱的应变。对肌腱内应变的更详细的研究表明肌腱在固定位置仍然会有小的滑

动，滑膜内肌腱在断裂前其应变很小。

　　肌腱所承载应力及其应变很少达到其最大承受范围的30%，即使是最剧烈的活动[51,52]。如此高的安全系数可以解释为什么断裂易发生在肌肉—肌腱或肌腱—骨连接处，而不是肌腱内部[53,54]，除非肌腱在疾病或创伤中受损[55~57]。

肌腱运动的生物力学

屈肌腱运动范围取决于关节运动的范围和张

力[58-60]。在病理条件下，还有其他因素，如肌腱粘连、关节挛缩、骨短缩、滑车切除也会影响滑动距离[61-63]。Wehbe等[58]应用放射学技术和埋线法表示屈肌腱的方法，测量了36个手的屈肌腱滑动距离。在腕关节于中间位置时，指浅、深屈肌腱移动距离分别为24mm和32mm。随着腕关节运动范围的增加，指浅、深屈肌腱移动距离分别为49mm和50 mm。

学者深入研究肌腱滑动和关节运动之间的相关性[64,65]。对于单一关节运动，关节运动与肌腱滑动的比例由关节力臂决定。既然不同关节力臂不同，不同的关节运动与肌腱滑动的比例也是不同的。关节力臂越大，肌腱滑动距离也越大，以提供关节活动所需的角度。例如在远指间关节，每活动10°需要1.2mm的肌腱滑动。然而，在MCP关节每活动10°需要2.2mm的指深屈肌腱滑动[59]。

肌腱滑动距离也可根据关节力臂大小，采用数学方法计算出[61,64,65]。力矩是指关节的旋转中心和肌腱的中央纵轴线的垂直距离（图3-11）。为了更好地了解肌腱滑动、关节转动和力臂之间的关系，应了解弧度的几何概念（图3-12）[64]。关节就像一个车轮，肌腱就像一根绕着轮子外边缘的绳子。当绳子被拉动时，轮子开始转动。轮子旋转一周（360°），绳子必须移动轮子周长的距离（2πr）。力臂或从旋转中心到肌腱上最近点的距离，就是圆的半径（r），这意味着关节移动了57.29°（360/2π），肌腱移动的距离等于r。这个旋转的角度（57.29°），称为1弧度。

据报道，手部关节的力臂如下：腕部为12.5mm，MCP为10mm，PIP为7.5mm，DIP为5mm[64,66]。基于手指关节的运动角度（MCP为85°，PIP为110°，DIP为65°），可计算出滑行距离：

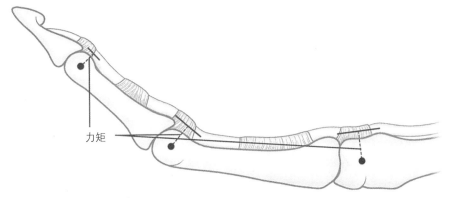

图3-11 力臂是关节中心旋转和肌腱纵轴间的垂直距离

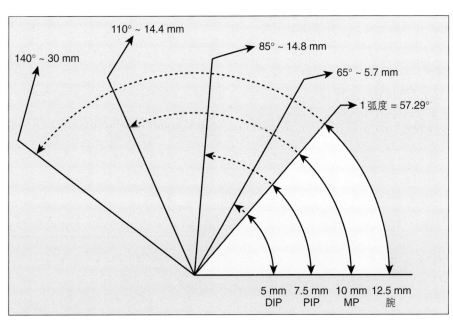

图3-12 FDP肌腱偏移度可以根据关节力臂和运动范围计算出来，根据关节移动57.29°（1弧度）时，偏移等于力臂的原理计算

MCP为14.8mm，PIP为14.4mm和DIP为5.7mm（图3-12）。这些结果与人类手指的实验测量数据基本一致[58,59]，故数学计算模型可以作为测量体内肌腱滑行距离的工具[67~69]。

肌腱滑动的距离还取决于应用到肌腱的力量。由于施加于肌腱的力不同，主动运动肌腱滑动距离比被动运动距离长[60,71,72]。关节被动运动时，施加了一个从肌腱远端向近端的作用力使肌腱滑动，此时肌腱滑动被其自身屈曲所限制[71,72]。相比之下，主动运动不仅消除了肌腱屈曲的影响，而且延长了肌腱黏弹性。即使其没有关节的运动，也可引起更多的肌腱滑行。此外，即使肌腱处于屈曲位置，主动施加的力量，增强了弓弦效应，尤其是当关节处于屈曲位时（图3-13）。这种弓弦效应将增加肌腱—关节的力臂，导致较大肌腱滑行产生特定运动弧线。

屈肌腱—滑车系统平衡了力的生成和肌腱运动[66]。肌腱滑行有上限，因此力臂要短，以更好地影响关节活动。然而，肌腱传递力，此时的力臂应该长，以适应更多的力传递。A1、A3和A5基底处的掌板为力臂变化提供了基础。因为手指位于伸直位时，力臂较短，随着手指屈曲及掌板远离关节，力臂逐渐增大。基于这一理念，许多术后康复策略已经进一步发展[71,73~76]。

肌腱运动或滑行也受腱鞘内的肌腱摩擦力的影响。正常的摩擦力较小，它的影响可能不明显。我们已经讨论了一些病理条件导致的摩擦增加，潜在阻碍肌腱运动，如扳机指或肌腱修复术后[7,17,74,77~80]。

肌腱滑动的阻力主要包括内部和外部两个来源。外源因素包括关节僵硬、周围软组织抵抗、手指和拮抗肌的阻力。内源因素包括肌腱和腱鞘之间的表面摩擦，较大摩擦由于肌腱在屈肌鞘内不匹配和生物粘连产生。屈曲过程中被内源性阻力

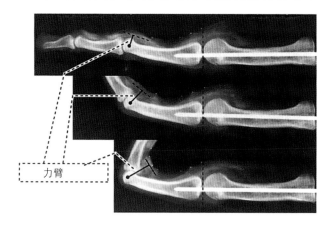

图3-13　PIP关节力臂增加了关节的屈曲度。弓弦效应相当于10N的力应用于FDP肌腱

消耗的能量只占10%。然而，在肌腱修复时，采用低摩擦修复技术，内阻增加274%；采取高阻力修复技术，增加599%，其分别占总屈曲功的24%和31%[81]。外部性阻力因创伤及外科手术导致的软组织肿胀、关节水肿和疼痛引起的拮抗肌收缩而相应升高。随着总阻力的增加，在主动运动中需要更多动力来运动手指。因此，在主动运动过程中，肌腱修复强度必须足够强大以防止负荷引起的间隙和断裂的形成。然而，对于被动运动，外部阻力被被动操作克服后，肌腱的运动只需要克服内部肌腱表面和周围组织之间的阻力即可。当然，使肌腱被动运动的力也较小。因此，如果选择被动运动的康复，修复肌腱的摩擦力是首要关注对象。如果临床使用被动康复，应考虑使用低摩擦修复技术。

总之，手外科医师需要了解手的功能和病理变化，肌腱运动时的摩擦、润滑和肌腱的生物力学。通常，由于Ⅱ区肌腱独特的结构和有效的润滑表面，此处肌腱几乎无摩擦。然而，破坏肌腱润滑的任何病理障碍可能中断肌腱的润滑从而影响肌腱的运动。充分了解手指运动阻力的演变、肌腱修复后强度和术后康复可以提高治疗复杂损伤的效果。

参考文献

1. An KN, Berglund L, Uchiyama S, et al: Measurement of friction between pulley and flexor tendon, Biomed Sci Instrum 29:1–7, 1993.

2. Uchiyama S, Amadio PC, Ishikawa J, et al: Boundary lubrication between the tendon and the pulley in the finger, J

Bone Joint Surg (Am) 79:213–218, 1997.

3. Mow V, Ateshian G: Lubrication and wear of diarthrodial joints. In Mow V, Hayes WC, editors: Basic Orthopaedic Biomechanics, ed 2, Philadelphia, 1997, Lippincott-Raven, pp 275.

4. Moriya T, Chikenji T, Thoreson AR, et al: Effects of different temperatures, velocities and loads on the gliding resistance of flexor digitorum profundus tendons in a human cadaver model, J Biomech 44:1414–1416, 2011.

5. Zhao CF, Ettema AM, Osamura N, et al: Gliding characteristics between flexor tendons and surrounding tissues in the carpal tunnel: A biomechanical cadaver study, J Orthop Res 25:185–190, 2007.

6. Heers G, O'Driscoll SW, Halder AM, et al: Gliding properties of the long head of the biceps brach II, J Orthop Res 21:162–166, 2003.

7. Coert JH, Uchiyama S, Amadio PC, et al: Flexor tendon-pulley interaction after tendon repair. A biomechanical study, J Hand Surg (Br) 20:573–577, 1995.

8. Morooka T, Miura H, Higaki H, et al: A new friction tester of the flexor tendon, J Biomech 32:1131–1134, 1999.

9. Swann DA, Silver FH, Slayter HS, et al: The molecular structure and lubricating activity of lubricin isolated from bovine and human synovial fluids, Biochem J 225:195–201, 1985.

10. Zhao C, Amadio PC, Zobitz ME, et al: Gliding resistance after repair of partially lacerated human flexor digitorum profundus tendon in vitro, Clin Biomech (Bristol, Avon) 16:696–701, 2001.

11. Paillard PJ, Amadio PC, Zhao CF, et al: Gliding resistance after FDP and FDS tendon repair in zone II: An in vitro study, Acta Orthop Scand 73:465–470, 2002.

12. Moriya T, Zhao C, Yamashita T, et al: Effect of core suture technique and type on the gliding resistance during cyclic motion following flexor tendon repair: A cadaveric study, J Orthop Res 28:1475–1481, 2010.

13. Momose T, Amadio PC, Zhao C, et al: The effect of knot location, suture material, and suture size on the gliding resistance of flexor tendons, J Biomed Mater Res 53:806–811, 2000.

14. Silva JM, Zhao C, An KN, et al: Gliding resistance and strength of composite sutures in human flexor digitorum profundus tendon repair: An in vitro biomechanical study, J Hand Surg (Am) 34:87–92, 2009.

15. Zhao C, Amadio PC, Momose T, et al: The effect of suture technique on adhesion formation after flexor tendon repair for partial lacerations in a canine model, J Trauma Inj Infect Crit Care 51:917–921, 2001.

16. Momose T, Amadio PC, Zhao C, et al: Suture techniques with high breaking strength and low gliding resistance: Experiments in the dog flexor digitorum profundus tendon,

Acta Orthop Scand 72:635–641, 2001.

17. Tanaka T, Amadio PC, Zhao CF, et al: Gliding characteristics and gap formation for locking and grasping tendon repairs: A biomechanical study in a human cadaver model, J Hand Surg (Am) 29:6–14, 2004.

18. Zhao C, Amadio PC, Zobitz ME, et al: Resection of the flexor digitorum superficialis reduces gliding resistance after zone II flexor digitorum profundus repair in vitro, J Hand Surg (Am) 27:316–321, 2002.

19. Paillard PJ, Amadio PC, Zhao C, et al: Pulley plasty versus resection of one slip of the flexor digitorum superficialis after repair of both flexor tendons in zone II: A biomechanical study, J Bone Joint Surg (Am) 84:2039–2045, 2002.

20. Kutsumi K, Amadio PC, Zhao C, et al: Gliding resistance of the flexor pollicis longus tendon after repair: Does partial excision of the oblique pulley affect gliding resistance? Plast Reconstr Surg 118:1423–1428, 2006.

21. Zhao CF, Amadio PC, Tanaka T, et al: Effect of gap size on gliding resistance after flexor tendon repair, J Bone Joint Surg (Am) 86:2482–2488, 2004.

22. Taguchi M, Zhao CF, Zobitz ME, et al: Effect of finger ulnar deviation on gliding resistance of the flexor digitorum profundus tendon within the A1 and A2 pulley complex, J Hand Surg (Am) 31:113–117, 2006.

23. Zhao CF, Amadio PC, Berglund L, et al: The A3 pulley, J Hand Surg (Am) 25:270–276, 2000.

24. Zhao C, Ettema AM, Berglund LJ, et al: Gliding resistance of flexor tendon associated with carpal tunnel pressure: A biomechanical cadaver study, J Orthop Res 29:58–61, 2011.

25. Lundborg G: Experimental flexor tendon healing without adhesion formation—A new concept of tendon nutrition and intrinsic healing mechanisms. A preliminary report, Hand 8:235–238, 1976.

26. Ettema AM, Zhao C, Amadio PC, et al: Gliding characteristics of flexor tendon and tenosynovium in carpal tunnel syndrome: A pilot study, Clin Anat 20:292–299, 2007.

27. Guimberteau JC, Delage JP, McGrouther DA, et al: The microvacuolar system: how connective tissue sliding works, J Hand Surg (Eur) 35:614–622, 2010.

28. Uchiyama S, Amadio PC, Coert JH, et al: Gliding resistance of extrasynovial and intrasynovial tendons through the A2 pulley, J Bone Joint Surg (Am) 79:219–224, 1997.

29. Taguchi M, Zhao CF, Sun YL, et al: The effect of surface treatment using hyaluronic acid and lubricin on the gliding resistance of human extrasynovial tendons in vitro, J Hand

Surg (Am) 34:1276–1281, 2009.

30. Momose T, Amadio PC, Sun YL, et al: Surface modification of extrasynovial tendon by chemically modified hyaluronic acid coating, J Biomed Mater Res 59:219–224, 2002.

31. Sun YL, Yang C, Amadio PC, et al: Reducing friction by chemically modifying the surface of extrasynovial tendon grafts, J Orthop Res 22:984–989, 2004.

32. Linn FC, Radin EL: Lubrication of animal joints. 3. The effect of certain chemical alterations of the cartilage and lubricant, Arthritis Rheum 11:674–682, 1968.

33. Mow VC, Lai WM, Eisenfeld J, et al: Some surface characteristics of articular cartilage. Ⅱ. On the stability of articular surface and a possible biomechanical factor in etiology of chondrodegeneration, J Biomech 7:457–468, 1974.

34. Jay GD, Harris DA, Cha CJ: Boundary lubrication by lubricin is mediated by O-linked beta(1–3)Gal-GalNAc oligosaccharides, Glycocon J 18:807–815, 2001.

35. Tudor-Locke C, Bassett DR Jr: How many steps/day are enough? Preliminary pedometer indices for public health, Sports Med 34:1–8, 2004.

36. Beets MW, Bornstein D, Beighle A, et al: Pedometer-measured physical activity patterns of youth: A 13-country review, Am J Prev Med 38:208–216, 2010.

37. Scott JE: Extracellular matrix, supramolecular organisation and shape, J Anat 187(Pt 2):259–269, 1995.

38. Karousou E, Ronga M, Vigetti D, et al: Molecular interactions in extracellular matrix of tendon, Front Biosci 2:1–12, 2010.

39. Rhee DK, Marcelino J, Baker M, et al: The secreted glycoprotein lubricin protects cartilage surfaces and inhibits synovial cell overgrowth, J Clin Invest 115:622–631, 2005.

40. Sun Y, Berger EJ, Zhao C, et al: Mapping lubricin in canine musculoskeletal tissues, Connect Tissue Res 47:215–221, 2006.

41. Herring GM: The chemical structure of tendon, cartilage, dentin and bone matrix, Clin Orthop Relat Res 60:261–299, 1968.

42. Mills PC, Hills Y, Hills BA: Surface-active phospholipid (surfactant) in equine tendon and tendon sheath fluid, N Z Vet J 53:154–156, 2005.

43. Sun Y, Chen MY, Zhao C, et al: The effect of hyaluronidase, phospholipase, lipid solvent and trypsin on the lubrication of canine flexor digitorum profundus tendon, J Orthop Res 26:1225–1229, 2008.

44. Morooka T, Miura H, Mawatari T, et al: Mixture of hyaluronic acid and phospholipid prevents adhesion formation on the injured flexor tendon in rabbits, J Orthop Res 18:835–840, 2000.

45. Yamaguchi T, Osamura N, Zhao C, et al: Relative longitudinal motion of the finger flexors, subsynovial connective tissue, and median nerve before and after carpal tunnel release in a human cadaver model, J Hand Surg (Am) 33:888–892, 2008.

46. Yosh Ⅱ Y, Zhao C, Zhao KD, et al: The effect of wrist position on the relative motion of tendon, nerve, and subsynovial connective tissue within the carpal tunnel in a human cadaver model, J Orthop Res 26:1153–1158, 2008.

47. Yosh Ⅱ Y, Zhao C, Henderson J, et al: Shear strain and motion of the subsynovial connective tissue and median nerve during single-digit motion, J Hand Surg (Am) 34:65–73, 2009.

48. Woo S, An K, Frank C: Anatomy, biology, and biomechanics of tendon and ligament. In Buckwaler JA, Einhorn TA, Simon SR, editors: Orthopaedic Basic Science, ed 2, St Louis, 2000, Amerivan Academy of Orthopaedic Surgeons.

49. Kastelic J, Galeski A, Baer E: The multicomposite structure of tendon, Connect Tissue Res 6:11–23, 1978.

50. Bishop AT, Cooney WP 3rd, Wood MB: Treatment of partial flexor tendon lacerations: The effect of tenorrhaphy and early protected mobilization, J Trauma Inj Infect Crit Care 26:301–312, 1986.

51. Butler DL, Shearn JT, Juncosa N, et al: Functional tissue engineering parameters toward designing repair and replacement strategies, Clin Orthop Relat Res 427(Suppl):190–199, 2004.

52. Butler DL, Hunter SA, Chokalingam K, et al: Using functional tissue engineering and bioreactors to mechanically stimulate tissue-engineered constructs, Tissue Eng 15(Pt A):741–749, 2009.

53. Finni T: Structural and functional features of human muscle-tendon unit, Scand J Med Sci Sports 16:147–158, 2006.

54. Tuttle HG, Olvey SP, Stern PJ: Tendon avulsion injuries of the distal phalanx, Clin Orthop Relat Res 445:157–168, 2006.

55. Tan RK: A review of the role of magnetic resonance imaging in the evaluation of shoulder impingement syndrome and rotator cuff tendon tears, Ann Acad Med Singapore 27:243–247, 1998.

56. Tung GA, Yoo DC, Levine SM, et al: Subscapularis tendon tear: primary and associated signs on MRI, J Comput Assist

Tomogr 25:417–424, 2001.

57. Pierre-Jerome C, Moncayo V, Terk MR: MRI of the Achilles tendon: A comprehensive review of the anatomy, biomechanics, and imaging of overuse tendinopathies, Acta Radiol 51:438–454, 2010.

58. Wehbé MA, Hunter JM: Flexor tendon gliding in the hand. Part I. In vivo excursions, J Hand Surg (Am) 10:570–574, 1985.

59. Horibe S, Woo SL, Spiegelman JJ, et al: Excursion of the flexor digitorum profundus tendon: A kinematic study of the human and canine digits, J Orthop Res 8:167–174, 1990.

60. Lieber RL, Silva MJ, Amiel D, et al: Wrist and digital joint motion produce unique flexor tendon force and excursion in the canine forelimb, J Biomech 32:175–181, 1999.

61. Brand PW, Cranor KC, Ellis JC: Tendon and pulleys at the metacarpophalangeal joint of a finger, J Bone Joint Surg (Am) 57:779–784, 1975.

62. Tang JB, Ryu J, Kish V, et al: Effect of radial shortening on muscle length and moment arms of the wrist flexors and extensors, J Orthop Res 15:324–330, 1997.

63. Tang JB, Wang YH, Gu YT, et al: Effect of pulley integrity on excursions and work of flexion in healing flexor tendons, J Hand Surg (Am) 26:347–353, 2001.

64. Doyle JR: Palmar and digital flexor tendon pulleys, Clin Orthop Relat Res 383:84–96, 2001.

65. An KN: Tendon excursion and gliding: Clinical impacts from humble concepts, J Biomech 40:713–718, 2007.

66. Goodman HJ, Choueka J: Biomechanics of the flexor tendons, Hand Clin 21:129–149, 2005.

67. Maganaris CN: In vivo measurement-based estimations of the moment arm in the human tibialis anterior muscle-tendon unit, J Biomech 33:375–379, 2000.

68. Yosh Ⅱ Y, Villarraga HR, Henderson J, et al: Speckle tracking ultrasound for assessment of the relative motion of flexor tendon and subsynovial connective tissue in the human carpal tunnel, Ultrasound Med Biol 35:1973–1981, 2009.

69. Manal K, Cowder JD, Buchanan TS: A hybrid method for computing Achilles tendon moment arm using ultrasound and motion analysis, J Appl Biomech 26:224–228, 2010.

70. Panchal J, Mehdi S, Donoghue JO, et al: The range of excursion of flexor tendons in zone V: A comparison of active vs passive flexion mobilisation regimes, Br J Plast Surg 50:517–522, 1997.

71. Zhao C, Amadio PC, Momose T, et al: Effect of synergistic wrist motion on adhesion formation after repair of partial flexor digitorum profundus tendon lacerations in a canine model in vivo, J Bone Joint Surg (Am) 84:78–84, 2002.

72. Hor Ⅱ E, Lin GT, Cooney WP, et al: Comparative flexor tendon excursion after passive mobilization: An in vitro study, J Hand Surg (Am) 17:559–566, 1992.

73. Cooney WP, Weidman K, Malo D, et al: Management of acute flexor tendon injury in the hand, Instr Course Lect 34:373–381, 1985.

74. Lin GT, An KN, Amadio PC, et al: Effects of synergistic wrist motion on flexor tendon excursion in the hand, J Biomech 22:1048, 1989.

75. Silfverskiöld KL, May EJ, Törnvall AH: Tendon excursions after flexor tendon repair in zone. Ⅱ: Results with a new controlled-motion program, J Hand Surg (Am) 18:403–410, 1993.

76. Groth GN: Pyramid of progressive force exercises to the injured flexor tendon, J Hand Ther 17:31–42, 2004.

77. Yang C, Amadio PC, Sun YL, et al: Tendon surface modification by chemically modified HA coating after flexor digitorum profundus tendon repair, J Biomed Mater Res B Appl Biomater 68:15–20, 2004.

78. Zhao C, Amadio PC, Paillard P, et al: Digital resistance and tendon strength during the first week after flexor digitorum profundus tendon repair in a canine model in vivo, J Bone Joint Surg (Am) 86:320–327, 2004.

79. Berschback JC, Amadio PC, Zhao C, et al: Providing quantitative feedback when teaching tendon repair: A new tool, J Hand Surg (Br) 30:626–632, 2005.

80. Zhao C, Amadio PC, Zobitz ME, et al: Gliding characteristics of tendon repair in canine flexor digitorum profundus tendons, J Orthop Res 19:580–586, 2001.

81. Zhao C, Amadio PC, Berglund L, et al: A new testing device for measuring gliding resistance and work of flexion in a digit, J Biomech 36:295–299, 2003.

4　肌腱中心和周边修复的生物力学

作者　Jin Bo Tang, MD　Ren Guo Xie, MD

译者　陈传好　陈　超

概述

在肌腱中心和腱周进行外科缝合是肌腱修复的主要手段。足够的机械强度是防止裂隙形成和发生断裂的关键。使用传统的双股中心缝合是不牢固的；使用四或六股中心缝合较强。为确保手术修复强度，数量充足的线（四股或更多）、适当的中心缝合边距（0.7~1.2cm）、适当的缝线粗细（4-0或3-0）和最佳锁圈尺寸（2mm）是必不可少的。在外科手术中，保持中心缝合具有一定的基础张力，可较好地阻止间隙形成。应该充分认识到，手指弯曲可导致修复强度大幅下降并且术后前2周肌腱断端组织软化，从而会降低缝合的强度。在外科手术的前3~4周，脆弱、缓慢的生物学愈合导致肌腱强度没有明显增加。我们应确保手术修复的强度大于在无阻碍手指主动屈曲的过程中肌腱承受的张力（成人为1~35N），并应超过一定的安全阈值。

间隙形成负荷、最大抗张力和修复肌腱的刚度是外科修复力学性能的主要参数。手术修复的肌腱可通过单次牵拉至断裂或多次牵拉试验进行评估，并记录负荷位移曲线。产生间隙及完全断裂的循环次数可表明修复的效果。

肌腱的手术修复分为端端修复（急性断裂肌腱）、肌腱—骨连接修复和其他方法（如肌腱移植时采用的编织缝合）。本章将讨论一期手术时的端端肌腱修复。这类修复手术受关注最多，而且修复方法对结果影响也最大。强大的外科修复是早期肌腱活动的力学基础与生物愈合的先决条件。

端端修复通常由两部分组成：中心缝合提供基础力量；周边缝合（也称为腱周缝合）"整理"肌腱。修复的强度关系到肌腱滑动时抵抗修复位置间隙形成和完全断裂的程度，其与肌腱的粘连和断裂相关。手术修复的基本目标是使肌腱足以承受术后早期主动活动，并且对于大多数外科医师来说应该简单易行（或至少不复杂）。因此，了解肌腱修复的生物力学不仅对设计和规划修复技术有所帮助，而且可帮助医师应对临床情况并指导术后康复。外科医师或理疗师在术后治疗时，也应该注意外科修复的力学性能。

外科修复的基本力学要求

根据体内测量结果，除了指尖对捏外，正常的手活动产生的力为1~35N。Schuind等[1]在腕被动活动时测量的肌腱力达6N，在手指被动活动时高达9N，在不受限制的手指主动活动时达35N。因此，手术修复的肌腱至少应能承受40N的拉力，才能避免间隙的形成。修复应该能够承受多次牵拉下的直线和曲线负荷条件。体外实验表明，常规双股中心缝合加周边缝合的最大强度为20~30N[2]，低于正常手活动产生的力，这也解释了为什么在术后活动期间，某些修复会出现断裂。研究表明，导致四股修复失败的力达到甚至超过40N[3-5]；六股修复失败负荷为50~60N[6,7]。

临床上，应鼓励患者在肌腱手术后最初几天开始活动。受损组织的水肿（肌腱、皮下脂肪组织、腱鞘和滑车）、肌腱的臃肿和正常组织的愈合反应使肌腱的阻力升高。在最初的1~2周，肌腱末端趋于软化，从而降低缝合的强度。因此，应该通过提高外科缝合的强度维持一个确定的安全基线。综合以上因素考虑，肌腱修复的基线强度应为40~50N，对抗间隙形成的力为20~30N。

历史回顾

关于肌腱修复生物力学的研究在过去几十年

大量涌现，其研究成果总结见表4-1。研究主题包括：（1）开展新的修复方法；（2）比较现有的修复方法；（3）探索影响强度的因素；（4）探索新的方法以检测或记录修复的力学特性。虽然羊、兔、猴和牛的肌腱也有应用，但人和猪的肌腱是最常用于体外测试修复强度的实验材料[7,8]，犬、兔和鸡则用来进行体内研究[9~12]。

现有肌腱修复技术

现在的肌腱修复方法如下。首先，缝合方式包括中心缝合及周边缝合。中心缝合根据通过肌腱断端的股数被进一步分为双股（常规）和多股（包括四股、六股和八股）修复[2,8,13,14]。另外，按肌腱与缝合处的连接类型可分为锁式、抓式或二者混合。修复方案通常综合肌腱与缝合连接的类型和股数确定（例如锁式四股修复）。周边缝合包括间断缝合、单纯连续缝合、锁边连续缝合、十字交叉缝合（Silfverskild法）[15]、锁定十字交叉缝合（Dona法）[16]、连锁水平褥式（IHM法）[16]和水平褥式（Halsted法）缝合[17]。第二，修复可利用器械完成。器械修复不常用，方法包括肌腱夹板[18]、带刺修复器械[19,20]和特诺固定（Teno Fix）装置[21,22]。

缝线缝合修复是临床主流修复方式。在实验中，使用上述器械修复也取得了较好的结果。在体外使用Teno Fix系统对肌腱进行了修复测试，在每个断端用螺钉线将不锈钢棒和不锈钢软组织锚连接，测试证明其有类似或超过四股修复的强度[21]。据报道，临床用来修复Ⅱ区屈肌腱可取得较理想的结果[22]。然而，肌腱固定装置可能会使肌腱体积增大，甚至可能影响本已狭窄、肿胀的滑车。植入不锈钢棒不仅有增加肌腱体积的风险，还可能需要再

表4-1 肌腱修复生物力学方面做出主要贡献的研究团队成果总结

Amadio-Mayo 团队：体外实验模型采用人、犬肌腱；体内模型采用犬肌腱
肌腱与腱鞘及滑车的摩擦阻力（Uchiyama 等），锁式及抓式交接缝合的间隙形成及抵抗力（Tanaka等），肌腱部分断裂修复（Zobitz等），不同缝合方法、锁圈尺寸、部位的比较（Momose等），间隙大小与滑动阻力的关系（Zhao等）

Gelberman-St Louis团队：体外、体内实验模型采用犬肌腱
间隙形成对肌腱粘连及断裂的影响（Gelberman等），康复锻炼的力量对愈合强度的影响（Boyer等），包括肌腱—骨连接的I区屈肌腱修复（Silva、Dinopoulos等），八股缝合的研究（Winster等）

Manske-St Louis团队：体外模型采用人、犬肌腱；体内模型采用犬、鸡肌腱
肌腱甲板修复的研究（Aoki 等），打结部位（Pruitt等），多次牵拉试验（Pruitt等），抓式及锁式交接的区别（Hotokezaka 和 Manske），锁圈、缝线尺寸的影响，改良Pennington锁式缝合的研究（Hatanaka 和 Manske），早期活动的肌腱强度（Kubuta等）

Mass-Chicago团队：体外及体内模型采用人肌腱
利用人尸体手标本进行了肌腱原位缝合弧形实验模型研究（Komanduri等），对比不同的修复方式（Angeles等），多次牵拉试验的修复强度（Choueka等）以及肌腱部分断裂修复（Manning等）

Tang-Nantong团队：体外试验模型采用人、猪肌腱；体内模型采用鸡肌腱
四股及六股修复的发展（Wang 等），锁圈尺寸及外形的影响（Xie等），中心缝合跨度（Cao 等），肌腱斜形断裂及部分断裂修复（Tan等），肌腱张力方向及弧形受力的影响（Tang 等），肌腱愈合过程的强度（Wu 等），主要滑车对力量的影响（Cao 和 Tang）

Trumble-Seattle团队：体外实验模型采用人肌腱
人尸体手标本上进行肌腱修复强度的原位测试及多次牵拉试验（Thurman 等），1区肌腱修复（McCallister 等），采用Fiberwire进行肌腱修复（Miller等和Hwang等）

Wolfe-Yale-New York 团队：体外实验模型采用人肌腱
十字锁式缝合（McLarney 等），锁式缝合的多次牵拉试验及间隙形成情况研究（Barrie 等），周边缝合边距的影响（Merrell 等），四股中心缝合与Teno Fix修复的对照研究（Wolfe 等）

次手术移除。也有报道带刺缝线修复后的肌腱强度相当于四股中心缝合[19,20]。但仍然有肌腱修复后臃肿的担心。Aoki等[18]实验测试了将夹板放置在肌腱内桥接断端，但此方法尚未应用于临床。

肌腱—缝线交接方式与其强度

从广义上讲，任何嵌入肌腱内的缝线都构成肌腱—缝线交接。然而，肌腱—缝线交接通常是指在缝线形成"锁式"或"抓式"外形来包绕肌腱的地方。缝线在这些部位通过"锁式"或"抓式"形成锚定部位，可确保外科修复的强度。

锁式交接被定义为当张力被施加到肌腱时，一束肌腱纤维周围被缝线完全套住并收紧在一起的形态（图4-1）。相比之下，抓式交接是指缝线抓住一束肌腱纤维，但不是环绕一周并收紧，在张力施加在缝线上时，缝线有从肌腱纤维中被拉出的倾向（图4-1）。

抓式交接是开放的圆或环，锁式交接包括交叉锁式（暴露或嵌入）、环圈锁式（圈套或双圈）和Pennington锁定（原始或改良的）（图4-2）。从物理上讲，满足以下三点时锁式或抓式中心缝合的效果最好：（1）缝合材料足够强，使缝合的肌腱紧紧相连而不会出现缝线断裂；（2）锚定点距肌腱断端足够远，"锁式"或"抓式"缝线不会滑脱；（3）保证"锁到"或"抓到"充足的肌腱。

换句话说，如果不能满足以上所有条件，"锁式"或"抓式"缝合就不能保证可靠的强度。在临床上，我们应该确保缝线的口径等于或大于4-0，缝合边距不低于7~10mm，"锁式"或"抓式"的缝范围是大于或等于2mm。无论是单独应用"锁式"或"抓式"连接，还是联合其他修复方法，这些要求都对保证修复强度至关重要。

当满足以上所有条件时，"锁式"或"抓式"交接在肌腱缝合方面可提供可靠的锚定，"锁式"缝合通常优于"抓式"缝合。在实践中，当修复基本的要求被满足时，"锁式"与"抓式"的强度差异实际上是很小或是无关紧要的，其所导致的修复强度变化通常少于10N。锁式锚定引起的强度增加远小于其他手段所致的强度增加，如增加修复位置的缝合材料强度或增多缝合线的数量。从这个角度来看，外科医师应该充

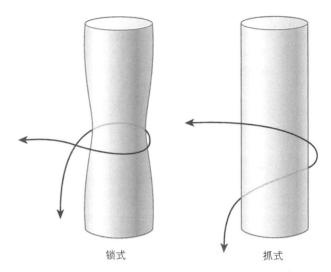

图4-1 锁扣式和抓握式肌腱—缝合连接在肌腱与缝合之间有不同的相互作用

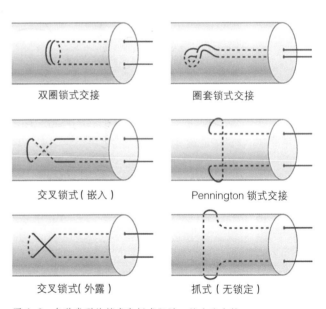

图4-2 各种类型的锁式和抓式肌腱—缝合线交接

分重视这些对强度影响较大的因素并确保满足主要要求。单独靠肌腱—缝线连接类型增加强度，而忽略了其他更重要的因素是不可靠的。

不同的缝合是否具有不同的机械强度仍无法确定。我们测试了不同缝合的强度，发现它们的抓持力基本相同[27]。交叉锁式缝合与圈套锁式缝合具有相同的抓持力；暴露和嵌入交叉锁式的强度也是一致的。然而，体外实验表明，Kessler修复

术中未改良的Pennington锁式缝合的强度比交叉和圈套锁式缝合弱[28]。

Pennington锁式缝合经常用于Kessler修复。大多数医师认为其可增加修复强度。然而，这实际上缺乏足够的实验支持。根据1979年Pennington[30]的定义，Kessler修复的缝合结构是"横向缝合线在纵形缝线的浅层穿过，这样当被拉紧时缝线可以锁定一束肌腱纤维"。Pennington在描述该修复时，没有提供其强度数据[30]。Silfverskild在与Pennington的交流信件中提到这种修复方法："像Pennington博士表明的那样，这种锁定环设计对缝合的拉伸强度至关重要。在理论上，我同意这是可行的，但是在实际中这可能并非如此……另一个实际的考虑是，即使你尝试将横向缝线置于纵向部分浅层以完成锁定缝合，往往也很难确保成功。"[31]实际上，我们认为在临床上修复手指肌腱时，医师很难确定横向缝线与纵向缝线的关系。

Hatanaka 和Manske[9,24]改良了Pennington锁定缝合方法，把纵向缝线的一部分置于肌腱背侧表面，这样可以确认肌腱—缝线连接的锚定情况。使用缝线口径为2-0和3-0而不是4-0，这种改良的缝合方法比Kessler修复更强[24]。值得注意的是，在体内环境下发现通过改良的缝合方法仅在第3天和第21天时强度提高，而在第7天和第14天时没有提高，即使使用2-0缝线也是如此。换句话说，在肌腱软化并最易发生断裂的第2周时，改良的Pennington锁定缝合方法并没有提高修复强度。我们应该谨慎对待使用Pennington锁定缝合法来增加强度。

最近我们测试了在四股修复中应用原始Pennington锁定缝合方法，我们发现其与其他随机选取的缝合法的强度并无差异。在双股Kessler修复中，应用未改良的Pennington锁式缝合与4-0缝线的抓式缝合对比，在防止间隙形成方面有轻微差异（12%），而在最终强度方面并无差异[29]。在对比两种抓式缝合方法（开圆式与开环式）时，我们发现它们的抗间隙力和极限强度无明显差异。总之，上述证据表明，抓式与原始Pennington锁式交接方式的临床差异并不明显，结合Pennington锁式缝合的多股缝合对修复强度影响并不明显。

中心缝合的强度

中心缝合的强度已在体内和体外试验模型、单次牵拉至断裂试验[2~14,23~28,32~34]和多次牵拉试验[35~37]中得到深入研究。使用4-0尼龙缝线，双股修复强度为20~25N，四股修复强度为35~45N，六股修复强度为50~70N。强度大致与股数成正比（表4-2）[2~8,13,14,32~35]。缝合口径变大或缝合材料的强度增加都会使缝合强度增加（表4-2）[38,39]。

常用的中心缝合方法如下。

1.Kessler缝合：过去十年间最常用的是双股改良Kessler修复。在双股Kessler或两组单股Kessler修复的基础上，发展了四股Kessler修复（图4-3）。

2.交叉缝合：最初的交叉缝合是四股抓式缝合（图4-3），可结合锁式交接从而变成锁式缝合。

3.Strickland缝合：这种四股缝合包括Kessler缝合（在4个角增加双圈套锁式交接）和框式缝合（图4-4）。

4.Savage缝合及改型：Savage缝合是六股锁式缝合。改良的Savage缝合包括1个六股、单线交叉缝合，并通过1个交叉锁式交接作为锚定点（图4-4）。

5.Becker修复和MGH修复：Becker等[44]使用一系列交叉缝合修复斜断面的肌腱。MGH修复是它的改良，采用包含一系列交叉缝合的四股修复（交叉锁式）。

6.多重圈套缝合及改型:此修复使用2个或3个Tsuge圈套缝合，我们通常用3组Tsuge缝合修复肌腱（图4-4）[45]，在改良修复中可应用更少的Tsuge缝合（图4-5）[33,34,46]。

7. 采用双股缝线进行修复：双股缝线简化了手术操作（图4-6）。缝合方式强度类似，仅四股Kessler修复相对较弱[28]。

可以看出，中心缝合方法很多、形态差异很大。实际上，不同修复方法在有相同数量的缝合线经过修复点时，这些缝合线的强度变化幅度较小。为了保持理想的强度，以下2个因素是中心缝合的关键。（1）足够的缝线跨度（边距）：7~10mm的缝线跨度可确保理想的强度；（2）牢靠的锁式或抓式交接：锁圈或抓持肌腱直径为2mm以上，并有足够的深度，过浅或过小很容易被拉出。

表4-2 生物力学测试表明修复强度随缝合线数量增加及缝合材料强度增加而增加

研究者	肌腱	方法	缝线材料 中心/周边	极限强度	间隙力量（N） （间隙大小）
Savage[32], 1985	猪	六股 (Savage) 双股 (Kessler)	4-0 Ethibond 4-0 Ethibond	60~70 23	44 (3-mm) 10 (3-mm)
Aoki等[18], 1994	人	肌腱夹板 双股 Kessler	Dacron 4-0 Ethibond/6-0 Prolene	81~84 26	20~31 (初始) 14 (初始)
Greenwald等[7], 1995	猴	四股 (MGH) 双股 (Kessler)	5-0 Nylon/6-0 Nylon 5-0 Nylon/6-0 Nylon	30 16	
Thurman等[35], 1998	人*	六股 (Savage) 四股(Strickland) 双股(Kessler)	4-0 Tricron/6-0 Surgilene 4-0 Tricron/6-0 Surgilene 4-0 Tricron/6-0 Surgilene	79 43 34	(0.3 mm) (0.3 mm) (2.7 mm)
McLarney等[4], 1999	人	四股(cruciate)	4-0 Ethobond/6-0 Polypropylene	56	44 (2-mm)
Barrie等[14], 2000	人*	四股(cruciate, grasp) 四股(cruciate, lock)	4-0 Ethibond/6-0 Nylon 4-0 Ethibond/6-0 Nylon	70 79	49 (3-mm) 52 (3-mm)
Xie等[6], 2002	人	六股 (Tang)	4-0 Supramid/6-0 Nylon	60	45 (2-mm)
Wang等[33], 2003	猪	六股(M-Tang)	4-0 Supramid/6-0 Nylon	62	46 (2-mm)
Cao和Tang[34], 2005	猪	四股(U-shaped)	4-0 Supramid/6-0 Nylon	43	37 (2-mm)
Lawrence和Davis[39], 2005	人	四股(single-cross)	4-0 Fiberwire/6-0 Nylon	81	63 (initial)
Su等[21], 2005	人	肌腱固定装置	Teno Fix Teno Fix/5-0 Polypropylene	55 67	47 (2-mm) 55 (2-mm)
Hirpara等[20], 2010	人	带刺修复器械	Nitinol	58	30 (3-mm)
Wu等[28], 2011	人	四股(cross-lock)	4-0 Ethilon/6-0 Nylon	40	32 (2-mm)

* 在循环张力下，在尸体上对屈肌腱的修复强度及间隙进行原位测试

周边缝合的强度

临床常用间断、连续或锁边方式进行周边缝合。这些周边缝合可保持肌腱光滑并帮助预防间隙形成（图4-7）。

有些外科医师主张其他的更复杂的修复方式以增加强度，而不是简单地处理肌腱断端。由Silfverskild等设计的交叉缝合最为出名。Silfverskild团队使用这种缝合结合双股改良Kessler中心缝合已经取得较好的临床效果，这种交叉缝合确实可增加肌腱的强度，但我们担心肌腱表面暴露过多的缝合线可能会增加滑行阻力并形成粘连。同样，交叉锁

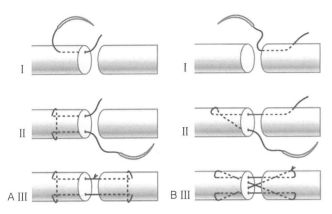

图 4-3　改良的双股 Kessler 修复（A）和四股十字修复（B）

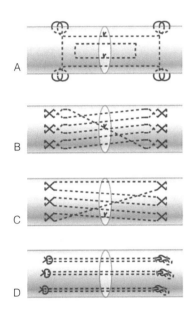

图 4-4　四股 Strickland 修复（A），六股未改良 Savage 修复（B），六股改良的 Savage 修复（C）和六股 Tang（或三股津下）修复（D）

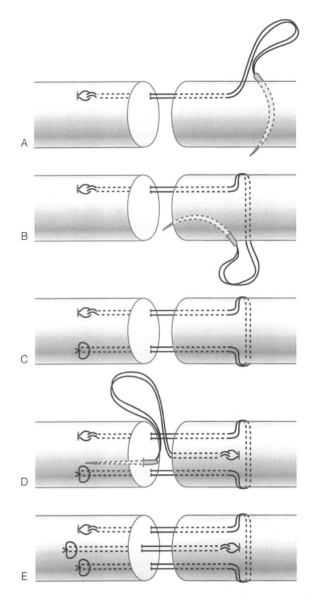

图 4-5　利用改良的六股 Tang 修复形成一个 M 结构（M-Tang 修复）。先由一个环缝合完成 U 型四股修复（A~C），再用另一个环形缝合完成六股修复（D，E）

式[16]和 Halsted 缝合[17]也可增加肌腱的强度，手术操作复杂和缝线外露是其主要缺点。但是，有些复杂的修复方法，如交叉缝合和锁式交叉缝合在修复薄和扁的伸肌腱时效果理想。

Merrell 等的研究结果表明，2mm 边距可产生理想的强度[17]。交叉缝合经常有 5mm 或以上的边距。周边缝合线的数量可影响强度。然而，临床操作时增加缝合数量很困难，因为手指肌腱很细，不容易操作。此外，肌腱背侧也难以暴露。

我们用多股中心缝合提高肌腱强度，辅以间断或单纯连续的周边缝合。我们认为，当采用较强

的多股中心缝合后再使用复杂的周边缝合（例如交叉缝合或 Halsted 缝合）是没有必要的。Giesan 等[48]报道在修复拇长屈肌腱时，可仅使用六股中心缝合而无须任何周边缝合。

影响肌腱强度的因素

影响手术修复强度的因素主要包括（图 4-8）：（1）通过修复部位的缝线的股数（中心缝合的强度与缝线的数量成正比）[2~8,13,14,32~35]；（2）修复的张力（与间隙形式负荷和最大抗张力密切相关）[46]；（3）中心缝合跨度（边距）[2,3,49~51]；（4）

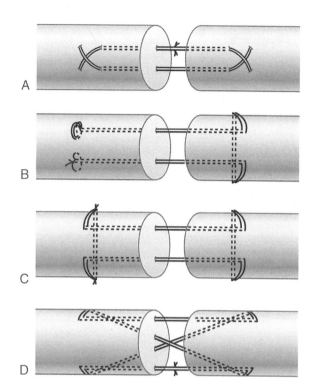

图 4-6 一针两线法完成各种四股缝合（套圈线或双线），这些方法达到了更大的强度同时简化手术操作。A. 交叉锁定修复。B.U 形修复。C.Kessler 修复。D. 十字修复。在 A、B 和 D 中，1 个针需要带有 2 根单独的线

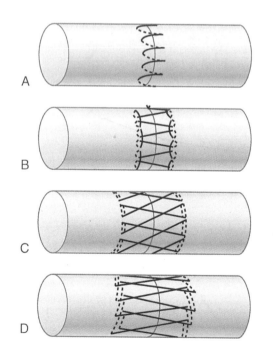

图 4-7 周边缝合方法。A. 简单连续缝合。B. 连续锁边缝合。C.Silfverskiöld 缝合（交叉缝合）。D. 交叉锁式缝合

肌腱—缝线交接方式（锁式或抓式）[14,23~29]；（5）锁圈或抓持肌腱的直径（直径越小力量越弱）[5]；（6）缝合线口径（直径）[36~38]；（7）缝合材料[39,40]；（8）周边缝合[15~17,52]；（9）修复肌腱滑动路径的曲率（修复强度随肌腱曲率增加而下降）[53,54]；（10）最重要的是肌腱本身的把持力（受创伤程度和创伤后组织软化程度的影响）。下面介绍 5 个影响肌腱修复强度的重要因素。

重要因素 1：缝合张力影响间隙的形成

周边缝合可预防肌腱间隙形成。然而，另一个影响间隙形成的重要因素很少被讨论：中心缝合的初始张力。在肌腱修复时，我们建议外科医师保持一定的张力修复，而不是无张力修复。我们测试了在不同张力下修复后间隙形成负荷，分别导致 0、10% 或 20% 的肌腱缝合部分短缩。10% 肌腱缩短的张力可增大间隙形成负荷，20% 肌腱缩短张力可进一步增强间隙形成负荷，但增加幅度大大缩小。不论是否做单纯周边缝合，10% 肌腱短缩张力下的四股中心缝合均可有效防止间隙形成。

肌腱修复后抗间隙形成能力与其张力状态密切相关。在肌腱手术中，近端肌腱被暂时固定以减少肌腱缝合时的张力，稍微增加缝合的张力可在术后形成适度的张力，该张力需要对抗主动运动过程中肌肉的拉力[40]。在肌腱横截面的不同区域进行多股修复可使张力在肌腱均匀分布，而无须周边缝合。只进行多股中心缝合在一定修复张力下是可取的。

重要因素 2：缝线跨度与锁式（抓式）圈直径要足够

缝线跨度或边距的定义为缝合线从肌腱内部穿出或穿入肌腱部位到肌腱断端的距离。我们测试了中心缝合边距对肌腱横行或斜行离断修复强度的影响[2,3,49]。我们采用猪的屈肌腱测试了边距为 0.4、0.7、1.0 和 1.2cm 的双股改良 Kessler 中心修复和边距为 0.4 及 1.0cm 的四股环状锁扣式缝合的强度。随着边距从 0.4cm 增加到 0.7、1.0 和 1.2cm，间隙形成负荷和最大抗张力明显增加。在边距从 0.7cm 增大为 1.2cm 时，强度保持不变。在边距 1.0cm 时，四股圈套锁式缝合明显强于边距 0.4cm 的

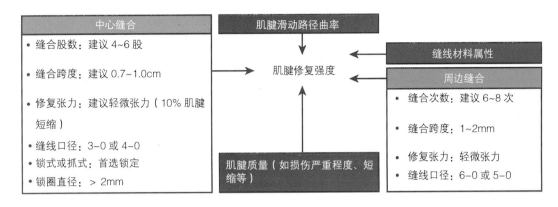

图4-8 影响手术修复肌腱强度因素的总结

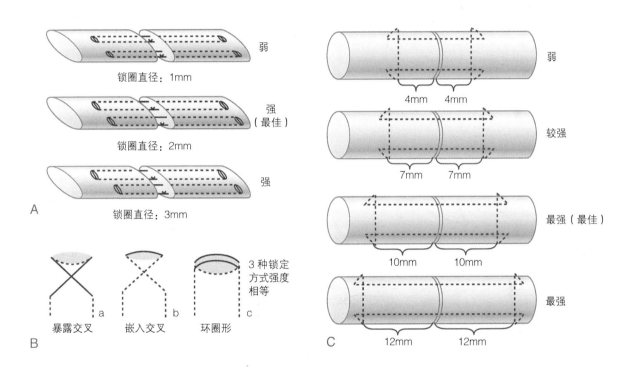

图4-9 A.锁圈大小对修复强度有显著影响。我们确定直径为2和3mm的锁圈产生的强度大于1mm的，并建议最佳尺寸为2mm。B.研究3种不同类型锁式交接强度的生物力学测试表明，此3种锁式交接的修复强度没有显著差异。C.我们测试了2股或4股缝合的强度。其缝线跨度范围为4~12mm，发现与4mm的相比，长度在7~12mm之间产生更强的力量。我们建议应用7~10mm的缝合跨度，其中长度为10mm是最佳的

双股改良Kessler中心缝合。在另一项研究中[3]，我们发现在边距从0.4cm增至1.0cm时，三股、四股中心缝合（双改良Kessler，交叉锁式和改良Savage缝合）可获得显著的抗间隙力及最终修复强度的提升。我们确定肌腱横行离断的最佳中心缝合边距为0.7~1.0cm（图4-9）。

在肌腱斜行离断时，把边距增加到1.2cm可提

高双股改良Kessler和四股交叉锁式缝合的强度[49]。

中心缝合边距的重要性也已被其他研究者证实。Kim等[50]用猪肌腱做测试发现，随着边距从0.3cm增加到0.7、1和1.3cm，双股Kessler修复的强度进行性增加，他们建议1cm为最佳边距。Lee等[51]在尸体手上随机选择从肌腱的断端至缝合处做0.3、0.5、0.7和1cm的交叉锁式缝合。边距1cm时肌腱修

复后屈曲做功增加最小（5.2%），2mm间隙形成负荷（89.8N）和最大抗张力（111.5N）也最大。相比之下，边距0.3cm时屈曲做功增加最大（22.1%），2mm的间隙形成负荷（54.6N）和最大抗张力（84.6N）最小。事实上，所有的研究表明，最佳中心缝合边距为1.0cm（0.7~1.2cm）。

如前所述，锁式和抓式缝合把持肌腱的直径大小是另外一个重要因素。它们应等于或大于2mm，以保证缝线与肌腱的锚定强度（图4-9）。

重要因素3:在肌腱早期愈合阶段，肌腱强度不增加

只有少数研究在动物模型中进行了体内手术修复的强度测试[9-14]。人体肌腱修复后的愈合强度是无法测量的。Urbaniak等[55]发现犬屈肌腱修复的强度在

术后2周降低。但是Boyer等[10]模拟术后活动时没有发现犬屈肌腱强度下降。在鸡模型中，Hatanaka等[9]发现，前3周肌腱愈合强度没有改变。我们在鸡模型的研究中发现，在最初的4周内，屈肌腱愈合强度无明显变化[12]。

术后前3周或4周，动物模型的屈肌腱强度通常不会增加；在某些情况下，强度可能略有下降。在术后的前几周，肌腱的强度特点是"没有增加"，这反映了肌腱的愈合过程缓慢。不幸的是，缓慢的生物愈合过程引起肌腱外组织侵袭和粘连形成，导致肌腱在早期活动期间形成间隙或断裂。

重要因素4：屈指时修复强度下降

因为手指屈曲是术后肌腱运动练习的关键。在屈指过程中，肌腱修复避免间隙形成或断裂是

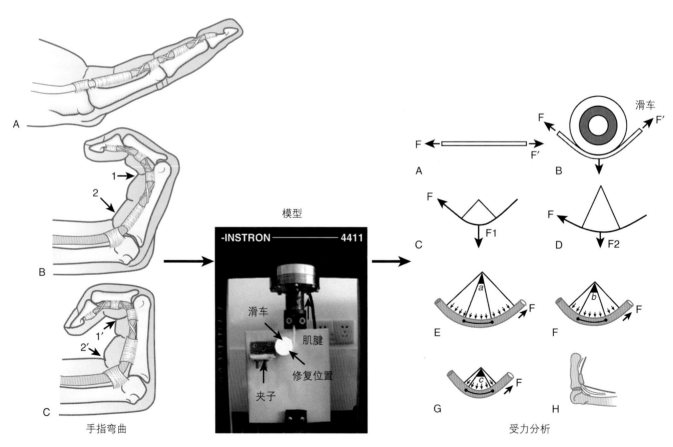

图4-10 左侧图，手指屈曲过程中肌腱弧度的变化。A.指屈肌腱弧形曲率随手指屈曲过程逐渐变大。B和C.肌腱弧的曲率在远端比近端要大。随着手指的屈曲，关节处肌腱曲率加大。中间图，我们的屈肌腱测试装置在一个曲线上进行牵扯至断裂测试。通过改变滑车的直径，我们在牵拉肌腱时重建了不同的腱曲率。我们记录了大量的腱曲率变大时修复强度降低。右侧图，不同负荷条件下的肌腱曲率。A.当伸直时肌腱受到一个线性负荷。B.肌腱被拉到滑车上时受到直线和弯曲力的作用。肌腱受到成角张力和弯曲力的负荷。与D（较小的曲率）相比，修复肌腱段C的弯曲力较大（曲率较大）。E.G.随着滑动的曲率越来越大，修复肌腱段的弯曲力也越来越大；因而肌腱更容易断裂。当腱弧接近于中心缝合线的长度时，弯曲力全部被加载到缝合线上。因此肌腱特别容易断裂。当肌腱滑过相邻滑车和腱鞘缺损的残余滑车时，肌腱弯曲尤为突出。这时肌腱更容易断裂

很重要的。为了解屈曲运动如何影响肌腱修复的强度，我们创建了2个模型进行测试：（1）肌腱张力的方向如何影响强度[53]；（2）肌腱曲率如何影响强度（图4-10）[54]。随着牵拉肌腱的角度变大和曲线半径减小，肌腱修复的强度减小。这些发现提示：随着手指进一步弯曲，修复强度逐渐下降，因为肌腱张力角度增加并且肌腱滑动曲线的半径逐步减少。在手指屈曲过程中，肌腱背侧有较大的张力且容易形成间隙。背侧缝合可能有利于阻止间隙形成。

这些生物力学观察的临床意义是，随着手指逐步弯曲，其修复强度下降。当手指明显屈曲时，其修复强度最弱。因此，手指充分屈曲时修复的肌腱是比较容易断裂的。在手指屈曲时，腱鞘或滑车边缘卡住肌腱修复部位可能引起修复断裂。

重要因素5：损伤肌腱软化导致修复力下降

应当强调的是，组织软化是影响修复强度的关键因素。由于大多数生物力学研究为体外实验，该因素的影响可能不会在这些研究中反映出来。组织软化会使修复的肌腱更加脆弱，使得间隙形成负荷和最大抗张力均下降。当锁式或抓式部位距损伤区域较远时，组织软化明显减少。中心缝合的边距应当足以使组织软化的负面影响降至最低。临床证据表明，修复破裂最有可能发生在术后第2周，其被认为与创伤组织软化相关[56]。

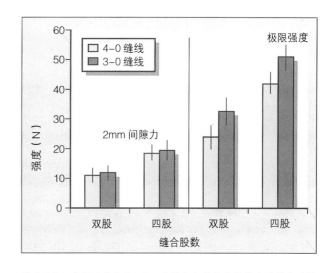

图4-11 我们对改良Kessler双股中心缝合和四股交叉缝合（采用双线针）的测试结果：增加缝线的口径，从4-0增加到3-0。最大抗张力增加约为10N。增加缝线的数量，从2股增加到4股增加了15~20N。同时间隙形成负荷也随缝线口径及股数增加而增大

表4-3 各种缝合股数与缝线材料的生物力学测试

研究者	材料/方法	极限强度（N）	初始间隙力（N）	硬度（N/mm）
Lawrence和Davis[39]	缝线材料属性测试			
	4-0, Nylon	22		2.5
	4-0, Prolene	25		5.0
	4-0, Ethibond	25		8.2
	4-0, Stainless steel	36		14.8
	4-0, Fiberwire	37		11.0
Lawrence和Davis[39]	四股 (单十字修复)			
	4-0, Nylon	46	36	6.0
	4-0, Prolene	63	52	8.0
	4-0, Ethibond	66	52	10.2
	4-0, Stainless steel	87	66	11.9
	4-0, Fiberwire	81	63	12.8
Taras等[38]	双股(Kessler修复)			
	5-0, Ethibond	16		
	4-0, Ethibond	22		
	3-0, Ethibond	31		
	2-0, Ethibond	41		

提高强度的方法：多股缝合和更粗的缝线

增加缝线的数量来增加强度是常用的方法。用四股或六股缝合可为早期肌腱的主动运动提供适当的强度。使用双股或三股修复可简化外科操作[26,33,34]。增加缝合线口径是另一种简单的增加强度的方法。临床上，常用4-0缝合线修复。将双股或四股缝线口径从4-0增加到3-0可增加10~15N的最大抗张力（见表4-2，图4-11）[36~39]。将双股缝合增至四股缝合比缝线从4-0改为3-0更有效。我们建议对于四股缝合可选择3-0或4-0口径缝线，六股缝合可选择4-0口径缝线。然而，随着缝合口径的增加，线的刚度也会增加。2-0缝线刚度过大，因此极少需要这么粗的缝线。

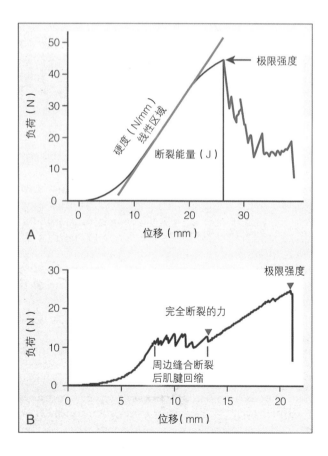

图4-12　A.一个典型的单次牵拉至断裂试验的负荷－位移曲线。图中可读取最大抗张力，断裂能量（由负荷－位移曲线下面积计算得出），以及修复的刚度（曲线中断线性部分和斜率）。B.通过这个图，我们还能得出周边缝合完全失效时的拉力，以及周边或中心缝合断裂过程中肌腱的拉伸长度。初始间隙形成及1、2或3mm间隙形成时的负荷也一并记录来确定修复的间隙形成阻力。这些拉力测量要用摄像机辅助记录

Lawrence和Davis[39]评价了5种不可吸收4-0缝线和四股锁式修复的机械特性（表4-3）[39]。所有修复断裂的位置都在锁圈部位。Fiberwire及不锈钢缝线及修复的肌腱比其他方式更强，刚度也更大。Polene和Ethibond缝线在间隙形成负荷和最大抗张力方面与之接近。一些研究者已经对钢丝线的优点进行了报道[40]。但线结的牢固性和线的刚度仍然是学者的担忧点。我们期望看到在未来能出现更坚强而柔软的材料。

肌腱修复的测试装置和操作

测试设备的核心是材料试验机。大多数肌腱修复的生物力学数据都是用此机器通过单次牵拉至肌腱断裂或多次牵拉试验得出。一般会生成一个拉力-断裂曲线（图4-12），可用来分析断裂力（称为修复的最大抗张力）和肌腱的刚度。刚度可通过测量拉力-位移曲线的中间线性部分的斜率获得。通过计算曲线下的面积，可以获得断裂能量。间隙开始出现或达到2或3mm的力被作为间隙形成负荷。分析肌腱多次牵拉试验的拉力-位移曲线，有助于判断哪种修复会早期断裂。在多次牵拉试验中，间隙大小可用录像机摄像和记录，以确定修复处的间隙形成情况。

Mass[57]、Trumble[35]和Wolfe[14]等开发的使用人体手标本进行肌腱原位修复测试是测量肌腱修复物理特性的另一方法。本实验可模拟肌腱负荷条件下间隙形成、间隙形成负荷、最大抗张力和屈曲功[14,35,57]，肌腱的多次牵拉试验也可完成[14,35]。Amadio等使用专门设计的装置检测肌腱通过滑车或一部分腱鞘时的阻力[58]。此测试可获得不同的修复方法特别是在修复表面摩擦力上的差异。

多次牵拉试验已被广泛用于测试修复的强度。这种测试可模仿患者肌腱真实的负荷情况，因此它对于肌腱修复后间隙形成负荷及疲劳试验的结果是有价值的。但是几百上千次的重复牵拉不能模拟临床修复后早期的真实情况。临床上，在每次锻炼时肌腱通常仅滑动20或30次；即使在普通的日常生活中，肌腱也不会连续循环运动超过百次。在超过20或30次牵拉后，测试肌腱的修复强度或间隙形成似乎更有意义。我们认为，单次牵拉测试能提供最有用的基本信息；在有限的重复牵拉试验后（10~30次），单次牵拉至断裂的

测试可为术后锻炼提供一些信息。

　　间隙形成负荷是一项重要检测，因为有明显间隙的肌腱修复必定会失败，而且间隙会阻碍肌腱的愈合。评估间隙形成负荷（首次出现间隙或间隙为2或3mm）或在一定负荷下测量间隙的大小是必要的。然而，测试者应该意识到，间隙形成负荷很容易被周边缝合的数量和外科修复的张力影响。在比较不同修复方法的抗间隙能力时，应标准化这2个因素。另一方面，在不同研究中的某一修复的最大抗张力应该是一致的。我们认为间隙形成负荷和最大抗张力这2个参数是对修复肌腱机械性能的基本测量。

　　在我们的力学研究中，我们在材料试验机上加载一个5cm的肌腱并测量2mm间隙形成负荷和最大抗张力。有时我们也衡量初始间隙负荷和肌腱刚度，偶尔会计算牵拉至断裂的总能量；在周边或中心缝合的断裂过程中，肌腱的拉长距离也有意义。我们认为，对肌腱刚度的检测结果具有不确定性。刚度的增加表明肌腱有较大的能力去抵抗肌腱变形；然而，肌腱通常有一定的弹性。修复的肌腱是否刚度越大越好，目前尚不确定。

修复方法的设计和应用

　　大多数医师采用牢固的中心缝合结合单纯周边缝合；有些人采用加强周边缝合。很少有外科医师同时采用复杂的中心及周边缝合。虽然强度随着周边或中心缝合的复杂性而增强，但在手术操作更复杂的同时，肌腱肿胀、缝合线或打结暴露增多等因素都要全面考虑。要谨慎使用更复杂的缝合技术，因为这样的方法临床并不实用并且其强度有时也超过了需要。从现有的方法中总结归纳出一个复杂（并且"新奇"）的方法并不难，但这些方法可能没有很大的实用价值。

　　一种新型和临床可接受的修复方法应该满足以下两点中的一个：（1）强度超过现有修复方法（在相同复杂程度下）；（2）手术操作简单（但不降低强度）。我们主张使用单针双缝线（可以是套圈线，也可以是双线）以增加修复的强度，同时减少穿针次数、便于操作。

　　近几十年来，相关研究主要侧重于增加修复的强度。然而，临床报道表明，尽管使用了更强的修复方法，但并未完全消除断裂。除了肌腱受到的拉力外，肌腱与腱周组织之间的摩擦阻力也是修复处间隙形成和断裂的一个主要原因。减少肌腱滑动阻力可有效减少修复断裂。如果我们充分减少肌腱滑动阻力，对手术修复的强度需求可能会降低；这样我们现有修复方法的强度就足够了。目前，如Elliot和我们团队的实践一样，切开滑车的关键部分或尝试改变肌腱的滑动表面（Amadio团队正在探索），可能会提供除提高修复强度之外的有效方法来减小早期主动活动所带来的断裂风险。

参考文献

1. Schuind F, Garcia-Elias M, Cooney WP 3rd, et al: Flexor tendon forces: in vivo measurements, J Hand Surg (Am) 17:291–298, 1992.

2. Tang JB, Zhang Y, Cao Y, et al: Core suture purchase affects strength of tendon repairs, J Hand Surg (Am) 30:1262–1266, 2005.

3. Cao Y, Zhu B, Xie RG, et al: Influence of core suture purchase length on strength of four-strand tendon repairs, J Hand Surg (Am) 31:107–112, 2006.

4. McLarney E, Hoffman H, Wolfe SW: Biomechanical analysis of the cruciate four-strand flexor tendon repair, J Hand Surg (Br) 24:295–301, 1999.

5. Xie RG, Xue HG, Gu JH, et al: Effects of locking area on strength of 2- and 4-strand locking tendon repairs, J Hand Surg (Am) 30:455–460, 2005.

6. Xie RG, Zhang S, Tang JB, et al: Biomechanical studies of 3 different 6-strand flexor tendon repair techniques, J Hand Surg (Am) 27:621–627, 2002.

7. Greenwald DP, Randolph MA, Hong HZ, et al: Augmented Becker versus modified Kessler tenorrhaphy in monkeys: Dynamic mechanical analysis, J Hand Surg (Am) 20:267–272, 1995.

8. Hausmann JT, Vekszler G, Bijak M, et al: Biomechanical comparison of modified Kessler and running suture repair in 3 different animal tendons and in human flexor tendons, J Hand Surg (Am) 34:93–101, 2009.

9. Hatanaka H, Zhang J, Manske PR: An in vivo study of locking and grasping techniques using a passive mobilization

protocol in experimental animals, J Hand Surg (Am) 25:260–269, 2000.

10. Boyer MI, Gelberman RH, Burns ME, et al: Intrasynovial flexor tendon repair. An experimental study comparing low and high levels of in vivo force during rehabilitation in canines, J Bone Joint Surg (Am) 83:891–899, 2001.

11. Cerovac S, Afoke A, Akali A, et al: Early breaking strength of repaired flexor tendon treated with 5-fluorouracil, J Hand Surg (Br) 26:220–223, 2001.

12. Tang JB, Cao Y, Zhu B, et al: Adeno-associated virus-2-mediated bFGF gene transfer to digital flexor tendons significantly increases healing strength. An in vivo study, J Bone Joint Surg (Am) 90:1078–1089, 2008.

13. Winters SC, Gelberman RH, Woo SL, et al: The effects of multiple-strand suture methods on the strength and excursion excursion of repaired intrasynovial flexor tendons: a biomechanical study in dogs, J Hand Surg (Am) 23:97–104, 1998.

14. Barrie KA, Wolfe SW, Shean C, et al: A biomechanical comparison of multistrand flexor tendon repairs using an in situ testing model, J Hand Surg (Am) 25:499–506, 2000.

15. Silfverskiöld KL, May EJ, Törnvall AH: Gap formation during controlled motion after flexor tendon repair in zone II : A prospective clinical study, J Hand Surg (Am) 17:539–546, 1992.

16. Dona E, Turner AW, Gianoutsos MP, et al: Biomechanical properties of four circumferential flexor tendon suture techniques, J Hand Surg (Am) 28:824–831, 2003.

17. Wade PJ, Wetherell RG, Amis AA: Flexor tendon repair: significant gain in strength from the Halsted peripheral suture technique, J Hand Surg (Br) 14:232–235, 1989.

18. Aoki M, Manske PR, Pruitt DL, et al: Tendon repair using flexor tendon splints: An experimental study, J Hand Surg (Am) 19:984–990, 1994.

19. Parikh PM, Davison SP, Higgins JP: Barbed suture tenorrhaphy: An ex vivo biomechanical analysis, Plast Reconstr Surg 124:1551–1558, 2009.

20. Hirpara KM, Sullivan PJ, O'Sullivan ME: A new barbed device for repair of flexor tendons, J Bone Joint Surg (Br) 92:1165– 1170, 2010.

21. Su BW, Protopsaltis TS, Koff MF, et al: The biomechanical analysis of a tendon fixation device for flexor tendon repair, J Hand Surg (Am) 30:237–245, 2005.

22. Su BW, Solomons M, Barrow A, et al: Device for zone- II flexor tendon repair. A multicenter, randomized, blinded, clinical trial, J Bone Joint Surg (Am) 87:923–935, 2005.

23. Hotokezaka S, Manske PR: Differences between locking loops and grasping loops: effects on 2-strand core suture, J Hand Surg (Am) 22:995–1003, 1997.

24. Hatanaka H, Manske PR: Effect of suture size on locking and grasping flexor tendon repair techniques, Clin Orthop Relat Res 375:267–274, 2000.

25. Mashadi ZB, Amis AA: The effect of locking loops on the strength of tendon repairs, J Hand Surg (Br) 16:35–39, 1991.

26. Tanaka T, Amadio PC, Zhao C, et al: Gliding characteristics and gap formation for locking and grasping tendon repairs: A biomechanical study in a human cadaver model, J Hand Surg (Am) 29:6–14, 2004.

27. Xie RG, Tang JB: Investigation of locking configurations for tendon repair, J Hand Surg (Am) 30:461–465, 2005.

28. Wu YF, Cao Y, Zhou YL, et al: Biomechanical comparisons of four-strand tendon repairs with double-stranded sutures: Effects of different locks and suture geometry, J Hand Surg (Eur) 36:34–39, 2011.

29. Wu YF, Tang JB: How much does a Pennington lock add to strength of a tendon repair? J Hand Surg (Eur) 36:476–484, 2011.

30. Pennington DG: The locking loop tendon suture, Plast Reconstr Surg 63:648–652, 1979.

31. Silfverskiöld K: Acknowledgement to previous work–in reply, J Hand Surg (Am) 19:1055–1056, 1994.

32. Savage R: In vitro studies of a new method of flexor tendon repair, J Hand Surg (Br) 10:135–141, 1985.

33. Wang B, Xie RG, Tang JB: Biomechanical analysis of a modification of Tang method of tendon repair, J Hand Surg (Br) 28:347–350, 2003.

34. Cao Y, Tang JB: Biomechanical evaluation of a four-strand modification of the Tang method of tendon repair, J Hand Surg (Br) 30:374–378, 2005.

35. Thurman RT, Trumble TE, Hanel DP, et al: Two-, four-, and six-strand zone II flexor tendon repairs: An in situ biomechanical comparison using a cadaver model, J Hand Surg (Am) 23:261–265, 1998.

36. Barrie KA, Tomak SL, Cholewicki J, et al: Effect of suture locking and suture caliber on fatigue strength of flexor tendon repairs, J Hand Surg (Am) 26:340–346, 2001.

37. Alavanja G, Dailey E, Mass DP: Repair of zone II flexor digitorum profundus lacerations using varying suture sizes: A comparative biomechanical study, J Hand Surg (Am) 30:448– 454, 2005.

38. Taras JS, Raphael JS, Marczyk SC, et al: Evaluation of

suture caliber in flexor tendon repair, J Hand Surg (Am) 26:1100– 1104, 2001.

39. Lawrence TM, Davis TR: A biomechanical analysis of suture materials and their influence on a four-strand flexor tendon repair, J Hand Surg (Am) 30:836–841, 2005.

40. Miller B, Dodds SD, deMars A, et al: Flexor tendon repairs: the impact of Fiberwire on grasping and locking core sutures, J Hand Surg (Am) 32:591–596, 2007.

41. Strickland JW: Flexor tendon repair: Indiana Method, Indiana Hand Center Newsletter 1:1–19, 1993.

42. Trumble TE, Vedder NB, Seiler JG 3rd, et al: Zone-Ⅱ flexor tendon repair: a randomized prospective trial of active place-and-hold therapy compared with passive motion therapy, J Bone Joint Surg (Am) 92:1381–1389, 2010.

43. Sandow MJ, McMahon MM: Single-cross grasp six-strand repair for acute flexor tendon tenorrhaphy, Atlas Hand Clin 1:41–64, 1996

44. Becker H, Orak F, Duponselle E: Early active motion following a beveled technique of flexor tendon repair: Report on fifty cases, J Hand Surg (Am) 4:454–460, 1979.

45. Tang JB, Shi D, Gu YQ, et al: Double and multiple looped suture tendon repair, J Hand Surg (Br) 19:699–703, 1994.

46. Tang JB: Indications, methods, postoperative motion and outcome evaluation of primary flexor tendon repairs in Zone 2, J Hand Surg (Eur) 32:118–129, 2007.

47. Merrell GA, Wolfe SW, Kacena WJ, et al: The effect of increased peripheral suture purchase on the strength of flexor tendon repairs, J Hand Surg (Am) 28:464–468, 2003.

48. Giesen T, Sirotakova M, Copsey AJ, et al: Flexor pollicis longus primary repair: further experience with the Tang technique and controlled active mobilisation, J Hand Surg (Eur) 34:758–761, 2009.

49. Tang JB, Tan J, Xu Y: Lengthening and locking: two ways to improve repair strength of obliquely lacerated tendons, J Hand Surg (Am) 28:832–837, 2003.

50. Kim JB, de Wit T, Hovius SE, et al: What is the significance of tendon suture purchase? J Hand Surg (Eur) 34:497–502, 2009.

51. Lee SK, Goldstein RY, Zingman A, et al: The effects of core suture purchase on the biomechanical characteristics of a multistrand locking flexor tendon repair: A cadaveric study, J Hand Surg (Am) 37:1165–1171, 2010.

52. Tang JB, Wang B, Chen F, et al: Biomechanical evaluation of flexor tendon repair techniques, Clin Orthop Relat Res 386: 252–259, 2001.

53. Tang JB, Xu Y, Wang B: Repair strength of tendons of varying gliding curvature: A study in a curvilinear model, J Hand Surg (Am) 28:243–249, 2003.

54. Tang JB, Cao Y, Xie RG: Effects of tension direction on strength of tendon repair, J Hand Surg (Am) 26:1105–1110, 2001.

55. Urbaniak JR, Cahill JD, Mortenson RA: Tendon suturing methods: analysis of tensile strengths. In AAOS Symposium on Tendon Surgery in the Hand, St Louis, 1975, CV Mosby, pp 70–80.

56. Elliot D, Moiemen NS, Flemming AF, et al: The rupture rate of acute flexor tendon repairs mobilized by the controlled active motion regimen, J Hand Surg (Br) 19:607–612, 1994.

57. Komanduri M, Phillips CS, Mass DP: Tensile strength of flexor tendon repairs in a dynamic cadaver model, J Hand Surg (Am) 21:605–611, 1996.

58. Momose T, Amadio PC, Zhao C, et al: Suture techniques with high breaking strength and low gliding resistance: experiments in the dog flexor digitorum profundus tendon, Acta Orthop Scand 72:635–641, 2001.

5 肌腱—骨连接处的生物学与生物力学

作者　Stavros Thomopoulos, PhD　　Leesa M. Galatz, MD

译者　吴亚芳

概述

将肌腱连接至骨的修复极具挑战性，主要归因于这两种组织的力学性质差异很大。完整的肌腱—骨连接处通过一个功能性移行带克服力学差异将二者相连，这个独特的过渡带位于肌腱和骨之间，是由生物学和力学因素共同参与下形成的，例如肌肉牵拉对连接处组织有序排列和矿化发育过程十分重要。然而，肌腱—骨连接处损伤后不会重演发育过程，愈合以骨质流失和纤维血管瘢痕形成为特征，修复部位容易断裂。目前，促进肌腱—骨连接处愈合的治疗方法侧重于康复治疗，而动物实验表明，为使肌腱—骨连接处最大限度地愈合，应当在过大负荷（可导致微损伤）与过小负荷（可导致分解代谢环境）之间寻求最佳的平衡点。将来，治疗方案或许可以给予生长因子及间充质干细胞刺激功能性移行带的再生，具有性能梯度并接种了合适的细胞或生物因子的组织工程支架可最终成为腱骨愈合这一临床难题的解决办法。

将柔韧的组织材料（如肌腱）与相对坚硬的组织材料（如骨）相连，是工程学上的一大挑战[1]。从工程学材料连接的研究中不难发现，如果不能在宏观水平（肌腱外向延伸）及微观水平（矿物晶体使胶原分子逐渐硬化）同时将不同组织的硬度调适到匹配水平，那么二者连接部位就可能出现损伤性应力集中[2]。

肌腱—骨连接处的结构与功能

工程材料界所说的渐进式剪裁或"功能梯度"材料系统，可以将应力集中最小化[3]。肌腱与骨之间形成牢固的连接，其核心思想是二者连接处的力

学性能应当平滑稳定地过渡，使得该部位承受的应力最小化。肌腱—骨连接处就是一个天然的功能性梯度结构，但值得注意的是，该区损伤后这样的功能梯度就不复存在了，手术修复的组织很容易再次断裂[4~6]。因此，外科技术与治疗方法应当探寻如何尽量减小应力集中，从而保护修复区域免遭断裂。

肌腱止点（肌腱—骨连接处）的形态学

肌腱通过较宽的纤维移行带或较短的纤维软骨移行带止于骨组织[7]。前者的特征性结构是连接处较大的足迹（footprints）（有效分散压力和减少应力）和矿物纤维（Sharpey's纤维），如内侧副韧带—胫骨连接处、三角肌肌腱—肱骨头连接处等；后者更常见，如肩袖肌腱止点和跟腱止点，本小节将重点介绍纤维软骨移行带的结构、功能、发育及损伤愈合。典型的纤维软骨移行带很短，具有特征性的纤维软骨区，可细分为四部分（图5-1）[7]：第一部分是肌腱，这部分的特性与肌腱主体区域类似，主要由排列规律的I型胶原纤维和成纤维细胞组成[8]；第二部分是纤维软骨，由I、II、III型胶原纤维、蛋白聚糖、纤维软骨细胞组成[8~11]；第三部分中也含一定量的纤维软骨细胞，更多的是钙化纤维软骨，这里主要的胶原为II型胶原，X型胶原和蛋白聚糖也较多[8~11]；第四部分为骨组织，由成骨细胞、破骨细胞和钙化的I型胶原组成。虽然肌腱—骨连接处被人为划分为四部分，但这些部分是逐渐过渡，相互移行连接的，能够将肌腱和骨之间的应力集中最小化。然而，由于此处结构复杂，使得肌腱—骨连接处很难有效愈合。

肌腱—骨连接处生物力学、组成部分、结构性能的移行特征

肌腱—骨连接处在生物力学、组成部分、结

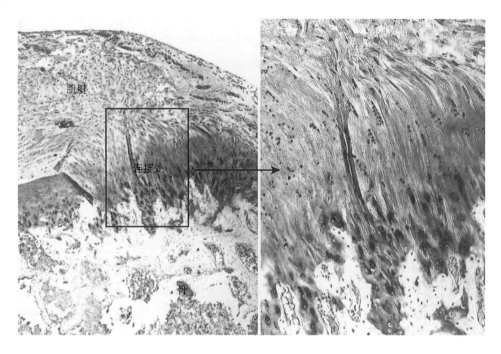

图 5-1　大鼠冈上肌肌腱—骨连接处（甲苯胺蓝染色），肌腱通过一个梯度性纤维软骨移行带连接至骨

构性能等方面存在移行渐变的特点，在肌腱止点的钙化和未钙化纤维软骨之间有一狭长带，组织染色时颜色明显加深，传统认为这条"线"代表组织钙化前沿，或者从力学上来说是软硬组织之间的分界线。然而，大鼠冈上肌肌腱—骨连接处的研究表明，该止点区域的性能是逐渐变化的，并不是从钙化到未钙化组织的骤然转变。连接处全长基因表达也存在差异，肌腱特异性基因表达于肌腱组织，骨特异性基因表达于骨组织和肌腱止点钙化区，软骨特异性组织表达于整个止点部位[12]。连接处的胶原纤维排列较肌腱紊乱[12]，从肌腱到骨组织矿物质含量直线上升[13]，组织的生物力学黏弹性变化明显[12]，如肌腱的拉伸性能要高于连接处组织。有学者研究前交叉韧带—骨连接处结构和功能之间的相互关系[14]，用微压实验检测连接处的压缩性能，用能量分散X线分析韧带止点的矿物质水平，结果表明连接处钙化区的抗压模量显著高于未钙化区。由此可见，肌腱—骨连接处在胶原结构、细胞外基质成分、矿物质含量、生物力学特性等方面均呈现渐变移行特征。

肌腱—骨连接处组成部分和显微结构有利于应力集中最小化

力学研究表明，肌腱—骨连接处的胶原纤维排列以及钙化水平有利于将应力和集中性张力最小化。利用有限元模型可以明确胶原排列对应力和张力分布的影响[15]，该理想化模型显示此处的显微结构能减少应力集中和材料质量，保护连接处外向延伸部分免受最大应力。同样，内侧副韧带—股骨连接处的力学模型研究证明，拉伸应力的主体方向和胶原纤维排列的方向一致[16]。细胞形状和力学应力也有关联，说明应力场和细胞活性之间存在直接的关系。矿物质含量和胶原纤维排列共同参与形成一个独特的、力学性能渐变的腱骨移行带[17]，实现从肌腱到骨连续的、功能递进的组织移行区域。胶原纤维逐渐钙化使纤维明显变硬，纤维排列是决定组织硬度的另一个重要因素，这二者结合使得肌腱—骨连接处全长硬度发生变化，与实验测试中得到的结果类似[12,18]。这些生物力学模型很好地阐明了肌腱—骨连接处是如何通过功能性材料组分渐变而自然成型的。

肌腱—骨连接处的发育

研究肌腱起止点的发育能让我们深入了解形成这一复杂解剖结构的生物学过程，这些深刻的认识对利用生物学或组织工程学方法成功治疗肌腱—骨连接处损伤至关重要。动物实验表明，肌腱止点是后天形成的功能性梯度组织，这为研究和调控该组织的形成提供了一个独有的契机。

生物因子的作用

有许多生物因子在骨—肌腱连接处的发育过程中发挥重要作用。scleraxis是一种转录因子，在肌腱前体细胞和成熟细胞中均有表达，与肌腱及其止点的形成密切相关[23]。SRY（sex determining region Y）-box9（SOX-9）参与软骨形成，一般表达于增殖的软骨细胞中[24]。PTHrP（Parathyroid hormone-related protein）和IHH（Indian hedgehog）促使软骨细胞增殖，但也参与形成负反馈环路，维持生长板上增殖细胞的数量，以便细胞进一步生长与分化[25]。这些因子可见于发育骨组织的生长板上，在肌腱止点形成中似乎也起着类似的作用，与许多同样类型的细胞相似，在这两个解剖位置都可见发育成熟过程[26]。

发育中的生长板包含着许多细胞，这些细胞根据形态和矿物质含量被分化为不同的区域[27]，分别为静止区、增殖区和肥大区。静止区的小细胞增殖后，在增殖区排列成行，最后变成肥大的软骨细胞，在肥大区的最前沿，钙质沉积于临时钙化区导致成骨形成。类似的软骨细胞可见于发育中的肌腱—骨连接处，这些细胞最终矿化形成一个矿物含量梯度变化的肌腱止点。

肌腱—骨连接处在出生后早期发育[19-22]。小鼠的原位杂交实验阐明了肌腱止点发育的时间过程[20,21]。胶原沿发育中的肌腱止点分布，由于Ⅰ型胶原广泛分布在肌腱与骨组织中、Ⅱ型胶原与软骨细胞和纤维软骨区形成关系密切、X型胶原表达于生长板上肥大的软骨细胞中，因此，该实验分别检测了这几个因子的表达情况。结果表明，孕后15.5天，肩袖肌腱前体细胞即出现在肱骨头侧，但直到出生后7天，发育肌腱与骨之间的移行带才开始显现。出生后14天内，Ⅰ型胶原持续表达于连接处的肌腱侧，而Ⅱ型胶原则持续表达于肱骨侧，在早期发育阶段二者表达水平类似。第14天X型胶原表达，与肥大的软骨细胞有关。随着肱骨头的成熟与钙化，Ⅰ型胶原开始表达，并成为成骨组织中最主要的胶原类型，出生后21天就会形成一个成熟的纤维软骨连接处，这也标志着软骨性肱骨头钙化完成。在大鼠[21]和人[28]的跟腱止点发育过程中，也可观察到类似的变化。

PTHrP定位于肌腱与韧带止点部位[26]，在生长板上增殖的软骨细胞中可见，同时它也作为负反馈环路的一部分，防止这些细胞成熟形成肥大的软骨细胞，然后钙化形成骨组织。因此，PTHrP不仅要保持生长所需的细胞数量，还要避免细胞错误的钙化，它的作用类似于在骨—肌腱连接处钙化与非钙化组织间维持一道屏障。PTHrP还与其他因子协同作用。在成为肥大软骨细胞前，增殖的软骨细胞分泌IHH，与细胞膜受体Patched 1相结合，使得跨膜蛋白平稳累积，然后引发PTHrP的合成。在14~21天，这些因子均局限于发育肌腱的止点部位，与肱骨头钙化的起始密切相关。同时，这些因子具有高度的力学敏感性[29]，尤其当去除负荷时，这些因子的表达也随之下降。

SOX-9和scleraxis分别是软骨发育与肌腱发育中的重要因子[30]。SOX-9局限于增殖的软骨细胞而非肥大的软骨细胞，可能也参与连接处的发育。作为韧带、肌腱和关节囊等许多结缔组织的标记物，scleraxis表达于发育中的腱骨连接部位，是肌腱发育所必需的因子。scleraxis同样被证明对力学环境高度敏感，特别是用拉力刺激干细胞时，scleraxis的表达上调[31]。

力学因素的作用

研究者们通过一系列小鼠实验阐述了力学环境对肌腱—骨连接处形成的影响[19]。在小鼠出生24小时内向其肩部注射肉毒杆菌毒素A，模拟新生儿臂丛损伤且去除肱骨头的肌肉负荷，对侧肩部注射生理盐水，另以一组健康的小鼠作为对照。结果发现，肌肉瘫痪带来了诸多影响，包括骨骼发育、软组织挛缩、肌肉质量、肌肉力量产生等，由于没有负荷，发育中的肌腱—骨连接处发生非常显著的变化。

这一系列的实验结果突显了骨对力学环境的敏感性，去除负荷能明显降低瘫痪小鼠肱骨头中的骨矿物含量（图5-2）。然而，这些变化要到14天后才开始显现，在21天、28天和56天时生理盐水组与肉毒杆菌毒素组就会出现很大差异。另外，相比对照组，注射肉毒杆菌毒素的一侧有大量的破骨细胞沿骨组织排列。因此，矿物质含量的减少不仅仅因为矿物质沉积下降，也由于骨再吸收增加。

去除负荷因素也会妨碍腱骨连接处梯度性纤维软骨的形成。14天时，生理盐水组和肉毒杆菌毒

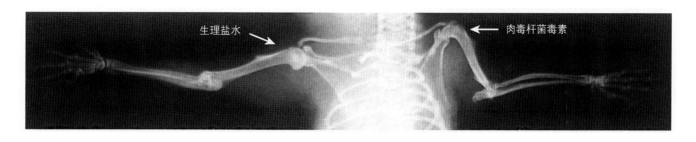

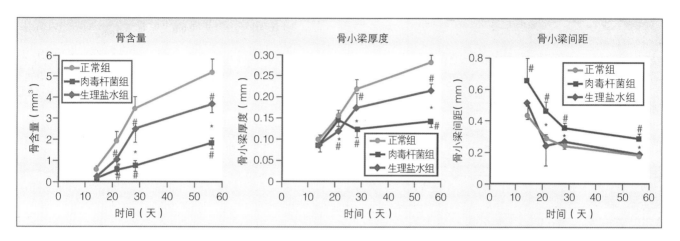

图5-2　在出生后肌腱止点发育过程中的大部分时间点，肉毒杆菌组的骨量和骨小梁结构较生理盐水组和正常组明显改变（＊生理盐水组 vs 肉毒杆菌组差异显著；＃生理盐水组或肉毒杆菌组 vs 正常组差异显著）（Adapted from Thomopoulos S, Kim HM, Rothermich SY, et al: Decreased loading delays maturation of the tendon enthesis during postnatal development, J Orthop Res 25:1154-1463, 2007.）

素组的连接处均出现肥大的软骨细胞，但21天时，肉毒杆菌毒素组样本出现纤维软骨形成不足、胶原纤维排列紊乱、肥大软骨细胞持续存在，而生理盐水组的样本移行带发育良好，无肥大的软骨细胞。在56天时，瘫痪样本的移行带仍然排列无序，也不成熟，而生理盐水组拥有一个成熟的、纤维软骨性的肌腱止点结构。这些纤维软骨形成和骨形成的变化支持上述结论，即力学环境对肌腱止点的发育意义重大。

肌腱—骨组织修复

肌腱—骨组织愈合的基础科学

肌腱—骨连接处愈合时会产生纤维血管瘢痕，而原本的梯度性纤维软骨移行带不会再生（图5-3）[5,32~34]。以下研究重点检测了腱骨愈合组织的形态和组成。跟腱—骨愈合的研究表明，外科修复非常重要，能使细胞重建止点[33]。在术后第8周，肌腱试图重建止点，毗邻骨组织的纤维软骨中可见低水平的X型胶原，该胶原蛋白对维持钙化与非钙化纤维软骨的界面具有重要意义。在犬

肌腱撕脱模型实验中发现类似的组织学结果[34]。但是，这两种模型的动物实验均显示，即使在所观察的最长时间点，愈合肌腱止点的结构与组成都未能恢复正常。

研究人员还检测了腱骨连接愈合的力学性能。其中一组检测了兔髌韧带—胫骨连接处部分损伤后的强度[35]，在12周时间内，该部位的最大强度逐步升高并接近正常值，不过，部分损伤的组织在愈合过程中可能会受到相邻未损伤组织的应力保护。另一小组发现，羊冈下肌腱骨连接处受损后12周，其愈合强度仅为正常强度的三分之一[36]，这说明虽然连接处的组织形态显示肌腱止点已经重建，但其机械强度却未能恢复至正常水平。还有研究检测了骨性隧道内的肌腱愈合[32]，在伤后2~12周，连接处的愈合强度明显上升，超过这个时间点，断裂会发生在连接处以外的其他位置。大鼠肩袖损伤后，虽然愈合8周时连接处的结构性能达到正常水平的三分之二，但组织材料性能却弱于对照组一个数量级[5]。愈合组织的横截面积较未受损组织增大，但由排列性较差的Ⅲ型胶原组成，无法重建纤维软骨移行

正常 愈合

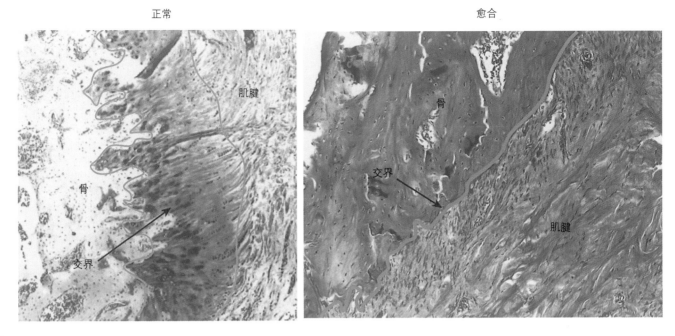

图5-3 大鼠冈上肌肌腱—骨连接处损伤愈合时梯度性纤维软骨移行带无法重建（甲苯胺蓝染色）。交界面充满纤维血管性瘢痕组织，使得肌腱和骨组织之间突然转变（左侧图中橙色线条标出了纤维软骨移行带的界限，右侧图中橙色线条标出瘢痕组织和骨组织之间突变界面）

带。犬远节趾骨屈肌腱损伤后，从手术缝合结束到术后42天，肌腱—骨连接处的愈合强度升高很小，而且在术后10天和20天，连接处的最大强度较手术缝合刚结束时明显下降，说明在愈合初期会发生组织软化现象[37]。在所有这些动物实验中，肌腱与骨之间都未能再次形成功能性移行带，二者的交界面充满了纤维瘢痕组织。这些结果表明，肌腱—骨连接处损伤后的治疗还需要相当大的改善。

肌腱或韧带损伤后的骨质流失

许多临床研究与动物实验都证明，肌腱或韧带损伤后会发生骨质流失。肩袖损伤修复后9年，患者肱骨的骨矿物质密度下降，但这些变化仅仅发生在功能不能完全恢复的患者身上，这意味着骨质流失的部分原因是关节负荷减少[38]。在另一项跟腱损伤的临床研究中发现，术后4~12个月会发生跟骨骨质流失[39]。犬前交叉韧带横断损伤后，早在伤后4周骨矿物质密度即出现明显下降，且骨质流失会持续10周时间，然后到达一个稳定水平[40]。在一项前交叉韧带损伤的临床研究中，手术患者的骨矿物质密度在术后随访1年时最终下降了20%，而那些损伤较轻采取保守治疗（未实施手术）的患者骨矿物质密度仅下降了2%~3%[41]。犬屈肌腱

损伤后，骨质流失的现象同样得到力证，在修复后10天、21天和42天，远节趾骨出现骨矿物质密度下降，说明骨吸收可能是造成修复区最大强度降低的一个因素（图5-4）[42]。大鼠的肩袖损伤研

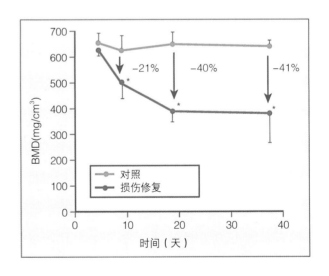

图5-4 犬屈肌腱—骨连接处损伤修复后，远节趾骨中的骨组织大量流失，早在术后10天，骨矿物质密度(BMD)即出现下降（Adapted from Silva MJ, Boyer MI, Ditsios K, et al: The insertion site of the canine flexor digitorum profundus tendon heals slowly following injury and suture repair, J Orthop Res 20:447-453, 2002.）

究中也报道了类似的结果[43,44]。肌腱损伤修复后，骨矿物质密度会显著降低，损伤和修复之间的延迟期会导致腱骨愈合较差，这也部分归咎于骨质量的下降。

康复治疗

如前所述，腱骨愈合的特征是形成结缔组织，这些结缔组织的生物力学性能较正常肌腱差很多，肌腱与骨之间无法重建梯度性纤维软骨移行带。肌肉骨骼组织包括肌腱、骨和软骨，它们能够对所处的力学环境起反应，这一点是得到公认的。同样，如前所述，功能性肌腱止点的发育也需要一定的力学负荷。因此，许多学者投入大量精力，希望通过康复方案来促进腱骨愈合（如控制愈合部位的力学负荷）。

许多临床病例显示，可以通过提高压力帮助腱骨愈合。膝关节的前交叉韧带重建后，早期活动能够改善愈合及其功能[45]。屈肌腱修复后，早期被动活动能够减少粘连形成和提高愈合强度[46]。有控制的静态应力有利于膝关节内侧副韧带的愈合[47]。另外，过度的压力与活动会导致组织的显微损伤和/或间隙形成，不利于组织愈合[5]。因此，术后优化力学环境对提高腱骨部位的疗效至关重要。

为了确定各活动水平对腱骨愈合的影响，研究者们采用大鼠肩袖损伤修复模型，术后分3组，一是肩部固定，二是允许在笼中活动，三是肩部运动训练[5]。结果表明，肩部固定的大鼠腱骨愈合处胶原排列和生物力学性能均优于运动训练的大鼠，运动训练的大鼠组织数量较多，但质量较差。固定组的腱骨连接处细胞外基质成分更接近于正常未受损水平。总体来讲，固定组优于自由活动组，而自由活动组优于运动训练组。另一项研究使用同样的动物模型，研究这些活动的时间长短对腱骨愈合区的影响[48]。在愈合早期（4周），活动水平对腱骨愈合区的生物力学性能无影响，但是，在愈合晚期（16周），减少活动（如石膏固定）对恢复生物力学性能有积极的影响。在这些研究中，通过检测胶原排列和生物力学性能，发现固定肩膀降低活动水平能够促进腱骨愈合，这些结果表明增加活动并不利于愈合。但是，我们还不能确定这是因为固定组低水平负荷带来的正面效应还是训练组高水平活动带来的负面影响导致的。

随后的一项研究是利用大鼠肩袖损伤修复模型检测肌腱的生物力学性能以及肩关节活动度，证实愈合时肩袖部位运动会带来负面影响[49]。该研究比较了连续固定方案和两套不同的活动方案，活动方案为2周被动活动再加4周主动活动。结果表明，两套被动活动组的肩关节活动度均小于连续固定组，而所有的关节都比损伤前僵硬，肌腱胶原排列与力学性能在这三组中无显著差异。

由于高水平负荷与高水平活动均不利于腱骨愈合，近期一项研究将负荷降到低于术后固定时的水平，然后检测腱骨愈合的情况[50]。外伤修复后分3组，其中2组大鼠肩部固定：一组在冈上肌内注入肉毒杆菌毒素A，完全去除腱骨连接处愈合时的负荷；另一组仅注入生理盐水然后固定；第三组则是修复后注入肉毒杆菌毒素，并允许大鼠在笼中自由活动。结果表明，在生理盐水固定组中，腱骨连接处的瘢痕数量和横截面积显著大于肉毒杆菌毒素组，结构性能也有所改善，证明完全去除连接处的负荷并不利于腱骨愈合。虽然减小负荷（如石膏固定）有利于腱骨愈合（可能通过消除修复部位过度活动），但通过肌肉正常收缩产生一定的负荷对腱骨部位有效愈合还是有必要的。

在一项犬屈肌腱修复的实验中，研究者们证实了石膏固定联合肌肉生理收缩力对腱骨愈合的正面影响[51]。该研究测量了屈肌腱—骨连接处损伤修复后的生物力学性能、骨密度（远节趾骨）和间隙形成，在实验组中，横断近端肌腱从而去除修复区的全部负荷，所有修复均采用术后固定加标准的屈肌腱被动活动方案。结果表明，来自肌肉的负荷能够改善修复区的生物力学性能和提高活动幅度，但有无负荷对骨密度无影响。与大鼠模型的结果一样，石膏固定比完全去除负荷效果好。综合考虑这些研究，可以很清楚地发现，在过大负荷和过小负荷之间寻找一个合适的平衡点，对腱骨愈合达到最佳效果非常重要。进一步的研究提示，高水平的活动不利于腱骨愈合，而生理性的肌肉负荷是有利的。负荷发挥作用符合一个前提，即肌肉骨骼组织不仅能对负荷做出反应，在其发育、损伤愈合和维持稳态时还必须依赖一定的负荷作用。

生物学治疗

生物学方法促进腱骨愈合侧重于组织工程学

领域一个或多个方面：生物信号因子（如生长因子）、应答细胞（如间充质干细胞）和支架微环境（如胶原基质）[52]。许多研究尝试将生长因子转入修复区以提高腱骨愈合，因为肌腱—骨连接处损伤修复后会出现明显的骨质流失。骨形态发生蛋白2（Bone morphogenetic protein 2, BMP-2）作为强有力的骨形成刺激因子已得到公认，研究表明，骨隧道内的肌腱愈合时会出现骨组织向肌腱内生长，应用外源性BMP-2能够改善骨隧道内肌腱愈合的结构性能[53]。双磷酸盐治疗能防止愈合部位骨质吸收，也能有效促进腱骨愈合[54]。有研究尝试促进腱骨部位纤维软骨的合成，但收效甚微。有研究证实转化生长因子对腱骨愈合十分重要，但它对腱骨愈合的调控不起作用[55]。还有研究显示在愈合部位运用关节软骨能够促进纤维软骨的再生，但是，纤维软骨移行带的部分再生并不能改善修复区的生物力学性能[56]。

细胞治疗促进腱骨愈合也蕴藏着巨大的潜力。成人间充质干细胞（mesenchymal stem cells, MSCs）具有卓越的再生能力，体外培养时能快速扩增，并具有多向分化的潜能，以往报道证明可以利用干细胞促进多种组织的愈合。近期研究表明，肌腱因子转染的MSCs能够有效促进啮齿类动物肩袖肌腱—骨损伤修复[57]。在肩袖腱骨损伤处添加天然MSCs，不能改善肌腱止点的愈合，但是，通过基因修饰使得MSCs过表达1型金属蛋白酶基因，该基因是腱骨连接处特异性的发育基因，然后再将修饰过的细胞转入肩袖损伤处，愈合能够得到显著提高。髌腱缺损与跟腱损伤后，使用MSCs也能得到同样的修复效果[58,59]。

纵观目前临床上用于肩袖肌腱—骨修复的支架，我们还需要深入研究进一步优化支架材料的性能[60]。当前可用支架的最大缺陷是无法重建天然组织中的功能性移行带，为解决如此复杂的缺陷，组织工程研究一直致力于设计有层次、有梯度的

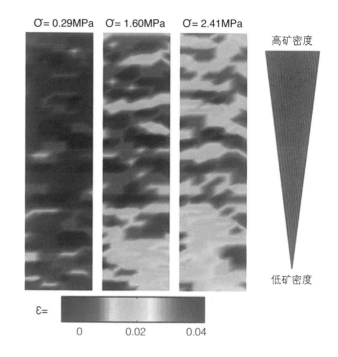

图5-5 单向拉伸下纳米纤维支架的应变图，该支架中矿物质含量呈梯度分布。拉力上升材料的张力变大，最后张力局限于矿物密度最低的柔韧部位

连续结构。近来的研究为合成两相支架[61]和三相支架[62]，并接种多种类型的细胞，这些研究表明，在腱骨连接处不同类型细胞间的信号传导对功能性连接处的再生意义重大。最新的方法也在尝试构建性能上连续的梯度结构，以重建天然骨—肌腱连接处的功能性移行带。为此，合成电纺聚合物纳米纤维支架时人为形成矿物质梯度，可以模拟天然腱骨连接处的矿物质变化，使得支架刚度在空间上发生变化（图5-5）[63]。通过逆转录病毒编码成骨转录因子，使得接种了细胞的胶原支架形成矿物质梯度，也能观察到类似的结果[64]。因此，在性能上逐渐过渡并接种合适的细胞和生物因子的组织工程支架，最终可成为解决腱骨愈合临床问题的一种方法。在外科手术时，植入功能性梯度材料能够在一定程度上提供力学稳定性和引导修复过程，使得肌腱与骨组织成功连接。

参考文献

1. Jones RM: Mechanics of Composite Materials, ed 2, Philadelphia, 1999, Taylor & Francis.

2. Williams ML: Stress singularities resulting from various boundary conditions in angular corners of plates in extension, J Appl Mech 19:526–528, 1952.

3. Suresh S, Mortensen E: Fundamentals of Functionally Graded Materials, London, 1998, IOM Communications.

4. Harryman DT 2nd, Mack LA, Wang KY, et al: Repairs of the rotator cuff. Correlation of functional results with integrity of the cuff, J Bone Joint Surg (Am) 73:982–989, 1991.

5. Thomopoulos S, Williams GR, Soslowsky LJ: Tendon to bone healing: Differences in biomechanical, structural, and compositional properties due to a range of activity levels, J Biomech Eng 125:106–113, 2003.

6. Galatz LM, Ball CM, Teefey SA, et al: The outcome and repair integrity of completely arthroscopically repaired large and massive rotator cuff tears, J Bone Joint Surg (Am) 86:219–224, 2004.

7. Benjamin M, Kumai T, Milz S, et al: The skeletal attachment of tendons–tendon "entheses", Comp Biochem Physiol A Mol Integr Physiol 133:931–945, 2002.

8. Waggett AD, Ralphs JR, Kwan AP, et al: Characterization of collagens and proteoglycans at the insertion of the human Achilles tendon, Matrix Biol 16:457–470, 1998.

9. Sagarriga Visconti C, Kavalkovich K, Wu J, et al: Biochemical analysis of collagens at the ligament-bone interface reveals presence of cartilage-specific collagens, Arch Biochem Biophys 328:135–142, 1996.

10. Kumagai J, Sarkar K, Uhthoff HK, et al: Immunohistochemical distribution of type I, Ⅱ and Ⅲ collagens in the rabbit supraspinatus tendon insertion, J Anat 185:279–284, 1994.

11. Fukuta S, Oyama M, Kavalkovich K, et al: Identification of types Ⅱ, IX and X collagens at the insertion site of the bovine achilles tendon, Matrix Biol 17:65–73, 1998.

12. Thomopoulos S, Williams GR, Gimbel JA, et al: Variation of biomechanical, structural, and compositional properties along the tendon to bone insertion site, J Orthop Res 21:413–419, 2003.

13. Wopenka B, Kent A, Pasteris JD, et al: The tendon-to-bone transition of the rotator cuff: A preliminary Raman spectroscopic study documenting the gradual mineralization across the insertion in rat tissue samples, Appl Spectrosc 62:1285–1294, 2008.

14. Moffat KL, Sun WH, Pena PE, et al: Characterization of the structure-function relationship at the ligament-to-bone interface, Proc Natl Acad Sci U S A 105:7947–7952, 2008.

15. Thomopoulos S, Marquez JP, Weinberger B, et al: Collagen fiber orientation at the tendon to bone insertion and its influence on stress concentrations, J Biomech 39:1842–1851, 2006. 16. Matyas JR, Anton MG, Shrive NG, et al: Stress governs tissue phenotype at the femoral insertion of the rabbit MCL, J Biomech 28:147–157, 1995.

17. Genin GM, Kent A, Birman V, et al: Functional grading of mineral and collagen in the attachment of tendon to bone, Biophys J 97:976–985, 2009.

18. Stouffer DC, Butler DL, Hosny D: The relationship between crimp pattern and mechanical response of human patellar tendon-bone units, J Biomech Eng 107:158–165, 1985.

19. Thomopoulos S, Kim HM, Rothermich SY, et al: Decreased muscle loading delays maturation of the tendon enthesis during postnatal development, J Orthop Res 25:1154–1163, 2007.

20. Galatz L, Rothermich S, VanderPloeg K, et al: Development of the supraspinatus tendon-to-bone insertion: Localized expression of extracellular matrix and growth factor genes, J Orthop Res 25:1621–1628, 2007.

21. Fujioka H, Wang GJ, Mizuno K, et al: Changes in the expression of type-X collagen in the fibrocartilage of rat Achilles tendon attachment during development, J Orthop Res 15:675–681, 1997.

22. Bland YS, Ashhurst DE: Fetal and postnatal development of the patella, patellar tendon and suprapatella in the rabbit; changes in the distribution of the fibrillar collagens, J Anat 190:327–342, 1997.

23. Schweitzer R, Chyung JH, Murtaugh LC, et al: Analysis of the tendon cell fate using Scleraxis, a specific marker for tendons and ligaments, Development 128:3855–3866, 2001.

24. Akiyama H: Control of chondrogenesis by the transcription factor Sox9, Mod Rheumatol 18:213–219, 2008.

25. Gilbert SF: Cell-cell communication in development. In Gilbert SF, editor: Developmental Biology, ed 8, Boston, 2006, Sinauer Associates.

26. Chen X, Macica CM, Dreyer BE, et al: Initial characterization of PTH-related protein gene-driven lacZ expression in the mouse, J Bone Miner Res 21:113–123, 2006.

27. Provot S, Schipani E: Molecular mechanisms of endochondral bone development, Biochem Biophys Res Commun 328:658–665, 2005.

28. Shaw HM, Vázquez OT, McGonagle D, et al: Development of the human Achilles tendon enthesis organ, J Anat 213:718–724, 2008.

29. Chen X, Macica C, Nasiri A, et al: Mechanical regulation of PTHrP expression in entheses, Bone 41:752–759, 2007. 30. Asou Y, Nifuji A, Tsuji K, et al: Coordinated expression of scleraxis and Sox9 genes during embryonic development of tendons and cartilage, J Orthop Res 20:827–833, 2002.

31. Kuo CK, Tuan RS: Mechanoactive tenogenic differentiation of human mesenchymal stem cells, Tiss Eng (Part A) 14:1615–1627, 2008.

32. Rodeo SA, Arnoczky SP, Torzilli PA, et al: Tendon-healing in a bone tunnel. A biomechanical and histological study in the dog, J Bone Joint Surg (Am) 75:1795–1803, 1993.

33. Fujioka H, Thakur R, Wang GJ, et al: Comparison of surgically attached and non-attached repair of the rat Achilles tendonbone interface. Cellular organization and type X collagen expression, Connect Tissue Res 37:205–218, 1998.

34. Aoki M, Oguma H, Fukushima S, et al: Fibrous connection to bone after immediate repair of the canine infraspinatus: The most effective bony surface for tendon attachment, J Shoulder Elbow Surg 10:123–128, 2001.

35. Waggy CA, Blaha JD, Lobosky DA, et al: Healing of tendon to bone insertion site in rabbits: A model of the effect of partial disruption, Trans Orthop Res Soc 40:39, 1994.

36. St Pierre P, Olson EJ, Elliott JJ, et al: Tendon-healing to cortical bone compared with healing to a cancellous trough. A biomechanical and histological evaluation in goats, J Bone Joint Surg (Am) 77:1858–1866, 1995.

37. Silva MJ, Boyer MI, Ditsios K, et al: The insertion site of the canine flexor digitorum profundus tendon heals slowly following injury and suture repair, J Orthop Res 20:447–453, 2002.

38. Kannus P, Leppälä J, Lehto M, et al: A rotator cuff rupture produces permanent osteoporosis in the affected extremity, but not in those with whom shoulder function has returned to normal, J Bone Miner Res 10:1263–1271, 1995.

39. Alfredson H, Nordstrom P, Lorentzon R: Prolonged progressive calcaneal bone loss despite early weightbearing rehabilitation in patients surgically treated for Achilles tendinosis, Calcif Tissue Int 62:166–171, 1998.

40. Wohl GR, Shymkiw RC, Matyas JR, et al: Periarticular cancellous bone changes following anterior cruciate ligament injury, J Appl Physiol 91:336–342, 2001.

41. Leppälä J, Kannus P, Natri A, et al: Effect of anterior cruciate ligament injury of the knee on bone mineral density of the spine and affected lower extremity: A prospective one-year follow-Up study, Calcif Tissue Int 64:357–363, 1999.

42. Ditsios K, Boyer MI, Kusano N, et al: Bone loss following tendon laceration, repair and passive mobilization, J Orthop Res 21:990–996, 2003.

43. Cadet ER, Vorys GC, Rahman R, et al: Improving bone density at the rotator cuff footprint increases supraspinatus tendon failure stress in a rat model, J Orthop Res 28:308–314, 2010.

44. Galatz LM, Rothermich SY, Zaegel M, et al: Delayed repair of tendon to bone injuries leads to decreased biomechanical properties and bone loss, J Orthop Res 23:1441–1447, 2005.

45. Beynnon BD, Johnson RJ, Fleming BC: The science of anterior cruciate ligament rehabilitation, Clin Orthop Relat Res 402:9–20, 2002.

46. Boyer MI, Goldfarb CA, Gelberman RH: Recent progress in flexor tendon healing. The modulation of tendon healing with rehabilitation variables, J Hand Ther 18:80–85, 2005.

47. Gomez MA, Woo SL, Amiel D, et al: The effects of increased tension on healing medical collateral ligaments, Am J Sports Med 19:347–354, 1991.

48. Gimbel JA, Van Kleunen JP, Williams GR, et al: Long durations of immobilization in the rat result in enhanced mechanical properties of the healing supraspinatus tendon insertion site, J Biomech Eng 129:400–404, 2007.

49. Peltz CD, Dourte LM, Kuntz AF, et al: The effect of postoperative passive motion on rotator cuff healing in a rat model, J Bone Joint Surg (Am) 91:2421–2429, 2009.

50. Galatz LM, Charlton N, Das R, et al: Complete removal of load is detrimental to rotator cuff healing, J Shoulder Elbow Surg 18:669–675, 2009.

51. Thomopoulos S, Zampiakis E, Das R, et al: The effect of muscle loading on flexor tendon-to-bone healing in a canine model, J Orthop Res 26:1611–1617, 2008.

52. Bell E: Tissue engineering in perspective. In Lanza RP, Langer R, Vacanti J, editors: Principles of Tissue Engineering, San Diego, 2000, Academic Press, pp xxxv–xl.

53. Rodeo SA, Suzuki K, Deng XH, et al: Use of recombinant human bone morphogenetic protein-2 to enhance tendon healing in a bone tunnel, Am J Sports Med 27:476–488, 1999.

54. Thomopoulos S, Matsuzaki H, Zaegel M, et al: Alendronate prevents bone loss and improves tendon-to-bone repair

strength in a canine model, J Orthop Res 25:473–479, 2007.

60. Derwin KA, Badylak SF, Steinmann SP, et al: Extracellular matrix scaffold devices for rotator cuff repair, J Shoulder Elbow Surg 19:467–476, 2010.

61. Wang IE, Shan J, Choi R, et al: Role of osteoblast-fibroblast interactions in the formation of the ligament-to-bone interface, J Orthop Res 25:1609–1620, 2007.

62. Spalazzi JP, Doty SB, Moffat KL, et al: Development of controlled matrix heterogeneity on a triphasic scaffold for orthopedic interface tissue engineering, Tissue Eng 12:3497–3508, 2006.

63. Li X, Xie J, Lipner J, et al: Nanofiber scaffolds with gradations in mineral content for mimicking the tendon-to-bone insertion site, Nano Lett 9:2763–2768, 2009.

64. Phillips JE, Burns KL, Le Doux JM, et al: Engineering graded tissue interfaces, Proc Natl Acad Sci U S A 105:12170–12175, 2008.

55. Kim HM, Galatz LM, Das R, et al: The role of transforming growth factor beta isoforms in tendon-to-bone healing, Connect Tissue Res 52:87–98, 2011.

56. Wong MW, Qin L, Lee KM, et al: Articular cartilage increases transition zone regeneration in bone-tendon junction healing, Clin Orthop Relat Res 467:1092–1100, 2009.

57. Gulotta LV, Kovacevic D, Montgomery S, et al: Stem cells genetically modified with the developmental gene MT1-MMP improve regeneration of the supraspinatus tendon-to-bone insertion site, Am J Sports Med 38:1429–1437, 2010.

58. Young RG, Butler DL, Weber W, et al: Use of mesenchymal stem cells in a collagen matrix for Achilles tendon repair, J Orthop Res 16:406–413, 1998.

59. Awad HA, Boivin GP, Dressler MR, et al: Repair of patellar tendon injuries using a cell-collagen composite, J Orthop Res 21:420–431, 2003.

6 肌腱愈合的基因治疗

作者　Jin Bo Tang, MD　　Ya Fang Wu, MD　　Yi Cao, MD　　Chuan Hao Chen, PhD　　Xiao Tian Wang, MD　　Paul Y. Liu, MD

译者　吴亚芳

概述

肌腱自身愈合能力差，是肌腱愈合困难的核心问题，也是肌腱术后面临的主要临床难题。研究者们一直致力于寻求生物学方法促进肌腱愈合，在过去十年中，生长因子基因治疗损伤肌腱越来越引起人们的关注，我们的工作不仅明确了合适的治疗靶基因和基因载体，还评估了愈合肌腱中转基因的表达效率及相应生长因子的释放维持时间。为检测体内生长因子基因治疗效率，我们将携带成纤维细胞生长因子或血管内皮细胞生长因子 cDNA 的腺相关病毒载体注射至鸡损伤肌腱中，发现肌腱的愈合强度大幅度提高。转入的基因在术后 2 ~ 6 周持续表达，涵盖了肌腱愈合过程最关键的阶段。在此过程中，基因治疗能够增加生长因子的表达水平，促进细胞外基质合成，减少肌腱细胞凋亡以及促进细胞增殖，这些结果印证了基因治疗在肌腱修复领域的应用前景。我们的研究还表明，转染人工合成的 microRNA 可以抑制肌腱愈合过程中粘连的形成，这些发现为建立有效的方法以弥补肌腱内源性愈合能力不足打下坚实的基础。

通过生物学方法特别是分子调控促进肌腱愈合，是屈肌腱外科相对较新的研究领域[1-8]，这些方法旨在成功克服肌腱修复的主要障碍，即肌腱内源性愈合能力弱。得益于生物技术日新月异的进步及近来遗传学信息呈指数增长，肌腱愈合的分子治疗也得到了长足发展。我们注意到现在生物学方面的研究正迎头赶上力学研究，已成为促进肌腱愈合强有力的推动力[9-29]。通过这些生物学研究，我们能够快速积累肌腱愈合过程中分子机制和调控效率的相关信息，进而可能在未来转化为实用性成果。

对于血供不丰富的组织，愈合能力弱是普遍存在的问题。目前仍然缺乏有效的治疗措施去确保这些组织快速牢固地愈合，探寻合适的方法促进这类组织愈合，已成为再生医学、运动医学、康复医学和外科学领域的首要任务。这些方法不仅能够增强手部肌腱愈合，还有利于全身其他部位的肌腱、韧带和肌腱—骨连接的再生修复，促进这些组织的愈合有望对许多医学专业带来重要影响。在众多愈合能力较弱的组织损伤中，指屈肌腱断裂极具代表性，也是试验新型分子治疗方法的理想模型。该领域的研究工作为治疗因创伤、运动或退行性变引起的组织损伤带来新的曙光。

基因治疗在组织愈合中的应用，其特有的好处是能在极短时间内产生所需的编码因子产物[30-32]。传统的基因治疗主要用于肿瘤及先天性疾病，相对来说，需要长时间的转基因表达，通常贯穿整个生命周期。如此长时间的转基因表达在一些慢性疾病中很难稳定实现，也成为临床成功治疗这些疾病的一大障碍。但是，对于组织修复而言，基因治疗能够在局部内源性合成重要的愈合相关因子，不必也不需要长时间的转基因表达[30]，组织愈合所需的转基因表达时段正好与目前基因治疗能够提供的表达时间相符。

肌腱内源性愈合的先天弱势和愈合强度"无增长"期

血供丰富的组织往往能够在术后 1~2 周时间内快速恢复机械强度，但是，肌腱由于愈合能力弱，损伤后愈合反应缓慢，导致术后 3~4 周成为肌腱愈合强度的"无增长"期（图 6–1）[5,33-35]。肌腱先天性愈合能力弱与以下结构因素有关：①缺乏充足的血液供应；②细胞分布稀疏；③主要由致密的胶原纤维束组成。这种特征性的愈合强度无增长是导致

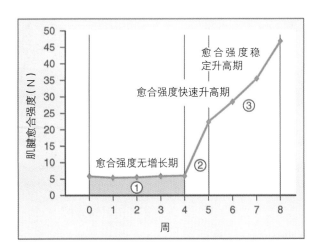

图 6-1　肌腱愈合过程前 3 ~ 4 周为特征性的愈合强度 "无增长" 期。该图展示的是肌腱强度变化趋势，数据来自鸡中趾 FDP 肌腱完全切断修复模型。肌腱采用 5-0 尼龙线进行改良 Kessler 缝合。肌腱愈合强度变化分三部分：无增长期、快速升高期、稳定升高期

肌腱修复困难和引发临床问题的症结所在。目前的重点是通过生物学调控增强肌腱早期愈合强度，帮助损伤肌腱顺利渡过这段脆弱期。理论上，只要改善导致肌腱愈合力弱的因素就可实现该目标，如增加参与愈合的细胞数量或提高生长因子的活性水平。由于愈合强度取决于肌腱断端的胶原连接，我们期望通过增加特定的细胞或生长因子，加速愈合部位的胶原沉积和成熟，使肌腱较早地获得机械强度。

基因治疗的总体概念和方法

基因治疗的主旨是将特定的靶基因转入受体细胞，调节基因表达水平以治疗临床疾病。疾病需要基因治疗，往往都是因为传统的治疗方法无效。尽管这些方法的临床应用还处于起步阶段，但基因治疗在有些疾病中已经取得了初步成功。目前更多的临床试验已经开展，为利用该技术解决更广泛的医学问题提供证据，未来基因治疗极有希望融入主流医学。

基因治疗的构想最早可追溯至20世纪70年代初，1972年，Friedmann和Roblin在一篇题为《人类遗传性疾病的基因治疗》的文章中提议使用外源性基因治疗人类疾病[36]。基因治疗相关技术在20世纪90年代得到大力发展。过去二十年，科研人员采用合理的基因治疗步骤治疗单基因缺陷性疾病（如囊

性纤维化、血友病、肌肉萎缩症和镰状细胞血症）或某些癌症。最近的临床研究是治疗Leber先天性黑蒙，该疾病由RPE65基因突变所致[37]。研究人员将携带RPE65基因的腺相关病毒（adeno-associated virus, AAV）安全转入视网膜细胞中，发现患者的视力在一定程度上得到改善[37]。另一项研究中，科研人员通过基因治疗恢复了红绿色盲松鼠猴的三色视觉[38]。还有的研究利用携带缺失酶基因的慢病毒载体，成功治疗肾上腺脑白质失养症（一种胚脑疾病）[39]。

为了成功进行基因转染，研究者们已经开发出许多技术，包括非病毒载体转染（如脂质体、电穿孔、声孔效应、基因枪等）和病毒载体转染（如腺病毒、AAV、单纯疱疹病毒、逆转录病毒、慢病毒等）。

通常认为，基因治疗适用于关键代谢功能先天缺陷性患者及恶性肿瘤患者。临床上，基因治疗先天性疾病和癌症的成功率受诸多因素的阻碍，如转入基因作用时间短、免疫反应、载体的不良反应、无法治疗的多基因缺陷型疾病、插入突变风险等。然而，只要方法得当，这些问题很少会影响基因治疗促进组织愈合，在组织修复和再生中，基因治疗或将成为该领域的一匹 "黑马"。

促进肌腱愈合的生物学方法

理论上，我们可以通过生物学方法而非基因治疗来增强肌腱的愈合强度。然而，没有经过完整测试，这些方法都不能被认为具有实际应用价值。测试的第一步是体外实验，第二步是体内实验，这些为最后一步临床试验提供前期试验数据。

给肌腱提供外源性细胞，改善肌腱细胞分布稀疏的组织特性是促进其愈合的一条可行之路，研究者们已经开展了许多相关的研究。直接移植骨髓干细胞来修复兔跟腱能在一定程度上增加肌腱的愈合强度[40]；将骨髓干细胞涂抹于手术缝线上，将这些细胞在体外转移到肌腱中也能提高肌腱强度，但这种方法的体内功效尚未见报道。

据报道，生长因子如胰岛素样生长因子1（insulin like growth factor-1, IGF-1）、血小板来源生长因子-B（platelet-derived growth factor-B, PDGF-B）、碱性成纤维细胞生长因子（basic fibroblast factor, bFGF）等能促进肌腱细胞增殖和胶

原合成。研究表明，直接注射生长因子来治疗损伤肌腱，并不能有效提高肌腱的愈合强度。Chan等[41]将bFGF注射至大鼠损伤髌腱，检测发现在术后7天和14天，虽然细胞增殖和Ⅲ型胶原蛋白合成有所升高，但肌腱的最大强度并无改变。将一些生长因子如bFGF或生长分化因子5（GDF-5）涂抹于手术缝线上[4,42]，然后缝合兔损伤屈肌腱，结果表明这种方法仅在单个时间点（术后3周）提高肌腱的愈合强度，对其他时间点无显著影响[4,42]。

药物缓释传递系统是为肌腱长期提供生长因子的另一种途径[7,21]，在体外将生长因子整合到高分子聚合物中，然后移植到组织中，生长因子可以在很长时间内持续释放。该系统在肌腱修复中具有广阔的应用前景，但是这方面的研究尚处于起步阶段。将生长因子（bFGF和PDGF-B）整合到纤维蛋白基质中，释放动力学检测其为期10天的体外释放水平[21]，结果显示bFGF和PDGF-B逐渐从纤维蛋白基质中释放出来，在体外调节细胞增殖和细胞外基质合成。然而，犬屈肌腱体内实验显示，负载PDGF-B的该缓释系统并不能在术后7天、14天和42天提高肌腱的愈合强度[7]。通过以纤维蛋白肝素为基质的缓释系统将bFGF因子转入犬趾深屈肌腱（flexor digitorum profundus, FDP）中，发现该系统能在术后极早期刺激细胞增殖，促进新生血管形成和炎症反应，但未能提高肌腱的机械强度[43]。因此，使用药物缓释系统促进体内肌腱愈合的有效性仍有待进一步充分的实验测试。

基因治疗第一步：选择基因和转染方式

在过去十年中，我们的研究重点是通过提高生长因子活性促进肌腱愈合（图6-2）。为验证这种方法的功效，我们首先必须面临两个问题：①转染何种基因；②选择何种安全有效的运载工具。

针对第一个问题，我们需要明确指屈肌腱愈合过程中生长因子的表达水平，表达低的生长因子可作为基因治疗的靶点。因此，我们检测了鸡肌腱损伤模型中术后3天至12周生长因子的表达水平，发现术后早期bFGF和DGF-B表达量最低[28]，VEGF和IGF-1表达量中等[28]。最终，我们决定首先以bFGF作为基因治疗的靶基因，其次是VEGF。

针对第二个问题，如何获得最佳转染效果，我们的答案基于一个基本原则：治疗目标是愈合正常组织，仅需较短时间的转基因表达，而不需要像治疗癌症或遗传性疾病那样长期表达。因此，载体的安全性是首先需要考虑的问题。掌握这些原则后，我们首先排除了逆转录病毒载体，其次是慢病毒和单纯疱疹病毒载体，因为慢病毒存在生物安全性问题（有可能产生具有自主复制功能的慢病毒和致瘤性），而单纯疱疹病毒应用范围很窄（如局限于神经系统）[44]。因此，脂质体、腺病毒和AAV最终成为我们的候选载体。

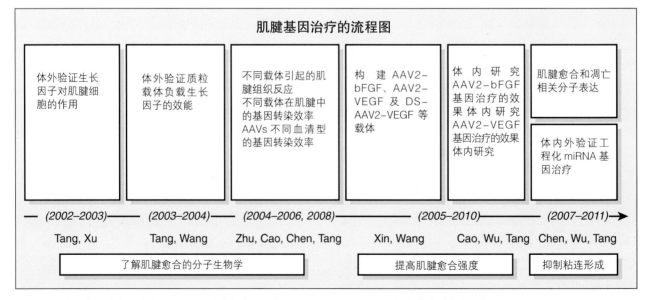

图6-2 过去十年，我们通过生长因子基因治疗促进肌腱愈合及micro-RNA基因干扰抑制粘连形成的研究流程图

为了推进实验构想，我们实施了3套研究方案，分别检测：①转染后肌腱的组织反应；②肌腱细胞的基因转染效率；③愈合过程中基因的表达时程和变化。

首先，我们同时用兔和鸡检测脂质体、腺病毒和AAV2转染对肌腱组织反应的影响。从组织学上，我们观察到脂质体转染后，腱外膜和腱内膜

区域发生严重的组织反应，腺病毒载体其次，而AAV2转染后出现明显的细胞增生和腱外膜增厚，但该反应几乎完全局限于腱外膜区（图6-3）。我们还注意到，肌腱愈合过程中的细胞增殖与AAV2引起的细胞增生极度相似（图6-3）[26]。

接着，我们检测了脂质体、腺病毒和AAV2这3种载体的转染效率[27]。我们发现肌腱细胞在培养

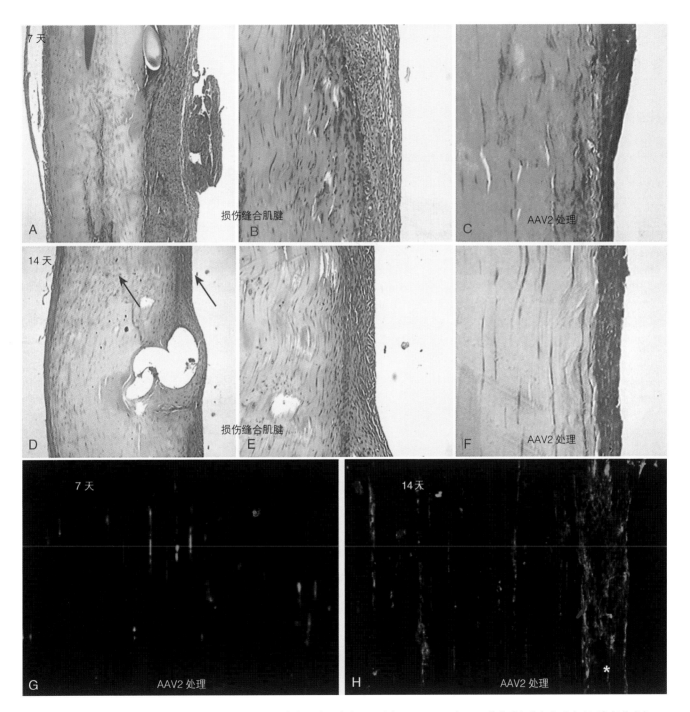

图6-3　转染AAV2载体的组织反应及转染效率。肌腱正常愈合过程中的组织反应（A, B, D, E）与AAV2载体引起的组织反应（C,F）极其类似。AAV2载体转染后出现明显的细胞增殖和腱外膜增厚，但在腱内膜区域几乎没有任何组织反应。注射AAV2-EGFP后7天和14天，在腱内膜、腱外膜区域EGFP表达明显（G,H）。*表示腱外膜区（A和D，X100；B和E，X200；其他，X400）

环境下转染效率不高，即便使用高滴度载体，这三种方法的转染效率也均较低。后来的体内转染实验中，我们发现AAV在体内细胞的转染效率要远远高于体外培养的细胞。AAV2和腺病毒转染效率相似，二者均明显高于脂质体转染。目前有十余种血清型AAV，每种类型的细胞或组织倾向性不同，我们比较了含lacZ基因的AAV1、AAV2、AAV3、AAV4、AAV5、AAV7和AAV8载体的转染效率，结果发现AAV2载体作为最具特征性和使用最广的载体，对肌腱细胞的转染效率也最高[27]。

最后，我们检测了由AAV2介导的愈合肌腱中转基因表达时程。在鸡体内实验中，我们将载体从FDP肌腱每个断面的两点分别注射到肌腱断端组织中，结果表明转基因持续表达超过4周，2周时达到高峰。通过观察细胞内增强绿色荧光蛋白（enhanced green fluorescent protein, EGFP）的表达，我们证实注射的载体分布在肌腱的各个层面（图6-3）。

通过以上实验，再结合AAV载体的理想特性

（无致病性、人体低免疫原性等）[44~47]，以及I期临床试验中的功效性和安全性[37,47~49]，我们确信AAV2是一种合适的基因转染载体。虽然AAV载体包装能力较弱，仅能容纳长度为4~5 kb的DNA片段，但这足以包装编码生长因子的治疗型cDNA（每个通常小于1 kb），完全满足我们的研究需要。

在探讨载体导入损伤肌腱的方法时，我们采用直接注射法，将载体注射至肌腱断端1个或2个位点，两点注射能够确保肌腱组织中载体分布更均匀，导入的量更多。我们还测试了合适的注射量，使得注射液体不会从肌腱中溢出，在兔或鸡的屈肌腱断端每个位点注射5微升比较合适。另外，从肌腱的断面注射可以避免伤及肌腱的滑行表面。

以上实验收集到的信息帮助我们建立了肌腱基因转染的方案（图6-4），通常我们一共注射20微升载体，分别在两断端的4个位点（5微升/位点），进针深度约为断面下5mm。

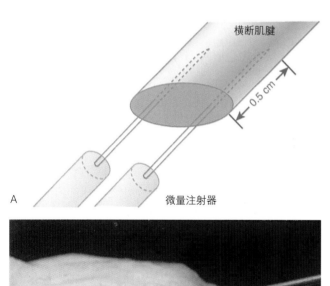

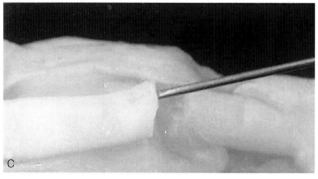

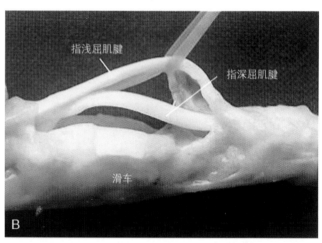

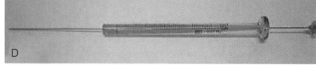

图6-4 AAV2-bFGF载体导入肌腱的方法。A.将AAV2载体注射至肌腱断端0.5cm深度的2个位点，每个断端2个注射点，分别位于FDP肌腱左右束的中点。B.鸡趾近侧和远侧指间关节之间屈肌腱的结构和主要滑车与人体A2滑车附近的肌腱结构类似。C.通过肌腱断端横截面注射载体的示例图。D.注射载体使用的微量进样器

第二步：体外检测生长因子的基因治疗效果

我们分别构建了包含bFGF或VEGF cDNA的AAV2载体，将目的基因插入到CMV启动子下游的5'和3'反向末端重复序列之间（图6-5），并在体外检测其转染效率。我们将AAV2-bFGF或AAV2空载体（含有lacZ基因）转入肌腱细胞，以未处理肌腱细胞作为对照[50]，检测bFGF、Ⅰ型和Ⅲ型胶原的基因表达水平。结果表明，在AAV2-bFGF治疗组，这三种基因的表达均显著高于空载体组或对照组。因此，我们推断给予外源性bFGF基因能够促进肌腱细胞表达bFGF、Ⅰ型和Ⅲ型胶原基因。同样，我们检测了AAV2-VEGF的体外使用效果，发现其能增强Ⅰ型胶原的合成以及细胞的增殖。

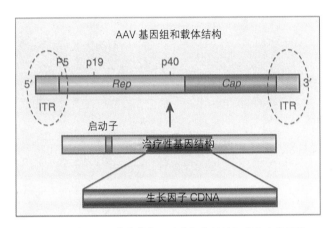

图6-5 AAV基因组及载体结构。治疗靶基因插入到启动子下游，替代野生型AAV基因的Rep（病毒衣壳基因）和Cap（复制相关蛋白基因）序列

第三步：体内评估生长因子的基因治疗效果

在过去的五年中，我们以鸡为模型先后建立了四轮体内实验，评估生长因子基因治疗的效果。

第一轮实验，总共52只鸡104个脚趾随机分成三组[5]，FDP肌腱用手术刀片完全切断后接受不同处理：①AAV2-bFGF组：38趾，肌腱两断端注射2×10^9含bFGF cDNA的AAV2载体颗粒；②AAV2-荧光素酶空载体对照组：28趾，肌腱两断端注射2×10^9 AAV2-荧光素酶颗粒；③未注射对照组：38趾，肌腱不进行任何注射。注射完成后，立即用4-0的缝线进行改良Kessler法缝合肌腱。术后前3

周，脚趾用胶带固定为半屈曲姿势，此后去掉胶带让其自由活动。另外，取10只鸡20个脚趾的FDP肌腱手术切断，缝合后即刻检测缝合强度；取5只鸡10个正常脚趾检测屈曲功，将两者作为零天对照值。

我们选取了2~12周的4个时间点，着重了解术后早期和晚期反映不同愈合状态和粘连形成的指标。术后2~4周相当于愈合的早期阶段，8~12周是愈合的晚期阶段，第2周检测肌腱的愈合强度和粘连形成情况；第4周检测肌腱的愈合强度和评估粘连等级；第8周和12周，愈合和粘连均已成熟，检测肌腱强度、趾屈曲情况以及粘连评分。结果表明，术后2周、4周和8周，AAV2-bFGF治疗的肌腱其愈合强度明显高于空载体组和未注射组肌腱（图6-6）；术后4周，AAV2-bFGF组肌腱的愈合强度约为其他两组的140%。统计表明，8周时各组粘连等级基本相同，而12周时AAV2-bFGF组粘连相对较轻（图6-6），而8周和12周时AAV2-bFGF组的趾屈曲功较未注射组并没有增加。

第二轮实验，我们检测不同剂量AAV2-bFGF对肌腱愈合的影响，每根肌腱中分别注射2×10^7、1×10^8、2×10^8、4×10^8、1×10^9和2×10^9病毒颗粒，4周时测量肌腱的愈合强度，发现注射剂量范围为1×10^9到2×10^9，肌腱的愈合强度最佳。

第三轮实验，我们进一步拓展AAV2-bFGF基因治疗的实验研究，在术后10个时间点（0天、1周、2周、3周、4周、5周、6周、8周、12周、16周），综合检测愈合肌腱的生物力学变化和一系列分子生物学指标，旨在更广泛地了解AAV2-bFGF治疗的效果和机制。实验分为3组（AAV2-bFGF治疗组、空载体对照组、未注射对照组），共用了134只鸡（268个脚趾），每组每个时间点样本数在6~14根肌腱之间，本轮实验的结果详见图6-7，这些结果为AAV2-bFGF的疗效进一步提供了有力证据。术后1~4周，AAV2-bFGF组肌腱较早就出现愈合强度上升，与未注射组相比增幅达40%~70%（图6-7），AAV2-bFGF基因治疗有效扭转了肌腱愈合过程中愈合强度的无增长期。术后2~6周可检测到转基因的表达，而8周或12周表达即停止，8周时，基因治疗组bFGF表达量恢复至未注射对照组水平。AAV2-bFGF基因治疗还能促进肌腱细胞增殖，抑制细胞凋亡，加速细胞外基质合成，降低细胞外基质降解，这些分子生物学变化从机制上解释

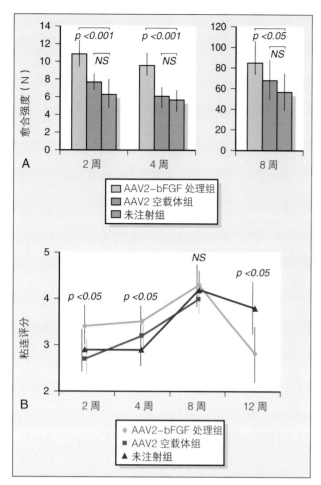

图6-6　A.术后2周、4周和8损伤FDP肌腱的最终愈合强度。每组每个时间点样本数为10到12根肌腱，在这3个时间点，AAV2-bFGF治疗的肌腱其强度显著高于未注射对照组。B.4个时间的粘连等级评分。每组每个时间点样本数为10根肌腱，8周时治疗组和未注射组粘连情况相似，12周时治疗组肌腱粘连较未注射组轻。粘连评分标准引自 Tang JB, Ish II S, Usui M, et al: Dorsal and circumferential sheath reconstructions for flexor sheath defect with concomitant bony injury, J Hand Surg (Am) 19:61-69, 1994

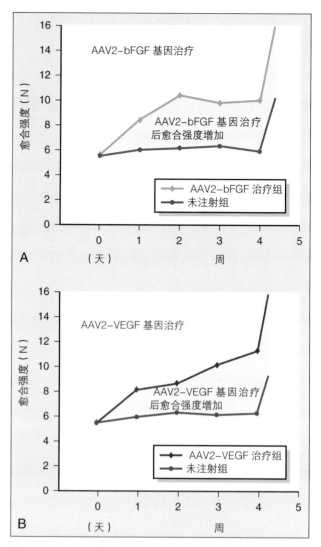

图6-7　AAV2-FGF 和 AAV2-VEGF 基因治疗对鸡肌腱愈合强度的影响。AAV2-bFGF 和 AAV2-VEGF 基因疗法大大增强了肌腱愈合，帮助肌腱"跨越"愈合早期的脆弱期

了AAV2-bFGF基因治疗的效果。

　　第四轮实验，我们检测了携带VEGF cDNA的AAV2载体对肌腱愈合的治疗效果。实验共用36只鸡（72个脚趾），将FDP肌腱横向切断后，注射AAV2-VEGF（每根肌腱2×10⁹病毒颗粒），术后0天、1周、2周、3周、4周、5周、6周、8周检测结果发现，AAV2-VEGF的疗效基本与AAV2-bFGF类似（图6-7）。

　　总结以上体内实验，我们发现通过给损伤肌腱补充bFGF或VEGF cDNA促进生长因子的合成，可以：①大幅度提升愈合肌腱中生长因子的活性；

②促进肌腱细胞增殖（抑制凋亡）和细胞外基质合成，这对增强肌腱强度极其关键；③显著提高肌腱的愈合强度。而且，肌腱愈合后这些生长因子就会停止过度合成。综上所述，bFGF和VEGF基因治疗能有效地改善肌腱内源性愈合能力不足，可成为促进肌腱愈合的治疗手段。

Micro-RNA调控相关的基因治疗

　　粘连形成是肌腱愈合过程中面临的另一个主要问题。虽然AAV2-bFGF和AAV2-VEGF治疗中并没有增加肌腱的粘连，但从形态上看大多数治疗

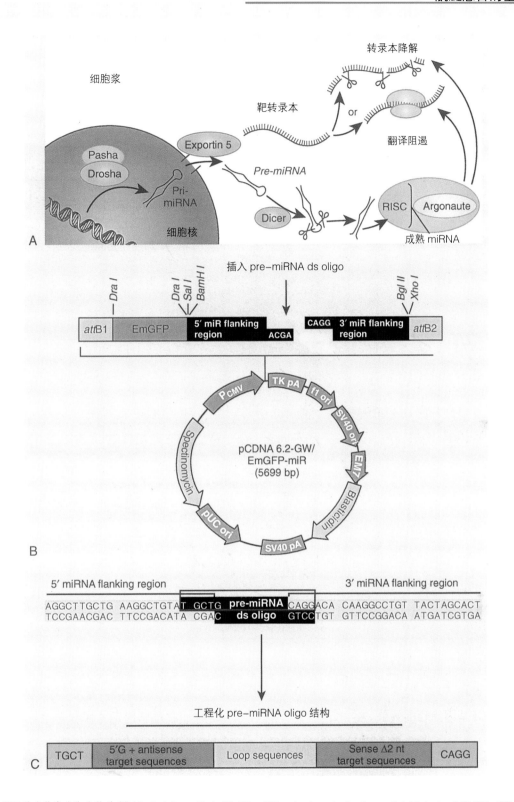

图6-8 A. miRNA 的生物发生和生物效应(Adapted from Mack GS: MicroRNA gets down to business, Nat Biotechnol 25:631-638, 2007)。B、C.构建含工程化 pre-miRNA 的质粒,用于沉默鸡离体肌腱细胞或在体愈合肌腱的 TGF-β1 基因表达

后愈合的肌腱仍有粘连形成,趾屈曲功在术后8或12周也没有恢复到正常水平。为了使得这项研究工作更加完整,过去的三年,我们尝试运用RNA干扰技术(RNAi)减轻肌腱粘连形成[8]。RNAi是

一个快速发展的新兴领域,结合siRNA或微小RNA(miRNA)使得基因治疗领域上升到一个新层面。将siRNA或miRNA转入损伤组织中,下调组织修复关键基因的表达,使其成为调节肌腱修复的有效手

段。

转化生长因子-β1（transforming growth factor, TGF-β1）是组织纤维化和瘢痕形成的主要调节因子和参与者，因此我们决定沉默TGF-β1基因，抑制其在肌腱愈合中的作用。根据鸡TGF-β1基因序列我们合成了4种pre-miRNA，构建4种包含这些pre-miRNA的质粒，同时构建mock miRNA质粒作为阴性对照（图6-8）。利用体外培养的鸡趾屈肌腱细胞，我们希望能筛选出有效下调TGF-β1基因表达的pre-miRNA序列。首先，我们用这些质粒载体转染培养的肌腱细胞，通过实时PCR测定TGF-β1、Ⅰ型和Ⅲ型胶原、结缔组织生长因子（connective tissue growth factor, CTGF）基因的表达（图6-9）。然后，选出体外沉默效应最强的miRNA质粒用于体内实验。最后，我们将所选的miRNA质粒及对照质粒注射到25只鸡的损伤肌腱中。结果表明，无论体外还是体内，给予工程化miRNA能够下调肌腱TGF-β1基因的表达，但对Ⅰ型胶原基因的表达没有影响。

术后1周和6周，愈合肌腱组织中TGF-β1的基因表达下调了50%~60%。术后6周，Ⅲ型胶原基因表达下调55%，CTGF下调25%。术后6周，miRNA质粒治疗组的肌腱表面较对照组更平滑，粘连更少。我们还发现转染miRNA质粒后，Ⅲ型胶原和CTGF基因下调，但体内外实验中Ⅰ型胶原基因的表达均不受影响。这种处理效果满足了一个最基本的要求：抑制TGF-β1基因的表达，而不影响决定肌腱强度的Ⅰ型胶原基因，这些结果值得我们进一步探讨RNA干扰在抑制粘连形成中的作用。

未来展望

我们很难预测基因治疗何时能成为临床治疗肌腱损伤的常规措施，然而过去的研究似乎找到了一条可行之路，可以克服肌腱强度"无增长"期时缓慢的生物愈合反应，这也是利用生物学方法增强肌腱愈合的重要一步。此前，研究者们未能通过其他方法确切有效地增强肌腱的愈合，治疗效果不是太弱就是无法在其他时间点复制。尽管过去大多数研究能够成功地在体外增强肌腱细胞活性或促进愈合潜能，但他们都无法增加体内肌腱愈合的生物力学强度。

我们相信，通过我们一系列体内实验得到的

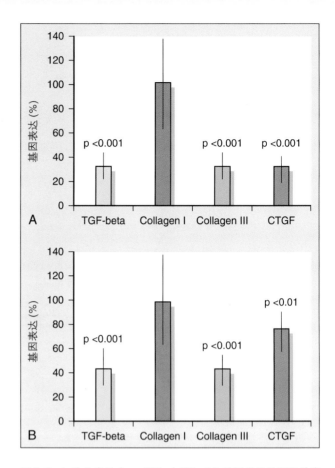

图6-9 A.体外实验中，miRNA对TGF-β1基因表达的沉默效应并下调Ⅲ型胶原和CTGF基因的表达。B.体内损伤指屈肌腱导入miRNA后6周各基因的表达情况

结果可以为今后临床试验提供依据，为基因治疗奠定科学基础，未来仍需努力确定这些治疗在患者身上的功效。

为扩大今后肌腱基因治疗的应用范围，如下几点必须考虑：①我们仅仅检测了AAV2-bFGF和AAV2-VEGF提高肌腱愈合强度的能力，而其他生长因子的基因治疗或许同样有效，如PDGF-BB或IGF-1。对于生长因子普遍缺乏的组织，持续补充（通过基因疗法或其他传递方式如缓释系统）"任何"生长因子（而非"特定"），将对肌腱的愈合强度产生积极的影响。然而，有些外源性因子如TGF-β或CTGF不应使用，因为它们有可能加剧粘连形成。②肌腱修复的目标是恢复其正常功能，但这常受阻于两大因素：愈合强度弱和粘连形成，往往需要两方面同时进行生物学调控。虽然我们考虑到使用"双重调控"的可能性，即增加有利于愈合强度的因素，同时抑制粘连形成的因素，但这种双重调控的想法还有待验证。我们推测，这种调控方式在某些临床情况下或许是可取的，如大范围创伤。然而，肌腱清结切割伤可能无须生物学方法去抑制粘连形成，因为牢固的手术缝合再加上生长因子基因治疗（如果需要的话），能够允许肌腱进行术后早期主动活动，也就能够有效地限制粘连形成。基因治疗

抑制粘连可专门用于广泛肌腱或腱周损伤，因为这时会不可避免地形成严重粘连，或者用于手部外伤无法进行早期肌腱运动的情况。③至于miRNA和siRNA基因治疗，我们的工作只提供了初步证据，还需要进行全面的体内实验以检测其疗效。只有进一步研究，积累更多的信息，基因治疗的意义才会完全体现。

参考文献

1. Chang J, Thunder R, Most D, et al: Studies in flexor tendon wound healing: neutralizing antibody to TGF-beta1 increases postoperative range of motion, Plast Reconstr Surg 105:148–155, 2000.

2. Khan U, Kakar S, Akali A, et al: Modulation of the formation of adhesions during the healing of injured tendons, J Bone Joint Surg (Br) 82:1054–1058, 2000.

3. Lou J, Tu Y, Burns M, et al: BMP-12 gene transfer augmentation of lacerated tendon repair, J Orthop Res 19:1199–1202, 2001.

4. Hamada Y, Katoh S, Hibino N, et al: Effects of monofilament nylon coated with basic fibroblast growth factor on endogenous intrasynovial flexor tendon healing, J Hand Surg (Am) 31:530–540, 2006.

5. Tang JB, Cao Y, Zhu B, et al: Adeno-associated virus-2-mediated bFGF gene transfer to digital flexor tendons significantly increases healing strength. An in vivo study, J Bone Joint Surg (Am) 90:1078–1089, 2008.

6. Yao J, Korotkova T, Riboh J, et al: Bioactive sutures for tendon repair: assessment of a method of delivering pluripotential embryonic cells, J Hand Surg (Am) 33:1558–1564, 2008.

7. Thomopoulos S, Das R, Silva MJ, et al: Enhanced flexor tendon healing through controlled delivery of PDGF-BB, J Orthop Res 27:1209–1215, 2009.

8. Chen CH, Zhou YL, Wu YF, et al: Effectiveness of microRNA in down-regulation of TGF-β gene expression in digital flexor tendons of chickens: in vitro and in vivo study, J Hand Surg (Am) 34:1777–1784, 2009.

9. Abrahamsson SO, Lundborg G, Lohmander LS: Long-term explant culture of rabbit flexor tendon: effects of recombinant human insulin-like growth factor-I and serum on matrix metabolism, J Orthop Res 9:503–515, 1991.

10. Abrahamsson SO, Lundborg G, Lohmander LS: Recombinant human insulin-like growth factor-I stimulates in vitro matrix synthesis and cell proliferation in rabbit flexor tendon, J Orthop Res 9:495–502, 1991.

11. Gelberman RH, Amiel D, Harwood F: Genetic expression for type I procollagen in the early stages of flexor tendon healing, J Hand Surg (Am) 17:551–558, 1992.

12. Duffy FJ, Seiler JG, Gelberman RH, et al: Growth factors and canine flexor tendon healing: initial studies in uninjured and repair models, J Hand Surg (Am) 20:645–649, 1995.

13. Chang J, Most D, Stelnicki E, et al: Gene expression of transforming growth factor beta-1 in rabbit zone II flexor tendon wound healing: evidence for dual mechanisms of repair, Plast Reconstr Surg 100:937–944, 1997.

14. Chang J, Most D, Thunder R, et al: Molecular studies in flexor tendon wound healing: the role of basic fibroblast growth factor gene expression, J Hand Surg (Am) 23:1052–1058, 1998.

15. Bidder M, Towler DA, Gelberman RH, et al: Expression of mRNA for vascular endothelial growth factor at the repair site of healing canine flexor tendon, J Orthop Res 18:247–252, 2000.

16. Boyer MI, Watson JT, Lou J, et al: Quantitative variation in vascular endothelial growth factor mRNA expression during early flexor tendon healing: An investigation in a canine model, J Orthop Res 19:869–872, 2001.

17. Tsubone T, Moran SL, Amadio PC, et al: Expression of growth factors in canine flexor tendon after laceration in vivo, Ann Plast Surg 53:393–397, 2004.

18. Mehta V, Kang Q, Luo J, et al: Characterization of adenovirus-mediated gene transfer in rabbit flexor tendons, J Hand Surg (Am) 30:136–141, 2005.

19. Mehta V, Mass D. The use of growth factors on tendon injuries, J Hand Ther 18:87–92, 2005.

20. Thomopoulos S, Harwood FL, Silva MJ, et al: Effect of

several growth factors on canine flexor tendon fibroblast proliferation and collagen synthesis in vitro, J Hand Surg (Am) 30:441–447, 2005.

21. Thomopoulos S, Das R, Sakiyama-Elbert S, et al: bFGF and PDGF-BB for tendon repair: controlled release and biologic activity by tendon fibroblasts in vitro, Ann Biomed Eng 38:225–234, 2010.

22. Sakiyama-Elbert SE, Das R, Gelberman RH, et al: Controlled-release kinetics and biologic activity of platelet-derived growth factor-BB for use in flexor tendon repair, J Hand Surg (Am) 33:1548–1557, 2008.

23. Tang JB, Xu Y, Ding F, et al: Tendon healing in vitro: promotion of collagen gene expression by bFGF with NF-κB gene activation, J Hand Surg (Am) 28:215–220, 2003.

24. Tang JB, Xu Y, Ding F, et al: Expression of genes for collagen production and NF-κB gene activation of in vivo healing flexor tendons, J Hand Surg (Am) 29:564–570, 2004.

25. Tang JB, Xu Y, Wang XT: Tendon healing in vitro: activation of NIK, IKKα, IKKβ, and NF-κB genes in signal pathway and proliferation of tenocytes, Plast Reconstr Surg 113:1703–1711, 2004.

26. Zhu B, Cao Y, Xin KQ, et al: Tissue reactions of adenoviral, adeno-associated viral, and liposome-plasmid vectors in tendons and comparison with early-stage healing responses of injured flexor tendons, J Hand Surg (Am) 31:1652–1660, 2006.

27. Wang XT, Liu PY, Tang JB, et al: Tendon healing in vitro: adeno-associated virus-2 effectively transduces intrasynovial tenocytes with persistent expression of the transgene, but other serotypes do not, Plast Reconstr Surg 119:227–234, 2007.

28. Chen CH, Cao Y, Wu YF, et al: Tendon healing in vivo: gene expression and production of multiple growth factors in early tendon healing period, J Hand Surg (Am) 33:1834–1842, 2008.

29. Wu YF, Chen CH, Cao Y, et al: Molecular events of cellular apoptosis and proliferation in the early tendon healing period, J Hand Surg (Am) 35:2–10, 2010.

30. Evans CH: Orthopedics: gene therapy's dark horse, Gene Ther 11:343, 2004.

31. Evans CH, Ghivizzani SC, Robbins PD: Progress and Prospects: genetic treatments for disorders of bones and joints, Gene Ther 16:944–952, 2009.

32. Branski LK, Pereira CT, Herndon DN, et al: Gene therapy in wound healing: present status and future directions, Gene

Ther 14:1–10, 2007.

33. Kubota H, Manske PR, Aoki M, et al: Effect of motion and tension on injured flexor tendons in chickens, J Hand Surg (Am) 21:456–463, 1996.

34. Hatanaka H, Zhang J, Manske PR: An in vivo study of locking and grasping techniques using a passive mobilization protocol in experimental animals, J Hand Surg (Am) 25:260–269, 2000.

35. Boyer MI, Gelberman RH, Burns ME, et al: Intrasynovial flexor tendon repair. An experimental study comparing low and high levels of in vivo force during rehabilitation in canines, J Bone Joint Surg (Am) 83:891–899, 2001.

36. Friedmann T, Roblin R: Gene therapy for human genetic disease? Science 175:949–955, 1972.

37. Bainbridge JW, Smith AJ, Barker SS, et al: Effect of gene therapy on visual function in Leber's congenital amaurosis, N Engl J Med 358:2231–2239, 2008.

38. Mancuso K, Hauswirth WW, Li Q, et al: Gene therapy for red-green colour blindness in adult primates, Nature 461 (7265):784–787, 2009.

39. Cartier N, Hacein-Bey-Abina S, Bartholomae CC, et al: Hematopoietic stem cell gene therapy with a lentiviral vector in X-linked adrenoleukodystrophy, Science 326 (5954):818–823, 2009.

40. Chong AK, Ang AD, Goh JC, et al: Bone marrow-derived mesenchymal stem cells influence early tendon-healing in a rabbit Achilles tendon model, J Bone Joint Surg (Am) 89:74–81, 2007.

41. Chan BP, Fu S, Qin L, et al: Effects of basic fibroblast growth factor (bFGF) on early stages of tendon healing: a rat patellar tendon model, Acta Orthop Scand 71:513–518, 2000.

42. Henn RF, Kuo CE, Kessler MW, et al: Augmentation of zone II flexor tendon repair using growth differentiation factor 5 in a rabbit model, J Hand Surg (Am) 35: 1825–1832, 2010.

43. Thomopoulos S, Kim HM, Das R, et al: The effects of exogenous basic fibroblast growth factor on intrasynovial flexor tendon healing in a canine model, J Bone Joint Surg (Am) 92:2285–2293, 2010.

44. Monahan PE, Samulski RJ: AAV vectors: is clinical success on the horizon? Gene Ther 7:24–30, 2000.

45. Erles K, Sebökövà P, Schlehofer JR: Update on the prevalence of serum antibodies (IgG and IgM) to adeno-associated virus (AAV), J Med Virol 59:406–411, 1999.

46. Daly TM: Overview of adeno-associated viral vectors,

Methods Mol Biol 246:157–165, 2004.

47. Mueller C, Flotte TR: Clinical gene therapy using recombinant adeno-associated virus vectors, Gene Ther 15:858–863, 2008.

48. Aitken ML, Moss RB, Waltz DA, et al: A phase I study of aerosolized administration of tgAAVCF to cystic fibrosis subjects with mild lung disease, Hum Gene Ther 12:1907–1916, 2001.

49. Kaplitt MG, Feigin A, Tang C, et al: Safety and tolerability of gene therapy with an adeno-associated virus (AAV) borne GAD gene for Parkinson's disease: an open label, phase I trial, Lancet 369(9579):2097–2105, 2007.

50. Wang XT, Liu PY, Xin KQ, et al: Tendon healing in vitro: bFGF gene transfer to tenocytes by adeno-associated viral vectors promotes expression of collagen genes, J Hand Surg (Am) 30:1255–1261, 2005.

7　肌腱组织工程学和生物活性缝合修复

作者　Brian C. Pridgen, BS　Jeffrey Yao, MD　James Chang, MD

译者　吴亚芳

概述

组织工程学领域，旨在应用日益拓宽的生物学基础知识去设计并制造工程化组织替代产品。尽管肌腱修复方法已取得了长足发展，但仍有许多患者临床疗效较差，甚至导致终身残疾。肌腱组织工程和生物活性缝合很适合解决这一临床难题。当手部损伤需要内置肌腱移植物时，有些患者自体移植的需求量可能远远超过实际供体来源；抑或，使用自体组织进行移植时效果不尽人意。组织工程化肌腱可作为一种易于获取的成品，用于促进愈合过程，使肌腱重新恢复正常功能。设计这样的肌腱成品不仅需要详细了解肌腱的正常功能和生物学性能，包括肌腱的结构和组成、细胞及其作用以及生物力学特性等，还要对肌腱愈合过程有一个深入细致的理解。然后，将这些知识综合应用于肌腱组织工程的4个主要方面：细胞、支架、生长因子和力学调控。尽管手术缝合的方法和缝合材料一直在发展，但肌腱损伤修复的临床效果一般，无论是否需要肌腱移植。近年来，研究使用生物活性缝合材料来缝合肌腱，其上负载特定的生长因子或细胞，为增强和促进肌腱修复提供了新的方法策略。

尽管屈肌腱修复术进展很快，但许多患者修复后效果仍然较差，最常见的原因是严重的粘连形成，这时就需要行肌腱松懈术来提高肌腱的滑行功能。其他因素包括肌腱断裂和修复失败，一般是由于缝合部位的缝线完全拉脱、缝线断裂、线结松脱或断端形成间隙造成的。

目前，自体肌腱移植仅限于使用掌长肌、跖肌和趾伸肌腱等来源的肌腱组织，缺点是供区缺损、额外麻醉和手术时间长。若手部发生严重毁损伤（图7-1），移植肌腱的需求量可能远远超过患者自身能提供的数量，导致患者无法恢复满意的手部功能。

虽然肌腱重建术中会使用一些人工移植材料，如涤纶移植物和硅橡胶棒，但疗效一般较差，而且这些材料的寿命都比较短，尤其是肌腱与移植材料交界面的机械磨损或断裂，最终会导致修复失败。这些人工材料仅仅只是用来替代肌腱组织，而不能使其再生，因此，这种修复方法并不能使肌腱组织很好地愈合，也不能帮助细胞向移植物内生长，从而促进移植物的生物降解与重塑。

组织工程

1993年，Langer和Vacanti发表于Science上的一篇文章是最早定义组织工程学概念的文章之一[1]，他们将组织工程这一新兴领域定义为"一门跨多学科的领域，旨在运用工程学与生命科学原理发展用于修复、维持和改善组织功能的生物替代品"。文章阐述了组织工程学的三大基本要素：①细胞或细胞替代物；②组织诱导物，如生长因子和运载工具；③细胞接种支架。针对手外科的临床需求，运用这些基本原则已经能够生产出商业化产品，包括工程化皮肤替代物[2]和同种异体神经移植材料[3]，但组织工程化肌腱尚无合适的产品。

肌腱生物学

简单地说，我们可以把肌腱想象成一股紧密的胶原绳索，作用是传递肌肉收缩力并越过关节部位，调节稳定的关节运动，而发展肌腱组织工程学就需要对其有更深入的理解。肌腱的力学性能对它们正确发挥作用至关重要，这不仅取决于肌腱组织

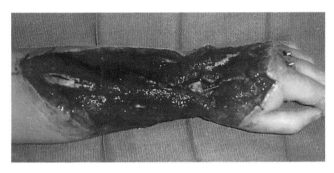

图7-1 前臂和手部毁损伤，包括肌腱在内软组织明显缺失。该患者需要进行大面积软组织重建，并将受益于组织工程化肌腱产品

中主要胶原成分的结构与组织，还取决于其他细胞外基质的组成。正常状态下，肌腱组织中细胞数量相对较少，代谢需求也较低，肌腱的损伤后，细胞及其营养来源发挥着重要的作用，是肌腱愈合的决定性因素。

结构与解剖

肌腱的基本结构单位是胶原[4,5]，胶原纤维逐级形成更大更有规律性的亚单位，最后形成光学显微镜下可见的波浪状或正弦状结构。

虽然胶原是肌腱的主要组成部分，蛋白聚糖对肌腱发挥生物学与力学功能也至关重要[6]。蛋白聚糖通过亲水亚单位促进水合作用，并且调节肌腱各结构亚单位之间的相互作用，是肌腱保持黏弹性的决定性因素。蛋白聚糖的另一个重要功能是促进细胞信号传导，介导细胞生长、增殖和迁移。

肌腱周围的滑膜鞘一般位于肌腱承受机械应力的部位，滑膜液的润滑作用使这部分肌腱能够更有效地滑动。手部的滑膜内肌腱包括指浅屈肌腱和指深屈肌腱，这些肌腱的远端部分位于滑膜内而近端部分位于滑膜外。除了帮助肌腱在承受较高机械应力的区域滑动外，滑膜鞘还能通过滑液的扩散为肌腱提供营养。滑膜外肌腱由腱旁组织覆盖，腱旁组织是一种疏松的结缔组织，能为肌腱带来血供。这一特性十分重要，虽然滑膜内肌腱损伤和移植重建的临床疗效普遍不佳，尤其是Ⅱ区，但进行肌腱自体移植重建术时采用滑膜内肌腱会比滑膜外肌腱效果好。

Brockis等早期观察了屈肌腱的血供情况[7]，发现肌腱分别通过肌肉—肌腱连接处、滑膜外肌腱的

腱旁组织、滑膜内肌腱的腱纽以及骨—肌腱连接处获得血液供应。除了血供来源，滑膜内肌腱还能通过滑膜液的扩散获取营养[8,9]。

细胞

肌腱组织中最主要的细胞是腱细胞，是梭形的成纤维样细胞，沿肌腱纵轴方向排列，负责合成和维持肌腱细胞外基质成分。腱细胞成熟后，它们的代谢活动与能量需求下降，使得肌腱能够长时间地传递拉力并保持一定的张力而不会缺血坏死。但是，肌腱损伤修复时，这种低代谢率也会导致愈合过程延长。

肌腱愈合

由于肌腱内细胞数量少、血管分布稀疏和代谢率低[10]，导致肌腱愈合相对缓慢。愈合过程持续时间长，常常需要将手部固定以减小肌腱断裂和间隙形成的风险，而固定时间的长短要与粘连形成的风险相互平衡。如何调控肌腱愈合过程，使得肌腱愈合牢固且粘连形成最少，就需要深入了解肌腱愈合的3个阶段：炎症期、增殖期和重塑期[4,10]。

炎症期发生在损伤后24h内，这一期间的特点是炎症细胞募集。增殖期起始时肌腱细胞被募集至损伤区，合成包括Ⅲ型胶原在内的细胞外基质成分。数周后，重塑期开始，在增殖期合成的排列紊乱的细胞外基质逐渐规律排列，形成平行纤维束，在此期间Ⅲ型胶原逐渐减少，Ⅰ型胶原合成增加。当愈合结束时，肌腱细胞数量逐渐减少，新陈代谢随之降低。

外源性愈合和内源性愈合

最初，人们认为肌腱愈合是一个外源性过程，通过与周围组织的血管性粘连，新生细胞向损伤肌腱内生长[11]。后来证明，滑膜内肌腱可以通过肌腱自身细胞介导愈合过程[12,13]。这表明，当肌腱细胞自身能够修复损伤时，粘连的形成也并非必然。

肌腱组织工程

制作组织工程化肌腱需要对肌腱愈合和肌腱功能的基础科学有一个深入的理解，运用这些知识设计和选择组织工程化肌腱所需的构建成分，包括细胞、支架、生长因子和力学调控等（图7-2），合理利用这些因素就可生产出最终的组织工程化产品。

细胞	支架
细胞类型	生物支架
细胞来源	合成支架
细胞接种点	去细胞支架
自体 vs. 异体细胞	

生长因子	力学调控
IGF-I	连续应力
TGF-β	循环应力
VEGF	间断应力
PDGF	
bFGF	

图7-2 组织工程化肌腱的主要因素及每个因素的组成，构建组织工程化肌腱产品时必须考虑到部分或所有这些因素

细胞

为使肌腱功能得以恢复，细胞作为组织修复和维持功能的重要因素，是构建组织工程化肌腱必不可少的组成部分。虽然组织工程构建的目标明确，但实现这一目标所需的每一步成功与否并不确定。研究者们仍然面临着如下问题：选择合适的细胞类型和细胞来源，明确细胞接种的部位。

细胞类型与细胞来源

在构建组织工程化肌腱时，正确选择接种细胞的类型与来源至关重要，必须考虑以下几点：① 细胞获取方便，供区无并发症；② 细胞能在体外培养和扩增；③ 所选细胞能否促进肌腱功能恢复。目前认为比较合适的细胞类型包括肌腱细胞、皮肤成纤维细胞和间充质干细胞。

肌腱细胞是天然肌腱中最主要的细胞类型，因此，它们能够使得组织工程化肌腱恢复应有的功能。Cao等将鸡的肌腱细胞接种到非编造聚乙醇酸支架中，结果证明这种支架的组织学结构、胶原排列和断裂强度等均类似于天然肌腱组织[14]。然而，使用肌腱细胞这一方法并不实用，因为从自体肌腱取材分离获取细胞会导致供区部位缺陷，而且这种细胞体外扩增效率很慢，在细胞接种前冗长的扩增时间进一步降低了这种方法的实用性。

人皮肤成纤维细胞也是一种终末分化细胞，与肌腱细胞非常类似，已被公认为是肌腱组织工程的候选细胞。和肌腱细胞一样，皮肤成纤维细胞源自中胚层，具有类似的形态结构和细胞外基质合成能力。获取自体皮肤成纤维细胞只需要一个简单的

皮肤活体组织切片，损伤小、费用低，这一点明显优于获取肌腱细胞，且皮肤成纤维细胞体外扩增方便快速。研究表明，将人肌腱细胞和皮肤成纤维细胞分离并分别生长于聚乙醇酸支架上[15]，这两类细胞接种的组织工程化肌腱在大体结构、组织形态、胶原沉积、胶原纤维直径和结构强度上并无差异。这些结果表明皮肤成纤维细胞可替代肌腱细胞用于构建组织工程化肌腱，还能避免使用自体肌腱细胞所带来的问题。

间充质干细胞是一类存在于成体骨髓和脂肪组织中的多潜能细胞系，可作为未分化细胞培养或诱导分化为间充质细胞系，如肌腱细胞、成骨细胞、软骨细胞和脂肪细胞[16]。尽管从骨髓中获取间充质干细胞具有创伤性且产量少，且体外扩增耗时长费用高，但它的优点是无供区缺损。许多研究小组证实，接种骨髓来源的间充质干细胞可以提高肌腱强度、重塑性以及组织形成[17~19]。另外，脂肪源性间充质干细胞获取方便、数量充足、并发症少，分化潜能与骨髓源性间充质干细胞相似[20]。使用间充质干细胞时，需要考虑到这种细胞有向非肌腱细胞系分化的风险，虽然有研究利用Smad8过表达促进间充质干细胞向肌腱细胞分化[22]，但许多研究者在使用间充质干细胞构建肌腱组织时仍然观察到异位骨的形成[18,21]。这就需要我们进一步深入研究间充质干细胞的分化与复制，明确间充质干细胞可能的子细胞系、向特定细胞系分化的倾向性以及如何更好地利用肌腱细胞标志物去证实正确的分化方向。

细胞接种部位（体内还是体外）

大量研究着重于将细胞体外接种到支架中，这种做法的优势是为组织工程化肌腱结构提供一个固有细胞群，以启动内源性调节愈合过程，形成较少的粘连，还能促进修复部位快速愈合、重塑与移植成功。许多之前提及的研究都成功证明，细胞能够附着于肌腱支架表面，但能成功在支架深部建立细胞群的却很少。有些研究小组认为支架基质排列紧密，不利于细胞向肌腱深部迁移[23]，另外一个可能的原因是肌腱深部的营养供应匮乏，既缺少自身血液供给也缺少滑液扩散所带来的营养。而且，新接种的细胞比肌腱自身细胞代谢更为旺盛，也抑制了它们从肌腱表层向深部迁移。尽管在组织深部接种细胞有一定的困难，但研究发现随着时间延长，宿主细胞会逐渐潜入肌腱深层并替代接种的细胞

群[24]。进一步了解在肌腱深部建立细胞群的重要性，以及如何提高肌腱核心区域的细胞接种效率，仍然有待后续大量的实验研究。

还有一种做法是体内细胞接种到支架中，即植入去细胞支架，并依靠患者机体自身使得移植物再次细胞化。为使损伤区域快速恢复、重塑以及移植成功，一些研究小组试图通过引导细胞再生加速这一体内接种过程，包括使用生长因子或含重要生物分子的去细胞组织支架。这种方法的优势是无须体外细胞扩增和接种，省时省力，也无感染风险和监管障碍。当然，这种方法也面临着挑战，需要我们对肌腱愈合的生物学过程和关键生长因子的时间变化分布有一个详尽细致的了解。此外，由于接种过程依赖外源性细胞，会在一定程度介导粘连形成。

自体细胞接种与异体细胞接种

许多肌腱组织工程学研究致力于自体细胞接种，这种方法能避免免疫不相容和对移植细胞排斥等问题，还能降低感染传播，即使体外扩增存在一定的污染风险。

使用异体细胞时，最大的问题是配体受体不相容，导致免疫排斥反应。然而，最近的研究表明，使用异体间充质干细胞能够避免受体发生免疫反应，原因可能是MHC-Ⅱ的表达较低和白细胞功能遭到破坏[25]。

与自体细胞相比，使用异体细胞的优势不胜枚举：第一，异体细胞能即时供应，无须像自体细胞一样经过一系列耗时耗力的过程，临床医师能够更快速地使用这些细胞接种支架，直接完成修复，不必分步实施细胞获取、体外扩增和植入等步骤。第二，使用异体细胞具有可控性，由于异体细胞能够大批量培养，取其中一部分细胞样品进行安全性检测，并不会明显损耗细胞数量，也就无须进一步体外扩增，而自体细胞安全性检测后必须再次扩增以获得足够数量的细胞。第三，研究发现随着供体年龄升高，间充质干细胞的数量减少，寿命以及增殖能力均有所下降[26]。这种随年龄衰退的现象，致使老年患者不适合使用自体间充质干细胞接种支架，使用来自年轻供体的异体间充质干细胞就能够很好地解决这一问题。

支架

仅有体外培养的细胞并不能实现肌腱功能，这些细胞必须要结合到类似于肌腱细胞外基质的三维支架中生长。肌腱的细胞外基质除了提供细胞的附着空间，还参与形成肌腱的力学性能，为细胞生长、增殖和迁移提供重要的信号分子。组织工程中使用的支架材料为细胞生长、增殖和迁移提供了一个三维空间结构，具有生物相容性和生物降解性，经细胞重塑后不产生毒性或炎性降解产物。支架材料应当具有足够的机械强度，满足肌腱术后康复活动而不发生断裂。这些支架一般是用天然生物材料、合成材料或死者的去细胞组织制作而成。

生物支架

肌腱的主要成分是胶原，因此它也被广泛地研究用作肌腱组织工程的支架材料。胶原具有高度生物相容性，且降解产物安全无害，与人造材料相比，细胞能更好地附着其上并生长增殖[27]。胶原支架可以做成凝胶状或海绵状，单独胶原凝胶本身不具备机械强度，不合适用作支架材料，必须和支撑材料一起使用，比如缝线[18]；胶原海绵虽然具备优良的机械强度，但细胞附着能力差[28]。有些研究小组合成一种凝胶—海绵胶原结构，既结合了凝胶材料的细胞附着优势，又结合了海绵材料的机械特性[29]。虽然用无免疫性天然材料很容易制造出这种类型的支架，但它们缺乏GAG信号分子，也不能达到天然肌腱的机械强度。

人造支架

肌腱组织工程中最常用的生物可降解人造支架是聚酯纤维，包括聚乳酸（polylactic acid, PLA）、聚乙醇酸（polyglycolic acid, PGA）以及聚乳酸—聚乙醇酸共聚物（polylactic-co-glycolic acid, PLGA）。研究者们通过人工合成这些材料，不断调控它们的性能，合理平衡降解性与机械强度这两方面，为细胞的黏附、迁移和增殖提供良好的空间环境。Lu等比较了PLA、PGA和PLGA支架在ACL重建时的适用性[30]，发现虽然最初PGA强度最大，但与细胞体外共培养时迅速降解，如果体内使用这类移植材料，断裂的风险就会很大。接种ACL成纤维细胞后，PLA支架能够维持细胞正常形态生长，且细胞数量最多。而Ouyang等发现，使用骨髓源性间充质干细胞接种时，PLGA支架具备最佳的细胞附着和增殖能力[31]。在文献报道中，研究者们使用各种类型的支架材料，尚未形成统一标准，原因诸多，包括聚合支架制造规格不同、接种细胞的类型、培养条件或力学测试参数差异等[30]。还有一些研究使用纤连蛋白包裹去克服支架表面的疏水性，从而促进细胞黏附，也使用平织支架而非编织支架促进细胞附着并向内生长[19]，抑或利用纳米纤维的电纺技术促进细胞黏附、增殖和迁移[32]。

虽然人造支架制造方便、易于调整，近来发展也很快，但是仍存在许多弊端。聚酯纤维支架可将解为天然存在的一些代谢物，如乙醇酸和乳酸，但这些酸性代谢产物可能引起局部或全身反应[33]，然后引发炎症反应，包括杀死细胞、破坏新生肌腱和促进粘连形成，使得肌腱愈合延迟。人造支架移植的另一个障碍是其力学性能，相比于天然肌腱，这些材料的力学性能非常差，往往需要数周时间与细胞体内外共培养，才能接近天然肌腱的强度[14,19]。如果使用体外共培养的成熟支架，价格昂贵，有感染的风险，若使用自体细胞接种，患者需要长期的愈合时间。如果使用体内共培养的成熟支架，因为这种移植材料容易断裂，患者不得不长期固定伤指，增加了粘连形成与关节挛缩的风险。

去细胞支架

生物支架与人造支架的缺点之一是生物学惰性，它们缺乏必要的信号分子促进细胞迁移、增殖以及合成细胞外基质。虽然可以人为将这些信号分子融入支架结构中，但我们对肌腱生物学知识的了解还不足以能够完整地复制肌腱的局部微环境。

另一方面，天然肌腱包含许多蛋白聚糖类信号分子，具有一定的机械强度能够承受正常的牵拉，和生物支架及人造支架不同，无须长时间的体内或体外新生肌腱的形成过程。然而，由于存在细胞免疫原性，天然肌腱虽然具备这些生物学和力学优势，却不能直接进行个体间移植。天然肌腱组织必须首先去细胞化，移除免疫原性成分，且这一过程不能影响其信号分子、力学性能以及生物相容性。

许多研究小组用去垢剂处理新鲜肌腱，移除其中免疫原性细胞成分，制造出所需的支架材料（图7-3）[34,35]。他们证实，这些去细胞化肌腱保留了重要的生物化学信号分子和力学特性，能够很好地维持肌腱的生物学和力学功能。进一步研究还发现，这些支架支持同种异体细胞的附着和生长，说明这些去细胞化肌腱适用于临床肌腱组织工程。其他一些材料，如去细胞化真皮基质[36]和人脐静脉[37]，也被考虑用于肌腱组织工程中制造去细胞化支架。

生长因子

肌腱愈合过程中生长因子随时间变化规律并未完全明了，但我们知道生长因子在肌腱修复过程中发挥着重要的调控作用。目前，研究最多的生长因子包括胰岛素样生长因子-1（insulin-like growth factor-1，IGF-1）、转化生长因子（transforming growth factor-β，TGF-β）、血管内皮生长因子（vascular endothelial growth factor，VEGF）、血小板源性生长因子（platelet-derived growth factor，PDGF）和碱性成纤维细胞生长因子（basic fibroblast growth factor，bFGF）[4,38]，这些生长因子在炎症反应、细胞迁移和增殖、胶原合成、血管再生和肌腱重塑中均发挥重要作用。

传递生长因子的方法很多，包括接种转基因细胞、转染携带靶基因的病毒或直接注射生长因子。虽然这方面研究已经取得了许多进步，但仍然需要进一步深入了解肌腱愈合不同阶段生长因子的变化和作用，明确安全有效、经济实惠的传递方法。

力学调控

力学调控是肌腱细胞发挥功能、维持肌腱表型及胶原合成的重要因素[39]。有研究者通过一系列研究，证明力学牵拉接种了人皮肤成纤维细胞的PGA支架能够促进胶原纤维成熟并平行排列，且胶原纤维以典型的肌腱Ⅰ型胶原为主，而非皮肤中的Ⅲ型胶原，说明支架中的皮肤成纤维细胞向肌腱细胞表型转化[15]。他们还发现力学牵拉后，组织工程化肌腱结构的强度也有所提高。还有研究证明，间歇性循环牵拉比持续性牵拉更加促进细胞增殖、Ⅰ型胶原合成以及肌腱形态的维持[40]，去细胞化肌腱支架再植细胞后，接受间歇性循环拉力的肌腱比未接受牵拉的肌腱强度大。图7-4是肌腱生物刺激器的模型。

生物活性缝合

组织工程化肌腱成功制造后，必须将它置于肌腱缺损处并进行手术缝合，之后患者需要进行早期术后活动以减少粘连形成。但是，术后活动时要权衡肌腱间隙产生的风险，因为间隙形成会导致损伤区域愈合延迟及愈合强度下降。近来，缝合方法和缝合材料的快速发展极大提高了肌腱修复后的抗

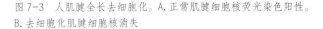

图7-3 人肌腱全长去细胞化。A.正常肌腱细胞核荧光染色阳性。B.去细胞化肌腱细胞核消失

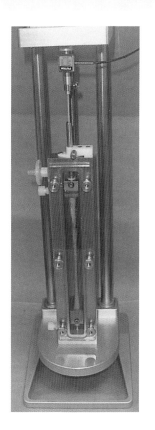

图7-4 生物反应器,其中可容纳人屈肌腱全长,该装置连接着发动机和程序控制系统,能够启动连续循环和/或间歇性牵拉运动

拉强度,但早期活动引发的间隙形成风险却未能消除。此外,缝合本身也会带来损伤,缝线周边会形成一个无细胞区以及发生炎症反应,使得肌腱愈合延迟[41]。

一些研究小组使用具有生物活性的缝线来增强肌腱的修复效果,这方面的研究方法主要有两种:一是将生长因子融合到缝线上,调节损伤区细胞的生长;二是直接将细胞黏附于缝线上,通过缝合接种到损伤区促进修复。

还有许多研究将缝线作为药物的传输工具。体外试验证明,将表皮生长因子融合到Mersilene缝线上,能够增强缝线周边的细胞增殖能力[42]。在另一项试验中,研究人员将bFGF融于单丝尼龙缝线上去修复兔肌腱损伤[43],能提高损伤区修复强度和细胞增殖能力。第三个研究小组将生长分化因子-5覆盖在缝线上,结果与前几组报道类似,肌腱修复强度和细胞增殖能力均有所提高[44]。

还有一个研究小组致力解决缝合区域无细胞化问题,他们将多潜能细胞植于缝线上[45],发现这些细胞能够沿着整个缝线路径传输到肌腱修复重建区域,在肌腱的无细胞损伤区存活增殖,并保持代谢活性。这些细胞重新注入缝线附近的无细胞区域,加速愈合过程,目前,评估生物活性缝线的动物实验正在一步步实施中。

这些方法既有利于端端直接缝合的肌腱修复,也有利于组织工程化肌腱的移植手术。使用生物活性缝线促进损伤区愈合及细胞增殖,会提高肌腱的早期抗张强度,并降低总体愈合时间。如此,患者可更安全地进行早期术后活动,将间隙形成与肌腱断裂的风险降至最低。

结论

虽然屈肌腱修复近来已取得了长足的进步,但许多患者预后效果仍然不尽人意。肌腱愈合过程中的粘连形成会导致肌腱活动度减少;大面积缺损时自体肌腱移植会导致供区组织缺损,而且存在大范围严重损伤时供体来源不足等问题;为降低间隙形成的风险,传统的肌腱缝合修复术往往会推迟术

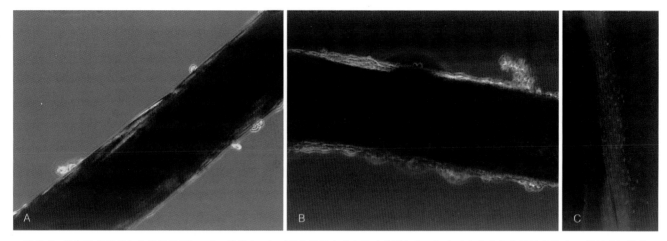

图 7-5　鼠胚胎多潜能细胞种植于 Fiberwire 缝线上。A. 对照组缝线上基本没有黏附细胞。B. 实验组缝线上使用聚乙烯（L- 赖氨酸）促进细胞黏附。C. DAPI 染色，黏附于缝线上的细胞核染色阳性

后康复活动的开始时间。肌腱生物学的长期研究提高了我们对肌腱结构、功能和愈合过程的理解，我们希望在肌腱组织工程学中，应用这些基础科学研究，大力发展各项技术，以期进一步提高屈肌腱损伤修复与重建的临床疗效。

参考文献

1. Langer R, Vacanti JP: Tissue engineering, Science 260:920–926, 1993.

2. Lou RB, Hickerson WL: The use of skin substitutes in hand burns, Hand Clin 25:497–509, 2009.

3. Whitlock EL, Tuffaha SH, Luciano JP, et al: Processed allografts and type I collagen conduits for repair of peripheral nerve gaps, Muscle Nerve 39:787–799, 2009.

4. James R, Kesturu G, Balian G, et al: Tendon: Biology, biomechanics, repair, growth factors, and evolving treatment options, J Hand Surg (Am) 33:102–112, 2008.

5. Lin TW, Cardenas L, Soslowsky LJ: Biomechanics of tendon injury and repair, J Biomech 37:865–877, 2004.

6. Doroski DM, Brink KS, Temenoff JS: Techniques for biological characterization of tissue-engineered tendon and ligament, Biomaterials 28:187–202, 2007.

7. Brockis JG: The blood supply of the flexor and extensor tendons of the fingers in man, J Bone Joint Surg (Br) 35:131–138, 1953.

8. Lundborg G, Holm S, Myrhage R: The role of the synovial fluid and tendon sheath for flexor tendon nutrition. An experimental tracer study on diffusional pathways in dogs, Scand J Plast Reconstr Surg 14:99–107, 1980.

9. Abrahamsson SO, Lundborg G, Lohmander LS: Tendon healing in vivo. An experimental model, Scand J Plast Reconstr Surg Hand Surg 23:199–205, 1989.

10. Sharma P, Maffulli N: Biology of tendon injury: healing, modeling and remodeling, J Musculoskelet Neuronal Interact 6:181–190, 2006.

11. Potenza AD: Critical evaluation of flexor-tendon healing and adhesion formation within artificial digital sheaths, J Bone Joint Surg (Am) 45:1217–1233, 1963.

12. Matthews P, Richards H: The repair potential of digital flexor tendons. An experimental study, J Bone Joint Surg (Br) 56:618–625, 1974.

13. Lundborg G: Experimental flexor tendon healing without adhesion formation: A new concept of tendon nutrition and intrinsic healing mechanisms. A preliminary report, Hand 8:235–238, 1976.

14. Cao Y, Liu Y, Liu W, et al: Bridging tendon defects using autologous tenocyte engineered tendon in a hen model, Plast Reconstr Surg 110:1280–1289, 2002.

15. Deng D, Liu W, Xu F, et al: Engineering human neo-tendon tissue in vitro with human dermal fibroblasts under static mechanical strain, Biomaterials 30:6724–6730, 2009.

16. Pittenger MF, Mackay AM, Beck SC, et al: Multilineage potential of adult human mesenchymal stem cells, Science 284:143–147, 1999.

17. Young RG, Butler DL, Weber W, et al: Use of mesenchymal stem cells in a collagen matrix for Achilles tendon repair, J Orthop Res 16:406–413, 1998.

18. Awad HA, Boivin GP, Dressler MR, et al: Repair of patellar tendon injuries using a cell-collagen composite, J Orthop Res 21:420–431, 2003.

19. Ouyang HW, Goh JCH, Thambyah A, et al: Knitted poly-lactide-co-glycolide scaffold loaded with bone marrow stromal cells in repair and regeneration of rabbit Achilles tendon, Tissue Eng 9:431–439, 2003.

20. Lee RH, Kim B, Choi I, et al: Characterization and expression analysis of mesenchymal stem cells from human bone marrow and adipose tissue, Cell Physiol Biochem 14:311–324, 2004.

21. Harris MT, Butler DL, Boivin GP, et al: Mesenchymal stem cells used for rabbit tendon repair can form ectopic bone and express alkaline phosphatase activity in constructs, J Orthop Res 22:998–1003, 2004.

22. Hoffmann A, Pelled G, Turgeman G, et al: Neotendon formation induced by manipulation of the Smad8 signalling pathway in mesenchymal stem cells, J Clin Invest 11:940–952, 2006.

23. Whitlock PW, Smith TL, Poehling GG, et al: A naturally derived, cytocompatible, and architecturally optimized scaffold for tendon and ligament regeneration, Biomaterials 28:4321–4329, 2007.

24. Thorfinn J, Saber S, Angelidis IK, et al: Flexor tendon tissue engineering: temporal distribution of donor tenocytes versus recipient cells, Plast Reconstr Surg 124:2019–2026, 2009.

25. Ryan JM, Barry FP, Murphy JM, et al: Mesenchymal stem cells avoid allogeneic rejection, J Inflamm (Lond) 2:8, 2005.

26. Stenderup K, Justesen J, Clausen C, et al: Aging is associated with decreased maximal life span and accelerated senescence of bone marrow stromal cells, Bone 33:919–926, 2003.

27. Qin T, Yang Z, Wu Z, et al: Adhesion strength of human tenocytes to extracellular matrix component-modified poly(dl-lactide-co-glycolide) substrates, Biomaterials 26:6635–6642, 2005.

28. Butler DL, Juncosa-Melvin N, Boivin GP, et al: Functional tissue engineering for tendon repair: A multidisciplinary strategy using mesenchymal stem cells, bioscaffolds, and mechanical stimulation, J Orthop Res 26:1–9, 2008.

29. Juncosa-Melvin N, Boivin GP, Gooch C, et al: The effect of autologous mesenchymal stem cells on the biomechanics and histology of gel-collagen sponge constructs used for rabbit patellar tendon repair, Tissue Eng 12:369–379, 2006.

30. Lu HH, Cooper JA, Manuel S, et al: Anterior cruciate ligament regeneration using braided biodegradable scaffolds: In vitro optimization studies, Biomaterials 26:4805–4816, 2005.

31. Ouyang HW, Goh JCH, Mo XM, et al: Characterization of anterior cruciate ligament cells and bone marrow stromal cells on various biodegradable polymeric films, Mater Sci Eng C 20:63–69, 2002.

32. Sahoo S, Ouyang H, Goh JC, et al: Characterization of a novel polymeric scaffold for potential application in tendon/ligament tissue engineering, Tissue Eng 12:91–99, 2006.

33. Böstman OM, Pihlajamäki HK: Adverse tissue reactions to bioabsorbable fixation devices, Clin Orthop Relat Res 371:216–227, 2000.

34. Cartmell JS, Dunn MG: Effect of chemical treatments on tendon cellularity and mechanical properties, J Biomed Mater Res 49:134–140, 2000.

35. Tischer T, Vogt S, Aryee S, et al: Tissue engineering of the anterior cruciate ligament: a new method using acellularized tendon allografts and autologous fibroblasts, Arch Orthop Trauma Surg 127:735–741, 2007.

36. Adams JE, Zobitz ME, Reach JS, et al: Rotator cuff repair using an acellular dermal matrix graft: an in vivo study in a canine model, Arthroscopy 22:700–709, 2006.

37. Abousleiman RI, Reyes Y, McFetridge P, et al: Tendon tissue engineering using cell-seeded umbilical veins cultured in a mechanical stimulator, Tissue Eng Part A 15:787–795, 2009.

38. Molloy T, Wang Y, Murrell G: The roles of growth factors in tendon and ligament healing, Sports Med 33:381–394, 2003.

39. Yang G, Crawford RC, Wang JH: Proliferation and collagen production of human patellar tendon fibroblasts in response to cyclic uniaxial stretching in serum-free conditions, J Biomech 37:1543–1550, 2004.

40. Riboh J, Chong AKS, Pham H, et al: Optimization of flexor tendon tissue engineering with a cyclic strain bioreactor, J Hand Surg (Am) 33:1388–1396, 2008.

41. Wong J, Alyouha S, Kadler K, et al: The cell biology of suturing tendons, Matrix Biology 29:525–536, 2010.

42. Rohrich RJ, Trott SA, Love M, et al: Mersilene suture as a

vehicle for delivery of growth factors in tendon repair, Plast Reconstr Surg 104:1713–1717, 1999.

43. Hamada Y, Katoh S, Hibino N, et al: Effects of monofilament nylon coated with basic fibroblast growth factor on endogenous intrasynovial flexor tendon healing, J Hand Surg (Am) 31:530–540, 2006.

44. Dines JS, Weber L, Razzano P, et al: The effect of growth differentiation factor-5-coated sutures on tendon repair in a rat model, J Shoulder Elbow Surg 16(Suppl):S215–S221, 2007.

45. Yao J, Korotkova T, Smith RL: Viability and proliferation of pluripotential cells delivered to tendon repair sites using bioactive sutures-an in vitro study, J Hand Surg (Am) 36:252–258, 2011.

第 2 篇

一期屈肌腱修复

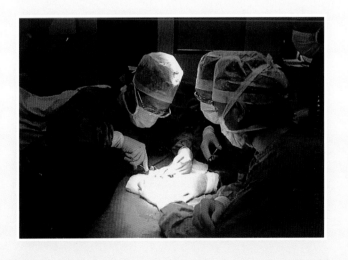

8　一期屈肌腱修复的适应证

作者　Jin Bo Tang, MD

译者　孙学猛　陈　超

概述

屈肌腱损伤发生在手指、掌、腕或前臂远、中段。手指腱鞘区屈肌腱修复技术要求很高。如果伤口条件容许，则行一期肌腱修复。然而，一期修复由经验丰富的手术医师实施至关重要。也可以延迟几天甚至1~2周后，由经验丰富的外科医师完成手术，一期或延迟一期修复的临床效果相当。

一期及延迟一期修复适用于创缘整洁、腱周组织有限损伤或者伤口清创后可变成清洁伤的损伤。神经血管损伤不是一期修复的禁忌证。肌腱表面软组织缺损或骨折是临界禁忌证。皮肤和皮下组织的缺损可以通过皮瓣转移覆盖。如果指骨和掌骨干的简单骨折可以通过螺钉或微型接骨板有效固定，则可以修复肌腱。

严重的挤压伤、严重的伤口污染、广泛的软组织缺损或大量的滑车和肌腱结构破坏是一期肌腱修复的禁忌证。

屈肌腱损伤发生在手指、掌、腕或前臂远、中段。手指腱鞘区肌腱修复最具有技术难度且存在争议。腱鞘区屈肌腱一期修复的问世应该归功于近半个世纪前的先驱者，包括Verdan[1]、Kleinert等[2,3]。在此之前的半个多世纪，医师不主张一期肌腱修复，习惯于完全切除后移植新的肌腱[4,5]。Verdan以及Kleinert等对于一期肌腱修复后并早期活动锻炼的报道证实，如果伤口条件容许，指屈肌腱断裂可以直接端端缝合[1-3]。

解剖分区

手和前臂屈肌腱因其解剖特点分为五个区，这圈定了屈肌腱解剖和手术修复的基本术语[1,3,6]。20世纪90年代，最复杂的区域——腱鞘内屈肌腱由Moiemen、Elliot[7]以及Tang[8]细分。分区描述见表8-1，其与滑车的位置关系见图8-1和图8-2所示。

病因和肌腱损伤的评估

肌腱损伤可以由开放伤引起，由切割或机械损伤、骨折后闭合性撕裂或通过其他骨骼疾病导致，甚至为自发性没有外伤史或无明确病因引发。严重的肌腱损伤可以是肢体创伤导致的复合伤的一部分。在功能锻炼期间，手术修复的肌腱也可能会断裂。

肌腱损伤往往表现为开放性损伤，并且与各种开放性伤口相关联。伤口深、窄的开放性外伤应提高伴肌腱损伤的怀疑。如果手术医师不细致评估可能涉及手指的主动运动，则可能造成漏诊。当肌腱部分断裂时，多数手指功能可能仍然存在，因此很容易造成病情被忽视。肌腱的较大部分断裂，可通过在手指屈曲过程中检测到弹响而被发现。严重的深达骨性结构的开放创伤通常伴随肌腱损伤，不难诊断。手掌或手腕部位开放性创伤往往伴随肌腱受伤。手腕部位创伤可能只伤及腕部屈肌腱的一部分，而不干扰正常的手指和腕关节屈曲。然而，腕部屈肌腱大部分受伤则会引起屈腕无力和（或）呈现手指不能主动屈曲。

肌腱断裂的位置并不恰好位于手指皮肤裂口的深面。远端肌腱末端的位置取决于受伤时手指的位置。如果手指屈曲位时受伤，肌腱远断端在手指伸直时被拉向远端。如果手指是在伸直位时受伤，肌腱远断端通常就在裂口处。因为肌肉牵拉，肌腱近断端往往收缩到手掌处。损伤发生在手指远端时，腱组可防止近端肌腱回缩。故此，撕裂的指屈肌腱近端指浅屈（FDS）或指深屈（FDP）肌腱有时只回缩了

表8-1 手和前臂屈肌腱的解剖命名法

指屈肌腱的分区（Verdan）
Ⅰ 从FDS肌腱止点至FDP肌腱止点
Ⅱ 从手指腱鞘近端至FDS止点
Ⅲ 从腕横韧带至手指腱鞘
Ⅳ 由腕横韧带所覆盖的区域
Ⅴ 近端至腕横韧带

拇指FPL肌腱的分区
Ⅰ 远端至IP关节
Ⅱ IP关节至A1滑车
Ⅲ 鱼际区

手指Ⅰ区亚分区（Moiemen和Elliot）
Ⅰ A FDP肌腱最远端（通常＜1 cm）
Ⅰ B IA区至A4滑车远端
Ⅰ C A4滑车内FDP肌腱

手指Ⅱ区亚分区（Tang）
Ⅱ A FDS肌腱止点区域
Ⅱ B FDS止点近端至A2滑车远端边缘
Ⅱ C A2滑车内段
Ⅱ D A2滑车近端至手指腱鞘近端反折

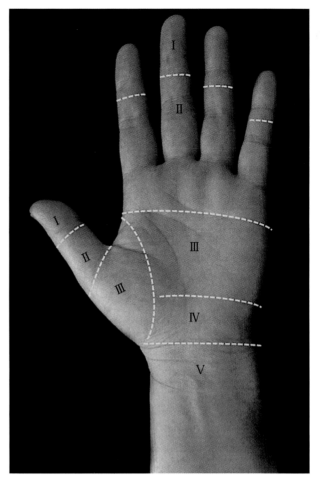

图 8-1 手指屈肌腱分区

很短的距离并且被发现仍在手指的腱鞘内。撕裂的拇长屈肌腱（FPL）近端由于肌肉有力拉动通常会缩到大鱼际区，甚至缩到更近端的位置。

在检查时，手指在静止位置的任何改变都应重点关注（图8-3），要求患者主动弯曲手指，以评价 FDP 和 FDS 的功能，使用图 8-4和图8-5所示特殊试验，若不能主动弯曲手指近指间关节（PIP）或远指间关节（DIP），而被动运动可完成，则表明FDP或FDS肌腱（或两个）完全断裂。

外科医师应详细考虑手的状况后再决定治疗方法。肌腱损伤往往是开放性复合伤的部分表现。神经和血管损伤是最常见的并发伤，可能也会出现软组织缺损。手指单一动脉的损伤并不需要修复，但撕裂的指神经，即使对侧完整也应当修复。

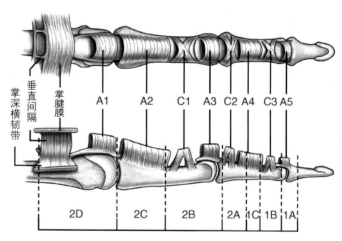

图 8-2 手指屈肌腱（Ⅰ区和Ⅱ区）滑车和亚分区

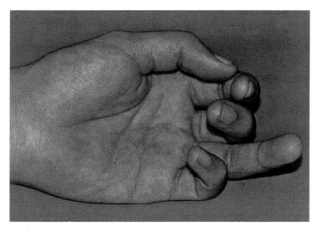

图 8-3　指屈肌腱完全裂伤（或破坏）休息位的变化。图片显示一例 FDP 肌腱完全断裂，行一期皮肤闭合未行肌腱修复 2 周后的外观

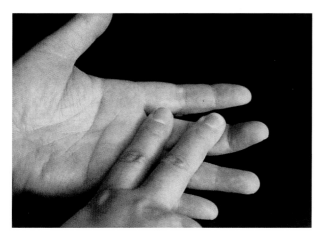

图 8-4　DIP 关节主动屈曲显示 FDP 肌腱的完整性。DIP 关节主动屈曲丧失显示 FDP 肌腱损伤

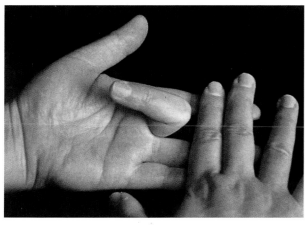

图 8-5　示中指 FDS 肌腱功能正常。当其他手指屈曲被阻止时，PIP 关节主动屈曲的丧失显示 FDS 功能丧失，表明肌腱完全断裂

伤口污染可能是一个严重的问题，所有的伤口应彻底清洗和清创。如果伤口有明显污染的迹象，伤口的彻底清洗、清创术和静脉滴注抗生素是必要的。肌腱应在延迟阶段，炎症得到控制后修复。对于此类患者，具有静脉注射抗生素的适应证，且应评估破伤风免疫状态。如果肌腱损伤伴有骨折，可以同期或分期接受治疗。骨折先行内固定，肌腱可以在 1 周甚至更晚后修复。

闭合的肌腱断裂表现为手指没有开放伤口但不能主动屈曲。手指的主动屈曲下强制伸直能引起 FDP 肌腱在远节指骨止点的撕脱伤，即所谓的球衣指。由于慢性磨损引发的肌腱断裂出现在风湿性疾病、Kienböck 病、腕舟骨骨折不愈合、钩骨或桡骨远端骨折。肌腱断裂也可能呈自发性无明确病因发生。闭合的滑车破裂通常发生在从事手指强力屈曲的特殊人群，如攀岩者。临床上，患者手指能主动屈曲，但所涉及的手指呈现肌腱弓弦状态的体征。

伤口大和怀疑有复合伤的患者应行常规影像学检查。如怀疑有闭合性肌腱损伤或闭合性滑车损伤，应该行超声或 CT 检查。

肌腱修复的时机

一期肌腱修复通常在创伤后的数小时至 24 小时内进行，在伤口清洗和清创术后立即进行端端缝合。延迟一期修复指急诊在未修复肌腱情况下闭合伤口，在数天到数周后（通常在 3 周甚至 4 周后），进行肌腱端端缝合。只要有可能，急性手和前臂肌腱撕裂应该在一期或延迟阶段得到治疗。理想的情况是，手指屈肌腱撕裂伤患者，伤后不久即送达医疗机构，由一名有经验的外科医师应诊，手术在几个小时内开始（图 8-6）。特别是关键区域的肌腱损伤（如 II 区）不应由未经培训的外科医师修复，可行的方案是等待有经验的外科医师实施手术（见图 8-6）。缺乏经验的外科者对肌腱结构的无意伤害可能导致肌腱系统的二次"受伤"，即使再由有经验的外科医师治疗，此后的肌腱修复也变得困难。

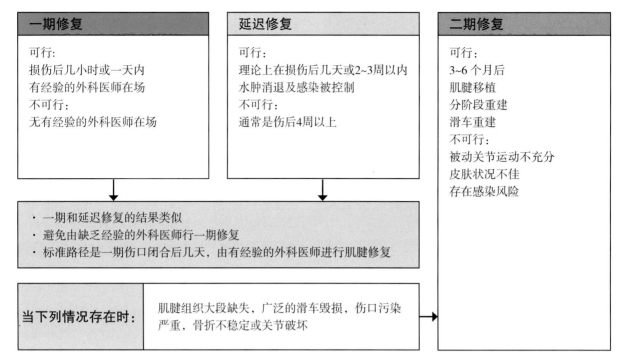

图 8-6　一期或延迟修复Ⅱ区指屈肌腱的决策过程流程图

Within the figure:

一期修复
可行：
损伤后几小时或一天内
有经验的外科医师在场
不可行：
无有经验的外科医师在场

延迟修复
可行：
理论上在损伤后几天或2~3周以内
水肿消退及感染被控制
不可行：
通常是伤后4周以上

二期修复
可行：
3~6 个月后
肌腱移植
分阶段重建
滑车重建
不可行：
被动关节运动不充分
皮肤状况不佳
存在感染风险

· 一期和延迟修复的结果类似
· 避免由缺乏经验的外科医师行一期修复
· 标准路径是一期伤口闭合后几天，由有经验的外科医师进行肌腱修复

当下列情况存在时： 肌腱组织大段缺失，广泛的滑车毁损，伤口污染严重，骨折不稳定或关节破坏

到目前为止，没有临床资料表明伤后几天或1~2周由经验丰富的外科医师实施的延迟手术，效果不如一期修复。建议在决定修复的确切时间是一期还是延迟时，首先应考虑手术者的专业技能。

没有临床研究验证一期或延迟一期修复的最佳时间。我喜欢的延迟时间是4~7天，此时感染的风险已得到妥善解决，水肿已大幅减少[9, 10]。延迟修复超过3~4周会引起肌肉肌腱单位肌静力性缩短；这些晚期病例，通过延长前臂肌肉肌腱可以缓解紧张[11]。

修复术后的指屈肌腱断裂，如果发生在术后几周到一个月，可以重新修复；二次手术移植肌腱可能是下列断裂病例的唯一选择：肌腱断端存在明显的回缩，FDP、FDS均断裂，腱周广泛瘢痕或单独的FDP断裂而FDS完整但周围瘢痕广泛[12, 13]。

适应证

一期或延迟一期肌腱端端缝合的适应证是清洁的肌腱切割伤或可以转换为清洁伤口伴有限腱周组织破坏不太严重的肌腱损伤。神经和动脉的损伤常并存，不是修复的禁忌证。

"清洁锐性"伤口作为与肌腱撕裂相关最简单的临床情况，是一期屈肌腱修复的最佳适应证[6, 10]。

手指、手掌、前臂远端的锐性切割伤往往是刀或玻璃横形或斜形划伤所致[9]。伤口也应该无污染和感染。肌腱只是断裂，而没有缺损。被切割的组织甚至是对齐的（图8-7）。这是一期修复的最佳适应证，修复及康复相对简单，获得满意结果的可能性最大。这类伤口通常伴手指神经血管结构断裂。

仅涉及手指、手掌或手腕局部的挤压伤，造成不整齐的皮肤、皮下和肌腱损伤（图8-8和图8-9）。由于软组织创伤和肌腱可以通过失活组织清创和直接的伤口闭合转换为清洁伤口，这样的伤口也比较适合一期修复。然而，这类损伤存在大的潜在污染风险。虽然比真正的清洁伤口困难，但一期肌腱手术依然可行。指骨骨折很少伴有清洁、整齐的屈肌腱断裂，但可以是挤压伤的一部分。简单、稳定的指骨干骨折可以有效固定，因此不是一期肌腱修复的禁忌证。

肌腱损伤的严重程度包括单一肌腱的部分断裂，FDP、FDS单独完全断裂或两个肌腱同时完全断裂，甚至伴有软组织或骨损伤的多手指复杂肌腱损伤。孤立的FDS肌腱部分损伤通常不需要手术修复，但手指远端FDP完全断裂需要修复。FDP肌腱部分断裂超过其直径的80%也为手术修复的指征，且处理类似于肌腱完全断裂。占肌腱直径

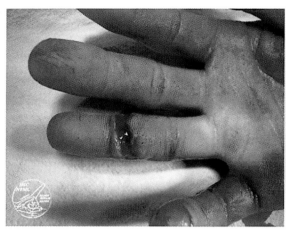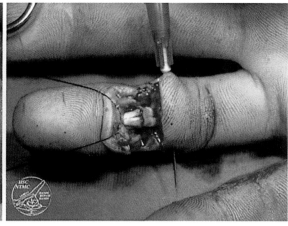

图 8-7 清洁手指屈肌腱撕裂伤和一期修复。无肌腱组织缺损的整齐切断。所示为神经和肌腱的修复（Courtesy of Department of Hand Surgery, Nantong University.）

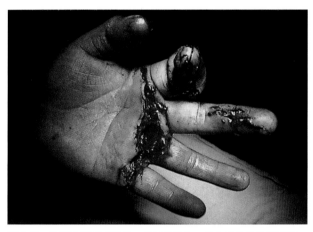

图 8-8 手掌远端区域损伤，伤口不整洁，多个手指屈肌腱撕裂，伴神经血管束损伤。所示一期肌腱和神经修复

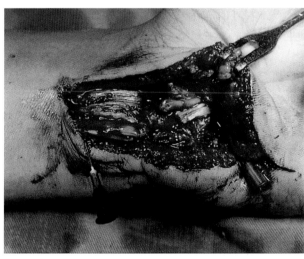

图 8-9 前臂远端和手腕区域损伤，造成多个腕和手指屈肌腱及正中神经撕裂。所示一期肌腱和神经修复

50%~80%的肌腱撕裂要求手术修复以减少扳机指的发生概率，并增加强度。部分损伤小于肌腱直径的50%可能不需要手术缝合，或伤处可以被修剪至肌腱表面光滑。手指肌腱中的一个或多个完全断裂，是一期修复的典型指征，肌腱损伤伴有其他组织损伤作为部分相对适应证将稍后讨论。

相对适应证

一期或延迟修复的相对适应证尚未完全明确。肌腱表面软组织覆盖缺失或存在骨折是相对适应证。现以下列五种临床情况讲述肌腱修复的相对适应证。

1.局部软组织损伤：在手指掌侧的挤压或压砸损伤有时会导致局部软组织缺损。深层屈肌腱可能出现短的外伤性缺损，另外，缺损可能在失活的、毁损的肌腱组织清创术后出现。如果软组织缺损小于手指长度的1/3，肌腱损失小于1.5~2cm则为无禁忌证的一期修复。以我的经验，FDP 可以接受1.5~2cm的缩短。软组织可以用局部或游离皮瓣转移修复，肌腱修复采用端端直接缝合。皮瓣转移提供新鲜和带血管蒂的组织覆盖，与原有的皮下组织类似。然而，长度近2cm的肌腱缺损很难拉拢在一起。当术者处理肌腱缺损的经验较少时，肌腱直接端端缝合应附有减少肌腱张力的步骤。在这种情况下，经前臂切口行肌腱延长可减小张力[11]。这种程度的肌腱缺损可能也需要在腕水平延长肌腱。当肌腱被直接修复时，应注意防止早期主动活动时修复的肌腱再断裂。应推迟早期主动活动及完全主动屈指的时间。

2.肌腱损伤合并简单而稳定的骨折：简单、稳定的指骨、掌骨骨折不是一期肌腱手术的禁忌证。多发掌骨骨折中可能伴随一条指屈肌腱被切断。单纯指骨干骨折和不涉及关节的骨折，不妨碍一期肌腱手术。手掌部使用微型接骨板、螺钉或克氏针内固定，通常能确保复位稳定，但早期术后主动锻炼应当减少。然而，在肌腱损伤中，多个掌骨发生涉及关节的骨折合并软组织挤压或挫裂伤是最常见的。由于骨折涉及关节往往是不稳定的，软组织伤口多为污染性，并且术后早期肌腱活动很困难或不可行，因此这些骨骼损伤是一期肌腱修复的禁忌证。然而，在这些情况下，一些外科医师仍然坚持行肌腱修复并且进行术后锻炼。

3.肌腱修复后断裂：术后早期活动的病例系列中大都出现过指屈肌腱一期修复术后断裂的情况。再断裂肌腱修复的手术入路与一期肌腱修复相同，因为断端变软且不整齐，会降低二次修复的强度，原始缝线包绕肌腱部分应至少剪掉一半或全部剪除。剪短的肌腱段长0.8~1.0cm（每端0.5cm或更少）。即使在最初手术中FDP肌腱已被修剪类似长度，此长度的缩短对肌腱也没有生物力学上的影响。以我的经验，FDP可接受1.5~2cm的缩短。毁损的FDS肌腱应予以切除。重新修复两个肌腱是不合适的，而且FDS的缩短，特别是在Ⅱ区，在力学上不可行。手指腱鞘系统通常缺乏弹性、易狭窄，一期修复断裂后趋向于萎缩。一期修复后1个月内再次断裂可以尝试再次修复。然而，在一期修复后超过1个月不建议二次修复，因为断裂的肌腱可能被粘连组织包围，愈合潜力有限，特别是如果在增加肌腱张力情况下修复。

4.延迟修复：到目前为止，所有一期指屈肌腱修复"最佳时机"的判断都是经验之谈。我心目中并没有一个严格的"最佳"时间，以前关于一期修复时机的建议并不一致，可能并不重要。我的临床印象是延迟这么短的时间的治疗结果几乎等同于创伤后及时行一期修复者。如果在重新切开的伤口

中，肌腱末端仍显得新鲜和腱鞘无肉眼下萎缩或纤维化，肌腱可视同新鲜切割伤治疗。然而，当手术进一步推迟至这段时间之后，肌腱断端可能变圆，并有不同程度的粘连存在，且腱鞘的弹性可能有所降低，使修复更加困难。尽管延迟超过1个月会排除直接端端修复手术，但是根据McFarlane等的报道，在延迟数月且不存在过分紧张情况下，也有直接端端修复的可能[14]。对于这些晚期病例，肌腱可能通过前臂肌肉内肌腱延长缓解近端肌腱末端的张力[11]。值得注意的是，某些情况下延迟超过1个月后直接修复仍可行（例如，一个指间关节水平附近的伤口FDP肌腱被切断，但有未断的长腱组连接到近端肌腱）。在这种情况下，FDP肌腱回缩有限。当打开伤口时，能够在腱鞘内找到回缩的近端，肌腱可以相对轻松地修复。

5.大面积软组织损伤：通常来讲，这是一期指屈肌腱手术的禁忌证，我不主张在这种情况下行一期修复。然而，这种情况可进一步划分为：（1）广泛的软组织损伤无明显肌腱组织缺失；（2）软组织损伤伴长段肌腱缺失。前者在外科医师有行二期松解术准备的前提下，仍有行一期肌腱修复的余地。这条临界指征是有争议的，并且没有被清晰地划定。我们必须平衡两种方案：一期修复，可早期活动但伴随必要时的二期松解术；二期肌腱移植。我们需权衡各自的优点，做出困难的决定。可以接受的方案是一期修复损伤的肌腱，并准备接受可能的肌腱松解术。然而，为防止伤口感染，这些病例应由具有丰富肌腱修复经验的外科医师谨慎处置，并且不应该作为常规方案施行。

绝对禁忌证

指屈肌腱修复术的绝对禁忌证包括：伤口严重污染、存在感染征象、骨折累及关节结构、合并广泛滑车破坏、大段屈肌腱缺损。严重的挤压伤，软组织的广泛缺损，涉及多个骨骼的骨折，尤其是骨折在不同层面或骨折不能行绝对稳定的内固定，同样是一期肌腱修复的禁忌证。

参考文献

1. Verdan CE: Primary repair of flexor tendons, J Bone Joint Surg (Am) 42:647–657, 1960.

2. Kleinert HE, Kutz JE, Ashbell TS, et al: Primary repair of lacerated flexor tendons in "No Man's Land", [abstract] J Bone Joint Surg (Am) 49:577, 1967.

3. Kleinert HE, Schepel S, Gill T: Flexor tendon injuries, Surg Clin North Am 61:267–286, 1981.

4. Bunnell S: Repair of tendons in the fingers and description of two new instruments, Surg Gynecol Obstet 26:103–110, 1918.

5. Bunnell S: Repair of tendons in the fingers, Surg Gynecol Obstet 35:88–97, 1922.

6. Kleinert HE, Verdan C: Report of the Committee on Tendon Injuries (International Federation of Societies for Surgery of the Hand), J Hand Surg (Am) (5 Pt 2):794–798, 1983.

7. Moiemen NS, Elliot D: Primary flexor tendon repair in zone 1, J Hand Surg (Br) 25:78–84, 2000.

8. Tang JB: Flexor tendon repair in zone 2C, J Hand Surg (Br) 19:72–75, 1994.

9. Tang JB: Clinical outcomes associated with flexor tendon repair, Hand Clin 21:199–210, 2005.

10. Tang JB: Indications, methods, postoperative motion and outcome evaluation of primary flexor tendon repairs in Zone 2, J Hand Surg (Eur) 32:118–129, 2007.

11. Le Viet D: Flexor tendon lengthening by tenotomy at the musculotendinous junction, Ann Plast Surg 17:239–246, 1986.

12. Dowd MB, Figus A, Harris SB, et al: The results of immediate re-repair of zone 1 and 2 primary flexor tendon repairs which rupture, J Hand Surg (Br) 31:507–513, 2006.

13. McFarlane RM, Lamon R, Jarvis G: Flexor tendon injuries within the finger. A study of the results of tendon suture and tendon graft, J Trauma 8:987–1003, 1968.

14. Elliot D, Barbieri CH, Evans RB, et al: IFSSH Flexor Tendon Committee Report 2007, J Hand Surg (Eur) 32:346–356, 2007.

9　屈肌腱鞘和滑车的处理

作者　Jin Bo Tang，MD

译者　孙学猛　陈　超

概述

屈肌腱鞘系统包括连续的滑膜鞘和节段性的滑车，滑车以十字形或环形行式分布于滑膜鞘表面。滑膜鞘提供肌腱滑动所需光滑的包裹结构，滑车支持滑膜鞘并保障肌腱力学运动。手指腱鞘系统封闭而紧凑，使其结构类似一个肢体的筋膜室。创伤和水肿的肌腱很容易致压，从而导致肌腱愈合质量降低，粘连形成甚至腱鞘撕裂。

腱鞘处理的指导原则是不让损伤的或开放的腱鞘缩窄和不让修复的肌腱受压。滑膜鞘除了长段的开放伤需缝合外，其他损伤或开放伤的缝合并非必须。在其他环形滑车和其余滑膜鞘完整的条件下，行A2滑车和A4滑车部分敞开，可改善预后并不会产生明显的功能受损。但这样松解腱鞘滑车复合体的长度不应超过2cm。

如没有彻底精通滑车解剖并且不能识别滑车边界，滑车松解术不应施行。松解滑膜鞘滑车系统中多个滑车（十字和环形），或滑车长段缺损，或滑车开放，将损害并减弱手指的功能。在大范围的腱鞘或多个滑车丧失情况下，应该进行重建。

滑膜鞘和节段性滑车是手屈肌腱鞘系统的突出特点。手的所有屈肌腱撕裂伤都伴随腱鞘的损伤，然而我们还无法做到不以外科方法损伤腱鞘而暴露肌腱。在过去几十年里相当大的研究一直致力于这个课题[1~33]。

为了致力于提高屈肌腱手术的疗效，腱鞘恰当处理的重要性，特别是环形滑车的处理，受到极大的关注。

解剖

手指屈肌腱鞘是一个从手指的远端部分延伸至手指掌指关节（MCP）平面的封闭滑膜系统，包含连续的滑膜鞘，简称"鞘"，和增厚的纤维鞘，即滑车。整个鞘及滑车的内表面覆盖有一层菲薄、光滑和连续的膜。滑车节段性分布在膜性内层的表面，包括增厚坚韧的环形滑车，菲薄的交叉滑车和横向的掌腱膜滑车（图9-1）[1]。

示、中、小指每个手指有五个环状滑车（A1、A2、A3、A4、A5），三个交叉滑车（C1、C2和C3）和一个掌腱膜滑车（PA）[1~3]。A1、A3、A5滑车分别起自MCP和近侧和远侧指间关节（PIP和DIP）掌板。A2和A4滑车分别起自中节指骨和远节指骨中部。A2滑车是最大的滑车，覆盖近节指骨近端2/3，容纳指浅屈肌（FDS）的分叉部分。A4滑车位于中间指骨的中段。A2、A4滑车所处的解剖学位置最关键，功能也最重要。

普通成年人的中指A2滑车长1.5~1.7cm，A4滑车长0.5~0.7cm。屈肌鞘最窄的地方是A2滑车的中间和远段。A2、A4滑车直视下为白色的密集带；它们很容易辨认，因为两者比相邻屈肌腱鞘都更显致密。A1滑车位于A2滑车近端，长度约1.0cm；在一些个体，A1和A2滑车合并成滑车复合体。A3滑车位于PIP关节掌侧，短小（0.3cm），且难与滑膜鞘分开。

拇指有三个滑车：A1滑车，斜行滑车和A2滑车，无交叉滑车。A1滑车（0.7~0.9cm）位于MCP关节掌侧，斜行滑车（0.9~1.1cm）跨越近节指骨中段和远端部分，A2滑车（0.8~1.0cm）临近拇长屈肌腱（FPL）止点。

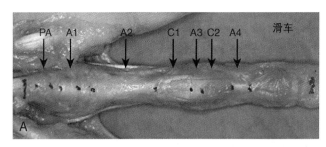

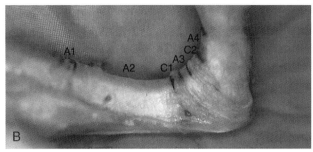

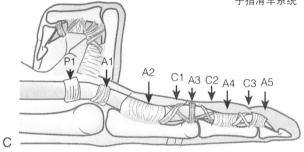

图9-1 手指屈肌滑车和滑膜鞘的解剖（A）、手指弯曲状态下（B）和手指屈曲过程腱鞘的手风琴效应（C）

功能

滑膜鞘为肌腱提供顺畅的滑动床，并提供营养。滑车在机械结构上起到加强腱鞘的作用，并且将屈肌腱限制在紧贴指骨及指间关节的位置上。环形滑车在屈指运动中作为支点以优化机械效率，同时，交叉滑车更易被压缩，使屈曲手指内部的纤维骨性鞘得以会聚（称为"手风琴效应"）（见图9-1）。这两种滑车均可防止肌腱在手指屈曲时向前方移位（即弓弦畸形）。

手指A2滑车的位置最关键，是最坚强的防止肌腱前移的结构。尽管存在其他腱鞘结构，但A2和A4滑车在肌腱滑动生物力学中起最重要的作用。一系列的滑车的缺失会影响肌腱的功能。Manske和Lesker[2]研究了A2、A1和PA滑车各自的作用，发现任何2个滑车或3个滑车一并损伤，均会导致肌腱弓弦畸形。Tang和Xie[20]研究A3、C1和C2滑车的作用，发现这些滑车有助于防止肌腱弓弦畸形。

拇指位于近端的A1滑车和斜行滑车的功能最重要，位于远端的A2滑车菲薄，相对不重要。Doyle和Blythe[3]发现当A1和斜行滑车被切除时，拇指远指间关节运动显著减少，但单独缺失没有明显影响该关节的运动。

历史回顾

由Elliot提供的，对于腱鞘，特别是滑车作用和处理的理念变化的回顾，以及他的评论，见本书第10章。在此，表9-1总结了对我们研究产生影响的其他工作组的成果，我们研究的时间序列和原理的演变，这些促进了目前的治疗指南的制订[4~29]。

科研历程

二十余年来，我组织并进行了一系列的科学研究，探索与屈肌腱鞘和滑车相关的解剖学基础并发展临床治疗。这些科研于1988年学习了由杰出手外科医师Seichii Ishii教授指导的腱鞘重建方法课题之后开始。

我的兴趣在腱鞘处理方法和对肌腱滑动的影响的课题及后续进行的屈肌腱滑车解剖学课题中得到发展。在过去的十余年中，一批卓越的同事加入到滑车和滑车切除对肌腱的生物力学和肌腱生物学影响的课题的研究中。

腱鞘处理的研究——切除、修复和重建

在20世纪80年代，对肌腱的滑膜营养的重要性和尝试修复受损的滑膜鞘的完整性的研究成为热点。我的第一个课题是对腱鞘切除、缝合和用移植物扩大成形术的研究。然而，研究结果并不支持直接闭合裂开的滑膜鞘，相反，扩大腱鞘以容纳肌腱滑动比腱鞘直接闭合更有效。

在这项研究中，我们对45只白来航鸡的90个长脚趾用两种处理方法比较腱鞘扩大成形术（将伸肌支持带移植到纵行切开的腱鞘，不切除手指腱鞘）与对纵行切开的腱鞘切除或者直接闭合的效果[10]。Ⅱ区肌腱完全切断并在一期或延迟一期阶段（肌腱离断3天后）手术修复。

6周后，我们发现行一期修复的脚趾，腱鞘扩大比腱鞘切除或闭合产生更大的肌腱活动范围，但并没有发现后两种方法之间的差异。在延迟一期修复脚趾中，行腱鞘扩大的肌腱得到了最大的滑动，而那些直接闭合的腱鞘内肌腱滑动更加受限。在延

表9-1　过去25年里针对腱鞘和滑车治疗方法的主要进展

1985：Lister，在一篇回顾中提倡缝合腱鞘并描述了建立腱鞘瓣评估肌腱和容纳外科修复的方法[4]。此回顾对后来腱鞘缝合的临床实践产生了巨大的影响。

1985：Strauch等比较了鸡的腱鞘切除与移植静脉腱鞘缝合的结果。他们发现腱鞘完整性恢复后手指运动改善[5]。

1986：Peterson 和 Manske比较了鸡模型中腱鞘修复和切除的力学和组织学效果。他们得出屈肌腱鞘缝合不能改善肌腱滑动的结论[6,7]。

1987：Saldana等在一项前瞻性比较课题中对比了Ⅱ区肌腱修复后腱鞘外科缝合（42个手指）和腱鞘开放（48个手指）的效果。在两种方法中患者的结果无统计学差别[8]。

1988：Manske，在一篇回顾中指出"应记住：一个水密样闭合的腱鞘会事实上缩窄骨纤维管的直径, 减小其容积"[9]。

1990：Tang、Ishii 和Usui使用鸡模型比较了腱鞘修复、切除、自体移植扩大成形术的力学和组织学结果。肌腱滑动在腱鞘闭合后没有得到改善，但在扩大成形术后得到改善。他们认为纤维骨性腱鞘类似于四肢纤维骨性肌间隔，并提出了"手指腱鞘综合征"的概念来解释腱鞘紧密闭合后肌腱的病理生理学改变[10]。

1990：Gelberman等比较了行早期运动康复治疗犬的腱鞘重建与切除，并证实腱鞘修复无论是通过缝合或移植并没有改善肌腱的生物力学、生物化学或形态学特征[11]。

1990: Savage用五具尸体手行多种组合切除环形滑车测量肌腱移动幅度、指深屈肌腱屈力、肌腱弓弦状态。他指出，"若手指纤维屈肌鞘其他方面完整，A2和A4滑车在力学上没有比其他滑车更重要。"[12]

1994：Tang等报道在鸡模型中行多个时间点的二期修复，腱鞘的闭合没有改善肌腱滑动[13]。

1995：Tang使用尸体手对A2滑车进行了具体的解剖研究，测量通过A2滑车中线部分切开后的肌腱偏移，该滑车远端、中间和近端的纵、横径。他提出了滑车的部分松解概念，并指出"为改善肌腱愈合和滑动，A2滑车的松解步骤，包括释放肌腱运动而行的关键部位切开或A2滑车的扩大，可以施行。"[14]

1996: Tang、Shi和Zhang使用鸡模型检查腱鞘变窄和扩大对肌腱偏移、愈合和粘连的影响。他们证明了外科修复后腱鞘的直径对肌腱功能影响重大[15]。

1998：Kwi、Ben和Elliot报道166例185指横向松解A2和A4滑车屈肌腱Ⅱ区修复的临床研究结果。他们展现了滑车主动局部松解的实用性。他们认为，在71个手指（56%）中敞开A4滑车长度的10%~100%和在10个手指（8%）中敞开A2滑车远端边缘4~10mm是有必要的[16]。

1999：Tang等报道，经过1年随访的16指行简单的部分松解，包括：通过在A2滑车中线1/2~2/3或扩大成形术的手指运动。没有发现肌腱弓弦畸形。他们主张"在其他滑车完整的条件下，部分松解A2滑车到其长度的1／2或2／3。"[17]

1998，1999: Tomaino、Mitsionis和同事进行的尸体研究证实，局部松解的A2滑车和完全松解的A4滑车，不会显著改变肌腱的力学[18,19]。

2001：Tang、Xie在一项尸体研究中表明，一个A3滑车缺损不影响肌腱的生物力学，但交叉滑车和滑膜鞘抑制肌腱弓弦畸形。鉴于主要环形滑车完整，他们建议不造成大段的腱鞘缺损[20]。

2002：Elliot在评论中强调腱鞘敞开的可行性。他说："事实上……由于A2滑车足够长，其中有1/3可以切除，仍然存在数厘米长的滑车，以允许修复和自由运动，在这种情况下，依然有功能。"关于腱鞘，他提到："目前，我们实践了Ⅱ区修复后不缝合腱鞘，A2和A4滑车在充分敞开后，允许修复自由进行。"[21]

2002: Amadio、Zhao、Paillard等研究一侧FDS肌腱切除后和Kapandji滑车成形术后FDP肌腱的滑动阻力，发现滑车成形术和一侧FDS切除均可减少滑动阻力[22]。

2003，2007：Tang、Xie、Xü等用鸡模型研究主要滑车和近端肌腱修复，提到在滑车区手术有更差的效果[24]。他们比较了单纯滑车切除、Kapandji滑车成形术和一侧FDS切除，发现Kapandji滑车成形术后没有改善肌腱滑动[25]。

2004：Tanaka、Amadio、An等研究了A2滑车依次切除25%、50%和75%后的肌腱滑动阻力和滑车强度，其数据支持在滑车切除的临床实践中上限为50%[26]。

2007：Tang在评论中重点强调，在实现预期功能的恢复中适当和充分地松解主要环形滑车的关键作用。他精确指出了在不同受损部位的松解长度和面积。他认为适当松解滑车比强力修复能更有效地减少修复断裂[27]。

2009：Cao、Tang比较了修复后肌腱和A2滑车完整或在手指不同屈曲位敞开时的强度。他们记录当滑车完好无损时，强度明显下降[29]。当滑车完整时，愈合的肌腱明显更频繁发生断裂[28]。

迟一期修复中已闭合的腱鞘因粘连增多而消失。

结论：我们的结论是，移植扩大腱鞘成形术能改善肌腱滑动。直接闭合腱鞘不能改善肌腱滑动，并且在延迟一期修复中可能影响肌腱滑动。我们考虑将手指腱鞘与四肢骨筋膜室进行比较，见图9-2。

"手指腱鞘综合征"的概念被提出来，试图解释与紧密闭合的腱鞘相关的肌腱病理生理变化三联征，即直接闭合的腱鞘完整性丧失、腱周粘连增多、肌腱愈合更差。在后续的研究中，将腱鞘故意缩窄，与腱鞘切开直接闭合、腱鞘部分切除或移植物腱鞘扩大术相比较，也进一步证实了这些观点[15]。

临床应用：1989~1991年，我们处理了17例患者21指的Ⅱ区肌腱损伤，移植物取自覆盖腕伸肌的腱鞘或一部分远端支持带重建和扩大创伤后缺损的腱鞘（表9-2）[31]。移植物的大小要大于实际缺损的大小。在应用这种移植物的21个手指中，7个手指被评为优（33.3%）、11指好（52.4%）、3指可（14.3%）。无肌腱断裂发生。

A2滑车的解剖及临床上部分A2滑车松解的研究

1993年，我回顾了Ⅱ区不同亚分区肌腱修复的结果，并指出，较坏的结果经常与ⅡC区（A2滑车区）损伤相关。这一发现促使我专门观察A2滑车的解剖和A2滑车下的FDS和FDP肌腱运动力学。

我解剖了来自10个尸体手的40个手指。在远端边界、中间和近端边界测量A2滑车的横径和纵

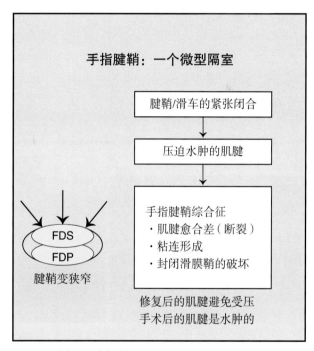

图9-2 腱鞘和滑车紧张闭合后的后果

径[14]。通过A2滑车掌侧中线行近侧半切开，然后行全长切开，分别测量FDP肌腱的移位及手指最大屈曲度。

在解剖学上，A2滑车的远段和中段最窄。FDP肌腱运动受到A2滑车和FDS肌腱的共同约束（图9-3和图9-4）。力学上，在其他环形滑车完整的情况下，行A2滑车半切开只导致整个屈曲运动极小的减少（0.7%）；全长切开导致了更大的屈曲

减少（2.3%）。对A2滑车部分切开并不造成肌腱弓弦状态[14]。

结论：A2滑车的远段和中段对肌腱滑动有特定的约束作用。A2滑车部分松解对手指运动的影响微乎其微，并不引起肌腱弓弦状态[14]。基于这个发现，我提出A2滑车部分松解以解除滑车下肌腱

表9-2 主要的临床病例报告

一系列腱鞘和滑车整形术式

1993：Tang、Ishii 和Zhang报告17例患者21指Ⅱ区延迟修复肌腱移植Ⅱ区中应用自体移植扩大腱鞘重建。这些病例中，均无修复断裂[31]。

2005：Bakhach等报道一个新的术式——屈肌滑车欧米茄成形术，其中包括在A2和A4滑车处松解滑车的横向连接增加容积（指屈肌腱滑动空间）。他们认为"本术式符合滑轮的解剖连续性和机械性能。"[31]

2009，2010：Bunata等介绍了尸体实验数据[32]，随后，在9根手指实施了一期自体移植滑车扩大成形术[33]。没有发现修复后断裂。

修复后受压的方法。

临床应用：1994年来，我开始在修复此区域肌腱时沿掌侧中线部分切开A2滑车；松解的长度为远侧1/2或近侧1/2~2/3。在A2滑车部分松解之前，要确认其他的环形滑车完整并未损伤。在施行A2滑车松解时，一直保留滑车的一部分。1998年，我们对行FDP肌腱修复并A2滑车部分松解的16个手指的效果进行了测定[15]。结果显示该治疗并未引起肌腱弓弦状态。虽然从严格的角度上看，通过滑车中线的切口即便再小，也会引起肌腱移位，但这些改变在临床上微不足道并且在正常功能的肌腱系统的代偿储备范围内。

鸡模型 A2 滑车完整性的影响及临床病例中 A2 和 A4 滑车部分松解作用的研究

2000~2011年间我和同事们进行了以下课题研究：（1）比较A2滑车内或近侧肌腱损伤修复后的不同结果；（2）分叉的FDS肌腱一支修复、A2滑车切开、Kapandji滑车成形、直接滑车闭合后的肌腱生物力学及粘连；（3）移植腱鞘扩大、腱鞘切开或腱鞘闭合术等屈肌腱修复术后肌腱滑行和屈指做功；（4）肌腱修复中滑车松解和完整下的肌腱

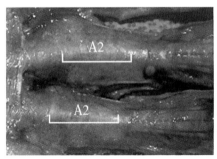
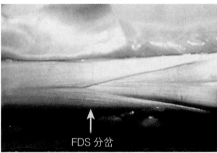
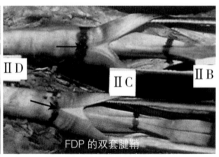

图9-3 屈肌腱ⅡC区的解剖结构，即A2滑车区。指深屈肌腱的滑动不仅受坚韧并狭窄的A2滑车的限制，还包括围绕指深屈肌腱前方、侧方、背侧面的指浅屈肌腱分叉。此区"双套"独特解剖学特征的存在限制FDP肌腱运动，造成了外科修复术后肌腱功能恢复困难

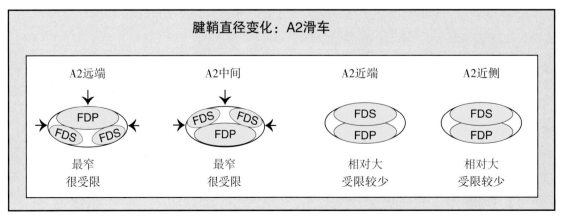

图 9-4 A2 滑车的解剖：A2 滑车覆盖区域和其近端腱鞘直径变化

滑动阻力；（5）滑车松解和完整下的肌腱修复强度；（6）完整的A2滑车和水肿皮下组织阻挡主动肌腱运动的相对贡献。所有的课题都采用鸡脚趾模型，共使用260多只鸡，研究方法在以前的报道中已详细说明[23~25, 28, 29]。

结论：（1）A2滑车下肌腱修复比滑车近侧修复后滑动距离明显缩短，粘连形成更多；（2）对A2滑车的松解或一支FDS肌腱切除比闭合滑车肌腱移动更大，手指屈曲做功更小，粘连更少；Kapandji滑车成形术并不比简单的滑车切开更能改善肌腱滑动；（3）腱鞘变窄造成肌腱滑动明显变差并增加屈指做功。腱鞘切开产生相同的结果，不管腱鞘是否在移植下闭合；（4）松解滑车术后，肌腱滑动阻力显著降低；（5）滑车松解与滑车完好相比，肌腱修复强度显著增加；（6）完整的A2滑车比水肿的皮下组织对主动运动的阻力更大。

临床应用：目前为止，我和同事们在继续A2滑车部分松解的临床应用。我进一步定义了不引起肌腱弓弦状态临床症状的腱鞘和腱鞘滑车松解的长度和位置[27]。在这个过程中，我们回顾了超过40个A2滑车部分或A4滑车松解的病例。我们发现，在其他滑车完整的情况下，局部和有限的滑车松解操作后肌腱弓弦状态不足以引起临床上可见的功能障碍。在肌腱伤口清洁或可转化为清洁伤口情况下，通过这种滑车适当松解加上强有力的修复手术，手指屈曲可获得良或优的效果。即使在我们近期进行的没有非常严格监督下术后活动的系列病例中，依然如此。

治疗指南

腱鞘处理的指南是不让腱鞘狭窄和不让修复后的肌腱受压。手术操作上，应优先考虑避免减小肌腱滑动的空间，而不是全面地恢复腱鞘的完整性。腱鞘完全闭合对肌腱功能的影响是微不足道的，因此，在一期肌腱修复过程中并不必要。在延迟一期修复中，由于腱鞘挛缩，腱鞘闭合通常是不可能的。然而，腱鞘的长段缺损会损害肌腱力学，因此应避免。

适应证和手术方法

直接闭合

腱鞘直接闭合常采用5-0线间断缝合，可以对无腱鞘缺损的清洁伤口行早期修复。我个人在腱鞘闭合困难时选择不闭合，但一定避免留下长段的腱鞘开口或缺损（大于2cm）。直接闭合腱鞘的好处可能在于，避免在腱鞘断端与肌腱的修复相接触从而避免严重的粘连。然而，闭合腱鞘对肌腱的营养和愈合而言不是必要的。临床上没有腱鞘闭合后明显改善肌腱滑动的证据。延迟一期修复时，腱鞘挛缩通常使其不可能直接闭合。

切除术

几十年来，在外部的粘连被认为是肌腱愈合必经过程的时代，腱鞘切除术已经成为手外科医师的常用术式。大多数情况下，我在一期修复时不修复腱鞘，而在延迟修复时会将一部分已增厚或挛缩的腱鞘切除。

腱鞘移植重建

腱鞘的缺损可以通过移植伸肌支持带进行重建[30,33]。移植物的滑膜面朝向肌腱，以5-0丝线间断缝合至原位。我强调的是，在进行这种移植的过程中，移植物的大小应该大于缺损，避免在修复肌腱后形成压迫。腱鞘移植扩大成形术可以降低肌腱的阻力，并作为一种防止粘连的屏障。如果撕裂涉及A2滑车全长，这种伸肌支持带移植物既可以改善肌腱滑动又可减轻弓弦状态。

在20世纪90年代初，我用自体移植重建手指腱鞘缺损[30]。在过去的10年里，我不再用移植重建腱鞘缺损，而改为不需要求助于移植物行A2滑车部分松解并相邻滑膜鞘部分松解。以我的经验，不行重建步骤，手术操作更简单，结果也相似。

主要滑车的敞开（如A2和A4滑车）

敞开部分A2滑车或整个A4滑车曾被一些术者提倡，用以改善修复肌腱的滑动[14, 16, 21, 34~36]。这些报道表明，在腱鞘其他部分，包括其他环形滑车完整的情况下，这种敞开不会导致肌腱弓弦状态[14, 16, 21, 27, 34~36]。敞开滑车最狭窄部分能大幅减少滑动阻力，避免修复处在滑车边缘的卡压。特别值得注意的是，最近几项报道显示，行主要滑车敞开的病例无修复处撕裂[27,34~36]。

以我的经验，在其他环形滑车完整的情况下，无论从远端或近端，A2滑车可以敞开其长度的2/3，A4滑车可以完全敞开（图9-5~图9-8）。在手术过程中应确保被动活动手指能使肌腱修复端自由滑行至敞开的滑车远侧或至其下方的程度。是否必须将部分敞开的滑车切除或修整仍值得商榷。因为A2滑车致密且坚韧，如果判断一个切口的松解不足，可切除一部分敞开的滑车或将一部分滑车开口整形成斜形或椭圆形。

腱鞘增厚部分，如滑车的功能与治疗是非常复杂的。关于主题的大多数信息来自过去20年的研究[36, 37]。在此，我总结了滑车功能和治疗的新认识。（1）大多数滑车（包括至少A2滑车的一部分）应予以保留，以维持正常的手指功能：大多数的环形滑车，包括至少部分A2滑车，在肌腱修复中应保留。个体较小的环形滑车（A1、A3、PA或A5）在功能上不是必需的，因此，可以被切开以容纳肌腱。A2和A4滑车在功能上最重要，但其他大多数滑车的维持对正常肌腱功能仍然是必要的。（2）部分A2滑车或整个A4滑车可以切除，不出现临床上显著的手指功能丧失：在其他环形滑车和相邻腱鞘完好无损的情况下，A2滑车部分或A4滑车全部的完整性并不像以前认为的那么重要[4]；部分A2滑车或整个A4滑车切开不会导致明显的功能障碍。因此，当其他滑车和大部分腱鞘未损伤时，部分（但不是全部）A2滑车及部分或全部A4滑车是可以切除的。（3）腱鞘长段缺损或切开应避免：长段腱鞘缺损导致肌腱弓弦状态。允许的缺损或切开长度根据手指的大小确定，是小于1.5~2cm。暴露撕裂的肌腱时，应避免切开一长段腱鞘。长段的腱鞘开放创伤虽然不常见，但应部分闭合，以缩短裂口的长度，并重建大的缺损。（4）当环形滑车缺损时交叉滑车变得重要：在正常的手指中，交叉滑车在抑制肌腱弓弦状态中不起关键作用，但当相邻的环形滑车被毁损后，它们的确起到关键作用。如果环形滑车完整，不需要修复交叉滑车。另一方面，如果环形滑车不完整，应注意保护交叉滑车和滑膜鞘。（5）拇指两个滑车应保留：在拇指，为了更好地完成FPL功能至少有两个滑车应保留。在两滑车之一和A2滑车完整的情况下，将A1滑车或斜行滑车敞开在临床上均可以接受。（6）在二期肌腱手术中两或三个强韧的环形滑车应保留：二期肌腱移植术或肌腱松解术期间，在关键的位置至少有两个或三个强韧的环形滑车应该保留或重建，A2和A4滑车必须保留。

我的实践已经改进，除了一些非常清洁的伤口并早期肌腱修复，我已不再修复开放的腱鞘损伤。在延迟修复中，腱鞘经常伴挛缩、增厚或者被嵌入在未成熟粘连组织中，很少能将其直接缝合，实际也没有遇到过腱鞘可以被无张力拉拢的病例。我不再应用腱鞘移植成形术，并且认为这种手术效果不比简单的滑车切除或敞开更好。因此，当滑车成为修复肌腱通道的障碍或手术中判断为限制肌

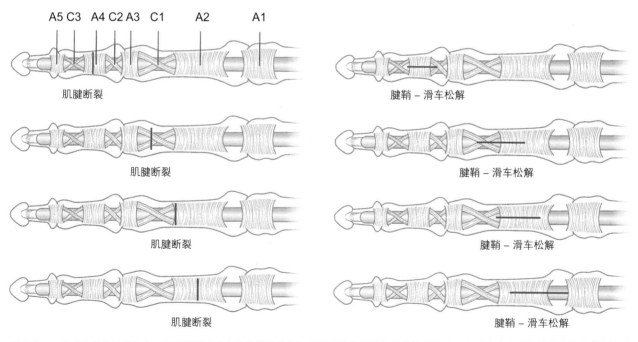

图 9-5　一期或延迟肌腱修复中，手指腱鞘滑车允许松解的位置和长度以容受肌腱和获得肌腱滑动，但不产生由于肌腱弓弦状态的肌腱功能丧失为宜

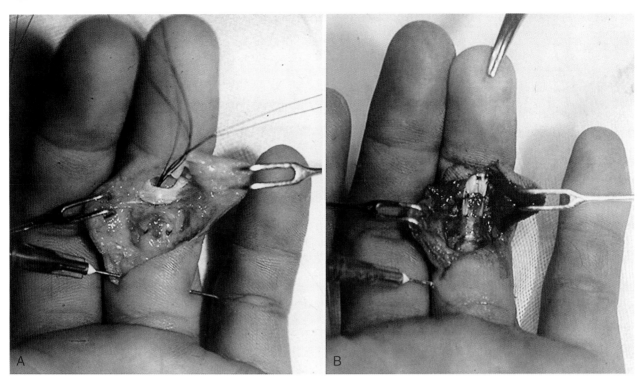

图 9-6 一例 A4 滑车完全敞开的病例，肌腱通过此滑车困难（A 和 B）

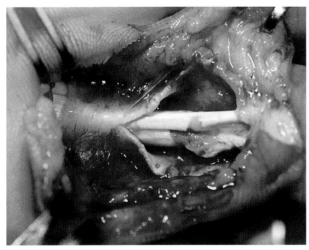

图 9-7 一例 A2 滑车沿中线敞开的病例。A2 滑车远端 60% 被敞开

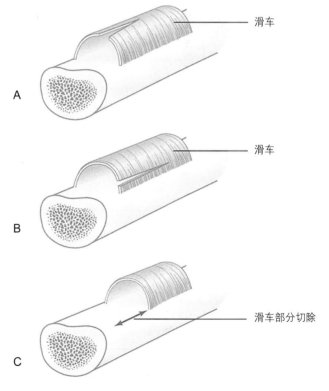

图 9-8 松解滑车的三种方法。A.中线切口。B.外侧切口。C.缩短（部分切除）

腱滑动时，我现在侧重于只简单地切开部分滑车腱鞘，不做任何修复。

注意事项

20世纪80年代末，在开始对腱鞘进行研究的时候，我最初困惑于不同的术者对腱鞘处理的一系列建议。在过去的20年里，我开始相信，腱鞘和滑车可采用更简单明了的原则处理。虽然有有效性和理论上的支持，但滑膜鞘的复杂修复或重建并不是必要的手术。多年来，我的实践已经发展，从重建缺损的滑膜鞘，发展到对受损的腱鞘不予修复，让狭窄的滑车关键部分故意敞开。在我回顾经治的滑车松解情况，考虑切开滑车的一部分以减少肌腱滑动阻力的重要性，并将其与我以前行强力手术修复治疗的效果相比之后，我开始意识到并确信，正确地进行滑车松解对于改善肌腱的功能是很重要的，甚至可能是一个必不可少的步骤。这个步骤，极可能会被证明是完全避免修复破裂的关键，并成为实现预期修复效果的决定性步骤。

以往的一些病例，由经验丰富或缺乏经验的术者处理，其效果很可能受滑车处理方式的影响，而总体上形成了屈肌腱修复"不可预测"的印象。患者接受不经意的滑车或部分撕裂滑车敞开未行修复（这情况由经验不足的术者治疗并不少见），他们可能莫名其妙地取得了良好的效果。相反，即使是经验丰富的术者严格遵循指南维持A2滑车完整，将FDS和FDP肌腱一并修复，这种病例也有不可预知的不良后果。这仍然是对以往病例的"不可预测性"的一个大胆的解释，但我相信这至少有一部分是真实的。

我最后要提到的是，滑车松解手术应该只能在精确掌握滑车的解剖结构并对滑车边界能清楚识别的情况下尝试采用。多滑车开放（交叉和环形）或在滑膜鞘和滑车上留下一个冗长的缺陷或切口对手指功能是有害的。对于多滑车的滑膜鞘大段损失应该重建。我在不同国家对一些医院手术的观察，让我意识到很多医师不能准确地掌握这些滑车的解剖。我强烈建议在这一领域工作的外科医师在实施这些松解手术之前回顾相关的教科书或期刊对滑车的相关解剖明确和详细的掌握。如果手术时没有掌握解剖知识，无法对主要滑车清晰识别，会造成：（1）滑车可能松解不充分和治疗无效；（2）整个A2滑车被松解，切开一系列环形滑车；（3）大段的腱鞘损伤不予处理，将导致手指功能的明显受损。

参考文献

1. Doyle JR: Anatomy of the finger flexor tendon sheath and pulley system, J Hand Surg (Am) 13:473–484, 1988.

2. Manske PR, Lesker PA: Palmar aponeurosis pulley, J Hand Surg (Am) 8:259–263, 1983.

3. Doyle JR, Blythe WF: Anatomy of the flexor tendon sheath and pulleys of the thumb, J Hand Surg (Am) 2:149–151, 1977.

4. Lister G: Indications and techniques for repair of the flexor tendon sheath, Hand Clin 1:85–95, 1985.

5. Strauch B, de Moura W, Ferder M, et al: The fate of tendon healing after restoration of the integrity of the tendon sheath with autogenous vein grafts, J Hand Surg (Am) 10:790–795, 1985.

6. Peterson WW, Manske PR, Bollinger BA, et al: Effect of pulley excision on flexor tendon biomechanics, J Orthop Res 4:96–101, 1986.

7. Peterson WW, Manske PR, Kain CC, et al: Effect of flexor sheath integrity on tendon gliding: A biomechanical and histologic study, J Orthop Res 4:458–465, 1986.

8. Saldana MJ, Ho PK, Lichtman DM, et al: Flexor tendon repair and rehabilitation in zone II open sheath technique versus closed sheath technique, J Hand Surg (Am) 12:1110–1114, 1987.

9. Manske PR: Flexor tendon healing, J Hand Surg (Br) 13:237–245, 1988.

10. Tang JB, Ishii S, Usui M: Surgical management of the tendon sheath at different repair stages. Biomechanical and morphological evaluations of direct sheath closure, partial sheath excision, and interposing sheath grafting, Chin Med J (Engl) 103:295–303, 1990.

11. Gelberman RH, Woo SL, Amiel D, et al: Influences of flexor sheath continuity and early motion on tendon healing in

dogs, J Hand Surg (Am) 15:69–77, 1990.

12. Savage R: The mechanical effect of partial resection of the digital fibrous flexor sheath, J Hand Surg (Br) 15:435–442, 1990.

13. Tang JB, Ishii S, Usui M, et al: Flexor sheath closure during delayed primary tendon repair, J Hand Surg (Am) 19:636–640, 1994.

14. Tang JB: The double sheath system and tendon gliding in zone 2C, J Hand Surg (Br) 20:281–285, 1995.

15. Tang JB, Shi D, Zhang QG: Biomechanical and histologic evaluation of tendon sheath management, J Hand Surg (Am) 21:900–908, 1996.

16. Kwai Ben I, Elliot D: "Venting" or partial lateral release of the A2 and A4 pulleys after repair of zone 2 flexor tendon injuries,J Hand Surg (Br) 23:649–654, 1998.

17. Tang JB, Shi D, Shen SQ, et al: An investigation of morphology and function of flexor tendons in zone IIc in the hand and treatment of flexor tendons, Chin J Surg (in Chinese) 37:639, 1999.

18. Mitsionis G, Bastidas JA, Grewal R, et al: Feasibility of partial A2 and A4 pulley excision: Effect on finger flexor tendon biomechanics, J Hand Surg (Am) 24:310–314, 1999.

19. Tomaino M, Mitsionis G, Basitidas J, et al: The effect of partial excision of the A2 and A4 pulleys on the biomechanics of finger flexion, J Hand Surg (Br) 23:50–52, 1998.

20. Tang JB, Xie RG: Effect of A3 pulley and adjacent sheath integrity on tendon excursion and bowstringing, J Hand Surg (Am) 26:855–861, 2001.

21. Elliot D: Primary flexor tendon repair: Operative repair, pulley management and rehabilitation, J Hand Surg (Br) 27:507–513, 2002.

22. Paillard PJ, Amadio PC, Zhao C, et al: Pulley plasty versus resection of one slip of the flexor digitorum superficialis after repair of both flexor tendons in zone II: A biomechanical study, J Bone Joint Surg (Am) 84:2039–2045, 2002.

23. Tang JB, Wang YH, Gu YT, et al: Effect of pulley integrity on excursion and work of flexion in healing flexor tendons, J Hand Surg (Am) 26:347–353, 2001.

24. Xu Y, Tang JB: Effects of superficialis tendon repairs on lacerated profundus tendons within or proximal to the A2 pulley: An in vivo study in chickens, J Hand Surg (Am) 28:994–1001, 2003.

25. Tang JB, Xie RG, Cao Y, et al: A2 pulley incision or one slip of the superficialis improves flexor tendon repairs, Clin Orthop Relat Res 456:121–127, 2007.

26. Tanaka T, Amadio PC, Zhao C, et al: The effect of partial A2 pulley excision on gliding resistance and pulley strength in vitro, J Hand Surg (Am) 29:877–883, 2004.

27. Tang JB: Indications, methods, postoperative motion and outcome evaluation of primary flexor tendon repairs in Zone 2, J Hand Surg (Eur) 32:118–129, 2007.

28. Tang JB, Cao Y, Wu YF, et al: Effect of A2 pulley release on repaired tendon gliding resistance and rupture in a chicken model, J Hand Surg (Am) 34:1080–1087, 2009.

29. Cao Y, Tang JB: Strength of tendon repair decreases in the presence of an intact A2 pulley: Biomechanical study in a chicken model, J Hand Surg (Am) 34:1763–1770, 2009.

30. Tang JB, Zhang QG, Ishii S: Autogenous free sheath grafts in reconstruction of injured digital flexor tendon sheath at the delayed primary stage, J Hand Surg (Br) 18:31–32, 1993.

31. Bakhach J, Sentucq-Rigal J, Mouton P, et al: The Omega "Omega" pulley plasty. A new technique to increase the diameter of the annular flexor digital pulleys, Ann Chir Plast Esthet 50:705–714, 2005.

32. Bunata RE, Kosmopoulos V, Simmons S, et al: Primary Tendon sheath enlargement and reconstruction in zone 2: An in vitro biomechanical study on tendon gliding resistance, J Hand Surg (Am) 34:1436–1443, 2009.

33. Bunata RE: Primary pulley enlargement in zone 2 by incision and repair with an extensor retinaculum graft, J Hand Surg (Am) 35:785–790, 2010.

34. Al-Qattan MM, Al-Turaiki TM: Flexor tendon repair in zone 2 using a six-strand "figure of eight" suture, J Hand Surg (Eur) 34:322–328, 2009.

35. Giesen T, Sirotakova M, Copsey AJ, et al: Flexor pollicis longus primary repair: Further experience with the Tang technique and controlled active mobilisation, J Hand Surg (Eur) 34:758–761, 2009.

36. Tang JB: Clinical outcomes associated with flexor tendon repair, Hand Clin 21:199-210, 2005.

37. Amadio P, An KN, Ejeskar A, et al: IFSSH Flexor Tendon Committee report, J Hand Surg (Br) 30:100–116, 2005.

10　主要滑车的切开

作者　David Elliot, MA, FRCS, BM, BCh

译者　许　靖　陈　超

概述

回顾过去半个世纪以来关于处理屈肌腱鞘的历史很有必要，这可以让我们理解为何手外科医师对滑车切开如此抵触。然后讲述作者的有关临床研究，这些研究解释了在临床实践中为什么必须切开 A2 和 A4 滑车。接着综述其他系列研究，这些研究都支持这一观点：为保证一期指屈肌腱修复后的安全康复，必须对一些滑车实施切开。

在修复 I 区与 II 区的屈肌腱损伤时不可避免地需要打开腱鞘来暴露术区。在过去40年里，肌腱修复完成后腱鞘处理策略部分基于当时的理论背景，部分基于肌腱愈合的研究。

回顾

1940年学者Mason首次探讨了一期修复后屈肌腱外径与腱鞘内径之间的差异[1]。他指出肌腱一期修复时切除其相邻腱鞘并保留充足的长度对于修复后肌腱的滑动至关重要。1958年Verden[2]再次强调了这个观点，并表明"腱鞘可切除2~3cm，腱鞘切除的多少可通过评估同等水平的生理活动度来决定"。在1977年Ketchum[3]也指出需要切除部分腱鞘。尽管这些学者在写作时认为，肌腱与皮下脂肪之间出现粘连在进行缝合肌腱的修复上是必要的，但是也意识到为实现修复后的自由移动需要再将腱鞘完全切除。

在认识到损伤的肌腱是依靠滑液进行营养与修复后，完全修复屈肌腱腱鞘的观点随即被认可，这样可同时重建肌腱的滑液环境并减轻粘连的形成，粘连不再被认为对于肌腱愈合是必要的，甚至会阻碍肌腱滑动[1, 4~8]。肌腱一期修复后完全封闭腱鞘的理论是由Lister提出的[9]。在20世纪80~90年代，由于缺少对于该方法有利或者必要的支持证据，人们逐渐不太热衷于完全封闭腱鞘等方法[10~16]。

不同学者在此时再次提出了修复后变粗的屈肌腱在封闭的腱鞘中可能无法自由滑动，原因在于修复后肌腱的直径变大并且/或者是由于封闭腱鞘所导致的腱鞘变小[1, 16~22]。在完全封闭腱鞘后所发现的问题有：（1）修复后完全不能滑动；（2）更可能出现的是肌腱修复处卡在相临滑车切缘之间。因其所引起的完全的活动受阻预计会减少一定的末节活动度或者导致早期术后锻炼时修复的再断裂，这因术后如何进行康复锻炼而定。因此建议为了实现修复后的自由滑动，有必要进行部分腱鞘侧方松解或切开[1, 17, 21]。Strickland在1986年阐明了此种滑车切开技术，但是他认为只有当修复后肌腱臃肿且位于滑车旁并限制其完全滑动时才能采取该方法[21]。在大多数情况下，他认为不采用该策略进行完全腱鞘封闭也是可行的。在1985年Schneider写道："在严重病例中为了实现肌腱缝合部位的自由滑动是需要进行部分腱鞘切除的。"并且承认迫于无奈，在某些罕见情况下二期修复时会将A4滑车切除[23]。但自1986年Schneider发现无论是自侧方还是自中间分离滑车都没有区别后，就未再见相关的研究报道。

综观此类研究报道，可以发现对于进行这样的滑车切开明显存在疑虑，因为腱鞘的完整性被认为对维持屈肌腱系统的力学效率十分重要，特别是在临床中。需要切开的是A2及A4滑车[13, 24~27]。

随着这个研究时期的即将结束，与之相一致的是对于完全封闭屈肌腱腱鞘研究热度的降低，在1990年Savage对于需要完全保留A2和A4滑车的观点提出了质疑[20]。Tomaino等随后的研究也支持了

Savage的工作[28, 29]。

作者的临床研究

这些报道在一定程度上还不够严密，如我们应该对哪些滑车进行切开，切开多少以及什么情况需要进行。在这种背景下我们设计了以问题出现最多的Ⅱ区损伤进行前瞻性研究。Ⅱ区位于Ⅰ区近端与A2滑车的远端边缘，在1994年Tang[30]提出了在原有Ⅱ区基础上的ⅡA与ⅡB区的分区，原分区理论由Verden和Michon[31]在1961年描述并最终由Kleinert和Weiland[32]在1979年修改成为现在的形式。在为期29个月的时间中，我们对累计126个ⅡA和ⅡB区屈肌腱损伤的手指进行了修复，这些工作是我们单位高年资整形与创伤外科进修医师例行工作量的一部分，这些医师都已认识到需要切开A2或者A4滑车以实现关闭手指时良好屈肌腱的修复并且实现修复肌腱能够全幅度的被动滑动[33]。只要有可能，肌腱修复都是通过腱鞘伤口进行的，只有在肌腱缝合需要时才会将开口适当延长。在ⅡA和ⅡB区通常需要对A3滑车进行部分松解，可位于起始伤口的远端、近端或者两侧都切开。考虑到A3滑车及其邻近的C滑车对于保留完全屈曲的机械功能来说并不是必需的，所以并没有制订针对这部分区域腱鞘保留的工作并且其后续处理也未有记录。当肌腱损伤位于邻近或者位于A4滑车之下时，对腱鞘伤口进行扩大以完成肌腱的中心缝合通常需要对A4滑车进行一定程度的切开。邻近A2滑车远端的肌腱损伤通常在修复时不需要进行A2滑车的切开，因其肌腱可以拉出至滑车远端来修复。手指处于部分屈曲位时，进行手指伸直位手术修复时在其远处会发现肌腱损伤位置，可以延长原切口，但更多的时候需要在更远端再进行腱鞘开口。手指处于屈曲位时在ⅡA区与ⅡB区发生的损伤，在进行指深屈肌腱修复时将有可能在手指伸直时卡到A4滑车的远端。手指伸直位时发生的损伤，肌腱损伤就位于腱鞘伤口的下方，进行修复时易在手指屈曲位时与A2滑车的远端发生碰撞。每次修复完成之后，手指需在被动活动下进行全方位的活动以观察是否会触及A4滑车的近端边缘或者A2滑车的远端边缘。当触及时，对相应的滑车沿着一个边缘进行切开，长度与其保持一致，该处理对于一期修复后肌腱充分自由不受阻碍的滑动来说是必要的。A4滑车切

开的程度可通过滑车的总长度的百分比来表示。A2滑车的切开在其远端边缘进行并且可以测量，单位以毫米表示，因为计算占全部A2滑车的百分比需要测量A2滑车长度并暴露本不需要显露的手指基底部与手掌。滑车切开后，应实现手指全活动度的自由活动，腱鞘置于屈肌腱表面，在止血后，关闭手指皮肤伤口。之后，手指应采用我们之前阐述的常规使用的保护下早期主动活动方案进行活动训练。

在总计126名的ⅡA区与ⅡB区损伤患者中，每位患者均出现至少一个肌腱完全离断的情况，85例（67%）患者在受伤时位于屈曲位，40例（32%）患者受伤时位于伸直位，1例（1%）患者手指的损伤位置不能确定，8例（6%）患者手术记录的结果不清楚。滑车切开的程度并不相同。通常情况下，滑车的长度与手指的长度是成正比的[35]。A2滑车的平均长度为19~20mm[26, 36]。在此项研究中，将A2滑车远端切开4~10mm，占其平均长度的20%~50%。A4滑车切开的百分比占其长度的10%~100%不等，平均为52%。其中，14例患者的A4滑车被完全切开。在所有这些病例中，指深屈肌腱的离断位置位于ⅡA区A4滑车附近或下方的位置。在所有14例患者中，术者对A4滑车进行部分切开，助手帮助屈曲远指间关节并同时保持近指间关节伸直，便于远段肌腱从保留的A4滑车下面穿出，并行中心缝合。在部分病例中滑车需要完全切开以完成中心缝合。在有些病例中只需要部分切开作为入路即可，但是修复的肌腱在手指完全伸直时会卡在远端滑车，此时就需要完全切开滑车以保证其完全活动。在许多情况下，处于这个位置指深屈肌腱的修复只需要保留远端小部分的滑车即可，修复后该位置不会影响其完全自由活动。但是保留部分少于原始长度的10%~20%，其是否会继续发挥滑车的正常作用并且早期活动时不发生断裂还是存在疑问的。在本研究其中一个病例的后续情况追踪中，当手指处于完全伸直位时指深屈肌腱在A4滑车位置断裂（图10-1），这就要求自近端至远端进行切开以恢复修复之后的被动活动。

在研究中我们发现指浅屈肌腱止点的长度是变化的，并且指浅屈肌腱止点与A4滑车的关系也不是恒定的。进行先后位置关系检查时我们发现，

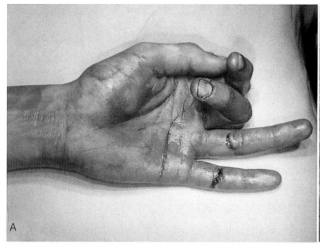

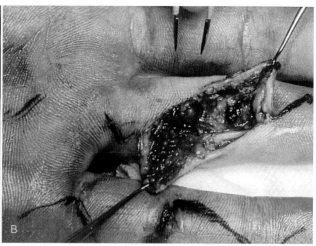

图 10-1   A.左环指及小指 Ⅱ B 区屈肌腱切开。B.腱鞘在 A3 滑车水平打开。C.在手指伸直时将指伸屈肌腱分离到 A4 滑车的远端

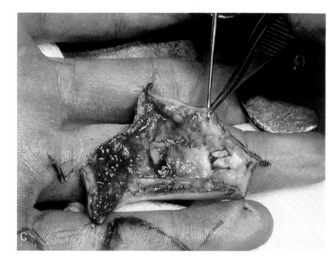

22例（73%）病例中指浅屈肌腱止点直接位于A4滑车之下，而8例（27%）病例的指浅屈肌腱止点完全位于A4滑车的近端。参考Tang Ⅱ A区分区的定义为FDS肌腱在中间掌骨的止点，有助于解释为何需要不同程度的滑车切开以及为何FDP的离断位置有时会位于A4滑车的远端。虽然 Ⅰ 区和 Ⅱ 区之间界限的最初定义是FDS在中节掌骨止点的远端边缘[31]，但是将其重新定义为A4滑车的近端是更好的。这不仅将简化 Ⅰ 区和 Ⅱ 区损伤的讨论，同时也会将此部分的分类与近端的分类定义方式相统一，即都是通过滑车来进行定义。

总之，修复必须基于两个基本要求来进行：屈肌腱修复牢固以及3个指间关节自由的被动活动。本研究中的高级进修医师（都对此手术十分熟练并且均在顶级手专科单位开展过此类手术）在临床操作中发现：在81例（64%）手指病例中有必要进行A2或者A4滑车的切开，目的或是为了进行屈肌

腱的修复或是为了使得修复后可以自由活动不受阻碍，或者是二者兼有。此项关于 Ⅱ 区屈肌腱的常规修复的研究表明，A2和A4滑车切开的频率和程度在临床操作中甚至比早期文献提示的更为必要。Tang及其团队在鸡的肌腱上进行的实验研究进一步表明需要保持A2滑车的完整性的观点是不正确的，研究发现了部分切开A2滑车能提高滑动移动并且降低阻力[37]。A4滑车的切开，尤其是整体切开是有争议的，因为A2滑车长度较长以至于切开其任意1/3都不太会导致弓弦畸形的发生。无论是尽可能地扩大A4滑车以恢复修复后全面且自由的被动活动还是保留A4滑车的远端部分并接受由此导致DIP关节无法完全伸直，这都是模糊的观点，人们对于有没有绝对必要保持A2和A4滑车的完全不变这一研究的信任程度将影响相关的技术操作。在此研究中，我们希望能确认A4滑车的全部切开对于屈肌腱的远期功能是否有害。14例患者中的5例接受A4滑车完全切开后在可以进行有意义的测量之前终止了随访。

此项研究仍是不完全的，主要原因是其未检测完全恢复后的手指功能以验证这种滑车切开方法是否会造成屈曲范围变小以及力量的减弱。从我们单位同时开展并按照相同规范且采取相同滑车切开方式的其他研究表明，这并不会对活动范围产生显著影响。然而，肌腱与骨骼间机械关系的改变可能

会引起屈曲力量的改变，但我们并未在其他研究中对其进行测量。

远端弓弦畸形

　　远端弓弦畸形是一个很少见的问题，只有当腱鞘在A2滑车以远完全缺失时才会发生（图10-2）。这是一个可以避免的问题，因为该问题是屈肌腱继发损伤所引起的，假如在一期屈肌腱手术中我们保留所有或者大部分腱鞘的话就可以避免这个问题。在二期屈肌腱手术中，我们切开A2滑车的远端边缘和A4滑车的近端边缘进入腱鞘以暴露肌腱进行松解，但是这样常常需要进行A3及相邻的C区滑车部分或者全部切开。随后的松解中我们发现A4滑车常常是细小且脆弱的但同时又紧密附着到其下的深层肌腱上。在后续的肌腱松解术中，容易出现A4滑车断裂，这样在A2滑车以远就不存在滑车系统，远端弓弦畸形就此发生。目前，我们常规在进行二期手术时会保留PIP关节周围的瘢痕性腱鞘作为A3滑车，以防止在之后的操作中将A4滑车切断。虽然此段重点阐述二期屈肌腱手术，但是不论在一期还是二期手术中对于在手指屈曲位受伤情况的病例探查A2滑车以远屈肌腱损伤情况时，应在A2和A4滑车指间尽可能地保留腱鞘。这些发现在Tang和Xie[38]的尸体标本实验中得到了支持。尽管本研究发现实际上A3滑车本身和其旁边的腱鞘及C区滑车相比作用很小，但仍然提示A3滑车相邻的腱鞘在保护PIP关节处避免出现肌腱弓弦畸形时扮演了重要角色。

　　因此，关于滑车切开的临床操作是否对长期屈肌腱功能具有不利影响的问题还尚未得到解答。反过来说，保留A4滑车的完整性对DIP关节伸直的长期影响亦是不确定的，但也许很快就会清楚。我们现在采用的大多数中心及周边缝合方式需要进行更大的滑车切开，这既是手术入路的需要，也是修复后保证移动的需要，因为缝合部位会在修复的位置形成额外的隆起（图10-3）。

　　关于是否需要滑车切开的讨论在21世纪还在继续。此项关于保留所有滑车的争论在两个报道上得到间接的支持，其理论基础是Messina和 Messina提出的：修复肌腱直径的改变是不可避免的并且应尝试扩大相关滑车来适应变大的肌腱[40, 41]。大多数临床医师在他们临床的不同阶段都试过扩大滑车，也怀疑在修复中使用的小缝合线是否能承受早期活动的力量，这似乎提示完整的屈肌腱鞘事实上承担着将肌腱限制在指骨上的作用。基于这些我们不禁想问，滑车重建真的有必要吗？

滑车切开的重要性

　　对于临床操作的作用更实际的也许是Tang和他的中国团队所提出的理论[42]。他们负责本专题的内容书写[33, 43]，并将此项目更推进一步。该团队不但准确描述了在不同水平的肌腱损伤修复时，腱鞘的哪个部分应该切开且比较安全，包括何时需要进行完全的A4滑车切开，并且提出假如我们需要

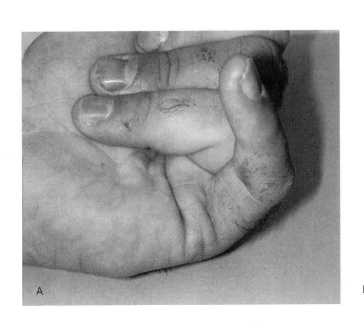

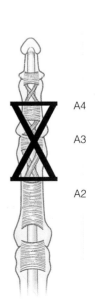

图10-2　A.手指屈肌腱二期屈肌腱手术中C1、A3和C2滑车被切开作为入路且A4滑车在指伸屈肌腱松解后继发断裂，术后远端屈肌腱弓弦畸形。B.C1、A3、C2和A4滑车移除后概略示意图

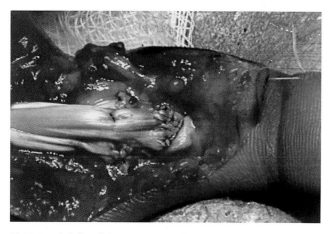

图 10-3　右小指一期 ⅡB 区双重屈肌腱由一名高级进修医师采用双股 Kessler 缝合且进行 Silfverskiöld 周围缝合修复后。只有切开 A4 滑车 2/3 才能实现 DIP 关节的完全伸直

解决一期屈肌腱Ⅰ区和Ⅱ区修复结果无法确定的问题，是有必要进行腱鞘切开的。2007年，在一篇关于一期屈肌腱手术的回顾中，Tang提出了以下观点："对我而言，即使屈肌腱多股的修复也应该对修复部位邻近的整个滑车关键部分进行合适且有效的松解，以防止因肌腱滑动与腱鞘边缘或肌腱最狭窄处卡压所导致的肌腱负荷过重的危险"[42]。在分析屈肌腱手术的关键点时，Tang认为合适的滑车松解或许是最重要的，其次是进行强力修复以提高安全临界点。他认为闭合滑膜腱鞘最不重要，并且修复的环形滑车卡在水肿的肌腱修复处或是其近端是十分有害的。

参考文献

1. Mason ML: Primary and secondary tendon suture. A discussion of significance in tendon surgery, Surg Gynecol Obstet 70:392–404, 1940.

2. Verdan CE: La reparation immediate des tendons fleuchisseurs dans le canal digital, Acta Orthop Belg 24 (suppl III):15– 23, 1958.

3. Ketchum LD: Primary tendon healing: A review, J Hand Surg 2:428–435, 1977.

4. Amadio PC, Hunter JM, Jaeger SH, et al: The effect of vincular injury on the results of flexor tendon surgery in zone 2, J Hand Surg (Am) 10:626–632, 1985.

5. Eiken O, Hagberg L, Lundborg G: Evolving biologic concepts as applied to tendon surgery, Clin Plast Surg 8:1–12, 1981.

6. Lister GD, Kleinert HE, Kutz JE, et al: Primary flexor tendon repair followed by immediate controlled mobilization, J Hand Surg 2:441–451, 1977.

7. Lister GD: Indications and techniques for repair of the flexor tendon sheath, Hand Clin 1:85–95, 1985.

8. Matthews P, Richards H: Factors in the adherence of flexor tendon after repair, J Bone Joint Surg (Br) 58:230–236, 1976.

9. Lister GD: Incision and closure of the flexor sheath during primary tendon repair, Hand 15:123–135, 1983.

10. Chow JA, Thomes LJ, Dovelle S, et al: A combined regimen of controlled motion following flexor tendon repair in "no man's land," Plast Reconstr Surg 79:447–455, 1987.

11. Gelberman RH, Woo SLY, Amiel D, et al: Influences of flexor sheath continuity and early motion on tendon healing in dogs, J Hand Surg (Am) 15:69–77, 1990.

12. Lister GD, Tonkin M: The results of primary flexor tendon repair, J Hand Surg (Am) 11:767, 1986.

13. Peterson WW, Manske PR, Kain CC, et al: Effect of flexor tendon sheath integrity on tendon gliding: A biomechanical and histological study, J Orthop Res 4:458–465, 1986.

14. Peterson WW, Manske PR, Lesker PA: The effect of flexor sheath integrity on nutrient uptake by primate flexor tendons, J Hand Surg (Am) 11:413–416, 1986.

15. Saldana MJ, Ho PK, Lichtman DM, et al: Flexor tendon repair and rehabilitation in zone II: Open sheath technique versus closed sheath technique, J Hand Surg (Am) 12:1110–1114, 1987.

16. Tang JB, Ishii S, Usui M, et al: Flexor sheath closure during delayed primary tendon repair, J Hand Surg (Am) 19:636–640, 1994.

17. Duran RJ, Houser RG: Controlled passive motion following flexor tendon repair in zones 2 and 3. In AAOS Symposium on Tendon Surgery in the Hand, St Louis, 1975, Mosby, pp 105–114.

18. Manske PR: Flexor tendon healing, J Hand Surg (Br) 13:237– 245, 1988.

19. Peterson WW, Manske PR, Dunlap J, et al: Effect of various methods of restoring flexor sheath integrity on the formation

of adhesions after tendon injury, J Hand Surg (Am) 15:48–56, 1990.

20. Savage R: The mechanical effect of partial resection of the digital fibrous flexor sheath, J Hand Surg (Br) 15:435–442, 1990.

21. Strickland JW: Flexor tendon injuries. Part 2: Flexor tendon repair, Orthop Rev 15:701–721, 1986.

22. Tang JB, Shi D, Zhang QG: Biomechanical and histological evaluation of tendon sheath management, J Hand Surg (Am) 21:900–908, 1996.

23. Schneider LH: Flexor Tendon Injuries, Boston, 1985, Little, Brown, pp 47–75.

24. Barton NJ: Experimental study of optimal location of flexor tendon pulleys, Plast Reconstr Surg 43:125–129, 1969.

25. Doyle JR: Palmar and digital flexor tendon pulleys, Clin Orthop Relat Res 383:84–96, 2001.

26. Doyle JR , Blythe W: The finger flexor tendon sheath and pulleys; anatomy and reconstruction. In AAOS Symposium on Tendon Surgery in the Hand, St Louis, 1975, Mosby, pp 81–88.

27. Rispler D, Greenwald D, Shumway S, et al: Efficiency of the flexor tendon pulley system in human cadaver hands, J Hand Surg (Am) 21:444–450, 1996.

28. Mitsionis G, Fischer KJ, Bastidas JA, et al: Feasibility of partial A2 and A4 pulley excision: Residual pulley strength, J Hand Surg (Br) 25:90–94, 2000.

29. Tomaino M, Mitsionis G, Basitidas J, et al: The effect of partial excision of the A2 and A4 pulleys on the biomechanics of finger flexion, J Hand Surg (Br) 23:50–52, 1998.

30. Tang JB: Flexor tendon repair in zone 2C, J Hand Surg (Br) 19:72–75, 1994.

31. Verdan CE, Michon J: Le traitement des plaies des tendons flechisseurs des doigts, Rev Chir Orthop et Repar l'App Mot 47:290–296, 1961.

32. Kleinert HE, Weiland AJ: Primary repair of flexor tendon lacerations in zone II. In Tendon Surgery of the Hand, Verdan C, editor, Edinburgh/London/New York, 1979, Churchill Livingstone, pp 71–75.

33. Kwai-Ben I, Elliot D: "Venting" or partial lateral release of the A2 and A4 pulleys after repair of zone 2 flexor tendon inju- ries, J Hand Surg (Br) 23:649- 654, 1998.

34. Elliot D, Moiemen NS, Flemming AF, et al: The rupture rate of acute flexor tendon repairs mobilised by the controlled active motion regimen, J Hand Surg (Br) 19:607–612, 1994.

35. Idler RS: Anatomy and biomechanics of the digital flexor tendons, Hand Clin 1:3–11, 1985.

36. Zancolli EA, Cozzi EP: Atlas of Surgical Anatomy of the Hand, New York, 1992, Churchill Livingstone, pp 327–345.

37. Tang JB, Wang YH, Gu YT, et al: Effect of pulley integrity on excursions and work of flexion in healing flexor tendons, J Hand Surg (Am) 26:347–353, 2001.

38. Tang JB, Xie RG: Effect of A3 pulley and adjacent sheath integrity on tendon excursion and bowstringing, J Hand Surg (Am) 26:855–861, 2001.

39. Messina A, Messina JC: The direct midlateral approach with lateral enlargement of the pulley system for repair of flexor tendons in fingers, J Hand Surg (Br) 21:463–468, 1996.

40. Bunata RE: Primary pulley enlargement in zone 2 by incision and repair with an extensor retinaculum graft, J Hand Surg (Am) 35:785–790, 2010.

41. Dona E, Walsh WR: Flexor tendon pulley V-Y plasty: An alter- native to pulley venting or resection, J Hand Surg (Br) 31:133- 137, 2006.

42. Tang JB: Indications, methods, postoperative motion and outcome evaluation of primary flexor tendon repairs in Zone 2, J Hand Surg (Eur) 32:118–129, 2007.

43. Elliot D: Primary flexor tendon repair: Operative repair, pulley management and rehabilitation, J Hand Surg (Br) 27:507–513, 2002.

11　Ω屈肌腱滑车成形术

作者　Joseph　Bakhach, MD

译者　王　增

概述

在本章节，我们将介绍一期或二期修复A4和A2指屈肌腱滑车的Ω滑车成形术。这一方法可扩大屈指腱鞘滑车的内径，同时又可以保持滑车解剖上的完整性。术中将一侧的环形滑车附着点自相应的指骨前面进行完全松解。我们针对27例患者中的34根手指进行了34例Ω滑车成形术。在其中15例患者中进行的19例滑车成形为对指屈肌腱损伤进行的一期修复，余下的12例患者中开展的15例Ω滑车成形术则是延迟一期修复。总共有7例手指在初次手术后3个月接受松解手术。依据Strickland评分，术后7个月的随访中有29例（85%）效果优，5例（15%）效果良。这种骨膜下进行手术操作的优势为可在增加滑车直径和内部容积的同时保证较好的肌腱滑动。

手术治疗指屈肌腱损伤，特别是Ⅱ区（无人区）的损伤，是一个极富争议的话题。Ⅱ区的肌腱损伤往往伴随指骨纤维鞘的损伤，而这种损伤越晚处理，腱鞘的纤维增生和塌陷越严重。修复屈指功能单位（如指屈肌腱和其纤维-骨鞘）的方法一直在不断地改进，这也反映了这一结构的解剖和功能的复杂性。

较为保守的学者认为需要在修复指屈肌腱损伤的同时对纤维鞘进行修复，以保持其完整性，预防粘连的发生[1, 2]。然而，纤维鞘愈合不佳、肌腱滑动阻力增加等促使一些医师放弃了这种修复方式[3~8]。

无论是一期还是二期修复，损伤的指屈肌腱吻合处的直径必定会增加，同时增加了肌腱滑动的阻力[9]。为了避免这种风险，部分学者[10~12]倾向于处理纤维鞘结构，对A2或A4区肌腱损伤的滑车进行部分或全部切除。

通过切开滑车增大指骨纤维鞘是一个比较有吸引力的理论[12]。然而即便这种方法可以增加肌腱修复区域的局部力学条件，打开滑车在一定程度上会影响手指的屈曲活动。解剖学研究发现切除A2或A4滑车可最明显地影响手指的功能[13]。因此，我们开始想应用一种技术创新在不影响环状滑车的同时更好地解决这一矛盾。

我们所介绍的Ω滑车成形术包括自相应指骨侧方骨面对滑车的一侧附着点进行松解。该技术最重要的特点是可保持滑车的完整性，并可保持其与骨膜、指骨纤维腱鞘底部之间的连续性。当一侧的附着点被松解后，环状滑车的活动度明显增加，并可横向旋转等，从而增加其内部空间。该技术可使修复肌腱的滑动情况明显改善。考虑到其环形滑车的横截面上的解剖形态，我们将这种技术命名为Ω滑车成形术。

方法和结果

手指纤维鞘的解剖

尽管对手指纤维鞘的解剖已经非常熟悉，我们对部分要点进行了回顾，以更好地介绍Ω滑车成形术。基于分布位置及其可塑性，滑车沿滑膜鞘呈节段性分布[14]。环形滑车A1、A3和A5（又称为关节滑车）附着于掌指关节（MP）、近指间关节（PIP）和远指间关节（DIP）的掌板。这些滑车的长度在指骨活动时发生变化，在手指完全屈曲时可出现大约50%的收缩[13, 15]，而A2和A4滑车（骨滑车）止于指骨的侧方隆起处，保持与侧方骨膜和指骨纤维鞘底部的连续性。A2滑车位于近端指骨中间和近侧部，而A4滑车位于中间指骨的中部1/3。A2和A4滑车的长度在指骨屈曲时出现一定程度的变化（小于25%）。

所有的相关生物力学研究均认为A2和A4滑车在指骨屈曲时具有重要的作用[13,16]。在应用滑车成形术修复Ⅱ区肌腱损伤时主要是对这两个滑车进行成形[17]，准确地说是ⅡB和ⅡC区[18]。

手术技术

在对Ⅱ区进行肌腱手术时，以下两种情况需要进行滑车成形：（1）一期修复肌腱时需要损伤纤维鞘；（2）肌腱延期修复时损伤区域纤维鞘塌陷和挛缩。

A4滑车进行Ω成形术

为描述手术操作技术，我们以手指中度屈曲位置的ⅡB区指深屈肌腱损伤的一期修复为例。清洁伤口，通过皮肤伤口两侧的经典斜切口暴露手指纤维鞘，分离并保护侧方血管神经束。打开第二交叉滑车（C2），分离暴露肌腱断端。

如果手指处于伸直位，远端肌腱断端回缩并完全回纳至A4滑车中。可屈曲远指间关节显露肌腱，将肌腱断端置于手术视野中（图11-1）。

采用Kleinert吻合术进行肌腱修复，缝合材料选用Prolene 4-0线，肌腱的连续缝合选择Prolene 6-0线。

肌腱缝合技术并不重要，其他方法也可选择。在恢复了肌腱连续性后，伸直手指可使吻合端靠近A4滑车边缘，这将增加肌腱在滑车下滑动的阻力。对A4滑车进行扩大成形增加肌腱的活动度显得尤为必要。牵拉手指尺侧的血管神经束，显露A4滑车指骨尺侧的附着处。沿着中节指骨锐性分离尺侧的骨膜，逐步由背侧向掌侧游离，从而将滑车的尺侧附着处自尺侧指骨嵴进行显露和分离，直至完全游离（图11-2）。

尽管对滑车附着处进行完全游离可以保留纤维鞘的完整性，保持了构成手指纤维鞘底部的指骨前方骨膜的连续性。该松解手术增加了滑车的周长，从而增加了其内部直径，增加了肌腱滑动管道的旋转运动，这也是Ω成形术的理论基础。

然后，我们通过缓慢地伸直DIP对肌腱的滑动，特别是对肌腱吻合区域在通过扩大的A4滑车时的滑动进行检查（图11-3）。为避免残留滑车对肌腱滑动的阻碍，对骨膜瓣进行彻底地松解是非常必要的。最后，扩大的滑车自由放置，并不需要将其固定于其他组织。手指的血管神经束置于原

处，C2滑车由其自然愈合。

在对损伤肌腱进行延迟的一期修复时，回缩和塌陷的环形滑车可用同样的方法进行扩大。两肌腱的残端在扩大的滑车中保持完整。

Ω 成形术修复A2滑车

A2滑车修复可采用相同的手术技术，但由于A2滑车的长度是A4滑车的3~4倍，要依据A2滑车的长度进行一定的调整。在需要进行A2滑车成形术的病例中，阻碍肌腱滑动的位置一般位于A2滑车的远端。在这种情况下，Ω成形术可以自滑车远端的一侧进行，逐步向近端延伸。在我们的病例中，Ω成形术均为部分成形，而且并不超过滑车长度的50%。

在扩大的滑车的每一侧，原发伤导致的滑膜鞘损伤可在术中进行切开以显露，并修复肌腱，然后让其自行愈合。我们不主张对滑膜瓣进行修复，以避免挛缩性瘢痕形成。

术后护理

术后，我们应用外部环状皮肤绷带绑在中节指骨上以保护A4滑车，或绑在近节指骨上以保护A2滑车。术后应用Kleinert或Duran方案保持手指活动度。

结果

2005~2007年间我们在27例患者中开展了34指的Ω滑车成形术，其中男性20例，女性7例；平均年龄34岁。示指11个，中指9个，环指7个，小指7个。我们对15例患者伤后进行了一期屈肌腱修复

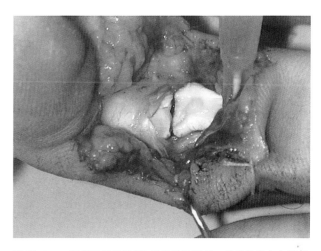

图11-1 一例指深屈肌腱ⅡB区断裂的病例，手指维持在中度屈曲位，被动屈曲远指间关节使肌腱远断端从A4滑车中滑出并显露在手术区

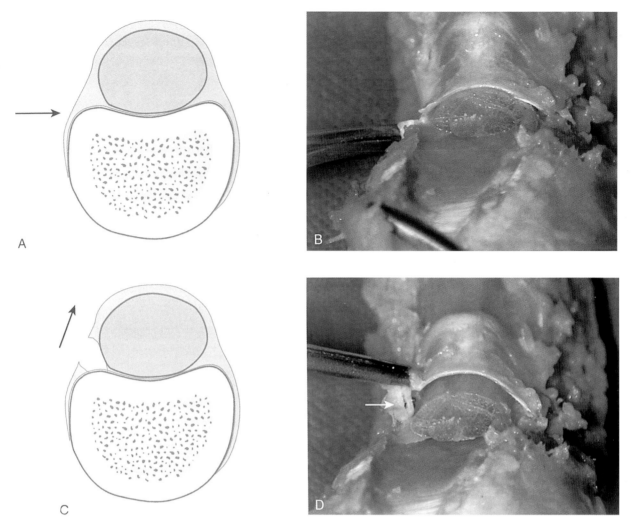

图 11-2　A.B. 环形滑车被双侧附件紧紧固定在指骨前方冠部。C.D. 松开一侧附着处允许一侧向上活动，增大滑车内部直径。B.D. 尸体手指标本示范，箭头标明处为松开滑车一侧附着点

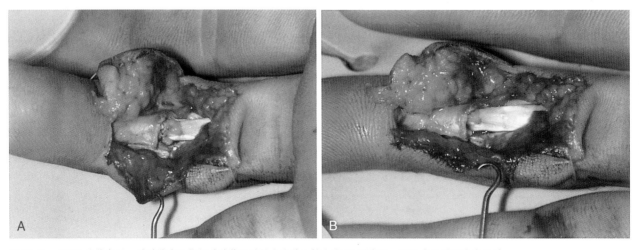

图 11-3　"Ω" 法修复后，被动伸直远指间关节使肌腱缝合处进入扩大的 A4 滑车区，以证实肌腱可自由滑动

术，同时完成了19指的Ω滑车成形术。其他的12例患者为二期手术修复损伤的屈肌腱，同时进行了15指的Ω滑车成形术。在34指的Ω滑车成形术中，包含26指的A4滑车成形和8指的A2滑车成形。有5个手指需要在远侧掌横纹处做近端切口以寻找回缩的FDP肌腱，有2个手指的指浅屈肌腱同时损伤，有1个手指伴近端指骨颈骨折。

在适当理疗活动的前提下，仍有4例患者（7个手指）由于DIP屈曲活动持续存在障碍需要在术后3个月时进行肌腱松解。肌腱修复并滑车成形术后平均随访时间为7个月（4~9个月）。根据Strickland分类，有29个手指的活动度为优，5个手指为良[19]。

讨论

Ⅱ区肌腱损伤修复后肌腱体积和手指纤维鞘容积的差异一直为外科医师所关注[20]。很明显，这种体积上的差异是导致肌腱滑动障碍的原因。这也使得部分学者认为应当切除腱鞘以扩大手指纤维鞘[21, 22]。与之相反，保守派则主张修复手指纤维鞘，反对切除腱鞘的观点。在这两种极端观点中间有一折中的方法[23]，即对滑车进行必要的松解，从而在不切除滑车的同时达到扩大纤维鞘保证肌腱滑动度等效果。

Kwai Ben和Elliot的研究较为有趣[12]。他们指出修复后屈肌腱体积与其纤维鞘直径之间常会有一定的差距。在ⅡA和ⅡB区域损伤的126个手指中，71个手指（56%）需要扩大A4滑车；10个手指（8%）对A2滑车进行了部分侧方切除，使其长度延长达20%~50%[12]。

这种部分或完全切开滑车的技术可保证肌腱的缝合操作及滑动正常，已经为该领域所接受。然而，在生物力学角度出发，该方法的效果并不令人满意。因为该方法从根本上改变了肌腱的生理结构。

手指纤维鞘阻碍肌腱运动的临床情况有很多，就肌腱损伤而言，需要明确手指受伤时所处的位置（伸直还是屈曲）。当手指伸直时发生ⅡB或ⅡC区域的FDP肌腱损伤会使A2滑车的远端环对肌腱活动产生一定干扰。然而，当手指屈曲位时发生的ⅡB区域的FDP肌腱损伤则会使断裂肌腱的远端回纳于A4滑车下，并增加手术修复的难度。Ω滑车成形术用于修复A4滑车，以使滑车的容积适应修复的肌腱，从而避免肌腱滑动时的抵抗，使肌腱正常滑动（图11-4）。

在遗漏的肌腱损伤中，手指纤维鞘的损伤和肌腱断端的回缩导致肌腱断端之间的腱鞘挛缩、塌陷（图 11-5）。这种情况时可选择Ω滑车成形术修复挛缩的滑车。值得一提的是，我们的病例中有一半是对损伤肌腱的二次修复。这表明即便是现在，非手外科专业医师对肌腱损伤也没有足够的重视。

松解后，手指纤维鞘的解剖结构（特别是A2和A4滑车的结构以及其骨性附着处）使得滑车容积可以增大，为肌腱的滑动提供更好的条件。对滑车附着处单侧的松解并不损伤其生物力学特性；我们保留了一侧滑车与指骨骨膜的连续性，以及另一侧滑车与骨质附着处的连续性。术后，组织的修复将会恢复分离的滑车与指骨嵴之间的连续性。我们已经在需要二次松解的病例中确认，这种重新附着可以恢复其正常的牢固性。事实上，通过在松解手术中评估肌腱活动度证实，这些滑车已经恢复了其解剖学连续性和正常的稳定性。

既往的研究表明，在手指屈曲过程中，滑车承受屈肌腱产生的应力[13, 24]。然而，这并未达到滑车断裂的阈值，滑车断裂需要的力是手指屈曲时的7倍[25]。而且，Mitsionis[26]发现切除一半的A2或A4滑车并不会改变该处的生物力学特点；而Tang[27]发现完全切除A2滑车后手指的活动度会出现9%的减少；Savage[28]则发现在其他纤维腱鞘保留的情况下，可以切除A2或A4滑车。通过回顾之前的研究，我们相信Ω滑车成形术并没有滑车撕裂的风险，也不会明显地改变肌腱的生物力学特点。

我们可以保留滑车的解剖学完整性，而保留滑车的一个附着点足以保持其生物力学特点。通过对术中扩大的A2和A4滑车的观察发现，滑车与骨的愈合强度足以保证指深屈肌腱在手指屈曲时维持在正常位置。

我们所报道的滑车扩大技术可以完整地保留滑车的完整性。该方法保护了滑车内表面的完整性，并不增加肌腱粘连的发生率。术后进行常规康复锻炼即可，不需要进行特殊调整[29, 30]。唯一的预防措施为应用外部环状皮肤绷带保护成形后

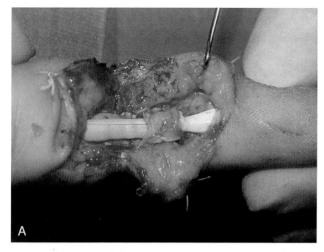

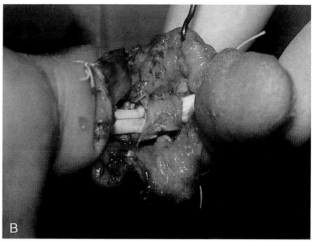

图 11-4　左示指屈曲位时指深屈肌腱 II B 区断裂。A,B. 一侧 "Ω"成形术演示，A4 滑车内侧附着处全长成形，手术中可见肌腱可正常滑动通过扩大的滑车。C. 术后左示指能完全恢复到正常屈曲位

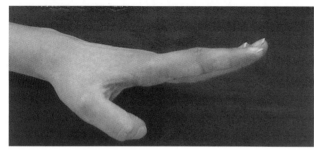

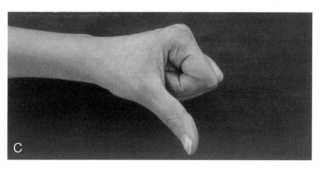

的滑车。

　　同时，滑车松解的程度也需要仔细考虑。术中进行逐步松解，并评估扩大的滑车是否可保证肌腱吻合部顺利滑动。在我们的病例中，所有接受 Ω 成形术的 A2 滑车均为部分松解，其长度不超过滑车附着部的 50%。我们对 60% 接受 A4 滑车 Ω 成形术的患者进行全长松解，余下的 40% 的松解程度不超过 A4 滑车长度的 2/3。

　　术后 3 个月时，大约有 20% 的手术由于 DIP 屈曲活动度丢失需要进行二次松解手术。我们推测，DIP 活动度的丢失与应用 Kleinert 康复方案有关。康复功能锻炼在松解术后第二天开始，松解术后平均 3 个月恢复正常手指屈曲活动度。肌腱粘连与手指最初损伤程度相关，围绕肌腱的缝合端在修复过程中出现。并没有证据表明肌腱粘连与 Ω 滑车成形术直接相关。

结论

　　对纤维-骨环形滑车（A2 或 A4）进行 Ω 成形术是一个简单、可靠的方法。对滑车的一侧骨性部分附着点进行松解可增加滑车内部体积，使修复的肌腱具有更大的活动度。该术式可为恢复肌腱滑动和手指屈曲创造理想的条件。肌腱损伤后常因环形滑车对肌腱的滑动产生摩擦和阻碍。我们相信这种新技术具有较好的安全性和实用性，其可适用于 II 区屈肌腱损伤的一期修复、延迟修复或二期修复等。

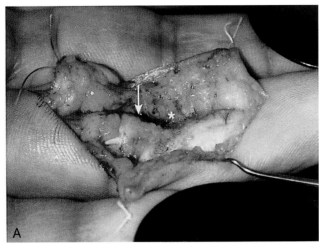
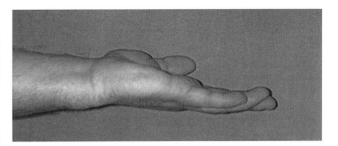
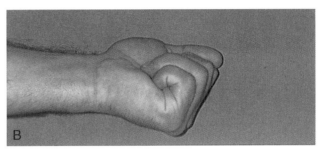

图 11-5　左环指指深屈肌腱损伤的二期修复。A. A4 滑车区塌陷（星号标记），箭头标记为肌腱近断端。B. 滑车成形术后手指运动恢复，松解滑车一侧附着点以扩大滑车容积及肌腱滑动

参考文献

1. Lister GD: Incision and closure of the flexor tendon sheath during primary tendon repair, Hand 15:123–135, 1983.

2. Lister GD, Tonkin M: The results of primary flexor tendon repair with closure of the tendon sheath, J Hand Surg (Am) 11:767, 1986.

3. Amadio P, Hunter JM, Jaeger SH, et al: The effect of vincular injury on the results of flexor tendon surgery in zone 2, J Hand Surg (Am) 10:626–632, 1985.

4. Lister GD: Indications and techniques for repair of the flexor tendon sheath, Hand Clin 1:85–95, 1983.

5. Eiken O, Hagberg L, Lundborg G: Evolving biologic concepts as applied to tendon surgery, Clin Plast Surg 8:1–12, 1981.

6. Saldana MJ, Ho PK, Lichtman DM, et al: Flexor tendon repair and rehabilitation in zone II: open sheath technique versus closed sheath technique, J Hand Surg (Am) 12:1110–1114, 1987.

7. Tang JB, Ishii S, Usui M, et al: Flexor sheath closure during delayed primary tendon repair, J Hand Surg (Am) 19:636–640, 1994.

8. Tang JB, Shi D, Zhang QG: Biomechanical and histologic evaluation of tendon sheath management, J Hand Surg (Am) 21:900–908, 1996.

9. Manske PR: Flexor tendon healing, J Hand Surg (Br) 13:237–245, 1988.

10. Peterson WW, Manske PR, Dunlap J, et al: Effect of various methods of restoring sheath integrity on the formation of adhesions after tendon injury, J Hand Surg (Am) 15:48–56, 1990.

11. Tomaino M, Mitsionis G, Basitidas J, et al: The effect of partial excision of the A2 and A4 pulleys on the biomechanics of finger flexion, J Hand Surg (Br) 23:50–52, 1998.

12. Kwai BI, Elliot D: "Venting" or partial lateral release of the A2 and A4 pulleys after repair of zone 2 flexor tendon injuries, J Hand Surg (Br) 23:649–654, 1998.

13. Lin GT, Amadio PC, An KN, et al: Functionnal anatomy of the human digital flexor pulley system, J Hand Surg (Am) 14:949–956, 1989.

14. Moutet F: Les poulies de l'appareil fléchisseur: anatomie, pathologies, traitement, Annales de Chir Main 22:1–12, 2003.

15. Lin GT, Cooney WP, Amadio PC: Mechanical properties of human pulleys, J Hand Surg (Br) 15:429–434, 1990.

16. Cleveland M: Restoration of the digital portion of a flexor tendon and sheath in the hand, J Bone Joint Surg 15:762–765, 1933.

17. Verdan CE, Michon J: Le traitement des plaies des tendons fléchisseurs des doigts, Rev Chir Orthop et Répar 47:290–296, 1961.

18. Tang JB: Flexor tendon repair in zone 2C, J Hand Surg (Br) 19:72–75, 1994.

19. Bakhach J, Mouton P, Panconi B, et al: The Omega pulley plasty. A new technique to increase the diameter of the

annular flexor digital pulleys, Ann Chir Plast 50:705–714, 2005.

20. Mason ML: Primary and secondary tendon suture. A discussion of the significance of technique in tendon surgery, Surg Gynecol Obstet 70:392–404, 1940.

21. Ketchum LD: Primary tendon healing: a review, J Hand Surg 2:428–435, 1977.

22. Verdan CE: La réparation immédiate des tendons fléchisseurs dans le canal digital, Acta Orthop Belg Suppl III 15–23, 1958.

23. Strickland JW: Flexor tendon injuries. Part 2. Flexor tendon repair, Orthop Rev 15:701–721, 1986.

24. Manske PR, Lesker PA: Strength of human pulley, Hand 9:147–152, 1977.

25. Schuind F, Garcia-Elias M, Cooney WP, et al: Flexor tendon forces: in vivo measurements, J Hand Surg (Am) 17:291–298, 1992.

26. Mitsionis G, Fischer KJ, Bastidas JA, et al: Feasibility of partial A2 and A4 pulley excision: residual pulley strength, J Hand Surg (Br) 25:90–94, 2000.

27. Tang JB: The double sheath system and tendon gliding in zone 2C, J Hand Surg (Br) 20:281–285, 1995.

28. Savage R: The mechanical effect of partial resection of the digital fibreous flexor sheath, J Hand Surg (Br) 15:435–442, 1990.

29. Kleinert HE, Kutz JE, Cohen MJ: Primary repair of zone 2 flexor tendon lacerations. In AAOS Symposium on Tendons Surgery in the Hand. St Louis, 1975, CV Mosby, p 91–104.

30. Duran RJ, Houser RG: Controlled passive motion following flexor tendon repair in zones two and three. In AAOS Symposium on Tendons Surgery in the Hand. St Louis, 1975, CV Mosby, p 105–114.

12 腱鞘和滑车扩大

作者　Robert E. Bunata, MD

译者　侯建伟

概述

本章节介绍了一期屈肌腱修复时，主要滑车扩大修复以及闭合腱鞘的一些理念、相关临床病例和实验研究结果。腱鞘扩大手术能给修复后粗大的肌腱提供足够的滑动空间，同时可保证肌腱有完整的腱鞘、滑车系统，防止弓弦畸形的发生；介绍系列的临床病例资料、手术技术以及术后有关肌腱滑动、卡压、弓弦畸形的生物力学实验研究结果。该章节提供了另一个解决缝合肌腱术后臃肿问题的方法，可以使修复肌腱能够没有卡压、自由滑动，同时维持其腱鞘完整性、满足手指有效的屈曲活动。此方法是切开阻碍肌腱滑动的滑车，之后略行扩大修复，这与传统观点（尽可能保留A2、A4滑车完整）并不一致。

自尝试一期修复屈肌腱以来，对处理腱鞘和滑车扩大的努力一直不断。1973年，Kleinert等报道了成功修复Ⅱ区肌腱并早期功能锻炼病例。他处理腱鞘的方法是在腱鞘上开窗[1]。10年之后，Lister等提倡有限切开腱鞘以暴露肌腱，之后完全闭合腱鞘。1983年，他们主张完全闭合腱鞘可避免肌腱修复处卡在腱鞘边缘。1985年，Lister报道了采用筋膜移植闭合腱鞘[3, 4]。然而，其他学者认为腱鞘过紧会限制缝合后肌腱的自由滑动[5, 6]。

1985年，作者首次为一名患者实施了腱鞘扩大术，该患者由于修复后粗大的肌腱无法在A4滑车处滑动。与保留A2、A4滑车的观点相反，该患者整个A4滑车都被切除了。由于可能会导致手指弓弦畸形，采用Lister推荐的处理有缺损腱鞘的方法，进行筋膜移植来重建稍微扩大的A4滑车。这似乎解决了修复后粗大肌腱非限制滑行环境及充分恢复主要腱鞘的问题，术后结果令人满意。自那时起，该技术被应用于9名患者（12指）的A2或A4滑车，这标志着20年来治疗上非常困难的问题得到了解决[7]。

屈肌腱修复的早期，人们的研究目的主要是使缝合的肌腱足够牢固，以克服逐渐增加的阻力，防止再断裂。但是，牢固的缝合会导致肌腱粗大以至肌腱滑动困难、嵌顿，甚至在滑车的边缘阻碍肌腱滑动，可能会引起断裂[8]。因此，切开术成为腱鞘处理中一种可接受的方法，即充分保留重要滑车的同时改善肌腱滑动的方法。但这种方法仅能使肌腱在切开区域内自由滑动，而缝合肌腱还是需要通过狭窄的腱鞘，腱鞘边缘可能卡住缝合的肌腱或阻碍缝合肌腱滑动。

解决这个问题的其他方法包括切除一束指浅屈肌腱、V-Y成形腱鞘扩大术、经过指骨滑车松解术[7, 9~18]。Tang等报道了在鸡模型上，不管移植修复与否，甚至包括时间和影响愈合的因素在内，滑车完全切开能减少肌腱屈曲做功[12, 19, 20]。Tang[8, 11]和Elliot[10]甚至推荐可以完全切开A4滑车作为临床标准方法，但大多数观念认为保留一部分A2、A4滑车对预防弓弦畸形、保证手指屈曲功能是必需的。

鉴于这些令人鼓舞的临床病例结果，过去5年，对这项技术进行了实验研究，包括扩大的腱鞘如何影响滑行、卡压及弓弦畸形等。以下是手术技术和临床结果的总结。

外科技术

手术技巧

通常置手指于完全伸直位，暴露和探查屈肌腱腱鞘，评估肌腱、腱鞘的受伤程度以及修复后的肌腱的滑动情况。如果指深屈肌腱断裂位于A4滑车处或者指浅、深屈肌腱同时断裂位于A2滑车，此时需要行腱鞘/滑车扩大术。腱鞘（包括滑车的任何部分）需要完全切开，充分暴露肌腱，便于修复。腱鞘损伤涉及远端时，需屈曲远指间关节，采用中心缝合法修复指深屈肌腱。腱鞘或滑车扩大时，切口位于掌侧方，可根据损伤条件适当调整切口位置，注意要留有足够的腱鞘组织便于缝合。通常，指浅屈肌腱远端要比指深屈肌腱远端长，这种方法显露后容易在视野中看到。如果肌腱近端回缩，有时需完全切开腱鞘、滑车，以便有足够的空间进行指浅、深屈肌腱缝合。

所有病例中，肌腱、腱束均采用3-0尼龙线，行双股改良Kessler缝合。肌腱缝合从远侧断端断面进针，在肌腱侧面1cm处出针，1个锁扣后再进针横穿肌腱，另一侧出针再一次锁扣，再进针到断端断面出针。用同样的方法缝合近侧肌腱断端。收拢时以断端没有臃肿、被动伸直时没有间隙为宜。打3个外科结后埋于断端间。随后用6-0尼龙单线连续锁扣周边缝合，使缝合得到加强并使断端平整。每根肌腱缝合10~12针，每个腱束缝合6~8针，之后于肌腱侧方表面打3个方结收拢。如果愿意，也可以选用更牢固的缝合。

肌腱缝合完成后，需要通过掌侧切口牵拉肌腱使手指屈曲，被动伸直手指检查缝合后肌腱的滑动情况。如果未受损的腱鞘、滑车限制了缝合肌腱的滑动，即是腱鞘、滑车扩大术的适应证。需延长腱鞘/滑车切口，甚至完全切开所有的主要滑车。如果A2或A4滑车完全切除，需要进行伸肌支持带移植，修复腱鞘、重建切除滑车的大部分，其目的是预防弓弦畸形，引导肌腱顺利进入腱鞘。

伸肌支持带移植需要通过腕关节背侧做横形切口，显露第二至第六伸肌间室，切取横向椭圆形宽5mm长30mm的伸肌支持带，切除所有残留的隔膜，并且任何缺损都需要修补，使移植物表面光滑、有滑膜覆盖。供区支持带5mm的间隙采用可吸收线直接行间断缝合，腕背皮肤切口采用可吸收线做皮内缝合。切取的椭圆形支持带需要经过修剪，以适合腱鞘或滑车缺损的手指并缝合在位，缝合时滑膜层对向肌腱，采用6-0尼龙线连续水平褥式、间断锁扣缝合，且需足够的张力但不能限制肌腱的滑动。通常腱鞘需要扩大2mm，腱鞘闭合时每一边缝合约20针。腱鞘额外的损伤或撕裂使用6-0尼龙线外翻间断缝合。

临床结果

对9名患者中的7名进行了足够长时间（3个月至11年）的随访[7]。7名患者（9指）一期进行了Ⅱ区屈肌腱修复，通常在受伤后2~3天进行，其目的是避免伤口感染。所有患者术后回到康复室，随即按照Kleinert康复指南进行功能锻炼。9个手指指间关节最终的总主动活动度平均为127.5°（正常最大活动度为175°）（表12-1），最终总主动活动范围为65°~175°。按照Strickland-Glogovac评分标准：优3指，良2指，一般2指，差2指[21]。尽管采用双股中心缝合法，但无肌腱断裂发生。1名患者（2指）要求行肌腱松解术，另1名患者（1指）要求二期行皮肤瘢痕整形术。这些二期手术都改善了手指的活动。9指中仅3指近指间关节可完全伸直，9指伸直平均丢失（屈曲挛缩）21°。然而，Kleinert康复指南与屈曲挛缩形成有关，移植物的延展性随着时间的推移和使用，可能会导致弓弦畸形[7]。一例（病例3）肌腱松解术后随访时，右手环指出现了明显的弓弦畸形。另一例的右手小指（病例4）在随访时发现弓弦畸形。

2个有弓弦畸形的病例值得总结。病例4右小指腱鞘由于小指腱鞘不恰当的有限扩大，导致腱鞘修复可能太松。病例3右环指在术后6个月时没有明显的弓弦畸形，随后为了提高屈曲活动度进行了肌腱松解术，术后18年随访时，患指正中线皮肤（正好在屈肌腱表面）形成老茧，尤以握拳时明显，近指间关节能完全伸直，屈曲95°，远指间关节活动度为伸直30°/屈曲65°。其原因可能是：（1）6个月的时候有弓弦畸形但没有发现；（2）肌腱松解术中损伤了腱鞘；（3）18年来，由于大量使用，移植腱鞘伸展性增加。

生物力学研究

Uchiyama等的测量方法（测量肌腱或腱鞘一个孤立断面的阻力）为评价和测试腱鞘扩大的影响及修复肌腱滑动阻力、卡压提供了基础[22]。对附着于指深屈肌腱远端测力传感器使用张力（F1），对连接在近段的测力传感器使用拉力（F2），获取数据并记录（见图12-1A），2个测力传感器所测得的差就是滑动阻力（肌腱和腱鞘之间的摩擦力）。

表12-1 患者信息（受伤、手术、随访）

患者	年龄/性别	受伤手指	修复肌腱	切开滑车	随访时间	近指间关节	远指间关节	TAM	等级
1	54/男	左中指	FDP/FDS	A2-中, A3, A4	11年	30/105	0/85	160	优
2	18/男	右小指	FDP/FDS	A2-中, A3, A4	2年	45/90	0/90	135	良
3	21/男	右环指	FDP	A3, A4	6个月	0/90	20/34	105	一般
		右小指	FDP	A3, A4		30/90	25/40	75	差*
4	17/男	右环指	FDP/FDS	A2-中, A3, A4	5.5年	15/100	15/50	120	一般
		右小指	FDP/FDS	A2-中, A3, A4		50/90	20/45	65	很差**
5	20/男	右中指	FDP/FDS	A2, A3	3个月	0/100	0/65	165	优
6	45/女	左环指	FDP/FDS	A2, A3	1.5年	20/95	0/70	145	一般
7	15/男	右示指	FDP/FDS	A1-中, A2, A3	3年	0/115	0/60	175	优

* 手指在肌腱修复后6个月没有弓弦畸形临床症状；但是18年后出现弓弦畸形

** 一期手术后出现了显著的弓弦畸形

作者实验室测量的正常、未受伤的肌腱通过A1滑车到A3滑车的滑动阻力平均为0.4N（图12-1A红线），指深屈肌腱切断后用3-0尼龙线双股中心缝合法和6-0爱惜邦线周边缝合法修复后测得的滑动阻力增加到1.25~1.5N，或增加了200%~250%（图12-1A蓝线）。这与其他学者采用不同肌腱缝合方法所测得的数据相似[18, 23~28]。作者研究显示切开（50%或60%）或者腱鞘扩大2mm修复，阻力降低到约1.0N或降低22%~31%（图12-1A绿线）。

腱鞘切开和滑车扩大对所测力中卡压发生率的影响研究显示（图12-1B），粗大的肌腱增加了许多手指修复肌腱卡压的发生。单独切开对卡压发生率的影响变化很多，但腱鞘扩大后闭合为缝合后的肌腱提供了更加光滑的通道，也降低了卡压的发生率[3, 29, 30]。

有一预实验采用了9个尸体手指对弓弦畸形进行研究，结果没有公开报道，研究比较了未受伤时以及切开A4滑车及腱鞘后的手指总活动度（TROM），因为该总活动度与指深屈肌腱滑行距离相当，并比较了用2mm宽的筋膜重建修复腱鞘后的活动度。结果显示，腱鞘切开后的手指活动范围降到正常的93.8%，腱鞘修复和滑车扩大2mm的手指活动范围是未受伤时的99.3%，这提示扩大2mm保留了可接受的手指屈曲功能。关于在时间推移和压力之下怎样维持修复后滑车，作者还没有进行研究。随着肌腱张力增加或者时间的推移，修复后的滑车可能会伸展。还需要进一步研究这项滑车修复技术，评估滑车加强的必要性和优点。

讨论

早期Ⅱ区屈肌腱手术过程中腱鞘和滑车处理的3个宗旨为：提供良好的滑行环境；避免卡压；尽量减少弓弦畸形出现。这些腱鞘扩大和修复的经验，特别是腱鞘闭合方面的优点为将来进一步研究、临床实践提供了一些观点。

整个手术过程中，医师有重新做决定的选择和义务。早期修复过程中，腱鞘和滑车扩大可能

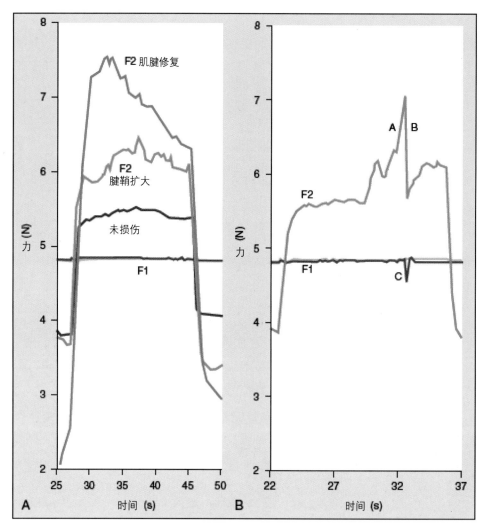

图 12-1 用 Uchiyama 测量方法产生的数据记录 F1.张拉力；F2.主动活动拉力。A.相似的循环肌腱滑动中记录的阻力：红线：没有受伤肌腱的阻力；蓝线：指深屈肌腱切断修复后的阻力；绿线：腱鞘扩大后的阻力。B.一个卡顿出现测得力的病例。橙色：滑动阻力（F2）。滑动阻力上升（A）后急剧下降（B），在 F1 中伴有干扰（紫色，C），称作重复，卡顿预示

是选择之一，能为修复后的肌腱提供足够的滑动空间。

使用腱鞘扩大技术必须仔细考虑，在成为常规手术之前，必须进行大量的基础和临床研究。该手术也有风险，比如：加重了腱鞘损伤；切开了主要的滑车；需要远处的移植物；重建滑车的移植物伸展性不可靠。但如果腱鞘切开不能保证牢固缝合后的肌腱充足的自由滑动，那么整个滑车扩大是一个不错的选择。

参考文献

1. Kleinert HE, Kutz JE, Atasoy E, et al: Primary repair of flexor tendons, Orthop Clin North Am 4:865–876, 1973.

2. Lister GD, Kleinert HE, Kutz JE, et al: Primary flexor tendon repair followed by immediate controlled mobilization, J Hand Surg (Am) 2:441–451, 1977.

3. Lister GD: Incision and closure of the flexor sheath during primary tendon repair, Hand 15:123–135, 1983.

4. Lister GD: Indications and techniques for repair of the flexor tendon sheath, Hand Clin 1:85–95, 1985.

5. Manske PR: Flexor tendon healing, J Hand Surg (Br)

13:237– 245, 1988.

6. Strickland JW: Flexor tendon surgery. Part 1: Primary flexor tendon repair, J Hand Surg (Br) 14:261–272, 1989.

7. Bunata RE: Primary pulley enlargement in zone 2 by incision and repair with an extensor retinaculum graft, J Hand Surg (Am) 35:785–790, 2010.

8. Tang JB: Indications, methods, postoperative motion and outcome evaluation of primary flexor tendon repairs in Zone 2, J Hand Surg (Br) 32:118–129, 2007.

9. Elliot D, Moiemen NS, Flemming AF, et al: The rupture rate of acute flexor tendon repairs mobilized by the controlled active motion regimen, J Hand Surg (Br) 19:607–612, 1994.

10. Elliot D: Primary flexor tendon repair: operative repair, pulley management and rehabilitation, J Hand Surg (Br) 27:507– 513, 2002.

11. Tang JB: Clinical outcomes associated with flexor tendon repair, Hand Clin 21:199–210, 2005.

12. Tang JB, Xie RG, Cao Y, et al: A2 pulley incision or one slip of the superficialis improves flexor tendon repairs, Clin Orthop Relat Res 456:121–127, 2007.

13. Messina A, Messina JC: The direct midlateral approach with lateral enlargement of the pulley system for repair of flexor tendons in fingers, J Hand Surg (Br) 21:463–468, 1996.

14. Paillard PJ, Amadio PC, Zhao C, et al: Pulley plasty versus resection of one slip of the flexor digitorum superficialis after repair of both flexor tendons in zone II: A biomechanical study, J Bone Joint Surg (Am) 84:2039–2045, 2002.

15. Zhao C, Amadio PC, Zobitz ME, et al: Resection of the flexor digitorum superficialis reduces gliding resistance after zone II flexor digitorum profundus repair in vitro, J Hand Surg (Am) 27:316–321, 2002.

16. Dona E, Walsh WR: Flexor tendon pulley V-Y plasty: An alternative to pulley venting or resection, J Hand Surg (Br) 31:133–137, 2006.

17. Bunata RE, Kosmopoulos V, Simmons S, et al: Primary tendon sheath enlargement and reconstruction in zone 2: An in vitro biomechanical study on tendon gliding resistance, J Hand Surg (Am) 34:1436–1443, 2009.

18. Tanaka T, Amadio PC, Zhao C, et al: The effect of partial A2 pulley excision on gliding resistance and pulley strength in vitro, J Hand Surg (Am) 29:877–883, 2004.

19. Tang JB, Wang YH, Gu YT, et al: Effect of pulley integrity on excursions and work of flexion in healing flexor tendons, J Hand Surg (Am) 26:347–353, 2001.

20. Tang JB, Cao Y, Wu YF, et al: Effect of A2 pulley release on repaired tendon gliding resistance and rupture in a chicken model, J Hand Surg (Am) 34:1080–1087, 2009.

21. Strickland JW Glogovac SV: Digital function following flexor tendon repair in zone II: A comparison of immobilization and controlled passive motion techniques, J Hand Surg (Am) 5:537–543, 1980.

22. Uchiyama S, Coert JH, Berglund L, et al: Method for the measurement of friction between tendon and pulley, J Orthop Res 13:83–89, 1995.

23. Tanaka T, Amadio PC, Zhao C, et al: Gliding resistance versus work of flexion–two methods to assess flexor tendon repair, J Orthop Res 21:813–818, 2003.

24. Tanaka T, Amadio PC, Zhao C, et al: Gliding characteristics and gap formation for locking and grasping tendon repairs: A biomechanical study in a human cadaver model, J Hand Surg (Am) 29:6–14, 2004.

25. Zhao C, Amadio PC, Zobitz ME, et al: Gliding resistance after repair of partially lacerated human flexor digitorum profundus tendon in vitro, Clin Biomech 16:696–701, 2001.

26. Zhao C, Amadio PC, Tanaka T, et al: Effect of gap size on gliding resistance after flexor tendon repair, J Bone Joint Surg (Am) 86:2482–2488, 2004.

27. Paillard PJ, Amadio PC, Zhao C, et al: Gliding resistance after FDP and FDS tendon repair in zone II: an in vitro study, Acta OrthopScand 73:465–470, 2002.

28. Coert JH, Uchiyama S, Amadio PC, et al: Flexor tendon-pulley interaction after tendon repair. A biomechanical study, J Hand Surg (Br) 20:573–577, 1995.

29. Amadio P, An KN, Ejeskar A, et al: IFSSH Flexor Tendon Committee report, J Hand Surg (Br) 30:100–116, 2005.

30. Bunata RE, Simmons S, Roso M, et al: Gliding resistance and triggering after venting or A2 pulley enlargement: A study of intact and repaired flexor tendons in a cadaveric model, J Hand Surg (Am) 36:1316–1322, 2011.

13　临床早期屈肌腱修复与康复

A　伯尔尼经验

作者　Esther Vögelin, MD, PhD　Ghislaine Traber-Hoffmann, MD　Véronique van der Zypen, BSC PT

译者　谭军

概述

该节介绍本科室使用的一种六股肌腱缝合法联合术后"放置—维持"的康复锻炼治疗Ⅱ区屈肌腱损伤的经验。与没有使用"放置—维持"康复的双股缝合技术相比，六股缝合（Lim/Tsai）联合"放置—维持"康复术后，手指能获得更好的功能。Lim/Tsai缝合法可以增加手指活动度，减少肌腱断裂发生率，缩短康复时间。由于两组采用的缝合方法和术后康复方法不同，因此无法得知是哪一种或两种影响因素导致Lim/Tsai缝合组治疗效果更好。尽管术后早期的主动活动锻炼有着明显的优势，但这种主动活动模式可能并不能适用于所有患者，还需要考虑其他伴随损伤、肌腱缝合的质量以及患者本身因素（比如肿胀、疼痛以及依从性）。2006年8月，我们科室引入分期的康复方案（"停和行"），即早期控制下的主动屈曲（绿灯）、放置—维持（黄灯）或被动屈曲锻炼（红灯），这种方案首先由Kleinert-Duran介绍。现简单叙述我们应用这种六股缝合技术联合"停和行"康复方案的治疗经验。

在过去30年的努力下，Ⅱ区屈肌腱损伤修复后的疗效得到明显提高[1-4]。但Ⅱ区屈肌腱修复的难点之一仍然是如何在瘢痕形成与肌腱再断裂这两个极端之间寻找到平衡点，无论是缝合技术还是术后的康复活动都需要达到平衡。

离体生物力学实验结果显示，Lim和Tsai等[5, 6]提议的缝合方法可以满足术后手指不受限制地主动屈曲活动[5-7]。在2003~2005年间，我们科室采用Lim/Tsai肌腱修复方法结合术后早期主动活动，和/或"放置—维持"的康复方法。我们注意到尽管肌腱修复后早期需要活动，但由于伴随损伤、缝合质量不同，以及患者的个体差异如局部肿胀、疼痛或依从性差，这种方法并不能适用于所有患者。因此，我们将交通指示灯中的"停和行"的方法运用到我们的分期康复方案中，并根据患者的不同情况，例如损伤的严重程度、易修复性和患者术后依从性，分为三类：早期控制下的主动屈曲（绿灯）、放置—维持（黄灯）、被动屈曲锻炼（红灯）。

方法及结果

患者

我们回顾并且比较了2003~2007年间伯尔尼大学附属医院手外科收治的三组共76名Ⅱ区屈肌腱损伤修复的患者。

这些患者使用了六股肌腱缝合方法联合术后早期主动功能锻炼（51个手指，46名患者）以及"停和走"的康复方法（35个手指，30名患者）。

上述结果和1998~2002年期间25名（30个手指）运用双股Ⅱ区肌腱缝合方法（改良Kessler缝合法）联合Kleinert-Duran康复方法的结果进行比较[1]。两组患者都是Ⅱ区指深屈肌腱完全损伤病例，伴或不伴指浅屈肌腱或神经、血管损伤。所有患者均在伤后2天内行手术修复，术后治疗至少持续8周（表13A-1）。

随访过程中，握力（kg）由便携式Jamar测力计（Preston，Jackson，MI）测量。记录接受

表13 A-1 患者详情

分组		Lim/Tsai 法	Kessler法
中心缝合		Lim/Tsai（六股）	改良Kessler（双股）
术后康复		Kleinert-Duran法集合放置-维持锻炼	Kleinert-Duran法
患者		46（8女，38男）	25（8女，17男）
年龄		32岁（13~74岁）	38岁（16~82岁）
伤肢	优势手	22	10
	非优势手	24	11
	未知	--	4
指别		51（13，9，7，22）*	26（6，7，6，7）*
肌腱损伤类型			
	仅FDP完全损伤	24	10
	FDP完全、FDS部分损伤	9	3
	FDP及PDS完全损伤	18	13
伴神经血管损伤（指）		3	13
手术介入时间（范围）		0.5天（0~2天）	0.3天（0~1天）

* 数字对应手指分别是示、中、环、小指

手术治疗但未行二次手术的手指的主动活动度（TAM）。首先测量患者完全握拳时每一个所涉关节的屈曲程度，随后再测量欠伸角度。最后采用原始的Strickland评分标准评估TAM[8]。在术后平均12周时记录两组的功能结果（Lim/Tsai肌腱修复方法组，9~17周；Kessler肌腱修复方法组，8~16周）。Kessler肌腱修复组的随访期取决于基础资料的收集，这一组回顾性收集的资料中确切的TAM值只持续到第12周，12周后，患者的档案只有定性的表述，不包含TAM值或者只有欠伸角度。

如果物理治疗不能改善伸直受限，那么在术后5周时开始使用伸直支具治疗。两组间其他方面的比较包括是否需要二次手术，肌腱断裂、裂开和关节挛缩的发生率，以及伸直支具的使用情况。肌腱断端间完全裂开且临床上肌腱功能缺失认定为肌

腱断裂，肌腱断裂但由于瘢痕的形成使肌腱间仍有连续性且仍然有一定功能的，认定为裂开，两者的诊断和差别可以在二次手术时确认。

2006年8月~2007年6月，我们用Lim/Tsai肌腱修复法联合术后"停和行"的康复方法连续治疗了30例II区屈肌腱损伤的患者。本次回顾性研究的排除标准与之前相同[1]，这些患者中有26例中指（25根指深屈肌腱及14根指浅屈肌腱）和9例拇指损伤。根据肌腱损伤的严重程度和肌腱修复的质量决定使用哪一种康复方案。

最近的一批患者中，我们采用了一种新的术后康复方案——"停和行"方法，具体内容可详见图13A-1。治疗结束后（术后3个月±1周），我们用原始的Strickland手指分类法和Buck-Gramcko拇指分类法来测量并得到结果。

康复策略

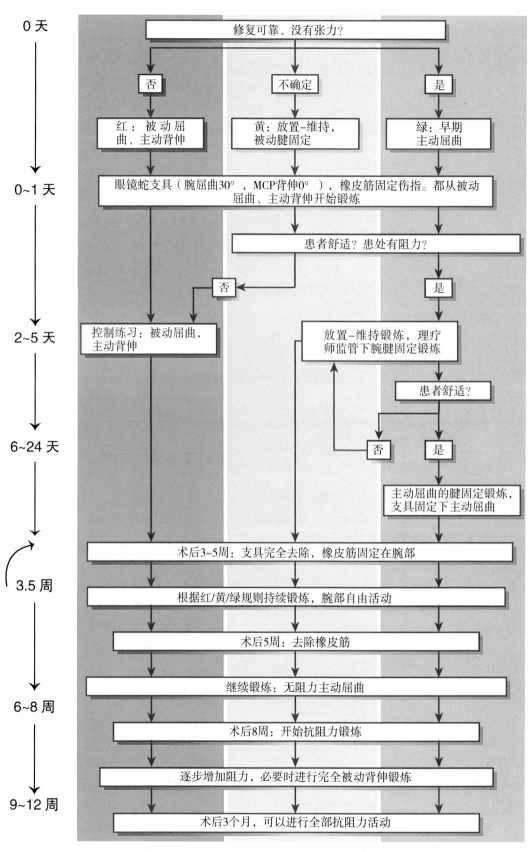

图 13A-1　康复治疗决策

手术技术

做"Bruner Zigzag"切口，肌腱中心缝合采用套圈尼龙缝线（4-0 Supramid; S. Jackson, Alexandria, VA）六股 Lim/Tsai 法，周边缝合采用聚丙烯线（5-0 Prolene）连续缝合（图13A-2），指浅屈肌腱的两分支采用单股尼龙线（4-0 Supramid）单中心Kessler法缝合，腱鞘不做修复。

术后护理

理疗师在咨询手术医师后，根据术后手指的条件（肿胀、疼痛）和患者的依从性来决定使用哪种康复方案，康复过程中可以改变方案（见图13A-1）。

分期康复组："停和行"

适合"停和行"方案的患者需满足以下两个条件：年龄大于12岁和能说并理解德语、法语或英语。Ⅰ~Ⅳ区的屈肌腱修复术后均可使用"停和行"康复方案，Ⅴ区屈肌腱损伤患者未进行腕部肌腱锻炼。术后所有的患者均采用"眼镜蛇"背侧支具使腕关节屈曲30°~40°、掌指关节及指间关节伸直（图13A-3A）。

红灯：被动屈曲，主动伸直

让患者所有手指进行被动屈曲（3次/天）和主动伸直（1次/小时），所有的手指在伸直时需到达背侧夹板（所有手指关节呈0°）（图13A-3B~E），被动屈曲时手指需到达手掌。

理疗师至少每周检测一次，且持续到术后3.5周。随后1.5周，去除背侧夹板允许腕关节进行主动活动，弹力绷带固定腕关节；5周后，让患者进行手指主动屈曲和伸直活动，但是不允许进行抗阻力和完全伸直锻炼；第8周开始轻微抗阻力锻炼，在接下来的4周，阻力逐渐增加，12周后可以进行完全抗阻力锻炼。被动屈曲和主动伸直（红灯）是

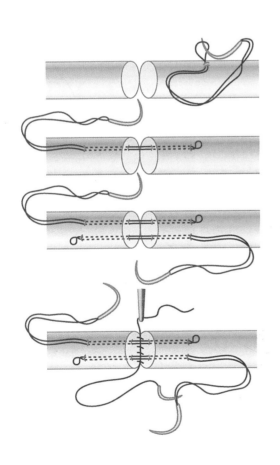
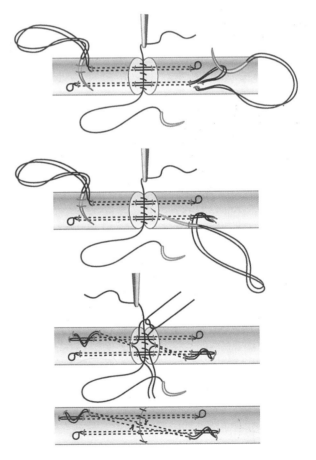

图13A-2 肌腱六股中心缝合和周边连续缝合方法

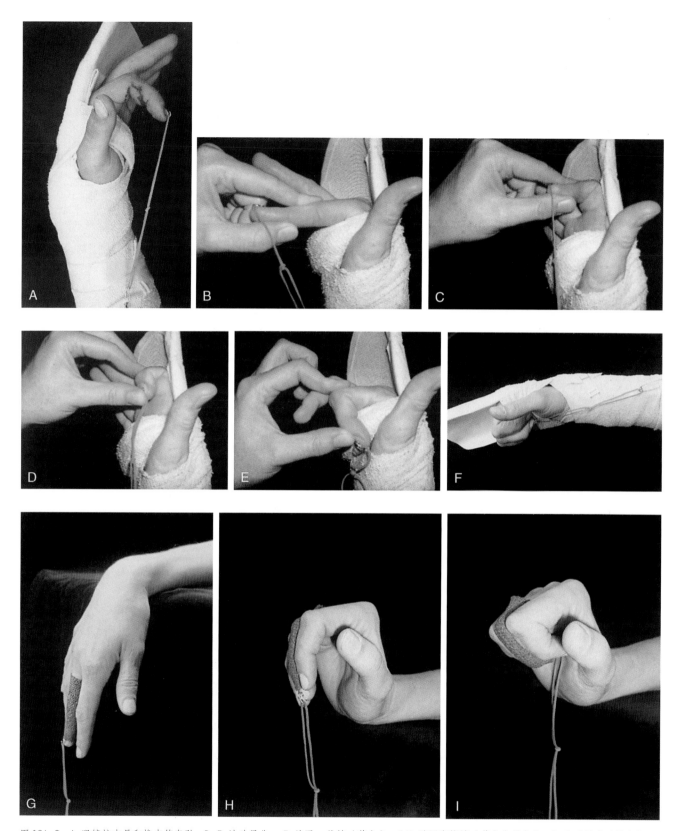

图 13A-3　A.眼镜蛇支具和橡皮筋牵引。B~E.被动屈曲。F.放置－维持（黄色）。G.H.腱固定锻炼（黄色和绿色）。I.主动屈曲（绿色）

基础项目，接下来的黄灯和绿灯项目是在此基础上增加了主动运动。

黄灯：放置—维持

在基础项目上（红灯）增加放置—维持锻炼。在基本锻炼后进行放置—维持练习来减少组织抵抗，在做放置—维持练习时，所有手指被动屈曲并主动保持屈曲的位置1s（图13A-3F）。锻炼时去除背侧夹板，以使腕关节处肌腱开始滑动以得到锻炼：在所有手指放松时让腕关节主动伸直，3.5周后去除背侧夹板，将橡皮筋固定于腕部的绷带上继续相同的训练。5周后，继续红灯疗程中所描述的治疗。

绿灯：早期主动屈曲

除了基础锻炼，患者可以在夹板固定的前提下谨慎进行主动屈曲并达到中间位置（每个关节屈曲大约60°）。

如患者十分配合，能够遵循外科医师/理疗师的指导，可让患者去除背侧夹板进行腕关节的肌腱锻炼并联合手指的主动屈曲：即无任何阻力的腕关节主动伸直联合手指的完全屈曲。一旦认为患者依从性不强，将其"降级"到黄灯甚至红灯。

绿灯治疗的控制及康复进程仍然和红灯、黄灯治疗相同。

结果

我们将双股和六股肌腱缝合方法的结果概括于表13A-2。运动范围采用原始Strickland评分系统评估，在Lim/Tsai肌腱修复组的50个手指中，21个达到优秀，18个良好，在Kessler肌腱修复组的21个手指中，有4个优秀，5个良好。Lim/Tsai组TAM是141.1°，明显优于Kessler肌腱缝合组的123.3°（$P=0.013$）。在Lim/Tsai组，50个手指中的14个（46名患者中的12个）（28%）需要使用伸直支具，而Kessler组21个手指中的8个（20名患者中的8个）（38%）需要使用伸直支具。术后伸直支具平均需要固定8.5周。在支具固定之前，Lim/Tsai组的伸直受限为20.7°，Kessler组为18.8°。术后12周，两组指间关节的欠伸角度分别为12°和16.4°，并无统计学意义。使用线性模型分析可发现Lim/Tsai组的握力显著好于Kessler组（$P=0.02$），并且中指的治疗平均时间要显著短于Kessler组（$P<0.001$）。

分期康复（"停和行"）组修复了26个中指和9个拇指的46根肌腱，术后3个月进行了评估，14指使用绿灯治疗方案，黄灯治疗9指，红灯治疗3指。9个拇指中，6个用绿灯康复方法治疗，1

表13A-2　两种缝合方法修复FDP完全损伤的结果

评价		Lim/Tsai组	Kessler组	*P*值
TAM	PIP+DIP关节	141°（90°~195°）*	123°（75°~190°）	0.013
	MP+PIP+DIP关节	232°（190°~290°）	213°（155°~290°）	0.013
欠伸		23/50指	11/21指	NS
	PIP+DIP关节	12°（5°~30°）	16°（10°~25°）	NS
伸直		14/50指	8/21指	NS
握力	伤指	34.6kg（14~60kg）	30.3kg（14~60kg）	NS
	健侧	45kg（22~70kg）	46.3kg（22~66kg）	NS
	差别（患-健侧）	10.4kg（-40~40kg）	16.1kg（-6~34kg）	0.02
治疗持续时间		112天（62~230天）	209天（83~496天）	<.001

* 括号内为范围。NS表示没有显著差别

表13A-3　屈肌腱修复分期康复的功能结果

26 例非拇指（Strikland 标准）			9 例拇指（Buck-Gramcko 标准）		
功能等级	结果	康复方法	功能等级	结果	康复方法
优	9（35%*）	9绿	优	6（66%）	6绿
良	7（27%）	4绿，3黄	良	2（18%）	1黄，1红
中	6（23%）	6黄	中	1（9%）	1红
差	4（15%）	3红，1绿	差	0	--
握力	健侧的72%		握力	健侧的85%	

* 括号内为范围。NS表示没有显著差别

表13 A-4　根据Tang的肌腱亚分区评估肌腱损伤部位及并发症情况

分组	并发症例数	年龄	指别	Tang 亚分区	二期手术时间（末次手术后月数）		
					肌腱松解	肌腱粘连	断裂
Lim/Tsai	2（51指）						
		30	中	ⅡB	9个月	--	--
		26	示	ⅡB	--	--	2个月
Kessler	6（26指）						
		53	示	ⅡB	9个月		
		18	中	ⅡD		7个月	
		46	环	ⅡB		7个月	
		30	中	ⅡD			2个月
		59	中	ⅡB			4个月
		82	环	ⅡB			1个月

个用黄灯，另外2个用红灯康复治疗方案。采用原始Strickland评分标准进行评估，9根（35%）修复的屈肌腱被评级为优，7根（27%）良好，6根（23%）一般，4根（15%）较差。在治疗结束后，各关节平均运动范围如下：掌指关节屈曲90°、过伸10°，而近指间关节屈曲可达90° 但欠伸10°，远指间关节屈曲43°、欠伸0°。与对侧健康手相比，患手的握力可达到对侧的72%。在拇长屈肌腱修复的结果中，90%（优秀6，良好2，一般1）的手指是优秀或良好，拇指的平均活动范围

为：掌指关节屈曲61°、过伸5°，指间关节屈曲39°、欠伸5°（表13A-3）。

并发症

所有需要二次手术的患者均为指深屈肌腱和指浅屈肌腱完全断裂。根据TangⅡ区屈肌腱亚分区方法，表13A-4详细说明了受伤手指肌腱在Ⅱ区的断裂位置[9]。

Lim/Tsai 组

1例30岁患者出现中指屈曲和伸直受限，在初

次肌腱修复术后9个月进行了指浅屈肌腱切断和指深屈肌腱松解术。1例患者示指指深屈肌腱进行了多次肌腱缝合术,在初次手术2个月后移植掌长肌腱进行了肌腱重建。Lim/Tsai组中的肌腱断裂发生率为2%(51个手指中1个断裂),肌腱粘连发生率为4%(51个手指中有2个发生)。

Kessler 组

在Kessler组中,26个手指有3根肌腱发生断裂(11%),出现并发症的有6根(23%)。Lim/Tsai组并发症的发生率(包括肌腱断裂和肌腱粘连)要明显低于Kessler组(*P*=0.048)(Lim/Tsai组:4%,Kessler组:23%)。

在分期康复("停和行")治疗组中,48个手指有2根肌腱发生断裂,其中一位患者在和别人打斗时导致肌腱断裂。

讨论

Gill等[5]通过对尸体研究的数据进行分析,结果显示,Lim/Tsai四股肌腱缝合法在抗张强度上优于双股、四股肌腱缝合法。Xie等[7]通过离体生物力学实验,比较了不同的六股肌腱缝合法的结构形态,认为改良Savage法和Tang式缝合法比Lim/Tsai缝合方法具有更强的抗张强度,但是他们也总结出Lim/Tsai缝合方法有足够的力学强度使手指无限制地主动屈曲运动。与改良的Savage肌腱缝合方法相比,套圈缝合法简化了屈肌腱的缝合方法,且不会像Tang肌腱缝合法将线结暴露在肌腱表面。

考虑到Lim/Tsai肌腱缝合方法的抗张力强度,我们进行的六股和双股肌腱缝合方法的比较证明了Lim/Tsai缝合组术后采用放置—维持锻炼不会增加肌腱断裂的风险,同时能显著提高手指的TAM。即使两组肌腱断裂的发生率在统计学上没有区别,但考虑到肌腱断裂的发生率从11%降到2%,在临床上仍然是有差异的。Lim/Tsai组和Kessler组的肌腱断裂发生率和TangⅡ区肌腱的回顾性研究中提到的肌腱断裂发生率一致(4%~10%)。此外,Lim/Tsai组的整体并发症(包括肌腱粘连和断裂)发生率更低。

Tang等[11]通过生物力学研究表明小直径的滑动弧形以及滑动经过重要的滑车边缘会增加肌腱断裂的风险。Dowd等[14]阐述了这些特性在ⅡB区(由

Tang[9]定义,从指浅屈肌腱止点的近侧缘到A2滑车的远侧缘的区域)屈肌腱缝合和小指的肌腱缝合中尤其明显。Dowd等[12]临床报道,42个手指中有32个在ⅡB区/或小指损伤者需要再次行肌腱缝合术。在我们的研究中,小指肌腱修复后均未发生断裂,6位患者中有4位在ⅡB区发生了肌腱再次断裂或破裂,随后实行了再修复(见表13A-4),从而也证实了Dowd等的结论:在所有的修复部位中,ⅡB区危险性最高。剩余2例患者的肌腱再断裂修复发生在ⅡD区(从A2滑车的近侧缘至Ⅱ区肌腱的近侧缘)。

采用原始Strickland分级标准,Lim/Tsai组中50个手指中39个(78%)达到良好和优秀,而Kessler组21个手指中只有9个(43%)。与其他研究中的优良率(50%~100%)相比[13~21],Kessler组的优良率相当低,而Lim/Tsai组的结果与上面所提到的Ⅱ区屈肌腱修复的报道一致,尤其考虑到这些研究中至少是6~12个月的长期随访。至今只有Lim和Tsai[6]报道过有关Ⅱ区肌腱修复采用Lim/Tsai缝合方法联合放置—维持康复锻炼,他们在术后7个月采用改良Strickland标准评估,结果是优秀/良好达81%,而我们的病例在术后3个月采用改良Strickland标准评估的结果是,Lim/Tsai组优秀/良好100%,Kessler组优秀/良好91%。

与双股肌腱缝合法不联合放置—维持练习的方法相比,六股肌腱缝合法联和放置—维持锻炼有利于手指功能的恢复。与采用放置—维持练习法或主动屈曲和伸直方案的两组患者相比,"停和行"组早期主动运动方案具有更优的结果。尽管接近50%的患者使用了强有力的六股肌腱缝合法,但外科医师和理疗师决定使用放置—维持(黄灯)或者Kleinert/Duran(红灯)恢复方案而不使用早期主动方案(绿灯)。有的时候,伤口条件和肿胀所致的肌腱滑行受阻对治疗的真实影响是很难估计的。我们的经验是,根据患者的伤口情况和手肿胀的程度,最好有更多可供选择的康复方案。另外,我们应该考虑到患者执行锻炼的能力以减少肌腱断裂的可能性。我们的"停和行"康复方案的实践显示此方案术后康复可个性化调整,能优化屈肌腱修复术后结果。这些康复方案可以适应不同条件的患者,并最终带来良好和优秀的结果。

参考文献

1. Hoffmann GL, Büchler U, Vögelin E: Clinical results of exor tendon repair in zone II using a six-strand double-loop tech- nique compared with a two-strand technique, J Hand Surg (Eur) 33:418–123, 2008.

2. Strickland JW: The scienti c basis for advances in exor tendon surgery, J Hand Ther 18:94–110, 2005.

3. Al-Qattan MM, Al-Turaiki TM: Flexor tendon repair in zone 2 using a six-strand ' gure of eight' suture, J Hand Surg (Eur) 34:322–328, 2009.

4. Trumble TE, Vedder NB, Seiler JG III, et al: Zone-II exor tendon repair: A randomized prospective trial of active place-and-hold therapy compared with passive motion therapy, J Bone Joint Surg (Am) 92:1381–1389, 2010.

5. Gill RS, Lim BH, Shatford RA, et al: A comparative analysis of the six-strand double-loop exor tendon repair and three other techniques: A human cadaveric study, J Hand Surg (Am) 24:1315–1322, 1999.

6. Lim BH, Tsai TM: The six-strand technique for exor tendon repair, Atlas Hand Clin 1:65–76, 1996.

7. Xie RG, Zhang S, Tang JB, et al: Biomechanical studies of 3 different six-strand exor tendon repair techniques, J Hand Surg (Am) 27:621–627, 2002.

8. Strickland JW, Glogovac SV: Digital function following flexor tendon repair in Zone II: A comparison of immobilization and controlled passive motion techniques, J Hand Surg (Am) 5:537–543, 1980.

9. Tang JB: Flexor tendon repair in zone 2C, J Hand Surg (Br) 19:72–75, 1994.

10. Tang JB: Clinical outcomes associated with exor tendon repair, Hand Clin 21:199-210, 2005.

11. Tang JB, Xu Y, Wang B: Repair of strength of tendons of varying gliding curvature: A study in a curvilinear model, J Hand Surg (Am) 28:243–249, 2003.

12. Dowd MB, Figus A, Harris SB, et al: The results of immediate re-repair of zone 1 and 2 primary exor tendon repairs which rupture, J Hand Surg (Br) 31:507–513, 2006.

13. Bainbridge LC, Robertson C, Gillies D, et al: A comparison of post-operative mobilization of exor tendon repairs with "passive exion-active extension" and "controlled active motion" techniques, J Hand Surg (Br) 19:517–521, 1994.

14. Baktir A, Turk CY, Kabak S, et al: Flexor tendon repair in zone 2 followed by early active mobilization, J Hand Surg (Br) 21:624–628, 1996.

15. Cullen KW, Tolhurst P, Lang D, et al: Flexor tendon repair in zone 2 followed by controlled active mobilisation, J Hand Surg (Br) 14:392–395, 1989.

16. Elliot D, Moiemen NS, Flemming AFS, et al: The rupture rate of acute exor tendon repairs mobilized by the controlled active motion regimen, J Hand Surg (Br) 19:607–612, 1994.

17. Klein L: Early active motion exor tendon protocol using one splint, J Hand Ther 16:199–206, 2003.

18. Lee H: Double loop locking suture: a technique of tendon repair for early active mobilization. Part II: Clinical experience, J Hand Surg (Am) 15:953–958, 1990.

19. May EJ, Silfverskiold KL, Sollerman CJ: Controlled mobilization after exor tendon repair in zone II: A prospective com- parison of three methods, J Hand Surg (Am) 17:942–952, 1992.

20. Silfverskiold KL, May EJ: Flexor tendon repair in zone II with a new suture technique and an early mobilization program combining passive and active exion, J Hand Surg (Am) 19:53–60, 1994.

21. Small JO, Brennen MD, Colville J: Early active mobilisation following exor tendon repair in zone 2, J Hand Surg (Am) 14:383–391, 1989.

B 切姆斯福德经验

作者　David Elliot, MA, FR CS, BM, BCh

译者　谭军

概述

本节回顾了英国切姆斯福德圣安德鲁整形外科中心的手外科从 1989~2010 年对一期屈肌腱修复长期的研究情况、解释手术方法改变的原因以及其背后的思想。

应该在仔细评估后开始活动锻炼。在第1周，活动会阻止伤口愈合且容易感染。如果锻炼延迟，粘连会使肌腱固定。粗暴、极端以及连续的运动将形成纤维蛋白和瘢痕组织并束缚肌腱，也会导致缝线断裂。休息有利于自然修复且具有最小的炎症反应，但这同时也使得创面粘连形成。活动会促进创面滑膜的形成。事实证明，适量的间歇运动（休息间隙的短暂有效运动）将会得到最好的结果。

Sterling Bunnell MD于1918年在圣弗朗西斯科

历史

Bunnell（1918）写道一期早期修复术后需要谨慎、间歇的主动运动，但是在20世纪20年代他根据治疗经验推测肌腱修复后在腱鞘中会出现再断裂，因此要求不进行一期修复而应待二期行肌腱移植术。这一观点在屈肌腱手术修复中主导了40年。过去的50年里，由Verdan[1]、Young和Harman[2]，以及Kleinert等[3]为代表倡导肌腱一期或延迟一期缝合（在肌腱损伤的几天内）的结果要明显优于延迟的肌腱移植，并能将早期手术和术后进行早期活动相结合，彻底改变了原先的观点。虽然关于技术的细节一直存在持续性争论，但是现代屈肌腱手术的中心原则是在受伤的几天内行肌腱修复和术后功能锻炼。然而所有的屈肌腱修复手术均比较复杂，最简单的就是在刚受伤和手指瘢痕尚未形成时手术，再结合正确的一期肌腱修复术，往往能达到最好的结果。

圣安德鲁医院

在目前康复锻炼方案的基础上，想要改善结

果只有一种可能性，那就是手术由训练有素的外科医师完成，而且随后由经验丰富的手功能理疗师（不是一般的理疗师）进行早期功能锻炼。在过去的20年，切姆斯福德医院试着在这两方面做出改进。这个时期不管是在本地区，还是整个英国，手功能理疗专科医师的增长，已经成为这个改变的必要因素。不断增长的患者数量，导致了专业全天候创伤手术室的发展，以及专科手外科医师或相关训练有素的外科医师数量的增长，这些都很好地保证了服务的质量。我们本地的急诊服务覆盖了周围几个大的城镇和东伦敦约4百万人口。

屈肌腱一期修复的问题

屈肌腱修复术后功能要达到正常或接近正常，是至今未能解决的问题。一期屈肌腱修复术仍存在技术性难题，结果不确定。自1950年以来，手外科文献中已经描述了约20种方法来评估屈肌腱修复术后的结果[4]。这些评估方法的不断出现并不是因为治疗结果的不断改善而需要新的评估方法，而是因为需要量化、合理下调我们的预期，使之与治疗上的缺陷相适应。结合以上肌腱修复术的实际技术难点，在愈合过程中，我们面对肌腱发生再次断裂和术后粘连的问题，对这两个问题在该领域的思考已达一个世纪。在肌腱的任何部位都可以发生由于瘢痕粘连所造成的"点焊"现象，这是手部肌腱出现的特有的难题，屈肌腱被限制在腱鞘里，就像活塞在发动机系统里一样。肌腱修复术后立即进行活动，此时肌腱的连续性几乎完全依赖缝线的力量来维持。肌腱的愈合期一般需要3个月。不幸的是，有时这个时期要比肌腱愈合、患手能自由活动的时期更长，而当遇到意外事故时肌腱会发生再次断裂。我们团队主要的研究重点是在保持积极的早期主动活动下避免肌腱的再断裂。支持这个原理的假设是在使用背侧保护支具、缝线防止再断裂的环境下实施的，前5周进行持续增加的早期运动会使结果更好。20年来，我们的研究主要目的在于：

一期肌腱修复术后，在减少再断裂发生的同时去除不必要的限制条件，使康复训练更自由。

早期主动运动

作者对早期运动的兴趣来自于早年在Glasgow的McGrouther及Newcastle的Brown和Black的培训，在培训后期，Belfast的手外科医师发表了一篇文章，文章中他们描述了常规Ⅱ区屈肌腱修复术后运用Kleinert牵引支具进行早期活动，而不使用橡皮筋（也就是主动进行屈曲和伸直运动）[5]。事实上，这并不是新的方法，在此之前就有人已经不使用橡皮筋或试着去除橡皮筋[6~25]，虽然一直以来的重点是如何改良缝合方法使修复的力量更牢固，从而认为这是耐受早期主动功能锻炼的必要条件。在这两方面，Belfast的手外科医师却认为缝线不一定要达到能够允许进行早期主动锻炼的强度。关于去除橡皮筋的要求已经流行多年，主要问题在于Kleinert牵引中近指间关节处于屈曲的休息位，并且该技术操作难度较大。医师逐渐认识到在实际中，即使橡皮筋张力调整合适，但在离开治疗中心5分钟后，许多患者从不使用橡皮筋进行被动屈曲，而是主动地轻微屈曲他们的手指。这刺激了我去重做Belfast的实验。在一篇文章[26]中有记载：在使用相同的双股Kessler缝合法结合连续套圈缝合法后，通过被动屈曲—主动伸直（即"Kleinet"方案[27]）与主动屈曲—被动伸直（即"Belfast"方案[5]）来比较患者的术后功能恢复。这项研究于1986~1987年底在英国谢菲尔德实施（虽然出版的时间要比这迟很多），报道了重复Belfast实验[28]所得的结果，并使我确信这就是肌腱术后康复的前进之路。如果可以简化康复过程使之与治疗可用性相称，那么这将在全世界得到推广。这些结果及随后20世纪90年代的报道，证实在使用改良的Belfast方案[5, 26~30]后，肌腱断裂发生率约为5%，这一结果与同一时间段世界其他地区使用Kleinert方案的报道[26, 29, 31~35]接近。

被动活动

美国的Duran和Houser（1975年）介绍了另一个可替代Kleinert技术的方法，并获得了Strickland和Glogovac（1980年）的支持，这种方法是在理疗师或患者另一只手的帮助下进行被动运动，但由于这种方法需要耗费大量劳力以及没有显而易见的优点，所以在英国未普及[36, 37]。据我所知，同一时期，有一个共同的争论是，在手指被动屈曲时，肌腱是真正地在滑动还是只是简单地纠集到一起，这一争论至今尚未解决。除此之外，还有其他一些因素使被动运动没有被接受，第一篇文章报道中有14%的肌腱再断裂发生率[36]，第二个报道中只有56%的修复肌腱达到了优秀和良好[37]，这两点与同一时间段使用Kleinert方案及Belfast方案的结果相比是不能接受的。目前，Duran和Houser的理念主要应用于极度活动，协助Kleinert方案及Belfast方案以便得到更好的效果。

圣安德鲁的早期结果——手指

我们的早期肌腱中心缝合选用3-0或4-0聚丙烯线（Prolene）行双股Tajima改良法或Kessler缝合法缝合[19, 38]，这些方法的线结在腱内，周边用5-0或6-0尼龙线（Ethilon）或聚丙烯线行简单连续缝合，术后康复锻炼采用1994年报道的改良Belfast法（图13B-1）[28]。3.5年的时间里，急诊共收治233名Ⅰ区和Ⅱ区屈肌腱完全断裂24小时内就治的患者，其中包括54名患者58指共（58根）Ⅰ区屈肌腱完全断裂和149名患者166指共259根Ⅱ区屈肌腱完全断裂。后来的研究中调查了1989年6月~1996年12月间采用相同方法治疗的508名患者605指共840根急性屈肌腱完全断裂[29]。这些报道的重点均是肌腱再断裂的问题。在第一个报道中，总体的术后肌腱断裂发生率为5.8%（Ⅰ区6.8%，Ⅱ区5.4%），这让我们确信，在Ⅰ区和Ⅱ区屈肌腱损伤术后锻炼选择该方法是安全的，可以替代Kleinert方法。在随后更大样本的研究中，除68名没有完成8周康复训练的患者，我们对剩余的440名患者（526个手指的728根肌腱完全断裂）进行了评估。其中23名患者23个手指的28根肌腱术后发生了断裂，总体再断裂率为4%。Ⅰ区肌腱损伤的手指129个，术后肌腱断裂发生率为5%，Ⅱ区肌腱损伤手指397个，再断裂率为4%。第一次研究时，使用第一代Strickland方法评估优良率：Ⅰ区肌腱损伤为62.5%，Ⅱ区为79.4%。结果表明，增加保护和减少活动并不会使肌腱断裂发生率下降。这些研究证实，当时主张早期主动运动的康复方案是安全的，其结果与先前大样本手指肌腱断裂和活动方面的研究相当，而文献

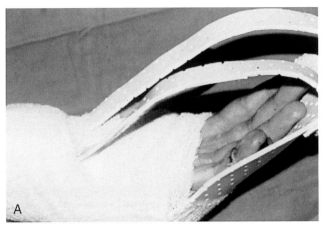

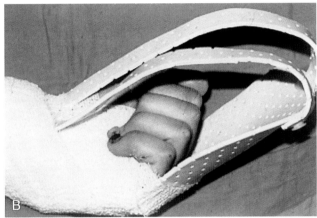

图13B-1 起初的 Billericay/Chelmsford Belfast 式支具。A.手指伸直休息位。B.手指主动屈曲位

中所提到的其他研究样本数量均较小。在当时的文章里写到，我们认为Belfast康复方法比Kleinert康复方法更简单、更经济。我们不再关注Belfast方法的安全性，而在其他地区尤其是在美国，可能还关注此问题。我们认为关于这两种运动方案哪一种更好的争论很可能是毫无价值的。

5%的肌腱断裂率

在此期间，世界范围内其他单位报道的急性屈肌腱修复结果并无太大波动。除极少数外，大多数关于急性肌腱修复和早期功能锻炼的研究报道的肌腱断裂发生率为3%~6%。一些少于100名患者的研究结果表明，在不同的洲、不同的国家、不同的科室，使用不同的缝合技术和不同的术后早期功能锻炼的方案，肌腱修复术后发生断裂的患者数量都是很少的。即使考虑到当时不同研究所使用的评估方法不同[4, 39~41]，其相似的结果仍表明：一位训练有素但不一定有丰富经验的外科医师，使用Kirchmayr法、Kessler法或是Tsuge所提出的方法来缝合断裂的肌腱[42, 43]，术后再配合优秀的理疗师，优良率将达到70%~80%，肌腱断裂发生率约为5%。在20世纪90年代早期，Chow等在治疗伤员时认为唯一可改善结果的方法是增加术后管理，虽然这个方法对术后肌腱断裂发生率的影响不大，但这却被认为是达到优秀结果的最好解释[32]。但是该方法在当时的普通民众的锻炼中是难以实现的，直到后来瑞士哥德堡平民外科医师和理疗师采用了更牢固的周边缝合技术和更严格的Kleinert、Duran-Houser或Belfast方案特点的理疗方案，认为这完全可以实现[44]。然而，这项研究中的55根修复后肌腱还是有2根发生了断裂：更牢固的缝合和更复杂的康复方案也没有解决一期肌腱修复术后的肌腱断裂问题。

肌腱再断裂的病因学

我们的第二篇文章的研究对象是针对第三个因素——患者，来进一步研究肌腱断裂这一貌似无法克服的难题。我们分析了1989~1996年期间23名一期肌腱缝合术后断裂的患者：2名患者在睡觉时发生断裂，4名患者无意中遭受了意外事故而断裂，5名患者声称是在按照指示进行锻炼时肌腱发生断裂。3例患者断裂真实性值得怀疑。但是我们仍搜集了11名肌腱修复术后断裂患者的确切信息，在肌腱断裂时他们正在从事多样任务：从轻量的活动如举起一份报纸到过度的活动如移动一个衣柜。

换句话说，一半以下的肌腱再断裂是由于患者的依从性差。这种损伤主要发生在某个年代的某个社会群体，该社会群体很难改变其依从性。从此以后，作者术前会常规告知所有的患者手术失败的原因和发生率，以及失败后的二次手术。在康复训练开始之前，所有的患者应该清楚地知道依从性差的后果，在目前情况下这样做是比较合理的。

依从性差的患者通常包括不配合的成人和少儿及无法配合的儿童。关注的重点仍然是成人，因为在屈肌腱损伤病例中成年人比例较大。任何一组患者中，总是存在规则破坏者，他们厌恶权威，不遵守需严格执行的康复方案。在更多的时间里，心理调节是我们能改善患者结果的唯一手段，但我们是否能较多地改变这个因素还存在争议。这些患者包括痛阈低、社会环境差或理解能力较低的人，有时我们可以给予充足的资源来帮助他们。

在我们的研究中，大多数的肌腱断裂发生时夹板是固定在位的。通过手掌的机械阻挡可以避免缝合后的肌腱再断裂，穿过手掌的橡皮筋有确切的阻挡作用，而这一点在最初的早期主动运动技术中没有提到[5]。那时我们的所有患者都捆绑着改良的Belfast夹板，它增加了通过支具边缘的宽热塑板，这块热塑板从支具远端返回到腕关节的掌侧，在当地称之为"啤酒罐条"（见图13B-1）[30]。这提供了一个与Kleinert夹板的橡皮筋相似的可以抓住的阻碍物。这些改良夹板的尝试和/或让夹板更加难以去除的改变可能会干扰康复训练，在部分患者中仍然会失败。对于去除了支具行握拳锻炼的患者影响很小。在过去的5年里，我们去除了支具上的"啤酒罐条"，改用一种轻型有弹性的材料所做成的护套，在大多数时间里，这个护套可以抵抗背侧板使手指保持伸直，当护套被卷到手掌时就可以进行手指锻炼了（图13B-2）。

支具固定后腕关节的位置

我们普遍接受Savage的观点，他在文章中认为腕关节的最佳位置为轻度伸直，该位置下屈肌和伸肌做功最小[45]，我们没有时间对它进行充分的研究，只将原先的屈曲支具变换为腕关节伸直支具。实际上自1994年提出康复方案后（表13B-1）就未曾改变过[30]。夹板固定的时间依然为5周，接下来的3周将会去除夹板。从第8周开始轻微活动，第12周开始重度活动。全面保护的这5周时间似乎和肌腱再断裂发生的时间相一致[4, 28, 46]。

断裂后再修复

我们对1989~2003年间科室Ⅰ区及Ⅱ区屈肌腱一期修复后断裂的病例进行了进一步的回顾[46]。在过去的20世纪的10年里，虽然对肌腱断裂的关注已经成为肌腱缝合技术和术后早期康复锻炼方案演变的主要决定因素，但是在文献中还是找不到有关术后肌腱断裂的病因学信息[28, 47]。我们2006年的报道[46]的目的是进一步细化分析：（1）在早期主动活动阶段肌腱断裂的原因；（2）断裂后立即再修复的结果，并辨别是否是在可能的情况下该原则都不能变。我们将在第19章进一步讨论关于手指Ⅰ区及Ⅱ区屈肌腱在一期修复术后断裂的治疗。

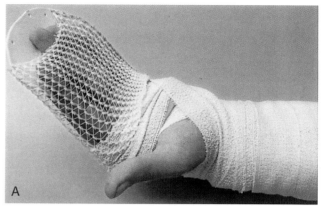

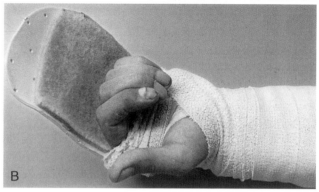

图13B-2 当前的 Billericay/Chelmsford Belfast 式支具。A.手指伸直休息位。B.手指主动屈曲位

滑车切开

回顾过去，在得到这些研究结果的同时，一个很重要的因素并未引起足够注意。从我最早的研究开始，在必要时都常规切开滑车，从而允许修复后的肌腱在手指被动活动时能全幅滑行而不受A2或A4滑车卡压。这个"有意义"的信念来自于20世纪80年代中期我作为一名实习生在Derby手外科教程中与Strickland医师的一次私人对话。当时，Lister和其他人固执地认为这些滑车不应被破坏。Strickland医师似乎不太确定，对于我这个有急诊经验的人来说，我可以确信，在许多病例中，打开滑车是完全正确和必要的。有关滑车是否能被打开的讨论还在继续，但我相信这本书的其他章节和近年来的两篇综述中所得出的结论合乎逻辑[48, 49]。肌腱损伤后常需沿腱鞘找到断裂平面，Tang描述了各种肌腱损伤类型的恰当滑车松解方式，并且认为滑车切开这一过程与使用更牢固的肌腱修复术来增

表13B-1 St. Andrew早期主动活动疗法（1994）

第1周 — 出院后，口服普通止痛药，患指包扎在支具中完全伸直，主动屈曲到完全屈曲时的25%。建议每小时进行10次主动屈伸活动。

第2周 — 手术医师和理疗师复诊。在支具中完全背伸，主动屈曲达到完全屈曲时的50%，每小时10次反复锻炼，开始被动屈曲锻炼。

第3、4周 — 每周复诊理疗师。在支具内完全背伸，逐渐主动屈曲到完全屈曲位（通常在3周末完成）。每小时10次反复锻炼。在3周内必要时可以使用超声锻炼。

第5周 — 手术医师和理疗师复诊。去除支具，改为夜间固定或者外出至人群拥挤的场所时固定。开始腕背伸锻炼，开始时手指处于松弛位。

第6、7周 — 每周复诊理疗师。手和腕部逐渐恢复完全活动度。

第8周 — 完全去除支具。必要时可以使用被动背伸及动态背伸支具。除重体力劳动外，可以参加其他所有活动，比如开车，可以恢复上班（除重体力劳动者）。

第10到12周 — 到12周逐渐恢复重体力劳动。

加早期功能锻炼的安全系数一样重要[49]。我们相信Ⅰ区屈肌腱的早期修复术的结果同样取决于合理地切开A4滑车[50]。

牢固的缝合

曾经认为增加肌腱的缝合强度似乎是防止肌腱断裂的最有效方法。任何肌腱修复术后可以开始早期活动的最主要制约因素很可能就是缝合肌腱耐受早期活动力量的能力。1917年Harmer在波士顿介绍了一种屈肌腱中心缝合，这是在力学发展道路上的第二个交叉点，Harmer相信这种中心缝合十分牢固，足以抵抗肌腱的断裂，并且可以在无夹板保护的情况下立即进行术后的自由活动[14]。同一年，出于同样的目的，Kirchmayer展示了他更牢固的缝合方法[38]。像其他人一样，在肌腱修复上的努力使我们相信，需要更牢固的缝合，从而能进行积极的早期主动功能锻炼，而不再有这5%的肌腱断裂发生率。

最近几年，很多研究（大部分是试验性的）描述了多种实用的缝合方法。缝合的改变大概分为中心缝合的改良和周边缝合的改良。我们对肌腱修复术后发生断裂的患者进行探查后简单证实了大家的想法，需要强调将肌腱缝合的实验室研究转向牢固缝合的临床应用研究，这些缝合的改良在临床实践中非常实用。遗憾的是，20世纪90年代很少有作者将缝合形态学的实验室研究发展成临床研究。

Ⅱ区像一个黑匣子

纵观20世纪90年代，虽然Ⅱ区已经成为运动方法试验的区域，但对Ⅱ区屈肌腱进一步研究使用的模型并不十分理想。很明显的是，多数研究报告的病例少于50例，并且很难收集到单独Ⅱ区屈肌腱损伤的足够病例，这样的话就很难形成系列。

因此，发生了三件事情：第一件事是研究的数目还是很少；第二件事是在很多情况下，多数研究样本太少以至于无科学价值；第三件事是有用的研究太少，以致无法明确分析"黑匣子"（我们称之为Ⅱ区）的进展，因为所有的结果需要整合到一起才可以获得一个可发表的研究。Ⅱ区中不是单一肌腱，排列组合上有8种损伤类型。我们忽视了3个部分损伤，而将至少有1根肌腱完全断裂的损伤标记为"Ⅱ区损伤"，所以该区域实际有5种不同的损伤。在20世纪90年代，我们进行了短期的研究并认为不同的损伤类型会出现差异，指深屈肌腱完全断裂伴指浅屈肌腱部分断裂者采用当前的运动锻炼后的结果比任何其他肌腱组合损伤者还要差。另一个我们忽略的事实是，当手指在屈曲时2个屈肌腱都被切断，那么手指会有2根修复线，这2根修复线在伸直时将会分开，在屈曲时才会聚到一起。相比之下，若手指是在伸直状态下被割伤，修复的肌腱线将一直在一起，无论是伸直还是屈曲。可以合理地预测到这两种损伤的结果肯定不同。第三个关于Ⅱ区所忽视的事实是，在整合的结果中我们发现，在整个区域（Ⅱ区）中腱鞘并不是严格不变的圆柱形。Ⅰ区也是如此[50]。所以，在这两个区域中肌腱环境的变化很特别。不幸的是，在涉及对Ⅱ区肌腱损伤的分析中，环境是不变的。在一组病例中甚至很难收集到50例急性Ⅱ区屈肌腱损伤的患者，导致在研究缝合结构的领域中持续出现问题：假如50个肌腱修复术后只有2个或3个发生断裂，那么我们需要花费很长时间才能确定某种创新已取得某些成果。

拇长屈肌模型

在过去的30年里，对于拇长屈肌腱的研究相当少，但是早期（1937~1960年）大量的文献清楚地证明了拇长屈肌腱比其他手指屈肌腱断裂发生率更高[51, 52]。当时的外科医师意识到了这一点并对肌腱修复的方法发生了争论：是通过肌腱移植还是延长肌腱的近端[52]。当我们在1994年[30]报道Ⅰ区和Ⅱ区屈肌腱的结果时，我们也发现拇指在拇长屈肌腱修复术后，运用主动屈曲/主动伸直的Belfast锻炼方案，发生了可怕的17%的断裂率[30]。那时，我们建议在拇长屈肌腱修复术后不应该使用这种活动锻炼方式。但是我们已经意识到较高的断裂发生率可以让拇长屈肌腱成为良好的临床模型，用来测试新的缝线和新的缝合技术。使用这个模型，我们能够检验一系列研究中和实验室实验中所描述的新的缝线结构[52~54]，这些将在第16章介绍。虽然这些报道详细描述了越来越安全的拇长屈肌腱修复技术，但是在很大程度上进行的是检验其他手指屈肌腱缝合的可行方法。最后，在使用两种不同的缝合技术（四股肌腱缝合法[55]联合Silfverskiöld圆周缝合法[56]）和Tang三股Tsuge缝线的修复下，拇长屈肌腱的临床试验获得了零断裂率[57, 58]。

以上研究使我们确认，增加缝合的复杂性，将成功减少手指屈肌腱修复术后早期功能锻炼期间肌腱断裂的发生率。像其他大多数研究一样，我们已经走上了增加缝合复杂性这条道路。在结合更复杂的周边缝合之后，我们意识到这对实习生来说太过复杂，不管在我们科室还是世界其他地方，很可能是这些实习生对该病例进行手术。四股肌腱缝合法联合周边缝合的肌腱缝合法，增加了学者对肌腱修复后体积和肌腱修复术后运动中阻力问题的担心[59]。这个担心主要由拇长屈肌腱修复组结果的建议引起，与先前的结果比较，该组的优良率出现轻微的下降。但这只是个小问题，更重要的事实是，在临床实践中，这些复杂的缝合使用时非常困难。在我们的拇长屈肌腱研究中，我们使用Tang三股Tsuge缝合技术[57, 58]，相对来说，这个缝合技术不那么复杂。

更牢固的缝合带来的困境

目前，在切姆斯福德，四股肌腱缝合法已经成为Ⅰ区和Ⅱ区屈肌腱损伤最重要的修复方法。无论如何，当我们把注意力转移到更复杂的缝合方法上时，仍有两件事值得关注。对过去25年里的临床系列报道的再检查，证实了Savage和Risitano1989年的研究[25]，他们介绍了一种Savage的六股肌腱缝合方法，理想的多股缝合应拥有和Savage缝合相似的强度，但需更易于缝合，在该研究中肌腱断裂发生率最低（3%），31个Ⅱ区肌腱损伤的手指和2个损伤的拇指中只有2个发生了断裂。另外，较低的断裂发生率是1999年我们在切姆斯福德的系列研究，报道显示在397根Ⅰ区和Ⅱ区屈肌腱的早期修复术后，有17根发生了断裂（4%）[31]。这项研究中我们仅用双股Kirchmayer/Kessler中心缝合联合简单的连续周边缝合的方法修复肌腱，这一结果为质疑通过更复杂的缝合方法来改善临床结果提供了证据。

来自曼彻斯特的一个十分有趣的实验研究得出一个先前未知的因素，这个因素将会得到持续关注[60]，实验结果显示即使是肌腱的单一缝合也会显著影响肌腱的腱细胞群，缝线的异物反应会促使肌腱细胞远离。所以，我们缝入更多的缝线时，在不经意间也许加剧了肌腱的断裂。

经济因素

肌腱修复术后的肌腱断裂，很可能与患者的依从程度（之前已讨论）和手术科室手术质量及康复治疗的能力相关，虽然这种情况不多，但确实一直存在。在英国及世界的大多数地方，高水平专业知识应用于患者，依然是一个医疗政治与科室经费、患者的住宿、手损伤的分布、理疗师的可用性、更多的外科医师及理疗师训练等的博弈。遗憾的是，在过去的几年里，与其他人的经历一样，我们的政府和直接的管理员一直在逐渐减少这些患者的治疗设施。不过，在全球范围内，这可能是不争的事实：好的手外科单位的数量在持续增加。带来的结果是，与20年前相比，现在的早期屈肌腱修复术在更多地方需要以更高的标准实施。

总结

考虑到每100例患者中有10例仍然会出现修复

术后的肌腱断裂或需要进行肌腱松解的粘连，我们不应该满足于现行方法[37]。而我们在功能评估时，如果达到正常的85%时即被认为是"优秀"，因此，我们更应该坚持不懈地探索更好的治疗方法。

参考文献

1. Verdan CE: Primary repair of exor tendons, J Bone Joint Surg (Am) 42:647–657, 1960.

2. Young RE, Harmon JM: Repair of tendon injuries of the hand, Ann Surg 151:562–566, 1960.

3. Kleinert HE, Kutz JE, Ashbell T, et al: Primary repair of lacer- ated exor tendons in "no man's land," J Bone Joint Surg (Am) 49A:577, 1967.

4. Elliot D, Harris SB: The assessment of exor tendon function after primary tendon repair, Hand Clin 19:495–503, 2003.

5. Small JO, Brennen MD, Colville J: Early active mobilisation following exor tendon repair in zone 2, J Hand Surg (Br) 14:383–391, 1989.

6. Becker H, Orak F, Duponselle E: Early active motion following a bevelled technique of exor tendon repair: Report on fty cases, J Hand Surg (Am) 4:454–460, 1979.

7. Brunelli G, Vigasio A, Brunelli F: Slip-knot exor tendon suture in zone 2 allowing immediate mobilisation, Hand 15:352–358, 1983.

8. Bunnell S: Repair of tendons in the ngers and description of two new instruments, Surg Gynecol Obstet 126:103–110, 1918.

9. Emery FE: Immediate mobilization following exor tendon repair. A preliminary report, J Trauma 17:1–7, 1977.

10. Furlow LT: The role of tendon tissues in tendon healing, Plast Reconstr Surg 57:39–49, 1976.

11. Garlock JH: The repair processes in wounds of tendons, and in tendon grafts, Ann Surg 85:92–103, 1927.

12. Hernandez A, Velasco F, Rivas A, et al: Preliminary report on early mobilization for the rehabilitation of exor tendons, Plast Reconstr Surg 40:354–358, 1967.

13. Hester TR, Hill L, Nahai F: Early mobilization of repaired exor tendons within digital sheath using an internal profundus splint: Experimental and clinical data, Ann Plast Surg 12:187–198, 1984.

14. Harmer TW: Tendon suture, Boston Med Surg J 177:808–810, 1917.

15. Harmer TW: Cases of tendon and nerve injury, Boston Med Surg J 194:739–747, 1926.

16. Harmer TW: Injuries to the hand, Am J Surg 42:638–658, 1938.

17. Lahey FH: A tendon suture which permits immediate motion, Boston Med Surg J 188:851–852, 1923.

18. Lexer E: Die Verwerthung der freien Sehnentransplantation, Archiv Klin Chir 98:818–825, 1912.

19. Kessler I, Nissim F: Primary repair without immobilisation of exor tendon division within the digital sheath, Acta Orthop Scand 40:587–601, 1969.

20. Mangus DJ, Brown F, Byrnes W, et al: Tendon repairs with nylon and a modi ed pullout technique, Plast Reconstr Surg 48:32–35, 1971.

21. Mantero R, Bertolotti P, Badoini C: Il pull-out in "no man's land" e al canale digitale nelle lesioni dei essori (metodo personale), Riv Chir Mano 11:119–130, 1973/74.

22. Murray G: A method of tendon repair, Am J Surg 99:334–335, 1960.

23. Nigst H: Chirurgie der Beugesehnen, Handchir 8:225–236, 1976.

24. Pribaz JJ, Morrison WA, Macleod AM: Primary repair of exor tendons in no-man's land using the Becker repair, J Hand Surg (Br) 14:400–405, 1989.

25. Savage R, Risitano G: Flexor tendon repair using a "six strand" method of repair and early active mobilisation, J Hand Surg (Br) 14:396–399, 1989.

26. Bainbridge LC, Robertson C, Gillies D, et al: A comparison of post-operative mobilization of exor tendon repairs with "passive exion-active extension" and "controlled active motion" techniques, J Hand Surg (Br) 19:517–521, 1994.

27. Cullen KW, Tolhurst P, Lang D, et al: Flexor tendon repair in zone 2 followed by controlled active mobilisation, J Hand Surg (Br) 14:392–395, 1989.

28. Elliot D, Moiemen NS, Flemming AFS, et al: The rupture rate of acute exor tendon repairs mobilized by the controlled active motion regimen, J Hand Surg (Br) 19:607–612, 1994.

29. Harris SB, Harris D, Foster AJ, et al: The aetiology of acute rupture of exor tendon repairs in zones 1 and 2 of the ngers during early mobilization, J Hand Surg (Br) 24:275–280, 1999.

30. Baktir A, Türk CY, Kabak S, et al: Flexor tendon repair in zone 2 followed by early active mobilization, J Hand Surg

(Br) 21:624–628, 1996.

31. Lister GD, Kleinert HE, Kutz JE, et al: Primary exor tendon repair followed by immediate controlled mobilisation, J Hand Surg (Am) 2:441–451, 1977.

32. Chow JA, Thomes LJ, Dovelle S, et al: A combined regimen of controlled motion following exor tendon repair in "no man's land," Plast Reconstr Surg 79:447–455, 1987.

33. Chow JA, Thomes LJ, Dovelle S, et al: Controlled motion rehabilitation after exor tendon repair and grafting. A multi-centre study, J Bone Joint Surg (Br) 70:591–595, 1988.

34. Gault DT: A review of repaired exor tendons, J Hand Surg (Br) 12:321–325, 1987.

35. Saldana MJ, Chow JA, Gerbino P 2nd, et al: Further experience in rehabilitation of zone II exor tendon repair with dynamic traction splinting, Plast Reconstr Surg 87:543–546, 1991.

36. Duran RJ, Houser RG: Controlled passive motion following exor tendon repairs in zones II and III. In Hunter JM, Schneider LH, editors: AAOS Symposium on Flexor Tendon Surgery in the Hand, St Louis, 1975, CV Mosby, pp 105–114.

37. Strickland JW, Glogovac SV: Digital function following exor tendon repair in zone II: A comparison of immobilization and controlled passive motion techniques, J Hand Surg (Am) 5:537–543, 1980.

38. Kirchmayr L: Zur Technik der Sehnennaht, Zentralbl Chir 40:906–907, 1917.

39. Amadio PC: Outcome assessment in hand surgery and hand therapy: an update, J Hand Ther 14:63–67, 2001.

40. Jansen CW, Watson MG: Measurement of range of motion of the nger after exor tendon repair in zone II of the hand, J Hand Surg (Am) 18:411–417, 1993.

41. So YC, Chow SP, Pun WK, et al: Evaluation of results in exor tendon surgery: A critical analysis of ve methods in ninety- ve digits, J Hand Surg (Am) 15:258–264, 1990.

42. Tsuge K, Ikuta Y, Matsuishi Y: Intra-tendinous tendon suture in the hand—a new technique, Hand 7:250–255, 1975.

43. Tsuge K, Ikuta Y, Matsuishi Y: Repair of exor tendons by intratendinous suture, J Hand Surg 2:436–440, 1977.

44. Silfverskiöld KL, May EJ: Flexor tendon repair in zone II with a new suture technique and an early mobilization program combining passive and active exion, J Hand Surg (Am) 19:53–60, 1994.

45. Savage R: The in uence of wrist position on the minimum force required for active movement of the interphalangeal joints, J Hand Surg (Br) 13:262–268, 1988.

46. Dowd MB, Figus A, Harris SB, et al: The results of immediate re-repair of zone 1 and 2 primary exor tendon repairs which rupture, J Hand Surg (Br) 31:507–513, 2006.

47. Peck FH, Kennedy SM, Watson JS, et al: An evaluation of the in uence of practitioner-led hand clinics on rupture rates following primary tendon repair in the hand, Br J Plast Surg 57:45–49, 2004.

48. Elliot D: Primary exor tendon repair: operative repair, pulley management and rehabilitation, J Hand Surg (Br) 27:507–513, 2002.

49. Tang JB: Indications, methods, postoperative motion and outcome evaluation of primary exor tendon repairs in Zone 2, J Hand Surg (Eur) 32:118–129, 2007.

50. Moiemen NS, Elliot D: Primary exor tendon repairs in zone 1, J Hand Surg (Br) 25:78–84, 2000.

51. Murphy FG: Repair of laceration of exor pollicis longus tendon, J Bone Joint Surg (Am) 19:1121–1123, 1937.

52. Sirotakova M, Elliot D: Early active mobilization of primary repairs of the exor pollicis longus tendon, J Hand Surg (Br) 24:647–653, 1999.

53. Giesen T, Sirotakova M, Elliot D: Flexor pollicis longus primary repair: further experience with the Tang technique and controlled active mobilisation, J Hand Surg (Eur) 34: 758–761, 2009.

54. Sirotakova M, Elliot D: Early active mobilization of primary repairs of the exor pollicis longus tendon with two Kessler two strand core sutures and a strengthened circumferential suture, J Hand Surg (Br) 29:531–535, 2004.

55. Smith AM, Evans DM: Biomechanical assessment of a new type of exor tendon repair, J Hand Surg (Br) 26:217–219, 2001.

56. Silfverskiöld KL, Andersson CH: Two new methods of tendon repair: an in vitro evaluation of tensile strength and gap for- mation, J Hand Surg (Am) 18:58–65, 1993.

57. Tang JB, Shi D, Gu YQ, et al: Double and multiple looped suture tendon repair, J Hand Surg (Br) 17:699–703, 1994.

58. Tang JB, Gu YT, Rice K, et al: Evaluation of four methods of exor tendon repair for postoperative active mobilisation, Plast Reconstr Surg 107:742–749, 2001.

59. Kubota H, Aoki M, Pruitt DL, et al: Mechanical properties of various circumferential tendon suture techniques, J Hand Surg (Br) 21:474–480, 1996.

60. Wong JK, Cerovac S, Ferguson MW, et al: The cellular effect of a single interrupted suture on tendon, J Hand Surg (Br) 31:358–367, 2006.

C 梅奥诊所经验

作者 Robert R.L. Gray, MD　Peter C. Amadio, MD

译者 谭 军

概述

本节所述的是梅奥诊所采纳的屈肌腱修复术的适应证、方法及术后护理。

手部屈肌腱的损伤，尤其是 II 区损伤已经被证实是一个十分困难的临床问题，很多病例的疗效都不理想。肌腱缝合技术、缝合材料及术后康复方面的进展，使得治疗结果已经有了翻天覆地的变化，但手指活动仍然无法达到正常。

许多基础科学研究不仅着眼于肌腱修复中各种生物力学方面，还着眼于肌腱愈合及黏附形成的生物学方面[1~4]。为了达到快速愈合、限制瘢痕形成，或者两者兼得的效果，与最初的突破相比，这些生物过程的处理成为肌腱修复研究的前沿，研究成果有助于临床结果得到一定程度的改善[5]。

在屈肌腱修复的研究中，我们同样研究了促进愈合、改善活动以及减少屈曲功耗的方法。我们实验室的研究主要集中于通过缝合方法的改良、生物活性物质的增加以及限制瘢痕形成减少摩擦来降低滑行阻力。结果令人振奋，它将成为未来努力方向的基准和新技术对照的模型[6~9]。

我们对于临床上屈肌腱修复术的研究揭示了一些新趋势，但是更重要的是，阐明了我们在处理这些损伤时能力的局限性。缺少专门的前瞻性数据，很多结果信息不是标准化的。另外，在我们中心，大部分患者是年轻人，没有固定的工作，而且很多手术患者来自很远的地方，术后调养由家附近的医院提供，所以依从性、术后随访不确定。下列所述是我们治疗肌腱损伤方法的概要。

适应证

一期屈肌腱缝合的适应证相对简单，对所以急性肌腱损伤的患者，我们在解释了手术的利弊和替代方案后仍有意愿接受手术治疗者都可以行一期修复。而且适用于除肌腱损伤外，伴有骨骼和神经、血管损伤者，对神经损伤进行一期神经缝合（可以使用神经导管）；如两侧指固有动脉均损伤，同时行动脉吻合；如有软组织缺损，将在清创后利用显微技术同时修复肌腱和创面覆盖。

手术技巧

目前梅奥诊所共有12名手外科医师。虽然很多手术由多名医师共同完成，但是每位医师负责诊治自己的患者。随着时间进展，医师们倾向于在肌腱修复中采用更多股的中心缝合[2]。当前在指深屈肌腱 II 区的修复中，一些医师使用3-0 Supramid线行双股Tsuge缝合修复，周边使用6-0 Prolene线行连续缝合（图13C-1）。

其他的一些医师则喜欢使用3-0或4-0 Ticon线、Supramid线或者Fiberwire线行改良的双Pennington法修复，同样周边使用6-0 Prolene线连续缝合（图13C-2）。少数医师喜欢使用Strickland的六股缝合技术、Tajima改良的Kessler 双股缝合技术或者是四股Cruciate缝合技术[13]。我们发现Pennington法的锁扣环特别有效，尤其是在打结之前就可以系紧。Tsuge缝合方法的缝合速度较快，在多发伤中优势尤其明显。

为使肌腱断端边缘整齐，常用6-0 Prolene线行连续周边缝合，偶尔也使用连续锁边缝合。当指深屈肌腱和指浅屈肌腱的两个侧束均断裂时，我们很少缝合3个肌腱。多数情况下，将去除指浅屈肌腱的一个侧束（假如两者之间有不同，缝合更小的或者更容易缝合的一束）以减小修复端的体积[10~12]。如缝合所有肌腱，指浅屈肌腱的侧束常用单纯的8字缝合。

在所有的缝合技术中，我们努力限制肌腱表面的线头和线圈，尤其是掌侧表面。假如线结和线圈没有埋入修复的断端（改良的Kessler法），他们将被放置在侧方（Tsuge法），这样的话，它们将

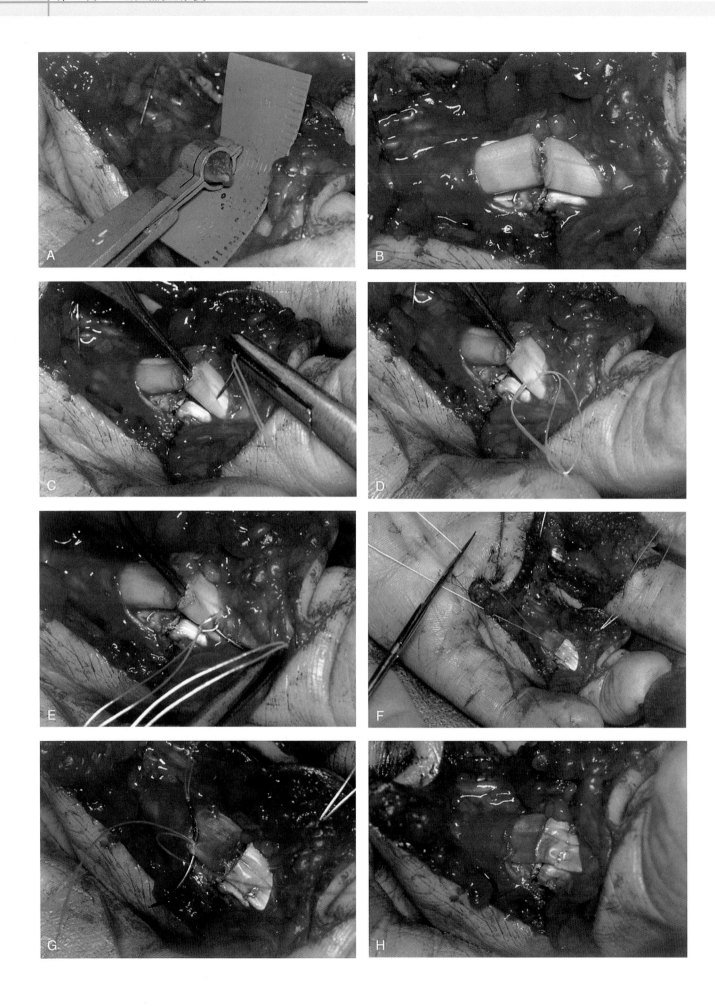

图 13C-1 A.神经切断器使肌腱断端新鲜化。B.肌腱断端无张力相靠。注意深部修复好的 FDS 束以及近段采用克氏针防止回缩。C.第一针抓住远端侧方 1/3。D.套圈锁住缝线。E.下一针穿过套圈的远端，注意在肌腱的中心内穿过，并且注意套圈要拉平整。F.同样的方法在另一边缝合第二根线。G.两根缝线穿入近段侧方 1/3 处，绕圈后剪短其中一根各自打结。H.中心缝合完成。注意断端没有间隙或者堆积，可以采用 6-0 不可吸收单线周边缝合

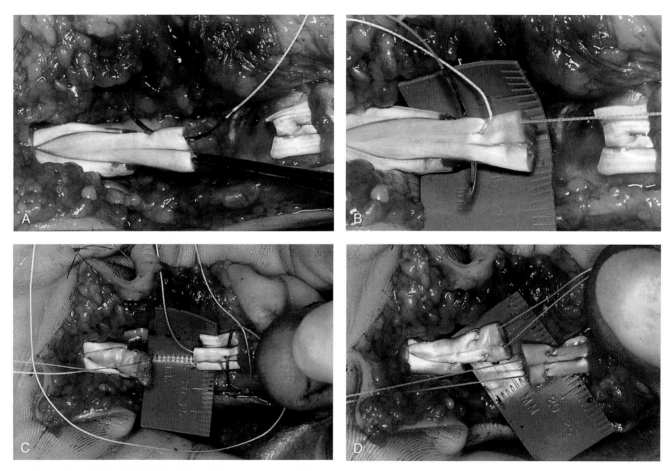

图 13C-2 A.近段进针改良 Kessler 法缝合。注意抓握肌腱断端，避免肌腱表面被镊子损伤——"无接触"技术。B.完成抓式缝合，缝线横行穿过肌腱实质部位。C.近段的另一侧同样抓式缝合，远端牵拉缝线。D.同样完成断端远侧缝合。双股缝线打结，保证缝结完全在肌腱断端内。E.采用 6-0 尼龙缝线完成周边缝合，缝合完成

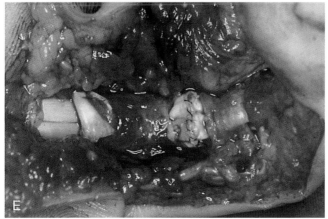

不会影响肌腱的滑动[14]。已经证实线结放在侧边位置可以明显降低肌腱屈曲做功。少数情况下Tsuge修复法后的线结可以埋入肌腱断端缝隙内。

神经血管损伤十分常见，我们的患者中有接近2/3的人伴有相关损伤。如条件许可，修复所有的指固有神经，但是如只有一侧指固有动脉损伤则不予修复。当然，损伤严重的手必须单独处理，通常需要延期修复或二期重建。

术后护理

过去，术后的康复治疗普遍采用改良的Duran方案，该方案在印第安纳手外科中心的手外科治疗指导中有描述[15]。目前我们组仍有几个人偏爱这种方法，其他人现在喜欢采用腕部协同活动的屈肌腱早期保护性活动方案[16]。一些人喜欢使用带有铰链的背侧支具，虽然很有效，但是制作费用昂贵。

患者通常在术后3~6天进行第一次复诊[17]。换药后患者通常佩戴有良好衬垫的背侧支具，使腕关节屈曲30°、掌指关节屈曲、指间关节0°伸直。指间关节在支具保护下可以活动，但部分医师倾向于在术后的前几天保持患肢完全固定。在术后第一次复诊时拆除纱布检查伤口，之后佩戴保护性的背伸限制热塑板。然后根据受伤手指的肿胀程度，开始进行标准的Duran被动活动方案，如肿胀很轻，将立即开始放置—维持练习[18]。还有部分医师使用改良的Tanaka方法，该方法的协同作用是从腕关节、掌指关节伸直，指间关节屈曲交替到腕关节屈曲、掌指关节和指间关节伸直。该方案中，Ⅱ区的近端和远端允许被动拉伸，通过腕关节伸直手握拳与腕关节屈曲手指伸直交替协同作用使掌指关节得到独立活动。对于离诊所较近的患者来说，可在术后制订时间表，前几周内每周2次或者隔天一次进行理疗，医师视患者情况决定每周的最少治疗次数。对住得远的患者，因为无法监督他们的康复锻炼，可能出现更多问题。

总结

梅奥诊所在早期屈肌腱修复方面的经验可能是许多医院的典型。不论是单纯的屈肌腱断裂还是伴有神经、血管损伤，都是临床上具有挑战性的病例，合并神经、血管损伤的屈肌腱断裂还将进一步阻碍手功能的恢复。目前修复技术上倾向于增加中心缝合的缝线数目，以及采用锁扣缝合取代抓握式缝合。现在大多数医师倾向于选择四股Tsuge缝合法，周边缝合普遍采用6-0不可吸收的单纤维缝线。当Ⅱ区指浅屈肌腱的两条侧束和指深屈肌腱完全断裂时，多数情况下（但并不总是）切断指浅屈肌腱中的一条侧束，以减少断端的体积。

由于屈肌腱损伤十分常见且治疗具有复杂性，屈肌腱损伤仍然是临床重要难题。随着修复技术和术后恢复方案的不断改善，研究重点转为通过生物学干预来改善愈合和减少粘连的形成。一旦这些辅助方法从实验室进入临床，患者愈后将会有明显改善。

参考文献

1. Momose T, Amadio PC, Zhao C, et al: The effect of knot loca- tion, suture material, and suture size on the gliding resistance of exor tendons, J Biomed Mater Res 53:806–811, 2000.

2. Momose T, Amadio PC, Zhao C, et al: Suture techniques with high breaking strength and low gliding resistance: exper- iments in the dog exor digitorum profundus tendon, Acta Orthop Scand 72:635–641, 2001.

3. Yang C, Zhao C, Amadio PC, et al: Total and intrasynovial work of exion of human cadaver exor digitorum profundus tendons after modi ed Kessler and MGH repair techniques, J Hand Surg (Am) 30:466–470, 2005.

4. Tanaka T, Amadio PC, Zhao C, et al: Gliding characteristics and gap formation for locking and grasping tendon repairs: A biomechanical study in a human cadaver model, J Hand Surg (Am) 29:6–14, 2004.

5. Zhao C, Sun YL, Ikeda J, et al: Improvement of exor tendon reconstruction with carbodiimide-derivatized hyaluronic acid and gelatin-modi ed intrasynovial allografts: study of a primary repair failure model, J Bone Joint Surg (Am) 92:2817– 2828, 2010.

6. Akasaka T, Nishida J, Araki S, et al: Hyaluronic acid dimin- ishes the resistance to excursion after exor tendon repair: An in vitro biomechanical study, J Biomech 38:503–507, 2005.

7. Sun Y, Chen MY, Zhao C, et al: The effect of hyaluronidase, phospholipase, lipid solvent and trypsin on the lubrication of canine exor digitorum profundus tendon, J Orthop Res 26:1225–1229, 2008.

8. Zhao C, Sun YL, Kirk RL, et al: Effects of a lubricin-containing compound on the results of exor tendon repair in a canine model in vivo, J Bone Joint Surg (Am) 92:1453–1461, 2010.

9. Yoshii Y, Villarraga HR, Henderson J, et al: Speckle tracking ultrasound for assessment of the relative motion of exor tendon and subsynovial connective tissue in the human carpal tunnel, Ultrasound Med Biol, 35:1973–1981, 2009.

10. Paillard PJ, Amadio PC, Zhao C, et al: Gliding resistance after FDP and FDS tendon repair in zone II: An in vitro study, Acta Orthop Scand 73:465–470, 2002.

11. Paillard PJ, Amadio PC, Zhao C, et al: Pulley plasty versus resection of one slip of the exor digitorum super cialis after repair of both exor tendons in zone II: A biomechanical study, J Bone Joint Surg (Am) 84:2039–2045, 2002.

12. Zhao C, Amadio PC, Zobitz ME, et al: Resection of the exor digitorum super cialis reduces gliding resistance after zone II exor digitorum profundus repair in vitro, J Hand Surg (Am) 27:316–321, 2002.

13. Strickland JW: Flexor tendon injuries: II. Operative technique, J Am Acad Orthop Surg 3:55–62, 1995.

14. Silva JM, Zhao C, An KN, et al: Gliding resistance and strength of composite sutures in human exor digitorum profundus tendon repair: An in vitro biomechanical study, J Hand Surg (Am) 34:87–92, 2009.

15. CannonNM:DiagnosisandTreatmentManualforPhysicia nsand Therapists. Upper Extremity Rehabilitation, ed 4, Indianapolis, Indiana, 2001, Hand Rehabilitation Center of Indiana, p 296.

16. Zhao C, Amadio PC, Zobitz ME, et al: Effect of synergistic motion on exor digitorum profundus tendon excursion, Clin Orthop Relat Res 396:223–230, 2002.

17. Zhao C, Amadio PC, Tanaka T, et al: Short-term assessment of optimal timing for postoperative rehabilitation after flexor digitorum profundus tendon repair in a canine model, J Hand Ther 18:322–329, 2005.

18. Boyer MI, Strickland JW, Engles D, et al: Flexor tendon repair and rehabilitation: state of the art in 2002, Instr Course Lect 52:137–161, 2003.

D   南通经验

作者　Jin Bo Tang, MD　Jun Tan, MD　Ren Guo Xie, MD

译者　谭　军

概述

本节将叙述我们的治疗经验以及目前我院手外科屈肌腱的修复方法（尤其是Ⅱ区），我们将讨论肌腱缝合技术和术后康复治疗方法，包括对获得理想的功能恢复尤其重要的一些方法。

我们的手外科中心坐落在南通，是一所大学的附属医院，服务南通700万人口，南通位于长三角洲地区，毗邻工业化和现代化的都市苏州市和上海市。我们临床所见到的累及肌腱的损伤包含简单的切割伤、大肢体或者手指的离断伤等。针对三类肌腱损伤形式——手指和手掌的切割伤、腕部和前臂的肌腱裂伤、手指的离断伤，分别行一期、延期及二期修复。肌腱转位应用于神经损伤或者神经障碍所致的晚期功能重建。每年大概有150~200例肌腱手术病例，我中心承担了其中的7%~10%。2011年，我中心总住院手术病例2132例（不包括门诊手术病例），其中，手指、手掌或手背部肌腱损伤68例（3.2%）；腕部肌腱损伤44例（2.1%）；手指（或肢体）离断84例（3.9%）。我中心有独立的手及上肢外科病区，共有100张床位，可以供患者在肌腱修复术后住院治疗10天~2周，使患者早期的手指主动活动锻炼在医院里得到良好的监管和照顾。

对腕部、前臂远端肌腱损伤以及伴随手指离断的肌腱损伤的治疗方法我们将在其他章节讨论，这里仅列出我们治疗手指、手掌肌腱损伤的方法。

临床方法

表13D-1概述了我们过去十多年所采用过的方法，在方法下面包括一些概念的改进，而我们目前所采用的方法将在下面详细阐述。

麻醉和皮肤切口

我们在手指、手掌部实施肌腱修复术时最常采用臂丛麻醉，对严重损伤或者多个部位损伤患者有时采用全麻。所有患者上臂均使用止血带以保证手术视野无血。我们常用Bruner's Z字形切口暴露肌腱（图13D-1），对一期或延期肌腱手术很少采用侧中线纵切口。对清洁的切割伤，纵向切口长度一般不超过3cm，手术野的长度刚好满足肌腱的缝合。在一期修复时，手术切口常可以沿皮肤裂口设计，而在延期修复中，因原有手术伤口一期闭合，术后1~2周已经愈合，因此手术切口常避开原有伤口。

皮肤以及腱鞘损伤可以是横形也可以是斜形裂伤，多数情况下不会在肌腱断裂的表面，通过被动屈曲患指常可以使肌腱断端暴露到视野中。对I区屈肌腱损伤，指深屈肌腱近端不会向近端回缩很远的距离，屈曲掌指关节和近指间关节可以把肌腱断端带到伤口内。另有部分病例需要在手指或手掌的近端额外辅助切口寻找肌腱断端，Ⅱ区肌腱损伤者手指的近端部分有时会回缩到手掌部（图13D-1）。对延期手术，我们大概有一半的Ⅱ区手术需要额外辅助切口，一般于手掌远侧掌横纹处切开暴露肌腱断端（图13D-1）。

Ⅱ区屈肌腱缝合
腱鞘和滑车上的切口

采用Bruner切口，拉钩拉开皮肤和皮下组织，暴露腱鞘。主要的滑车（A1、A2和A4滑车）容易识别，可以通过腱鞘厚度以及致密、白色腱性结构来辨认，而纤细的环形滑车（A3和A5滑车）不容易看清，有时跟周围的腱鞘难以分辨，十字交叉滑车也很难辨认。但A3滑车位置恒定，位于近指间关节水平，没有必要辨认A5或者其他十字交叉滑车。

根据肌腱损伤的水平，在腱鞘滑车的不同位置切开，显露损伤肌腱，当肌腱损伤在PIP关节附近时，我们常纵向切开腱鞘，甚至切除部分腱鞘；如果肌腱损伤水平在A2和A3滑车之间，则打开A2和A3之间的滑车，可以完全切开A3滑车，但切口

表13D—1 我中心过去20年临床使用过的缝合方法

1989~1994年 第一阶段

肌腱：双股改良Kessler、双股或六股套圈缝合法[1,2]

腱鞘：闭合、打开不修复或者进行腱鞘移植重建[2]

使用的新方法/新概念：（1）为了记录肌腱损伤的部位、分析治疗的结果，对Ⅱ区进行亚分区
（2）更强的缝合方法[1-3]

研究：（1）临床双股或多股套圈缝合的效果[1]
（2）ⅡC区肌腱损伤临床治疗效果分析[2,3]
（3）滑车扩大成形后的效果

结果：跟Ⅱ区其他区域相比，ⅡC区治疗效果最差；甚至使用很强的缝合方法（六股缝合），仍有4%的再断裂发生率[1,3]

1995~2002年 第二阶段

肌腱：采用双股或六股套圈缝合

腱鞘：闭合、打开不修复或者进行腱鞘移植重建

使用的新方法/新概念：A2滑车部分打开，或者完全切开A4滑车

研究：A2和A4滑车部分切开后，手指活动的研究[4]

结果：当其他环形滑车完整时，部分切开A2滑车或者完全切开A4滑车不会引起肌腱明显的弓弦畸形[4]

2003~2011年 第三阶段

肌腱：改良的六股套圈缝合法（M-Tang法）[5]

腱鞘：在大多数病例切开不缝合，但避免切开腱鞘—滑车超过2cm

滑车：对肌腱断裂在主要滑车内或其远端者，部分扩大A2滑车或者完全扩大A4滑车[5,6]

使用的新方法/新概念：（1）一种改良的六股肌腱缝合法[5,6]
（2）早期被动—主动活动方案[6]
（3）界定巧妙切开滑车—腱鞘的长度和范围[6]

感兴趣的主题：打开滑车可能是减少肌腱滑动阻力的关键点。松散监管早期主动活动可能在临床上可行、安全

研究：对采用滑车扩大、牢固的中心缝合以及新的被动—主动活动康复方案治疗的病例进行研究

结果：联合手术修复、恰当的重要滑车处理（切开）以及被动-主动的康复治疗带来近乎理想的恢复效果

恰当地切开滑车的紧缩部位可能是最重要的环节

不要向远端延伸到A4滑车，PIP关节远侧部分的滑车应保留完整；如果损伤水平在PIP关节和A4滑车之间，我们通常切开A3滑车，但应保留A3滑车的近侧部分，换句话说就是应该保留A2和A3之间的滑车。

部分病例的肌腱在一个或者多个坚韧的环形滑车处断裂（比如A2滑车的远端，经过A2和/或A1滑车或者A4滑车附近），我们可以完全切开肌腱缝合断端周围的A4滑车和大部分的A2滑车，而保留滑车的交叉部分和其他的滑车结构完整；如果肌腱断裂在A2滑车稍远处，ⅡB区域内，我们纵向切开A2滑车的远侧部分1cm，打开A2滑车远侧半（见图13D-3）；当肌腱断端的远侧边缘或远侧部分位于A2滑车时，可以切开A2滑车的远侧2/3部分。

当修复肌腱位于A2滑车的中部或者近段部分，则切开A2滑车近侧2/3部分；因为指深屈肌腱在Ⅱ区的滑动距离约为2cm，A2滑车及周围腱鞘打开释放的长度在绝大多数情况下，可以容许修复肌腱自由滑动，避免手指在完全活动过程中受到滑车的卡压或者滑车边缘的阻碍。

肌腱损伤发生在A2滑车的近侧，肌腱探查比较容易，可以在A1滑车近侧腱鞘上切开或部分切

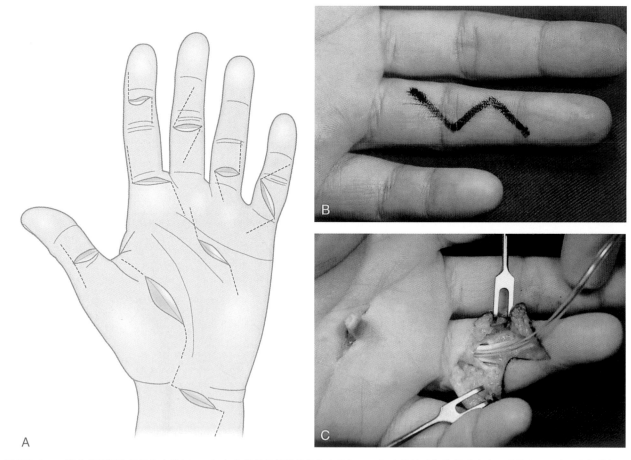

图 13D-1　一期或延期肌腱修复的皮肤切口。A. 在手部用于暴露肌腱的皮肤切口。B. 在肌腱延期修复手术中，采用 Bruner's Z 字形切口暴露伤口。C. 如果断裂肌腱的近端回缩较远，需要额外辅助横行小切口。回缩的肌腱在腱鞘管中通过插入硅胶管（或导管）到达肌腱断端

除，甚至可以完全切开 A1 滑车缝合肌腱，皮肤切口向近侧延伸有助于寻找回缩的肌腱断端。

肌腱缝合技术

切开（或者切除）腱鞘和滑车后，暴露肌腱断端，屈曲远指间关节可以把断端远侧部分带入术区，可以通过屈曲近指间关节、掌指关节或者单独近侧切口把断端的近侧部分引入术区（如图 13D-1 所示）。在断裂肌腱的近侧使用注射针临时固定近端肌腱，对远端肌腱，在术中让助手被动屈曲远指间关节则可以很容易地使肌腱断端暴露在术区中央，因而远端肌腱不需要临时固定。

如果肌腱断端不整齐，可以使用剪刀或者刀片修齐断端。在延迟修复中，肌腱断端常被肉芽组织或者胶原蛋白凝块覆盖，需要去除这些组织使肌腱断端新鲜。然后让助手屈曲手指远侧关节，采用中心缝合方法拉紧缝合肌腱断端。单针的套圈缝线可以用于中心缝合，我们目前使用改良的六股缝合

法，使用两根 4-0 套圈缝线修复指深屈肌腱。首先使用一根套圈缝线进行 U 形缝合法缝合肌腱断端，然后将第二根套圈缝线缝在肌腱的中央部分，这样形成一个 M 形的六股中心缝合。对指浅屈肌腱或者部分指深屈肌腱（比如 I 区或者小指），我们仅仅采用单根套圈的四股 U 形缝合。

图 13D-2 总结了我们用于 Ⅱ 区到 Ⅴ 区肌腱修复的方法，双股 Kessler 法仅偶尔用于 Ⅴ 区肌腱缝合，对于 Ⅱ 区或 Ⅲ 区肌腱我们目前不使用双股缝合法。图 13D-3 详细展示了六股 M 形缝合法，图 13D-4 所示的是 3 根 Tsgue 套圈线缝合，这种缝合方法简化成 M 形缝合，即我们目前常用的方法。

完成中心缝合后，进行简单的连续周边缝合或者间断缝合，周边缝合的目的是使肌腱缝合断端平整光滑，在较大周径的肌腱，我们可以用 6-0 的尼龙缝线缝合 6~8 个连续锁圈。然而在有些病例，想在肌腱背侧附加哪怕最简单的周边缝合也会感到

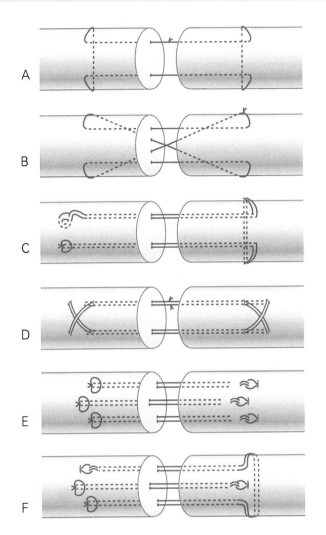

图 13D-2 我们用于缝合屈肌腱的方法的汇总。A. 改良 Kessler 法。B. 交叉缝合法。C.U 型缝合法。D. 交叉锁定法（一种四股缝合法，一根针带有两根独立套圈缝线）。E. 三股 Tsuge 缝合的 Tang 法。F.M-Tang 法；双股改良 Kessler 法现在用于 V 区肌腱的修复，在 I~IV 区，采用四股或六股缝合法。C,D. 我们单位研发的 2 个四股缝合方法

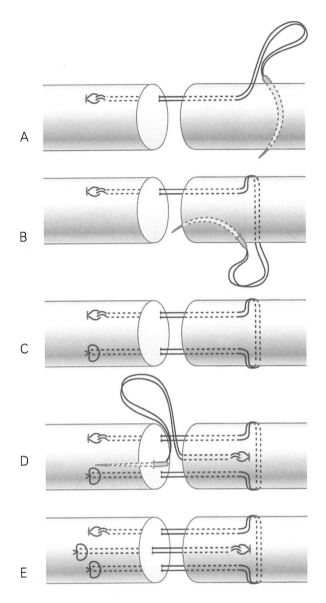

图 13D-3 采用套圈缝线进行六股中心缝合方法示意图（M-Tang 法），图示缝线在肌腱内走形呈 M 形

非常困难，我们会在肌腱掌侧或背外侧加入部分间断缝合代替背侧缝合。不过当采用很强的六股缝合后，不添加周边缝合似乎也有些道理，虽然我们没有"单独使用中心缝合"的经验，但这不但简化了手术，而且不会使缝合肌腱的强度降低。

在实施中心缝合术时应注意：（1）采用多股中心缝合（四股或者六股），而不是双股缝合；（2）保证中心缝合的边距超过0.7cm（大多数病例为0.7~1.0cm）；（3）在中心缝合时，肌腱断端距离拉紧约10%的长度，增加肌腱缝合的强度（表13D-2），以避免缝合肌腱松弛、无张力，在手指或者手掌部，我们不再使用传统的双股肌腱缝

合方法。

我们认为上述三点对保证屈肌腱缝合强度非常重要。考虑到肌腱损伤后，还没有生物愈合前，肌腱断端会软化，主动活动时需要较高的张力，这三个措施可能尤其重要。增加肌腱断端缝合束的数量是提高修复肌腱强度最简单、最有效的方法。维持缝合边距的足够长度，可以使缝线锚定足够的肌腱组织，确保肌腱在术后早期活动时不会软化，否则中心缝合线容易滑脱或者被拉出，尤其在术后缝合肌腱发生软化后更易发生。

增加缝合肌腱的张力可以大大减少缝合断端间隙的形成机会，术中近侧肌腱被临时的注射针固

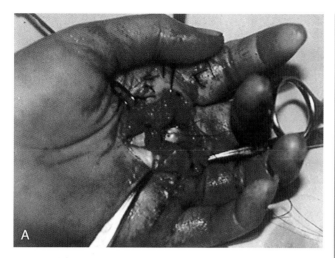

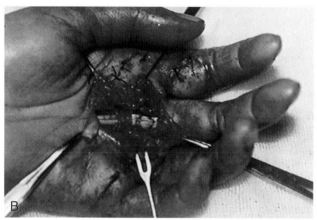

图 13D-4　两个手术照片显示在肌腱上采用三个套圈缝线修复肌腱的方法（Tang 法）。照片为作者在 1989 年收治的手术病例，该手术方法在 21 世纪初期改为了 M 形缝合

表13D-2　重要的技术点

显露肌腱的方法

1. 切开小的腱鞘，保留重要的腱鞘
2. 腱鞘切开容许小于2cm，可以包括部分A2滑车（最多达2/3）或者整个A4滑车
3. 至少应该保留A2滑车的一部分，尤其要避免损失2个以上的环形滑车
4. 在腱鞘上可以做小的切口寻找回缩的肌腱断端，避免切开腱鞘过长，这会破坏滑车的功能

肌腱的缝合

1. 采用牢固的缝合法：四股或六股中心缝合方法，或者采用牢固的缝合材料
2. 确保足够长度的中心缝合边距——肌腱残端至少应该达到0.7~1.0cm
3. 通过拉紧中心缝合的缝线在肌腱缝合断端施加适当张力
4. 当中心缝合很强时，仅需采用（或者不用）简单的周边缝合

定，缓解了近段肌肉的拉伸作用，因而肌腱缝合断端会显得稍微臃肿，但临时固定针拔除后，这种情况将不再存在。手术时增加缝合肌腱断端适当的基础张力，可以抵消术后主动活动时近端肌肉的张力，如果不施加这样的张力，术后缝合处将会过度延长，手指主动活动后断端间隙极易形成。我们认为增加肌腱缝合断端的适当张力和周边缝合对防止肌腱断端间隙形成一样重要。肌腱断端适度的预张力减少了间隙形成的机会或者间隙距离，有利于降低缝合断端被滑车边缘卡压的风险。

指浅屈肌腱的治疗方法

指浅屈肌腱在A2滑车中间部分开始分叉，仅在手指的近侧部分损伤可以导致指浅屈肌腱完全断裂。

指浅屈肌腱通常不需要修复，部分损伤根本不需要缝合，如果指深屈肌腱完好，那么指浅屈肌腱完全损伤也不需要手术缝合。如指浅屈肌腱和指深屈肌腱完全损伤，分叉近端的指浅屈肌腱损伤后修复产生问题最少，该部位的修复方法同指深屈肌腱，除非指浅屈肌腱过于扁平不容许进行超过四股的肌腱缝合；分叉处指浅屈肌腱（ⅡC区）损伤的治疗则要难得多，我们单独使用两个Tsuge法（每个指浅屈肌腱束使用双股缝合）修复ⅡC区的指浅屈肌腱；对ⅡB区指浅屈肌腱损伤的修复有多种方法，如果残端很短，则需要修复腱骨联合（类似于指深屈肌腱远端骨止点重建），如果残端足够长，则使用双股肌腱缝合方法缝合指浅屈肌腱两束；如果一束完全断裂，而另一束完好，可以不进行修复。一侧或双侧的指浅屈肌腱束部分断裂较常见，其治疗方法根据肌腱残端的距离和断裂的程度来判断，可以选择不处理，也可以缝合1~2针，防止指浅屈肌腱在滑动过程中引起卡压。

同时修复指浅屈肌腱和指深屈肌腱可以增加手指屈曲的力量，防止近指间关节过伸畸形。尽管如此，观察发现其临床意义并不大，仅修复指深屈肌腱的患者也并没有出现明显的手指屈曲功能丧失或者肌腱修复术后手日常生活使用受影响，手指关节的过伸畸形也通常不明显。术中，当缝合指浅屈肌腱后，我们注意到缝合的肌腱在狭窄的腱鞘中常常被卡压，也常阻碍指深屈肌腱的滑动。因此，在一期修复时，我们仅缝合完全断裂的指浅屈肌腱，而且确保缝合不会阻碍或降低指深屈肌腱的滑动。在受伤1周或更长时间后，同时修复指浅屈肌腱和指深屈肌腱显得尤为困难，当损伤发生在A2滑车处或者其远端时（ⅡC和ⅡB区），我们发现延期手术几乎不可能同时缝合两根肌腱，指浅屈肌腱向近端回缩更远，很难让两根肌腱同时穿过A2滑车，甚至是滑车的残余部分，因此在延期手术中，我们通常不缝合指浅屈肌腱或者在局部切除部分肌腱。

图13D-5和13D-6所示为2例采用六股缝合方法延期修复指深屈肌腱损伤的病例。其中一例的指浅屈肌腱部分损伤没有修复（见图13D-5），另一例局部切除了部分指浅屈肌腱以容许缝合肌腱滑动良好（见图13D-6），这是一例肌腱一期断端缝合后3周再次断裂的病例。这2例病例中，A2滑车或者被打开一缺口或者被部分切除。

手掌部指深屈肌腱和指浅屈肌腱的治疗（Ⅲ区）

在大多数病例中，多个手指Ⅲ区屈肌腱损伤常累及神经和血管，然而Ⅲ区屈肌腱损伤的修复不如Ⅱ区复杂，因为该区域没有滑车或者腱鞘，而且断端肌腱回缩也不会太远，对指深屈肌腱和指浅屈肌腱修复的原则和方法遵循上述的Ⅱ区修复术。

同时修复指深屈肌腱和指浅屈肌腱通常可行，难度较Ⅱ区也小得多，我们常使用套圈线进行四股或六股中心缝合，然后进行简单的连续周边缝合。如果不存在组织覆盖等问题，几乎所有病例的两肌腱均可得到修复。除此之外，尤其应该注意的是神经和血管的复合损伤，软组织缺损也很常见，进行神经修复或联合进行血管吻合，也是这类手术必须的部分。

Ⅰ区指深屈肌腱的治疗

我们在临床上发现，手指远端指深屈肌腱（Ⅰ区）损伤的患者明显少于Ⅱ区和Ⅲ区损伤者。

距止点1cm左右的损伤治疗类似于Ⅱ区或Ⅲ区肌腱损伤。对肌腱断端缝合不可能实施者，我们采用微型锚钉把肌腱断端固定在远节指骨上（图13D-7）或者采用加强的肌腱缝合方法（比如用Fiberwire缝线在指深屈肌腱的两个束上进行双交叉缝合，或者少数采用缝线在末节指骨上穿横孔固定）。

传统的抽出固定法在临床上用了很多年，很大一部分病例存在指甲损伤的问题，这种抽出固定法无疑不是一种理想的方法。采用微型锚钉的伸肌腱止点重建，或者对肌腱残端进行加强的双交叉缝合，获得牢固的肌腱连接与抽出法效果相同。由于指深屈肌腱远端没有滑动性，加强肌腱缝合会导致修复肌腱的体积增大，但在这个区域不会引起功能问题。目前随着有效的修复材料（比如Fiberwire线）的出现，我们可以很容易获得牢固的缝合效果，容许手指在指深屈肌腱远端损伤修复术后早期进行主动活动。不需要修复切开的Ⅰ区屈肌腱滑车。

拇长屈肌腱的治疗

在修复拇长屈肌腱时需要考虑很多方面：（1）该区仅有一根屈肌腱；（2）拇长屈肌腱在手指上直径最大；（3）拇指的滑车不如其他手指范围广、狭窄且坚韧；（4）屈指腱鞘相对较短。这类粗大的屈肌腱修复起来可能是最容易的。但尽管如此，因其在手部的滑动路径比较独特，沿着肌腱传导的屈曲力量可能是最大的，这使得修复的拇长屈肌腱在手指活动中有较大的断裂风险，因此尤其需要对其进行强有力的肌腱缝合。对这类肌腱的修复，采用六股肌腱缝合法极其容易，我们常规采用该法缝合，甚至对儿童也采用这种方法（图13D-8）。

在拇指上需要至少保留2个滑车，我们最常切开一个交叉滑车缝合肌腱，保留2个滑车可以维持肌腱的功能。

肌腱断端的近端通常会回缩到鱼际肌区或者腕管内，这在延期修复中更为常见。因为在鱼际肌区，拇长屈肌腱的表面没有腱鞘，我们通常不切开肌肉，通过牵拉鱼际肌尝试显露下面的拇长屈肌腱。如果拇长屈肌腱向近端回缩较远，有时需要在腕横纹远端做一个小切口寻找拇长屈肌腱。

儿童屈肌腱的修复

儿童（12岁以下）屈肌腱的损伤明显少于成

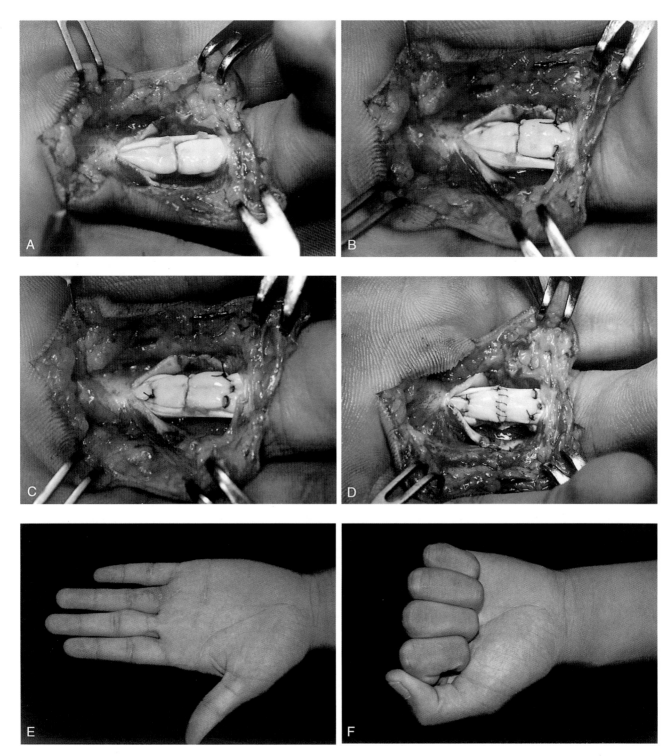

图 13D-5　ⅡC 区延迟修复的病例。A~D. 指浅屈肌腱部分损伤未予以治疗，指深屈肌腱采用 M-Tang 法进行修复，A2 滑车的远侧 2/3 被扩大。E, F. 术后患指的伸直和屈曲活动

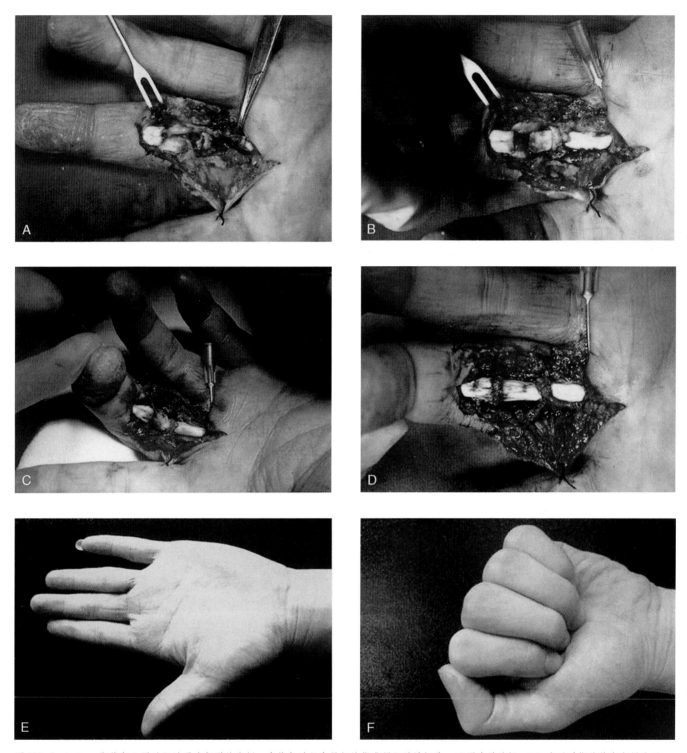

图 13D-6 A~D. 一期修复 3 周后肌腱再次断裂的病例。在修复过程中局部的指浅屈肌腱被切除，A2 滑车被缩短。E,F. 术后手指的伸直和屈曲活动

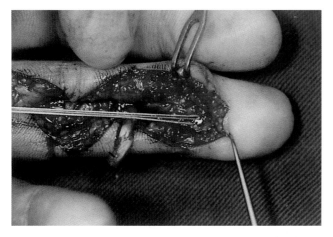

人，在急性肌腱损伤的病例中，儿童仅占约15%，其屈肌腱损伤修复效果通常比较满意。在肌腱修复过程中，尽量避免破坏环形滑车，儿童的环形滑车通常没有成人坚韧，因此一般不需要进行滑车开大。我们对于多数儿童不缝合指浅屈肌腱，因为很多病例的此类修复（尤其是指浅屈肌腱交叉部分）非常困难或者几乎不可能。对指深屈肌腱，可以使用单针套圈缝线进行U形缝合或者双套圈进行双Tsuge缝合，对于7~8岁的患儿，我们有时采用六股缝合，所有病例均采用4-0套圈尼龙缝线。

图13D-7　Ⅰ区肌腱远端损伤，采用微型锚钉把肌腱固定到远节指骨上。在我们单位目前该方法取代了抽出法

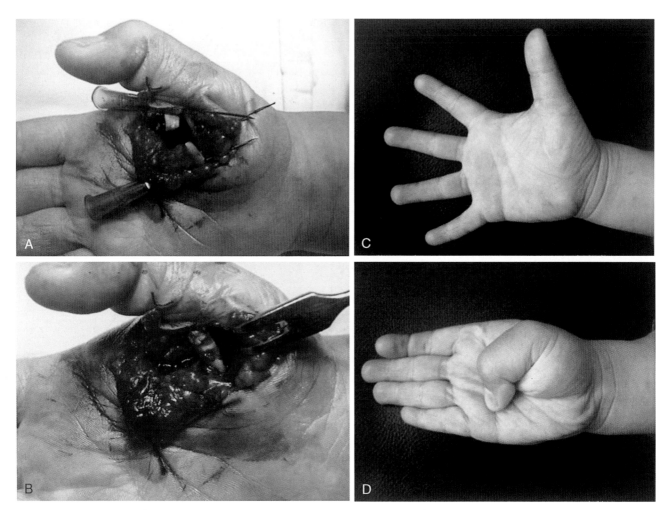

图13D-8　采用六股M-Tang法修复9岁儿童的拇长屈肌腱

由于儿童伤口愈合很快，因此对儿童的肌腱损伤尽可能采取一期修复或者争取在损伤2~3天内进行手术，不能延期很长时间。若延期很长时间，由于不能防止肌腱的回缩，肌腱断端会向近端缩短很长。对12岁以上的患儿，肌腱缝合方法等同于成人。

术后康复

我们目前采用主动结合被动手指屈曲方案进行术后的康复治疗，但除外以下几种情况：（1）患者年龄小于12岁；（2）患者肌腱损伤伴骨折；（3）少数认为不能合作的患者。

我们目前在实践中使用的方法和其他医师描述的方法有些不同值得注意：（1）我们不使用橡皮筋牵引，我们认为橡皮筋牵引常会引起手指的欠伸；（2）我们强调在进行每组活动时，首先进行多次被动活动后再进行手指的主动活动，这会减少手指主动活动的阻力；（3）在活动早期，我们不鼓励完全的主动屈曲，因为肌腱明显屈曲时最容易断裂；（4）术后3天（部分明显水肿或者有软组织损伤修复的病例可以延迟到术后5天）我们开始进行活动锻炼，每天让患者活动4~5组，不需要让患者每个小时均进行活动；（5）在术后早期，当肌腱愈合力量仍然很弱时，强调手指的完全伸直锻炼，而在后期当肌腱愈合强度增大后，重点转移到手指的主动屈曲锻炼。

术后2.5周，我们更改手的保护位置，开始强调手的主动屈曲，鼓励手指开始部分主动屈曲，然后当感觉没有阻力时进行手指的完全主动屈曲。关于手部位置更改的时机，我们认为从2.5周开始，肌腱愈合的强度才逐渐增加，而固定2.5周不会引起关节软组织挛缩，尽管如此，我们认为这种位置改变可以在2.5~3周间任何时间进行。

康复的具体方法如下：在开始的2.5周内，手部使用背侧热塑板固定，腕部轻度屈曲（20°~30°）、掌指关节轻度屈曲以及指间关节伸直位（或者轻微屈曲）固定（图13D-9）。

术后前几天，由于手指疼痛、明显水肿，更重要的是粘连还没有开始形成，因此不鼓励患指过早活动，减少手指活动的天数会减少肌腱断裂的机会。

第一阶段（术后2.5周内）

术后3~5天开始锻炼，在手指每次主动屈曲活动之前，先进行手指的10次或以上的被动屈曲活动，减少手指关节和软组织的整体阻力，即"热身"过程，在这之后进行手指的主动屈曲可以使手指面临较低的阻力。建议患者进行较小力量的主动屈曲，每天早晨、中午、晚上、睡觉前各活动20~30次，活动以患者感到舒适为度。活动范围从完全伸直到完全屈曲1/3~1/2即可，虽然有时可以很轻松地完全屈曲2/3，但一般不鼓励进行手指的完全屈曲活动，除非手指完全屈曲非常容易进行。患者可以增加到每天活动5~6组，但我们不需要患者每个小时都进行活动。在第一阶段，强调的是手指完全的主动伸直活动，如果达不到完全伸直，可以在支具内进行被动拉伸活动。防止手指欠伸而不是完全主动屈曲是这个阶段的主要目的。

第二阶段（术后2.5~5周）

术后2.5周，使用新的热塑板支具，腕部改成30°背伸固定（图13D-10），这个阶段强调手指的屈曲活动，包括主动和被动活动。同早期一样，建议患者先进行被动热身活动，然后进行主动屈曲锻炼。主动屈曲至少应该达到中度范围，根据患者进行无阻力活动的能力，鼓励患者进一步屈曲到2/3，甚至完全屈曲。如果遇有阻力，手指从中度屈曲到完全屈曲，尤其是最后的1/3活动范围的屈曲，常需要被动屈曲完成。我们研究发现，手指在最后1/3活动范围内的屈曲活动承受的阻力是前面2/3部分的5~10倍，因此肌腱断裂很容易发生在手指屈曲活动的最后部分。确保手指被动完全屈曲，防止背侧韧带的绷紧以及伸肌腱的束缚，鼓励进行手指主动屈曲锻炼，并避免手指在屈曲最后阶段过分用力是第二阶段的治疗原则。

对同一平面的指浅屈肌腱和指深屈肌腱同时缝合者，在开始的5周内应该鼓励进行独立的指浅屈肌腱和指深屈肌腱活动度锻炼，可以分别对2个指间关节进行主动屈曲活动锻炼。

术后5周，鼓励进行手指的完全主动屈曲。如果主动屈曲活动的最后阶段阻力很小，那么手指的完全主动屈曲活动也可以提早进行。术后5~6周，支具可以放弃使用，也可以仅在夜间使用。8周后可以正常使用患指。

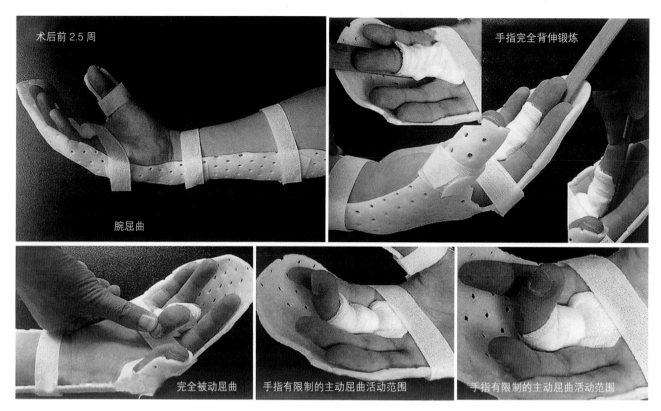

图 13D-9　术后 2.5 周内，手的保护位置和锻炼方法。强调手指完全伸直，鼓励手指部分屈曲活动。拇指不一定要固定在支具内，但这样可以防止手部无意识的捏指活动

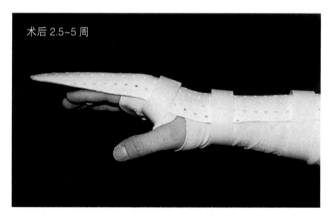

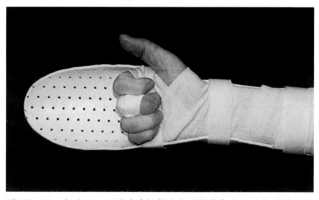

图 13D-10　术后 2.5~5 周时手保护的位置和康复方法，鼓励并强调手指完全的主动屈曲锻炼

此康复程序的设计机制就是腕部和手活动的协调作用：在腕关节屈曲时，屈肌腱没有张力下完成手指的完全伸直；而在腕部伸直时，在很小的张力下获得手指的完全屈曲[7,8]。手腕在背伸时，手指主动屈曲到完全屈曲位置承受的阻力较腕部屈曲时要小得多，这样可以有效避免修复肌腱的过度负荷。然而，当手指锻炼遇到明显阻力时，我们不鼓励手指的最大主动屈曲，而建议患者采取手指主动屈曲到中度范围，结合被动再屈曲到完全屈曲程度的个性化康复方案。

我们的经验提示采用这种康复方案可以有助于在获得有效的主动活动范围时，避免修复肌腱承载很高的张力负荷，同时由于腱鞘和滑车的松解以及肌腱缝合强度的增加，可以将肌腱断裂的可能降到最低。

儿童腕关节和掌指关节一般固定在轻度屈曲位直到术后 3 周，并额外使用保护性支具固定 7~10 天，手指的主动屈曲锻炼从术后第 4 周开始。

对肌腱不完全损伤的修复，我们采用手保护性支具 2 周，术后立即开始进行手指的主动活动锻

炼，术后4~5周手指即可恢复正常的活动。

对拇长屈肌腱，拇指采用掌指关节屈曲约45°，指间关节轻度屈曲，腕关节休息位（背伸20°）固定，术后2~3天即开始进行主动屈曲活动，如果没有明显的阻力则鼓励进行完全的主动屈曲活动。把手从支具中拿出来，以便在拇指主动伸直时屈曲腕关节以缓解缝合肌腱张力，术后5周去除支具，术后6~7周拇指恢复正常活动。

对伴有骨折的肌腱损伤者，仅在骨折牢固固定时采取早期活动锻炼，活动锻炼从术后10~14天开始进行，保护性支具使用4~5周。对采用螺钉固定或者指/掌骨骨干部位采用微型接骨板侧方固定的骨折，在水肿消退或者原始骨痂形成后，可以进行早期的主动屈曲活动锻炼。对同时修复了血管等结构者，延迟到术后7~10天开始锻炼，对无张力神经修复术者，则不需要更改康复方案以及康复开始的时间。

疗效

我们的治疗效果在很多报告中被单独报道[1-5]，其中需要特别指出的是，我们采用四股或六股修复肌腱第一组系列病例中，有4%的肌腱发生再次断裂。1994年，我们报道了采用双股或多股套圈缝线修复51指（46例患者）的治疗效果[1]，采用White评分，其中76.5%获得了优或良的效果，4%的手指修复肌腱发生断裂。在一个早期报道中，我们对43例患者进行了再分区分析，54指共72根肌腱系列的结果，其中ⅡC区肌腱损伤16指，占Ⅱ区肌腱损伤的1/3，根据Strickland评分标准对其效果进行评分，仅69%获得优或良的结果，而Ⅱ区其他分区有84%的优良率[2]，这些病例采用双股Kessler法、Tsuge法、四股双Tsuge法或者六股三根套圈缝合方法等四种方法中任意一种进行修复，对A2滑车未行有目的性的松解，结果显示ⅡC区肌腱修复术后功能恢复最差。

在后来的病例中，由经验丰富的手术医师采用六股肌腱缝合方法，并结合A2滑车的部分扩大或者必要时A4滑车全部切开，结果经Strickland标准进行评分，优良率达到91%，ⅡC区肌腱损伤的治疗效果与其他分区相当，没有肌腱再断裂发生。2005年后，我们使用套圈缝线，采用改良六股缝合方法（由于缝线在肌腱内部呈M形，在我们科室称

之为M-Tang法）修复指深屈肌腱[6]。必要时，对任何环形滑车的限制部位，都可以进行中心纵行切开或部分切除予以松解。对拇指、示指、中指和环指清洁伤口的肌腱损伤或者可以转化为清洁伤口的损伤，本文的几位作者（对一期肌腱修复术都很有经验）几乎在所有的病例中均能获得优良的治疗效果。部分小指损伤、手指有大量软组织缺损或者肌腱断端不整齐病例（发生在手掌部）的治疗效果不大令人满意（评级为"尚可"）。当手掌部的损伤涉及3个或3个以上手指的肌腱损伤时，可能不会每个手指均有优或良的治疗效果。在拇指、其他手指以及手掌部中，包括交界性适应证的病例，采用一期修复和延期修复，其中84%的病例功能恢复优良。我们注意到手术者的经验明显影响了治疗效果，一期由低年资的医师（住院医师）处理，并且术中未向高年资主治医师请教者，其治疗效果很难达到"优秀"。而如果由有经验的术者，严格按照已有的治疗原则实施，对清洁整齐的损伤（或者在清创和修剪后可以转为清洁整齐的损伤），其优良的功能恢复结果具有相当的可预见性，除了小指外，其他几乎所有的病例效果均能恢复到优或良。这期间还没有肌腱断裂的病例出现。对A2或A4滑车进行扩大或短缩者，仔细查体也没有发现有弓弦畸形的发生（图13D-11）。

引起结果不良的因素包括：（1）手指肌腱损伤伴有骨折；（2）小指肌腱损伤修复；（3）手指或手掌部的压榨伤，引起软组织广泛损伤；（4）肌腱由没有经验的医师缝合。

讨论

精湛的解剖和仔细的分离。屈肌腱修复是对一名手外科医师技术和知识能力的最好考核。要想获得满意的功能恢复效果，即便是对有经验的手外科医师而言都是一种挑战。

详尽的解剖知识和精细的解剖、缝合技巧对手术的成功和后期功能的恢复都至关重要。理想的手术结果（而不仅仅是完成手术——"手术成功"）需要我们更准确地掌握屈肌腱系统的解剖。在开始进行肌腱修复时，我们脑海中应该清晰显示每个主要滑车的位置、长度以及尺寸，哪部分滑车和腱鞘最狭窄，了解A2和A4滑车的位置仅仅是最基本的要求。

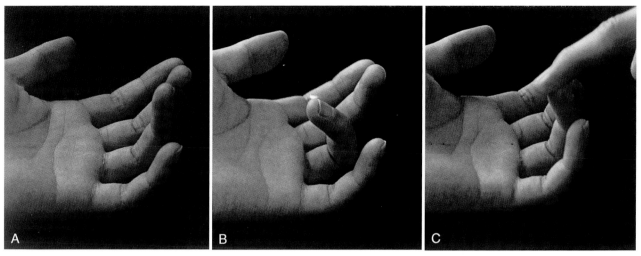

图 13D-11　患者 A2 滑车被扩大，其全长的 2/3 被打开。A,B.手指主动屈曲过程中，检查证实没有明显的肌腱弓弦畸形发生。C.抗阻力屈曲活动

多数医师都知道手部滑车的命名、数量以及大概分布，但对这些滑车的解剖细节，通常没有精通到了解其长度和确切位置的程度，而这些细节对肌腱的恰当暴露、肌腱缝合后滑动受阻时的松解以及防止肌腱弓弦畸形的发生至关重要。其中两个最重要的解剖点是：（1）A2滑车在成人的中指长1.5~1.7cm，覆盖近节指骨的近侧2/3，滑车的中部和远端最为狭窄；（2）A4滑车短得多，长0.5~0.7cm，位于中间指骨的中间部位，同样比较狭窄。我们建议，尤其是低年资的医师，在术前应该花时间复习有关图谱或教科书。在术中，A1、A2和A4滑车由于呈白色的致密束带容易被识别。

推荐使用更强的肌腱缝合法。目前有很多肌腱缝合的方法可供使用，双股中心缝合法（使用4-0或3-0缝线）肌腱缝合强度较弱，四股或六股缝合能提供较强的修复强度。虽然有很多因素影响肌腱的缝合强度，但并非所有因素对临床结果均有明显的作用，影响缝合强度的主要因素有：（1）缝线材料的强度足够；（2）增加缝合的束组数或者使用更大尺寸的缝线；（3）确保缝线铆合在肌腱上。增加穿过肌腱缝合断端的束组数是使缝合强度更大、更安全的最直接方法。维持足够数目缝线穿过肌腱断端，确保所有缝合边距有足够的长度以及确定肌腱和缝线连接良好，可以保证修复肌腱具有强大的缝合强度。我们推荐使

用较强的缝合方法（四股或四股以上），假如在肌腱断端穿过的缝线数目相同，缝线在肌腱内的走行不会大幅影响肌腱缝合强度。因此，假如可以使用四股、六股，甚至是八股缝合，医师实际可以自由选用其中一种，从而获得牢固的缝合。

目前，我们采用四股或六股缝合肌腱，我们认为没有必要使用八股缝合方法，虽然它也是一种有效的选择。成人的拇长屈肌腱，以及示指、中指和环指的指深屈肌腱宜采用四股或六股缝合，小指的指深屈肌腱以及所有手指的指浅屈肌腱宜采用四股缝合。所有的四股缝合（或多股）可以为术后的早期主动活动提供足够的修复强度。

滑车的松解可以作为减少肌腱活动中"内在"阻力的方法。缝合肌腱可以自由活动，而且不会发生肌腱断裂和限制性的粘连，是屈肌腱修复的最终目的。

这种自由活动可以通过增加肌腱缝合的强度，以及减少肌腱运动过程中的阻力从而降低滑动肌腱的张力实现。松解狭窄、紧缩的滑车可以防止肌腱在滑动过程中受束带制约，是手部肌腱在滑动过程中减少阻力的有效方法。跟传统缝合方法相比，滑车松解仅仅需要几分钟，多股缝合仅仅需要增加10~15分钟。适当的腱鞘松解并使用更强的外科缝合技术，与通过专门的手部康复治疗相比，要容易并且经济得多。滑车松解手术或者多股缝合技

术手术时间不超过20分钟，但长达数周的复杂的康复需要花费更多的精力。

我们建议在术中考虑通过滑车紧缩部位松解等简单的手术步骤，降低肌腱内在滑动阻力。我们认为滑车松解手术和增加缝合强度是两个有效的手段，可以使肌腱在术后进行安全的主动活动，并且对滑车紧缩部位的松解可以最终使肌腱在术后主动活动中更加自由、无阻力。

小指肌腱修复尤其值得关注。小指比其他手指短而小，其肌腱和滑车的尺寸也较其他手指小得多。我们注意到，小指屈肌腱修复后的功能结果也较差。小指受伤后难以治疗，主要包括以下几个原因：（1）小指肌腱的横断面仅为其他手指的60%~70%；（2）腱鞘的尺寸十分细小；（3）手指屈曲过程中，肌腱的屈曲有多个方向，沿路径上的滑动不但向掌侧而且向内侧屈曲。小指肌腱承受主要的屈曲力量支配至少两个方向，其他手指虽也受两个方向的弯曲力量支配，但不如小指广泛。另外一个修复小指的难点就是手术可以利用的区域极其狭窄，每个环形滑车之间的距离较其他手指短得多，通过腱鞘上的切口到达损伤的肌腱需要相当高超的技术和精湛的解剖技巧，滑车的切开有时还无法满足手术的要求，在手术视野中需要更广泛地暴露才行。

我们目前对小指的肌腱修复采用了类似于其他手指的修复方法，但在小指上应用这些方法要困难得多，而且通常不能满足需要。我们开始考虑小指的损伤在性质上与其他手指不同，因此其肌腱系统的解剖风格和生物力学性能值得我们去做更彻底的研究，可能需要我们采取不同的治疗方法。对小指需要进一步的解剖和治疗研究，为小指修复提供特殊的治疗设计方案。

对延期手术或手术条件不理想的病例，不修复指深屈肌腱有利于功能恢复。如果伤口条件理想，就手指活动度、力量或防止近指间关节过伸而言，同时修复指浅屈肌腱和指深屈肌腱可能达到最理想的结果。然而，要想修复所有结构通常并不可行，而就手日常使用而言，也没有必要。在大多数延期手术或者部分伴有伤口软组织缺损的病例中，我们建议仅修复指深屈肌腱。对A2滑车区域的指浅屈肌腱和指深屈肌腱同时损伤患者，我们建议对指浅屈肌腱仅修复其中一束或者去除其双侧束。

仅修复指深屈肌腱通常可以使患者恢复足够的手部功能，具备日常生活能力，较复杂的手术有时会有影响手指活动的风险；在创口条件不容许的情况下勉强手术，容易形成肌腱和滑车之间的粘连，甚至会引起肌腱完全不能活动[9,10]。

松散监管下手康复锻炼——未来的方向？这是一个我们想提出来讨论的话题，然而至今为止，还没有足够的临床资料推荐广泛应用这种方法。近几年，我们对部分病例在术中通过扩大滑车的紧缩部位减少肌腱滑动的阻力，术后早期的主动活动仅在松散监管下进行，我们对这些病例的恢复很有信心。在锻炼中，我们仅防止患者进行抗外在阻力的主动活动，但没有建议患者在每组锻炼中一定要锻炼多少下或者一定要遵循主动—被动活动次序。患者在活动中只要感觉自如，可以容许其进行活动度相当大甚至是全屈曲的手指活动。这些病例没有发生肌腱再次断裂，都恢复了正常的功能。

我们还没有普遍推荐这种"松散的监管方案"，但对于那些康复方案需要简化，以及医师对其治疗很有信心并且容许患者可以主动自由活动的病例，我们的确会让手术医师和理疗师注意这种康复方案。也会极力主张医师和理疗师推广我们的经验，并研究这种简化活动方案的实用价值。当然，这种松散的监管康复锻炼仅仅建立在安全的基础上，需要确保肌腱在内在滑动时相对没有阻力、没有外在阻力负荷，并在肌腱经过强有力的修复情况下进行。

参考文献

1. Tang JB, Shi D, Gu YQ, et al: Double and multiple looped suture tendon repair, J Hand Surg (Br) 19:699–703, 1994.

2. Tang JB, Shi D: Subdivision of flexor tendon "no man's land" and different treatment methods in each sub-zone. A preliminary report, Chin Med J (Engl) 105:60–68, 1992.

3. Tang JB: Flexor tendon repair in zone 2C, J Hand Surg (Br) 19:72–75, 1994.

4. Tang JB, Shi D, Shen SQ, et al: An investigation of morphology and function of flexor tendons in zone IIC in the hand and treatment of flexor tendons, Chin J Surg (in Chinese) 37:639, 1999.

5. Tang JB: Clinical outcomes associated with flexor tendon repair, Hand Clin 21:199–210, 2005.

6. Tang JB: Indications, methods, postoperative motion and outcome evaluation of primary flexor tendon repairs in Zone 2, J Hand Surg (Eur) 32:118–129, 2007.

7. Tanaka T, Amadio PC, Zhao C, et al: Flexor digitorum profundus tendon tension during finger manipulation, J Hand Ther 18:330–338, 2005.

8. Savage R: The influence of wrist position on the minimum force required for active movement of the interphalangeal joints, J Hand Surg (Br) 13:262–268, 1988.

9. Amadio P, An KN, Ejeskar A, et al: IFSSH Flexor Tendon Committee report, J Hand Surg (Br) 30:100–116, 2005.

10. Elliot D, Barbieri CH, Evans RB, et al: IFSSH Flexor Tendon Committee Report 2007, J Hand Surg (Eur) 32:346–356, 2007.

E　新加坡经验

作者　Alphonsus K.S.Chong, MBBS, MRCS（Ed）, MMed（Orth）, FAMS　Beng-Hai Lim，MD　Yeong-Pin Peng, FRCs

译者　卓高豹

概述

我们使用套圈线做六股中心缝合加肌腱周边连续缝合，修复指深屈肌腱断裂，术后进行被动屈指、主动伸指练习。我们早期做的 32 个手指用此方法，改良 Strickland 评分标准评定 41% 优、41% 良、16% 可，再断裂率为 3%（1/32 指）。1 例效果欠佳患者行肌腱松解术后无改善。我们近期更多的病例用此方法，结果与先前类似。

　　在新加坡的经济体中，制造业和建筑业占很大比重，所以肌腱损伤是常见的工伤，其他常见原因包括家庭意外和锐器攻击。新加坡地域小，伤后很容易得到手外科医师的专业治疗，而且容易得到手外科治疗师的术后康复。所以，我们进行屈肌腱损伤修复的经验主要是急性损伤的一期修复，二期或延期等需要多次治疗者并不多。

　　屈肌腱可单独损伤或合并骨折、神经、血管等损伤，更严重的情况如断指，高强度的肌腱修复有利于早期活动及功能恢复[1]。缝合技术及康复的进步发展使一期屈肌腱修复结果大大改善[2]。

　　我们团队的屈肌腱修复方式一直紧跟国际手外科中心的步伐。20世纪70年代就开始一期修复，Robert W.H在1978年发表论文，公开了他的经验及优良结果，方法是用4-0线行Bunnell法加6-0线行周边缝合[3]。使用背侧阻挡支具和橡皮带牵拉，实现动态康复。近期，我们使用强度更高的修复方式及早期有保护的活动，由手外科专科医师缝合，并由经验丰富的理疗师指导康复，我们的临床结果与其他地方的结果类似。

　　另外，我们的结果反衬出其他中心的不少患者恢复较差，造成一定的社会经济负担，包括停工时间及其他花费[4]。这是因为恢复手功能需要非常长时间的康复锻炼。

　　改善屈肌腱损伤预后一直是新加坡的研究热点，1974 年，Chacha 报道了灵长类动物及人类应用游离自体肌腱移植，以减少肌腱损伤一期修复后粘连的效果[5]。之后，我们一直尝试改善屈肌腱损伤一期修复的结果，减少一期或二期肌腱修复手术后粘连。

　　针对目前修复、康复方法的局限性，我们的研究主要集中在两方面：一是改良修复强度，以便更早进行主动活动，使康复时间更短；二是用生物学方法促进肌腱愈合。一期修复的主要目标之一是实现无支具的康复训练[6]。更牢固的修复可以使康复期间无支具、无保护地使用手，可以减少治疗费用并改善最终结果。我们和芬兰的同事合作评估了不同材料用于屈肌腱修复的可行性，如镍—钛合金[7]。

　　生物学方面，我们采取了多种方法促进肌腱的一期愈合。如果能促进愈合速度及改善最终愈合质量，将使患者极大获益。我们在此领域的研究，主要集中应用细胞、初级骨髓（间充质干细胞，即bMSCs的主要来源）来促进肌腱的愈合。以bMSCs为基础的治疗有望改善肌腱损伤的预后。

　　我们对该领域的兴趣，源自我们的合作者发现bMSCs可以改善组织工程肌腱移植物的组织学及生物学特性[8]，我们应用兔子跟腱一期愈合的模型，获得了振奋人心的结果[9]。我们目前进行的实验是应用bMSCs促进手指肌腱损伤模型的愈合。

　　一期修复屈肌腱的强度与中心缝线数量相关，我们倾向于六股中心缝合，可能增加了缝合口的臃肿，而滑动特性并无下降[10]。生物力学实验显示，六股中心缝合结果令人满意。人尸体实验研究显示，套圈缝线做六股中心缝合，与改良Kessler（双股）、Tsuge法（双股）、四股套圈缝合相比，有更高的抗拉强度[11]。

方法与结果

手术技术

一期屈肌腱修复，选择在全麻或局麻下手术，最终取决于患者及麻醉师。

我们倾向于六股中心缝合，先前的作者和我们共同开发了这项技术[12]。用尼龙套圈缝线做中心缝合（Supramid 4/0; S. Jackson Inc., Alexandria, VA, USA）；用聚丙烯线做肌腱周边缝合（Prolene 5-0 或 6-0，取决于肌腱大小）。

套圈缝合有三大好处：每一针双线增加中心力量，简化缝线对肌腱锁定，减少穿针及肌腱夹持。我们临床应用并发表论文介绍了商品化的Supramid缝线，但是可能无法广泛获得应用，因其费用可能在某些国家难以接受。我们曾介绍过，使用1根直的23号皮下针头、钳子和容易获得的如4-0聚丙烯线做套圈缝合。90cm长的聚丙烯线能做3个15cm长的套圈缝合。这让医师用最小的代价就能获得套圈缝合的益处。

最初的报道是用双股套圈缝线做修复，我们那时就开始改良只用1个套圈缝合，六股中心缝合使术后早期主动训练变得更容易。对于腕部较大的屈肌腱，8~10股修复是可能的。

此技术与无张力修复的常规要求一致。可以先做背侧半的腱周修复使肌腱断端对合良好，再做中心缝合（图13E-1）。

如果FDS肌腱断裂在接近止点或ⅡC区，用单纯的Tsuge套圈缝合，线结留在背侧。如果FDS断在更近端，如在FDP的浅层，做六股缝合。

术后康复

如果伤情不复杂，术后当天或次日可出院。对于比较复杂的情形，如血管修复或毁损伤，根据需要应住院一段时间。手治疗师在术后5天内，移除背侧保护性夹板及敷料，换为可拆卸支具。开始保护性地主动活动。4周时去除支具，12周时恢复完全主动活动。

在最初的4周，腕指持续佩戴背侧阻挡支具，腕中立位，掌指关节屈曲45°（图13E-2），白天使用橡皮筋屈指，夜间在支具内松弛为伸直位。

在支具固定下，每小时进行如下训练：（1）20次被动DIP屈伸；（2）20次被动PIP屈伸；（3）20次所有指被动全屈曲（所有IP屈曲）及主动维持屈曲5秒，而后主动完全伸指，重复5次。最后一种练习只有在消肿后进行，使用Coban自粘绷带缠绕或指套并抬高患肢控制水肿。

每周开3次治疗指导会议。除了监督康复外，理疗师处理伤口、瘢痕和水肿，被动肌腱固定练习预防关节僵硬。

在术后4~6周，白天移除背侧阻挡支具，夜间或在进入拥挤的地方时佩戴。如果PIP关节有屈曲挛缩，夜间使用带沟槽支具。练习包括：（1）主动屈伸手指（开始有阻力的主动屈指及用力握拳、完全握拳）；（2）阻挡练习以改善FDP和FDS肌腱的滑动。

术后6~8周，进行如下活动：（1）日常生活（如书写、吃饭、梳头）；（2）逐渐加强巩固（如橡皮泥、握力器）；（3）轻微抗阻力练习（如橡皮泥、尼龙扣）；（4）轻柔拉伸屈肌腱，减轻张力及粘连；（5）滑动屈肌腱并维持在弹性限度位置。

术后8~12周期，开始工作练习及强化，允许正常用手，12周后允许提重物。

结果

我们最初按此方法处理32指，改良Strickland评分显示41%优、41%良、16%可。21指一期修复（在24小时之内），11指延迟修复，断裂率为3%（1/32指）[12]。1指效果不佳病例肌腱松解后无改善，我们近期采用此方法的结果与此类似。

总结

在一项独立的研究中，Hoffman等对比此技术与改良Kessler结合Kleinert/Duran训练法的效果差异[14]。随访8~17周，套圈缝合组握力更大，且主动活动度更大（141° vs 123°），并发症发生率更低，治疗时间更短，断裂率更低（1/51 vs 3/26，尽

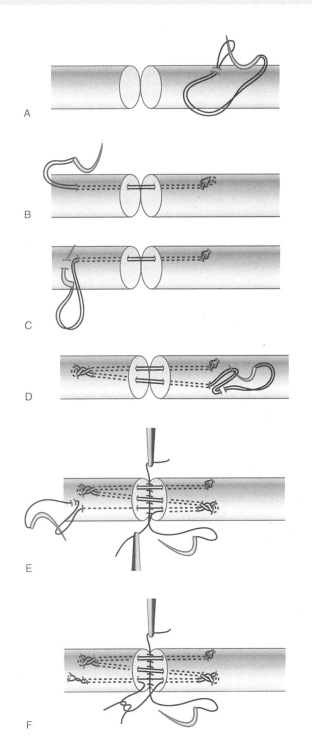

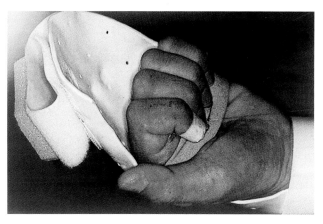

图 13E-2 修复后 4 周手置于支具内，练习时手指移除橡皮筋，被动屈指，然后主动维持 5 秒

管无显著差异）。Hoffman 等的结果和我们使用相似方法的结果类似。

我们描述的套圈缝合技术符合肌腱修复原则，康复技术能保护修复部位的同时早期活动。水肿控制及患者、术者、康复师间良好的沟通，促进了康复的进行。肌腱损伤常发生在年轻人及工伤患者中，仍然需要做很多工作促进预后。努力改善修复材料、技术，康复和生物方法调节愈合将在以后促进肌腱修复效果。

致谢

感谢 Ms. Tan Lay Lay 主任康复师，新加坡国立大学职业康复部提供康复方案。

图 13E-1 A.在距肌腱近侧断端 1.25cm 处，做表浅的锁扣缝合。B.做第一个中心缝合，从表浅锁扣附近进针，平行于腱纤维，从近端向远端进针，远断端 1cm 处出针。C.在距肌腱远断端 1.25cm 处，做表浅的锁扣缝合。D.做第二个中心缝合并做表浅的锁扣缝合。E.做第三个中心缝合，注意在针出肌腱断端时，剪断，一根线留在肌腱断端，另一根穿入远端，做锁扣缝合后重新刺入远端肌腱，做连续腱周缝合。F.两根中心缝线在肌腱断端打结

参考文献

1. Lim BH, Tan BK, Peng YP: Digital replantations including fingertip and ring avulsion, Hand Clin 17:419–431, 2001.

2. Boyer MI, Strickland JW, Engles D, et al: Flexor tendon repair and rehabilitation: state of the art in 2002, Instr Course Lect 52:137–161, 2003.

3. Pho RWH, Sanguin R, Chacha PB: Primary repair of flexor tendons within the digital theca of the hand, Hand 10:154–160, 1978.

4. Chong AK, Chang J, Go JC: Mesenchymal stem cells and tendon healing, Front Biosci 14:4598–4605, 2009.

5. Chacha P: Free autologous composite tendon grafts for division of both flexor tendons within the digital theca of the hand, J Bone Joint Surg (Am) 56:960–978, 1974.

6. Peng YP, Lim BH, Chou SM: Towards a splint-free repair for flexor tendon injuries, Ann Acad Med Singapore 31:593–597, 2002.

7. Karjalainen T, He M, Chong AK, et al: Nickel-titanium wire in circumferential suture of a flexor tendon repair: A compari-son to polypropylene, J Hand Surg (Am) 35:1160–1164, 2010.

8. Ouyang HW, Goh JC, Thambyah A, et al: Knitted poly-lactide-co-glycolide scaffold loaded with bone marrow stromal cells in repair and regeneration of rabbit Achilles tendon, Tissue Eng 9:431–439, 2003.

9. Chong AK, Ang AD, Goh JC, et al: Bone marrow-derived mesenchymal stem cells influence early tendon-healing in a rabbit Achilles tendon model, J Bone Joint Surg (Am) 89:74–81, 2007.

10. Sanders DW, Milne AD, Johnson JA, et al: The effect of flexor tendon repair bulk on tendon gliding during simulated active motion: An in vitro comparison of two-strand and six-strand techniques, J Hand Surg (Am) 26:833–840, 2001.

11. Gill RS, Lim BH, Shatford RA, et al: A comparative analysis of the six-strand double-loop flexor tendon repair and three other techniques: A human cadaveric study, J Hand Surg (Am) 24:1315–1322, 1999.

12. Lim BH, Tsai TM: The six-strand technique for flexor tendon repair, Atlas Hand Clin 65–76, 1996.

13. Wong M, Sebastin SJ, Lim BH: A simple technique of making a looped suture for flexor tendon repair, J Hand Surg (Eur)34:409–410, 2009.

14. Hoffmann GL, Büchler U, Vögelin E: Clinical results of flexor tendon repair in zone II using a six-strand double-loop tech-nique compared with a two-strand technique, J Hand Surg(Eur) 33:418–423, 2008.

F 斯坦福经验

作者　Arash Momeni, MD　Emily Grauel, Ms　James Chang, MD

译者　卓高豹

概述

本节概述一些重要的需要考虑的问题及作者单位的屈肌腱一期修复方法，介绍并讨论术后首选康复程序。

屈肌腱损伤的处理是手外科的棘手问题之一。问题的复杂性表现在，虽然进行了优良手术修复，但术后仍有不少并发症[1]，尤其是Ⅱ区损伤，从Bunnell建议"最好完全切除肌腱，移植通过Ⅱ区全长的新的肌腱"开始，一直争议不断[2]。

外科医师所面临的屈肌腱修复任务有两方面，即肌腱连续性重建及滑动机制、腱周结构重建，两者的实现对满意的功能恢复同等重要[3]。影响预后的因素可以分为术前、术中、术后因素（表13F-1），后两者受术者影响。

对于手术技术，不少论文是关于为改善功能而进行的手术技术改良，修复技术很多[4]，各技术又有细微差别，使学习者难以抉择及学习一种可靠的能获得重复性满意效果的技术。尤其是Ⅱ区，较其他区域功能更差，并发症更多[5]。

尽管报道的技术很多，修复的基本原则已形成共识。包括尽可能早期一期修复，多股修复（至少四股）结合腱周修复，使用套圈缝线，足够的肌腱把持[6]。此外，依从性好的患者进行早期康复训练，可减轻外在的瘢痕及粘连，促进内在愈合。

诸多研究显示以下术中因素，关系到缝合强度及预后[7]。

1. 中心缝合数量

已有研究证实，较传统的双股修复，随着中心缝合数量的增加（至少四股），抵抗吻合端间隙形成的力量也增加[8-10]，更强的修复，使术后早期主动训练更早进行。

2. 中心缝线直径

多个文献证实，中心缝合线直径（大于4-0）与修复强度成正比[11,12]。

3. 肌腱把持长度

中心缝合把持肌腱的长度至关重要，理想的长度为0.7~1.0cm[13]，同样，周边缝合2mm边距较1mm缝合更牢。

4. 中心缝线的锁定

Pennington最先报道中心缝线锁定在增加抗拉强度、减少缝线抽出方面有明显优势，并被之后多个报道证实[14,15]。

5. 周边缝合

以往认为，周边缝合仅仅维持缝合断端轮廓，现在已经证实，其能增加修复强度，减少间隙形成[16]。先做周边缝合技术（epitenon-first technique）与改良Kessler缝合后单纯连续周边修复相比，能进一步增强缝合强度[17]。

屈肌腱修复的复杂性与手术室"错误零容忍"的环境，使对于住院医师的培训成为挑战，因此，外科的训练向航空课学习，采用更多模型进行训练。如美国外科学会（ACS）及医学研究生认证委员会（ACGME）都强调这种训练模型在医学教育中的重要性。

奇怪的是，屈肌腱修复还没有适当的模拟模型。最近，我们的同事介绍了一种基于系统课程的Ⅱ区屈肌腱修复模型，包括导师简述新近文献，介绍基于循证医学证据标准的屈肌腱修复方法及亲手尸体肌腱操作，如此便大大改善了肌腱修复的教学效果。训练模型的关键点在于便宜的亲手操作、新近文献回顾、标准化操作，这个模型很容易纳入到手外科医师训练课程中[18]。

手术技术

作者首选的屈肌腱（尤其是Ⅱ区）处理方式是通过Bruner Z形入路，早期探查修复。哪怕是FDP、FPS同时断裂，都要尽力修复每根肌腱。尽管部分作者建议只修复FDP，但他们也认为，未修复的FDS游离端过度的瘢痕形成将导致手指功能受损。另外，做2个肌腱修复，若FDP术后锻炼过程

表13F-1 一期屈肌腱修复预后影响因素

术前因素	术中因素	术后因素
损伤类型及机制	无损伤原则	术后康复（如早期主动活动）
伤口污染程度	多股中心缝合	
合并损伤（如粉碎骨折等）	锁扣缝合	
	周边缝合	
	肌腱把持	
	缝线材料	

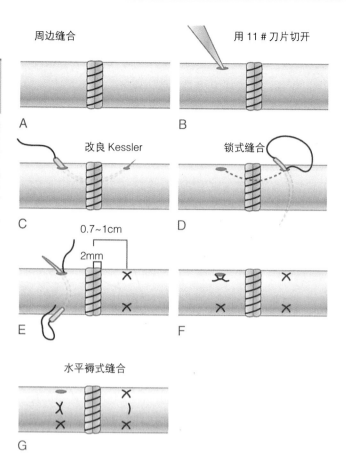

图13F-1 作者首选的屈肌腱修复方式。A.先做腱周缝合。B~E.双股改良 Kessler 中心缝合。F.锁扣及埋藏线结。G.水平褥式缝合完成修复

中断裂，PIP仍然可以屈曲。修复过程中，应特别注意保留A2、A4滑车，预防术后弓弦畸形及所致的功能丢失。

作者推荐的修复方式如图13F-1所示。先用6-0非吸收单股缝线连于三角针在腱周行连续缝合，边距2mm，可以使肌腱力线良好，避免先做中心缝合，以防断端膨大，在距断端至少1cm处，用11号刀片纵向开口，由此进针（用3-0非吸收编织缝线），行改良Kessler缝合。最后用3-0非吸收编织缝线做水平褥式缝合（实现四股修复），线结远离A2、A4滑车，术中被动活动手指看是否有弹响，如果在某处腱鞘存在弹响，可以部分切开腱鞘，术后进行早期功能训练。

术后康复

早期活动的康复计划已经成为屈肌腱修复术后综合治疗的一部分，已被证实预后较长期制动要好[18]。益处包括改善术后肌腱滑动，减少粘连形成及关节僵硬，促进肌腱愈合、血管重建，改善修复强度[19]。诸多研究显示，进行功能训练最好在第一周开始，而推荐具体第几天开始各不相同[20, 21]。基于修复强度及活动阻力，活体动物实验建议3~5天是开始功能训练的最佳时机，尽管早期功能训练已经是公认的准则，但文献中所述的康复计划极多[21,22]。基于现有最佳证据的标准化康复计划，将大大改善屈肌腱修复效果并做功能预后的对比[24]。

有两种早期活动类型：早期被动活动，早期主动活动。被动活动包括被动屈曲（如用橡皮筋牵引）结合主动或被动伸指。早期主动活动包括患指的主动屈伸。另一种早期主动活动的亚型是"放置—维持技术"：手指被动屈曲并由患者主动施力维持[23]，这种早期控制的主动活动比早期用橡皮筋被动屈曲更加流行[24]。

最近，Trumble等进行了第一个随机前瞻对照研究"主动放置—维持技术"及被动活动[6]，总共纳入103例（119指），作者证实，前者ROM更大，屈曲挛缩更小，患者满意度更好。此研究为肌腱多股修复结合早期主动活动提供了强有力的科学依据[6]。

作者推荐的术后康复计划

0~3 周

术后患手佩戴背侧阻挡支具，腕中立位，MP呈70°~90°，IP中立位，需一直佩戴支具直到康复师建议移除。在第一次治疗会诊时教会患者正确地进行早期功能训练。

术后3~7天，进行5项练习。

1.屈腕位被动ROM练习。

2. MCP被动屈曲至90°，IP主动伸至中立位；MCP屈曲，PIP/DIP被动伸直。

3.放置—维持手指屈曲于手掌，主动伸手指至背侧阻挡支具。

4.被动屈腕同时主动伸指至中立位。

5.维持患指被动屈曲位同时，在背侧阻挡支具内，主动屈伸健指。

如果有必要，理疗师在诊室进行逆行按摩、瘢痕按摩、皮肤护理。此阶段的预防措施包括：不要主动屈曲患指；不要主动伸MCP大于60°；除非MCP屈曲于90°，否则不要主动伸PIP；不要主动伸腕关节过中立位。

4~5 周

继续持续佩戴支具，进行新的练习。

1.支具内，患指主动屈曲，主动伸指至支具挡板。如果患指僵硬，邻指在支具内主动伸指有粘连感。

2.继续被动全范围屈曲。

3.第5周伸指达中立位。

4.除去支具，靠肌腱固定维持腕关节。

在诊室，理疗师进行水肿控制、逆行按摩、3M自粘绷带、瘢痕护理（应用硅胶套）、皮肤护理，此阶段避免强力屈指。

第 6 周

除夜间外，其他时间可以去除支具，适当持物或尝试更多动作。

康复训练包括以下几个方面。

1.主动单关节抗阻力活动。

2.主动伸指至中立位。

3.如果PIP伸直受限，佩戴静态PIP伸直支具。

4.主动屈伸腕。

5.如果肌腱滑动差，可以通过超声或神经肌肉刺激仪进行瘢痕治疗。

6.鼓励轻度使用手。

7.如必要，继续控制水肿。

第 8 周

完全去除支具，在能耐受的程度下，开始加强练习，循序渐进，因具体体育活动不同，恢复体育活动要与外科医师商量，一般12周后可以完全放心地进行体育运动。

总结

越来越多的证据支持，对于屈肌腱损伤，应采用多股（至少四股）中心缝合结合早期主动康复训练。将模型纳入手外科教程，是进入手术室操作前熟悉屈肌腱修复复杂性的重要一步。基于最佳证据的标准化治疗，将改善肌腱修复效果，并有利于多中心进行预后对比。

参考文献

1. Momeni A, Grauel E, Chang J: Complications after flexor tendon injuries, Hand Clin 26:179–189, 2010.

2. Bunnell S: Repair of tendons in the fingers and description of two new instruments, Surg Gyencol Obstet 26:103–110, 1918.

3. Beredjiklian PK: Biologic aspects of flexor tendon laceration and repair, J Bone Joint Surg (Am) 85:539–550, 2003.

4. Strickland JW: Development of flexor tendon surgery: twenty-five years of progress, J Hand Surg (Am) 25:214–235, 2000.

5. Karlander LE, Berggren M, Larsson M, et al: Improved results in zone 2 flexor tendon injuries with a modified technique of immediate controlled mobilization, J Hand Surg (Br) 18:26–30, 1993.

6. Trumble TE, Vedder NB, Seiler JG 3rd, et al: Zone-II flexor tendon repair: A randomized prospective trial of active place-and-hold therapy compared with passive motion therapy, J Bone Joint Surg (Am) 92:1381–1389, 2010.

7. Kim HM, Nelson G, Thomopoulos S, et al: Technical and biological modifications for enhanced flexor tendon repair, J Hand Surg (Am) 35:1031–1037, 2010.

8. Savage R, Risitano G: Flexor tendon repair using a "six

strand" method of repair and early active mobilisation, J Hand Surg (Br) 14:396–399, 1989.

9. Viinikainen A, Goransson H, Huovinen K, et al: A comparative analysis of the biomechanical behaviour of five flexor tendon core sutures, J Hand Surg (Br) 29:536–543, 2004.

10. Thurman RT, Trumble TE, Hanel DP, et al: Two-,four-, and six-strand zone II flexor tendon repairs: An in situ biomechanical comparison using a cadaver model, J Hand Surg (Am) 23:261–265, 1998.

11. Barrie KA, Tomak SL, Cholewicki J, et al: Effect of suture locking and suture caliber on fatigue strength of flexor tendon repairs, J Hand Surg (Am) 26:340–346, 2001.

12. Taras JS, Raphael JS, Marczyk SC, et al: Evaluation of suture caliber in flexor tendon repair, J Hand Surg (Am) 26:1100–1104, 2001.

13. Tang JB, Zhang Y, Cao Y, et al: Core suture purchase affects strength of tendon repairs, J Hand Surg (Am) 30:1262–1266, 2005.

14. Pennington DG: The locking loop tendon suture, Plast Reconstr Surg 63:648–652, 1979.

15. Hotokezaka S, Manske PR: Differences between locking loops and grasping loops: effects on two-strand core suture, J Hand Surg (Am) 22:995–1003, 1997.

16. Wade PJ, Muir IF, Hutcheon LL: Primary flexor tendon repair: the mechanical limitations of the modified Kessler technique, J Hand Surg (Br) 11:71–76, 1986.

17. Papandrea R, Seitz WH, Shapiro P, et al: Biomechanical and clinical evaluation of the epitenon-first technique of flexor tendon repair, J Hand Surg (Am) 20:261–266, 1995.

18. Amadio P, An KN, Ejeskar A, et al: IFSSH Flexor Tendon Committee report, J Hand Surg (Br) 30:100–116, 2005.

19. Strickland JW, Glogovac SV: Digital function following flexor tendon repair in Zone II: A comparison of immobilization and controlled passive motion techniques, J Hand Surg (Am) 5:537–543, 1980.

20. Tottenham VM, Wilton-Bennett K, Jeffrey J: Effects of delayed therapeutic intervention following zone II flexor tendon repair, J Hand Ther 8:23–26, 1995.

21. Zhao C, Amadio PC, Paillard P, et al: Digital resistance and tendon strength during the first week after flexor digitorum profundus tendon repair in a canine model in vivo, J Bone Joint Surg (Am) 86:320–327, 2004.

22. Xie RG, Cao Y, Xu XF, et al: The gliding force and work of flexion in the early days after primary repair of lacerated flexor tendons: An experimental study, J Hand Surg (Eur) 33:192–196, 2008.

23. Pettengill KM: The evolution of early mobilization of the repaired flexor tendon, J Hand Ther 18:157–168, 2005.

24. Tang JB: Indications, methods, postoperative motion and outcome evaluation of primary flexor tendon repairs in Zone 2, J Hand Surg (Eur) 32:118–129, 2007.

G 澳大利亚经验

作者　Michael A. Tonkin, MD, FRCS Ed Orth, FRACS　Richard D. Lawson, MBBS, FRACS

译者　卓高豹

概述

本节介绍澳大利亚作者在屈肌腱损伤修复基础及临床方面的贡献。再讨论澳大利亚屈肌腱修复外科技术及康复技术的现状，最后介绍作者推荐的修复方式。

澳大利亚手外科的发展伴随着或源自二战所造成的持续不断的肢体损伤需要手外科修复。墨尔本Benjamin Rank爵士的主要工作集中在战争年代中或数年之后进行二期成形修复重建工作，建立了手外伤早期修复的基地，基地随着轻工业的繁荣而迅速成长。Rank及 Alan Wakefield受John Hueston邀请，作为5位作者中的后2位，参编1953年出版的 *Surgery of Repair as Applied to Hand*[1]。文中，他们推荐的早期或二期肌腱修复部位及技术时机可以总结如下：只有在修复不影响连续的FDS功能的前提下，才对FDP断裂行早期修复，如果早期修复FDP可能影响FDS的功能，则FDP不能修复，要行肌腱固定术、DIP关节融合术或早期、二期从手掌到DIP的肌腱移植。如果两根肌腱都断裂，肌腱移植是有指征的，一期移植的效果并不优于二期移植。这是清洁伤口早期修复原则中的一个例外。更倾向于一期皮肤覆盖，延迟或二期肌腱移植。早期修复时用5-0涤纶线做Bunnel法修复，6-0缝线辅助断端对合，预防肌腱断端外露。术后处理：前2周完全制动，之后有指导地每天进行1～2次允许范围内的主动活动，石膏固定5周。

这种修康方法直到 20世纪70 年代早期仍然作为范例。之后，屈肌腱手术进展迅速，而且澳大利亚手外科医师为技术的逐渐成熟做了很多贡献，这些技术目前仍然被使用。

其中最重要且基础的贡献可能是David Pennington在1979年认识到，锁定套圈缝合环可增加修复的抗拉强度、减少断端缝隙形成[2]。他证明，Mason 及Allen[3]提出的肌腱内缝线横向及纵向走形（之后被Kessler 及 Nissim改良[4]）对于防止肌腱应力下抽出非常有用，现在被称为改良Kessler法，纵向缝线一定要在横向缝线深面，随着张力增加，缝线缩紧、锁定。新鲜尸体肌腱研究显示，锁定套圈缝合的失效源自缝线断裂而非缝线抽出，后者主要发生在非锁定方法上。Pennington 也运用了钢丝和单股尼龙线进行尸体肌腱修复实验，认为钢丝因为刚硬，不是合适的修复材料[2]。

虽然单股尼龙线被编织涤纶线以及新近的Fiberwire（Arthrex, Naples, FL）所取代，但改良Kessler法缝合多年来一直是主要的修复方式，并仍然被多人推崇。

Pennington创造了一种获取肌腱的方法，当肌腱近端挤压技术失败时，可以使用吸引器套管技术，牵引回缩的近端肌腱到吻合部位[5]。现在广泛使用的技术可能是1987年英国的 McGrouther等描述的方法，使用纤细的硅胶导管，通过腱鞘，在手掌处缝合肌腱，并向远端牵引到修复部位[6]。

来自阿德莱德的Michael Sandow在1997年报道了"肌腱拾回的改良技巧"[7]，肌腱及导管不是单纯地缝合，而是使用一个套圈自解锁的线结，肌腱抽出伤口、稳妥固定后，通过手掌切口内拉线，线结可以自动松开（图13G-1A～D）。

墨尔本的Wayne Morrison是另一位对肌腱外科诸多方面做出重要贡献的人，与Pribaz 及 Macleod报道了Becker修复及早期功能训练的满意效果[8]。Becker的肌腱断端斜切及重叠技术，减少了肌腱断端间隙的形成，但是需要短缩肌腱大概7mm，Morrison报道在冲压伤及关节僵硬患者中断裂率是3/43。

Morrison及Callan描述了在屈肌腱鞘里找到断裂肌腱更简单的新方法[9]，推荐在断裂肌腱远断端远侧1cm处，做横向1cm切口，通过这个切口，远端肌腱有1cm可以从腱鞘切口中抽出，不管是滑液鞘还是纤维鞘（滑车）。从同一切口找到近端肌腱，用任何方法都可以，如挤压、屈曲近指间关节、导管辅助等，用23号针头固定，如此一来中心缝合在两肌腱断端都可以获得1cm长把持，肌腱

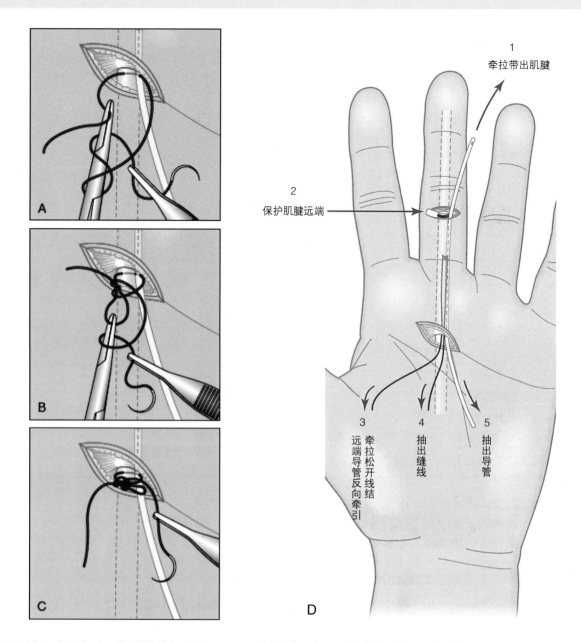

图 13G-1　Michael J. Sandow 描述的肌腱拾回技术。A,B.4-0 尼龙线做一个可以自解锁的线结。C. 将导管缝合于肌腱，完成固定。D. 向远端抽出导管，带出肌腱，抽出线尾，线结自行松开，移除导管（From Sandow MJ: A further tendon retrieval trick, J Hand Surg [Br] 22[1]:125-127, 1997.）

前后壁都可以做腱周缝合。作者认为，腱鞘 L 形切开（Lister 法）的纵向部分修复后，可能造成腱鞘狭窄，但许多作者仍然推崇 L 形切开以扩大腱鞘。Tonkin 及 Lister 的研究提示没有临床证据支持有必要闭合腱滑膜鞘[10]。

　　Morrison、O'Brien 等总结了一些改善分期肌腱手术的创新技术[11]。他们在肌腱移植前，先把一段将用于移植的肌腱放入骨内，在肌腱移植时，骨与肌腱已经融合，可以作为良好的骨栓固定。这种

预构的骨肌腱移植，在理论上远端抽出的强度更大，但并没有被广泛采用[12]。他们进行了另外一项有趣的研究，对比了灵长类动物带血供及不带血供肌腱移植的结果，结论认为，在瘢痕肌腱床上，带血供肌腱移植有优势。此项工作开展于显微外科技术应用到手外科的繁荣时期，但没有取代传统二期肌腱移植方法。Honner 和 Meares[13] 在 1977 年报道的 100 例病例中证实了这个结论。Tonkin 及 Hagberg 总结 Kleinert 的路易斯维尔中心（澳大利亚较大的手

外科医师培训中心）进行精细肌腱修复的经验，也得出了一致的结论[14]。

近期进展（2000～2010年）

最近澳大利亚的研究涉及肌腱修复方式的生物力学实验，寻找理想肌腱修复方式一直是研究的热点。大部分改良都集中在寻找更强的中心及周边缝合，以便能够术后早期主动活动。英国的Savage证实增加中心缝合数量可大大增加缝合强度[15]，Strickland的线图非常有用，可对比二、四、六股中心缝线在不同康复计划下的抗拉强度[16]（图13G-2）。近期文献有大量关于改良缝合方式的报道，显示一个或多个测量数据的改善，Guy Pulvertaft的Derby手外科中心培养了许多澳大利亚手外科医师，他曾说"缝合肌腱、修复基床使肌腱良好愈合并不困难，真正的问题是获得肌腱的自由滑动以恢复良好功能"[17]，这个观点比较中肯。中心缝合的数量、周边缝合、缝线直径都有利于在术后进行不正确的主动活动时保护肌腱。美国的Gelberman等报道，最佳的促进肌腱愈合、减少肌腱粘连的活动数量是少的（而不是多）[18,19]。一方面要改善肌腱缝合强度，另一方面又要避免做复杂肌腱缝合，过多的肌腱夹持将造成粘连增加、断端

臃肿、滑动阻力，这两方面需要平衡。

悉尼的Tonkin等报道活体鸡肌腱双股、四股中心缝合做或不做周边缝合对粘连增加无影响[20]。他们认为外科医师的经验极为重要，经验不多又做复杂修复，可能造成结果不佳。应该寻找一种修复技术，不管是能胜任但经验少的医师，还是经验丰富能做复杂修复的医师，都可以获得可重复的结果。

Sandow发现六股中心缝合过于复杂。他的改良与他人类似，也是采用四股缝合[21]。这种"阿德莱德"修复方式被很多澳大利亚医师选用，它提供四股中心缝合，与改良Kessler法相比，不容易形成断端间隙，操作容易，可以加用现在广泛使用的周边缝合，修复强度允许早期术后主动活动（图13G-3）。

许多澳大利亚手外科医师与悉尼新南威尔士大学（University of New South Walesi）的William Walsh生物力学实验室有合作。Dona、Gianoutsos、Walsh等研究发现，交叉中心缝合的理

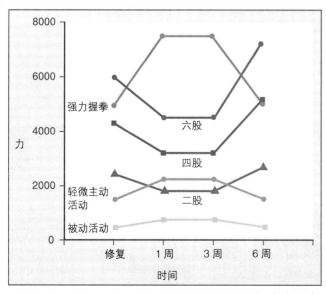

图13G-2 图示二、四、六股缝合强度与被动活动、轻微主动活动、强力握拳的拉力对比。这些数据根据摩擦力、水肿和压力进行调整（Data from Strickland JW: 25th anniversary presentation: Development of flexor tendon surgery: Twenty-five years of progress, J Hand Surg [Am] 25[2]:214-235, 2000.）

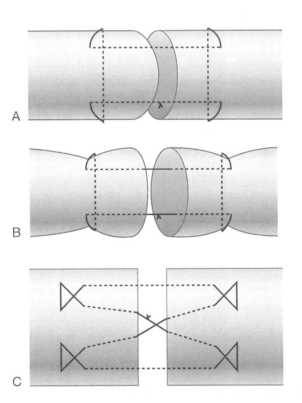

图13G-3 A.改良Kessler中心缝合。B.应力下改良Kessler法存在断端间隙形成。C.阿德莱德法（四股，含1个腱内交叉）（Adapted from Sandow M, Kay S: Flexor tendon injuries. In Prosser R, Conolly WB [eds]: Rehabilitation of the Hand & Upper Limb, London, 2003, Elsevier Health Sciences, p. 47.）

想锁扣应该咬合住肌腱直径的25%[22]。他们早期的尸体肌腱研究显示，水平褥式内锁定结合周边缝合在生物力学强度（如失效载荷、2mm间隙形成载荷、强度）上，较交叉内锁定、单纯交叉缝合、单纯连续缝合更有显著性优势。两个研究均采用单次渐进性的张力负荷，而不是周期负荷来测试失效负荷[23]。Sandow等对比多股修复后这两种负荷方式的理论及实际修复强度，发现后者的终末张力强度显著较小[24]。这一减少与缝线的股数与强度相关，循环负荷后缝线强度的变化也能证实这一点。他们认为周期负荷更接近实际肌腱修复术后的生理性负荷，建议以此作为肌腱修复术后的负荷方式。Matheson等[25]与Walsh实验室合作报道应用周期负荷，对比离体肌腱改良Kessler中心缝合及四股改良Savage中心缝合，各用两种不同的周边缝合技术，改良Savage中心缝合更具优势。

Vizesi等[26]分析Prolene（单股聚丙烯）、Ethilon（单股尼龙）、Ticron（编织涤纶）等3种肌腱缝线的应力松弛、蠕变特性，研究提示缝线的选择应该基于单股缝合的机械性能（与温度及时间相关），在静态及粘弹机械性能方面，Ticron比其他两种缝线更合适用于肌腱修复。

这个机构还研究了FDP末端撕脱的理想修复方式。Schreuder等[27]发现用Ethibond（编织涤纶）形成的断端间隙要明显小于用Prolene或Supramid（合成聚乙烯线，中心含Caprolactin）。Latendresse等[28]发现，改良Bunnell双股抽出法（用单线或编织涤纶）的失效负荷要高于单个micro-Mitek缝合铆钉。

单线涤纶（非编织）缝线形成的断端间隙更大，但是要考虑到编织涤纶线抽出缝合的拆线更困难。在寻找抽出修复方式中，因为抽出缝合技术可能造成甲板畸形、甲襞坏死及感染，在寻找替代方法时，他们还在尸体标本上研究了micro-Mitek缝合置钉方向的生物力学差异，并没有找到"改变置钉方向可改善失效负荷"这一设想的支持依据[29]。锚钉逆行45°植入，在骨锚钉植入界面失效更少，而在关节处的缝线与钉眼之间断裂更多。该实验室的其他医师，建议在做FDP止点重建时，通过末节指骨基底打2个洞穿线，来避免指甲问题[30]。他们认为这种修复方式相比其他常用修复方式，在生物力学上更优，在断端间隙形成、失效负荷上相当，技术上更简单，不影响末节指骨的完整性。

2006年，Dona及Walsh[31]报道腱鞘V-Y成形，增加腱鞘内截面积，减少修复肌腱的滑动阻力，使肌腱更容易滑动，又保留腱鞘良好的机械性能。他们并不建议常规使用，当肌腱滑动不好时，可以作为腱鞘切除术的另一种选择。

以上实验大部分是关于屈肌腱中心及周边缝合的最佳缝合材料及技术，一些近期的研究有助于我们理解屈肌腱外科的细节。Stewart等[32]提醒我们，哪怕肌腱断裂，完整的腱纽也能屈曲指间关节。尸体研究显示，在伤后即刻，腱纽可以拉住断裂肌腱近端于止点数毫米内，这种情况下测量PIP/DIP的活动度分别是正常的93%和69%,他们强调，伤指抗阻力屈曲实验以避免肌腱断裂漏诊的重要性。

Lawson等[33]认为当肌腱于A4滑车下断裂致暴露肌腱背侧困难时，做全周边缝合较为困难。肌腱掌侧半腱周缝合，与单纯中心缝合相比，能明显改善强度及减少裂缝形成，而其失效负荷明显低于中心缝合结合全周边缝合。

Hile等[34]关注在做复杂多股修复时，针刺穿编织涤纶缝线的现象及后果，他们认为，三角针不能用于肌腱修复，可能损坏或完全切断轴心缝线，另外，持针器的咬齿挤压缝线也可明显降低该段缝线强度。

以上所述并不能囊括澳大利亚医师曾经及正在进行的所有工作。澳大利亚及全世界为获得屈肌腱理想修复方式所付出的时间及努力，反映出这种追求极其重要。尽管有些理念归功于排除生理因素的尸体离体肌腱实验，不可否认，这些研究促进了我们对于理想缝合材料、缝线直径，更重要的还有外科技术、中心及周边缝合方式的认识，这些认识，对于预防肌腱再次断裂、减少粘连、允许理想的术后康复训练极为重要。今后的研究方向是在分子水平促进肌腱愈合进程来改善早期肌腱修复后强度，减少肌腱粘连。

屈肌腱修复及康复的现状

为了解澳大利亚肌腱一期修复的现状，我们进行了针对澳大利亚手外科学会会员的调查，获得活跃会员中大约40%的反馈。显示方法非常多样，尤其是一些有争议的问题，如重要腱鞘的处理及术后康复。

澳大利亚手外科医师平均每月做1～2次肌腱修复（平均17次/年），创伤中心的医师做得更多，接受过训练的住院医师、整形外科医师、骨科医师及全科医师也做。

最广泛使用的缝线是编织涤纶线，如经典的Ticron或Ethibond，较大的肌腱，如中指FDP，大约2/3的医师选用3-0中心缝线，极少数选用4-0中心缝线。使用编织缝线做中心缝合的20%喜欢在污染伤口中使用非编织缝线。

有两种广泛使用的中心缝合方式：四股改良Savage法（常称为"阿德莱德法"）和四股改良Kessler法，各占受访者的40%，其他受欢迎的方式包括六股Savage法、路易斯维尔的Kleinert's中心传授的Tsai-Lim六股法。一些医师会根据肌腱断端在腱鞘内获取的情况，灵活变通地选择中心缝合的方式。

周边缝合是选用聚丙烯线（Prolene），其中60%选用6-0，25%选用5-0；70%选用单纯连续缝合，20%选用Silfver-skiöld技术。

针对A2、A4这两个重要腱鞘的处理各不相同，分歧很大。12%不做任何A2、A4部位的切开，88%部分或完全切开。松解A4滑车的人中，20%在肌腱修复开始时就暴露，其余在暴露困难时或修复后肌腱滑动不畅时，做腱鞘切开。

2/3的受访者不会修复断裂的腱鞘，认为不可能做理想的修复。做修复的人会选择V-Y成形来扩大腱鞘直径。55%的人建议修复滑膜腱鞘、A3滑车。

初学者的屈肌腱修复训练需要在基本原则打好的基础上进行，60%的受访者认为，不应该教育初级外科医师切开重要的滑车，首先应该教育他们做滑车内功能良好的肌腱修复。当更多的专家对腱鞘松解达成共识时，才做腱鞘切开。

康复计划差异很大：25%的受访者对所有患者使用同一康复计划，75%会根据具体患者做调整。65%的人采用早期主动活动，19%的人采用被动屈曲、主动伸直（Duran—Hauser），11%的人采用被动屈曲、主动维持（放置—维持）。6%的人使用Kleinert牵引。开始不受限制活动的时间方面，55%选择12周，15%选择8周，15%选择6周。

作者首选的方式

如上所述，澳大利亚手外科医师采用的屈肌腱处理方式差异很大，我们现在的处理方式总结如下。

1.先清创现有的伤口，再用组合Bruner、半Bruner或侧正中切口等方式延长切口，暴露腱鞘。

2.暴露后，保留A2、A4滑车，在其间做L形腱鞘开窗，找到肌腱断端，尽可能使肌腱在腱鞘中自由活动。

3.如果获取的肌腱断端长度足够，大肌腱用3-0Ticron，小肌腱（如小指FDP、儿童肌腱）用4-0或5-0线，做改良四股Savage（Adelaide法）修复。再用6-0 Prolene圆针，做单纯连续或Silfverskiöld周边修复。肌腱后壁可以先做修复，以便肌腱良好对合，如果在A4滑车处肌腱后壁难以暴露，可以只做前壁的周边缝合。

4.如果肌腱远断端在A4滑车，用Lister所述的近端/远端联合修复方式，这种修复方式不能用改良的Savage法，可以用改良的Kessler结合水平褥式中心缝合。这种技术能保留A4滑车，并使中心缝合获得10mm的断端把持。

5.如果肌腱滑动有影响，可以使用儿童导尿管扩张腱鞘，周边缝合之间突出腱组织，可以用显微剪修除。

6.断裂的腱鞘覆盖在肌腱表面，如果修复腱鞘肌腱滑行受阻，则不做任何修复。

7.术后康复计划因修复质量、患者依从性而异。常常容易犯错的地方是活动进展过慢。肌腱吻合质量好、患者依从性好，可以早期主动活动；吻合质量不理想、依从性差，则用改良的Duran法（即被动屈指、主动伸指）。使用背侧阻挡支具保护。所有患者都要注意预防PIP屈曲挛缩。

8.常在6～8周时移除支具，开始轻度力量练习，3个月后才可全力握拳。

总结

澳大利亚外科医师，如Rank、Morrison、Pennington等对屈肌腱修复做出了巨大贡献，当地外科医师的处理方式，主要为做四股中心缝合，妥善处理腱鞘，并趋向于早期主动活动，但是细节差异很大，一直是研究的热点。

参考文献

1. Rank BK, Wakefield AR: Surgery of Repair as Applied to Hand Injuries, Edinburgh, 1953, E & S Livingstone.

2. Pennington DG: The locking loop tendon suture, Plast Reconstr Surg 63:648–652, 1979.

3. Mason ML, Allen HS: The rate of healing of tendons: An experimental study of tensile strength, Ann Surg 113:424–459, 1941.

4. Kessler I, Nissim F: Primary repair without immobilization of flexor tendon division within the digital sheath. An experimental and clinical study, Acta Orthop Scand 40:587–601, 1969.

5. Pennington DG: Atraumatic retrieval of the proximal end of a severed digital flexor tendon, Plast Reconstr Surg 60:468–469, 1977.

6. Sourmelis SG, McGrouther DA: Retrieval of the retracted flexor tendon, J Hand Surg (Br) 12:109–111, 1987.

7. Sandow MJ: A further tendon retrieval trick, J Hand Surg (Br) 22:125–127, 1997.

8. Pribaz JJ, Morrison WA, Macleod AM: Primary repair of flexor tendons in no-man's land using the Becker repair, J Hand Surg (Br) 14:400–405, 1989.

9. Callan PP, Morrison WA: A new approach to flexor tendon repair, J Hand Surg (Br) 19:513–516, 1994.

10. Tonkin M, Lister G: Results of primary tendon repair with closure of the tendon sheath, Aust N Z J Surg 60:947–952, 1990.

11. Singer D, Doi K, Morrison WA, et al: Comparative study of the use of prefabricated bone tendon grafts and conventional tendon grafts in flexor tendon reconstruction, J Hand Surg (Am) 14:830–836, 1989.

12. Singer DI, Morrison WA, Gumley GJ, et al: Comparative study of vascularized and nonvascularized tendon grafts for reconstruction of flexor tendons in zone 2: An experimental study in primates, J Hand Surg (Am) 14:55–63, 1989.

13. Honner R, Meares A: A review of 100 flexor tendon reconstructions with prosthesis, Hand 9:226–231, 1977.

14. Tonkin M, Hagberg L, Lister G, et al: Post-operative management of flexor tendon grafting, J Hand Surg (Br) 13:277–281, 1988.

15. Savage R: In vitro studies of a new method of flexor tendon repair, J Hand Surg (Br) 10:135–141, 1985.

16. Strickland JW: Development of flexor tendon surgery: Twenty-five years of progress, J Hand Surg (Am) 25:214–235, 2000.

17. Pulvertaft RG: Repair of Tendon Injuries in the Hand: Hunterian Lecture delivered at the Royal College of Surgeons of England on 6th February, 1948, Ann R Coll Surg Engl 3:3–14, 1948.

18. Boyer MI, Gelberman RH, Burns ME, et al: Intrasynovial flexor tendon repair. An experimental study comparing low and high levels of in vivo force during rehabilitation in canines, J Bone Joint Surg (Am) 83:891–899, 2001.

19. Silva MJ, Brodt MD, Boyer MI, et al: Effects of increased in vivo excursion on digital range of motion and tendon strength following flexor tendon repair, J Orthop Res 17:777–783, 1999.

20. Strick MJ, Filan SL, Hile M, et al: Adhesion formation after flexor tendon repair: A histologic and biomechanical comparison of 2- and 4-strand repairs in a chicken model, J Hand Surg (Am) 29:15–21, 2004.

21. Sandow M, Kay S: Flexor tendon injuries. In Prosser R, Conolly WB, editors: Rehabilitation of the Hand & Upper Limb, London, 2003, Elsevier Health Sciences, pp 46–52.

22. Dona E, Gianoutsos MP, Walsh WR: Optimizing biomechanical performance of the 4-strand cruciate flexor tendon repair, J Hand Surg (Am) 29:571–580, 2004.

23. Dona E, Turner AW, Gianoutsos MP, et al: Biomechanical properties of four circumferential flexor tendon suture techniques, J Hand Surg (Am) 28:824–831, 2003.

24. Gibbons CE, Thompson D, Sandow MJ: Flexor tenorrhaphy tensile strength: reduction by cyclic loading: in vitro and ex vivo porcine study, Hand (NY) 4:113–118, 2009.

25. Matheson G, Nicklin S, Gianoutsous MP, et al: Comparison of zone II flexor tendon repairs using an in vitro linear cyclic testing protocol, Clin Biomech (Bristol, Avon) 20:718–722, 2005.

26. Vizesi F, Jones C, Lotz N, et al: Stress relaxation and creep: viscoelastic properties of common suture materials used for flexor tendon repair, J Hand Surg (Am) 33:241–246, 2008.

27. Schreuder FB, Scougall PJ, Puchert E, et al: Effect of suture material on gap formation and failure in type 1 FDP avulsion repairs in a cadaver model, Clin Biomech (Bristol, Avon) 21:481–484, 2006.

28. Latendresse K, Dona E, Scougall PJ, et al: Cyclic testing of pullout sutures and micro-mitek suture anchors in flexor digitorum profundus tendon distal fixation, J Hand Surg (Am) 30:471–478, 2005.

29. Schreuder FB, Scougall PJ, Puchert E, et al: The effect of

mitek anchor insertion angle to attachment of FDP avulsion injuries, J Hand Surg (Br) 31:292–295, 2006.

30. Stewart DA, Smitham PJ, Nicklin S, et al: A new technique for distal fixation of flexor digitorum profundus tendon, J Plast Reconstr Aesthet Surg 61:475–477, 2008.

31. Dona E, Walsh WR: Flexor tendon pulley V-Y plasty: An alternative to pulley venting or resection, J Hand Surg (Br) 31:133–137, 2006.

32. Stewart DA, Smitham PJ, Gianoutsos MP, et al: Biomechanical influence of the vincula tendinum on digital motion after isolated flexor tendon injury: A cadaveric study, J Hand Surg (Am) 32:1190–1194, 2007.

33. Ansari U, Lawson RD, Peterson JL, et al: Effect of partial versus complete circumferential repair on flexor tendon strength in cadavers, J Hand Surg (Am) 34:1771–1776, 2009.

34. Ihsheish W, Smith BJ, Hile MS, et al: Suture handling reduces suture strength. 2010 Australian Hand Surgery Society Annual Scientific Meeting, March 17-20, 2010, Canberra, Australia.

作者　Mark A. Rider, MBChB, FRCS, FRACS

译者　卓高豹　陈　超

概述

我们展示一系列前瞻性研究，从中可以体现修复技术的逐步改进及预后的显著进步，讨论我们首选的技术及其依据，展现新西兰手外科医师所做的工作，提供预防肌腱断裂的一些方法。

在这个系列研究中，多项技术变革有力地推动了预后的进步。在过去10年中，作者使用不同的修复方式，使肌腱断裂率逐渐降低。我们目前使用纤维线（Fiberwire）做四股 Adelaide 修复，结合术后控制性的主动活动，获得满意结果。

开尔文公爵的"没有评估就没有改进"是众多被引用的格言之一。评估屈肌腱修复的效果是可行的，但是外科医师普遍没有这样做。我主张评估现在操作的结果，然后根据结果和文献回顾，逐渐改进，这样可能使患者获益。部分外科医师很少改变他们的技术，忽视重要的进展；部分医师经常变化，追随各种潮流，但却不知道自己手术的结果。我总结了屈肌腱的一系列研究，从中可以体现，我的折中的方法是有效的。

系列审查

各系列的研究方法都是一样的，我们纳入所有成人Ⅱ区屈肌腱完全断裂的病例，研究组和其他住院的手外伤患者处理方式相同。虽然目标是就诊当天就手术，但延迟超过48小时很常见。

PDS、FDP都做修复，如果FDS足够粗，则PDS、FDP都采用中心缝合，部分损伤的重要滑车不做修复。如果滑膜腱鞘修复后不阻挡肌腱缝合部位，则疏松修复。A2 和 A4 滑车在肌腱修复过程中一直保留。如果手术台上被动活动手指时吻合肌腱卡住腱鞘，可以部分切除腱鞘。资深医师的监管程度各不相同，但大部分工作由初级医师完成。康复训练计划一直没变（通常在第48小时进行"改良

Belfast"早期主动活动）。由手治疗师按标准方法进行预后评价，测量指标主要是肌腱断裂率、12周时ROM（原始的 Strickland法）。总结各阶段结果后，调整1~2方面修复技术，重复以上步骤。结果总结在表13H-1。

2000年9月总结第一个系列，回顾过去 6个月的结果。那时诊所还没有统一的规范，导致采用了多种修复方式，主要是用3-0或4-0 Prolene做改良Tajima法。数据不完整，随访了10例，2例断裂。最初的意见是制订一个前瞻性审查计划。

2002年10月，回顾过去18个月37例49根肌腱，主要是用3-0或4-0 Ticron 或 Ethibond做改良Tajima法结合腱周单纯连续修复。随访率低，21例中7例断裂。明显提示应该做多股修复。我们选择交叉锁定十字修复（图13H-1）。

2005年10月回顾过去2年，全部用3-0 或 4-0 Ethibond 做Adelaide法修复，外加不同的周边缝合，常用Silfverskiöld法。断裂率下降至23例中仅1例断裂，优良率为82%。

下一个周期涵盖18个月，修复方法未变，缝合材料改为 4-0纤维丝（Arthrex Naples, FL），未出现肌腱断裂，按Strickland评分，优良率为96%。

讨论

系列审查的益处

我希望我们结果（尽管早期很差）的改善，能够使人信服系列审查的益处。进步毫无疑问归功于采用四股修复，然而，还有其他原因，如资深医师的介入、重视诊所整体水平的提高等。

四股修复的转变

我们曾预测，选用交叉锁定十字修复（即Adelaide法）将权衡修复强度及修复难度。我们单位是典型的公立大医院，屈肌腱常由初级医师在无资深医师监管下修复。如果比较复杂的修复由资深医师做，强度会更高，实际情况比较糟糕。研究证实，Adelaide 法显示出良好的特性[1]。

表13H-1　各个时期肌腱修复总结

年份	病例	指数	肌腱数	失访	随访指数	好或优（%）	断裂率		
							例	指	比例（%，指）
2000	15	21	26	5	15	7	2	3	20
2002	37	42	49	16	23	43	7	7	33
2005	33	41	61	10	28	82	1	1	4
2007	32	39	43	10	28	96	0	0	0

Fiberwire 缝线

当我们完成第 3 个系列审查时，开始对 Fiberwire 缝线（纤维丝线）感兴趣。既往的报道证实，与现有缝线相比，其强度更高，在所有负荷组下间隙形成更小，失效负荷更大。随后的研究证实用它做锁扣缝合的强度较高[2]。纤维丝线的益处可能归因于非标准化的粗细规格：4-0 Fiberwire 缝线可能比 4-0 Ticron 强度更高，但仍不明确[3]。我们倾向于选用 Fiberwire 缝线，但是最近的研究提示，其线结的把持力不佳，需要打更多的线结，导致缝线臃肿[4]。

新西兰手外伤种类及处理

以前，新西兰与最安全的北欧国家相比，工伤率较高，虽然该比例正在下降。手外伤发生率较高的工种是机器操作者、建筑工人、林业工人、肉类加工者[5]，与工业发达国家相比，新西兰后 2 个工种较多，或许可以部分解释手外伤的高发现象。这些损伤花费巨大，关于手部工伤的病因及预防措施的研究在全世界范围内都不足[6]。我们的经验是，肉类加工者发生屈肌腱损伤的比例最高，受伤因素包括使用刮毛刀、没佩戴保护手套、寒冷环境、员工流动大。从外科医师的角度看，虽然可能因生肉而造成感染，但伤口通常整齐干净。

目标

审查的一个重要部分是从文献上确定最佳的方案。确定切实可行的断裂率不是一个简单的事情。在 20 世纪 90 年代，经常报道断裂率高于 4%，很难对此做评价。因为一方面数据来自有名的中心，可以推定是实施了最好的操作。另一方面，很多大宗报道来自英国公立医院，毫无疑问也包含初级医师在无资深医师监管下的修复结果。

回顾最近文献，我们得出结论：双股修复在断裂率上并没有随时间推进而改善。而诸多关于多股修复的报道断裂率很低，尽管病例数不多。最近一项病例数最多的报道，断裂率是 2%[7]，如果抽出其中 II 区的修复结果，断裂率升高至 3.7%，几乎所有的病例都由学员完成。

在可预见的将来，尽管修复技术及生物学方面的研究会有进展，肌腱修复后再次断裂仍然可能存在，我们不要指望断裂率降低到零[8]。在我们的病例中，早期断裂的 2 例，1 例进行橄榄球竞赛，1

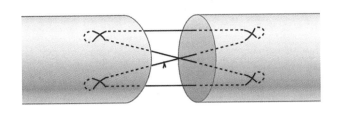

图 13H-1　四股交叉锁定缝合方法

例使用锯并爬梯子。尽管推测这些人从专家及人员配备良好的治疗中心获得了患者教育，但意外还是发生了。

我建议在手外科中心，尽管有些修复由学员完成，Ⅱ区的肌腱断裂率应该低于 4%，Strickland 评分优良率应大于 80%。经验丰富的手外科医师所做的病例，效果应该达到零断裂率，90% 以上的优良率。

结论

我们已经见证了审查循环如何成为改善结果的有力工具。我们坚信这应当成为每个手外科单位的必需工作。联合采用 Fiberwire 缝线及 Adeleide 缝合方法及控制的主动活动锻炼是一种成功的治疗方案。

参考文献

1. Croog A, Goldstein R, Nasser P, et al: Comparative biomechanic performances of locked cruciate four-strand flexor tendon repairs in an ex vivo porcine model, J Hand Surg (Am) 32:225–232, 2007.

2. Miller B, Dodds SD, deMars A, et al: Flexor tendon repairs: the impact of fiberwire on grasping and locking core sutures, J Hand Surg (Am) 32:591–596, 2007.

3. Scherman P, Haddad R, Scougall P, et al: Cross-sectional area and strength differences of fiberwire, prolene, and ticron sutures, J Hand Surg (Am) 35:780–784, 2010.

4. Waitayawinyu T, Martineau PA, Luria S, et al: Comparative biomechanic study of flexor tendon repair using Fiberwire, J Hand Surg (Am) 33:701–708, 2008.

5. Burridge JD, Marshall SW, Laing RM: Work-related hand and lower-arm injuries in New Zealand, 1979 to 1988, Aust N Z J Pub Health 21:451–454, 1997.

6. Sorock GS, Lombardi DA, Courtney TK, et al: Epidemiology of occupational acute traumatic hand injuries: A literature review, Saf Sci 38:241–256, 2001.

7. Caulfield RH, Maleki-Tabrizi A, Patel H, et al: Comparison of zones 1 to 4 flexor tendon repairs using absorbable and unabsorbable four-strand core sutures, J Hand Surg (Eur) 33:412–417, 2008.

8. Harris SB, Harris D, Foster AJ, et al: The aetiology of acute rupture of flexor tendon repairs in zones 1 and 2 of the fingers during early mobilization, J Hand Surg (Br) 24:275–280, 1999.

14 肌腱部分损伤

作者　Morad Askari, MD　　Peter C. Amadio, MD

译者　侯致典

概述

很多肌腱部分损伤患者在伤后数周因症状不改善才来就诊，此时患者的浅表伤口可能已经愈合。手指出现扳机或卡压表现是伤口探查的适应证。在一些较大的伤口，肌腱不全损伤可以与其他肌腱的完全断裂同时存在，此时诊断较容易。

肌腱断裂的程度直接影响受伤肌腱的抗张强度。有时肌腱断裂的程度很大，但残余肌腱的强度仍然可以维持手指的主动活动功能。掌侧部分的损伤的手术指征较低。肌腱断裂程度较小者（小于 40%~50%）常不需要行手术治疗，损伤大于 50%~60% 者常需手术治疗。

修复肌腱部分损伤可以减少肌腱发生卡压的机会，改善肌腱的滑动。肌腱不全损伤可以使用周边缝合和／或联合中心缝合修复。对较大的（>60%~75%）部分损伤，需要使用中心缝合修复，有些肌腱损伤修剪后，部分损伤可能达到 75%。未经治疗的肌腱不全损伤后遗症包括扳机指、肌腱的卡压或者完全断裂。

现在就肌腱的部分损伤是否需要行肌腱修复存在争议，肌腱部分损伤的治疗方法在于外科仍是有争议的话题。争议的观点主要是手术治疗和非手术治疗哪一个效果更好。这种争论一方面是因为肌腱部分损伤的相关研究相对于肌腱完全断裂的研究要少，另一方面是肌腱部分损伤病例仅有部分被临床准确诊断。因此很多研究使用的是尸体标本或者是动物模型。而且此类研究更多关注肌腱完全断裂，仅有少部分研究关注肌腱部分损伤。

这些争论的焦点主要是 Wray 和 Weeks 在鸡模型研究中发现部分损伤肌腱不缝合比缝合效果更好。

Reynolds 等[3]在类似的研究模型中也得出了同样的结论。多年之后，Kleinert 等[4]对肌腱部分损伤不缝合提出了异议，他们认为对待肌腱的部分损伤应该和完全断裂一样，特别强调应该积极行手术和术后康复等治疗。他们研究发现对部分损伤的肌腱不行修复治疗，其并发症发生率会显著提高。在同一时期，Janecki[5]也报道了 2 例屈肌腱部分损伤因未行手术治疗而导致卡压的情况。Schlenker 等[6]报道，未行手术治疗的屈肌腱部分损伤导致扳机指、卡压和完全断裂等情况越来越多，屈肌腱部分损伤也应积极修复的观点得到了学术界的认同。他们认为屈肌腱损伤超过 25% 者应该行手术修复，对于屈肌腱损伤超过 50% 者，推荐在改良 Kessler 缝合的同时行肌腱周边缝合，对于屈肌腱损伤 25%~50% 者可以行编织缝合。对于断裂小于 25% 者可以切除损伤远端掀起的部分以避免在滑车处形成扳机或卡压。基于对肌腱部分损伤的探索，相关的生物力学实验及动物在体实验也对屈肌腱部分损伤修复的意义及修复方法给出了更好的解释。

诊断及查体

此类患者手指活动度往往正常，皮肤伤口较小，或者已经愈合。屈肌腱部分损伤的识别有一定难度，典型表现是手指疼痛及运动的轻度障碍或者同肌腱完全断裂一样的运动障碍。因而如缺乏开放伤口供直视观察或者影像学检查，仅凭临床查体不太容易确定肌腱的损伤程度。多数情况下，可以通过皮肤伤口探查肌腱断裂的宽度而初步确定肌腱断裂的比例。这种检查往往可通过测量器来进行。有趣的是，对于屈肌腱的部分损伤，无论是通过测量器测量还是肉眼估算都无法给出确切的比例[7]，但这也是最常用的估算肌腱断裂程度的方法。

很多屈肌腱部分损伤患者来门诊就诊时已经

是伤后很多周了，此时伤口多已愈合。扳机指和卡压是行探查手术的指征，如果有较明确的指征行探查手术，术前非常有必要行超声或磁共振检查。屈肌腱部分损伤也可伴发于较大创口的其他肌腱的完全断裂，此时诊断往往比较容易。

肌腱愈合生理

Mason、Allen 和 Shearon[8, 9]在20世纪初期对肌腱愈合各阶段的生理变化研究具有突出贡献。在肌腱断裂以后，首先是渗出期（0~14天），然后进入肌腱愈合期（15~35天）。对肌腱愈合各个阶段的深入理解有助于选择合适的时间点进行生物学和生物力学研究。刚缝合的肌腱其强度在第1天是最高的，在第5天开始下降。损失的肌腱强度在第15天开始逐渐恢复并一直延续到肌腱愈合期。肌腱完全恢复其强度的时间往往超过15周。上述作者同时提到正常肌腱的薄弱处位于肌腱的腱腹交界和肌腱附着骨面处。这组研究较早提示通过早期运动可以提高肌腱部分损伤愈合后的力量并增强其功能。在肌腱修复中，除了抗拉强度外，肌腱滑动和抵抗运动也非常重要。许多文献已经提出了肌腱固定的不良影响及其后肌腱成分的变化和交界点的脆弱性[10~12]。

肌腱损伤的程度同肌腱修复愈合后的效果有直接关系。Cooney 等[13]在狗的活体标本实验中发现肌腱损伤越严重，愈合越差。当肌腱损伤达30%时，组织学证据显示在肌腱损伤处有无定形的胶原纤维组成的结缔组织连接断端，而当断裂达60%~90%时，在第35天仍然几乎没有胶原纤维组成结缔组织连接肌腱断端。

肌腱部分损伤的生物力学

肌腱部分损伤的实验数据大多数是基于多年的尸体实验结果得来的，也有少部分活体动物肌腱损伤模型。目前主要的动物实验模型是狗、鸡、羊和猪。多数的肌腱部分损伤模型采用屈肌腱，特别是屈肌腱 II 区的损伤模型。

肌腱部分损伤中断端的间隙形态是临床关注的重点，因为随着间隙增大，肌腱的滑动度、扳机的发生概率及肌腱愈合的时间都相应增加[14, 15]。

抗张力及肌腱横断面积

肌腱部分损伤不恰当的处理可能导致肌腱扳机、卡压、粘连及迟发的断裂。毋庸置疑，肌腱部分损伤后其强度较完整肌腱弱。此外，有人提示未行治疗的肌腱部分损伤形成的瘢痕会对肌腱功能的恢复带来不利影响[4]。我们推测肌腱部分损伤经手术治疗者比未经治疗的病例进行了正规的固定。以下几章将通过对相关文献的回顾来总结我们对肌腱部分损伤的治疗理念。当然，对肌腱部分损伤的研究主要集中于屈肌腱特别是 II 区损伤的一项研究，因为目前对 II 区损伤的治疗效果仍然欠佳。临床也经常将 II 区屈肌腱的治疗理念推广到其他区甚至伸肌腱的治疗。

近几十年来，很多研究指出肌腱断裂后的早期积极锻炼活动对预防术后肌腱粘连有着重要作用[16~18]。尽管肌腱部分损伤后断裂被认为是早期活动和未行修复的并发症，但是许多人已经表明现在不像以前一样过于强调此并发症。一组34例交叉区域肌腱部分损伤（25%~95%）的治疗病例显示，未行手术治疗的肌腱部分损伤并未出现完全断裂，其中包括肌腱部分损伤超过75%的病例[19]。除1例外，都达到了良好的效果。较多文献报道了肌腱部分损伤情况下的抗张力。肌腱张力随着交叉区域肌腱断裂程度的增大而降低，该研究同样也揭示了在绝大多数的肌腱部分损伤病例中，部分损伤的肌腱仍然可以具有充分的拉力和张力。Reynolds 等[3]发现在鸡模型实验中未行缝合的肌腱在伤后第2、4周力量较缝合后强。Dobyns 等[20]发现肌腱断裂30%时仍可以保持80%的张力，断裂75%时可以保持40%的张力，断裂90%时可以保持25%的张力。Hariharan 等[7]在尸体标本中研究了掌侧屈肌腱断裂50%和75%时的拉伸强度，并与手指主动运动时屈肌腱拉力相比较。研究显示，肌腱50%损伤后的抗张力是75%损伤后的2倍。然而，这两种损伤程度的抗张力远远超过了手指主动运动的拉力[21]。

McCarthy 等[7]发现在狗的体外实验中当交叉区域的肌腱出现60%甚至以上断裂时就有完全断裂的趋势，此时肌腱强度降低了22.8%，抗拉力降低了41.5%，肌腱拉伸率降低了15.6%，同完整肌腱断裂相比减少了56.2%的能量吸收。随着肌腱损伤程度的增加，肌腱的结构特点也在不断发生变化。由于作用在肌腱上的拉力多是纵向的，横向的作用力非常少，所以目前研究的重点是纵向的拉力及其对肌腱的牵拉影响。Tan 等[22]发现斜向拉力也可以导致肌腱的部分损伤。使用猪的肌腱行相应实验发现，肌腱损伤90%时，横向45°、60°的拉力显著小于15°、30°的斜向拉力[22]。

抗张强度和修复

很多学者对肌腱部分损伤的缝合方法、术后的固定进行了相应的研究。缝合可能对肌腱血运及肌腱细胞带来一定的损害[23]。Ollinger等[24]发现肌腱缝合（Bunnell法）后其张力小于不缝合组。Bishop等[25]也给出了同样的结论。在狗肌腱缝合实验中发现，断端缝合后其邻近区域的肌腱细胞出现凋亡，这也提示了肌腱张力降低的原因。Cooney等[12]在类似的动物模型上发现，断裂30%、60%和90%的肌腱，在术后第14和35天缝合组张力要远小于不缝合组。

早期活动和肌腱重塑

已有的研究打消了人们因担心肌腱断裂而不敢进行功能锻炼的顾虑，早期的功能锻炼可以增加肌腱张力，有助于保守治疗的肌腱部分损伤患者的肌腱重构。Wray等[26]发现早期功能锻炼可以使肌腱张力尽快恢复。类似的是，Reynolds等[3]发现肌腱部分损伤时行手术缝合后，限制活动组肌张力往往弱于不缝合且自由活动组[27]。这项研究结果更突显早期功能锻炼的重要性。通过狗活体实验模型等对肌腱固定、早期保护性功能锻炼及缝合和保守治疗进行对比研究，观察其对治疗效果的影响[24]。早期活动可以显著减少肌腱僵硬的发生，在扫描电镜下其形态结构比固定肌腱更接近于正常。他们还发现，缝合后的肌腱其抗拉力较未行缝合的肌腱明显降低且肌腱僵硬。他们建议在交叉区域如果肌腱损伤不超过60%，应该早期行保护性康复锻炼而不是行手术缝合。Kubota等[28]在活体鸡的实验模型上发现早期的运动和肌腱紧张训练对于部分损伤的肌腱可以获得更好的生物学重构。Grewal等[29]比较了狗60%肌腱损伤行主被动锻炼3周后的差异。一组行改良Kessler缝合，另外一组未行手术修复。每一组中又分出2个亚组，其中一组行早期的主动锻炼，另外一组行被动锻炼。对比主动活动和被动活动组、手术修复和未行手术修复组的肌腱偏移、肌腱僵硬及肌腱抗拉力，发现没有统计学差异。但是主动活动组的肌腱间隙较被动活动组明显增大。因此作者认为在部分肌腱损伤小于60%时，行早期主动活动较安全，但是肌腱间隙在3周后增大，需注意后期肌腱愈合的其他并发症[29]。

肌腱的滑动和阻力

无卡压的滑行对肌腱功能来说非常重要。支持行手术治疗的外科医师认为如果不行手术修复部分损伤的肌腱，后期将会在滑车处产生扳机、卡压等情况，甚至发生肌腱的再次断裂[4~6]。然而，行手术修复后，肌腱膨大的断端和不光滑的缝合面可能会导致肌腱滑行受限。这些都可能对术后康复形成不利影响[30,31]。Ollinger等[24]对鸡在体模型研究发现，肌腱剥离暴露行缝合后其肌腱张力及滑动度均减少。术后早期活动可以促进修复的肌腱变得光滑且可增加肌腱滑动度[32]。Al-Qattan等[33]研究了扳机和肌腱组织瓣结构，使用活体羊50%肌腱损伤未行手术治疗8周后的模型。扳机的出现不是因为断端瘢痕形成而是因为肌腱断端收缩成团。在绝大多数肌腱损伤病例中，随着功能锻炼和时间推移，这些纤维逐渐演变为肌腱连接部分，同时也缓解了扳机症状。不同类型的缝合方式术后，其肌腱和滑车间的阻力和摩擦力也不同。Zhao等[34]利用尸体标本研究了80%肌腱损伤时，不同的缝合方法术后肌腱滑动阻力的特点。改良Kessler缝合法术后肌腱阻力较Kessler、Savage、Tsuge、Becker法均小。总体上通过手术缝合后肌腱滑行阻力增加约1.8N，这也远较限制肌腱被动运动的摩擦力大（平均0.49 N）[34]。

损伤位置也同损伤程度一样影响肌腱滑行的摩擦力。Erhard等[35]比较了掌侧、外侧肌腱部分损伤的体外尸体标本，两组的损伤程度分别是50%、70%。随着肌腱损伤程度的增加，肌腱滑行阻力也增加，另外发现在两组中掌侧损伤都比外侧损伤的肌腱滑行摩擦力要大[35]。

肌腱营养及愈合结构

肌腱的粘连限制了其运动，不仅肌腱缝合过程中产生的增厚组织可能会影响其在滑车部位的运动，肌腱修复手术本身也可能导致局部周围的炎症和粘连。肌腱缝合和固定可能会产生肌腱的粘连[36]。Chow和Yu[37]观察了肌腱损伤超过50%的病例，其中未行修复早期运动组比修复固定组的瘢痕粘连更重、滑动度更小。

肌腱部分损伤的手术治疗

手术治疗与非手术治疗

肌腱损伤到多大程度需要行手术缝合目前仍无定论。Schlenker等[6]推荐对于损伤50%的肌腱行改良Kessler并行外周加固缝合法。Balk等[38]对于大于60%的损伤也推荐类似的方法。经过McCarthy的调查，临床医师对于肌腱部分损伤50%甚至以上患者有了较统一的认识。肌腱损伤超过50%时仍可以保持足够的抗张强度，然而严重的肌腱损伤会对肌腱结构性质带来不利的影响。Tan等[39]发现猪肌腱损伤达60%~90%时，手术缝合对肌腱结构带来的益处要远大于保守治疗。他们也指出这种修复显著增加了失败的风险也可能会增加断端间隙。另一方面，Boardman等[40]发现在狗肌腱部分损伤70%时，手术治疗同非手术治疗无明显差异。Stahl等[41]发现儿童断裂75%的病例中，手术治疗与非手术相比并无明显优势。

周边缝合与中心缝合

Haddad等[42]在羊的体外实验中研究了屈肌腱损伤75%时缝合与非缝合的不同结果。肌腱缝合时分为仅周边缝合组和周边加中心缝合组，然后给予载荷加载，发现非缝合组肌腱断端间隙增大至2mm，缝合组肌腱断端间隙小于1mm，且两种缝合方法无明显差异。两组的最大抗张力也无明显差异，Zobitz等[43]比较了周边同中心联合缝合法与单纯周边缝合法的效果（图14-1）。经过统计学分析，两组在肌腱断端间隙形成上没有差异，而同时行中心缝合的病例其抗张力增大的同时肌腱僵硬的比例增高。以上两项研究都没有发现在完整肌腱上行中心缝合的机械力学上的不足。此结论同早期肌腱部分损伤程度较低时行中心缝合可能会导致肌腱张力的降低形成了鲜明的对比[24, 25]。因此，当肌腱断裂较大（70%）时，我们推荐行手术修复。

部分肌腱损伤行手术治疗需要注意的另一个问题是肌腱的滑行阻力。Ⅱ区缝合的肌腱其滑动阻力是正常的4倍[34]。当肌腱损伤程度较高时，提倡行肌腱缝合，缝合时需要注意选择可以降低滑行阻力的缝合方法。之前已经提到的，Zhao等[34]通过尸体标本得出的结论为断裂80%的肌腱行改良Kessler缝合法加周边缝合，其滑行阻力最小。由于肌腱粘连同肌腱滑行阻力相关，一般认为肌腱滑行阻力越小，粘连越轻。在上述动物模型中，Zhao等[45]分别在第3、6周测量肌腱粘连抗拉力，结果显示改良Kessler中心缝合法粘连抗拉力最小。

肌腱损伤的方向是另外一个需要考虑的因素，Tan等[22]报道当肌腱断裂为斜向时（≥45°）其抗张力较横向断裂肌腱低，他们发现了一种缝合方法可以显著增加断端拉力，降低此种肌腱损伤情况下缝合失败的概率。因此可以考虑使用此种方法来缝合斜向的肌腱部分损伤，从而有较小的缝合接

头。该研究小组还发现斜向断裂面行传统的改良Kessler或交叉缝合法强度较低，但是同断裂面垂直的中心缝合法可以加强缝合的机械强度[45]。因此当选择中心缝合时，断面的方向需要格外注意。

肌腱部分损伤的修剪

手术治疗肌腱损伤（≤75%）的方法之一是修剪。该方法甚至在较大程度的肌腱部分损伤中也可以应用。Schlenker等[6]推荐对小于25%的部分肌腱损伤行断端修剪，而Al-Qattan等[33]提到对于部分肌腱损伤50%者行修剪也可以取得满意效果。Erhard等[35]报道了尸体标本上肌腱损伤达50%~75%时，修剪断端边缘可以较周边圈缝合滑行阻力明显减低。有趣的是，当损伤达50%时，无论是修剪断端边缘还是周边圈缝合，其滑动阻力都比保守治疗大。断端边缘修剪及周边圈缝合与保守治疗的效果关系随着损伤程度超过75%而发生改变。轻度的肌腱损伤行断端修剪可以减少扳机的发生。

术后康复

早期保护下行康复锻炼对于完全肌腱断裂或者部分肌腱损伤手术缝合后的治疗效果是值得肯定的。Zhao等[46]报道屈肌腱部分损伤修复后康复锻炼中腕关节协同也非常重要。他们采用狗活体80%屈肌腱损伤手术修复后行康复运动，在第1、3、6周测定，结果显示腕关节协同屈曲治疗组的效果远好于腕关节固定45°组。另一方面，在第3、6周发现，腕关节协同运动组的肌腱粘连程度和粘连张力也明显降低[47]。

并发症

在肌腱部分损伤的治疗中，并发症的发生率同肌腱损伤的程度相关。最常见的并发症是扳机、卡压和断裂（图14-3和图14-4）。有意思的是，轻度肌腱部分损伤行手术治疗常出现以上并发症，重度肌腱部分损伤未行手术治疗者亦常出现并发症，但是肌腱损伤程度的具体百分比划分在还没有办法确定。Cooney等[13]报道，狗屈肌腱断裂手术治疗在体实验第35天时发现，损伤30%、60%组其手术并发症较多，而90%组并发症较少。

结论

研究发现，肌腱部分损伤后表现得比想象中更结实。肌腱损伤的程度直接影响肌腱的抗张强

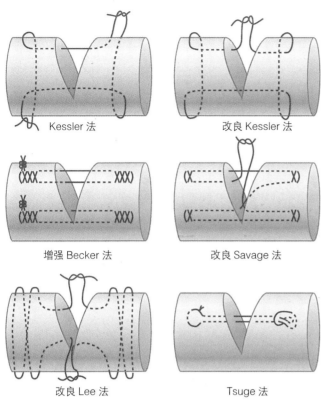

Kessler 法　　　改良 Kessler 法

增强 Becker 法　　　改良 Savage 法

改良 Lee 法　　　Tsuge 法

图 14-1　6 种常用的肌腱部分损伤中心缝合法，改良 Kessler 缝合法被认为是术后滑行阻力最小的方法

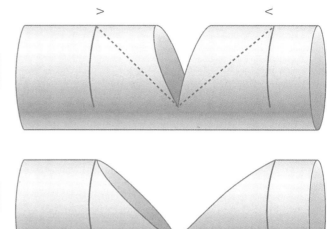

图 14-2　肌腱部分损伤的修剪。为了减少瘢痕的形成并尽可能地平滑运动肌腱，如图所示修剪了肌腱断端的边缘。该技术可以向缝合一样减少近 75% 的滑行阻力

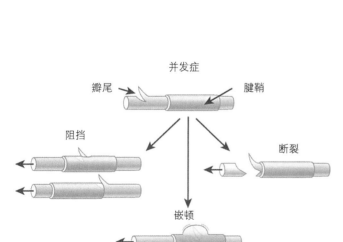

图 14-3　部分肌腱损伤未行手术治疗常会导致阻挡、嵌顿和肌腱完全断裂。其发生概率同肌腱损伤的程度、损伤的方向和部位相关

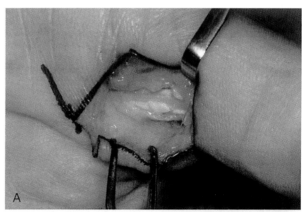

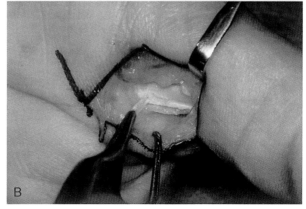

图 14-4　一例左手掌指关节肌腱嵌顿患者，其 3 周前于急诊行皮肤缝合。随后出现肌腱嵌顿伴 A1 滑车位置疼痛。A. 术中发现肌腱损伤小于 50%，断端有膨大的瘢痕组织。B. 断裂肌腱断端瘢痕出现了嵌顿，术中让患者屈曲拇指，以确认嵌顿接触，术中保留滑车

度。肌腱部分损伤<75%时，肌腱仍有较大的抗张强度以完成绝大多数肌腱运动，当肌腱发生斜向断裂或者掌侧断裂时，临床医师可能倾向于行手术治疗，尽管断裂程度可能较小。

很多学者提出当肌腱损伤程度较大（>60%~75%）时，手术缝合的效果较好。这些修复的病例中，手术提高了肌腱滑行距离，降低了康复阻力，保护了肌腱的完整性。使得肌腱修复后表面更加光滑，避免了扳机的发生，这也是肌腱缝合重要的原因。因为肌腱部分损伤后仍然可以保持一定的张力，但是往往卡压等的发生会影响肌腱的运动。发生嵌顿的部分损伤肌腱可能会出现完全的撕裂或者限制了肌腱的正常运动。早期的主动运动甚

至腕关节的协同运动可以促进肌腱的愈合，有利于肌腱重构和减少并发症的发生。术后肌腱的滑动依赖于手术缝合的方法和运动方式，当肌腱损伤小于75%时，肌腱周边缝合（伴有或不伴中心缝合）可以达到相同的效果。我们推荐在较大程度的肌腱部分损伤时行中心缝合。当肌腱损伤小于75%时，肌腱修剪与肌腱缝合都可以减少肌腱滑行阻力。推荐行术后早期主被动活动。

近50年来，肌腱部分损伤的治疗发生了不少转变，这依托于临床医师辛勤的调查和不断的探索。现在我们根据肌腱的生物力学性质对不同程度的肌腱断裂采用不同的手术方法和康复手段。然而，对于肌腱部分损伤的治疗仍需不断探索。

参考文献

1. McCarthy DM, Boardman ND, Tramaglini DM, et al: Clinical management of partially lacerated digital flexor tendons: A survey of hand surgeons, J Hand Surg (Am) 20:273–275, 1995.

2. Wray RC, Weeks PM: Experimental comparison of technics of tendon repair, J Hand Surg (Am) 5:144–148, 1980.

3. Reynolds B, Wray RC Jr, Weeks PM: Should an incompletely severed tendon be sutured? Plast Reconstr Surg 57:36–38, 1976.

4. Kleinert HE: Should an incompletely severed tendon be sutured? commentary, Plast Reconstr Surg 57:236, 1976.

5. Janecki CJ Jr: Triggering of the finger caused by flexor-tendon laceration: A report of two cases, J Bone Joint Surg (Am) 58:1174–1175, 1976.

6. Schlenker JD, Lister GD, Kleinert HE: Three complications of untreated partial lacerations of flexor tendons—entrapment, rupture, and triggering, J Hand Surg (Am) 6:392–398, 1981.

7. McCarthy DM, Tramaglini DM, Chan SS, et al: Effect of partial laceration on the structural properties of the canine FDP tendon: An in vitro study, J Hand Surg (Am) 20:795–800, 1995.

8. Mason ML, Allen HS: The rate of healing of tendons: An experimental study of tensile strength, Ann Surg 113:424–459, 1941.

9. Mason ML, Shearon CG: The process of tendon repair, Arch Surg 25:615–692, 1932.

10. Noyes FR: Functional properties of knee ligaments and alterations induced by immobilization, Clin Orthop Relat Res 123:210–242, 1977.

11. Viidik A: Tensile strength properties of Achilles tendon systems in trained and untrained rabbits, Acta Orthop Scand 40:261–272, 1969.

12. Woo SL, Gelberman RH, Cobb HG, et al: The importance of controlled passive mobilization on flexor tendon healing. A biomechanical study, Acta Orthop Scand 52:615–622, 1981.

13. Cooney WP, Weidman KA, Malo DS, et al: Partial flexor tendon lacerations. In Huner JM, Schneider LH, Mackin E, editors: Tendon Surgery in the Hand, St Louis, 1987, CV Mosby, pp 148–155.

14. Amadio PC: Friction of the gliding surface: implications for tendon surgery and rehabiliation, J Hand Ther 18:112–119, 2005.

15. Gelberman RH, Boyer MI, Brodt MD, et al: The effect of gap formation at the repair site on the strength and excursion of intrasynovial flexor tendons. An experimental study on the early stages of tendon healing in dogs, J Bone Joint Surg (Am) 81:975–982, 1999.

16. Gelberman RH, Manske PR: Effects of early motion on the tendon healing process: experimental studies. In Hunter JM, Schneider LH, Mackin EJ, editors: Tendon Surgery in the Hand, St Louis, 1987, CV Mosby, pp 170–177.

17. Gelberman H, Menon J, Gonsalves M, et al: The effects

of mobilization on the vascularization of healing flexor tendons in dogs, Clin Orthop Relat Res 153:283–289, 1980.

18. Seyfer AE, Bolger WE: Effects of unrestricted motion on healing: A study of posttraumatic adhesions in primate tendons, Plast Recontr Surg 83:122–128, 1989.

19. Wray RC Jr, Weeks PM: Treatment of partial tendon lacerations, Hand 12:163–166, 1980.

20. Dobyns RC, Cooney WP, Wood MB: Effect of partial lacerations on canine flexor tendons, Minn Med 65:27–32, 1982.

21. Hariharan JS, Diao E, Soejima O, et al: Partial lacerations of human digital flexor tendons: A biomechanial analysis, J Hand Surg (Am) 22:1011–1015, 1997.

22. Tan J, Ming L, Jia ZJ, et al: Repairs of partial oblique tendon injuries: A biomechanical evaluation, J Hand Surg (Br) 29:381–385, 2004.

23. Wong JK, Cerovac S, Ferguson MW, et al: The cellular effect of a single interrupted suture on tendon, J Hand Surg (Br) 31:358–367, 2006.

24. Ollinger H, Wray RC Jr, Weeks PM: Effects of suture on tensile strength gain of partially and completely severed tendons, Surg Forum 26:63–64, 1975.

25. Bishop AT, Cooney WP 3rd, Wood MB: Treatment of partial flexor tendon lacerations: the effect of tenorrhaphy and early protected mobilization, J Trauma 26:301–312, 1986.

26. Wray RC Jr, Ollinger H, Weeks PM: Effects of mobilization on tensile strength of partial tendon lacerations, Surg Forum 26:557–558, 1975.

27. Gelberman RH, Woo SL, Lothringer K, et al: Effects of early intermittent passive mobilization on healing canine flexor tendons, J Hand Surg (Am) 7:170–175, 1982.

28. Kubota H, Manske PR, Aoki M, et al: Effect of motion and tension on injured flexor tendons in chickens, J Hand Surg (Am) 21:456–463, 1996.

29. Grewal R, Saw SSC, Varıtımidus S, et al: Evaluation of passive and active rehabilitation and of tendon repair for partial tendon lacerations after three weeks of healing in canines, Clin Biomech (Bristol, Avon) 21:804–809, 2006.

30. Coert JH, Uchiyama S, Amadio PC, et al: Flexor tendon-pulley interaction after tendon repair: A biomechanical study, J Hand Surg (Br) 20:573–577, 1995.

31. Lieber RL, Silva MJ, Amiel D, et al: Wrists and digital joint motion produce unique flexor tendon force and excursion in the canine forelimb, J Biomech 32:175–181, 1999.

32. Gelberman RH, Vande Berg JS, Lundborg GN, et al: Flexor tendon healing and restoration of the gliding surface: An ultrastructure study in dogs, J Bone Joint Surg (Am) 65:70–80, 1983.

33. al-Qattan MM, Posnick JC, Lin KY: Triggering after partial tendon laceration, J Hand Surg (Br) 18:241–246, 1993.

34. Zhao C, Amadio PC, Zobitz ME, et al: Gliding resistance after repair of partially lacerated human flexor digitorum profundus tendon in vitro, Clin Biomech (Bristol, Avon) 16:696–701, 2001.

35. Erhard L, Zobtiz ME, Zhao C, et al: Treatment of partial lacerations in flexor tendons by trimming. A biomechanical in vitro study, J Bone Joint Surg (Am) 84:1006–1012, 2002.

36. de Klerk AJ, Jonck LM: Primary tendon healing. An experimental study, S Afr Med J 62:276–281, 1982.

37. Chow SP, Yu OD: An experimental study on incompletely cut chicken tendons—a comparison of two methods of management, J Hand Surg (Br) 9:121–125, 1984.

38. Balk ML, Sotereanos DG: Partial flexor digitorum profundus lacerations, Oper Tech Orthop 8:67–72, 1998.

39. Tan J, Wang B, Tan B, et al: Changes in tendon strength after partial cut and effects of running peripheral sutures, J Hand Surg (Br) 28:478–482, 2003.

40. Boardman ND 3rd, Morifusa S, Saw SS, et al: Effects of tenorraphy on the gliding function and tensile properties of partially lacerated canine digital flexor tendons, J Hand Surg (Am) 24:302–309, 1999.

41. Stahl S, Kaufman T, Bialik V: Partial lacerations of flexor tendons in children: primary repair versus conservative treatment, J Hand Surg (Br) 22:377–380, 1997.

42. Haddad R, Sherman P, Peltz T, et al: A biomechanical assessment of repair versus nonrepair of sheep flexor tendons lacerated to 75 percent, J Hand Surg (Am) 35:546–551, 2010.

43. Zobitz ME, Zhao C, Erhard L, et al: Tensile properties of sutures methods for repair of partially lacerated human flexor tendons in vitro, J Hand Surg (Am) 26:821–827, 2001.

44. Zhao C, Amadio PC, Momose T, et al: The effect of suture technique on adhesion formation after flexor tendon repair for partial lacerations in a canine model, J Trauma 51:917–921, 2001.

45. Tan J, Wang B, Xu Y, et al: Effects of direction of tendon lacerations on strength of tendon repairs, J Hand Surg (Am) 28:237–242, 2003.

46. Zhao C, Amadio PC, Zobitz ME, et al: Effect of synergistic

motion on flexor digitorum profundus tendon excursion, Clin Orthop Relat Res 396:223–230, 2002.

47. Zhao C, Amadio PC, Momose T, et al: Effect of synergistic wrist motion on adhesion formation after repair of partial flexor digitorum profundus tendon lacerations in a canine model in vivo, J Bone Joint Surg (Am) 84:78–84, 2002.

48. Zhao C, Amadio PC, Momose T, et al: Remodeling of the gliding surface after flexor tendon repair in a canine model in vivo, J Orthop Res 20:857–862, 2002.

15　儿童屈肌腱损伤

作者　Shian Chao Tay, PhD　　Steven L. Moran, MD

译者　侯致典

概述

儿童的手指屈肌腱断裂不如成人常见，常由锐器切割伤所致，需要一期手术。肌腱缝合方法及术后康复治疗的进展不完全适合儿童患者。儿童肌腱可能小于4mm，使用多股中心缝合法极为困难。根据肌腱的大小，可以用4-0缝线，并尝试使用四股中心缝合方法。周边缝合的缝线需要小1号，可以用5-0到7-0缝线。对稍年长的儿童，可以用四股甚至是六股中心缝合。缝合的原则是尽可能地让肌腱强度够大，而断端又不臃肿。在Ⅱ区，指浅屈肌腱和指深屈肌腱都需要修复，不赞成仅修复指深屈肌腱而不修复指浅屈肌腱。我们建议7岁以下或者不能很好配合的儿童术后行肘上石膏固定4周。7岁以上或者医从性较好的儿童可以早期开始功能锻炼，4周后可不受限制地锻炼。有大量瘢痕形成、延期修复的患儿，需要行肌腱移植，滑车严重损伤是二期行肌腱移植手术的适应证。

儿童肌腱损伤的修复对手外科医师来说依然是个复杂的问题，主要的困难在于术前的诊断、肌腱缝合技术及术后的康复训练。在过去的50年里，大约90%的肌腱断裂在受伤时被漏诊，之后做了肌腱移植[1]。不幸的是，目前仍有很多肌腱损伤患儿诊断延误，为早期治疗带来了极大的困难。早期诊断比较困难的原因主要是查体困难或者查体不充分。儿童的屈肌腱损伤多由于玻璃碎片刺伤，一般皮肤仅有小的破口但是损伤皮下重要组织的可能性很大[2]。

过去20年，成人屈肌腱修复技术不断进步，并引进了术后早期康复锻炼理念，提高了屈肌腱损伤的手术治疗效果[3~7]。遗憾的是，这些进步并不完全适用于儿童，主要是由于儿童屈肌腱损伤需要考虑其肌腱大小和治疗的依从性。儿童深肌腱可能小于4mm，因此多股中心缝合非常困难，尤其是使用较粗的缝线时更困难。如果儿童不配合夹板固定，早期的康复锻炼可能会导致屈肌腱断裂。本章的目的是总结儿童屈肌腱损伤治疗等相关问题，包括临床经验、诊断、修复、康复训练等，努力提高该年龄组屈肌腱损伤的治疗效果。

发病率

儿童手指屈肌腱损伤的发病较成人少。在赫尔辛基的报告中，儿童（<16岁）每年的发病率是3.6/10万，发病高峰年龄是7岁，男女性别比为3:1.8[8]，其中玻璃割伤是最常见的损伤原因，有学者报道近80%的此类伤害由此引起[9~12]。同成年人类似，Ⅱ区是最常见的损伤部位，小指是儿童最常见的受伤手指[10, 13, 14]。指神经损伤的概率是36%～58%[8, 11, 12, 14~16]。

诊断

儿童屈肌腱损伤的评估较为困难（图15-1）。儿童特别是6岁以下儿童，往往不能很好地配合手外科检查，需要主动观察及其他附加检查以判断屈肌腱的损伤情况[1]。Bell和Mason之前的报道指出，注意观察孩子的手在休息期间的姿势、主动屈曲动作以及手指正常微屈姿势是非常重要的[1, 9]。儿童对于陈旧性损伤有一定的适应性，可以用正常手指的屈曲来适应并带动受伤手指的屈曲，让人以为可以自主屈曲手指。因为此种现象具有一定的欺骗性，儿童家长及医师可能误以为肌腱没有受到损伤[13]。

肌腱损伤患儿中有15%~30%存在因漏诊导致的延误诊疗的情况[8, 11, 14]，延误诊疗的风险在6~8岁的儿童中较高，矛盾的是，某些儿童其表面伤口较小、流血较少但损伤较重。对于出血较多的

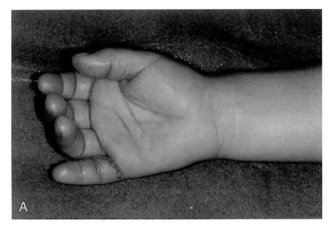

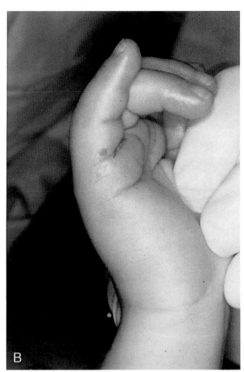

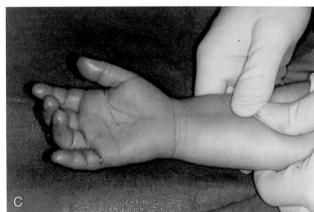

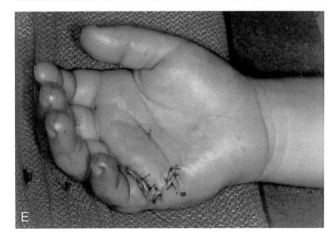

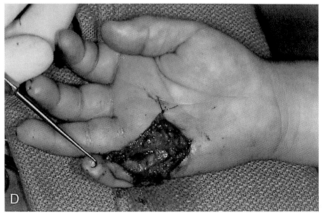

图15-1   一例2岁儿童在滑梯上玩耍时割伤小指。后于当地急诊缝合，2周后手外科医师检查发现小指屈曲障碍。A.自然状态下小指无明显屈曲。B.腕关节背伸时小指无屈曲。C.进一步检查以确定屈肌腱损伤，如通过按压前臂屈肌，正常情况下将导致手指屈曲，但此患儿的小指无明显屈曲。D.通过Bruner切口手术探查发现，指深屈肌腱和指浅屈肌腱Ⅱ区完全断裂。E.采用改良Kessler加连续周边缝合法修复屈肌腱

外伤，往往儿童父母较急迫地带孩子来院就诊，因而屈肌腱损伤被漏诊的可能性大大降低。无论如何，面对儿童手指外伤时，应该高度怀疑肌腱损伤的可能。

查体从简单的观察手的休息姿势开始。正常情况下，手指从小指到拇指逐渐的屈曲存在于所有的手指关节。正常状态下，如果观察到手不是逐渐微屈的形态，那么就可能存在屈肌腱损伤。仔细观察该手指的关节，有可能确定屈肌腱受伤部位，如果指深屈肌腱（FDP）和指浅屈肌腱（FDS）都断裂，那么该指的近指间关节（PIP）和远指间关节（DIP）会出现背伸。如果单纯是指深屈肌腱断裂，那么仅有远指间关节背伸，完整的指浅屈肌腱可以正常屈曲近指间关节。如果仅有指浅屈肌腱损伤，则不会有手指自然微屈的形态，此时远近指间关节屈曲正常。如果患儿配合，可以通过被动屈伸腕关节引发肌腱对手指的牵引以便检查屈肌腱的完整性（图15-2）。正常情况下，伸腕可以看到由小指到拇指屈曲逐渐增加。假设患儿可以配合检查并且能够放松，如果伸腕时各手指未屈曲或手指关节屈曲较小，应怀疑屈肌腱损伤。被动屈肌腱收缩也可以通过挤压前臂远端的屈肌腱来检查测试，同上类似的是如果各手指未屈曲或手指关节屈曲较小时，应怀疑屈肌腱损伤（见图15-1C）。

受伤手或手指行影像学检查是非常有必要的，以便排除异物存留或者骨折。患儿的不配合限制了超声诊断的准确性。磁共振成像（MRI）价格较高，并且对于年龄较小患儿需要全身麻醉[13]。如果患儿已经镇静，超声和磁共振检查都可以考虑应用。

对于血管神经的损伤也需要一同考虑。一般通过观察手指的颜色和血管搏动来判断血供。通过按压指尖观察血液恢复的速度来检查毛细血管反应时间。黑人手指指腹的颜色不太容易判断，在这种情况下，可按压指甲远端，然后放松，观察甲床颜色的恢复情况。手持式多普勒检查仪对于手指一侧血管损伤的检查是非常有用的。

如果患儿过小不能理解和配合检查者，则通过体检来判断指神经是否受损伤是不可能的。这种情况下，在成人身上常用的对比触觉及两点辨别觉都无法使用。因此，患儿的神经损伤往往需要考虑伤口的位置。可观察能否有效抵抗塑料钢笔从手里滑落来判断是否存在因神经损伤而导致手指不出汗的情况。也可以通过常温下，将手指浸泡于水中直

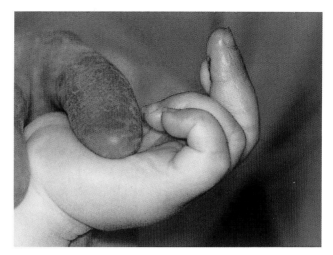

图15-2 伸腕时中指无明显屈曲

至皮肤出现褶皱来观察，只有受神经支配的区域才会出现褶皱，因此如果手指无明显褶皱则提示支配此区域的神经可能损伤[13]。陈旧性损伤中，皮肤干燥、质量下降提示支配该区域的神经受损[1]。麻醉下，手术探查是确定神经状态的唯一方法[9, 13]。

治疗

1963年，Entin指出儿童屈肌腱手术比成人困难且手术要求高，由于其组织结构非常精细，所以处理时要求一丝不苟[9]。很多学者主张手术最好由经过训练的手外科医师来处理[3, 4, 9, 10]，术中全部采用可吸收缝线缝合，以免拆线需要再次麻醉[13]。

儿童肌腱损伤同成人一样有众多的修复方式，目前文献报道缺少对比研究，但是多数学者选择四股并周边缝合法。Navali 和 Rouhani报道了一组4岁以下儿童肌腱损伤修复中采用双股缝合的患儿组中有1例出现了再断裂，而四股缝合组中无再断裂情况[17]。Nietosvaara等报道了一组16岁以下儿童采用多股缝合无肌腱断裂，但是双股缝合组有3例出现了术后肌腱断裂情况。在以上的报道中，除了术后肌腱断裂情况外，双股和多股缝合后效果无明显差异[8]。提示多股缝合可以尽可能避免手术肌腱断裂，与双股缝合相比术后功能无明显差异。

辅助手术方案

Tuzuner等[20]报道了6岁以下儿童Ⅱ区屈肌腱修复辅助使用肉毒杆菌A型毒素治疗。其原理是暂时

麻痹修复屈肌腱的肌肉单元，避免了因依从性差而导致的断裂。将肉毒素注射到行肌腱修复的特异肌肉中。术后，所有患儿开始Duran被动运动计划4周，此后行主动运动。肉毒杆菌的效果平均持续时间为6周，7例患儿全部取得了令人满意的结果，平均达到了84%的总活动度（TAM），未出现肌腱断裂。但出现了其他情况，3例患儿出现前臂肌肉萎缩，较未出现并发症的患儿延长了其功能锻炼的时间。本辅助治疗实验的其他潜在问题包括过敏反应。目前在此类治疗中，使用A型肉毒杆菌仍处于试验阶段，应在临床试验的范围内进行。

康复训练

儿童往往不能良好地配合进行康复锻炼。目前，成人屈肌腱损伤后早期活动已取得共识，现在儿童屈肌腱损伤有多达46%的患儿行石膏外固定治疗[8, 14]。目前很多学者认为在儿童屈肌腱损伤中，早期活动益处不大[11, 14~16]。梅奥诊所的研究小组发现，儿童早期活动可以达到78%的总活动度，而采用Strickland和Glogovac方式的固定组，可以达到82%的总活动度[14]。Fitoussi等报道一组病例中早期锻炼组平均总活动度为87%，而限制活动组的总活动度为86%[16]。Berndtsson 和 Ejeskär 报道了按照Kleinert法则锻炼组的平均总活动度为79%，而限制活动组为74%[11]。以上报道中早期锻炼组和限制锻炼组间差异无明显统计学意义。

众所周知，儿童屈肌腱损伤的恢复较成人快[9, 10]。在儿童中，由于粘连蛋白之间的距离更短，使得肌腱每平方厘米获得的血液供应比成人好得多。良好的血供可以促进屈肌腱愈合，由此产生的肌腱粘连也更少，因此术后肌腱更柔韧[9, 19]，不需要固定超过4周。也已证实，固定超过4周影响术后效果[15, 16]。

Fitoussi推荐术后常规应用过肘位石膏固定以防止再次断裂[16]，其研究发现58例手指术后出现了5例断裂，其中2例因为术后不愿意使用外固定，其余3例断裂发生在使用肘下石膏固定的患者组，使用过肘位石膏外固定限制活动的患者组中未出现肌腱断裂。另外，这些发生肌腱断裂的患儿年龄都在5岁及以下。

Kato等也证实了术后过肘位石膏外固定限制活动有利于恢复。他们对一组12例年龄在6岁以下Ⅱ区屈肌腱损伤行改良Kessler缝合的患儿术后过肘位石膏外固定限制活动4周进行了长期随访，结果显示根据Strickland法进行检查，其平均总活动度为89%，总体效果较满意[12]。

结果

如前所述，有很多因素会影响儿童屈肌腱修复的结果，包括损伤的类型和修复的方法。其他变量仍有争议，年龄对功能预后的影响仍是有争议的问题。梅奥诊所的一组报道称年龄不会对预后有决定性影响[14]。另外一方面，Berndtsson报道显示年龄较大的患儿术后效果较好[11]，Fitoussi等比较了0~5岁、5~10岁和10~15岁组的结果，虽然他们发现年龄小的组肌腱断裂的概率更大，但是对于术后总体效果，三组并无明显统计学差异[16]。

合并其他损伤也会影响手术效果。梅奥诊所报道了与Ⅱ区单纯的指深屈肌腱损伤相比，合并指浅屈肌腱损伤患者的总活动度较低。他们同时还报道了如果合并指神经损伤，则预后更差[14]。O'Connell等报道显示，伴有掌板或神经损伤的患者总体活动度较低[15]。唯一例外的研究结果是Berndtsson和Ejeskär的报道，其评估的结果是在Ⅱ区屈肌腱修复后，合并指浅屈肌腱损伤对功能性结局并无负面影响[11]。

Ⅱ区损伤修复效果最差，Fitoussi等报道了Ⅰ、Ⅳ、Ⅴ区屈肌腱损伤的患儿手术修复后结果均为优良[16]。Ⅱ区和Ⅲ区修复后TAM结果为良好或优异的比例分别是77%和71%。梅奥诊所的报道也指出Ⅰ区屈肌腱损伤的修复效果好于Ⅱ区[14]。

令人惊奇的是，延迟修复肌腱并没有像以往认为的可能会影响修复效果。Berndtsson 和 Ejeskär发现患儿屈肌腱一期修复与延迟修复（平均58天，10天~1年）的预后无显著差异。此外延迟修复的患儿并不需要行肌腱移植[11]。

儿童屈肌腱损伤后修复的效果随着时间的推移而逐渐改善，主要是因为随着时间的延长肌腱结构的重塑以及随着手指的生长肌腱粘连带被拉开[12, 14, 18]。O'Connell等报道显示，术后18个月患儿总活动度逐渐提高，其研究随访18~120个月，总活动度提高了17%[15]。

并发症

Grobbelaar 和 Hudson报道显示儿童屈肌腱损伤修复后较少发生并发症[10]。其研究中38例患儿术后仅3例因技术原因出现了屈肌腱断裂，其后再次行直接缝合后依然达到了优良结果，38例患儿中无一例需要行肌腱松解。并且他们认为如果需要行肌腱松解的话，也要等到18个月后，因为儿童肌腱的粘连还有一定的可塑性[10]。

梅奥诊所的报道中35例患儿仅2例出现了并发症，其中1例出现了肌腱的再次断裂，另外1例出现了僵硬指而需要行肌腱松解[14]。2例患儿二期分别再次行缝合和松解，都达到了较好的效果。Kato等报道12例患儿中仅有1例需要行肌腱松解，并且松解后达到了较好的效果[12]。Fitoussi等报道了9%的肌腱再断裂率[16]，他们分析肌腱断裂风险升高主要是在不配合的患儿组中（平均年龄小于5岁）。同过肘位石膏限制活动组相比，短前臂石膏组危险程度升高[16]。其中2例断裂后二期于腱腹交界处行肌腱延长修复，后期随访均达到了满意的效果。另外的3例行肌腱移植修复，其中1例效果优，2例效果一般。Navali和Rouhani报道显示1例在采用双股缝合时出现了肌腱断裂，由于患儿的拒绝未再行进一步治疗[17]。

儿童时期行屈肌腱修复可能会出现手指生长受影响的现象，Kato等报道称如果之前手指受伤，修复肌腱后有中节和远节指骨发育短小的可能性，较正常短2~4 mm[12]。Tuzuner也报道称每个手指大约短3%。

儿童屈肌腱移植

一期屈肌腱修复效果优于肌腱移植和分期重建[21~24]，因此，肌腱移植仅在一期不能直接缝合时才考虑进行。Courvoisier等建议一期行肌腱移植需要在A2、A4滑车完整，且远、近指间关节被动活动满意情况下进行，此时可以减少瘢痕形成[25]。二期屈肌腱移植在患儿出现腱鞘内广泛的瘢痕形成、滑车严重损伤同时远、近指间关节挛缩时进行。在他的报道中，一期屈肌腱移植满意度为38%（8例患儿中3例满意），二期屈肌腱移植满意度为42%（12例患儿中5例满意）[25]。Darlis等报道了二期行屈肌腱移植中采用Paneva-Holevich技术取得良好的效果[26]，9例患儿中的8例取得了满意的效果，平均总活动度在75%，然而有1例患儿出现了深部感染的严重并发症，需要去除硅胶棒，3个月感染控制后，再次植入硅胶棒。

Valenti和Gilbert报道27例患儿行二期屈肌腱移植修复取得了73%的满意度[27]。结果显示，年龄较大患儿效果较好，10~15岁儿童平均TAM为81.5%，而1~3岁儿童平均TAM为53%。并发症发生率为27%，有4例在移植肌腱远端接口发生破裂，2例发生硅胶滑膜炎需要行滑膜切除术，1例出现深部感染，需要去除硅胶棒。7例患儿中4例愈后效果不满意[27]。

目前推荐的治疗方法

儿童出现手外伤时，应对屈肌腱断裂保持足够的警惕性。如果有任何疑问，需要在全身麻醉下探查，确认屈肌腱、血管神经束的情况。手术应该采用全身麻醉，止血带驱血状态下，应用精密放大仪器进行。如果外伤超过1周，应该向患儿及家属讲明有行肌腱移植的可能。在肌腱断裂治疗延误的病例中，也应尝试行直接缝合。当出现腱鞘的广泛损伤以及滑车无法修复时，应考虑行肌腱移植。为避免影响患儿手指的生长应尽可能避免行肌腱和关节的固定。

屈肌腱探查时应该采用Bruner切口（图15-3），探查肌腱若采用L形皮肤切口则可能会破坏屈肌腱鞘，尽可能保留A2和A4滑车，如果需要的话，切开不超过A2和A4滑车长度的一半以协助暴露肌腱。

根据肌腱的大小，一般可以采用4-0缝线中心缝合，尽可能尝试四股缝合。腱鞘缝合应该用较中心缝合小1号的线，可以使用5-0~7-0的线。与圆针相比，使用皮针可以减少穿通肌腱时对肌腱的损伤。

使用双股缝合法还是多股缝合法取决于肌腱的大小，在直径较小的肌腱上常无法行四股缝合法。较大患儿的肌腱修复时可以采用四股或者六股缝合法。缝合的原则是在保证缝合处体积的情况下尽可能牢固地缝合，已报道的儿童肌腱缝合方法包括Tajima法[17]、改良Kessler法[14]和Lim法[8, 28]。

完成肌腱缝合后应被动活动肌腱，以确认肌腱可以在腱鞘和滑车中顺畅地滑行。偶尔可能需要修剪A2或者A4滑车边缘[29]，以减少肌腱与滑车间的磨刮。我们宁愿旷置屈肌腱鞘上未修复的L形切口，以避免对肌腱形成卡压。

对于Ⅰ区肌腱损伤且没有足够长的远断端可以缝合的患儿，指深屈肌腱可以直接使用不可吸收线[13]或4-0单丝线以Bunnell抽出法固定于骨骼上[14]。当于远节指骨上钻孔时需要注意不要损伤骨骺。

Ⅱ区肌腱损伤，指浅屈肌腱和指深屈肌腱都需要缝合。现在，不提倡仅缝合指深屈肌腱而不缝合指浅屈肌腱。肌腱用不可吸收性缝合线缝合，所有的皮肤缝线需要采用可吸收线，以避免拆线给患儿带来的痛苦。

术后，我们建议对7岁以下的患儿或者不能配合的患儿采用前臂过肘石膏固定于肘关节屈曲位4周。7岁以上或者可以很好理解并配合的患儿可以早期行康复锻炼，在以上两种情况下，术后4周可以行无保护的运动锻炼。

陈旧性肌腱损伤伴瘢痕形成时常无法直接行肌腱缝合，往往需要行肌腱移植[27]。如果滑车完整且无关节挛缩，一期可以行掌长肌腱或者是跖肌腱移植，将其近端于掌部同肌腱断端缝合。如果滑车系统损伤严重，则需要行二期肌腱移植，Valenti和Gilbert详细讲解了治疗方案[27]，一期手术后，手指被动锻炼，持续至少3周，然后行二期手术。二期手术后，腕关节、肘关节固定4周后再开始主动锻炼[27]。

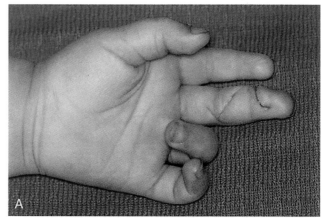
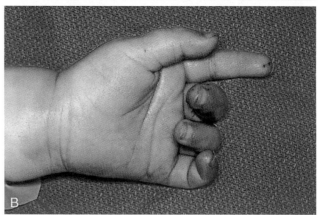

图 15-3 A. 在 5 岁患儿中指上采用 Bruner 切口探查指深屈肌腱及指浅屈肌腱。B. 肌腱修复后手指呈现自然屈曲状态

参考文献

1. Bell JL, Mason ML, Koch SL, et al: Injuries to flexor tendons of the hand in children, J Bone Joint Surg (Am) 40:1220–1230, 1958.

2. Provencher MT, Allen LR, Gladden MJ, et al: The underestimation of a glass injury to the hand, Am J Orthop (Belle Mead NJ) 35:91–94, 2006.

3. Kleinert HE, Kutz JE, Atasoy E, et al: Primary repair of flexor tendons, Orthop Clin North Am 4:865–876, 1973.

4. Creekmore H, Bellinghausen H, Young VL, et al: Comparison of early passive motion and immobilization after flexor tendon repairs, Plast Reconstr Surg 75:75–79, 1985.

5. Savage R: In vitro studies of a new method of flexor tendon repair, J Hand Surg (Br) 10:135–141, 1985.

6. Savage R, Risitano G: Flexor tendon repair using a "six strand" method of repair and early active mobilisation, J Hand Surg (Br) 14:396–399, 1989.

7. Small JO, Brennen MD, Colville J: Early active mobilisation following flexor tendon repair in zone 2, J Hand Surg (Br) 14:383–391, 1989.

8. Nietosvaara Y, Lindfors NC, Palmu S, et al: Flexor tendon injuries in pediatric patients, J Hand Surg (Am) 32:1549–1557, 2007.

9. Entin MA: Flexor tendon repair and grafting in children, Am J Surg 109:287–293, 1965.

10. Grobbelaar AO, Hudson DA: Flexor tendon injuries in children, J Hand Surg (Br) 19:696–698, 1994.

11. Berndtsson L, Ejeskär A: Zone II flexor tendon repair in children. A retrospective long term study, Scand J Plast Reconstr Surg Hand Surg 29:59–64, 1995.

12. Kato H, Minami A, Suenaga N, et al: Long-term results after primary repairs of zone 2 flexor tendon lacerations in children younger than age 6 years, J Pediatr Orthop 22:732–735, 2002.

13. Havenhill TG, Birnie R: Pediatric flexor tendon injuries, Hand Clin 21:253–256, 2005.

14. Elhassan B, Moran SL, Bravo C, et al: Factors that influence

the outcome of zone I and zone II flexor tendon repairs in children, J Hand Surg (Am) 31:1661–1666, 2006.

15. O'Connell SJ, Moore MM, Strickland JW, et al: Results of zone I and zone II flexor tendon repairs in children, J Hand Surg (Am) 19:48–52, 1994.

16. Fitoussi F, Lebellec Y, Frajman JM, et al: Flexor tendon injuries in children: factors influencing prognosis, J Pediatr Orthop 19:818–821, 1999.

17. Navali AM, Rouhani A: Zone 2 flexor tendon repair in young children: a comparative study of four-strand versus two-strand repair, J Hand Surg (Eur) 33:424–429, 2008.

18. Friedrich H, Baumel D: The treatment of flexor tendon injuries in children, Handchir Mikrochir Plast Chir 35:347–352, 2003.

19. Arons MS: Purposeful delay of the primary repair of cut flexor tendons in "some-man's-land" in children, Plast Reconstr Surg 53:638–642, 1974.

20. Tüzüner S, Balci N, Ozkaynak S: Results of zone II flexor tendon repair in children younger than age 6 years: botulinum toxin type A administration eased cooperation during the rehabilitation and improved outcome, J Pediatr Orthop 24:629–633, 2004.

21. Boyes JH, Stark HH: Flexor-tendon grafts in the fingers and thumb. A study of factors influencing results in 1000 cases, J Bone Joint Surg (Am) 53:1332–1342, 1971.

22. Ejeskar A: Flexor tendon repair in no man's land. II: Early versus late secondary tendon repair ad modum Kleinert, Scand J Plast Reconstr Surg 14:279–283, 1980.

23. Vahvanen V, Gripenberg L, Nuutinen P: Flexor tendon injury of the hand in children. A long-term follow-up study of 84 patients, Scand J Plast Reconstr Surg 15:43–48, 1981.

24. Amadio PC, Wood MB, Cooney WP 3rd, et al: Staged flexor tendon reconstruction in the fingers and hand, J Hand Surg (Am) 13:559–562, 1988.

25. Courvoisier A, Pradel P, Dautel G: Surgical outcome of one-stage and two-stage flexor tendon grafting in children, J Pediatr Orthop 29:792–796, 2009.

26. Darlis NA, Beris AE, Korompilias AV, et al: Two-stage flexor tendon reconstruction in zone 2 of the hand in children, J Pediatr Orthop 25:382–386, 2005.

27. Valenti P, Gilbert A: Two-stage flexor tendon grafting in children, Hand Clin 16:573–578, 2000.

28. Lim BH, Tsai TM: The six-strand technique for flexor tendon repair, Atlas Hand Clin 1:65–76, 1996.

29. Amis AA, Jones MM: The interior of the flexor tendon sheath of the finger. The functional significance of its structure, J Bone Joint Surg (Br) 70:583–587, 1988.

16 拇长屈肌腱的一期修复

作者 David Elliot, MA, FRCS, BM, BCh

译者 侯致典

概述

St.Andrew 中心对拇长屈肌腱不同分区的治疗做了一系列的改进，共治疗 216 例拇指，经过 18 年的努力，断裂率从最初的 17% 降低到很低水平，最终，通过增强缝合强度、患指支具固定等方法可能将肌腱断裂率降低至零。随后对修复方法进行了简化，并讨论其他的简易缝合方法，使用更为简化的缝合方法从而减少修复肌腱的机械磨损，这些简易修复方法适合全世界培训医师掌握，便于常规使用。

拇长屈肌腱近断端的处理比手部其他任何肌腱要困难得多。

Murphy，1937

拇长屈肌腱回缩的问题

60 年前大家就知道拇长屈肌（FPL）肌腱比手指其他屈肌腱更加难以修复。1937 年，Murphy 证实了这一问题，并强调断裂的拇长屈肌腱近端比手指其他屈肌腱近端回缩更严重[1]。我们的临床经验以及近期他人的意见都认为，断裂的拇长屈肌腱挛缩较严重主要是由于拇长屈肌的回缩，因为如果超过 48 小时后再修复拇长屈肌腱，想拉出近端肌腱往往有相当大的难度。因此导致修复后拇长屈肌腱张力增高，其断裂率较其他屈肌腱增加。最近拇长屈肌腱挛缩已经被证明存在且不利于拇长屈肌腱的恢复[2]。不论是所有的 FPL 是否修复，还是术中可见到近端严重回缩的 FPL 会因肌肉收缩而导致张力增加还不得而知。Murphy 认为这个问题是由于 FPL 腱同其他屈肌腱是分开的，FPL 挛缩比其他肌腱更显著，而其余肌腱被相邻的另外肌腱限制着。另一种解释可能是因为 FPL 肌肉结构与其他手指屈肌不同。

拇长屈肌腱乏血管 Ⅱ 区

最近，我们重新审视早期研究资料，发现 Ⅱ 区 FPL 修复后其断裂的概率约为 Ⅰ 区修复后的 2 倍[3]。Ⅰ 区 FPL 修复后断裂的概率同其他主要屈肌腱相似[4]。与其他手指 Ⅰ/Ⅱ 区屈肌腱修复相比，Ⅱ 区 FPL 修复的断裂率增加也从另一个方面解释了拇长屈肌腱修复后再断裂率较高的原因。Lundborg 证实近掌指关节掌侧拇长屈肌腱缺乏外周血管营养[5]。Hergenroeder[6]证实了 Tubiana 等[7]阐述的肌腱存在相对无血管的区域。这些乏血管区位置同 Ⅱ 区肌腱修复后容易断裂的区域吻合，这也是此区肌腱修复后断裂率较高的原因。

拇长屈肌腱治疗：1989 年之前

Murphy 的报道发表后 20 年，有研究认为当前很多的受损肌腱应该延迟修复，甚至是二期手术修复，报道反复强调了急诊修复 FPL 的困难，推荐大部分病例行二期手术修复[8]。为了克服这个问题，大多数作者推崇肌腱移植修复[1, 9~19]，虽然有急诊行肌腱缝合的报道，但这些通常是在伤后几个小时内的病例[1, 11, 14~18, 20~29]。也有学者采用在肌肉内或者腕部行肌腱延长的方法替代肌腱移植[12, 15, 26, 30, 31]。在这个时期，所有病例均术后固定。术后开始运动康复的时间间隔也各有不同，较早的为术后 12 天，但通常要延后至术后 3~5 周。报道的结果往往不尽理想。遗憾的是，因为评估方法不同，治疗效果与目前直接对比非常困难。不仅是同目前相比困难，同时期不同的报道之间由于采用不同的评估方法，其治疗方式对比也很困难。尽管个别报道病例较多，大部分报道病例数极少，很多是手指屈肌腱分区治疗研究的一部分，肌腱断裂率极少被提到。1973 年，Urbaniak 和 Goldner 报道了自己的经验[32]，随后 Urbaniak 对治疗方案进行了回顾[33]。与其他前人一样，Urbaniak倾向于如果可能的话尽量直接修复，当肌腱断端差距太大时，采用其他方法修复。他们团队中行肌腱延长的效果要比其他单位一期不能直接修复而采用二期肌腱移植的效果好。

拇长屈肌腱治疗：1989~1999年

在20世纪50年代后期和20世纪末，出现了肌腱一期修复和术后早期活动的报道，关于Ⅰ区和Ⅱ区屈肌腱损伤修复效果的报道非常少，这是屈肌腱损伤的主要部位[34~37]。这些研究主要是证实同手指屈肌腱相比，拇长屈肌腱一期修复后FPL断裂率较高。研究主要是对FPL早期修复、术后早期活动的关注，但是通常病例数较少，有些还包含屈肌腱其他分区的修复，因此对研究结果的判定比较困难[38~43]。较少有大样本研究采用类似手指屈肌腱Ⅱ区修复后早期活动的方法治疗FPL的报道[34, 35, 37]。有3项研究报道了一期修复FPL术后早期运动，并采用Kleinert主动伸直被动屈曲的康复训练方式[44]。第4项采用与此相对比的术后完全固定4周方案[36]。虽然Percival和Sykes报道了50例修复患者中约8%的断裂率[36]，我们还是采用他们的治疗方案作为金标准来评价我们当时的治疗方法，因为其他报道数据中有各种各样的问题，进行直接比较非常困难。

FPL修复后8%断裂: ST. ANDREW'S 1994~1999

在先前的一份对手指屈肌腱一期修复并早期积极运动的报道中，我们评估了30例一期FPL断裂修复病例中使用双股改良Kessler缝合和简单连续周边缝合的效果[45]。所有病例均采用屈肌腱修复后手指运动方法，但拇指保护性运动，结果肌腱修复后再断裂率为17%。因此我们之前使用的早期活动方法对于FPL一期修复并不合适。此后，我们研究了另外两组FPL断裂病例（39例和49例）[8]。在第一组中，使用传统的方法修复FPL，但在改良支具的保护下行早期运动，包括腕关节轻微尺侧偏（意在让FPL肌腱偏移到拇指）和夹板固定手指（图16-1）。第二组采用改良周边缝合法并且在支具保护下行康复锻炼（图16-2）[46]。支具对肌腱断裂的影响较小，仅减少了15%。我们保留了支具主要是因为运动拇指的力量主要是拇指围绕示中指背侧运动来发起，可能对FPL一期修复带来影响。限制正常手指的运动也是术后康复的一部分。尽管实验取得

了较好的效果，在使用周边缝合加固肌腱缝合后，肌腱断裂率下降到与Percival和Sykes等报道相同，但是同Ⅰ区、Ⅱ区屈肌腱一期缝合4%~5%的断裂率相比[4]，FPL8%的断裂率还是较高，需要更多的关注。虽然断裂率从17%下降到8%，但是两者无明显统计学差异。需要以每组98例患者进行研究，以获得$P < 0.05$的统计学显著性。这需要大约15年的研究时间，即便对比较大的研究中心来讲，也是一件非常困难的事情。

FPL修复后无断裂: ST. ANDREW'S 1999~2004

增加一个更强的中心缝合到使用强度更大的肌腱缝线是试图进一步降低FPL修复断裂率的有效方法[3]。2004年，我们报道了另一项研究，在48例FPL肌腱断裂患者中一期采用四股Kessler缝合加Silfverskiöld周边缝合修复，早期积极运动锻炼。在2个呈90°的平面上分别行Kessler双股缝合修复，这是实现四股中心缝合的最简单装置（图16-3）[47]。这种复合缝合法达到了无断裂的结果。然而，多股中心缝线组合的体积和复杂的圆周缝线可能增加修复肌腱的运动阻力[48]。这可能也是本组修复方法后患者优良率同之前相比下降的原因。因为技术的复杂性，限制了此种修复方式在世界范围内临床上的推广。

FPL修复后无断裂:其他

在21世纪初，一期修复FPL肌腱的另外3项研究发表[2, 49, 50]。其中2项报道显示，使用各种常规的双股中心缝合和简单的周边缝合修复FPL并未出现破裂[2, 49]，但是其样本量非常小（表16-1）。这些研究证实，当下因为仅注意到加强缝合，而很少关注康复治疗。而此时全球范围的临床医师正迫于严格的财政压力，这可能是政治上重视此类患者的原因。然而不幸的是，加强缝合技术比康复治疗的可用性和专业知识的增加对大多数外科医师来说要容易得多。

更简单的FPL无断裂修复：ST. ANDREW'S 2004~2009

我们最近的研究报道[55]，自2004年1月行50例FPL肌腱修复，采用Tang法以三股缝合作为中心缝合[52, 53]，不再行周边缝合（图16-4）。Tsuge缝合

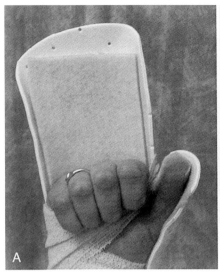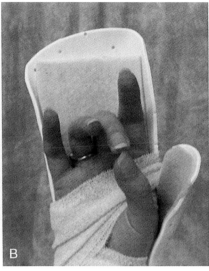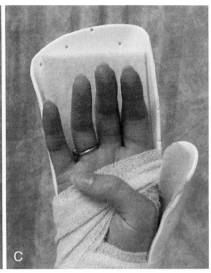

图 16-1　St Andrew's 自 1994 年以来在 FPL 修复中应用的保护手指的改良夹板，患指可以早期积极活动。A. 拇指休息位活动其余手指。B. 早期使用 Kapandji 方法积极锻炼拇指。C. 后期将拇指主动运动到近乎全部屈曲

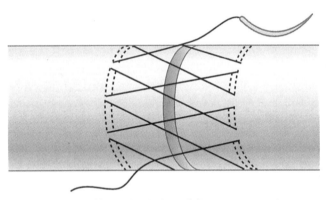

图 16-2　采用增强周边缝合的 FPL 修复，Silfverskiöld 和 Anderson（1993 年）1996 ~ 2004 在 St. Andrew's 描述和使用的技术

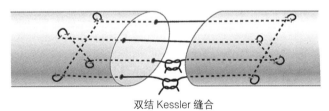

双结 Kessler 缝合

图 16-3　采用四股缝合法行 FPL 修复，Smith and Evans（2001 年）1999 ~ 2004 在 St Andrew's 中描述并使用了双结 Kessler 缝合修复技术

法同传统的中心缝合加周边缝合的强度一样[54, 55]。该方法在欧洲使用广泛，也可以更加广泛地推广。本组同样也没有出现断裂的情况，证实 Tang 和他的同事介绍的三股 Tsuge 缝合技术具有足够的强度，可以防止采用 Belfast 方案在早期积极运动时修复的 FPL 肌腱断裂[57]。因此采用此种缝合法修复肌腱是很容易的。尽管最新一系列缝合方式的效果比四股 Kessler 中心缝合以及 Silfverskiöld 周边缝合[3]好，但差异并没有统计学意义。最近 Tang[58]改良了他的三股 Tsuge 插入缝合法，改成四股 Tsuge 缝合法，使得肌腱修复更快、更简单（表16-2）。我们对这些较新的技术没有经验，不能在临床上加以评论，但是作者的动物研究结果表明，改良方法的效果同我们之前的研究中使用的技术类似。

FPL 修复后零断裂：其他简单的选择

另外一种简单且能增加缝合强度的方法是使用较大直径的缝线，使用超过3-0的缝线后，屈肌腱缝合处会形成较大的结节[60, 61]。Mantero 技术，首先由 Brunelli 在20年前描述[63]，可能是基于对屈肌腱远端缝合固定的技术，避免了在屈肌腱鞘内形成缝合结节。与 Kessler 缝合法相比缝合线断端残留减少，因此特别适用于较大的中心缝合。这种技术也许是不采用橡皮筋早期积极运动的最早尝试。它包括双股中心缝合缝线固定近端，使用半个 Kessler 缝

表16-1 1989～2009年一期修复FPL的主要研究综述

作者	康复方式	肌腱数量	肌腱分区	随访时间(年)	优良率	断裂率
Percival 和 Sykes（1989）	固定	Ⅱ5	Ⅰ，Ⅱ，Ⅲ	4	44%（White[76]）	8
	Kleinert 运动	26	Ⅰ，Ⅱ，Ⅲ		60%（White[76]）	8
Noonan 和 Blair（1991）	Kleinert 运动	30	Ⅰ，Ⅱ，Ⅲ，Ⅳ，Ⅴ	6	71% 指间关节正常 82%掌指关节正常	-
Nunley 等（1992）	Kleinert 运动	38	Ⅰ，Ⅱ	2	指间关节平均35%	3
Thomazeau 等（1996）	固定	10	Ⅰ，Ⅱ，Ⅲ，Ⅳ，Ⅴ			
	Kleinert 运动	3	Ⅰ，Ⅱ，Ⅲ，Ⅳ，Ⅴ	5	85%（Tubiana[7]）	5
	被动运动	7	Ⅰ，Ⅱ，Ⅲ，Ⅳ，Ⅴ			
Sirotakova 和 Elliot（1999）	早期主动运动（1组）	30	Ⅰ，Ⅱ	8.5	70%（White）73%（Buck-Gramcko[77]）	17
	早期主动运动（2组）	39	Ⅰ，Ⅱ		67%（White[76]）72%（Buck-Gramcko[77]）	15
	早期主动运动（3组）	49	Ⅰ，Ⅱ		76%（White[76]）80%（Buck-Gramcko[77]）	8
Kasashima等（2002）	固定	16	Ⅰ，Ⅱ，Ⅲ	12	50%（JSSH 1994）*	0
	Kleinert 运动	13	Ⅰ，Ⅱ，Ⅲ		77%（JSSH 1994）*	0
Peck 等（2003）	Kleinert 运动	23	Ⅰ，Ⅱ	1.5	未报道	4
Baer 等（2003）	Mantero早期主动运动	22	Ⅰ，Ⅱ	6	91%（Buck-Gramcko）+	0
Sirotakova 和 Elliot（2004）	Mantero早期主动运动	48	Ⅰ，Ⅱ	3.5	7Ⅲ%（White[76]）77%（Buck-Gramcko[77]）	0
Giessen 等（2009）	Mantero早期主动运动	50	Ⅰ，Ⅱ	2.75	78%（White[76]）8Ⅱ%（Buck-Gramcko[77]）	0

* JSSH日本手外科学会评估标准（类似White评估，只使用了指间关节的运动范围）
+该数字包括手指和拇指屈肌修复结果。虽然作者指出拇指修复的效果较差，仅报道了所有病例的整体优良结果

合远端，然后用纽扣固定在指端。虽然Mantero技术最近已用3-0缝线[49]，最早的Mantero技术使用2-0缝合线[62]。无论是缝合技术还是缝线大小，仍常在欧洲南部地区使用，包括Mantero单位[43, 64~70]。这个技术适用于FPL Ⅰ区和Ⅱ区的一期修复，提供了

另外一种可以增加FPL缝合强度的方法，同时简化了治疗过程。

挛缩FPL 的处理

当肌腱在手术中挛缩严重时，可以将近端肌肉延长[31, 71]或在腱腹交界处行"Z"字延长[30, 72]。我们的经验是，尽管延误时间很短，FPL断端也只有在极度屈曲拇指时才能通过拇指指间关节。这些都证实术后可能出现肌腱的断裂，除非限制术后康复的速度和康复方法，并能接受指间关节功能欠佳的可能。在这种情况下，我们常用的是Le Viet[71]报道的在腱腹交界处行肌腱延长以松解肌腱（图16-5）。FPL肌腱修复术后常规行肌腱松解也是预防肌腱断裂的一种方法，Rouhier于1950年报道了此种方式作为替代肌腱移植的一种方案[31]，Rouhier技术是被公认的，目前仍偶尔在法国使用，其他地方并不常规应用[73]。FPL肌腱于腱腹交界处被松解开，肌腱沿着原本走向延长，就好像在肌腱切开处做了自体肌腱移植一样。肌腱愈合后，则在已经切开的腱腹交界处将肌腱在原切口更远的位置再次缝合。虽然我们对该技术没有经验，但仍期望它能充分延长FPL肌腱近端。肌腱延长可能是治疗疑难病例，特别是延迟修复病例的有效手段，但对一期修

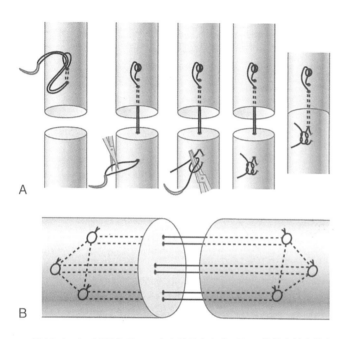

图 16-4　A：1977 年 Tsuge 改良其缝合方式，Tang 的缝合技术是应用三股 Tsuge 改良缝合在 St. Andrew's 来修复 FPL（2004~2007）

表16-2　St. Andrew's 手外科中心5组一期FPL修复结果

	肌腱总数	损伤部位	优良率（％）*	断裂率（％）
1组：双股Kessler中心缝合，单纯周边缝合，术后拇指支具保护，早期主动运动	30	Ⅰ区，Ⅱ区	70/73	17
2组：双股Kessler中心缝合，单纯周边缝合，术后拇指、手指支具保护，早期主动运动	39	Ⅰ区，Ⅱ区	67/72	15
3组：双股Kessler中心缝合，Silfverskiöld周边缝合，术后拇指、手指支具保护，早期主动运动	49	Ⅰ区，Ⅱ区	76/80	8
4组：四股Kessler中心缝合，Silfverskiöld周边缝合，术后拇指、手指支具保护，早期主动运动	48	Ⅰ区，Ⅱ区	73/77	0
5组：Tang的三股Tsuge缝合，无周边缝合，术后拇指、手指支具保护，早期主动运动	50	Ⅰ区，Ⅱ区	78/82	0

*显示的第一个数字是根据怀特（1956）的方法评估的优良成绩，第二个数字的优良根据Buk-Gramcko等（1976）的评估方法

复来说，用肌腱延长来降低肌腱张力可能太复杂。使用Le Viet技术[71]在腱腹交界处行一次或者多次肌腱延长要比单纯在肌腱内行肌腱延长要容易得多，无论是在肌腹部还是在腕部。虽然仅可以延长肌腱约1cm，但是可以有效降低肌腱修复后早期运动时拇指远端的运动张力。

肌腱术后断裂的再次修复

在本研究中15例术后断裂均发生在术后48小时内，断裂后24小时行再次修复。其中使用两种方式评估，11例愈后效果优良，4例效果可。提示术后肌腱断裂，再次立即行肌腱修复虽不容易但也是重要的治疗方式，这同其他手指屈肌腱术后再次断裂的治疗类似[4, 57, 74, 75]。

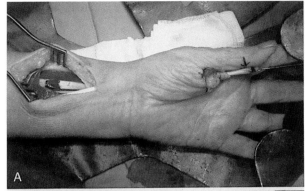
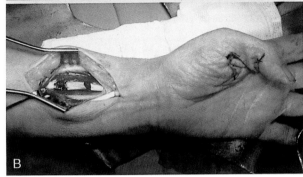

图 16-5 使用 Le Viet（1986）报道的腱腹交界处切开延长肌腱治疗 FPL 断裂一期修复后肌腱挛缩患者。A.肌腹交界处切开一个切口。B.2 个切口

参考文献

1. Murphy FG: Repair of laceration of flexor pollicis longus tendon, J Bone Joint Surg (Am) 9:1121–1123, 1937.

2. Kasashima T, Kato H, Minami A: Factors influencing prognosis after direct repair of the flexor pollicis longus tendon: multivariate regression model analysis, Hand Surg 7:171–176, 2002.

3. Sirotakova M, Elliot D: Early active mobilization of primary repairs of the flexor pollicis longus tendon with two Kessler two strand core sutures and a strengthened circumferential suture, J Hand Surg (Br) 29:531–535, 2004.

4. Harris SB, Harris D, Foster AJ, et al: The aetiology of acute rupture of flexor tendon repairs in zones 1 and 2 of the fingers during early mobilization, J Hand Surg (Br) 24:275–280, 1999.

5. Lundborg G: The vascularization of the human flexor pollicis longus tendon, Hand 11:28–33, 1979.

6. Hergenroeder PT, Gelberman RH, Akeson WH: The vascularity of the flexor pollicis longus tendon, Clin Orthop Relat Res 162:298–303, 1982.

7. Tubiana R, Gordon S, Grossman J, et al: Évaluation des résultats après réparations des tendons fléchisseurs des doigts. In Tubiana R, editor: Traité de Chirurgie de la Main, Paris, 1985, Masson, pp 281–286.

8. Sirotakova M, Elliot D: Early active mobilisation of primary repairs of the flexor pollicis longus tendon, J Hand Surg (Br) 24:647–653, 1999.

9. Bell JL, Mason ML, Koch SL, et al: Injuries to flexor tendons of the hand in children, J Bone Joint Surg (Am) 40:1220–1230, 1958.

10. Boyes JH: Flexor tendon grafts in the fingers and thumb, J Bone Joint Surg (Am) 32:489–499, 1950.

11. Foss Hague M: The results of tendon suture of the hand, Acta Orthop Scand 24:258–270, 1955.

12. Harrison SH: Repair of digital flexor tendon injuries in the hand, Br J Plast Surg 14:211–230, 1961.

13. Koch SL: Division of the flexor tendons within the digital sheath, Surg Gynecol Obstet 78:9–22, 1944.

14. McCullough FH: Repair of the flexor pollicis longus tendon. U.S. Armed Forces Med J 2:1579–1591, 1951.

15. McKenzie AR: Function after reconstruction of severed long flexor tendons of the hand. A review of 297 tendons, J Bone Joint Surg (Br) 49:424–439, 1967.

16. Peacock EE: Some technical aspects and results of flexor tendon repair, Surgery 58:330–342, 1965.

17. Pulvertaft GR: Repair of tendon injuries in the hand-Hunterian Lecture, Ann R Coll Surg Engl 3:3–14, 1948.

18. Pulvertaft GR: Tendon grafts for flexor tendon injuries in the fingers and thumb, J Bone Joint Surg (Br) 38:175–194, 1956.

19. Strandell G: Tendon grafts in injuries of the flexor tendons in the fingers and thumb. End results in a consecutive series of 74 cases, Acta Chirurg Scand 111:124–141, 1956.

20. Kelly AP: Primary tendon repairs, J Bone Joint Surg (Am) 41:581–598, 1959.

21. Koch SL: Division of the flexor tendons within the digital sheath, Surg Gynecol Obstet 78:9–22, 1944.

22. Kyle JB, Eyre-Brook AL: The surgical treatment of flexor tendon injuries in the hand, Br J Surg 41:502–511, 1954.

23. Miller H: Repair of severed tendons of the hand and wrist, Surg Gynecol Obstet 75:693–698, 1942.

24. O'Shea MC: The treatment and results of 87 severed tendons and 57 severed nerves of the hand and forearm, Am J Surg 43:346–366, 1939.

25. Posch JL: Primary tendon repair, Surg Clin North Am 28:1323–1340, 1948.

26. Rank BK, Wakefield AR: Flexor tendon repair in the hand, Aust N Z J Surg 19:135–139, 1951.

27. Siler VE: Primary tenorrhaphy of the flexor tendons in the hand, J Bone Joint Surg (Am) 32:218–225, 1950.

28. Van't Hof A, Heiple KG: Flexor-tendon injuries of the fingers and thumb, J Bone Joint Surg (Am) 40:256–262, 1958.

29. Verdan CE: Primary repair of flexor tendons, J Bone Joint Surg (Am) 42:647–657, 1960.

30. Nigst H, Megevand RP: La réparation du long fléchisseur du pouce. Technique de l'élongation du tendon, Helvetica Chir Acta 4/5:456–459, 1956.

31. Rouhier G: La restauration du tendon du long fléchisseur du pouce sans sacrifice du tendon primitif, J Chir 66:537–542, 1950.

32. Urbaniak JR, Goldner LJ: Laceration of the flexor pollicis longus tendon: Delayed repair by advancement, free graft or direct suture, J Bone Joint Surg (Am) 55:1234–1148, 1973.

33. Urbaniak JR: Repair of the flexor pollicis longus, Hand Clin 1:69–76, 1985.

34. Noonan KJ, Blair WF: Long-term follow-up of primary flexor pollicis longus tenorrhaphies, J Hand Surg (Am) 16:653–662, 1991.

35. Nunley JA, Levin LS, Devito D, et al: Direct end-to-end repair of flexor pollicis longus tendon lacerations, J Hand Surg (Am) 17:118–121, 1992.

36. Percival NJ, Sykes PJ: Flexor pollicis longus tendon repair: a comparison between dynamic and static splintage, J Hand Surg (Br) 14:412–415, 1989.

37. Thomazeau H, Attali JY, Dréano T, et al: Plaies récentes et isolées du flexor pollicis longus (20 cas) Revue à long term, Rev Chir Orthop 82:590–597, 1996.

38. Becker H, Orak F, Duponselle E: Early active motion following a bevelled technique of flexor tendon repair: Report on fifty cases, J Hand Surg 4:454–460, 1979.

39. Duran RJ, Houser RG: Controlled passive motion following flexor tendon repair in zones 2 and 3. In AAOS Symposium on Tendon Surgery in the Hand, St Louis, 1975, Mosby, pp 105–114.

40. Early MJ, Milward TM: The primary repair of digital flexor tendons, Br J Plast Surg 35:133–139, 1982.

41. Gault D: A review of repaired flexor tendons, J Hand Surg (Br) 12:321–325, 1987.

42. Kessler I, Nissim F: Primary repair without immobilisation of flexor tendon division within the digital sheath, Acta Orthop Scand 40:587–601, 1969.

43. Mantero R, Bertolotti P, Badoino C, et al: Revisione critica di 20 anno di esperienza sul trattamento delle lesioni dei flessori, Riv Chir Mano 12:87–110, 1974/5.

44. Lister G, Kleinert H, Kutz J, et al: Primary flexor tendon repair followed by immediate controlled mobilisation, J Hand Surg 2:441–451, 1977.

45. Elliot D, Moiemen NS, Flemming AFS, et al: The rupture rate of acute flexor tendon repairs mobilized by the controlled active motion regimen, J Hand Surg (Br) 19:607–612, 1994.

46. Silfverskiöld KL, Andersson CH. Two new methods of tendon repair: an in vitro evaluation of tensile strength and gap formation, J Hand Surg (Am) 18:58–65, 1993.

47. Smith AM, Evans DM: Biomechanical assessment of a new type of flexor tendon repair, J Hand Surg (Br) 26:217–219, 2001.

48. Kubota H, Aoki M, Pruitt DL, et al: Mechanical properties of various tendon suture techniques, J Hand Surg (Br) 21:474–480, 1996.

49. Baer W, Jungwirth N, Wulle C, et al: Die Beugesehnennaht nach Mantero eine Alternative, Handchir Mikrochir Plast Chir 35:363–367, 2003.

50. Peck FH, Kennedy SM, Watson JS, et al:An evaluation of

the influence of practitioner-led hand clinics on rupture rates following primary tendon repair in the hand, Br J Plast Surg 57:45–49, 2004.

51. Giesen T, Sirotakova M, Elliot D: Flexor pollicis longus primary repair: further experience with the Tang technique and controlled active mobilisation, J Hand Surg (Eur) 34:758–761, 2009.

52. Tang JB, Shi D, Gu YQ, et al: Double and multiple looped suture tendon repair, J Hand Surg (Br) 17:699–703, 1994.

53. Tang JB, Gu YT, Rice K, et al: Evaluation of four methods of flexor tendon repair for postoperative active mobilisation, Plast Reconstr Surg 107:742–749, 2001.

54. Tsuge K, Ikuta Y, Matsuishi Y: Intra-tendinous tendon suture in the hand, Hand 7:250–255, 1975.

55. Tsuge K, Ikuta Y, Matsuishi Y: Repair of flexor tendons by intratendinous tendon suture, J Hand Surg 2:436–440, 1977.

56. Elliot D: Primary flexor tendon repair-operative repair, pulley management and rehabilitation: invited personal view, J Hand Surg (Br) 27:507–513, 2002.

57. Small JO, Brennen MD, Colville J: Early active mobilisation following flexor tendon repair in zone 2, J Hand Surg (Br) 14:383–391, 1989.

58. Wang B, Xie RG, Tang JB: Biomechanical analysis of a modification of Tang method of tendon repair, J Hand Surg (Br) 28:347–350, 2003.

59. Cao Y, Tang JB: Biomechanical evaluation of a four-strand modification of the Tang method of tendon repair, J Hand Surg (Br) 30:374–378, 2005.

60. Barrie KA, Tomak SL, Cholewicki J, et al: Effect of suture locking and suture caliber on fatigue strength of flexor tendon repairs, J Hand Surg (Am) 26:340–346, 2001.

61. Taras JS, Raphael JS, Marczyk SC, et al: Evaluation of suture caliber in flexor tendon repair, J Hand Surg (Am) 26:1100–1104, 2001.

62. Mantero R, Bertolotti P, Badoini C: Il pull-out in "no man's land" e al canale digitale nelle lesioni dei flessori (metodo personale), Riv Chir Mano 11:119–130, 1973/4.

63. Brunelli G: Tenorrafia semplificata con materiale estraibile, Minerva Ortoped 5:321–323, 1954.

64. Brunelli G, Monini L: Technique personelle de suture des tendons fléchisseurs des doigts avec mobilisation immédiate, Ann Chir Main 1:92–96, 1982.

65. Brunelli G, Vigasio A, Brunelli F: Slip-knot flexor tendon suture in zone 2 allowing immediate mobilisation, Hand 3:352–358, 1983.

66. Emery FE: Immediate mobilization following flexor tendon repair, J Trauma 17:1–7, 1977.

67. Grandis C, Rossello MI: Dieci anni di esperienza con il pull-out intertendineo nella chirurgia dei tendini flessori al canale digitale (zona 1-2). Ten years experience with intertendinous pull-out in flexor tendon surgery at the digital canal (zones 1-2), Riv Chir Mano 25:43–49, 1988.

68. Guinard D, Montanier D, Thomas D, et al: The Mantero flexor tendon repair in zone 1, J Hand Surg (Br) 24:148–151, 1999.

69. Mantero R, Bertolotti P: La mobilisation précoce dans le traitement des lésions des tendons fléchisseurs au canal digital, Ann Chir Main 30:889–896, 1976.

70. Wulle C: Flexor tendon suture in zone 1 and distal zone 2 by the Mantero technique, Ann Hand Upper Limb Surg 11:200–206, 1992.

71. Le Viet D: Flexor tendon lengthening by tenotomy at the musculotendinous junction, Ann Plast Surg 17:239–246, 1986.

72. Vigliani F, Martinelli B: Repair of rupture of flexor pollicis longus by 'Z' lengthening at the wrist, Ital J Orthop Tr 2:171–179, 1981.

73. Ebelin M, Le Viet D, Lemerle JP, et al: Chirurgie secondaire du long fléchisseur du pouce, Ann Chir Main 4:111–119, 1985.

74. Allen BN, Frykman GK, Unsell RS, et al: Ruptured flexor tendon tenorrhaphies in zone 2: repair and rehabilitation, J Hand Surg (Am) 12:18–21, 1987.

75. Dowd MB, Figus A, Harris SB, et al: The results of immediate re-repair of zone 1 and 2 primary flexor tendon repairs which rupture, J Hand Surg (Br) 31:507–513, 2006.

76. White WL: Secondary restoration of finger function by digital tendon grafts, Am J Surg 91:662–668, 1956.

77. Buck-Gramcko D, Dietrich FE, Gogge S: Bewertungskriterien bei Nachuntersuchungen von Beugesehnenweiderherstellungen, Handchir 8:65–69, 1976.

17　腕部或近腕部屈肌腱损伤的治疗

A　　Ⅴ区屈肌腱修复

作者　David Elliot, MA, FRCS, BM, BCh

译者　谭　军

概述

最近关于Ⅴ区屈肌腱损伤治疗的报道认为，就手指活动功能不良而言，这类损伤较以往观点更为明显。最近研究显示，尽管由于屈肌浅腱的缝合可能会丧失一定的肌腱独立滑动功能，但同时缝合浅腱（指浅屈肌腱）和深腱（指深屈肌腱）对功能有益，因此推荐同时缝合两组肌腱。

可以说，屈肌腱损伤发生在前臂远端区域（Ⅴ区）者比其他任何区域都要常见，然而有关该区肌腱断裂处理方法的记录却比其他区域都要少，这可能与30年前Kleinert及同事的一句评论——"肌腱在该区域的滑动不是问题"[1]有关。

临床特点

此类损伤在上肢创伤中较常见，损伤机制包括玻璃割伤（很多情况下因为喝酒）、工作时锐器伤、刀伤或者自残等。在腕及腕关节浅层，前臂屈曲侧有18根纵向结构经过，旋前方肌横过这些结构与骨之间，任何纵向结构都可能部分或全部受损，绝大多数急诊手术涉及屈肌腱、尺桡动脉以及正中神经或尺神经。如果15个结构（11根肌腱、2根动脉和2根神经，不包括掌长肌）中，有10根以上损伤，则称为"通心面"腕[2]。若正中神经和尺神经纵轴主干被切段，其掌皮支受损则几乎不可避免，但这常常被遗忘，如果初次手术忽视这些皮支的修复，偶尔形成的终末神经瘤会带来极大麻烦[3-5]。

通常伤口在腕部为横形或近乎横形，通过改变伤口的走形成"H"或"Z"形，则可以非常容易地暴露术区。不管如何处理切口，皮肤伤口的愈合都很少发生问题，为了更好地暴露伤口，无论怎样延长原始伤口，所设计的皮瓣（不需要多加考虑）都会是广基底部、短筋膜蒂皮瓣，在皮瓣基底部由尺桡动脉直接供血，同样由于这个原因，伤口大多可以一期闭合。

肌腱修复大多采用的是Ⅱ区肌腱缝合技术，（在这里不做详述），由于解剖原因，缝线可以较Ⅰ区和Ⅱ区稍微粗一些。由于没有滑车限制，该处肌腱缝合理论上要比手指处容易。但是，有时由于伴随神经和血管等多种结构的损伤，令低年资、培训医师产生畏惧感，手术也会花费很长时间，因此高年资医师不能把这类损伤作为"很好的练习病例"交给他们，让他们独自完成手术，让生手修复这么多结构，会使手术变得冗长而令人疲倦。有些玻璃割伤的病例，肌腱不是垂直割伤，相对于腕管而言，斜向切割会使不同的肌腱损伤在不同平面，有的甚至在腕管内。肌腱也可以被纵向损伤，按照书本修复则很困难。对于有多种结构切断或者冗长的手术，尤其对那些在手指完全伸直时，需要缝合靠近腕横韧带近侧的肌腱者，应该切开腕横韧带，避免形成继发的腕管综合征[6]，也避免由于腕横韧带对缝合肌腱的影响引起腕和手指关节伸直时手关节的欠伸。

术后的康复活动类似于Ⅱ区肌腱修复，在此不再赘述。如果腕横韧带切断，可采用腕关节中立位或轻度背伸位支具保护下的手指活动；在其他情况下，如果腕横韧带完整，建议腕关节采取伸直位或轻度屈曲位，起初主张的腕关节屈曲30°的康复位，就类似于诊断腕管综合征Phalen征的体位，术后可能同样会激发正中神经卡压症状。

在Ⅴ区屈肌腱修复术后康复中，有一点需要特别指出的是，如果尺神经被切断，尺侧手指的固有近指间关节肌肉将受损，因而在术后4周内，需要通过支具把掌指关节固定在屈曲位，通过指伸肌腱主动伸直近指间关节，以避免近指间关节屈曲挛缩[7]。

有一个常被医师遗忘，而总被"通心面"腕或接近"通心面"腕损伤的患者提到的问题。术后1~3天，医师希望患者能够活动肿胀的肌腱，但可能由于肿胀的筋膜紧紧包裹，不可吸收缝线的线尾滑过修复的正中神经或尺神经断端，带来剧烈疼痛。因为没有足够镇痛，活动及术后康复进程受阻，最终的结果则不尽完美。

指浅屈肌腱：缝合还是不缝合

在20世纪后期，引入了屈肌腱术后早期活动的概念，在这之前，人们一直认为腕部指浅和指深屈肌腱如果同时损伤，缝合指浅屈肌腱会引起粘连造成相应手指滑动受限[8, 9]。然而，指浅屈肌腱可以增加手的握力，使得手指近指间关节捏物和屈曲时更加稳定，而且可以增加手指的进一步屈曲功能[10]。因为这些原因，可能也受"肌腱在该区域的滑动不是问题"[1]这句评论的影响，随着早期活动概念的出现，缝合指浅屈肌腱成为常规[1, 10-12]。Ⅴ区的指浅屈肌腱缝合失败后，会出现近指间关节过伸的可能，虽然没有什么意义，但有一篇简单的病例报道建议缝合指浅屈肌腱[13]。尽管早期活动，但仍然可能形成粘连，这些粘连会引起手指活动受限或／和指浅屈肌腱独立活动能力丧失，该观点在当时并未被发现。

在2000年前，关于前臂远端屈肌腱损伤的文献很少[11, 13-16]，其中仅有2篇病例很少的报道[11, 16]，而且主要集中在正中神经和尺神经方面，而不是屈肌腱损伤功能方面。1985年，Puckett和Meyer[15]回顾了37例腕部损伤患者，每例患者至少完全损伤了3个纵向结构，平均为8个，其中1/3患者为"通心面"腕损伤，术后采用Kleinert法进行锻炼。其肌腱功能评价标准：手指活动达到正常的85%~100%或者手指屈曲指尖距远侧掌横纹1.0cm以内者为优；手指活动为正常的70%~84%或指尖距远侧掌横纹在2.0cm内者为良；活动为正常的50%~60%者为中；屈曲挛缩或粘连者为差。可随访到的34例患腕中，33例（97%）达到优或良，1例活动尚可，该方法

评估整个手部的功能情况，没有对单个手指进行评估，没有发生肌腱再断裂。

1992年，Stefanich等[13]回顾报道了23例Ⅴ区屈肌腱损伤患者的恢复情况，肌腱缝合术后采用早期Kleinert法锻炼，结果仅有30%的患者患指有独立的指浅屈肌腱活动功能，5例患者为单个肌腱横断，其余18例为多根肌腱横断，结果根据ASSH推荐的TAM（全手主动活动）方法对伤指以及未受伤指进行评定，但文中有关优／良／中／差的评分标准没有记录，取而代之记录了23例患者所有患侧五指的平均TAM（参考健侧手指的百分比），23例患者中有16例所有手指完全恢复了活动度，但没有阐述其中多少手指没有受伤，近指间关节平均欠伸8°，远指间关节关节平均欠伸4°，2例（9%）患者活动完全受限，1例拇长屈肌腱断裂，另1例患者的指深屈肌腱断裂。

该报道再次引入了Ⅴ区指浅深肌腱均修复后导致粘连或者失去手指滑动和／或手指独立指浅屈肌腱活动功能的问题，这种可能性比预期的更常见。

在这些小样本研究之后[13]，我们对Ⅴ区屈肌腱损伤进行了较大样本、超过2年的前瞻性研究[17]，所有患者均常规修复指浅屈肌腱、指深屈肌腱，并在术后都采用控制下的主动活动法（主动伸直，主动屈曲）进行康复锻炼，这种康复方法目前在我们单位常规使用[14]。本研究中，Ⅴ区屈肌腱完全损伤缝合后，经过早期的主动活动锻炼，90%的患指功能达到优良，66%的患指有独立的指浅屈肌腱活动功能。没有肌腱断裂病例，就独立指浅屈肌腱活动功能而言，单纯指浅屈肌腱损伤组明显好于指浅屈肌腱和指深屈肌腱共同损伤组，两组差别极其明显，这极可能反映了整个腕部浅层或深层损伤的厚度差别，而不是简单的一组或两组肌腱损伤差别造成。多因素方差分析结果显示，"通心面"腕损伤对整个手的功能有明显的影响，主要影响了手指的独立指浅屈肌腱活动功能，而对手指的活动度影响不大。而"通心面"腕损伤后形成的大量瘢痕可能会减弱肌腱独立活动的性能，在很多病例，虽然有大量的肌腱包块形成，但手指的活动度却能够正常或接近正常；年龄对功能恢复不管是独立的指浅屈肌腱功能或者手指的活动度而言都不是主要的影响因素；独立的指浅屈肌腱活动功能和手指活动度功能

恢复之间在统计上有明显的相关性，似乎证实腕部在一方面很好则在另一方面也会很好。在腕部，那些指浅屈肌腱紧贴在指深屈肌腱表面的手指——也就是示指和小指——在腕部切割伤、肌腱修复后容易丧失独立指浅屈肌腱活动功能。本研究发现小指的独立指浅屈肌腱活动功能最低，然而本研究中的修复后没有独立指浅屈肌腱活动功能的小指的活动能力缺失要比我们数据报道的要少得多，因为1/3正常人小指的指浅屈肌不能独立屈曲小指[18, 19]。

这是第一次就这类损伤对整个手功能的影响进行了数据分析，而不仅仅考虑患指的功能，结果显示4指屈肌腱都损伤者，不同手指的屈曲系统之间存在统计学显著的相互依赖性，这也显示了在手功能方面，损伤的后果相当复杂，而不仅仅是几个损伤肌腱数目相加，以后对V区屈肌腱损伤的评价应该做些改变，以便更好地反映这种复杂性。

在我们之后，又有少量关于V区肌腱损伤的文献报道[20-24]。其中有2篇支持术后早期的主动活动，反对被动活动[22, 23]。2005年，Wilhelmi等24回顾了168例V区屈肌腱损伤患者，肌腱修复采用他们自己的中心缝合法，术后早期进行保护下的主动活动，其活动方法与Silfverskiold等[25]的报道相似，该报道的29例患者术后超过4年。尽管这些作者重点强调了他们缝合方法的强度和优点，但有1例患者术后3根肌腱断裂。更有趣的是他们术后的活动方法，该方法可以理想地对指浅屈肌腱和指深屈肌腱分别进行滑动锻炼，这使他们治疗的103指中有97指（99%）达到优或良，88指（91%）有独立的指浅屈肌腱活动功能，作者认为有些患者的结果不尽完美，手指欠伸与合并尺神经损伤有关。

指浅屈肌腱具有强大的功能，我们支持V区屈肌腱损伤后修复指浅屈肌腱，在腕部不修复指浅屈肌腱没有逻辑基础，因为通过术后早期监管下的主动活动锻炼可以在手指活动方面获得优良的结果，也能使手指的指浅屈肌腱有良好的机会获得独立活动能力。

参考文献

1. Kleinert HE, Kutz JE, Atasoy E, et al: Primary repair of flexor tendons, Orthop Clin North Am 4:865–876, 1973.

2. Katz RG: Discussion. Results of treatment of extensive volar wrist lacerations; the spaghetti wrist, Plast Reconstr Surg 75:720–721, 1985.

3. Atherton DD, Leong JCS, Anand P, et al: Relocation of painful end neuromas and scarred nerves from the zone II territory of the hand, J Hand Surg (Eur) 32:38–44, 2007.

4. Evans GRD, Dellon AL: Implantation of the palmar cutaneous branch the median nerve into the pronator quadrus fortreatment of painful neuroma, J Hand Surg (Am) 19:203–206, 1994.

5. Sood MK, Elliot D: Treatment of painful neuromas of the hand and wrist by relocation into the pronator quadrus muscle, J Hand Surg (Br) 23:214–219, 1998.

6. Figus A, Iwuagwu FC, Elliot D: Subacute nerve compressions after trauma and surgery of the hand, Plast Reconstr Surg 120:705–712, 2007.

7. Elliot D: Primary flexor tendon repair: operative repair, pulley management and rehabilitation, J Hand Surg (Br) 27:507– 513, 2002.

8. Carroll RE, Match RM: Common errors in the management of wrist lacerations, J Trauma 14:553–562, 1974.

9. Verdan C: Practical considerations for primary and secondary repair in flexor tendon injuries, Surg Clin North Am 44:951– 970, 1964.

10. Kleinert HE, Meares A: In quest of the solution to severed flexor tendons, Clin Orthop Relat Res 104:23–29, 1974.

11. Hudson DA, de Jager LT: The spaghetti wrist. Simultaneous laceration of the median and ulnar nerves with flexor tendons at the wrist, J Hand Surg (Br) 18:171–173, 1993.

12. Strickland JW: Flexor tendon repair, Hand Clin 1:55–68, 1985.

13. Stefanich RJ, Putnam MD, Peimer CA, et al: Flexor tendon lacerations in zone V, J Hand Surg (Am) 17:284–291, 1992.

14. Elliot D, Moiemen NS, Flemming AFS, et al: The rupture rate of acute flexor tendon repairs mobilised by the con- trolled active motion regimen, J Hand Surg (Br) 198:607– 612, 1994.

15. Puckett CL, Meyer VH: Results of treatment of extensive volar wrist lacerations; the spaghetti wrist, Plast Reconstr

Surg 75: 714–721, 1985.

16. Rogers GD, Henshall AL, Sach RP, et al: Simultaneous lacera- tion of the median and ulnar nerves with flexor tendons at the wrist, J Hand Surg (Am) 15:990–995, 1990.

17. Yii NW, Urban M, Elliot D: A prospective study of flexor tendon repair in zone 5, J Hand Surg (Br) 23:642–648, 1998.

18. Austin GJ, Leslie BM, Ruby LK: Variations of the flexor digi- torum superficialis of the small finger, J Hand Surg (Am) 14:262–267, 1989.

19. Baker DS, Gaul JS, Williams VK, et al: The little finger superficialis–clinical investigation of its anatomic and functional shortcomings, J Hand Surg (Am) 6:374–378, 1981.

20. Bircan C, El O, Akalin E, et al: Functional outcome in patients with zone V flexor tendon injuries, Arch Orthop Trauma Surg 125:405–409, 2005.

21. Gibson TW, Schnall SB, Ashley EM, et al: Accuracy of the preoperative examination in zone 5 wrist lacerations, Clin Orthop Relat Res 365:104–110, 1999.

22. Korstanje JW, Schreuders TR, van der Sijde J, et al: Ultrasonographic assessment of long finger tendon excursion in zone V during passive and active tendon gliding exercises, J Hand Surg (Am) 35:559–565, 2010.

23. Panchal J, Mehdi S, Donoghue JO, et al: The range of excur- sion of flexor tendons in zone V; a comparison of active and passive flexion mobilisation regimes, Br J Plast Surg 50:517– 522, 1997.

24. Wilhelmi BJ, Kang RH, Wages DJ, et al: Optimizing indepen- dent finger flexion with zone V flexor repairs using the Mas- sachusetts General Hospital flexor tenorraphy and early protected motion, J Hand Surg (Am) 30:230–236, 2005.

25. Silverskiöld K, May E: Flexor tendon repair in zone II with a new suture technique and an early mobilization program combining passive and active flexion, J Hand Surg (Am) 19:53–60, 1994.

B　　　Ⅴ区屈肌腱损伤修复方法和效果

作者　Jun Tan, MD　Jin Bo Tang, MD

译者　谭　军

概述

Ⅴ区屈肌腱位于前臂中远端，严重的损伤可以导致"通心面"腕损伤形成，也就是包括肌腱、神经和血管在内的 10 个或以上结构的损伤。在这一章我们列出了我们目前修复 Ⅴ区屈肌腱的方法以及对 52 例患者术后的随访结果。手指主动活动和握力总体来说恢复良好，但由于伴随的神经损伤引起的功能障碍是个问题。由经验丰富的手术者完成修复的效果明显要好很多。"通心面"腕损伤的治疗效果明显要比非严重损伤者差得多。

前臂中远端区域，从腕横韧带近端到前臂屈肌的腱肌交界处，就是 Ⅴ区屈肌腱区域。在前臂，指深屈肌腱有一个单独的肌腹，向远端分成桡侧束和尺侧束，桡侧形成示指的指深屈肌腱，尺侧形成中指、环指和小指的指深屈肌腱，指浅屈肌腱分隔成独立的肌腱单位和肌腹，这个区域的肌腱没有滑车覆盖。

该区损伤容易诊断，很少会漏诊，通常都是一期修复所有的损伤，二期行肌腱松解和神经移植术。如果伤口由污物或机器造成，那伤口污染可能是比较严重的问题，通过伤口的灌洗和彻底的清创，术后静脉使用抗生素可以预防伤口感染。

对 Ⅴ区肌腱损伤，由于伤口开放，很多患者损伤范围比较广泛，因此我们大多行一期修复，而不是延期修复。术中可以比较容易地找到肌腱断端，近端肌腱可能会回缩，但通常不会回缩很长距离，在很多病例通常不需要另外切口寻找回缩的肌腱断端，如果近端肌腱回缩太多，一个纵向延长切口就足够。在术中通过助手屈曲腕关节，则很容易把远侧肌腱断端暴露在术区。由于常有神经切割伤，因此术中需要仔细识别神经和肌腱断端，以便正确对合。不同的肌腱可以通过损伤平面、直径、切面的形状以及横断面的角度来仔细确认匹配缝合。

该区损伤肌腱之间以及肌腱与周围皮肤、筋膜间粘连形成很常见，但继发主动手指活动受限很少见，在大多数病例，肌腱及腱旁组织之间的粘连不是问题，因为这种粘连不像肌腱与纤维骨鞘或者坚硬的屈肌支持带那样限制活动，多根肌腱损伤如果导致严重的粘连，可能影响多个手指的活动，则需要二期行肌腱松解术。

正中神经、尺神经以及桡动脉、尺动脉常常受累，正中神经损伤的概率高于尺神经，而尺动脉则较桡动脉容易受损。因为在前臂远端，尺神经和动脉紧靠在一起，动脉一旦损伤常伴有神经损伤。如果桡动脉完好、Allen 试验阳性，则尺动脉断裂可以不需要吻合，当尺神经损伤时，如果没有明显缺损，则需要一期予以修复。

我们回顾了我们单位治疗的 52 例患者（52 个腕关节），发现 43 例患腕（83%）伴有正中神经或尺神经的损伤，其中正中神经 31 例（59%）、尺神经 21 例（41%），正中神经和尺神经同时损伤者 21 例（17%）。29 例（56%）患腕有动脉损伤，其中尺动脉占 40%、桡动脉占 26%、同时损伤者 10%，几乎所有的病例都可以看到正中神经或尺神经的前侧皮神经分支的损伤（不需要修复），我们在缝合肌腱的同时，采用端端缝合修复了所有损伤的正中神经和尺神经。

需要强调的是，需要二期松解或者二期手术的病例也不少见，我们每年大概做 10~15 例 Ⅴ区屈肌腱（包括神经损伤）二期手术，其中大概有 3/4 是一期在当地医院处理的。二期手术适应证包括：（1）多根肌腱间发生粘连；（2）肌腱和皮肤伤口粘连；（3）一期神经未修复；（4）偶尔由于肌腱断端没有正确对合（肌腱错误的匹配或者肌腱和神经缝合），导致手指不能很好地屈曲。Ⅴ区肌腱损伤一期在我们单位处理者中，有大概 7% 的患者由于肌腱间的粘连需要行二期肌腱松解术。

在我们单位，我们常规一期修复损伤的神经

束，并会仔细识别肌腱断端确保其正确匹配，在医院里若损伤由没有受过足够训练的医师处理，情况就不会总是如此了，其术后的并发症发生率较高，包括：（1）一期肌腱处理不正确，如断端误接或与神经缝合；（2）神经修复失败；（3）多根肌腱间广泛粘连。

病例资料和治疗效果

患者资料

2010年，我们对本院收治的一期V区屈肌腱损伤、6年内的患者病例资料进行了回顾性随访，有一小部分单一肌腱损伤的患者，术后即回地方治疗，因而未能入选，也不包括伴有大块软组织缺损、伸肌腱损伤、手部骨折或再植病例，此外年龄小于12周岁者也被排除在外。一共收集到69例完整病例资料，随访到52例，平均随访时间为32个月（11~78个月），其中男性41例、女性11例，平均年龄35岁（15~57岁）。

共163指受累，其中拇指14例、示指35例、中指44例、环指42例和小指28例；拇长屈肌腱14根、指深屈肌腱82根、指浅屈肌腱147根。

在52例患者中，16例（30.7%）为"通心面"腕损伤（也就是至少10根以上结构损伤，包括肌腱、神经和血管，但不包括皮神经和掌长肌腱）（图17B-1）。

手术方法

所有患者手术均在伤后12小时内由本科室值班医师急诊行一期处理（包括本文作者），肌腱缝合采用3种缝合方法之一：双股改良Kessler法（4-0或者3-0的缝线）、四股Cruciate法（4-0或者3-0的缝线）以及六股Tang法或改良Tang法（四股套针尼龙线）[1,2]，周边缝合采用单纯缝合或锁式缝合（5-0或6-0尼龙线），方法的选择根据医师的个人喜好而定。过去几年，我们倾向于采用四股或六股缝合，而双股缝合仅偶尔使用。对多根肌腱损伤患者，为了减少手术时间，简单的或者稍复杂的缝合方法可以混合使用。

术后康复

术后，采用石膏或者热塑板支具保护手部，腕关节屈曲20°~30°，手指轻度屈曲（图17B-2）。我们采用的康复方法类似于II区肌腱修复[3]，但相比较而言没有那么严格。

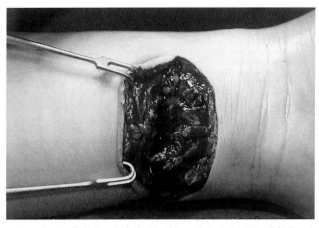

图17B-1　36岁患者，左前臂刀切割伤，图示"通心面"腕损伤，包括11根肌腱、2根神经（正中神经和尺神经）以及尺动脉损伤

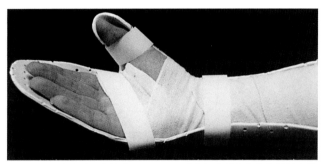

图17B-2　术后采用腕屈曲20°~30°，手指轻度屈曲位的热塑板支具

尤其是术后3~4天，通常患者还住在医院里，在施术者或者康复师的监管下开始手指的早期被动活动。在开始的3周内，每组手指活动锻炼开始时间先被动把手指屈、伸到一定角度，然后开始主动活动，所有活动不对抗明显阻力。

在开始的3周内，当多根肌腱并伴随神经损伤时，我们不鼓励患者对手指进行完全活动度的主动活动，而让患者进行小范围的活动，只要可以引起前臂的肌腱活动即可，避免疼痛或引起缝合肌腱打褶、干扰神经生长。活动以患者舒适为度，腕关节屈曲是康复模式的一个组分。

第三周末开始使用腕关节背伸30°阻挡保护支具，逐渐间断使用到第5周，并强调手指主动结合被动屈曲。5周后，可以放弃使用支具，6~7周后患者可以正常活动。从第2或第3周开始进行手指独立的指浅屈肌腱和指深屈肌腱活动锻炼，持续3~4周。

该区的康复较II区而言没有那么严格，每天进行康复运动的次数也因人而异，通常每天至少4~5次，也不需要每个小时都活动，每次手指活动

20~30下，被动活动接着主动活动。

结果

我们的随访结果与以往报道的结果一致，总体来说功能恢复比较满意，但我们也注意到，损伤严重或者由低年制医师处理的患者的手指功能评定在"中"或"差"的比例较高。

采用Stickland和Glogovac评定标准对52例163指的主动活动功能进行评定，结果123指（75.5%）为优，23指（14.1%）为良，12指（7.4%）为中，5指（3%）为差。优良率为89.6%，没有缝合肌腱断裂发生，指浅屈肌腱损伤的147指中，有103指（70.1%）恢复独立的指浅屈肌腱功能。握力平均恢复到健侧的68%，指捏力恢复到65%，平均DASH（Disabilities of the Arm, Shoulder and Hand）评分为11.9分（SD11.0值1.7~40）。

年龄小于35岁的患者功能恢复可能要优于年龄大于35岁的患者（$P<0.01$），非优势手功能恢复要明显差于优势手（$P<0.01$），同时有指浅屈肌腱和指深屈肌腱损伤者恢复效果明显差于仅有指浅屈肌腱损伤者（$P<0.01$），性别和年龄对手指活动度和独立指浅屈肌腱功能恢复的影响不大。

术者级别越低，术后功能恢复越差[4]。（图17B-3）。

16例患者为"通心面"腕损伤，与"非通心面"腕损伤相比，握力、捏力、DASH、手指的主动活动度以及手指的独立指浅屈肌腱活动能力明显要差（$P<0.01$），其握力和捏力在"通心面"腕

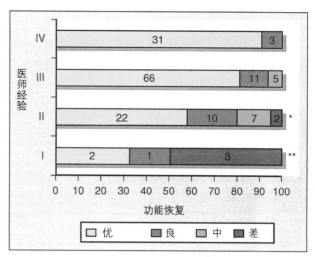

图 17B-3   图示术者的经验级别与术后功能恢复的关系。就手指的主动活动度而言，经验丰富的术者（3级、4级）治疗的效果优于低年制的术者（2级）*或住院医师（1级）**。柱状图中的数字为测评的手指数

损伤中恢复约占健侧的1/3（表17B-1）。

小结

对所有就诊的患者，我们都能够一期修复肌腱损伤，在过去的6年时间里，没有发现不适合一期修复而需要延期或二期修复的病例。没有病例发展成严重伤口感染，对范围较大的伤口，静脉给予抗生素治疗，尤其注意清洗伤口，我们认为彻底的伤口冲洗和清创是治疗中一个非常重要的环节。

术中准确辨认神经和肌腱非常重要，以确保手术正确修复，低年制的医师尤其容易混淆这两个

表17B-1   Ⅴ区"通心面"腕和非"通心面"腕功能结果比较

| 损伤 | 病例数 | 手指活动度* | | | | 手指数 | 独立指浅屈肌腱活动（指数）* | 握力（%）* | 捏力（%）* | DASH 评分 |
		优	良	中	差					
"通心面腕"	16	42 (62.7)	15 (22.4)	8 (11.9)	2 (3.0)	67	36（59.0）	50 ± 26	47 ± 25	21 ± 12
非"通心面腕"	36	81 (84.4)	8 (8.3)	4 (4.2)	3 (3.1)	96	67（77.9）	75 ± 18	75 ± 20	8 ± 8

握力及捏力值参照健侧百分比。括号内的数字为百分数。手指活动度对比采用非参数Mann-Whitney U检验，其他对比采用Student t检验

* 两组对比差异显著

不同的结构。

我们随访的结果显示，对于V区肌腱损伤不是绝对需要采用四股或六股缝合，但在近几年，我们单位还是偏向使用多股缝合，我们建议使用强度较大的缝合方法，而不是强度较弱的、传统的Kessler法。另外，为了增加强度适合采用3-0的缝线而不是4-0的缝线。V区肌腱缝合方法较多，我们没有特别推荐哪一种或哪两种方法。在我们单位，我们采用Cruciate法或者六股M-Tang法，而在邻近城市的一个手外科中心，医师喜欢使用四股U形缝合方法（由一高级别学者研发[5]），4-0套圈缝线中心缝合外加连续周边缝合，在过去3年中治疗超过25例患者获得了优良的效果（2011年与Zun Shan Ke教授私下交流），我们没有使用这种U形法修复V区肌腱而采用六股M-Tang法。

我们治疗的病例中，89%的手指获得了优或良的主动活动功能，70%的手指具有独立的指浅屈肌腱功能。Yii等[6]报道的总体优良率为90%，他们采用的是ASSH（美国手外科协会）评定标准，这种标准实际上不同于我们随访的功能评定标准。Yii报道的文中没有对拇指进行功能评级，而且我们的病例似乎血管损伤更严重。以往报道V区肌腱修复后的手指独立指浅屈肌腱活动功能比例为30%~85%[7-14]。

至于肌腱修复的数目，所有的屈肌腱除了掌长肌腱都应该予以缝合，指深屈肌腱和拇长屈肌腱都必须缝合，但并非所有指浅屈肌腱都必须完全缝合，尤其是伤口不清洁或者肌腱断端被压碎时，我们认为修复指浅屈肌腱具有积极的一面，可以获得良好的握力。尽管如此，没有临床证据表明是否必须修复损伤的指浅屈肌腱或者修复其中的一部分，如果为了减少手术时间或者减少肌腱粘连的机会，我们通常修复示指和中指的指浅屈肌腱。

我们中有一员（一位高年制学者）建议对术者的经验级别进行分类并记录[4]，我们认为V区肌腱损伤是一个极好的实验，可以应用该分类标准分析术者级别和手术效果。事实上，功能恢复和术者的级别存在着正相关关系。V区治疗效果很满意的患者，大多是由经验丰富的医师处理的，他们治疗的效果几乎都能达到优良，少数治疗效果不佳的患者多由低年资的医师处理。

该区域伴随的神经损伤引起的问题比肌腱损伤更严重，手功能丧失主要是由于伴随的神经损伤没有完全恢复（图17B-4）。手指不能完全主动伸直者也不少见，主要由于手内在肌功能不全引起。

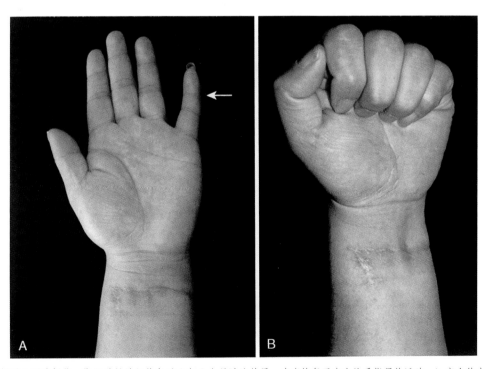

图17B-4　一例通心面腕损伤一期肌腱尺神经修复后2年8个月随访结果。患者恢复了完全的手指屈伸活动。A. 完全伸直。B. 完全屈曲。注意患者小指由于尺神经功能恢复不全不能并指（A箭头所示）。手内肌轻度萎缩，小鱼际区变平（A）。比较突出的问题是手内肌功能恢复不全，握力没有完全恢复

"通心面"腕损伤包括腕部软组织严重损伤者[8]，以前有研究显示这种损伤独立指浅屈肌腱活动功能极差[1, 3-6]，这与我们的随访结果一致。"通心面"腕损伤严重影响了整个手的功能，握力和捏力仅能恢复到健侧的1/3左右。正中神经或尺神经损伤后，内在肌功能没有恢复正常，会引起手部握力下降以及手部精细功能不全。

参考文献

1. Tang JB: Indications, methods, postoperative motion and outcome evaluation of primary flexor tendon repairs in Zone 2, J Hand Surg (Eur) 32:118–129, 2007.

2. Tang JB: Clinical outcomes associated with flexor tendon repair, Hand Clin 21:199–210, 2005.

3. Strickland JW, Glogovac SV: Digital function following flexor tendon repair in Zone II: A comparison of immobilization and controlled passive motion techniques, J Hand Surg (Am) 5:537–543, 1980.

4. Tang JB: Re: Levels of experience of surgeons in clinical studies, J Hand Surg (Eur) 34:137–138, 2009.

5. Cao Y, Tang JB: Biomechanical evaluation of a four-strand modification of the Tang method of tendon repair, J Hand Surg (Br) 30:374–378, 2005.

6. Yii NW, Urban M, Elliot D: A prospective study of flexor tendon repair in zone 5, J Hand Surg (Br) 23:642–648, 1998.

7. Bircan C, EI O, Akalin E, et al: Functional outcome in patients with zone V flexor tendon injuries, Arch Orthop Trauma Surg 125:405–409, 2005.

8. Puckett CL, Meyer VH: Results of treatment of extensive volar wrist lacerations: the spaghetti wrist, Plast Reconstr Surg 75:714–721, 1985.

9. Noaman HH: Management and functional outcomes of combined injuries of flexor tendons, nerves, and vessels at the wrist, Microsurg 27:536–543, 2007.

10. Weinzweig N, Chin G, Mead M, et al: "Spaghetti wrist": management and results, Plast Reconstr Surg 102:96–102, 1998.

11. Jaquet JB, van der Jagt I, Kuypers PD, et al: Spaghetti wrist trauma: functional recovery, return to work, and psychological effects, Plast Reconstr Surg 115:1609–1617, 2005.

12. Stefanich RJ, Putnam MD, Premier CA, et al: Flexor tendon lacerations in zone V, J Hand Surg (Am) 17:284–291, 1992.

13. Wilhelmi BJ, Kang RH, Wages DJ, et al: Optimizing indepen- dent finger flexion with zone V flexor repairs using the Massachusetts General Hospital flexor tenorrhaphy and early protected active motion, J Hand Surg (Am) 30:230–236, 2005.

14. Katz RG: Discussion. Results of treatment of extensive volar wrist lacerations: the spaghetti wrist, Plast Reconstr Surgt 75: 720–721, 1985.

18 屈肌腱修复的新型缝合方法与器材

A 肌腱修复的Mantero技术

作者　Ombretta Spingardi, MD　Mario Igor Rossello, MD　Renzo Mantero, MD

译者　李秀存　王　维　侯致典

概述

我们介绍Ⅱ区指深屈肌（FDP）肌腱损伤中抽出式修复的经验。自1973年以来，我们通过指尖抽出式缝合的Bunnell技术修复Ⅰ区和Ⅱ区肌腱损伤，术后早期进行手指主动运动。我们随访了2005~2008年间收治的Ⅱ区指深屈肌腱撕裂伤患者，没有患者发生修复后再断裂。对一组46例（46指）患者进行主观和客观的功能评估，其中33指（72%）获得优良的结果。我们将抽出式缝合技术治疗22指的结果与双股缝合修复22指的结果进行了比较。我们注意到，抽出式缝合后主动屈指功能和握力能更快恢复。只有肌腱开始活动太晚或活动不足时才可能出现较差的结果。

自1970年以来，由于肌腱组织修复生物学学科的形成、缝合技术和术后运动观念的很大改进，屈肌腱手术已经取得很大进步。然而，由于肌腱粘连的高风险性以及随后有限的主动活动范围，即使在术后早期采用保护性运动，在Ⅱ区的肌腱修复仍然是一个问题。

20世纪初，Bunnell介绍了肌腱修复的抽出式缝合技术。Mantero等[1~3]于1973年开始使用这一技术，同时结合术后早期主动运动。采取该方案后，肌腱粘连、获得性的皮肤瘢痕以及关节永久性畸形和僵硬的发生率明显降低。

适应证

指深屈肌（FDP）肌腱或拇长屈肌（FPL）肌腱在Ⅱ区的任何明确的损伤可以使用这一技术修复。这种方法也适用于指深屈肌腱在Ⅰ区近端的损伤，其中直接的端端肌腱修复是必需的[1, 4~6]。然而，我们在复杂创伤的情况下不使用这种方法（例如，截肢术或与暴露骨折有关的肌腱损伤），因为不可能进行早期运动，而且在这种情况下，手指的血液循环极差，手指尖端的纽扣有导致缺血的风险。

当指浅屈肌（FDS）和指深屈肌（FDP）肌腱同时受到损伤时，FDS肌腱可以用任何的端端修复方法修复，同时结合我们的方法修复指深屈肌腱。

手术技巧

局部麻醉下，两个离断的肌腱断端通过Bruner皮肤切口暴露。脊髓麻醉的针头（尺寸：20G）从指尖插入，从远端向近端经过FDP肌腱远断端。然后，用2-0尼龙线在距离断端1~1.5cm的近侧肌腱断端处形成一个Ω形环。然后，切断尼龙线针头且将缝合线的两端在远侧的肌腱断端穿过之前插入针头穿出。将线从指尖拉出，其两端用带有多个孔的珍珠母纽扣安全固定（图18A-1~图18A-6）。对于所有的修复而言，确保有张力的两个肌腱断端正确缝合是非常重要的，这取决于外科医师的经验。4-0缝合线连续缝合能使肌腱边缘绷紧。以前，我们用4-0聚丙烯缝线，在长期的随访中，我们观察到一些由缝线引起的异物反应，缝合残迹必须被清除。目前，我们更喜欢用可吸收缝合线缝合［如聚二噁烷酮缝线（PDS）］。

使用该方法可更容易地修复A2滑车（ⅡA区和ⅡB区）远侧的肌腱断裂，因为环、小指指深屈肌腱远端的肌腱比较短且很少受到滑车的限制。因

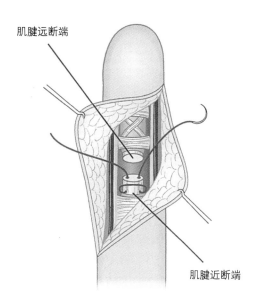

肌腱远断端

肌腱近断端

图 18A-1 抽出式技术示意图。一个 Ω 形环在肌腱近断端形成后针头穿过肌腱的远侧部分

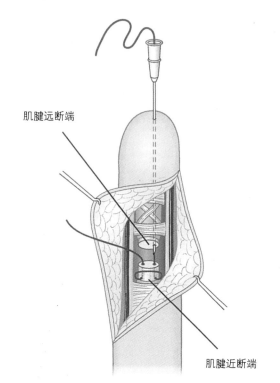

肌腱远断端

肌腱近断端

图 18A-2 穿出的线头通过远侧肌腱断端

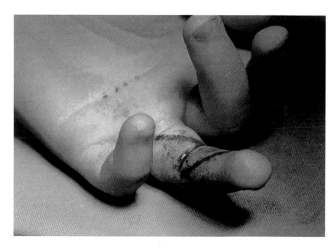

图 18A-3 ⅡB 区屈肌腱损伤的儿童病例，暴露肌腱的皮肤切口

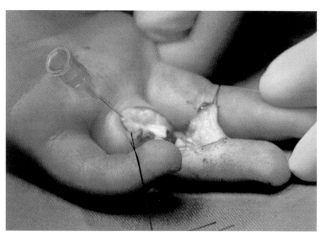

图 18A-4 暴露回缩的近端肌腱断端，并在 A2 滑车下远端牵拉出

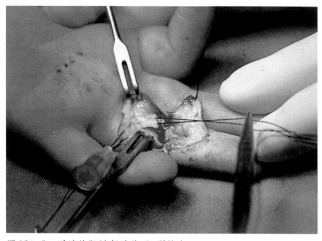

图 18A-5 近端的肌腱断端处 Ω 形缝合

此，从指尖穿过远端的整个肌腱断端插入针头会更容易。在A2滑车或其近端切断的肌腱，针头将刺穿更长的肌腱远端断，同时远指间关节（DIP）和近指间关节（PIP）需稍微屈曲。刺穿后，脊椎穿刺针的内芯被取出，以便允许2-0尼龙线穿过。我们倾向于使用2个不同的通道让尼龙线通过肌腱的断端；在运动时，缝合张力均匀沿肌腱各部分传播，确保了该系统的牢固性。

无论何时，应重视滑车系统。当A2或A3滑车部分或整体受损，或者为了避免对滑车边缘的肌腱修复点造成影响，必须切除部分滑车，这些滑车是无须修复的。当更多的滑车受到损伤时，强烈推荐重建滑车，尤其是A2和A4滑车，避免肌腱弓弦。我们倾向于将伸肌支持带（Lister技术）或指浅屈肌腱束之一（当指浅屈肌肌腱不能修复），缝合到残余的滑车上。放置负压引流一枚，同时用可吸收缝线缝合皮肤。1天后拔出负压引流，使用薄的敷料包扎，这样可增加手指主动运动范围。

术后护理

早期主动运动是这一手术成功的关键，必须尽早开始[1~4]。特别是术后前几天，必须完成近指间关节充分伸展。第一天，减少敷料，患者手腕在受保护的状态下开始主动活动手指。患者可以做日常家务，以便自主活动，不仅要运动也要换药

保持敷料清洁。1周以后，检查伤口并且控制残留的肿胀。如果可能的话，使用更少的敷料从而允许运动的范围更大，也逐渐增大主动屈指的幅度（图18A-7）。大约21天时，观察是否存在肌腱滑动或关节运动障碍的任何早期临床症状，这是非常重要的。如果没有发现任何异常，应积极主动地进行手指屈伸练习。

患者每6~8天返回医院，以便更换敷料、检查伤口。在最近几年，为了避免拆线，我们喜欢用可吸收缝合线缝合皮肤，拆线是令人痛苦的或相当不愉快的，尤其对年轻患者而言。术后30~35天，切断拉出的缝线并拆除纽扣。指尖的结痂以及已形成的小的压疮经每日清洗消毒后会在2~3天内脱落。抽出线移除后开始康复计划，逐步加强主动屈指8周。返回工作的平均时间是伤后10周。

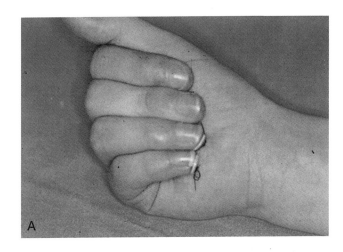

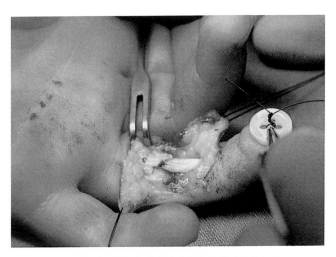

图18A-6　缝线穿过肌腱远断端并系在指尖的珍珠母纽扣上

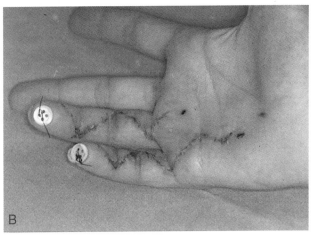

图18A-7　环、小指指深屈肌腱抽出式缝合修复术后17天。主动屈伸运动如图所示

结果

针对抽出式技术治疗的患者，我们进行了两方面的研究。两项研究容纳了在这一时期治疗的部分患者。纳入患者生活在我们的城市附近，可以规律地随访。在第一项研究中，我们随访了2005~2008年间用抽出式技术治疗的46例患者，这些患者Ⅱ区指深屈肌（FDP）或拇长屈肌（FPL）肌腱都有损伤。在术后3、6、12周，我们评估了远指间关节（DIP）、近指间关节（PIP）和掌指关节（MCP）的术后总活动度；直观类比量表[7]；DASH得分；握力和Kapandji试验[8]。采用同样的方法比较这些数据是不可能的，因为其数值范围不同，我们决定通过从0到30校准它们的最小值和最大值使其同质。根据不同的评价体系得出的所有的数据，我们可以得出差、中、良、优四种结果——"差"的平均值在0~7之间，"中"的平均值是7~15，"良"的平均值是16~21，"优"的平均值是22~30。结果：差13例（28%），中0例，良28例（61%）和优5例（11%）（图18A-8）。同文献资料相似[5]，环指和小指肌腱损伤修复后手运动范围恢复最差，无修复后再断裂的病例。

2005~2008年我们比较两种治疗方法，此为第二项研究：（1）随访通过抽出法治疗的22例患者（22例指深屈肌腱Ⅱ区损伤）手指的主动屈伸运动；（2）22例患者（22例指深屈肌Ⅱ区损伤）用双股修复方法（Tsuge、Kleinert、Kessler或Kessler-Tajima）及Kleinert或Duran早期活动计划治疗。在术后4、6、8和12周，手外科临床专家评估所有的患者。抽出法治疗的患者获得的优良结果具有显著差异：（1）手指主动运动的范围快速恢复；（2）康复训练数较少；（3）无痛苦和功能障碍；（4）握力能早期康复。手指主动运动的最终幅度无显著差异，在这两组中均无修复后再断裂的记录。

未见深部感染或肌腱断裂的病例。少数患者在指尖处有浅表感染，因纽扣长时间接触皮肤所致。经局部使用或口服抗生素以及每日仔细的消毒后，伤口在几天内就会愈合。罕见但严重的并发症是对PIP关节伸展的永久性损伤，是主动运动开始太晚所致。这些通常发生在依从性差的患者中。然而，他们很少要求手术治疗（肌腱松解术），因为

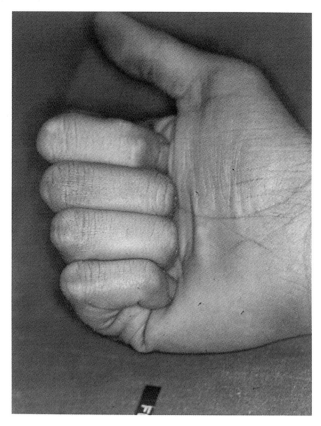

图 18A-8　小指指深屈肌肌腱用抽出法修复术后主动屈指完全恢复

伸展不足往往只是轻微的、无痛苦，同时没有引起严重的功能受限。

讨论

由于抽出式技术在欧洲南部以外的地区并不流行，我们报道的结果很难同其他文献做对比。然而，我们同意Wulle[5]的观点：抽出式修复方法在早期肌腱锻炼的年轻患者中效果较好，即使动脉和/或神经同时损伤。老年患者预后较差。

含有骨损伤的病例不能进行早期功能练习，所有Ⅱ区肌腱断裂应该用简单、可靠且可快速恢复的方法治疗。抽出式修复方法可用于Ⅰ区指深屈肌腱的损伤和拇长屈肌腱在拇指处的损伤[1-6, 9, 10]。由于强度可靠，这种方法也可允许修复的儿童手指屈肌腱损伤进行早期运动。然而，到目前为止，这种方法并没有被广泛应用，可能因为放置在指尖的纽扣并不被认为是"灵巧"或更简单的方法，甚

至认为它是一个陈旧且过时的技术。我们认为，这些观点都是有偏见的。尽管这种方法很少被列为屈肌腱修复的优选的外科技术，但是它应该被考虑。

这种技术的优点是技术操作简单，（容易找到）外科材料便宜，修复强度可靠，不需要佩戴夹板。在多指肌腱损伤的情况下，抽出法尤其值得注意，因为它允许患指进行主动运动。即使患者依从性较差，缝线断裂或手指指尖的感染也是少见的。术后需要少量的敷料，在30~35天时，穿出指尖的缝线应该被剪断并拆除纽扣。

参考文献

1. Mantero R, Bertolotti P, Badoino C: Il pull-out in "no man's land" e al canale digitale nelle lesioni dei flessori (metodo personale), Riv Chir Mano11:119–130, 1973–1974.

2. Mantero R, Bertolotti P: La mobilizzazione precoce nel trattamento dei tendini flessori al canale digitale, Revista Esp Chir Mano5:35–43, 1975.

3. Mantero R, Bertolotti P: La mobilisation précoce dans le traitement del lesions des tendons fléchisseurs au canal digital, Ann Chir Main30:889–896, 1976.

4. Grandis C, Rossello MI: Dieci anni di esperienza con il pullout intertendineo nella chirurgia dei tendini flessori al canale digitale (zona 1–2), Riv Chir Mano25:43–49, 1988.

5. Wulle C: Flexor tendon suture in zone 1 and distal zone 2 by the Mantero technique, Ann Hand Upper Limb Surg11:200–206, 1992.

6. Guinard D, Montanier F, Thomas D, et al: The Mantero flexor tendon repair in zone 1, J Hand Surg (Br)24:148–151, 1999.

7. Ohnhaus EE, Adler R: Methodological problems in the measurement of pain: a comparison between verbal rating scale and the visual analogue scale, Pain1:379–384, 1975.

8. Kapandji A: Clinical test of apposition and counter-apposition of the thumb, Ann Chir Main5:67–73, 1986.

9. Elliot D, Southgate CM: New concepts in managing the long tendons of the thumb after primary repair, J Hand Ther18:141–156, 2005.

10. Schaller P: Repair of the flexor pollicis longus tendon with the motion-stable Mantero technique, Scand J Plast Reconstr Surg Hand Surg44:163–166, 2010.

B 肌腱修复的特诺（Teno）固定

作者 Antonio Merolli, MD, FBSE Lorenzo Rocchi, MD Francesco Catalano, MD

译者 李秀存 王维 侯致典

概述

本文介绍采用特诺（Teno）肌腱修复系统（Ortheon Medical，Winter Park，Florida）一期修复手指屈肌腱的经验。我们治疗的 22 例患者表现为单一的指深、浅屈肌腱或拇长屈肌腱Ⅱ区屈肌腱鞘内损伤；平均随访时间为 16 个月（6~26 个月不等）。根据 Strickland 总体主动活动标准，此 22 例患者的结果评定为：优 12 例，良 6 例，可（中）4 例。影像学检查显示：外科手术将设备植入后，修复的肌腱滑行得相当顺利。然而，本组病例中，4 例患者的结果并不令人满意，并且他们中的 3 例拆除了器材。其他患者无明显不适，肌腱愈合后也没有二次手术拆除器材，最长的随访时间为 7 年。该器材有较高的临床实用价值，使肌腱修复后变得非常牢固，可承受早期手指主动运动的力量。器材的使用可确保肌腱快速恢复，术后患者能很快恢复工作。同时，在本组病例中，也介绍了 4 例患者恢复不满意的可能原因。

在临床上测试特诺（Teno）肌腱修复系统（Ortheon Medical，Winter Park，Florida）的主要目的是探讨肌腱修复时腱纤维接触修复方式。具体来说，特诺（Teno）固定不适用于把牵引力限制在一个少量的纤维结内；相反，它使牵引力沿着大量的纤维均匀分布。尽管被压缩成体积较小的锚固系统，但这些纤维维持着其生理延长轴。

特诺（Teno）固定器材作为实用的临床工具已经在销售，能够使修复的肌腱更牢固且能承受手指早期主动运动的强度[1~6]。为防止肌腱粘连，建议尽早主动或被动屈曲肌腱。手指运动开始较晚会增加手指功能不能完全恢复的风险[7~10]。

我们介绍了早期用特诺（Teno）固定系统治疗患者的临床结果，包括详细的随访。另外，对医院库存的两个设备也进行了机械测试。

生物力学研究

Teno固定是一个不锈钢设备（ASTM F138-00），由复合纤维丝的2-0不锈钢缝合线（"线"）连接两个肌腱内主轴的线圈复合体（"锚"）组成。一个螺旋软木钉环绕一个空心轴芯线圈组成了锚钉（图18B-1A）。早期我们使用的锚钉的直径为2.0mm，长度为4.0mm；现在有更小的锚钉可以使用。两个挡珠用于拉紧钢丝，一个由制造商固定，而另一个必须在术中由外科医师在专用仪器的帮助下卷曲固定。这一步骤似乎是这个装置的薄弱点，因为在临床实践中，对该设备的机械性能来说，挡珠的强度是非常重要的。基于这个原因，我们从手外科诊所的标准库存中随机选取两个器材进行测试。

评估载荷量需要拔下钢丝上下端的挡珠且记录钢丝开始断裂的载荷量，带有合适孔的金属板被用来限制每个挡珠，同时允许我们测试钢丝组件的有效强度。选择一个长15mm的钢丝（在临床实践中常见），两个把手被用来控制挡珠和钢丝末端的钢板。实验用每单位100N载荷量的材料实验机（型号5566；Instron Corp，Norwood，Massachusetts）（图18B-1B）在1mm/min的拉伸模式下进行。

结果表明，典型的负荷-位移曲线是线性的，直到达到最大负荷值（图18B-1C）。最大负荷值为56.7N和58.9 N（大于制造商规定的平均值）。尽管在实验中钢丝被毁坏，但是，值得注意的是挡珠没有被拔出（图18B-1D）。

我们相信这些数据证明该装置能承受临床实践中可能遇到的超负荷。同时证明，术中卷曲挡珠是合适的方法。

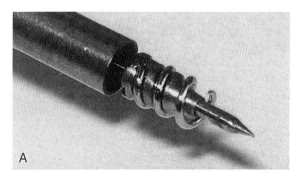

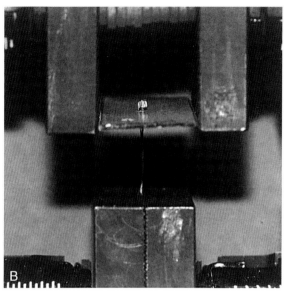

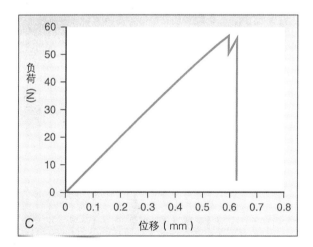

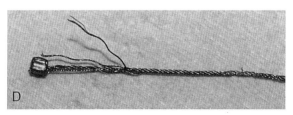

图18B-1 A.位于输送管针头处的轴线圈复合体（"锚"）。B.第二个挡珠与已经到位的复丝线被专用的压接工具把持。C.负荷位移曲线呈线性趋势，锯齿表示钢丝纤维部分断裂。D.在故障条件下加载负荷时，钢丝被拉断，但止粒并没有被拉离钢丝

临床技术和结果

我们报道了Ⅱ区屈肌腱鞘内屈肌腱原发性损伤的22例患者的治疗情况。平均随访16个月（6~26个月不等）后评估结果。

临床最终评估是根据Strickland和Glogovac方法[9, 10]比较手指远近指间关节的主动活动范围，记录指尖到远侧掌横纹的距离[11]。我们在评估Ⅰ区和Ⅱ区指屈肌腱修复结果中采用的Strickland标准，因为我们发现Strickland标准比ASSH所倡导的总主动活动度（TAM）更实用。事实上，肌腱修复后往往存在一定程度的关节僵硬，主动活动度（TAM）正常的患者较少见。采用Strickland方法评估，良好的功能状态要求手指主动活动的范围足够大，但不一定要和对侧有相同的范围[12]。

患者资料

男14例，女8例，年龄18~46岁不等，平均年龄32岁，主要是切割伤引起肌腱的完全断裂，位于Ⅱ区（依据Tang分区[12~14]）手指屈肌腱鞘。损伤部位：拇指3例，示指12例，中指3例，环指1例和小指3例。该研究报道了作者全部的经验，最终结果确定前没有患者失访。

入选标准

所有患者均在受伤后12小时内接受治疗，屈肌腱一期修复。本组病例包括4种类型的损伤：（1）指深屈肌腱完全断裂，没有或仅有轻微的可以忽略不计的指浅屈肌腱在ⅡB区和ⅡC区的损伤；（2）ⅡA区指深屈肌腱完全断裂，不伴有指浅屈肌腱的损伤；（3）ⅡD区仅指深屈肌腱完全横断（作者提出了在年轻且积极配合的患者中进行手术治疗；原因是虽然患者的手指运动仍正常，但是只有指深屈肌腱存在，累积握力减弱）；（4）Ⅱ区拇长屈肌腱完全断裂。

排除标准

为了操作的简单化，两根屈肌腱损伤或伴血管、关节损伤以及骨折的患者应被排除。因锚杆的直径太大，儿童以及一些相对较小手指损伤的成年患者（以小指最常见）被排除。

手术方法

在臂丛神经阻滞麻醉下，根据Bruner切口切

开皮肤后，暴露损伤的肌腱断端。距切口边缘约10mm处形成一个纵向的掌侧游离，容纳内芯和输送管，其中包含主轴‐线圈复合体。该水平的腱鞘常常被创伤所破坏，如有必要，可做一个有限的纵向切口。根据临床需要，近端或远端断端可作为第一切入点（图18B‐2A）。复合体一旦被轻轻拧到位，就要有不锈钢缝合线的直针和内置的挡珠（"线"）穿过芯孔，直到挡珠与复合体接触。钢丝穿过第二锚和第二挡珠（使用预压接工具）后，断端被轻轻地定位到腱鞘和滑车下，在适当的张力下把持在一起。第二个挡珠被卷曲固定且切断多余的钢线。采用6‐0尼龙线行连续周边缝合肌腱，而纵向切开的肌腱通过埋入结节而缝合。尽管必要时可修复滑车，但我们从未发现有必要闭合腱鞘。

术后护理

从术后第一天开始，允许手指主动屈于掌心。手指的伸展受到固定在手上石膏的限制，该石膏固定于腕关节和掌指关节（MCP）屈曲30°的位置，一直固定到术后第14天。之后，拆除石膏和皮肤缝线。为限制腕关节的伸展，应用腕关节中立位的背侧夹板直至第28天。允许所有的手指进行完全主动运动（除了屈曲抵抗阻力和强制被动伸展外）。

在门诊上监测患者，第1个月内每周1次，然后分别在第2、6、12、24个月各一次。在术后第14天和第60天，分别拍摄手指在屈伸时的正位和侧位X线片。

结果

术后12个月依据Strickland标准评定功能，在22例患者中，优12例，良6例，差4例。得分被评为"差"的4例患者获得了不令人满意的结果，他们中有3例的腱固定装置被拆除，详情如下。第一位患者手术后不慎摔倒，造成被动过伸，最终在锚钉处肌腱断裂，设备未破裂而被拆除。第二位患者因为轻度脓毒症引起持续的疼痛需要拆除设备；对这位患者来说，腱固定的使用可能是一个错误的选择，因为手术时其有1个开放伤口和血管损伤。第三位患者极其固执并且不遵循任何的康复指导。第四位患者尽管在早期开始努力的主动运动（图18B‐2B，C），但未能坚持康复计划，最终手指伸直且关节僵硬，设备被拆除（图18B‐2D）。与拆除所有设备的其他患者一样，将肌腱采用传统的交叉修复。然而，不能执行康复计划而导致了新的僵硬。

在其余的18例患者中（ⅡB或ⅡC区指深屈肌腱断裂6例，ⅡA区边缘处指深屈肌腱断裂5例，ⅡD区指浅屈肌腱断裂4例，拇长屈肌腱断裂3例），我们发现，值得注意的是，这些患者平均34（±12）天后恢复工作，恢复期相对较短。在治疗拇长屈肌腱断裂时，我们延长了这个设备的使用，获得较满意结果（图18B‐3A，B）。

完全屈曲和完全伸直的动态X线片显示设备并不影响滑车，因为已修复的肌腱能在滑车内无障碍滑行。这证明滑车是非常重要的，如ⅡA区损伤处远端的A4滑车（图18B‐3C）和另一个关键的A2滑车（图18B‐3D）。

本组14例患者，术后2个月摄片显示锚钉已滑落到接近交界部位（图18B‐3C）。这被认为是有效的肌腱瘢痕标志，其中涉及残端处组织的生理性挛缩。然而，其余病例经长期随访亦未见锚钉位置滑动（参见图18B‐3D）。

讨论

优点

理想的肌腱修复应该操作简单、可再生性好、强度高，在鞘管内占用少量的空间，留有微小的间隙，形成新生的血管，并可承受早期肌腱主动运动。许多推荐的技术在抗张力强度上是合适的，但在技术上要求额外的肌腱处理和可能增大的肌腱体积[14~17]。Teno固定注意保护了为肌腱提供血供的系带。用这个装置修复肌腱并不直接涉及肌腱的离断面，不需要将节点放置在肌腱离断面之间。这一特点有利于腱鞘闭合，有利于肌腱连续性的重建[19~20]。

我们注意到，这个设备有一个特征：插入腱腹的腱内复合体提供肌腱的胶原纤维，系在线圈和轴心之间，维持其生理性的伸长。此过程并没有使肌腱纤维过度地扭转和/或收缩，而在修复中更有可能使用普通的外科缝合。外科缝合的修复可能干扰肌腱的脉管系统并且在打结处形成界限清楚的非细胞区[21]。

我们将Ⅱ区屈肌腱损伤传统治疗的临床研究文献结果和用Teno固定治疗的结果相比。在相同的范围内考虑Strickland标准和断裂的比例。然而，

Teno固定似乎能使患者更快恢复功能和返回工作。在本组研究中，返回工作的平均时间仅为34天。

　　从长远来看，我们并没有收到任何的投诉和设备拆除的请求，时间最长的病例追溯到7年前。我们相信成功愈合后拆除设备是没有必要的，因为治愈肌腱的可能损伤表现为没有该设备所致的风险要远大于拆除设备带来的益处。

缺点

　　由于锚钉的直径，Teno固定不适用于儿童或成年患者中相对较小手指（如小指）的损伤。对于因金属设备的存在而引起感染的风险，在我们看来，在污染的病灶或复杂多发性损伤的治疗中，Teno固定是不能应用的。因为在肌腱的断端接受锚钉的固定需要高质量的组织，该设备不适用于肌腱磨损患者。最后，患者应遵守康复计划，该设备不适用于不能配合治疗的患者。

　　所有这些明显的缺点限定在某些临床环境中应用Teno固定。在本组中，对4例患者来说，这种治疗是不恰当的选择，导致结果较差，再手术率不低于Ⅱ区屈肌腱一期修复的近期文献报道。

　　我们应该承认，在本组病例中，单一的屈肌腱损伤需要相对简单的临床反应。我们并不知道该设备是否适用于指浅屈肌腱和指深屈肌腱同时损伤的患者。此外，本组病例中的4例患者没有恢复到满意的效果。这4例中的3例病例需要拆除设备，然后进行传统的四股十字交叉修复。然而，我们也必

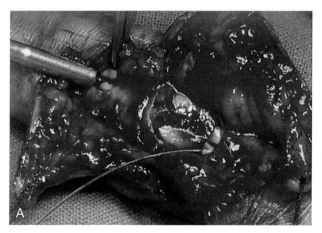
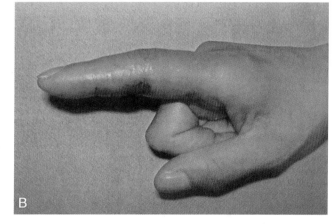
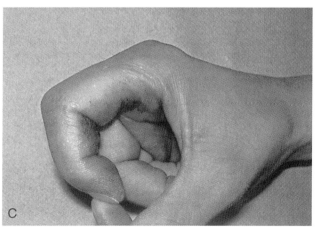
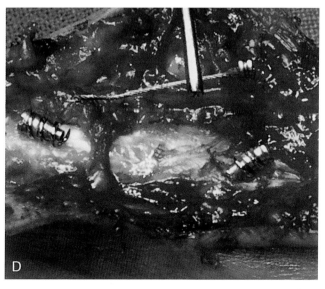

图18B-2　A.患者示指指深屈肌腱被切断。我们选择近侧断端作为第一切入点。B，C.努力进行早期主动和被动运动，20天后，不连续的康复训练会导致示指僵硬。D.5个月后拆除设备且行交叉修复

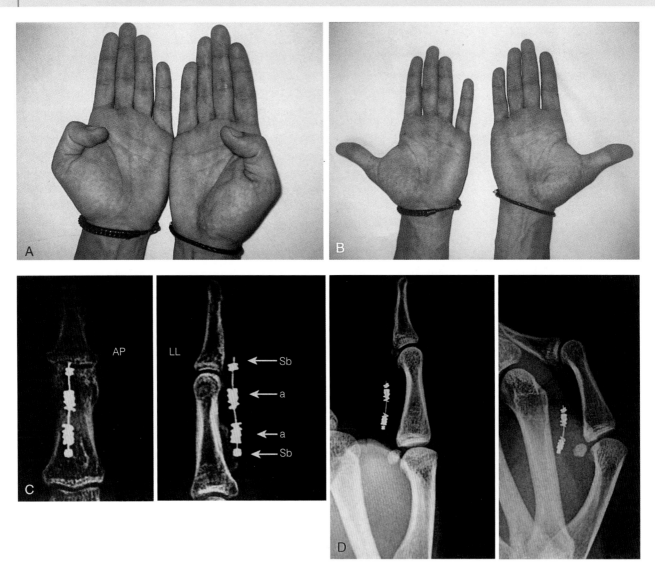

图18B-3 A,B.患者术后22个月显示拇指获得一个好的结果。C.术后2个月动态X线摄像显示：在多数患者中锚（a.锚，sb.挡珠）已滑落到交接部位。这被解释为有效的肌腱治愈且瘢痕形成的标志，它涉及断端肌腱组织生理性的挛缩。D.尽管2年后，在其他病例中，锚并没有被拆除

须注意到，结果令人不满意的4例患者中的2例是因无法达到康复计划和肌腱手术后的恢复要求。其他2例的拆除原因（强制性过伸和轻度脓毒症）与设备本身并没有直接关系。在未来的病例中应用该设备时应考虑本组病例暴露的缺点和局限性。

致谢

我们要感谢来自生物医学复合材料研究所（Naples，Italy）的Luigi Ambrosio教授和Antonio Gloria博士在进行机械测试中的合作。图18-1A和图18-3A~D获得Springer Verlag，Heidelberg-New York授权使用。

参考文献

1. Lewis N, Quitkin HM: Strength analysis and comparison of the Teno Fix Tendon Repair System with the two-strand modified Kessler repair in the Achilles tendon, Foot Ankle Int24:857–860, 2003.

2. Su BW, Protopsaltis TS, Koff MF, et al: The biomechanical analysis of a tendon fixation device for flexor tendon repair, J Hand Surg (Am)30:237–245, 2005.

3. Su BW, Solomons M, Barrow A, et al: Device for zone-II flexor tendon repair. A multicenter, randomized, blinded, clinical trial, J Bone Joint Surg (Am)87:923–935, 2005.

4. Su BW, Raia FJ, Quitkin HM, et al: Gross and histological analysis of healing after dog flexor tendon repair with the Teno Fix device, J Hand Surg (Br31:524–529, 2006.

5. Su BW, Solomons M, Barrow A, et al: A device for zone-II flexor tendon repair. Surgical technique, J Bone Joint Surg (Am)88(Suppl 1 Pt 1):37–49, 2006.

6. Wolfe SW, Willis AA, Campbell D, et al: Biomechanic comparison of the Teno Fix tendon repair device with the cruciate and modified Kessler techniques, J Hand Surg (Am)32:356–366, 2007.

7. Kitsis CK, Wade PJ, Krikler SJ: Controlled active motion following primary flexor tendon repair: a prospective study over 9 years, J Hand Surg (Br)23:344–349, 1998.

8. Peck FH, Bucher CA, Watson JS: A comparative study of two methods of controlled mobilization of flexor tendon repairs in zone 2, J Hand Surg (Br)23:41–45, 1998.

9. Strickland JW, Glogovac SV: Digital function following flexor tendon repair in Zone II: A comparison of immobilization and controlled passive motion techniques, J Hand Surg (Am)5:537–543, 1980.

10. Strickland JW: Flexor tendon surgery. Part 1: primary flexor tendon repair, J Hand Surg (Br)14:261–272, 1989.

11. Boyes JH: Flexor tendon grafts in the fingers and thumb: an evaluation of end results, J Bone Joint Surg (Am)32:489–499, 1950.

12. Tang JB: Clinical outcomes associated with flexor tendon repair, Hand Clin21:199–210, 2005.

13. Tang JB, Shi D: Subdivision of flexor tendon "no man's land" and different treatment methods in each sub-zone. A preliminary report, Chin Med J105:60–68, 1992.

14. Tang JB, Shi D, Gu YQ, et al: Double and multiple looped suture tendon repair, J Hand Surg (Br)19:699–703, 1994.

15. Wade PJ, Wetherell RG, Amis AA: Flexor tendon repair: significant gain in strength from the Halsted peripheral suture technique, J Hand Surg (Br)14:232–235, 1989.

16. Trail IA, Powell ES, Noble J: The mechanical strength of various suture techniques, J Hand Surg (Br) 17:89–91, 1992.

17. Barrie KA, Tomak SL, Cholewicki J: Effect of suture locking and suture calibre on fatigue strength of flexor tendon repairs, J Hand Surg (Am)26:340–346, 2001.

18. Strickland JW: Flexor tendon repair, Hand Clin 1:55–68, 1985.

19. Strickland JW: Development of flexor tendon surgery: twenty-five years of progress, J Hand Surg (Am)25:214–235, 2000.

20. Ketchum LD: Suture materials and suture techniques used in tendon repair, Hand Clin1:43–53, 1985.

21. Wong JKF, Cerovac S, Ferguson MWJ, et al: The cellular effect of a single interrupted suture on tendon, J Hand Surg (Br)31:358–367, 2006.

22. Rocchi L, Merolli A, Genzini A, et al: Flexor tendon injuries of the hand treated with Teno FixTM: mid-term results, J Orthop Traumato l9:201–208, 2008.

19　屈肌腱一期修复后断裂的治疗

作者　David Elliot, MA, FRCS, BM, BCh

译者　李秀存　侯致典

概述

全球采用多种缝线及缝合技术进行一期屈肌腱临床修复，尽管再断裂发生率很小，但一直都存在。更强的缝线将"避免"这个问题的设想可能是错误的，并且需要考虑腱鞘及患者的作用，对此我们将进行讨论。肌腱断裂的立即重新修复已经开展多年，但没有成功的过程分析。本章讨论一项有关一期修复断裂后立即重新修复效果的研究。这对除小指以外的其他手指均起作用。这项研究讨论了再修复方法的一些改进，这也可能会改善治疗效果，对小指应该考虑其他的治疗方案。

如果能确认肌腱修复或者止点重建处发生再次断裂，应该立即行重新探查、修复治疗。

Leddy，1982[1]

除少数研究外，过去25年里，已经发表的探讨急性屈肌腱修复及早期锻炼的大多数研究中，报道的肌腱断裂概率为3%~9%。在患者数不足100例的研究中（该领域的常态），这些数据表明在不同的医疗单位，采用多个中心缝合和周边缝合以及采用不同的术后早期锻炼三原则无显著差异。

缝合

对过去20年使用的许多新的缝合技术的调查证实：Savage六股缝合仍然是最强的缝合方法，但它很难[2, 3]。可以说，20年来学者一直在努力探索相同强度但操作更简单的缝合方法。两个令人好奇的事实应该让我们谨慎寻找完美的缝合技术。Savage报道20个手指和3个拇指的Ⅱ区屈肌腱完全断裂，用六股缝合法修复该区，手指断裂概率为5%，整体断裂概率为3%[2]。Harris等[4]报道了他们科

室在1989年6月至1996年12月间记录的结果，采用双股改良Kessler法缝合Ⅱ区屈肌腱断裂，结果显示，397指中有17指发生断裂（4%）。所以，简单采用更复杂的缝合方法可能不是有效途径，或者不是唯一的有效途径。

曼彻斯特McGrouther教授[5]的实验室做了一个非常有趣的实验，研究表明，穿过肌腱的单股缝线明显影响缝线周围的肌腱细胞群体，缝线异物引起腱细胞死亡。所以，更有可能的是，当我们把更多异质的缝线植入肌腱时，在不知不觉中使肌腱的修复失败。

患者

我们无法克服肌腱断裂率的原因更有可能的是，击败我们的是基本的人类本能。在1999年，我们在屈肌腱一期修复断裂的病因学中强调无责任感的患者的作用[4]。这项研究包含Ⅰ区和Ⅱ区屈肌腱一期修复的440例患者共526指，这些患者接受了手术和术后可控的运动或早期主动运动。23例患者在23指中已修复的28条肌腱发生了断裂，肌腱的整体断裂率为4%。这些患者中的11例依从性较差，因此需要给予夹板固定。在世界范围内，很可能是患者不服从管理的问题被低估了。

鞘

在一项实验研究中，Tang等[6]在肌腱断裂的病因中发现另一个可能的因素。他们认为，修复后肌腱断裂最可能发生在肌腱滑车边缘滑行或屈曲弧度大的地方，通常在ⅡB区的修复和小指肌腱的修复中发现这些特点。在我们的研究中，屈肌腱重新修复的42指中32指（77%）在ⅡB区和（或）小指发生再次断裂[7]。

断裂发生的时间

一期修复后断裂发生的时间如表19-1所示，其中包含的资料来自我们单位的61例患者的62指，这些患者均是Ⅰ区和Ⅱ区屈肌腱一期修复后断裂。一期修复后断裂的平均时间为18天（3~61天不等）。手指屈肌腱一期修复后断裂的最高发病率出现在术后第2周。术后前5周断裂的发生率比后4周（6~9周）要高。

断裂的直接再修复

关于屈肌腱一期修复后断裂处理措施的研究很少。20年来，在早期康复计划期间，在这一章开始部分的引用语已经成为手指Ⅰ区屈肌腱一期修复后断裂处理的指导。尽管经验丰富的临床医师都同意这个观点，但这种观点并没有公开的证据作为支持。支持Leddy观点的现有文献表明它是正确的[4, 8~11]。然而，在这些研究中断裂和重新修复的数量相对较少，且这些研究并不关心重新修复的结果，只关心最初肌腱断裂的手术治疗和康复。

表19-1　手指屈肌腱一期修复后断裂的时间（共62指）

一期修复后的时间（周）	机械性断裂（n=57）	感染性断裂（n=5）
<1	6	2
1~2	23	0
2~3	9	2
3~4	7	1
4~5	6	0
5~6	2	0
6~7	2	0
7~8	1	0
8~9	1	0

断裂再修复的结果

考虑到关于直接断裂再修复结果的数据缺乏，我们进行了一项研究，目的是检查61例患者62指的情况，这61例患者均是在过去14年间（1989~2003年）在我们科室行Ⅰ区和Ⅱ区手指屈肌腱一期修复后发生断裂，研究并报道其直接再修复的结果[7]。迄今，关于这一课题的主要工作仍在进行中。

肌腱断裂后再修复有一些绝对的禁忌证，如一般健康状况不佳而禁止局部或全身麻醉的患者，受累的手指感染以及精神状态差不配合治疗的患者。大多数其他的禁忌证都是相对的，但在特殊的患者或手指中，可能有许多合理的理由不让我们尝试手指屈肌腱一期修复后断裂的再修复。这些理由包括老年患者或者非常年轻的患者，患者的基本医疗状态、适应性和顺从性，受影响的手或手指患有其他疾病或创伤，有功能的指浅屈肌（FDS）肌腱表面的指深屈肌（FDP）肌腱的断裂且近指间关节活动范围良好，受影响的手指掌侧皮肤缺失或过度僵硬，手指肿胀。人们普遍认为在断裂后48~72小时内应该进行再修复，但是没有数据支持这一时间窗口。自一期修复后5周，手指常常在愈合的过程中变得僵硬，再修复很困难，可能会伤及手术区的其他结构。再修复也很可能导致粘连。在我们的研究中，一期修复后断裂的平均时间为18天（3~61天不等），所以大多数断裂要早于这个时间，这些因素并不妨碍肌腱的再修复。患者也会由于各种原因拒绝进一步手术。在我们的研究中，有2位患者已经修复的指深屈肌腱发生再次断裂，指浅屈肌正常且能使手指近指间（PIP）关节屈曲，这2位患者拒绝接受再修复。1/3的患者因经济原因拒绝再修复。随后，在方便的时候，他们经历了二期肌腱移植手术且获得了良好的结果。

在术前做出断裂肌腱再修复的正确决定，这将使困难的、不可能的、不明智的手术变得更容易进行。这种可能性应该在术前告知患者，这是非常重要的。肌腱可能过于肿胀，但可以通过单一的肌腱修复和指浅屈肌腱的整体或部分切除来解决。肌腱的近端可能回缩太远，这是拇长屈肌腱最常见的问题，但也可以发生在手指的屈肌腱。在腕关节处用LeViet技术[12]或传统的肌腱延长术通过延长近端肌腱来解决近端肌腱回缩问题，但我们的研究并没有使用。

直接重新修复的选择应该与患者在术前仔细考虑，充分知情同意，以防不可能再修复。如果一开始使用全麻或局麻失败后改用全麻，术中讨论将是不可能的。当出现以下情况时，术前发现直接修复是不可能的或术中出现情况使直接修复不可能实现，那将采取以下措施：（1）不再进一步处理；（2）单股肌腱移植术；（3）为二期肌腱移植做准备，如硅棒的插入；（4）肌腱转移术。能够做到这些可以使最初干预失败的屈肌腱再修复治疗提供有效帮助。

在我们的研究中约1/3的病例，18例（30%）患者18指（29%）不可能进行直接修复。在这些病例中，已修复的肌腱发生断裂后不能再修复的原因包括感染（5例）、不配合治疗（4例）、患者自愿的选择（3例）、基本的医疗问题（2例）、屈肌腱鞘密集的瘢痕和肌腱端磨损（2例）、两个肌腱断端之间有很大的间隙无法行无张力肌腱的直接缝合（1例）、肌腱断裂与就诊之间9天时间的延迟（1例）。这个列表强调了一些常见的管理注意事项。

43例患者（70%）的44指（71%）进行了屈肌腱的直接再修复。所有患者均在肌腱断裂后48小时内进行再修复。直接再修复的效果分析中排除了2例患者（2指），因为其预后较差被认为是直接再修复手术结果的不正常表现。一位患者术后出现慢性区域性疼痛综合征（CRPS）[1]，另一位患者出现严重的多关节骨关节炎。5例患者的5个手指肌腱的再修复后发生再次断裂，因此从直接修复的效果分析中被排除。

在剩下的36例患者（37指）中，使用原始的Strickland方法评估其结果（表19-2）。本组患者包括31例男性（平均年龄36岁，30~58岁不等）和5名女性（平均年龄23岁，16~32岁不等）。18个手指的指深、浅屈肌腱进行一期修复。其中9个手指已经修复的2根肌腱均断裂。8例患者的双肌腱被再次修复，但有1例仅修复了指深屈肌腱，关于为什么没有再次修复指浅屈肌腱，手术医师并没有给出任何解释。另有9个手指仅发生了指深屈肌腱的再断裂，并且进行指深屈肌腱的直接再修复。19个手指中，包括Ⅰ区损伤的5个手指，仅对指深屈肌

表19-2 英国（UK）切姆斯福德（Chelmsford）圣安得烈（St Andrew）的整形外科中心在不同手指采取屈肌腱一期修复断裂后直接再修复以及一期修复肌腱断裂分布的结果

位置	优	良	中	差	二次断裂	总数
手指结果						
所有手指	9（24%）*	10（27%）	5（14%）	13（35%）	5	42
示指	2	4	1	1	0	8
中指	4	3	0	4	1	12
环指	1	0	0	1	0	2
小指	2	3	4	7	4	20
手指位置的结果						
Ⅰ区	1（20%）	2（40%）	0（0%）	2（40%）	—	5
Ⅱ区	8（25%）	8（25%）	5（16%）	11（34%）	—	32
ⅡA区	0	1	0	0	—	1
ⅡB区	5	5	4	7	—	21
ⅡC区	2	2	1	3	—	8
ⅡD区	1	0	0	1	—	2

*所示的百分比为仅37指成功恢复

腱行一期修复，所以只有指深屈肌腱断裂。19指均进行了指深屈肌腱的再修复。再修复的37指中：优9指（24%），良10指（27%），中5指（14%），差13指（35%）（见表19-2）。

关于Ⅰ区和Ⅱ区手指屈肌腱损伤一期修复在康复期间再断裂的直接再修复结果，早期的研究表明超过60%的病例直接再修复可以达到优良的结果。特别是通过对大量手指治疗措施的评估，这项研究证实48小时内撕裂者直接再修复是可行的，但只有超过50%的手指达到优良的结果。尽管在一些外科医师的经验和患者的治疗中屈肌腱移植可获得更好的结果，但是应该记住：通过任何治疗方法都不可能达到优或良结果的患者是有很多的[4]。

再修复后断裂

该研究结果显示，二次断裂也与不配合治疗的高发生率相关。在这一组中只有50%的患者达到优或良的结果，已修复肌腱断裂后直接再修复对这部分患者来说可能是真切的期望。然而，这项研究中41例患者中的5例出现二次修复后再次断裂（见表19-2），这引发学者对手指屈肌腱一期修复断裂后直接再修复的治疗方案以及替代方案的探索。

再修复的改良

在我们的研究中，所有的肌腱用相同的技术被重新修复，这些技术已在一期修复中使用，即改良的双股Kirchmayr/Kessler中心缝合[14, 15]，这种缝合采用单一的腱内结以及连续的周边缝合。所有肌腱均采用3-0或4-0聚丙烯线行中心缝合和5-0或6-0尼龙线（Ethilon）行连续周边缝合，依据肌腱的尺寸选择缝合线的型号。肌腱修复后未完全愈合时，术后使用与一期修复相同的活动方案，即控制下变化或Belfast[9, 11]于1989年描述的早期主动运动治疗方案，时间最少为8周。较强缝合技术的使用能够使肌腱承受康复运动时的力量和/或再修复后肌腱轻度收缩的力量；为使肌腱在鞘管内自由滑动，肌腱的修复部位不应太厚。然而，重新修复的尺寸比一期修复要差一些，因为所受累的手指从一期损伤和修复中已经发生了水肿。当越来越复杂的周边缝合被使用时，其局限性在一开始就表现出来了[16]，而我们的临床经验支持这一发现。在讨

论原因之前，简单植入复杂的缝合技术可能不是解决途径或者不是唯一的有效途径。

鉴于上述原因，单肌腱的再修复可能更适用于双肌腱断裂后的修复。在这项研究中，先前修复的双肌腱在9个手指发生断裂。8个手指中的双肌腱被重新修复。该方案可能是改良后完美的方案。然而，这8个手指中的5指（62.5%）获得优或良的结果。只有当肌腱肿胀时修复肌腱才更容易，和一期修复时相比，肌腱断端有更多的磨损，更不容易进行处理。为了降低A2滑车下肌腱粘连的可能性，去除手指指浅屈肌腱的目的是进一步减少肌腱粘连的可能性。这不会引起近指间关节鹅颈畸形，因为这些手指在手术时已经减少了近指间关节掌板韧带的作用。这些关节的伸展性很容易在术中检测，如有必要，应在近指间关节指浅屈肌腱的远端部分进行适当的腱固定。

小指

在以往的研究中，我们发现一期修复后的小指难以达到良好的结果[17]。这种现象也出现在肌腱一期修复断裂后再修复的系列研究中。在小指中一期修复断裂的百分比（46%）比其他手指的都高，而且二次断裂几乎是小指独有的问题，二次断裂的5指中有4指为小指（见表19-2）。示指和中指一期修复后断裂直接再修复后优良结果的数量比环指和小指高，在小指重新修复的20指中仅有5指达到了优良结果。当然，小指肌腱的修复和康复也有技术上的困难，并且手指边缘的修复可能风险更高。

如前所述，Tang等[6]认为修复断裂最可能发生在肌腱屈曲弧度大的滑行位置，我们在小指肌腱的修复中发现了这一特点。这些数据支持在小指屈肌腱一期修复后断裂的患者中不再进行重新修复的方案。

不过，即使只有小指指深屈肌腱断裂，为了保持近指间关节屈曲，不修复该肌腱可能不是一种好的选择，因为指浅屈肌腱可能不存在或太弱。在这些修复较困难的手指中，尤其是在一个依从性较差的患者中，我们不会考虑单股肌腱移植。在决定是否对小指一期修复断裂患者行内固定治疗时，一般医疗单位可以通过了解其是否在一期修复后过早活动手指来判断患者的依从性。

结论

除小指之外的大多数肌腱断裂应尽量再修复。强大的完全的小指指浅屈肌肌腱的断裂能够使小指适当屈曲，通常没有明显的手指钩指畸形。6个月复查时将要确定个别病例是否需要肌腱移植，但这些都可能较少见。小指在肌腱一期修复断裂后无法弯曲时，我们建议小指应该插入肌腱棒，当手指柔软时行二次肌腱移植方案，4/20（20%）的患指可能出现再修复后的二次破裂，需要在几周内进一步治疗，有约7/20（35%）的小指会因为缺少足够的伸展和/或屈曲能力不足而无法提供良好的抓握功能以防止物体从手的尺侧落下。虽然这些结论是经验性的，在制订屈肌腱一期修复断裂的管理和治疗策略时是有一定价值和作用的。在小指修复后再断裂的治疗有更佳的研究依据后，这些方法也可能会发生改变。

参考文献

1. Leddy JP: Flexor tendons: acute Injuries. In Green DP, editor: Operative Hand Surgery, New York, 1982, Churchill Livingstone, p 1359.

2. Savage R: In vitrostudies of a new method of flexor tendon repair, J Hand Surg (Br)10:135–141, 1985.

3. Savage R, Risitano G: Flexor tendon repair using a "six strand" method of repair and early active mobilisation, J Hand Surg (Br)14:396–399, 1989.

4. Harris SB, Harris D, Foster AJ, et al: The aetiology of acute rupture of flexor tendon repairs in zones 1 and 2 of the fingers during early mobilization, J Hand Surg (Br) 24:275–280, 1999.

5. Wong JK, Cerovac S, Ferguson MW, et al: The cellular effect of a single interrupted suture on tendon, J Hand Surg (Br)31:358–367, 2006.

6. Tang JB, Xu Y, Wang B: Repair strength of tendons of varying gliding curvature: a study in a curvilinear model, J Hand Surg (Am)28:243–249, 2003.

7. Dowd MB, Figus A, Harris SB, et al: The results of immediate re-repair of zone 1 and 2 primary flexor tendon repairs which rupture, J Hand Surg (Br)31:507–513, 2006.

8. Allen BN, Frykman GK, Unsell RS, et al: Ruptured flexor tendon tenorrhaphies in zone 2: repair and rehabilitation, J Hand Surg (Am)12:18–21, 1987.

9. Elliot D, Moiemen NS, Flemming AFS, et al: The rupture rate of acute flexor tendon repairs mobilized by the controlled active motion regimen, J Hand Surg (Br)19:607–612, 1994.

10. Moiemen NS, Elliot D: Primary flexor tendon repair in zone 1, J Hand Surg (Br)25:78–84, 2000.

11. Small JO, Brennen MD, Colville J: Early active mobilisation following flexor tendon repair in zone 2, J Hand Surg (Br)14:383–391, 1989.

12. Le Viet D: Flexor tendon lengthening by tenotomy at the musculotendinous junction, Ann Plast Surg 17:239–246, 1986.

13. Strickland JW, Glogovac SV: Digital function following flexor tendon repair in Zone II: a comparison of immobilization and controlled passive motion techniques, J Hand Surg (Am)5:537–543, 1980.

14. Kessler I, Nissim, F: Primary repair without immobilization of flexor tendon division within the digital sheath, Acta Orthop Scand40:587–601, 1969.

15. Kirchmayr L: Zur Technik der Sehnennaht, Z Chir 40:906–907, 1917.

16. Kubota H, Aoki M, Pruitt DL, et al: Mechanical properties of various circumferential tendon suture techniques, J Hand Surg (Br)21:474–480, 1996.

17. Elliot D: Invited personal view. Primary flexor tendon repair: operative repair, pulley management and rehabilitation, J Hand Surg (Br)27:507–513, 2002.

20 闭合性屈肌腱撕脱或断裂

A 屈肌腱外伤性撕脱

作者 Pierre Mansat, MD, PhD   Michel Mansat, MD

译者 李秀存 王 维

概述

屈肌腱外伤性撕脱并不罕见，常发生于运动员，这种损伤大部分为环指远端指深屈肌腱撕脱。尽管其在临床上较为典型，但常被漏诊。影响预后的因素有：肌腱回缩程度、粘连程度、受伤到治疗延迟时间、指骨骨碎片大小及缺如情况。值得重视的是，深肌腱直接修复于远节指骨上可以收到满意效果。为避免肌腱粘连，不建议直接修复长期损伤且已发生回缩并失去血供的肌腱。在功能损伤较轻，且近指间关节活动度良好、远指间关节稳定时，不建议手术治疗。如果近指间关节发生粘连，则需切除回缩的指深屈肌腱，并行远指间关节囊及肌腱固定术。一期不做肌腱移植，以防出现握力不足或手指屈曲幅度不满意，但同时有近及远指间关节被动活动良好的情况。

闭合性屈肌腱止点撕脱相对较常见，尤其常发生于运动员。绝大多数损伤与指深屈肌腱止点相关[1~4]，其次是指浅屈肌腱[5~6]或两者同时损伤[7~10]。指浅屈肌腱可以直接从中节指骨撕脱或是连带部分中节指骨骨皮质碎片撕脱[5]。指深屈肌腱撕脱常在远节指骨止点，伴或不伴骨质损伤[1, 2]。所有手指都曾有此类损伤报道，但其中环指超过75%[1, 2, 4]。早期诊断并手术修复的病例大多数可收到良好效果。但是，诊断延迟将导致手指功能损害。在这部分慢性病例中，手术效果常难以预测。

背景

1960年，Gunter[11]报道了8例发生于橄榄球运动员的指深屈肌腱撕脱案例。1970年，Carroll和March[12]回顾报道了35例，并强调环指在此类损伤中的特殊性，且认为一旦损伤肌腱回缩至手掌，将带来不可逆性损伤。Folmar[13]和Chang[14]将这种损伤机制命名为"抓球衣"损伤。1971年，Leddy和Packer首次提出，根据肌腱回缩程度可将损伤分为3型。随后1985年法国的Mansat和Bonnevialle[2]回顾19例病例后也提出该分型方法。1981年Smith[15]描述了第四型，即指深屈肌腱伴随远节指骨的骨碎片撕脱。2001年Al-Qattan[16]加入第五型，即伴骨碎片的指深屈肌腱撕脱合并远节指骨横断骨折。指浅屈肌腱外伤性损伤仅有个例报道发表[5,6,13,17]。

损伤机制

这种损伤多发生在橄榄球运动或美式足球运动中，当手指极度屈曲收缩被暴力突然牵拉伸直时发生。球员意图铲球，手指划过对方球员的裤子或球衣（图20A-1）。此时，环指常被缠在裤子或球衣中。因为此受伤机制，这种损伤被称为"球衣指"或"橄榄球指"[2,18~20]。其他病因也有报道，如爆炸伤[21]和闭合钝器伤[22]。

环指最常发生指深屈肌腱撕脱伤[1]。部分研究表明，环指指深屈肌腱止点比中指更薄弱[19~23]。环指指深屈肌腱在手掌与双羽蚓状肌相连[19]，而且环指伸指肌腱的解剖可能也与环指易撕裂性相关[1]。

当4个长手指用力抓握物体时，它们将承受巨大的牵拉力，这种力量引起远指间关节迅速收缩。肌腹独立的示指，可以在其他手指之前迅速伸直。指深屈肌肌肉部分与周围组织呈联合生长，因为这些腱性连接的存在，环指的活动被中指及小指限

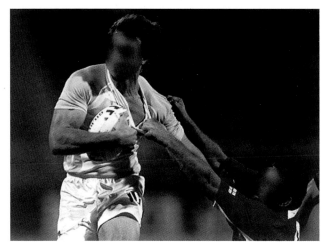

图 20A-1 "橄榄球指"的损伤机制

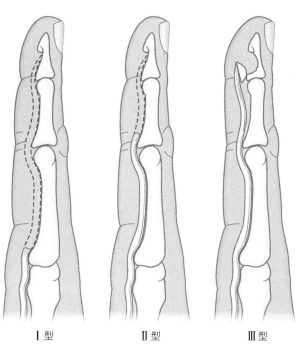

Ⅰ型   Ⅱ型   Ⅲ型

图 20A-2 Leddy 和 Packer 的分类

制。小指较短小，所以比其他手指先屈曲完毕。这便使中指及环指需对抗较大的过伸拉力，因环指远止点比中指薄弱，所以最先被拉断[2]。

分类

屈肌腱远端外部血供的损伤程度与肌腱回缩程度呈正比。在指深屈肌发生损伤从远节指骨撕脱时，位于中节指骨颈和远指间关节的短腱纽受到损伤。但是，肌腱仍有来自长腱纽的支持。长腱纽起于指浅屈肌腱分叉附近，延伸至指深屈肌腱。长腱纽的完整性决定损伤的严重程度[24~26]。

Leddy和Packer将手指指深屈肌腱损伤分成3型[1]（图20A-2）。

■ Ⅰ型：撕脱的指深屈肌腱回缩至手掌，相对结构完全被打乱，导致肌腱失去血供

■ Ⅱ型：肌腱回缩至近指间关节，并被尚完整的长腱纽拉住

■ Ⅲ型：大的骨碎片由远节指骨撕脱，抵抗近回缩力卡于A4滑车处，肌腱及腱纽仍完整

Mansat和Bonnevialle[2]发现可将损伤的分类进一步修改，即根据撕脱指深屈肌腱的回缩程度由较模糊的标准改为较精确的标准。

■ Ⅰ型：撕脱的指深屈肌腱向近端回缩至指浅屈肌腱分叉处，但长腱纽仍完整

■ Ⅱ型：撕脱的指深屈肌腱显著回缩至手掌，腱纽撕脱并失去肌腱血供

■ Ⅲ型：远节指骨关节内骨折，远指间关节

向背侧不全脱位；肌腱仍与骨碎片相连，指深屈肌腱回缩有限，骨碎片在腱鞘内被卡住

■ Ⅳ型：肌腱从远节指骨骨碎片处撕脱并发生回缩；骨折为关节内骨折，累及关节面[15]

■ Ⅴ型：撕脱的骨碎片与指深屈肌腱止点相连，远指骨旁伴随其他骨折[16]

少数罕见病例中，同一手指的两个指屈肌腱可能同时发生撕脱[7~10]。

诊断

这种损伤的难点是一开始经常被漏诊。在Mansat 和Bonnevialle的研究中，只有50%的病例在3周内被明确诊断[2]。损伤机制较典型。在橄榄球、美式足球或其他运动中，患者在抓对方球员球衣时突感环指剧烈疼痛，有时伴有瘀斑（图20A-3）。患者可能注意到主动屈曲远指间关节障碍（或者因指浅屈肌撕脱发生近指间关节屈曲障碍）（图20A-4）。疼痛位置可能提示撕脱肌腱的回缩程度。根据Mansat和Bonnevialle的分类法[2]，在Ⅰ型患者中，患者出现疼痛、肿胀、近指间关节活动障碍及远指间关节主动屈曲障碍。Ⅱ型患者中，患者可

能出现指深屈肌腱远节指骨止点区域空虚感，手掌部肌腱回缩区域可能也会出现空虚感。Ⅲ型损伤中，患者出现明显肿胀、瘀斑及中节指骨远指间关节附近疼痛和远指间关节屈曲活动障碍。Ⅰ、Ⅱ型损伤影像检查常呈阴性。但是，Ⅲ、Ⅳ、Ⅴ型中侧位影像显示远指间关节附近大骨折块，伴或不伴远指骨骨折（图20A-5）。有学者建议可使用超声定位撕脱肌腱位置[27]。Bowers和Fatjgenbaum认为唯一的鉴别诊断为远指间关节掌板损伤[28]。

单纯闭合性指浅屈肌腱止点撕脱的诊治颇具挑战。这种损伤常出现屈曲畸形以及相关手指伸直受限。这种表现用手指屈肌腱解剖及环状滑车系统可以很好地解释。一旦指浅屈肌腱由中节指骨的止点处撕脱，它将向近端回缩，卡在A1滑车水平，即Camper交叉处形成套索状包绕指深屈肌腱。如果诊断延迟，炎症及粘连形成将进一步损伤指深屈肌腱[5]。侧位片提示中节指骨出现骨碎块[6]。

治疗

现已发现一些影响指深屈肌腱损伤预后和治疗的因素：（1）肌腱回缩程度；（2）韧带联结状态；（3）受伤到治疗延迟时间的长短；（4）指骨骨碎片的大小[2,18]。

"急性"案例的定义在每个外科医师看来都不同。Mansat和Bonnevialle[2]认为，3周是界限。但Tropet认为，10天是极限。Leddy和Packer认为[1]，重点不是延迟的时间，而是诊断时肌腱回缩的程度。若肌腱未回缩，损伤后最迟3个月内可以行直接修复；另外，如果肌腱回缩至手掌10天，则不可直接修复肌腱。通常，最终的修复方式将在术中决定。

根据Mansat和Bonnevialle的分类，急性损伤的治疗如下述。修复肌腱及远节指骨肌腱止点重建与否取决于回缩的程度。

Ⅰ型，对此种损伤的积极治疗方法是早期行远节指骨肌腱止点重建。对手指行Z字形切口暴

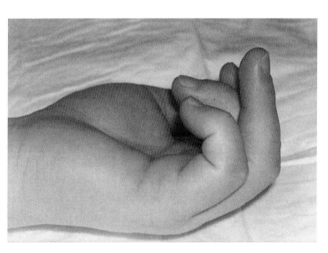

图 20A-4　小指指深屈肌腱断裂后远指间关节不能主动屈曲

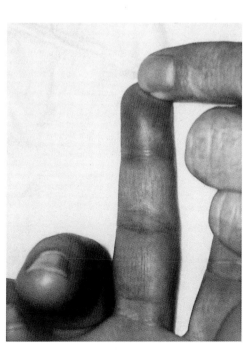

图 20A-3　沿手指的瘀斑

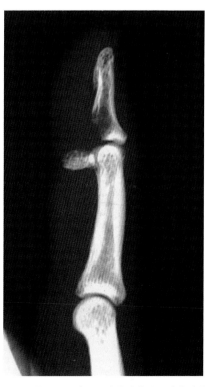

图 20A-5　侧位X线平片显示骨性碎块从远节指骨基底撕脱

露，从肌腱止点到近指间关节附近暴露屈肌腱鞘。于A2滑车远端腱鞘行切口以区分回缩的肌腱（图20A-6）。可发现未受损伤的肌腱在远节指骨水平屈肌腱鞘下方穿过。在远节指骨肌腱止点处掀起一骨瓣，对深肌腱做止点重建。如果远节指骨仍存留部分肌腱组织，应该避免直接行肌腱缝合，因为这样二次断裂的风险很大[4]。

经骨缝合应作为首选，并使用标准抽出缝线加纽扣技术[1,2]、双线加固技术[29]或微型锚钉[4,30]（图20A-7）。在Brustein的研究中[31]，与抽出缝线加纽扣或是微型锚钉相比，微型骨缝线锚钉可提供更牢固的肌腱-骨修复。但是，McCallister[32]认为抽出缝线加纽扣技术和微型锚钉在I区屈肌腱修复临床结果方面无差异。尽管使用缝线锚钉技术修复已有巨大进展，与抽出缝线加纽扣技术相比，锚钉技术潜在并发症发生率更低。据报道抽出技术的主要问题是不适感、疼痛、缝线断裂、日常护理支持困难、感染、皮肤坏死、甲床损伤[33]。有人建议用编织聚酯缝线代替尼龙缝线，因为这种缝线在循环测试中抗拉力表现较好[34]。重建肌腱止点时应注意避免损伤远指间关节掌板。

对于II型损伤，使用与I型同样的暴露方法。如果肌腱在A2滑车远端未发现，则其很有可能已回缩至手掌。这时，在远掌横纹附近行微弧形切口即可暴露A1滑车以近的屈肌腱鞘。在腱鞘上做小切口，可发现深肌腱远端。然后，通过手指远端的切口插入一小导管，穿至A1滑车水平。

将深肌腱缝合于导管上，向远牵拉，在滑车下，通过浅肌腱分叉拉至近指间关节水平。使用这种方法使肌腱穿过C1、A3、C2、A4和C3滑车至远节指骨水平。使用处理I型损伤的方法将肌腱重新固定于指骨。但是，如果重建于指骨困难或存在张力，应首选切除肌腱并固定DIP关节于轻度屈曲位。使用远端残余深肌腱协助临时克氏针创建一个简单的腱固定保护。关节融合可作为腱固定术的次选方案[2]。

在III型损伤中，治疗包括切开复位和内固定骨碎片。关节接缝的正确复位对获得良好且无疼痛的活动度是必须的。内固定可使用克氏针[2,14,15,35,36]、微型螺钉[20,37,38]或微型接骨板[39,40]来完成（图20A-8）。

在IV型和V型损伤中，根据肌腱回缩程度，用I型和II型损伤描述的方法，修复撕脱的深肌腱，并切开复位固定骨碎片[15,16]。

对于陈旧性损伤，每个病例的治疗是有差异并个体化的。修复方案依据功能损伤情况（近指间关节粘连程度、力量损失程度），患者需要及期望和近、远指间关节总的主被动活动度来决策。无

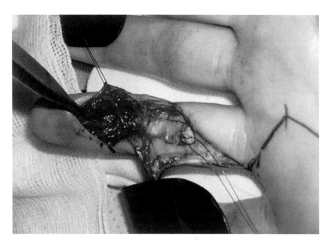

图20A-6 I型损伤的手术暴露

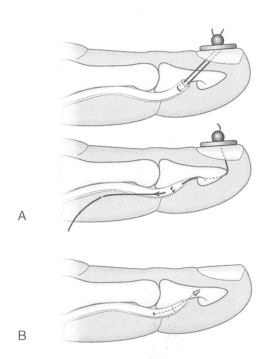

A

B

图20A-7 使用抽出、倒钩缝线（A）或微型锚钉（B）修复指深屈肌腱

症状患者不需要治疗。极少有患者在伤后6个月出现近指间关节活动度受限；但是，如果有远指间关节不稳定并伴有按压空虚感和复发性背侧脱位，应考虑关节融合术或肌腱固定术[18]（图20A-9）。关节融合可提供关节稳定性同时不干扰指浅屈肌腱的功能。如果在手掌部可触及软肿块，可在关节融合的同时切除回缩肌腱断端。通常，Mansat和Bonnevialle认为[2]，若损伤较轻（非手工劳动者），近指间关节活动良好，远指间关节稳定时不需手术；如果近指间关节僵硬，需单纯切除回缩的指深屈肌腱，并行远指间关节肌腱固定术。如果行止点重建可能有近、远指间关节僵硬的风险，即使对 I 型损伤也是如此。一期不做肌腱移植，以防患者出现握力和环指功能损伤而无法接受，但近、远指间关节被动活动良好的情况（表20A-1）。

指深屈肌腱撕脱如果早期确诊，可以近指间关节为中心在掌侧做Z形连续切口，行止点重建或全部/部分缝合以修复/重建。但是，对于陈旧性病例，切口必须延伸至手掌。回缩的肌腱近端可在A1滑车水平发现。

腱周粘连及瘢痕组织应沿指深屈肌腱切除[5]。如有骨性碎片附着于肌腱，则与肌腱一同分离[6]。

术后护理

I 型和 II 型松解并将指深屈肌腱重建于远节指骨，术后需将手腕在背侧用夹板固定于轻度屈曲位，掌指关节屈曲75°位置，并保持近、远指间关节相对伸直（图20A-10）。术后早期进行被动屈曲练习。主动练习在3周夹板撤除后开始。抽出加纽扣在术后3~4周撤除，其余康复练习与普通屈肌腱损伤相同。

在 III、IV、V 型损伤中，必须固定远指间关节45天巩固修复强度。然后开始主被动活动。

结果

对于急性指深屈肌腱损伤，常规建议手术修复，结果满意率从70%（Gaston[4]报道）到80%（Mansat及Bonnevialle[2]报道）和100%（Leddy及Packer[1]和Tropet[3]报道）之间不等。

对于Mansat和Bonnevialle分类的 II 型损伤，指深屈肌腱必须无张力地重建于远节指骨上以期获得满意效果[2]。否则，手指将发生僵硬并伴远、近指

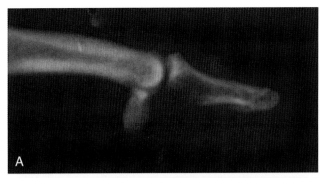
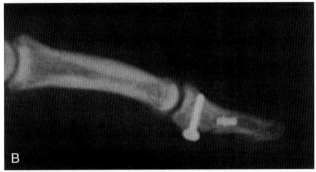
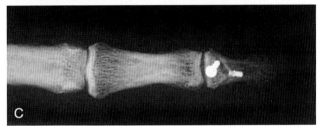
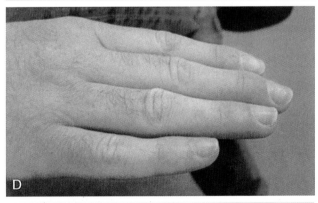
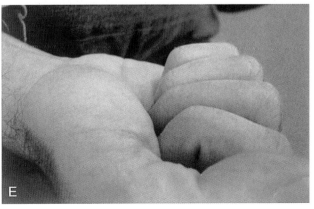

图 20A-8　III型损伤的治疗。A.使用螺钉的骨折固定术。B，C.使用微型骨锚的肌腱修复。D，E.回访的临床结果

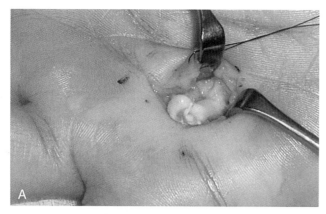

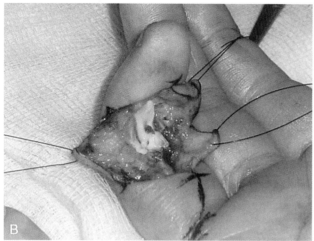

图 20A-9 切除指深屈肌腱治疗 I 型损伤（A），远指间关节指深屈肌腱剩余部分的腱固定术（B）

表20A-1 指深屈肌腱撕脱伤的手术方法

类型	手术治疗：急性期（<3周）	手术治疗：延迟期（>3周）
I	直接修复，可伴微锚固定	指深屈肌腱切除+远指间关节囊固定术或肌腱固定术
II	指深屈肌腱切除+远指间关节囊固定术或肌腱固定术	指深屈肌腱重建+远指间关节固定术
	指深屈肌腱重建+远指间关节固定术	肌腱移植术
	直接修复，可伴微锚固定	直接修复，可伴微锚固定
		指深屈肌腱切除+远指间关节囊固定术或肌腱固定术
		指深屈肌腱重建+远指间关节固定术
		肌腱移植术
III	骨折固定（肌腱缝合术）	骨折固定（肌腱缝合术）

*依据Leddy和Packer分型[1]

间关节主动活动受限。对于III、IV、V型损伤，预后取决于关节面复位质量，远指间关节主动活动幅度常有部分损失[4]。

对于慢性损伤，如果患者没有损伤或轻度损伤，保守治疗是最好的选择。如果患者诉手指疼痛，伴近指间关节屈曲受限，必须建议切除撕脱肌腱。如果有远指间关节不稳定，可以加行远指间关节囊固定术或关节融合术。肌腱移植需限制在年轻患者或活动较多且有特殊需求的患者。术前近、远指间关节有正常的被动活动度是取得良好效果的先决条件。患者必须了解肌腱移植一般不会使远指间关节主动屈曲完全恢复。McClinton[41]回顾了100例单纯指深屈肌腱撕脱后的肌腱移植，平均指间关节主动屈曲角度为48°。Liu和Yan[42]回顾了单纯指深屈肌腱撕脱后的肌腱移植平均指间关节主动屈曲角度为33°。主要并发症为近指间关节伸直功能损失（Liu[42]的研究中有27%的病例损失超过30°，55%小于10°；McClinton[41]的研究中9%的病例损失超过10°）。

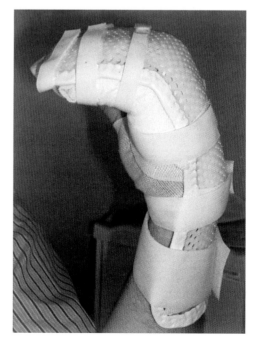

图 20A-10 背侧夹板固定掌指关节屈曲，近、远指间关节伸直位

个人经验

我们最近回顾了20例治疗指深屈肌腱撕裂的经验[4]。其中包括17例男性，3例女性（平均年龄31岁，范围20～52岁）。12例为运动损伤（足球或橄榄球），8例为室内或工作外伤。14例环指损伤，3例中指损伤，3例小指损伤。损伤后3周内就诊者14例。根据Leddy和Packer的分类[1]，Ⅰ型损伤5例，Ⅱ型损伤6例，Ⅲ型损伤3例。损伤3周后就诊者6例，其中Ⅰ型5例，Ⅱ型1例。

对于14例急性期患者（3周以内），除1例外，Ⅰ型和Ⅱ型损伤患者均手术治疗。将指深屈肌腱重新固定于远节指骨，4例患者使用微型锚钉，4例患者使用抽出缝线术，1例患者使用倒钩线固定。1例患者在指深屈肌腱远端远节指骨尚残留的情况下直接行腱-腱缝合。其中1例Ⅰ型损伤患者，指深屈肌腱被切除，术后，建议带夹板早期活动，夹板置于背侧，固定掌指关节于屈曲位，远指间关节于伸直位。6例患者术后立即进行被动功能锻炼，4例于术后2周开始。主动活动于4周夹板撤除后开始。对于Ⅲ型损伤，使用远节指骨骨折固定术，3例患者均使用克氏针固定撕脱骨块，1例患者对指深屈肌腱行抽出缝合。手部使用夹板固定4周。

对于受伤3周后就诊的患者，1例指深屈肌腱切除，4例切除指深屈肌腱并行远指间关节囊固定术，1例患者使用掌长肌腱行肌腱移植术。

患者治疗后平均回访时间为7年（3个月～13年）（表20A-2）。10例患者中4例获得完全恢复（活动角度及力量），3例不全恢复（远指间关节活动幅度为60°～80°，力量正常），1例效果不满意（远指间关节活动幅度为20°，力量不足）。术后观察到2例断裂：1例Ⅰ型损伤为使用倒钩缝线缝合重建肌腱，1例Ⅱ型损伤为直接肌腱缝合。3例Ⅲ型损伤患者中，1例失访，1例完全恢复，1例出现远指间关节骨关节炎（图20A-11）。

近期就诊的5例指深屈肌腱切除的患者中，尽管存在进行性的力量丢失，3例对手术满意。肌腱移植患者效果较差，近指间关节伸直损失10°，屈曲损失60°，远指间关节出现僵直。

总结

闭合性指深屈肌腱损伤的诊断常被遗漏。受伤机制及临床表现较典型；发现沿手指的疼痛、瘀斑、远指间关节主动屈曲障碍有助于确诊。影像图像对诊断远节指骨骨折较为重要。肌腱回缩程度、腱纽状态、受伤到治疗延误的时间、指骨骨块的存在及大小将影响治疗的最终结果。在急性病例中（伤后3周内），直接将指浅屈肌腱重建于远节指骨可获得满意效果。陈旧损伤并伴有肌腱回缩及肌腱血供破坏者，为避免手指僵硬，不能通过止点重建治疗。若功能损失较小，近指间关节可活动，远指间关节稳定时不建议手术治疗。如果近指间关节僵硬，回缩的指深屈肌腱将被切除，并行远指间关节腱固定术或关节囊固定术。一期不做肌腱移植，以备患者出现力量及主动屈曲手指范围无法接受，但被动活动近、远指间关节正常的情况。

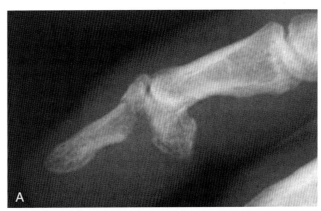

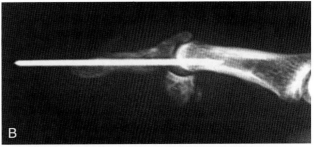

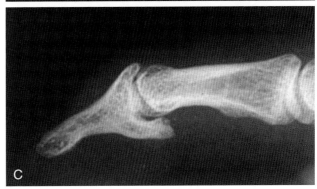

图 20A-11　A.Ⅲ型损伤的另一个示例。B.撕脱骨碎片之后的畸形愈合进展。C.二期远指间关节关节炎

表20A-2　本机构指深屈肌腱撕裂治疗结果

治疗方法	患者数量及类型	结果※	并发症
手术：＜伤后3周			
经骨止点重建（微型锚）	3，Ⅰ型	优2	
	1，Ⅱ型	良1	0
		差1	
经骨止点重建（抽出线）	4，Ⅱ型	优2	0
		良2	
经骨止点重建（倒钩线）	1，Ⅰ型	差1	断裂
直接指深屈肌腱修复	1，Ⅱ型	差1	断裂
指深屈肌腱切除	1，Ⅰ型	失访	-
骨折固定术（克氏针）	2，Ⅲ型	优1	0
骨折固定术（克氏针+抽出线）	1，Ⅲ型	差1	远指间关节骨关节炎
手术：＞伤后3周			
指深屈肌腱切除+关节囊固定	4，Ⅰ型	良3	关节囊延长及力量缺失
		中1	
指深屈肌腱切除	1，Ⅰ型	中1	力量缺失
肌腱移植	1，Ⅱ型	差1	近、远指间关节僵硬

*根据Strickland 和Glogovac 标准评价

参考文献

1. Leddy JP, Packer JW: Avulsion of the profundus tendon insertion in athletes, J Hand Surg (Am) 2:66–69, 1977.

2. Mansat M, Bonnevialle P: Avulsion traumatique du fléchisseur commun profond. A propos de 19 cas, Ann Chir Main 4:185–196, 1985.

3. Tropet Y, Nicolet F, Berthoz L, et al: La rupture traumatique des tendons fléchisseurs. A propos de douze observations, Ann Chir Main 5:59–62, 1986.

4. Gaston A, Allavena C, Mansat P, et al: Avulsion traumatique du fléchisseur profond des doigts. A propos de 20 cas, Chir Main 28:288–293, 2009.

5. Stern JD, Mitra A, Spears J: Isolated avulsion of the flexor digitorum superficialis tendon, J Hand Surg (Am) 20:642–644, 1995.

6. Ferraro SP Jr, Schenck RR: Isolated closed rupture of the bony insertion of the flexor digitorum superficialis tendon: An unusual case, J Hand Surg (Am) 23:837–839, 1998.

7. Cheung KM, Chow SP: Closed avulsion of both flexor tendons of the ring finger, J Hand Surg (Br) 20:78–79, 1995.

8. Lanzetta M, Conolly WB: Closed rupture of both flexor tendons in the same digit, J Hand Surg (Br) 17:479–480, 1992.

9. Ogˇün TC, Ozdemir HM, Senaran H: Closed traumatic avulsion of both flexor tendons in the ring finger, J Trauma 60:904–905, 2006.

10. Tan V, Mundanthanam G, Weiland AJ: Traumatic simultaneous rupture of both flexor tendons in a finger of an athlete, Am J Orthop (Belle Mead, NJ) 34:505–507, 2005.

11. Gunter JH: Traumatic avulsion of the insertion of the flexor digitorum profundus, Aust NZ J Surg 30:1–9, 1960.

12. Carroll RE, Match RM: Avulsion of the flexor profundus tendon insertion, J Trauma 10:1109–1118, 1970.

13. Folmar RC, Nelson CL, Phalen GS: Ruptures of the flexor tendons in hand of non-rheumatoid patients, J Bone Joint Surg (Am) 54:579–584, 1972.

14. Chang WH, Thomas OJ, White WL: Avulsion injury of the

long flexor tendons, Plast Reconstr Surg 50:260–264, 1972.

15. Smith JH Jr: Avulsion of a profundus tendon with simultaneous intraarticular fracture of the distal phalanx-case report, J Hand Surg (Am) 6:600–601, 1981.

16. Al-Qattan MM: Type 5 avulsion of the insertion of the flexor digitorum profundus tendon, J Hand Surg (Br) 26:427–431, 2001.

17. Boyes JH, Wilson JN, Smith JW: Flexor-tendon ruptures in the forearm and hand, J Bone Joint Surg (Am) 42:637–646, 1960.

18. Aronowitz ER, Leddy JP: Closed tendon injuries of the hand and wrist in athletes, Clin Sports Med 17:449–467, 1998.

19. Lunn PG, Lamb DW: "Rugby finger"—avulsion of profundus of ring finger, J Hand Surg (Br) 9:69–71, 1984.

20. Shabat S, Sagiv P, Stern A, et al: Avulsion fracture of the flexor digitorum profundus tendon ('Jersey finger') type III, Arch Orthop Trauma Surg 122:182–183, 2002.

21. Toussaint B, Lenoble E, Roche O, et al: Avulsion sous-cutanée des tendons fléchisseurs profonds et superficiels des IV et V doigts par blast, Ann Chir Main Memb Super 9:232–235, 1990.

22. You JS, Chung YE, Kim D, et al: Rupture of the flexor digitorum profundus tendon caused by closed blunt trauma. J Emerg Med 41:e91–e92, 2011.

23. Manske PR, Lesker PA: Avulsion of the ring finger flexor digitorum profundus tendon: An experimental study, Hand 10: 52–55, 1987.

24. Edwards EA: Organisation of the small arteries of the hand and digits, Am J Surg 99:837–846, 1960.

25. Smith JW: Blood supplies of tendons, Am J Surg 109:272–276, 1965.

26. Leffert RD, Weiss C, Athanasoulis CA: The vincula; with particular reference to their vessels and nerves, J Bone Joint Surg (Am) 56:1191–1198, 1974.

27. Cohen SB, Chabbra AB, Anderson MW, et al: Used of ultrasound in determining

28. Bowers WH, Fajgenbaum DM: Closed rupture of the volar plate of the distal interphalangeal joint, J Bone Joint Surg (Am) 61:146, 1979.

29. Messina A, Messina JC: Double armed reinsertion suture (DARS) of the profundus flexor tendon with immediate active mobilization of the finger. 63 cases, Ann Chir Main Memb Super 16:245–251, 1997.

30. Bonin N, Obert L, Jeynet L, et al: Réinsertion du tendon fléchisseur par ancre de suture: Etude prospective continue avec mobilisation active précoce, Chir Main 22:305–311, 2003.

31. Brustein M, Pellegrini J, Choueka J, et al: Bone suture anchors versus the pullout button for repair of distal profundus tendon injuries: A comparison of strength in human cadaveric hands, J Hand Surg (Am) 26:489–496, 2001.

32. McCallister WV, Ambrose HC, Katolik LI, et al: Comparison of pullout button versus suture anchor for zone I flexor tendon repair, J Hand Surg (Am) 31:246–251, 2006.

33. Kang N, Marsh D, Dewar D: The morbidity of the button-over-nail technique for zone 1 flexor tendon repairs. Should we still be using this technique? J Hand Surg (Eur) 33:566–570, 2008.

34. Latendresse K, Dona E, Scougall PJ, et al: Cyclic testing of pullout sutures and Micro-Mitek suture anchors in flexor digitorum profundus tendon distal fixation, J Hand Surg (Am) 30:471–478, 2005.

35. Buscemi MJ Jr, Page BJ 2nd: Flexor digitorum profundus avulsions with associated distal phalanx fractures, Am J Sports Med 15:366–370, 1987.

36. Boussouga M, Jaafar A, Bousselmane N, et al: Avulsion of flexor digitorum profundus combined with articular fracture of distal phalanx: A case report, Chir Main 26:250–252, 2007.

37. Eglseder WA, Russell JM: Type IV flexor digitorum profundus avulsion, J Hand Surg (Am) 15:735–739, 1990.

38. Trumble TE, Vedder NB, Benirschke SK: Misleading fractures after profondus tendon avulsions: A report of 6 cases, J Hand Surg (Am) 17:902–906, 1992.

39. Chen CY, Li TS, Liu YT, et al: Miniplate hooking method for repair of type III flexor digitorum profundus avulsion injury with a small bone fragment: Case report, J Hand Surg (Am) 34:1449–1453, 2009.

40. Kang N, Pratt A, Burr N: Miniplate fixation for avulsion injuries of the flexor digitorum profundus insertion, J Hand Surg (Br) 28:363–368, 2003.

41. McClinton MA, Curtis RM, Wilgis EF: One hundred tendon grafts for isolated flexor digitorum profundus injuries, J Hand Surg (Am) 7:224–229, 1982.

42. Liu TK, Yang RS: Flexor tendon graft for late management of isolated rupture of the profundus tendon, J Trauma 43:103–106, 1997.

B 骨折或腕关节紊乱后的肌腱断裂

作者 Hiroshi Yamazaki, MD, PhD　Hiroyuki Kato, MD, PhD　Shigeharu Uchiyama, MD

译者 李秀存 王维

概述

闭合性屈肌腱断裂可由某些腕骨及腕关节病变引起，如钩骨钩骨折、Kienböck病（月骨无菌性坏死为主）、舟骨骨不连、豆三角功能紊乱。我们分析了21例由腕骨及腕关节紊乱引起的闭合性屈肌腱断裂。大多数患者闭合性屈肌腱断裂出现在温和抗力作用于手指或自主用力时。肌腱断裂机制为肌腱在通道里被粗糙的骨表面反复摩擦。我们发现使用平片确认这些肌腱断裂的原因比较困难，尤其在老年人或手工劳动者中，它们之前就存在异常损伤，诸如骨关节炎、腕骨不稳、平片提示的陈旧外伤。桡腕关节成像有助于识别引起屈肌腱断裂的致损位置。图像上造影剂缺失的损伤征象最终可与术中骨膜或关节囊破坏的位置形成对应关系。我们首选的治疗为游离肌腱移植重建并早期进行限制性活动，同时我们建议切除骨受累部分，修复关节囊及骨膜以阻止肌腱断裂复发。

大部分屈肌腱断裂是由指深屈肌腱止点处的撕裂引起。风湿性关节炎引起的断裂并不常见。闭合性屈肌腱断裂常由潜在的腕骨及腕关节病变引起，已被报道的有钩骨钩骨折[1~4]、Kienböck病[5]、舟骨骨不连[6,7]、豆三角骨关节炎[8,9]、豆三角不稳[10]、月骨骨折[11]、慢性月骨脱位[12]。Boyes报道[13]，80例屈肌腱断裂中，10例发生在腕管（12.8%）；其中2例与腕骨异常有关。Folmar[14]报道在10例屈肌腱断裂患者中，拇长屈肌腱和小指指深屈肌腱最常受累。Yamazaki[15]报道21例闭合性屈肌腱断裂患者由腕骨及腕关节紊乱引起，并描述了桡腕关节影像作为诊断工具的用处。

本节中，将回顾骨折或腕关节紊乱后闭合性屈肌腱断裂的临床特点及X线图像特征。并讨论病理生理及重建。

方法及结果

患者资料

我们分析了21例由腕骨及腕关节紊乱引起的闭合性屈肌腱断裂[15]。患者平均年龄68岁（范围35~89岁）。男性14例，女性7例。21例中15例为手工劳动者。病因包括：钩骨钩不愈合6例、豆三角关节炎7例、舟骨骨不连4例、钩骨钩表面粗糙2例、Kienböck病1例、月骨内结节1例。受累手指包括拇指4例、示指1例、环指和小指1例、小指15例。由风湿性关节滑膜炎或感染直接侵袭引起的肌腱断裂患者被排除。21例患者中14例已行桡腕关节成像检查。11例患者造影剂缺失位置提示关节囊穿透（图20B-1）。17例患者将游离掌长肌或跖肌移植于断裂肌腱的远近之间。2例患者将环指指浅屈肌腱移至小指指深屈肌腱位置。1例使用中指指深

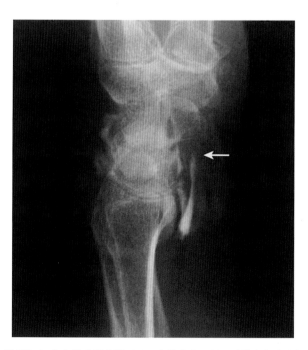

图 20B-1 桡腕关节影像提示豆三角关节炎，屈肌腱鞘内有造影剂缺失（箭头）

屈肌腱端侧吻合掌长肌腱接至环、小指指深屈肌腱位置。

手术技术

术中，在掌远纹与掌近纹之间行Z字弧形切口。切开腕管以暴露腕部病灶及断裂肌腱端。我们使用这种方法检查邻近被摩擦的肌腱。腕部掌侧关节囊及骨膜在肌腱断裂位置被穿透。切除游离的或尖锐的骨块。活动的骨不连和骨关节炎处有硬化的皮质骨表面，应使用刮匙挖除并用松质骨移植替代。掌侧关节囊的缺失可拉拢缝合。在游离肌腱移植中，可使用掌长肌或跖肌。充分牵拉近断端直到静止性肌收缩被松开。只有在指深屈肌腱及指浅屈肌腱同时断裂的手指，指深屈肌腱才应重建。切除剩余肌腱，插入或移植的肌腱使用编织缝合或Pulvertaft鱼口式编织缝合法缝合于修剪的断端。移植物与断端的结合位置远离腕部，以防止肌腱断端在腕管内发生粘连。松开止血带，观察手指休息位并被动活动指间关节、伸腕关节以获得适当的紧张度。1例患者腕横韧带缝合后出现腕管综合征行手术治疗，因此目前我们不建议修复该韧带。

术后护理

肌腱重建后，可在3~4周时使用改良Kleinert弹力带技术进行早期限制性活动。同时使用Duran方法阻止指间关节收缩。之后，仅使用背侧夹板保护手部并建议主动屈曲练习。术后12周允许主动使用手指。对拇指不需使用带橡胶带的背侧阻挡夹板。若累及拇指需制动3周，之后可以进行主动练习。

结果

13例游离肌腱移植重建术手指总主动活动度平均为213°（范围170°~265°）（表20B-1）。3例拇指游离肌腱移植重建后指间关节总主动活动度平均从0°提升到33°（范围10°~40°）。在9例患者中，术后握力比例平均为84%（范围57%~126%）。

病例解说

一例73岁的老年女性注意到其小指的远指间关节逐渐不能主动屈曲。影像学检查在旋后斜位片和CT图像（图20B-2）发现豆三角关节炎。术中发现，小指指浅屈肌腱断裂并与该指指深屈肌腱粘

连。切除豌豆骨（图20B-3），两断端游离移植放置掌长肌腱。使用改良Kleinert早期活动方法。术后1年，总主动活动幅度比例为92%，据美国手外科协会标准评定为良，腕关节未出现疼痛，握力比例为89%。

讨论

详细的病史及临床检查可以确诊屈肌腱断裂。屈肌腱断裂的诊断常延误或遗漏，对于慢性病例来说更是如此。在大多数患者中，闭合性屈肌腱断裂发生在温和力量作用于手指或主动用力时。在某些病例中，屈肌腱摩擦及断裂会引起手指腱鞘滑膜炎症区的不适。

部分患者有腕部外伤史，另有部分患者无法回忆起早前是否有损伤。腕部症状可由骨折或腕骨功能紊乱引起，并常孤立、柔和，功能障碍有时较轻。

这些紊乱经常被忽略，直到闭合性屈肌腱断裂出现。因常规前后位及侧位腕部X线平片不能观察到它们[3,16]，故有大约14%的钩骨钩骨折、钩骨骨不连被漏诊，直到最后引起小指或环指的闭合性屈肌腱断裂[17]。如果有病史及体征存在，出现闭合性屈肌腱的断裂将提升存在隐匿性腕骨、关节紊乱的可能性。其他非骨性原因包括肌腱异常[18]、非特异性滑膜炎和晶体诱导性腱鞘炎[20]。

这些肌腱断裂的机制是在粗糙骨表面反复滑动，骨质穿过腕管背侧壁[14,21]。肌腱断裂位置取决于骨穿入腕管的位置。

受累手指可提供定位腕关节紊乱位置的有用信息。尺侧位置紊乱，如钩骨钩骨折和累及豆三角关节的关节炎，可能特别摩擦小指的指深屈肌腱。邻近的小指指浅屈肌腱和环指的指深屈肌腱可能随后累及。拇长屈肌腱在舟骨尺侧，而舟骨骨不连可能引起拇长屈肌腱断裂。月骨组成腕管的背侧壁，并接触示指指深屈肌腱，该肌腱在腕管内大部分在背侧走行。因此，在月骨穿入掌关节囊处的异常多数可引起示指指屈肌腱的摩擦。

超声、核磁（MRI）[20,22]和三维CT成像[23]已被报道是诊断屈肌腱损伤和定位断裂位置的有效工具，它们对术前计划制订非常重要且能避免不必要的手

表20B-1　患者信息、肌腱断裂情况、关节成像表现及治疗后总主动活动度恢复情况

年龄/性别	紊乱/手	累及手指/断裂肌腱	桡腕关节成像造影剂缺失位置	治疗	功能恢复※（TAM百分比及分级）
35/男	钩骨钩不愈合/右	小指/指深屈肌腱	未检查	肌腱移植	100%，优
51/男	钩骨钩不愈合/右	小指/指深屈肌腱	未检查	肌腱移植	71%，中
55/男	钩骨钩不愈合/右	小指/指深、浅屈肌腱	未检查	肌腱移植	88%，良
58/男	钩骨钩不愈合/右	小指/指深屈肌腱	未检查	肌腱移植	75%，中
63/男	钩骨钩不愈合/左	小指/指深、浅屈肌腱	钩三角关节	肌腱转移	83%，优
73/男	钩骨钩不愈合/左	小指/指深、浅屈肌腱	未检查	肌腱移植，肌腱松解	85%，优
50/女	钩骨钩突出/右	小指/指深、浅屈肌腱	未检查	肌腱移植	缺失
76/男	钩骨钩突出/左	小指/指深、浅屈肌腱	无缺损	肌腱移植	85%，良
67/女	豆三角关节炎/右	小指/指深屈肌腱	豆三角关节	肌腱移植	75%，中
70/女	豆三角关节炎/左	小指/指深屈肌腱	豆三角关节	肌腱移植	81%，良
70/男	豆三角关节炎/左	小指/指深屈肌腱	豆三角关节	肌腱移植	83%，良
73/女	豆三角关节炎/右	小指/指深屈肌腱	豆三角关节	肌腱移植，肌腱松解	83%，良
73/女	豆三角关节炎/左	小指/指深屈肌腱	豆三角关节	肌腱转移	92%，良
80/女	豆三角关节炎/左	小指/指深、浅屈肌腱	豆三角关节	肌腱移植	77%，良
89/男	豆三角关节炎/右	小指/指深屈肌腱	豆三角关节	肌腱移植	85%，良
65/男	舟骨不愈合/右	拇指/拇长屈肌腱	未检查	肌腱移植	良
72/男	舟骨不愈合/左	拇指/拇长屈肌腱	不愈合位置	未手术	缺失
72/男	舟骨不愈合/右	拇指/拇长屈肌腱	不愈合位置	肌腱移植	中
83/男	舟骨不愈合/右	拇指/拇长屈肌腱	不愈合位置	肌腱移植	良
76/女	Kienböck病/右	小指、环指/指深屈肌腱	桡月关节	端侧，肌腱松解	87%，良；75%，中
71/女	月骨内结节/右	示指/指深、浅屈肌腱	桡月关节	肌腱移植，关节融合	65%，中

TAM：总主动活动幅度

*评价标准为美国手外科协会提出的TAM方法，排除标准为Buck-Gramcko方法

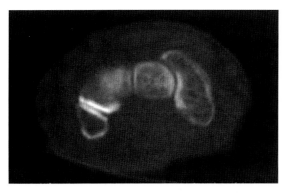

图 20B-2 腕关节 CT 扫描显示豆三角关节炎

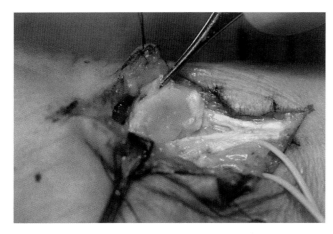

图 20B-3 术中发现豆骨表面粗糙明显，小指指深屈肌腱在损伤处断裂

术探查。在因腕骨及腕关节紊乱所致屈肌腱断裂患者中，术前对潜在病理损伤的检测对治疗同样非常重要，因为需要针对病变的手术入路来阻止屈肌腱再次断裂。为了阻止断裂再次发生，尖锐的骨必须切除，并修复关节囊及骨膜。伴关节不稳定的骨不连和骨关节炎常需要骨移植。腕关节平片常没有帮助，除非用特殊角度拍摄。腕管角度的平片、后旋状态斜位平片、常规断层片[16]和CT图像有助于做出病理诊断。MRI也对诊断有帮助。但是，这些诊断性图像检查常难以区分肌腱断裂病灶和其他异常损伤，特别是在年长者或体力劳动者中，他们之前就存在腕关节异常，包括骨关节炎、腕关节不稳和先前外伤的影像证据。桡腕关节平片对区分致屈肌腱断裂的责任病灶非常有帮助。同样，使用关节平片

可以识别远端尺桡关节炎引起的伸肌腱断裂[24]。在我们收治的病例中，13例指屈肌腱断裂患者做了桡腕关节平片检查。11例腕管造影剂缺失影像提示关节囊穿透。我们的研究中有较高比例的患者出现造影剂缺失（见图20B-1），影像上显示的造影剂缺失与术中所见骨膜及关节囊损坏相对应。邻近肌腱已被损坏。一般来说，造影剂缺失的损伤可以提示软组织撕裂位置和引起肌腱撕裂的骨位置。

手术目标是重建屈肌腱功能和阻止屈肌腱再断裂。受累肌腱总是有磨损的断端，两断端间缺失较长。而且，直接缝合是不可能的。肌腱重建的选择包括远指间关节融合术、肌腱固定术、邻近手指的屈肌腱交叉转移、拼接至邻近屈肌腱，以及游离肌腱移植。Milek和Boulas[25]报道了4例患者的手术效果，其中3例使用肌腱转移，1例使用肌腱移植治疗。他们认为结果的多样性在很大程度上归因于患者年龄的不同，并建议使用侧-侧肌腱缝合。我们更倾向于插入性的肌腱移植，因为另一个手指肌腱的转移利用可能会造成该手指功能损失。远指间关节活动的重建只能通过游离肌腱移植。在13例游离肌腱移植重建并进行早期限制性活动患者中，我们获得的平均手指总活动幅度为213°[15]。患者平均年龄为68岁，尽管大多数患者为老年人，肌腱移植后结果仍较满意。而且，结果并没有因为患者年龄或者肌腱断裂到重建的间隔时间而受影响。尽管这种技术有粘连及再次断裂的风险，而且术后限制性的活动较复杂，我们仍认为游离肌腱移植是合理的选择。

肌腱移植需早期进行以阻止受累手指发生静止性肌肉挛缩。如果肌腱断裂被忽视，静止性肌肉挛缩可能引起手术时移植肌腱过度紧张并降低握力。在我们的病例中，肌腱重建并没有提高握力。

游离肌腱移植的术后管理非常重要。游离肌腱移植用于指深屈肌腱重建有术后指间关节挛缩的风险。我们坚信游离肌腱移植的术后制动可能引起影响功能的粘连，所以我们使用改良Kleinert弹力带技术进行早期限制性的活动。指深屈肌腱重建后的早期活动可以保证移植肌腱更大的滑行距离。

参考文献

1. Clayton ML: Rupture of the flexor tendons in carpal tunnel (non-rheumatoid) with specific reference to fracture of the hook of the hamate, J Bone Joint Surg (Am) 51:798–799, 1969

2. Minami A, Ogino T, Usui M, et al: Finger tendon rupture secondary to fracture of the hamate. A case report, Acta Orthop Scand 56:96–97, 1985.

3. Stark HH, Chao EK, Zemel NP, et al: Fracture of the hook of the hamate, J Bone Joint Surg (Am) 71:1202–1207, 1989.

4. Yamazaki H, Kato H, Nakatsuchi Y, et al: Closed rupture of the flexor tendons of the little finger secondary to non-union of fractures of the hook of the hamate, J Hand Surg (Br) 31:337–341, 2006.

5. Niwa T, Uchiyama S, Yamazaki H, et al: Closed tendon rupture as a result of Kienböck disease, Scand J Plast Reconstr Surg Hand Surg 44:59–63, 2010.

6. McLain RF, Steyers CM: Tendon ruptures with scaphoid nonunion. A case report, Clin Orthop Relat Res 117–120, 1990.

7. Saitoh S, Hata Y, Murakami N, et al: Scaphoid nonunion and flexor pollicis longus tendon rupture, J Hand Surg (Am) 24:1211–1219, 1999.

8. Lutz RA, Monsivais JJ: Piso-triquetral arthrosis as a cause of rupture of the profundus tendon of the little finger, J Hand Surg (Br) 13:102–103, 1988.

9. Saitoh S, Kitagawa E, Hosaka M: Rupture of flexor tendons due to pisotriquetral osteoarthritis, Arch Orthop Trauma Surg 116:303–306, 1997.

10. Corten EM, van den Broecke DG, Kon M, et al: Pisotriquetral instability causing an unusual flexor tendon rupture, J Hand Surg (Am) 29:236–239, 2004.

11. Minami A, Ogino T, Usui M: Delayed rupture of a flexor tendon secondary to fracture of the lunate, Ital J Orthop Traumatol 11:233–236, 1985.

12. Stern PJ: Multiple flexor tendon ruptures following an old anterior dislocation of the lunate. A case report, J Bone Joint Surg (Am) 63:489–490, 1981

13. Boyes JH, Wilson JN, Smith JW: Flexor-tendon ruptures in the forearm and hand, J Bone Joint Surg (Am) 42:637–646, 1960.

14. Folmar RC, Nelson CL, Phalen GS: Ruptures of the flexor tendons in hands of non-rheumatoid patients, J Bone Joint Surg (Am) 54:579–584, 1972.

15. Yamazaki H, Kato H, Hata Y, et al: Closed rupture of the flexor tendons caused by carpal bone and joint disorders, J Hand Surg (Eur) 32:649–653, 2007.

16. Murray WT, Meuller PR, Rosenthal DI, et al: Fracture of the hook of the hamate, Am J Roentgenol 133:899–903, 1979.

17. Boulas HJ, Milek MA: Hook of the hamate fractures. Diagnosis, treatment, and complications, Orthop Rev 19:518–529, 1990.

18. Bois AJ, Johnston G, Classen D: Spontaneous flexor tendon ruptures of the hand: Case series and review of the literature, J Hand Surg (Am) 32:1061–1071, 2007.

19. Prosser GH, Sterne GD, Nancarrow JD: Intratendinous rupture of flexor digitorum profundus caused by non-specific synovitis, Br J Plast Surg 55:77–79, 2002.

20. Matloub HS, Dzwierzynski WW, Erickson S, et al: Magnetic resonance imaging scanning in the diagnosis of zone II flexor tendon rupture, J Hand Surg (Am) 21:451–455, 1996.

21. Hallett JP, Motta GR: Tendon ruptures in the hand with particular reference to attrition ruptures in the carpal tunnel, Hand 14:283–290, 1982.

22. Kumar BA, Tolat AR, Threepuraneni G, et al: The role of magnetic resonance imaging in late presentation of isolated injuries of the flexor digitorum profundus tendon in the finger, J Hand Surg (Br) 25:95–97, 2000.

23. Sunagawa T, Ochi M, Ishida O, et al: Three-dimensional CT imaging of flexor tendon ruptures in the hand and wrist, J Comput Assist Tomogr 27:169–174, 2003.

24. Yamazaki H, Uchiyama S, Hata Y, et al: Extensor tendon rupture associated with osteoarthritis of the distal radioulnar joint, J Hand Surg (Eur) 33:469–474, 2008.

25. Milek MA, Boulas HJ: Flexor tendon ruptures secondary to hamate hook fractures, J Hand Surg (Am) 15:740–744, 1990.

C 滑车断裂

作者 Rohit Arora, MD　Markus Gabl, MD

译者 李秀存 王 维

概述

我们将分享 23 例需要手术重建的闭合外伤性屈肌腱滑车损伤的治疗经验。A2 滑车可以使用两种方法进行重建。在伸肌支持带移植中,需一并切取伸肌支持带的一束和伸肌腱鞘管底部的骨膜。在指骨掌侧 A2 滑车的近远双侧打孔后,使用骨膜将移植物固定于指骨,移植物的韧带部分缝合于残留的滑车系统上,将移植物充分固定于残留腱鞘上是十分重要的;在掌长肌腱移植中,将肌腱的一束穿过残留的 A2 滑车上所打的孔,将移植物缝合于自身或滑车两端的纤维边缘,术后使用覆盖远指间关节至近掌横纹的掌侧夹板固定手指 4 周。使用这两种方法均可使手指主动活动幅度、捏力、握力提高到接近对侧未受伤手的水平。伸肌支持带作为滑膜内组织对肌腱滑动的阻力可能低于掌长肌腱移植。

通过对手指屈肌腱鞘和滑车系统详细的解剖和力学研究可以更好地了解交叉滑车及环形滑车的生物力学重要性[1]。滑车可以使指屈肌腱贴近关节中轴,并通过保证屈肌腱滑行距离的最大功效来保证手指屈曲的效率[2]。如果滑车受损,肌腱向掌侧移位(呈弓弦状),将导致主动屈曲关节最大幅度及力量的减小,并增加发生固定位屈曲挛缩的风险[3]。

在急性切割伤中,屈肌腱通常在穿过滑车系统某段范围内被切断;滑车部分或全部损伤较常见。闭合性屈肌腱滑车断裂是罕见的损伤,多数报道为攀岩时发生[4~6]。

生物力学研究显示,在攀岩者使用"掐握技巧"时手指屈肌腱与 A2 滑车边缘的力学负荷非常高[5,7,8]。在这个动作中,近指间关节屈曲90°,远指间关节过伸。图20C-1为攀岩者身体重量负荷下

手指保持的位置,指浅、深屈肌腱将保持最大收缩能力[9]。滑车损伤("攀岩者指")大多数发生于当攀岩者处于手握岩石位置,突然滑下并掐握时,这时手指负荷会加大。闭合性屈肌腱滑车损伤也会发生于其他情况,如屈曲的手指突然受到巨大迅速的外力,引起手指突然伸直[3],例如,当患者提重物或打开门或抽屉时。环指及中指常受损伤,而示指和小指受损的可能性较小[10]。通常建议重建最重要的 A2 和 A4 滑车[11]。

一些外科医师报道了滑车重建的不同手术方法,如使用不同来源的肌腱移植材料如自体肌腱[12,13]、伸肌支持带[6,14]、近指间关节掌板[14]或者合成材料[15,16]。在滑车重建中包绕技术被认为比非包绕的方法更牢固[16]。但有学者认为包绕术式会影响到屈肌腱系统的功能[16]。

我们回顾了本院23例闭合外伤性屈肌腱滑车断裂并使用两种非包绕滑车重建技术治疗的患者,并在滑车重建后对长期功能结果进行了随访。

方法及结果

患者资料

在1996~2003年间,我院共收治56例闭合外伤性手指滑车损伤患者。部分滑车断裂的患者采用保守治疗。23例患者中,女3例,男20例,平均年龄40岁(范围24~59岁),纳入A2滑车完全断裂或A2、A3滑车同时断裂的患者。其中,14例为单纯A2滑车断裂,9例为A2、A3滑车同时断裂。所有患者C1滑车均断裂(图20C-2)。15例损伤由攀岩引起,而且所有患者均诉无法像以前一样完成动作。3例损伤为提重物时发生,5例为开门或抽屉时发生。

这些患者诉日常活动和工作中手指灵活性降低。持续性的手指功能和力量的受损为手术指征。所有患者均见弓弦畸形(图20C-3)。所有患者均行磁共振及超声检查,闭合性环形滑车断裂的诊断

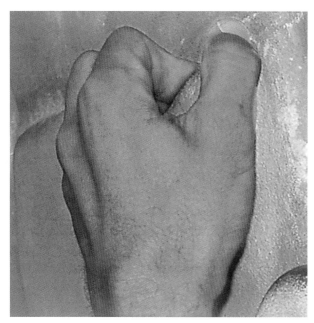

图 20C-1　攀岩者使用抠握以充分利用小岩石中的突起来获得安全的支撑

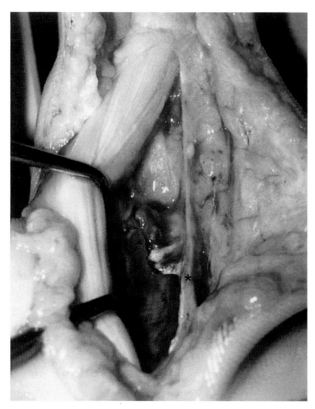

图 20C-2　术中发现攀岩者的 A2（＊）和 C1 滑车完全断裂

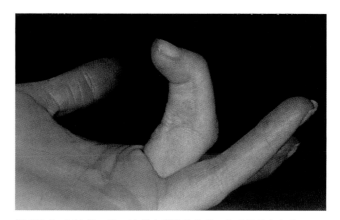

图 20C-3　1 例 A2、A3、A4 滑车断裂的患者，呈明显弓弦畸形

在术中均被证实。其中超声对诊断很有帮助[17,18]。肌腱呈弓弦畸形提示滑车系统损伤，可用高分辨率超声检查进行评估（Acuson Sequoia 512, 15L8W; Siemens Medical Solutions, Erlangen, Germany）（图 20C-4）。使用1.5T超导核磁共振（Vision, Siemens Medical Solutions）从矢状面和冠状面来检查弓弦畸形（图20C-5）[19]。

手术技巧

在病例中我们使用两种非包绕滑车重建方法。患者年龄、性别、累及手指、断裂滑车见表20C-1。其中一组由13例患者组成，他们使用腕部伸肌腱支持带作为移植物进行了滑车重建（图20C-6）。正如Gabl等[6]所描述的，使用伸肌支持带宽10mm的一束并连带伸肌鞘管底部的骨膜进行A2滑车重建（图20C-7）。在指骨掌侧A2滑车的远近两侧分别打孔后，将移植物用骨膜固定于指骨骨质，滑膜层放置在最里面（图20C-8）。然后，移植物的韧带部分需缝合于残留的滑车系统上。另一组由10例患者组成，使用游离掌长肌腱移植来重建A2滑车（图20C-9）。

滑车由移植细长的肌腱穿过在原始A2滑车残留上做的孔道制成，移植肌腱缝合于自身或者缝在各端纤维边缘。如Kleinert和Bennett[13]所述，用两种缝合方法完成鞋带式重建（图20C-10）。

术后护理

术后两组患者均使用覆盖于掌侧远指间关节至近掌横纹的夹板制动4周。掌指关节和近指间关节保持完全伸直。物理疗法在摘除夹板后开始。3周内禁止手工劳动、负重和体育活动。使用伸肌腱支持带移植治疗的患者从受伤到手术间隔时间为9周（范围6～13周）；使用掌长肌腱移植治疗的患者为7周（范围5～9周）。

评价

伸肌腱支持带移植后平均随访48个月，掌长肌腱移植后为57个月。评价包括使用角度计对累及手指所有关节活动幅度的测量。测量捏力及握力。在A2滑车远端测量手指周长。结果还使用了Buck-Gramcko评分进行评价[19]。当患者其他手指出现同样损伤时询问患者是否愿意再次进行治疗。

结果

术前和术后检查中，所有患者的掌指关节及远指间关节主动活动接近正常。近指间关节同样在术前和术后检查中无受限。术前，因所有患者均有疼痛，伤手的握力减小到42kg（范围29～57kg），捏力减小到6kg（范围3～9kg）。

在伸肌腱支持带移植患者中，术前近指间关节屈曲82°（70°～90°），术后近指间关节屈曲提高到91°（85°～100°）（即未受伤侧的97%）。术后握力48kg（34～60kg）（未受伤侧的96%），术后捏力8kg（4～11kg）（与未受伤侧相等）。术前手指周长76mm（60～90mm），术后70mm（58～88mm）（未受伤侧的94%）。

在掌长肌腱移植患者中，术前近指间关节屈曲80°（75°～90°），术后近指间关节屈曲91°（80°～100°）（未受伤侧的94%）。术后握力48kg（32～68kg）（未受伤侧的98%），捏力7kg（3～10kg）（与未受伤侧相等）。术前手指周长66mm（58~80mm），术后62mm（54~82mm）。

伸肌腱支持带移植后，使用Buck-Gramcko评分，优10例，良2例，中1例；掌长肌腱移植后，优7例，良2例，中1例。15位攀岩者恢复到之前攀岩水平。其中13位使用伸肌腱支持带进行滑车重建。所有非攀岩者返回原先工作岗位，没有发现手指灵

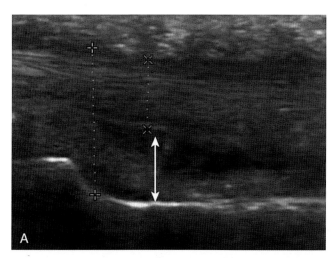
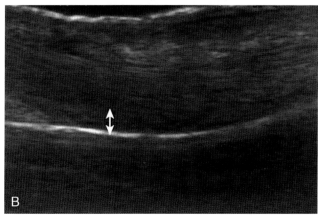

图20C-4　A.术前超声纵向扫描提示肌腱滑车损伤（A2、C1、A3）伴弓弦畸形，指骨和肌腱之间距离增加（箭头）。B.使用伸肌腱支持带移植重建滑车（A2）术后超声纵向扫描提示指骨肌腱间距离减小（箭头）

表20C-1　两组患者统计学资料

移植材料	患者总数	性别（男/女）	年龄（岁）	手指	断裂滑车
伸肌腱支持带	13	11：2	41（26～51）	中指10，环指3	A2滑车8例；A2+A3滑车5例
掌长肌	10	9：1	38（24～59）	中指7，环指3	A2滑车8例；A2+A3滑车4例

*根据Strickland 和Glogovac标准评价

图 20C-5 A.术前 MRI 提示 A2、C1、A3 滑车断裂后，骨与肌腱之间距离（箭头）弓弦样增大。B.使用深肌腱支持带移植行滑车（A2）重建，术后 MRI 提示指骨与肌腱之间距离减小（箭头）

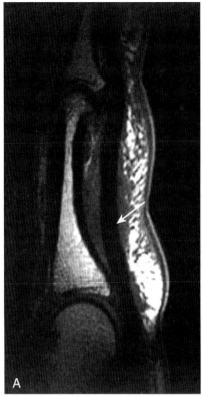
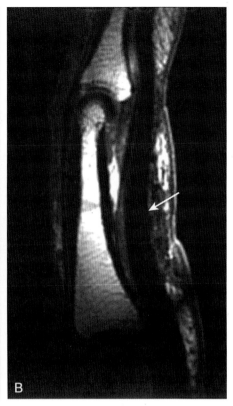

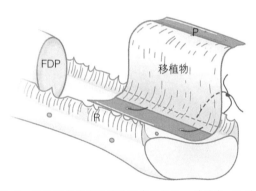

图 20C-6 伸肌腱支持带移植物固定于纤维－骨基底。P.骨膜；FDP.指深屈肌腱；R.正常滑车残留

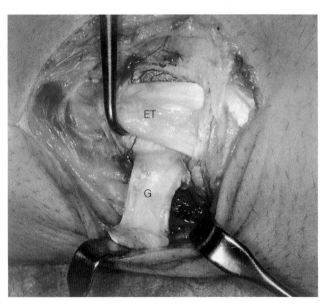

图 20C-7 移植的伸肌腱支持带宽 10mm,联合伸肌鞘管底部骨膜一同移植。G.伸肌腱支持带移植；EPL.拇长伸肌腱

敏度受限。所有患者表示如有同样损伤希望接受类似手术。在手指主动活动幅度、周长、力量、捏握力方面，两种重建方法未发现明显差异。

讨论

部分断裂或单个独立滑车断裂可通过在急性期对所有手指制动来保守治疗，并在疼痛减轻后，轻拍受伤手指滑车处进行治疗[5]。对于多个滑车断裂的患者，建议其中已做早期保守治疗者进行手术修复，但已出现疼痛、手指活动幅度减小、肌腱呈

弓弦畸形的患者除外，这些患者无法继续原来的运动及日常活动。

重建断裂滑车有一些可行的技术。重建的滑车束带圈的强度与环绕指骨的圈数相关[21]。三圈重建滑车致断负荷和正常环形滑车相同[11]。Okutsub 等[22] 报道了 6 名患者的 6 个手指使用三圈

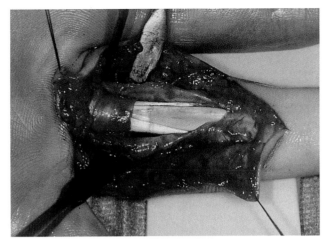

图 20C-8 图片显示伸肌腱支持带移植重建 A2 滑车，缝合于原 A2 滑车残留上，未包绕指骨

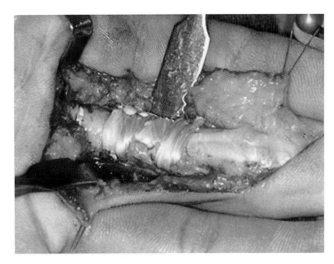

图 20C-10 图片示使用游离肌腱移植缝合于纤维边缘重建 A2 滑车

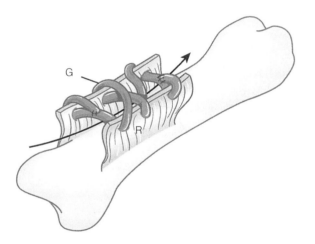

图 20C-9 使用游离肌腱移植的非包绕技术。使用原始腱鞘腱性边缘（一般都会存在）进行肌腱编织。G.游离肌腱移植；R.腱性边缘

技术重建A2滑车的结果。随访9个月~3年，在所有6名患者中，掌指关节、近指间关节和远指间关节主动活动幅度均有提高，而且握力功能达到满意状态。Karev通过在每个掌板做平行横向切口，在掌指关节及近指间关节水平制作了"束带滑车"[21]。指深屈肌腱被改道穿过掌板的切口。Bunnell 和Böhler取出一条游离肌腱移植物并围绕指骨缠数圈作为重建滑车[12]。Kleinert和Bennett使用游离肌腱移植技术进行非包绕性滑车重建[13]，我们在患者中已经使用该技术。Lister使用伸肌腱支持带移植物环绕指骨作为束带圈[14]。Gabl报道了一种Kleinert、Bennett和Lister所描述的

联合技术，即使用伸肌腱支持带但不环绕指骨。

有报道认为包绕技术可感染伸肌腱系统并导致伸直受阻[16]。Gabl等[6]报道5例使用Kleinert 和Bennett[13]描述的游离肌腱移植技术行A2滑车重建的患者。平均随访31个月，与对侧相比，远指间关节平均主动活动幅度减小4°。重建区域手指周长减少4.8mm。所有患者对抓握功能满意。所有患者弓弦畸形有改善。

在我们收治的手指滑车重建病例中，两种非环绕技术因未干扰屈肌腱系统而收到非常满意的结果。我们推测患者手指近指间关节残留的屈曲限制是由瘢痕和/或软组织肿胀引起的。另外，滑膜内组织，如伸肌腱支持带，可能比滑膜外移植物更合适，如掌长肌，因为前者对肌腱活动摩擦阻力更小[23]。我们还不了解在重建滑车中游离肌腱移植物的命运。移植的肌腱很可能仍无血管供应，有可能被包埋在瘢痕中。

在手术中，充分固定移植物以抵抗高负荷是非常重要的。如果滑车断裂位置在侧方且距腱鞘根部较近，将肌腱移植物交叉编织于残余肌腱上是比较困难的。我们取出带伸肌腱支持带的一个骨膜束，以增加固定接触面并保证骨膜生物愈合于指骨上。伸肌腱支持带同时被穿过骨膜和腱鞘边缘的缝线固定在腱鞘基底，以使负荷分散在较大的固定面积上。尽管这种方法对技术要求更高，且伸肌支持带供区在美学上较不完美，但是我们获得了手指良好的功能和患者的高满意度。

参考文献

1. Doyle JR: Anatomy of the finger flexor tendon sheath and pulley system, J Hand Surg (Am) 13:473–484, 1988.

2. Peterson WW, Manske PR, Bollinger BA, et al: Effect of pulley excision on flexor tendon biomechanics, J Orthop Res 4:96–101, 1986.

3. Bowers WH, Kuzma GR, Bynum DK: Closed traumatic rupture of finger flexor pulleys, J Hand Surg (Am) 19:782–787, 1994.

4. Arora R, Fritz D, Zimmermann R, et al: Reconstruction of the digital flexor pulley system: A retrospective comparison of two methods of treatment, J Hand Surg (Eur) 32:60–66, 2007.

5. Bollen SR: Injury to the A2 pulley in rock climbers, J Hand Surg (Br) 15:268–270, 1990.

6. Gabl M, Reinhart C, Lutz M, et al: The use of a graft from the second extensor compartment to reconstruct the A2 flexor pulley in the long finger, J Hand Surg (Br) 25:98–101, 2000.

7. Schweizer A: Biomechanical properties of the crimp grip position in rock climbers, J Biomech 34:217–223, 2001.

8. Vigouroux L, Quaine F, Labarre-Vila A, et al: Estimation of finger muscle tendon tensions and pulley forces during specific sport-climbing grip techniques, J Biomech 39:2583–2592, 2006.

9. Marco RA, Sharkey NA, Smith TS, et al: Pathomechanics of closed rupture of the flexor tendon pulleys in rock climbers, J Bone Joint Surg (Am) 80:1012–1019, 1998.

10. Vigouroux L, Quaine F, Paclet F, et al: Middle and ring fingers are more exposed to pulley rupture than index and little during sport-climbing: A biomechanical explanation, Clin Biomech (Bristol, Avon) 23:562–570, 2008.

11. Lin GT, Amadio PC, An KN, et al: Biomechanical analysis of finger flexor pulley reconstruction, J Hand Surg (Br) 14:278–282, 1989.

12. Bunnell S, Böhler J: Die Chirurgie der Hand, Wein, Wilhlem Maudrich Verlag, Teil 1:533–643, 1958.

13. Kleinert HE, Bennett JB: Digital pulley reconstruction employing the always present rim of the previous pulley, J Hand Surg (Am) 3:297–298, 1978.

14. Lister GD: Reconstruction of pulleys employing extensor retinaculum, J Hand Surg (Am) 4:461–464, 1979.

15. Bader KF, Sethi G, Curtin JW: Silicone pulleys and underlays in tendon surgery, Plast Reconstr Surg 41:157–164, 1968.

16. Widstrom CJ, Johnson G, Doyle JR, et al: A mechanical study of six digital pulley reconstruction techniques: Part I. Mechanical effectiveness, J Hand Surg (Am) 14:821–825, 1989.

17. Klauser A, Bodner G, Frauscher F, et al: Finger injuries in extreme rock climbers. Assessment of high-resolution ultrasonography, Am J Sports Med 27:733–737, 1999.

18. Bodner G, Rudisch A, Gabl M, et al: Diagnosis of digital flexor tendon annular pulley disruption: Comparison of high frequency ultrasound and MRI, Ultraschall Med 20:131–136, 1999.

19. Buck-Gramcko D, Dietrich FE, Gogge S: Evaluation criteria in follow-up studies of flexor tendon therapy, Handchirurgie 8:65–69, 1976.

20. Moutet F: Flexor tendon pulley system: Anatomy, pathology, treatment, Chir Main 22:1–12, 2003.

21. Karev A: The "belt loop" technique for the reconstruction of pulleys in the first stage of flexor tendon grafting, J Hand Surg (Am) 9:923–924, 1984.

22. Okutsu I, Ninomiya S, Hiraki S, et al: Three-loop technique for A2 pulley reconstruction, J Hand Surg (Am) 12:790–794, 1987.

23. Nishida J, Amadio PC, Bettinger PC, et al: Flexor tendon-pulley interaction after pulley reconstruction: A biomechanical study in a human model in vitro, J Hand Surg (Am) 23:665–672, 1998.

21　肌腱端端缝合的进展

作者　Robert Savage, MB, FRCS, FRCS Ed Orth, MS

译者　孟凡丁　陈　超　侯致典

概述

大约100年前，急性肌腱损伤主要应用双股丝线缝合的方法进行修复，这个方法粗糙、简单，由于组织粘连及肌腱愈合差导致活动功能差，因此修复效果一般。这个问题可通过肌腱移植及腱鞘部分切除等方法来解决，但最终直接修复逐渐进化出更好的方法。人们已经认识到手指和受伤肌腱的活动可以防止肌腱与腱鞘以及与骨的粘连，并认识到通过多种肌腱修复技术可以很安全地实施术后必要的活动。目前的做法是将肌腱修复分为肌腱中心缝合及周边缝合，这十分有助于增大修复强度和预防间隙形成。现在标准缝线采用高强度的合成材料，组织反应小，并且能保留其初始强度。这种坚强修复并术后主动活动的策略能确保有较大的机会获得良好活动度和临床功能。此外，部分修复后最差的后果如间隙形成或者修复断裂彻底失败病例很少见。

在过去的一个世纪里，许多因素影响着肌腱的修复，这与修复方法的历史有关，与我们对肌腱的修复及生物学特性的理解有关，与肌腱修复的实验室研究有关，与缝合材料的应用有关，与术后活动锻炼有关。关于这个最精彩的课题，已经有大量的临床及科研文献，我讲述其中最相关的一小部分。

1983年我在英国作为整形外科见习生开始接触肌腱修复，在此期间所接受的肌腱修复的教育和我作为普通外科见习生所学到的其他方面的手术类似，这也是我对肌腱修复的最初印象。在其他重要组织的闭合中，例如肠、膀胱、腹壁、动脉和静脉等，我被教导，越多的缝合材料通过修复部位，修复的强度及负荷分布就越大，越能预防开裂，获得的结果就越可靠。

我被告知肌腱修复使用双股的Bunnell或Kessler法缝合，并被告知肌腱修复并发症发生率很高，例如肌腱断裂、肌腱粘连、僵硬。我一直思考肌腱修复的原则不同于我所学到的一般修复原则。

从那时起，肌腱的修复方式已显著改变。现在很多手外科中心已经接受多股缝合以达到早期活动的要求，从而可靠地减少粘连，大多数情况下可以达到满意的活动度，较低的断裂率和功能良好的结果。

早期修复和手术策略

1922年，Bunnell[1]描述了肌腱修复的原则，现在看来都很有道理。那时的材料和细节与现在差距很大，但是观点与现在很相似。他描述了一种在肌腱的前半部分十字交叉的缝合结构，从而保护肌腱的血运，保证肌腱足够强壮以便早期活动；并且缝合材料极少会暴露在肌腱外，从而减少粘连；固定腕关节于屈曲位，但不固定手指，从而"拉动肌腱的肌肉力量减弱不会引起过度的拉力，同时仍能保证肌腱主动活动"。患者的配合是必要的。

仅仅在1年后的1923年，Lahey[2]报道了一种手术方法，在这种手术方法中，缝合材料缠绕部分肌腱纤维，紧紧抓住它们防止滑脱，在肌腱联结处间断缝合3针以使肌腱更好对合。缝合处被加强，以保证在肌腱被动活动及术后手指主动活动开始时缝合处的坚固。缝合材料是丝或者亚麻。很遗憾，这项工作没有包含临床效果，但是它在今天依然吸引很多人去尝试，因为它看起来与现在的方法非常相似，并且它在长时间的固定及被动活动之前就采取主动活动的方式。

1944年，Bunnell[3]主张轻度的加固缝合以中和肌腱断端本身分离的张力，并且他主张术后固定手指 3 周。他还使不锈钢丝的应用普及起来，因为它有较低的生物反应及很高的张力。因为金属缝线反复弯曲后容易折断，他开发了可抽出钢丝方法。根据修复效果，Bunnell 把 II 区肌腱命名为"无人区"。在 Bunnell 的病例中，具体什么原因导致效果差不得而知，但是我们从后边的讨论中可以推测是由手术质量原因以及术后的固定引起的。组织粘连逐渐被意识到，他使肌腱移植普及化，从而把手术修复的位置从 II 区转移到指端及手掌或前臂。

1941 年，Mason 和 Allen[4]设计了一种手术方式，这种方式与后来 1973 年最初的 Kessler 缝合[5]很相似。在肌腱两端将缝线锚定在肌腱上，缝线横向穿过肌腱，与对侧肌腱的缝线打结。肌腱边缘再另外缝合几针。动物实验证明了外露的缝线很快就被一层软组织覆盖，以前的观点认为应避免在肌腱表面缝合的观点，这种观点认为缝线在肌腱表面会导致粘连。同样，活性丝线被应用，线结比较多，存在强度差的弱点。

1960 年，Verdan[6]描述一种完全不同的手术方法来修复 II 区肌腱，在以前的方法中经常观察到肌腱移植或一期缝合后会出现肌腱粘连导致效果欠佳。他设计用两个别针从距离肌腱断端一段距离处钉住肌腱，并且用缝合动脉的方法修复肌腱外膜。修复部位的腱鞘被切去 2.5cm，以使肌腱不会粘连在坚硬的组织上。从今天的标准来看，当时的结果并不是特别好，但他的一个原则已经经受住了时间的考验，并已经广泛应用，那就是对肌腱周边的缝合。

1973 年，Kleinert 等[7]描述了一种简单的短十字交叉缝合的中心缝合法，这是对 Bunnell 长十字交叉缝合的一种改进，周边进行连续缝合。其原理是产生一种没有间隙的整齐的修复，术后利用橡皮筋进行主动锻炼。他们使用粗细严格的合成缝合线，5-0 线用来修复肌腱中心，6-0 或 7-0 线用来连续边缘缝合。腱鞘被充分打开以完成修复，但又保留足够腱鞘以防止弓弦。初期修复的结果有所改善，但很大一部分病例需要肌腱松解。不禁使人推断，如果他们使用可能更高级的 Mason-Allen 或更低级的 Kessler 中心缝合，是否更有优势。

到 1981 年，Kleinert 等[8]改进了修复方法，他用 3-0 或 4-0 聚酯线行 Kessler 缝合，用 6-0 尼龙线缝合腱鞘。随着手外科技术的发展，这两种基本的修复方法持续了 25 年，并已经成为 Kleinert 缝合方法的基础。

肌腱愈合的病理

在过去的几十年里我们关于肌腱愈合能力的理解对临床实践有重要影响，有时认为肌腱愈合能力要更好一点，有时则认为更差一点。

1932 年，Mason 和 Shearon[9]研究狗肌腱发现鞘组织可以增殖，肌腱断端经常分离，结果肌腱间隙就会变得充满了从肌腱断端长出来的血管和修复组织。这表明腱鞘应该被修复，肌腱应该被早期活动。1922 年的 Bunnell 及 1926 年的 Garlock[10]，就已经开始进行实验，但实验并没有持续下来。其他研究显示运动的动物肌腱比不运动的动物肌腱能更快地恢复强度。

Peacock（1965）[11]和 Potenza（1969）[12]的关于肌腱愈合的观点在几十年内占据主导地位。肌腱愈合的普遍观点是，手指和带鞘肌腱只有一点愈合能力。Peacock 推广"同一伤口"概念，从皮肤到骨头所有组织愈合经历炎症、机化、瘢痕形成的一般过程，因此他认为希望肌腱在瘢痕内移动是不切实际的。

Potenza 的观点可能更消极，因为他认为肌腱没有自我修复的潜能，肌腱的修复只能通过邻近组织和腱鞘长入的肉芽组织来进行，但后续的结果证明他的结论被误解。他发现手术戳破肌腱可以导致粘连，严重损害能导致更严重的粘连。而 Verdan 主张切除腱鞘，认为这并不会延迟肌腱的愈合[6]。

Matthews、Richards（1976）[13]和 Lundborg（1976）[14]的文章显示在增殖中部分兔子肌腱缺乏血供，因此他们认为肌腱的营养来自于滑液。另外，Matthews 和 Richards（1974，1976）[15]还设计了一个非常聪明的生物学模型来模拟肌腱的愈合过程。这来源于 Harold Richards 的一项临床观察，他发现在一些肌腱断裂时间较短的患者中，其肌腱断端很少有粘连或瘢痕。这说明是外科医师的操作影响肌腱的愈合和粘连形成。实验在兔子肌腱上实施。这项系统实验的独创之处在于部分肌腱切断，这样可以在肌腱不被缝合、腱鞘没有损伤和兔子爪子不被固定的情况下进行观察。这个模型可以控制缝合、腱鞘损伤和固定等外科因素。

对照组显示在局部的肌腱间隙内有愈合的趋势，并且没有粘连的迹象。三种手术影响因素都会导致肌腱及腱鞘间一定程度的粘连，但是这都可以通过时间来解决。当两种因素同时存在时会产生更大程度的粘连，但最终也会恢复。当三种因素同时存在时，粘连会很坚固并且无法恢复。

这些重要的研究改变了学者对肌腱愈合的观点，但作者并未建议在手术与不手术的两难境地中如何选择。正如我所看到的，随着外科医师的临床实践，观点的改变会慢慢发生。回顾这项研究及其他实验室研究时，我认为如果手术修复更加轻柔并且更加坚固从而避免制动，肌腱可以在不产生严重粘连的情况下愈合。

手术修复技术的展望

在20世纪80~90年代，大多数外科医师应用双股肌腱修复技术。各种各样的手术方法被设计并发表，这些方法把缝线与肌腱编织或用缝线锁住肌腱。看起来，Bunnell和Kessler设立的缝线必须牢固地锁住肌腱纤维的标准在Kleinert方法中被部分弱化了，在弱化的Bunnell中心缝合和改进的Kessler缝合中，对肌腱的抓附力看起来比原来的方法小。

在1991年，Mashadi和Amis[16]研究了Pennington在1979发表的改进Kessler法[17]，在这种方法中，横穿肌腱的缝线从纵穿肌腱的缝线表面穿过，这样就形成了1个锁住肌腱的装置。与之相比较，Verdan的方法有2个锁住肌腱的装置，Ketchum的方法有3个这样的结构（在肌腱的每一边形成一种有效的锁边缝合），这项研究应用不锈钢缝线及连续X线拍摄来记录缝线拆开的过程，在很轻的力量下（3N），弯曲的锁定装置开始解开，在9N的力量下，锁定装置就接近解开，在15N的力量下，锁定装置完全被拉直，并且缝线边缘慢慢移动到肌腱断端，这项研究表明，附加的锁定装置在力量上并没有优势，多个锁定点在被拉伸上有劣势，因为更多锁定环被解开，会产生更宽的缝隙。作者得出结论：这种"锁定环"结构不应该被设计在肌腱修复中。

但是，Kleinert使肌腱周边缝合普及起来，这在以前已经被Verdan描述过，其最初目的是让修复

更光滑、整洁。Wade等（1989）[18]研究了肌腱周边缝合的机械性能。它们运用一种简化的带有锁定环的Kessler缝合，并肌腱周边用5-0编织聚酯线连续缝合；他们还研究了Halsted用5-0聚丙烯连续缝合肌腱周围的方法。其研究表明仅仅中心缝合时，最开始产生间隙的力平均为3.4N，当中心缝合联合周边缝合时，这个力为22N，中心缝合联合应用Halsted的周围缝合方式时，这个力为39N。

Kitsis等[19]随后在临床上应用Halsted的肌腱周边修复方法，并且报道大量的病例，都获得了很好的临床效果及很低的断裂率。Halsted的方法容易实施，缝线靠近肌腱表面。

Silfverskiöld和Andersson[20]教给我们一种肌腱周边十字缝合的方法（图21-1），与Wade的Halsted修复法有类似的负荷和间隙阻力（大约50N产生2mm的间隙，60N会导致最终失败）。根据Kubota等[21]在1996年的报道，最少需要缝14道线，但是在肌腱每一边建立7个缝合结，可以轻松达到这种效果，其修复与改良的双股Kessler修复相结合。在Silfverskiöld的十字交叉缝合中，缝合材料留在肌腱外边，这让很多外科医师担忧，但最近很多研究证明这并不会产生额外的粘连。

1985年，作者发表关于如何衍生出一种新的中心缝合的方法的实验室研究[22]。其原则是用最有

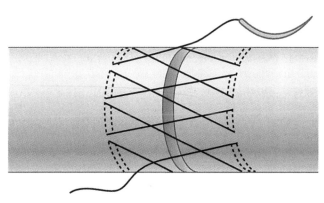

图21-1　14道线的Silfverskiöld肌腱周围缝合 (Modified from Silfverskiöld KL, Andersson CH: Two new methods of tendon repair: An in vitro evaluation of tensile strength, and gap formation, J Hand Surg [Am] 18:58-65, 1993, Figure 1b.)

效的缝线材料，去寻找缝线与肌腱最有效的结合（以前叫"抓住"，现在叫"锚定"），并且应用多股缝合。另外，3个锚定点分别在肌腱的桡侧、尺侧、掌侧，从而避免损伤背侧的血管（图21-2A）。测试了3种锚定方式：1型（最简单），强度最低，拉力下滑脱的可能性最大；3型，最复杂的锚定点可以可靠地抓住肌腱，在猪的伸肌腱实验中滑脱的可能性最小，最终失败都是因为缝线的断裂或者整块肌腱组织被从肌腱上拽下来；2型锚定的特点介于1型和3型之间。应用3型锚定的六股缝合修复（图21-2B），而不用肌腱周边缝合，在4kg的拉力下会用2mm的间隙，最大可以耐受6kg的拉力。这种缝合在强度上和Wade周边缝合法相似，是没有周边缝合的双股中心缝合强度的3倍。Wade和Savage的研究都表明不管肌腱中心缝合还是周边多股缝合都会产生很强的力量。我在临床上应用自己的方法缝合而不用术后正规的物理治疗，预后较好并且断裂率很低[23]。有趣的是，Sandow和McMahon（1996）改进的六股缝合法的锚定方

法，以及Xie和Tang的方法B——"嵌入交叉锁式缝合"的锚定方法都和我在1985年的研究中提出的2型锚定方法一致，其他六股中心缝合的修复方法已经改进。1996年，Sandow和McMahon[24]发表了一种简单的锚定方法（以前提到的）（图21-3），针线的穿插次数少，并且给予简单的周围缝合，现在这种四股缝合的形式被称为Adelaide修复。1994年，Tang等[26]将Savage的六股缝合和Tsuge等（1975）[27]的双股缝合技术联合起来，形成六股Tsuge修复。肌腱周边予以简单缝合防止间隙形成。

随着Gill等（1999）[28]对环形缝线的应用，一种可简单地插入双股缝线的方法出现了：一根针连接在一根尼龙线的两端，这样把针横向穿过肌腱，再把针穿过圆环，就可以轻松锚定在肌腱上。接着向下穿过肌腱断端，再穿进肌腱另一断端约1cm后穿出，剪断其中一根线，将针及另一根线横向穿过肌腱，这样就形成锚定，将双股线在合适长度处打结；肌腱周围缝合以避免间隙形成。有学者提出，尽管有六股线，但是在每边只有2个锚定点，所以修复强度可能比每边有3个锚定点的差。

因较小的肌腱不能容纳六股缝线及3个锚定点，并且有些人担心过多针眼会造成另外的损伤，这有一定道理，四股缝合的大量应用是对复杂的六股缝合方法的妥协。Wang等[29]在2003年，Cao和Tang[30]在2005年介绍了"M-Tang"法（图21-4），他们将改良的Kessler缝合协调并排以合适的角度组合在一起，形成2个或3个环形缝合，或在一侧成环。

根据Cao等（2006）[31]和Tang等（2005）[32]的报道，最佳的锚定位置在距离断端1cm处；根据Xie等（2005）[33]的报道，最佳锚定直径为2mm。尽管大量研究表明，何为最佳锚定还不清楚；相反，

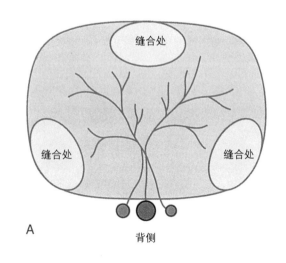

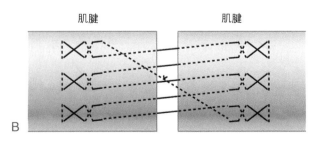

图 21-2　六股 Savage 修复。A. 缝合处位置。B.6个3型缝合处：六股 (Modified from Savage R: In vitro studies of a new method of flexor tendon repair, J Hand Surg [Br] 10:135-141, 1985, Figure 6a, b.)

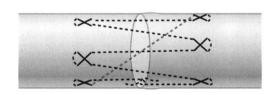

图 21-3　六股 Sandow 简单交叉的锚定：改良 Savage 技术 (Modified from Sandow MJ, McMahon MM: Single-cross grasp six-strand repair for acute flexor tenorrhaphy: Modified Savage technique, Atlas Hand Clin 1:65-76, 1996, Figure 16.)

根据Xie 和Tang（2005）[25]的研究及Viinikainen等（2004）[34]的研究，我们可以得出，锚定的方式可能并没有锚定的数目及缝线的数目重要。至少在现在比较流行的有限制的部分活动功能锻炼的情况下，这种观点是正确的，但是这种观点也可能不正确，例如，修复术后没有进行保护，尽管还没有真正尝试过。

还有一种可能，在猪的肌腱上不能充分测试锚定，因为Hausmann等[35]和Peltz等[36]在2009年和2010年表明缝线从猪的屈肌腱上抽出比从羊或者人的屈肌腱上抽出的难度大。同样单纯的牵拉实验很难充分敏感地将一种锚定与其他锚定区分开来，周期负荷实验更能模拟真实情况。2005年，Matheson 等[37]表示单纯周边缝合及Silfverskiöld周边缝合差别很小，存活率低，但是与Savage修复方法相比，差距比较明显，Savage修复方法在周期负荷试验中，存活率为100%。1998年，Thurman 等[38]在人的肌腱中进行临床负荷试验，显示四股Strickland修复及六股Savage修复与传统的Kessler 修复相比，间隙更小，极限强度与中心缝合线的数目成正比。缝线间的负荷分配是肌腱修复的重要部分，有人已经表明简单的锚定更容易使各股缝线的负荷均衡从而增加整个修复的力量。

根据Xie等[33]的观点，修复设计的重要部分是缝线应穿过断端到锚定点，接着直接返回断端，接着到对侧断端并形成另一个锚定，接着返回断端等等，所以经过肌腱间隙的缝线数会加倍（图21-5A）。在改进的Kessler修复中，缝线从同一肌腱断端的一边穿到另一边，降低了缝线经过肌腱间隙的机械作用，修复中的缝线的数目减半，并形成在张力状态下会延长的线环。（图21-5B）

研究已经清楚地显示了，将缝线直径从4-0增加到3-0的机械优势，但是在细的肌腱中，粗的缝线不能被非常服帖地放进肌腱里。更有争议的是缝合材料的选择，对比强韧但表面粗糙的材料（纤维、编织的聚酯）和更柔软的材料（聚乙烯、聚丙烯）的优势，后者强度略低，但是表面光滑。可吸收材料没有优势，强度更低，会产生组织反应。

术后活动方式与手术修复技巧的关系

手指术后锻炼能产生好的术后效果，这个观点一经明确后，各种各样的术后活动的方式产生了，并且，我认为这已经影响了手术修复的方式。

1973年，Kleinert等应用"动态被动活动"表明，即使缝合相对弱，也可以达到良好的活动状态。然而，一些修复再断裂[39]、修复后拉伸，以及随后的瘢痕形成等不良结果[40]表明，在肌腱修复技术较强时这些不良结果可能会得到改善。

我们现在所谓的"控制性的主动活动"（CAM），最初是由Small等[41]在1989年描述的，放弃了Kleinert的橡皮筋，将肌腱夹板用以限制手

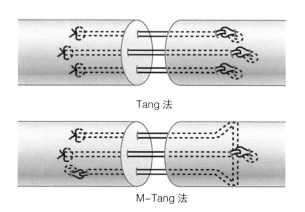

Tang 法

M-Tang 法

图21-4 A.六股Tang 缝合法——3束Tsuge 缝合和六股M-Tang法（Modified from Wang B, Xie RG, Tang JB: Biomechanical analysis of a modification of Tang method of tendon repair, J Hand Surg [Br] 28:347-350, 2003, Figure 2.）

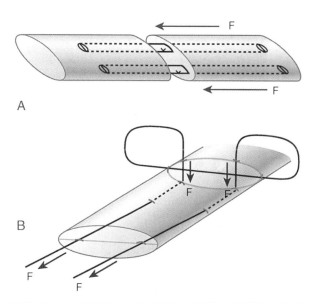

图21-5 A.在四股修复中在拉力下不会松弛的有效的锚定方式。B.在双股修复中无效的锚定，缝合会被拉伸（Modified from Xie RG, Xue HG, Gu JH, et al: Effects of locking area on strength of 2- and 4-strand locking tendon repairs, J Hand Surg [Am] 30:455-460, 2005, Figure 4.）

指的主动活动，作者显示多数病例效果较好，但是有10%的断裂率。有趣的是，他们应用传统的Kessler/ Mason-Allen 中心缝合，并且应用Kleinert修复技术的周围缝合部分，而不是应用改进的Kessler中心缝合，而这种方法被证明力量更弱。

根据Small等获得优良结果，CAM被广泛应用（具体技术多种多样），至少在英国，并不是在所有手外科中心效果都很好。例如，1998年Peck等[39]在曼彻斯特报道断裂率为46%，然而在1994年Elliot 等[42] 报道断裂率为4%，这又使人们认识到手术修复的强度可能不足以耐受CAM。对比这两个系列的病例，手术技术略有不同：尽管都应用了双股中心缝合，并进行连续周围缝合，46%的断裂率可能因为改良的Kessler中心缝合强度不够，这种缝合被Kleinert推广；4%的断裂率因他们应用了更接近原始版本的Kessler缝合，这种方式被Elliot描述为Kessler/Kirchmayer （个人信件）。曼彻斯特的这组人现在应用四股或六股的中心缝合，CAM的结果有了很大提高。在全球有很多这种例子 。

总结

看起来，在90年后我们差不多达到了Bunnell的目标。通过中心缝合及周边缝合的多股缝合设计，牢固的缝合已经实现。正是这种足够强度的修复允许在细致的锻炼程序限制下进行早期活动，以及进行有限的主动活动，在康复中可以保护修复的肌腱，结果通常比较好。学习应用人工合成的低反应性缝线，改正了修复及康复原则的错误，纠正了对肌腱愈合病理的错误认识，将简单的机械原理应用到缝合设计中去，我们花费了大量时间并缓慢地取得了一些进展。

参考文献

1. Bunnell S: Repair of tendons in the fingers, Surg Gynec Obstet 35:88–97, 1922.

2. Lahey FH: A tendon suture which permits immediate motion, Boston Med Surg J 188:851–852, 1923.

3. Bunnell S: Surgery of the Hand, Philadelphia/London/Montreal, 1944, JB Lippincott.

4. Mason ML, Allen HS: The rate of healing of tendons: An experimental study of tensile strength, Ann Surg 113:424–459, 1941.

5. Kessler I: The "grasping" technique for tendon repair, Hand 5:253–255, 1973.

6. Verdan CE: Primary repair of flexor tendons, J Bone Joint Surg (Am) 42:647–657, 1960.

7. Kleinert HE, Kutz JE, Atasoy E, et al: Primary repair of flexor tendons, Orthop Clin North Am 4:865–876, 1973.

8. Kleinert HE, Schepels S, Gill T: Flexor tendon injuries, Surg Clin North Am 61:267–286, 1981.

9. Mason ML, Shearon CG: The process of tendon repair: An experimental study of tendon suture and tendon graft, Arch Surg 25:615–692, 1932.

10. Garlock JH: Repair of wounds of the flexor tendons of the hand, Ann Surg 83:111–122, 1926.

11. Peacock EE: Biological principles in the healing of long tendons, Surg Clin North Am 45:461–476, 1965.

12. Potenza AD: Mechanisms of healing of digital flexor tendons, Hand 1:40–41, 1969.

13. Matthews P, Richards H: Factors in the adherence of flexor tendon after repair: An experimental study in the rabbit, J Bone Joint Surg (Br) 58:230–236, 1976.

14. Lundborg G: Experimental flexor tendon healing without adhesion formation: A new concept of tendon nutrition and intrinsic healing mechanisms. A preliminary report, Hand 8:235–238, 1976.

15. Matthews P, Richards H: The repair potential of digital flexor tendons: An experimental study, J Bone Joint Surg (Br) 56:618–625, 1974.

16. Mashadi ZB, Amis AA: The effect of locking loops on the strength of tendon repair, J Hand Surg (Br) 16:35–39, 1991.

17. Pennington DG: The locking loop tendon suture, Plast Reconstr Surg 63:648–652, 1979.

18. Wade PJF, Wetherell RG, Amis AA: Flexor tendon repair: Significant gain in strength from the Halsted peripheral suture technique, J Hand Surg (Br) 14:232–235, 1989.

19. Kitsis CK, Wade PJF, Krikler SJ, et al: Controlled active motion following primary flexor tendon repair: A prospective study over 9 years, J Hand Surg (Br) 23:344–349, 1998.

20. Silverskiöld KL, Andersson CH: Two new methods of

tendon repair: An in vitro evaluation of tensile strength and gap formation, J Hand Surg (Am) 18:58–65, 1993.

21. Kubota H, Aoki M, Pruitt DL, et al: Mechanical properties of various circumferential tendon suture techniques, J Hand Surg (Br) 21:474–480, 1996.

22. Savage R: In vitro studies of a new method of flexor tendon repair, J Hand Surg (Br) 10:135–141, 1985.

23. Savage R, Risitano G: Flexor tendon repair using a "six-strand" method of repair and early active mobilisation, J Hand Surg (Br) 14:396–399, 1989.

24. Sandow MJ, McMahon MM: Single-cross grasp six-strand repair for acute flexor tenorrhaphy: Modified Savage technique, Atlas Hand Clin 1:41–64, 1996.

25. Xie RG, Tang JB: Investigation of locking configurations for tendon repair, J Hand Surg (Am) 30:461–465, 2005.

26. Tang JB, Shi D, Gu YQ, et al: Double and multiple looped suture tendon repair, J Hand Surg (Br) 19:699–703, 1994.

27. Tsuge K, Ikuta Y, Matshuishi Y: Intra-tendinous tendon suture in the hand: A new technique, Hand 7:250–255, 1975.

28. Gill RS, Lim BH, Shatford RA, et al: A comparative analysis of the six strand double loop flexor tendon repair and three other techniques: A human cadaveric study, J Hand Surg (Am) 24:1315–1322, 1999.

29. Wang B, Xie RG, Tang JB: Biomechanical analysis of a modification `of Tang method of tendon repair, J Hand Surg (Br) 28:347–350, 2003.

30. Cao Y, Tang JB: Biomechanical evaluation of a four-strand modification of the Tang method of tendon repair, J Hand Surg (Br) 30:374–378, 2005.

31. Cao Y, Zhu B, Xie RG, et al: Influence of core suture purchase length on strength of four-strand tendon repairs, J Hand Surg (Am) 31:107–112, 2006.

32. Tang JB, Zhang Y, Cao Y, et al: Core suture purchase affects strength of tendon repairs, J Hand Surg (Am) 30:1262–1266, 2005.

33. Xie RG, Xue HG, Gu JH, et al: Effects of locking area on strength of 2- and 4-strand locking tendon repairs, J Hand Surg (Am) 30:455–460, 2005.

34. Viinikainen A, Göransson H, Huovinen K, et al: A comparative analysis of the biomechanical behaviour of five flexor tendon core sutures, J Hand Surg (Br) 29:536–543, 2004.

35. Hausmann JT, Vekszler G, Bijak M, et al: Biomechanical comparison of modified Kessler and running suture repair in 3 different animal tendons and in human flexor tendons, J Hand Surg (Am) 34:93–101, 2009.

36. Peltz T, Haddad R, Savage R, et al: A comparison of human, porcine and ovine deep flexor tendons. What is the ideal animal model for in vitro flexor tendon studies? Proceedings of 15th Congress of the FESSH. June 23–26, 2010. Bucharest, Romania.

37. Matheson G, Nicklin S, Gianoutsous MP, et al: Comparison of zone II flexor tendon repairs using an in vitro linear cyclic testing protocol, Clin Biomech 20:718–722, 2005.

38. Thurman RT, Trumble TE, Hanel DP, et al: Two-, four- and six-strand zone II flexor tendon repairs: an in situ biomechanical comparison using a cadaver model, J Hand Surg (Am) 23:261–265, 1998.

39. Peck FH, Bucher CA, Watson JS, et al: A comparative study of two methods of controlled mobilization of flexor tendon repairs in zone 2, J Hand Surg (Br) 23:41–45, 1998.

40. Ejeskar A: Finger flexion force and hand grip strength after tendon repair, J Hand Surg (Am) 7:61–65, 1982.

41. Small JO, Brennen MD, Colville J: Early active mobilisation following flexor tendon repair in zone 2, J Hand Surg (Br) 14:383–391, 1989.

42. Elliot D, Moiemen NS, Flemming AF, et al: The rupture rate of acute flexor tendon repairs mobilized by the controlled active motion regimen, J Hand Surg (Br) 19:607–612, 1994.

22 屈肌腱修复的效果及评价方法

作者　Jin Bo Tang, MD

译者　孟凡丁　陈　超

概述

在过去 20 年里，文献报道在世界上最好的手外科中心治疗的屈肌腱修复患者，其中约 3/4 可以获得优良的功能结果。在技术和理念上最重要的改变是：（1）应用更强的修复方法（多股中心缝合或更强的周边缝合）；（2）手指早期的主动屈曲活动方案的启用。在过去的 20 年里，手指屈肌腱修复的断裂率逐渐从 10% 左右下降到低于 2%~4%，拇指屈肌腱修复的断裂率从 10%~17% 下降到 0。最初的 Strickland 和 Glogovac 标准评估最常用于评价整个手指的主动活动功能。一些新的评价方法出现了，包括 Moiemen-Elliot 远指间关节评定法用于评估 I 区修复的效果；还有作者的方法，包含改良的手指总体活动分级、握力的测量以及有关手指自然活动的评价。本章的最后部分将讨论功能评估的相关问题，如对效果的综合评价框架、对小指肌腱修复后恢复情况单独评价的必要性，以及在临床报道疗效时对手术医师的水平进行分级等。

根据过去关于屈肌腱修复的文章的数目，我们可以认识到它的重要性和挑战性。被广为阅读的 *Hand Clinics* 一开始就致力于屈肌腱的修复。在 20 年后的 2005 年，*Hand Clinics* 第二版的前言中，Daniel Mass 和 Craig Phillips 写道，这个有争议的复杂的课题"已经产生了比手外科其他任何单个课题更多的文章"。事实上，屈肌腱修复已经成为并且到现在一直是手外科中最热门的课题之一。在 20 世纪 80 年代以前，对屈肌腱损伤修复的结果只有零星的报道，这是因为在 20 世纪早期及中期，手术修复屈肌腱损伤还没有成为主流。从 20 世纪 80 年代到 21 世纪最近几年。我们已经看到许多关于屈肌腱损伤直接修复及二期修复的效果、端端修复和术后康复方法的进展的报道[1-31]。

过去20年的成果

我于 2005 年在 *Hand Clinics* 上发表了一篇关于屈肌腱直接修复成果的回顾性文章[1]。过去 20 年（1989~2009 年），关于手指及拇指屈肌腱修复效果的最新回顾见表 22-1。

从对这一时期的成果分析中，我们可以得出一些重要的结论（正如在第 13 章所讲的）。

1. 根据参加的医学中心（主要是主流手外科中心屈肌腱损伤修复）的数据，大约 3/4 也就是 75% 的患者能获得良好的恢复及功能。

2. 最流行的定量评价效果的方法是经典的 Strickland 和 Glogovac 法。

3. 所有术者中，行直接修复或二期直接修复的效果都好于间接修复。

4. 所有的外科医师及治疗专家都建议早期活动，不管是主动还是被动（或者联合），儿童除外。

5. 早期主动活动在 20 世纪 80 年代晚期开始被采用，刚开始因为采用 2 束缝合方法，断裂率较高（10% 左右），因而被人们关注。

6. 从 20 世纪 90 年代开始，双股中心缝合方法逐渐被更坚强的四股或六股缝合方法以及应用牢固的周边缝合方法所替代。

7. 使用牢固的修复方法可以降低断裂率，但在大多数报道中肌腱再断裂并不能完全避免，据报道，断裂率为 2%~4%。

8. 在过去的 10 年中，越来越多的外科医师接受早期主动活动，并且采用牢固的外科肌腱修复方法。

表 22-1　过去20年关于屈肌腱修复后功能的主要报道

年代	作者	手指的数目	分区	修复方法	优良率	断裂率
手指屈肌腱修复						
1989	Small 等	138	II	双股Kessler缝合	77%（TAM）	9.4%
1989	Cullen等	38	II	双股Kessler缝合	78%	6.4%
1989	Savage 和 Risitano	23	II	六股Kessler缝合	69%（Buck-Gramcko）	4%
1989	Pribaz等	43	II	Becker缝合	70%（White）	7%
1992	Tang 和 Shi	54	II	双股、四股、六股缝合	81%	···
1994	O'Connell等	95（儿童）	I，II	双股缝合	69%[†]	0
1994	Silfverskiöld 和 May	55	II	Silfverskiöld缝合	90%[†]	3.7%
1994	Grobbelaar 和Hudson	38（儿童）	I~IV	双股Kessler缝合	82%（Lister）	7.9%
1994	Elliot等	244	I，II	双股Kessler缝合	79%	5.8%
1994	Tang等	51	II	四股、六股Tang缝合	77%（White）	4%
1996	Sandow 和 McMahon	23	II	四股 Savage缝合	78%	0
1998	Kitsis等	208	I~IV	双股Kessler缝合	92%	2.9%
		87	II		88%	5.7%
1999	Fitoussi等	58（儿童）	I~IV	双股Kessler缝合	89%	0
1999	Harris等	626	I，II	双股Kessler缝合	···	4.3%
		129	I		···	5.0%
		397	II		···	4.0%
2006	Elhassan等	16（儿童）	I	Bunnell 抽出缝合	89%	0
		25（儿童）	II	双股或四股Kessler缝合	71%	0
2008	Caulfield等	416	I~V	四股Strickland缝合	74%	2%
2008	Haffmann等	51	II	六股Lim/Tsai缝合	78%	2%
		26	II	双股Kessler缝合	43%	11%
2008	Novali 和 Rouhani	16（儿童）	II	六股Strickland缝合	94%	0
		16（儿童）	II	双股Kessler缝合	88%	6%
拇长屈肌腱						
1989	Percival 和 Sykes	51	I~III	双股Kessler缝合	53%（White）	8%
1992	Nunlev等	38	I，II	双股Tajima 或双股 Kessler缝合	···[‡]	3%

*除特殊说明外，结果应用Strickland 和 Glogovac法进行评价
[†]这个比例是TAM 根据Strickland 和 Glogovac法得出的百分比
[‡]优良率没有报道，关节主动活动度平均为35°

续表

年代	作者	手指的数目	分区	修复方法	优良率	断裂率
1999	Sirotakova 和 Elliot	30（一期）	I，II	双股Kessler缝合	70%（White）	17%
					73%（Buck-Gramcko）	
		39（二期）	I，II	双股Kessler缝合	67%（White）	15%
					72%（Buck-Gramcko）	
		49（三期）	I，II	双股Kessler缝合	76%（White）	
					80%（Buck-Gramcko）	
2004	Sirotakova 和 Elliot	48	I，II	Silfverskiöld缝合	73%（White）	
					77%（Buck-Gramcko）	
2009	Giesen 和 Elliot 等	50	I，II	六股Tang缝合	78%（White）	
					82%（Buck-Gramcko）	

9.新的肌腱修复材料（比如 Fiberwire）不断出现，外科医师报道的应用Fiberwire缝合术后再断裂率降低，功能也较好。

10.现在出现了各种各样的评价肌腱修复后功能的方法。需要国际统一标准以更好地比较修复效果。

主要报道及重要信息

在过去的20年里，大量重要的临床报道强调了一些关于屈肌腱直接缝合的问题。在1989年，*The Journal of Hand Surgery*（*British Volume*）同时发表了Small等[2]、Cullen 等[3]、Savage 和 Risitano[4]的关于肌腱直接缝合后有控制的早期肌腱活动的文章。Small 等[2]报道了114例患者的138根 II 区屈肌腱损伤修复，并治疗了3年。98例患者利用美国手外科协会（ASSH）的TAM法主动活动分级如下：优或良大约77%，合格14%，差9%。断裂率大约9.4%（11个手指）。断裂的肌腱被立刻重新修复并采用相似的早期活动计划。Cullen等[3]治疗了34例成年患者的38根手指的70根 II 区肌腱断裂，经过10个月的随访，根据经典的Strickland 法，78%的手指被评为优或者良。2根肌腱在主动锻炼时出现断裂。Savage和Risitano[4]利用他们的六股缝合法来治疗36根手指的肌腱裂伤并接着进行保护性主动屈曲活动；63%为 II 区损伤，27%为 I 区损伤，根据Buck-Gramcko的评价方法，分别有69%和100%的患指达到优或者良的结果。

Silfverskiöld 和 May[5] 报道了在46例患者的53根手指的 II 区屈肌腱损伤中应用一种新的牢固的周边缝合方法（十字交叉缝合法）并联合应用改良Kessler 中心缝合。术后4周内，手指进行主动伸直和主动及被动屈曲。2例发生了断裂。术后6个月，其他手指的DIP 和 PIP的平均TAM值分别为63°和 94°。Elliot 等[11]报道了233例 I 区及 II 区屈肌腱完全断裂的患者。其中，203例患者的224个手指屈肌腱完全断裂（317根屈肌腱），20例患者的30根拇长屈肌腱断裂，这些患者术后给予控制性主动锻炼。其中13根（5.8%）指屈肌腱断裂，5根（16.6%）拇长屈肌腱断裂。随访1年时间，10/16（62.5%）的 I 区肌腱修复及50/63（79.4%）的 II 区肌腱修复应用传统的Strickland 和 Glogovac 标准评价为优或良。

在临床肌腱修复中对肌腱中心修复强度（四股或六股的缝合）的强调及应用首先出现在Savage 和 Risitano在20世纪80年代后期的报道中[4]，随后Tang 和 Shi[7] 及Tang 等[7, 12]分别在1992年和1994年报道，随后，Taras等[13]、Sandow和McMahon[14]、Lim和Tsai[15]于1996年在*Atlas of the Hand Clinics*做了一系列的报道。1992年，Tang和Shi[7]报道了72例Ⅱ区屈肌腱的损伤给予一期直接修复及二期直接修复，80.4%的手指根据Strickland和Glogovac标准评分为优或良，72根肌腱中，32根肌腱应用四股或六股中心肌腱修复，并且给予周边单纯缝合。1994年，Tang等[12]报道了46例患者的51根手指的Ⅱ区肌腱损伤。应用双股环形缝合损伤的指深屈肌腱及指浅屈肌腱或三股缝线环形缝合指深屈肌腱。应用White的标准，76.5%评分为优或良，2例（4%）在术后主动功能锻炼中发生断裂。Taras等[13]在14根手指的21根屈肌腱损伤（3根FPL，4根Ⅰ区FDP及14根Ⅱ区FDS或FDP）中应用双Kessler缝合肌腱中心及十字缝合肌腱周围。患者在术后第一天就进行主动屈曲活动锻炼，并且每周3次在监管下行3次放置—维持锻炼。锻炼期间，维持标准的橡皮筋牵引下的被动屈曲及主动伸直。12根手指活动评分为优，2根评分为良，7根Ⅱ区指深屈肌腱及指浅屈肌腱修复恢复83%的活动度。Sandow和McMahon[14]报道了37例Ⅰ到Ⅴ区指深屈肌腱损伤，应用改良六股交叉缝合并应用传统Savage早期运动锻炼法。18例患者的23根屈肌腱损伤中，根据Strickland和Glogovac标准，78%评分为优或良，没有出现再断裂及需要再次手术的病例。Lim和Tsai[15]应用六股成环缝合法修复Ⅱ区屈肌腱，报道功能良好。

其他报道也提供了关于肌腱修复的有趣且重要的信息。Kitsis等[16]报道了应用改良的双股Kessler中心缝合及Halsted周边缝合修复208根手指的Ⅰ~Ⅳ区的339根屈肌腱损伤。在此大宗病例报道中，术后发生6例再断裂，5例发生在Ⅱ区，1例发生在Ⅴ区。再断裂大多发生在Ⅱ区，再断裂率为5.7%。Harris等[18]回顾了应用改良双股Kessler中心缝合的440例患者的526根手指的728根Ⅰ或Ⅱ区肌腱断裂。总共23根手指（6根Ⅰ区，17根Ⅱ区）的28根肌腱出现再断裂。129根手指的Ⅰ区肌腱损伤中，断裂率为5%（6根手指），397根手指的Ⅱ区肌腱损伤中，断裂率为4%（17根手指）。6例断裂发生在术后第1周，5例断裂发生在术后第2周，6例断裂发生在术后第3周，5例断裂发生在术后第4周，3例断裂发生在术后第5周，1例断裂发生

在术后第10周。从这一系列病例中，我们可以发现，肌腱再断裂可以发生在从术后第1周到第10周的任何时间。"危险时间"为术后1~6周，术后2周发生率并不高于术后1周或3~6周。最近，Dowd等[19]分析Ⅰ区及Ⅱ区肌腱损伤修复后早期功能锻炼时发生再断裂，一期进行再修复。再修复的肌腱比一期修复的肌腱总体上强度差，但功能上可以接受，对37根发生再断裂的手指肌腱进行再修复后，根据Strickland和Glogovac标准大约9例（24%）评分为优，10例（27%）评分为良，5例（14%）合格，13例（35%）差。

2008年，*The Journal of Hand Surgery（European Volume）*发表了一系列的关于屈肌腱断裂应用更强壮的修复方式（多股中心缝合）并进行早期屈曲锻炼的文章[20~22]。这些报道显示应用强的中心修复可以产生更低的断裂率，但并不能完全避免断裂。Caulfield等[20]报道了对272例患者的416根Ⅰ到Ⅳ区肌腱损伤应用四股Strickland中心修复。根据Strickland评分，结果为74%评分优或良，仅有2%发生断裂。应用可吸收及不可吸收缝线结果一致。Hoffmann等[21]报道了46例患者的51根手指的Ⅱ区屈肌腱损伤应用Lim/Tsai法并且应用Kleinert和Duran法进行术后早期活动及放置—维持锻炼。51例中1例发生修复断裂，发生率为2%，优良率为78%，利用双股Kessler法的优良率为43%。Navali和Rouhani[22]报道29名儿童的32根Ⅱ区屈肌腱损伤，应用双股改良Kessler缝合（16根肌腱）或者四股Strickland法缝合（16根肌腱）。1例发生修复断裂，1例双股缝合法修复的肌腱评分合格，1例四股缝合的肌腱评分合格，其余评分都为优或良。

在儿童中，屈肌腱的修复效果大多可获得优或良的效果。早期运动锻炼不是肌腱获得良好的主动活动评分的必要条件。这些研究被Elhassan等[23]于2006年发表的文章和Navali和Rouhani[22]在2008年发表的文章确认。拇长屈肌腱的修复通常与指屈肌腱分开来讨论[24~31]。Sirotakova和Elliot[27, 30]分析了拇长屈肌腱的一期修复，并进行早期活动锻炼，仅仅用拇指夹板固定。最初的30例患者用Kessler缝合并简单缝合肌腱周围。后来的49例患者应用Kessler缝合并加强修复肌腱四周，应用夹板维持拇指位置，手指也被固定。其他的报道包括Percival、

Sykes[24]、Noonan 和 Blair[25]、Nunley 等[26]、Fitoussi 等[28] 和 Kasashima 等[29]。最近，Giesen 等[31]发表了关于拇长屈肌腱修复的最新研究结果。他们分析了50例拇长屈肌腱利用六股中心缝合，不进行周边缝合的效果。优良率报道为78%和82%（分别应用White 和 Buck-Gramcko 标准）。没有因早期主动活动出现修复断裂的情况，没有严重的术后肌腱粘连发生。从这篇报道中我们得到的重要信息是足够强壮的中心缝合可以充分承受早期功能锻炼的负荷，而不用行肌腱周边缝合，而这被视为屈肌腱修复的重要进步，会带来手术的明显简化。

Elliot 等[27, 30, 31]在过去20年的一系列报道反映出一些关于拇长屈肌腱修复的独有的特点。断裂率从17%降到现在的0。他们行肌腱修复和康复的方法大大进步了。经过合理的修复及康复，拇指肌腱修复后可恢复到接近理想的功能。

与早期应用不够牢固的手术方法比较，牢固手术修复的应用可明显提高疗效，但并不能完全避免再断裂[20-22]。通过牢固的肌腱修复、合理的活动、早期主动活动[31, 39, 41]，可以获得优或良的效果，避免再断裂的发生。

以上的报道表明，临床上大约3/4的一期屈肌腱修复可以获得优或者良的功能。然而，我们不能忽略一个问题，就是这些报道的大多数来自最好的手外科中心，在每个团队中都有至少一名在修复屈肌腱损伤方面有经验的手外科医师进行监督。我们可以推测在一般的医院结果可能要差一些。也就是说，当患者在普通医院就诊时，较大数目的屈肌腱损伤修复结果并不能令人满意。

在过去的20年里，肌腱损伤的概念及技术创新有了很大进步和提高。最显著的变化是：（1）应用牢固的手术修复 （包括中心及周边缝合）；（2）各种术后早期主动活动锻炼的联合应用；（3）滑车处理的重新定义（见第9、10章）。与早期的报道相比，最近的报道中，术后断裂的发生率已经下降，低于2%～4%。早期积极主动的锻炼开始于20世纪80年代，使用更强的外科缝合方法和术后功能锻炼开始于20世纪90年代。在过去10年中，大力开展强韧的肌腱修复术，早期主动锻炼，修复重要的滑车，代表了追求最佳肌腱修复和功能恢复的三步。这些努力使屈肌腱修复的效果从不可预知转变到现在的可以预知。我的感觉是经过充分培训的外科医师如果利用屈肌腱修复的最新的观念，Ⅱ区肌腱修复的效果有可能与其他区域的肌腱修复的效果相媲美。

评估方法

最常用的记录效果的方法是1980年出现的Strickland和Glogovac法（表22-2）[32]。这种分级系统是ASSH设立的一种简单分级方法（表22-3）[33]。Strickland 标准包含近指间关节及远指间关节的TAM，正如ASSH法一样，不包含掌指关节活动。Strickland指出在评价Ⅱ区肌腱修复中包含掌指关节活动度会人为地使结果变好，因为掌指关节活动常常接近正常[32]。

大部分作者采用Strickland标准，而不是ASSH法，但没有说明为什么。然而，我的经验表明，ASSH法在"优"这个等级上十分严格，需要受伤手指恢复到正常的主动活动度。实际上，优秀的功能标准需要充分的关节主动活动度，但并非必须完全恢复关节活动范围。另外，掌指关节的活动度不仅与指深屈肌腱及指浅屈肌腱的功能有关，而且把掌指关节排除在测量范围之外可以使远近指间关节的关节活动度测量更精确。Strickland 在1985年改进了最初的标准[34]，但是新标准并没有流行，并且被认为过于宽松。

Buck-Gramcko法（主动屈曲到最大和最小时MCP、PIP和DIP关节角度之和）包含TAM 和指尖到掌横纹的距离（表22-4）[35]。这种方法主要被德语区的手外科医师所使用。Tubiana法主要用在法国。目前还有一些不常用的方法，包含White法（表22-5）[36]以及由Boyes首先提出，后来又由Lister等报道的线性测量方法（表22-6）[37]。

较新的评价修复效果的方法有两种，Moiemen和Elliot[38]主张应用针对Ⅰ区肌腱修复的"远指间关节"法，另一种由笔者在2007年提出[39]，笔者建议改进评价标准，重新定义DIP和PIP的TAM分级，并将握力强度和手指活动的质量纳入到评价标准中（见表 22-2）。

不可否认，笔者建议的方法开始时看起来更复杂。但是，我们可以轻松地将它分解开，每一部分都能分别应用。例如，最简单的方法是去测量远近指间关节的关节活动度，接着用改进的方法去记录效果，评价方法的本质功能。结果可以被分为"优""良""合格""差""失败"，而不用

表22-2　屈肌腱修复后的功能考核标准

	% 活动的恢复*	握力†	活动质量‡	功能分级
Strickland 标准（1980）	85~100（>150°）			
	70~84（125°~149°）			优
	50~69（90°~124°）			良
	0~49（<90°）			合格
Moiemen-Elliot标准（2000）—针对Ⅰ区肌腱损伤，仅包含远指间关节				差
	85~100（>62°）			优
	70~84（51°~61°）			良
	50~69（37°~50°）			合格
	0~49（<36°）			差
Tang标准（2007）				
	90~100	+	优或良	优+
		−	差	优−
	70~89	+	优或良	良+
		−	差	良−
	50~69			合格
	30~49			差
	<30			失败

*恢复占理论上正常值或健侧的百分比。Strickland和Tang标准应用DIP和PIP主动活动范围之和。理论正常值是175°。Moiemen-Elliot标准仅仅应用远指间关节活动度与74°的比值

† 当握力超过对侧（非优势手）或超过对侧手70%（优势手）时记录为（+）。否则，握力被认为不正常，被记录为（−）

‡ 活动质量的评估以观察者对手指活动的直接观察为基础。当三个层面——活动弧度、协调性和速度都正常时，评分为优；任意两个正常时评分为良；仅有一项正常或都不正常时评分为差

当握力为（−）或活动质量为差时，功能被分级为优或者良

表22-3　ASSH评估方法

等级	总活动度*
优	100%，正常
良	>正常侧的75%
合格	>正常侧的50%
差	<正常侧的50%
很差	比术前差

*掌指关节、近指间关节和远指间关节活动度的和

标记"+"或"−"。值得一提的是，笔者给分级为"优"划定了更严格的限制，关节活动度需恢复到超过对侧的90%。另外，笔者增加了"失败"的分级用来定义那些明确必须要手术才能恢复基本的功能。然而，分级为优或良所需要的主动活动范围与Strickland法一致。这样，应用新方法记录优良率的报道就可以与以前用Strickland 和 Glogovac法者相比较。

通过增加握力的测量及手指活动质量的评价，手指的功能状态可以被进一步分为"+"或

表22-4　Buck-Gramcko 法

项目	测量结果	得分
指腹到远侧掌横纹的距离 综合屈曲	0~2.5cm/>200°	6
	2.5~4cm/>180°	4
	4~6cm/>150°	2
	>6cm/<150°	0
伸直时欠缺的度数	0°~30°	3
	31°~50°	2
	51°~70°	1
	>70°	0
总活动度*	>160°	6
	>140°	4
	>120°	2
	<120°	0

＊掌指关节、近指间关节和远指间关节的活动度之和

表22-5　White 法

等级	总活动度*
优	正常侧的70%~100%
良	正常侧的60%~69%
合格	正常侧的40%~59%
差	<正常侧的40%

*仅包含指间关节的主动活动度

表22-6　指掌距离法（Boyes-Lister）

等级	指掌距离*（cm）	伸直不足的度数（°）
I	0~1	0~15
II	1~1.5	16~30
III	1.5~3	31~50
IV	>3	>50

*指腹到远端掌横纹的距离

"–"，以提供关于手功能的更多信息。这些信息与修复肌腱的功能状态有关，表明了手功能恢复完美的程度。

影响预后的因素

粘连形成

肌腱粘连是肌腱修复术后主动活动范围无法完全恢复的常见原因（图 22-1）。肌腱粘连的发生原因是肌腱表面的创伤，不恰当的手术操作以及肌腱缺乏足够的自愈能力。粘连发生的范围及强度与肌腱、腱周组织和肌腱生发组织受伤的严重程度有关。肌腱粘连对功能的影响决定于粘连的范围及程度。肌腱新鲜切割伤修复术后充分活动，可能不会产生粘连或仅产生很轻的粘连。很轻的粘连不会影响肌腱的滑动。限制性的粘连发生在肌腱或腱周组织广泛损伤时，会危害到修复肌腱的滑动。术后肌腱活动时，松散的粘连可以被破坏或者被缓解，这样可以避免肌腱活动幅度的减少。然而，中度或致密的粘连很难改变，而是应该通过仔细的手术以及良好的有监督的术后康复来避免，术后康复无法实际提高肌腱活动度时，就需要行肌腱松解术。

修复再断裂

在影响屈肌腱手术效果的所有因素中，再断裂是最严重的，也是手外科医师首要考虑的问题，因为它需要二次手术。如果断裂发生在首次手术后不久，可以尝试直接再修复；如果断裂发生在首次手术后晚期，需要肌腱移植[40]。以下因素会引发修复肌腱的断裂（见图 22-1）。

1.修复肌腱的负荷。有阻力的主动屈伸活动可能使修复的肌腱处于超出抗拉极限的负荷下。

2.肌腱水肿和肌腱粗大。术后肌腱水肿不可避免，尽管严重程度各不相同。严重的伤口、广泛的软组织损伤、手术时间长、手术技巧不足都会造成术后水肿。水肿使肌腱粗大。另外，过多的缝线组织也会导致肌腱粗大。粗大的肌腱会造成肌腱对周围组织的压力增大，术后活动时肌腱与腱鞘及滑车的摩擦力增大。这就需要更大的力量来牵引手指，使粗大的肌腱在腱鞘中滑动，这就增大了肌腱再断裂的可能性。

3.滑车狭窄引起的肌腱阻力持续增加。环形滑车，尤其是A2和A4滑车狭窄并限制肌腱滑动。肌腱水肿或粗大使肌腱容易被滑车阻挡，水肿或粗大

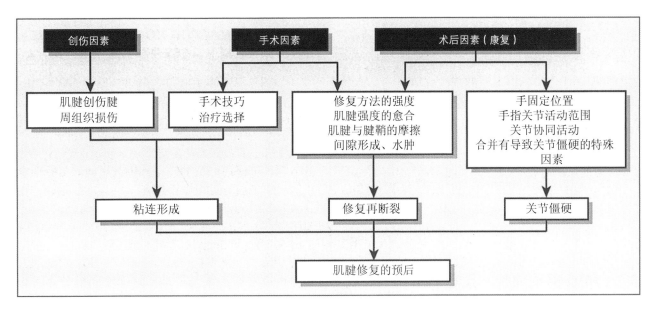

图 22-1　影响手部屈肌腱损伤修复术后预后的因素

的肌腱会在肌腱边缘或滑车缺口处引起嵌顿。环形滑车的狭窄部分限制肌腱的滑动，增加肌腱活动的阻力，引起肌腱修复部位的拉长或间隙。滑车边缘嵌顿肌腱，使手指屈伸时停住，患者会忽然感到手指活动时阻力增加，这是造成肌腱再断裂的主要原因。术后频繁用力拉伸以克服阻力会导致修复肌腱再断裂。

4.意外手指活动。在带保护性的夹板或护具时，患者可能出现意料之外的手指活动，例如，忽然摔倒时手张开着地或忽然握紧。这些活动会忽然增加传导至肌腱的力量，导致断裂率升高。

5.手指的误用。误用修复后的手指，例如用手举重的物体，可能会超出肌腱修复强度，导致再断裂[11, 18]。

6.无保护的主动活动。无保护的主动屈曲手指可能因肌腱拉力过大导致修复的肌腱断裂。

关节僵硬

在屈肌腱首次修复术后，远、近指间关节的僵硬经常出现。手指关节僵硬非常麻烦。术后手指固定的位置可能会导致手指关节软组织的挛缩尤其是近指间关节的掌侧韧带。因为手指的主动活动既需要肌腱有足够的滑动幅度，也需要关节有正常的

被动活动范围，因此为提高肌腱修复的预后，应重点避免术后关节僵硬。橡皮筋牵拉指尖将近指间关节长期维持在屈曲位，会导致指间关节掌侧韧带挛缩、肌腱僵硬。改进的意见就是增加手指活动，降低关节僵硬概率。最近几年，我们发现采用更多主动或被动手指活动锻炼后，关节僵硬的病例越来越少[20, 21, 41]。

损伤程度

腱周组织的广泛损伤、肌腱缺损、肌腱周围的磨损与术后功能恢复差密切相关。有些病例并非直接切割伤但肌腱断端可以靠近，这时判断一期修复是否合理并不简单。以手指或手掌的部分区域软组织缺损（有时屈肌腱的一部分和滑车的一部分缺损）为代表的伤口是一期修复的相对禁忌证。修复严重创伤的伤口内的肌腱损伤会增加肌腱粘连的产生，增加二期肌腱松解手术的可能性。

手术技巧

手术技巧对预后影响巨大。屈肌腱系统由具有复杂生物力学关系的解剖结构组成。令人满意的肌腱及相关结构的修复，尤其是在滑囊区域内的结构，即使对有经验的手外科医师来说也是挑战。在临床上，这些困难的损伤很多都由没有屈肌腱修复经验的住院医师和整形科医师治疗。根据现有的知

识和手术经验，有经验的外科医师修复可以达到满意的疗效，但是没有专业知识的医师的治疗效果看起来可能并不比几十年前好。我们必须强调，如果没有在肌腱手术方面有经验的医师，患者应该被推荐到有更多屈肌腱损伤治疗经验的手外科中心进行治疗。或者进行完皮肤伤口的一期闭合后，肌腱损伤由有经验的外科医师行二期修复。

被普遍接受的综合标准的发展

现在，肌腱术后功能恢复通过记录手指的关节活动度或指尖到手掌的距离来评估。握力和其他与肌腱功能有关的因素被整合进新的标准中[39]。评估与修复肌腱密切相关的特定关节的活动度已经很普遍，例如 I 区肌腱修复后评估远指间关节的活动度[42]。对于 Strickland 和 Moiemen-Elliot 法，使关节角度的分级标准化依然是需要关注的问题。以确定的手指活动度还是以对侧手活动度作为标准还没有定论。根据我的经验，以对侧手活动度作为标准比以确定的手指活动度作为标准更可靠。笔者通常记录受伤手指的角度，与对侧比较，计算关节活动度恢复的百分比。

没有评价屈肌腱修复疗效的世界性标准。笔者建议作者们考虑在不同的层次上（也就是细节）记录疗效（表 22-7）。我的初步建议正如下面表格所示。

■ 第一层次为基础层次（最基础，仅与手主动活动相关），主要包含相关关节的活动度。活动范围被更严格地分级。功能分级为"优"要求更严格，并且设立"失败"分级是必要的。目前流行的 Strickland 标准的其他分级可以不变。

这项标准可以作为基础层次标准单独使用；握力和描述手指活动本质的项目可以整合进来从而设立高级的基础层次标准。
■ 第二层次为中级层次（更复杂，但仅局限于手的功能），包含关节活动度、握力及其他反映手功能活动的部分、感觉、血管循环的评价。手功能的很多方面可以被该层次反映出来。
■ 第三层次为高级的复杂层次（综合的，与整个肢体活动及社会环境影响有关）。近来，WHO 正在推广这项标准来反映手的功能

状态。这一部分涉及整个身体的功能、活动性、环境及个人因素。一项研究已经利用这一概念来评估屈肌腱修复术后的功能[43]。这项标准将反映屈肌腱修复术后的整个身体功能。

我希望，将来外科医师和治疗专家可以根据每位患者的需要和学术要求的不同层面，利用图表进行记录，报告给社会福利机构，并发表在医学文献上。基础层面的标准可以满足基本的需求。如果肌腱损伤（康复）对整个手甚至整个人的影响都需要被考虑，记录应用第二或第三层面。

与预后相关的注意事项

在本章关于屈肌腱修复的描述即将结束时，我提出两个与预后有关的问题，在将来需要更多的关注。

小指屈肌腱的修复

现在把拇指肌腱修复与其他手指区分开来单独分析很容易被接受。相反，小指屈肌腱的修复却得到很少的关注。小指屈肌腱有以下特点：（1）小指屈肌腱直径最小（图 22-2）；（2）小指屈肌腱沿着一个多向的、明显弯曲的路径移动，当小指屈曲时，肌腱不仅屈曲，并且向侧方弯曲；（3）小指屈肌腱在腱鞘及滑车中有很大变异，其中 A2 滑车特别窄；（4）小指屈肌腱有更大的滑行弯曲度，使肌腱承受更大的弯曲力。小指的修复更容易断裂[19, 44, 45]。Dowd 等[19]报道小指屈肌腱有很高的断裂率及再断裂率，效果较差。笔者发现修复的指深屈肌腱通过 A2 滑车很困难。另一个难点是肌腱很难容纳四股缝线。虽然可以用六股缝合，但是这会使肌腱表面变得十分粗糙。

我将让手外科界关注到小指屈肌腱的手术修复。我建议将小指肌腱的损伤单独分析，将其修复效果进行单独报道，就像我们对拇指肌腱损伤所做的一样。小指肌腱的解剖学特征及生物力学特征与其他手指十分不同，损伤的治疗与示、中、环指的治疗也应不同。功能和修复效果不佳在小指中越来越频繁[19]。与其他手指相比，小指屈肌腱修复很难获得满意的效果，这应引起我们的注意。

临床研究中医师的专业知识水平

我们都知道，屈肌腱修复的预后十分依赖专业知识。然而，现在我们没有客观的方法来确定具有专业知识的医疗人员的规模。迄今为止，包括屈

表 22-7 关于记录手部肌腱修复术预后的三个层次的建议

第一层次——基本层次: 仅与手/手指的活动有关
我建议根据标准分为5个等级
  优: 对侧手关节活动度的90%~100%
  良: 70%~89%
  合格: 50%~69%
  差: 30%~49%
  失败: <30%
  基础层次展开: 与手的活动和力量有关
  增加: 握力及手指活动质量（详见表22-2）
第二层次——中级层次: 与关节活动度、握力、感觉、血液循环、外观有关
  增加: 手的感觉、血管循环、外观
第三层次——复杂层次: 与手的功能和外观，对整个身体的影响、个人、社会及环境的影响
  增加:
  ■ 整个身体的功能
  ■ 社会活动
  ■ 环境及个人因素

*当损伤接近掌指关节（也就是Ⅲ区和接近的区域）时，包含掌指关节；否则，除外掌指关节

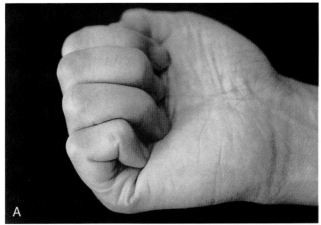

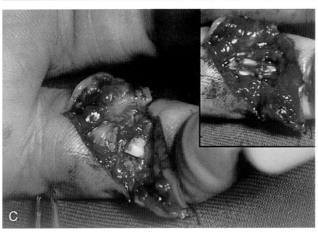

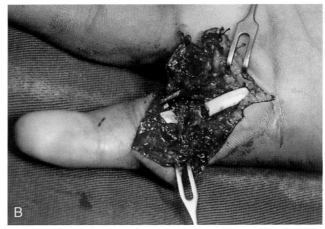

图 22-2 A.小指与其他手指相比更小，肌腱屈曲弧更小。B，C.小指中滑车更狭窄，肌腱很细，应用多股中心缝合修复的指深屈肌腱相对不光滑。小指肌腱损伤的治疗应该单独讨论，需要不同的治疗原则和方法

肌腱修复在内的报道很少包括医疗人员专业水平的信息。

当然，这个话题不仅仅局限于屈肌腱修复预后的报道，但屈肌腱修复预后的记录对这方面有更大的需要。在医疗实践的各个方面，治疗效果被医疗人员技术影响并因此有所偏差，这些技术使医疗人员表现得更专业。在临床研究中，因为经验并不总与工作位置一致，因此简单地将医师分成住院医师、主治医师、教授等即便能提供也很难提供充足的科学的信息来表明医疗人员的专业知识水平。这些被归为一类的人也经常在治疗技术方面不尽相同。

正因为这些不同，在报道技术要求比较高的治疗时，应用专业技术评估十分必要，可以使治疗

效果的解释清晰、客观。在比较不同单位及地区的研究时，这种观点尤其重要，其研究对象的发病率不同，因为医师接触的患者数不同。

迄今为止，还没有关于屈肌腱修复的临床效果的文献中记录了医师的专业知识水平。我们不能确定，一种手术方法的预后差是因为医师的掌握程度还是因为技术本身。

我建议主导医师的专业水平应该同时被报道，可能的话在"方式"的后面报道。这种标准的一个例子详见表 22-8[46]。在报道专业知识时，我们应该注意到主导治疗的医师的专业水平比文献的第一作者更应该被报道。专业知识水平应该与在研究中的特定的技术有关，而不是与医师的所有专业知识有关。

表22-8　在报道临床效果时建议记录医师的专业知识水平

水平	分类	标准
I	非专业	经过训练的医师，内科或外科的全科医师
II	专业—经验少	经过完整培训的医师，在内科或外科的某一附属专业的专门医师，但是在与报道有关的专业上没有深入的知识，没有大量的经验。其经验缺乏的程度可以根据其专业训练的时间（例如少于5年）或患者接触的多少判断
III	专业—有经验	在与报道有关的领域中有充足经验的医师，作为专业医师在很长一段时间（5年或以上）接触过一定数目的患者
IV	专业—经验丰富	在与研究的疾病或技术有关的领域中拥有充足的知识或治疗经验的专家，在学术研究中任职或担任领导职务，可以证明有丰富的经验
V	专家	对所研究疾病相关的知识及对治疗做出公认的巨大贡献或者为某项技术的先驱。这个分类的特别之处在于如果满足这个标准，不用首先成为专家

参考文献

1. Tang JB: Clinical outcomes associated with flexor tendon repair, Hand Clin 21:199–210, 2005.

2. Small JO, Brennen MD, Colville J: Early active mobilization following flexor tendon repair in zone 2, J Hand Surg (Br) 14:383–391, 1989.

3. Cullen KW, Tolhurst P, Lang D, et al: Flexor tendon repair in zone 2 followed by controlled active mobilization, J Hand Surg (Br) 14:392–395, 1989.

4. Savage R, Risitano G: Flexor tendon repair using a "six strand" method of repair and early active mobilization, J Hand Surg (Br) 14:396–399, 1989.

5. Pribaz JJ, Morrison WA, Macleod AM: Primary repair of flexor tendons in no man's land using the Becker repair, J Hand Surg (Br) 14:400–405, 1989.

6. May EJ, Silfverskiöld KL, Sollerman CJ: The correlation between controlled range of motion with dynamic traction

and results after flexor tendon repair in zone II, J Hand Surg (Am) 17:1133–1139, 1992.

7. Tang JB, Shi D: Subdivision of flexor tendon "no man's land" and different treatment methods in each sub-zone. A preliminary report, Chin Med J 105:60–68, 1992.

8. O'Connell SJ, Moore MM, Strickland JW, et al: Results of zone I and zone II flexor tendon repairs in children, J Hand Surg (Am) 19:48–52, 1994.

9. Silfverskiöld KL, May EJ: Flexor tendon repair in zone II with a new suture technique and an early mobilization program combining passive and active flexion, J Hand Surg (Am) 19:53–60, 1994.

10. Grobbelaar AO, Hudson DA: Flexor tendon injuries in children, J Hand Surg (Br) 19:696–698, 1994.

11. Elliot D, Moiemen NS, Flemming AFS, et al: The rupture rate of acute flexor tendon repairs mobilized by the controlled active motion regimen, J Hand Surg (Br) 19:607–612, 1994.

12. Tang JB, Shi D, Gu YQ, et al: Double and multiple looped suture tendon repair, J Hand Surg (Br) 19:699–703, 1994.

13. Taras JS, Skahen JR, Raphael JS, et al: The double-grasping and cross-stitch for acute flexor tendon repair, Atlas Hand Clin 1:13–28, 1996.

14. Sandow MJ, McMahon MM: Single-cross grasp six-strand repair for acute flexor tendon tenorrhaphy, Atlas Hand Clin 1:41–64, 1996.

15. Lim BH, Tsai TM: The six-strand techniques for flexor tendon repair, Atlas Hand Clin 1:65–76, 1996.

16. Kitsis CK, Wade PJF, Krikler SJ, et al: Controlled active motion following primary flexor tendon repair: a prospective study over 9 years, J Hand Surg (Br) 23:344–349, 1998.

17. Yii NW, Urban M, Elliot D: A prospective study of flexor tendon repair in zone 5, J Hand Surg (Br) 23:642–648, 1998.

18. Harris SB, Harris D, Foster AJ, et al: The aetiology of acute rupture of flexor tendon repairs in zones 1 and 2 of the fingers during early mobilization, J Hand Surg (Br) 24:275–280, 1999.

19. Dowd MB, Figus A, Harris SB, et al: The results of immediate re-repair of zone 1 and 2 primary flexor tendon repairs which rupture, J Hand Surg (Br) 31:507–513, 2006.

20. Caulfield RH, Maleki-Tabrizi A, Patel H, et al: Comparison of zones 1 to 4 flexor tendon repairs using absorbable and unabsorbable four-strand core sutures, J Hand Surg (Eur) 33:412–417, 2008.

21. Hoffmann GL, Büchler U, Vögelin E: Clinical results of flexor tendon repair in zone II using a six-strand double-loop technique compared with a two-strand technique, J Hand Surg (Eur) 33:418–423, 2008.

22. Navali AM, Rouhani A: Zone 2 flexor tendon repair in young children: a comparative study of four-strand versus two-strand repair, J Hand Surg (Eur) 33:424–429, 2008.

23. Elhassan B, Moran SL, Bravo C, et al: Factors that influence the outcome of zone I and zone II flexor tendon repairs in children, J Hand Surg (Am) 31:1661–1666, 2006.

24. Percival NJ, Sykes PJ: Flexor pollicis longus tendon repair: a comparison between dynamic and static splintage, J Hand Surg (Br) 14:412–415, 1989.

25. Noonan KJ, Blair WF: Long-term follow-up of primary flexor pollicis longus tenorrhaphies, J Hand Surg (Am) 16:653–662, 1991.

26. Nunley JA, Levin LS, Devito D, et al: Direct end-to-end repair of flexor pollicis longus tendon lacerations, J Hand Surg (Am) 17:118–121, 1992.

27. Sirotakova M, Elliot D: Early active mobilization of primary repairs of the flexor pollicis longus tendon, J Hand Surg (Br) 24:647–653, 1999.

28. Fitoussi F, Mazda K, Frajman JM, et al: Repair of the flexor pollicis longus tendon in children, J Bone Joint Surg (Br) 82:1177–1180, 2000.

29. Kasashima T, Kato H, Minami A: Factors influencing prognosis after direct repair of the flexor pollicis longus tendon: multivariate regression model analysis, Hand Surg 7:171–176, 2002.

30. Sirotakova M, Elliot D: Early active mobilization of primary repairs of the flexor pollicis longus tendon with two Kessler two-strand core sutures and a strengthened circumferential suture, J Hand Surg (Br) 29:531–535, 2004.

31. Giesen T, Sirotakova M, Copsey AJ, et al: Flexor pollicis longus primary repair: further experience with the Tang technique and controlled active mobilisation, J Hand Surg (Eur) 34:758–761, 2009.

32. Strickland JW, Glogovac SV: Digital function following flexor tendon repair in zone II: a comparison of immobilization and controlled passive motion techniques, J Hand Surg (Am) 5:537–543, 1980.

33. Kleinert HE, Verdan C: Report of the committee on tendon injuries, J Hand Surg (Am) 8(Suppl):794–798, 1983.

34. Strickland JW: Results of flexor tendon surgery in zone II, Hand Clin 1:167–179, 1985.

35. Buck-Gramcko D, Dietrich FE, Gogge S: Evaluation criteria

in follow-up studies of flexor tendon therapy, Handchirurgie 8:65–69, 1976.

36. White WL: Secondary restoration of finger flexion by digital tendon grafts an evaluation of seventy-six cases, Am J Surg 91:662–668, 1956.

37. Lister GD, Kleinert HE, Kutz JE, et al: Primary flexor tendon repair followed by immediate controlled mobilization, J Hand Surg 2:441–451, 1977.

38. Moiemen NS, Elliot D: Primary flexor tendon repair in zone 1, J Hand Surg (Br) 25:78–84, 2000.

39. Tang JB: Indications, methods, postoperative motion and outcome evaluation of primary flexor tendon repairs in Zone 2, J Hand Surg (Eur) 32:118–129, 2007.

40. Liu TK, Yang RS: Flexor tendon graft for late management of isolated rupture of the profundus tendon, J Trauma 43:103–106, 1997.

41. Al-Qattan MM, Al-Turaiki TM: Flexor tendon repair in zone 2 using a six-strand 'figure of eight' suture, J Hand Surg (Eur) 34:322–328, 2009.

42. Schaller P, Baer W: Motion-stable flexor tendon repair with the Mantero technique in the distal part of the fingers, J Hand Surg (Eur) 35:51–55, 2010.

43. Oltman R, Neises G, Scheible D, et al: ICF components of corresponding outcome measures in flexor tendon rehabilitation—A systematic review, BMC Musculoskelet Disord 9:139, 2008.

44. Tang JB, Cao Y, Xie RG: Effects of tension direction on strength of tendon repair, J Hand Surg (Am) 26:1105–1110, 2001.

45. Tang JB, Xu Y, Wang B: Repair strength of tendons of varying gliding curvature: A study in a curvilinear model, J Hand Surg (Am) 28:243–249, 2003.

46. Tang JB: Re: Levels of experience of surgeons in clinical studies, J Hand Surg (Eur) 34:137–138, 2009.

第 3 篇 二期屈肌腱修复

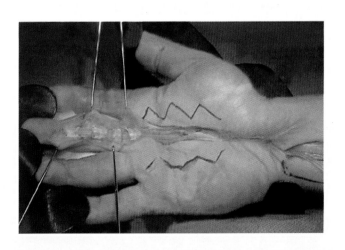

23　肌腱松解术

作者　Nada Berry, MD　Peter C. Amadio, MD

译者　刘焕龙

概述

当发生粘连严重并影响肌腱运动时，常有必要行肌腱松解术。患者合作，治疗达到稳定期后主动活动不足但手指柔软是肌腱松解术的手术适应证。理想情况下，肌腱松解术在患者清醒时局麻下进行，这样可以持续评估主动运动状态。专用手术刀有助于把肌腱从完整的滑车下游离出来。任何患者同意行肌腱松解术，也应当同意行肌腱移植术，因为术前很难确定术后肌腱的完整性是否存在。通常，分两期移植适合挽救肌腱松解术失败的患指。早期的主动活动对于肌腱松解术的成功是至关重要的。如果在肌腱松解术完成时发现肌腱有磨损，有必要进行特殊的手术。

肌腱修复、肌腱重建、指骨骨折和深组织（如屈肌腱鞘）感染后经常形成肌腱粘连[1]。目前已经形成了包括早期活动范围标准等多种术后治疗标准来优化肌腱的滑行。对于轻度粘连，高强度的康复治疗足以恢复肌腱完整运动范围[2]，换句话说，对于已经在积极治疗过程中付出足够努力而活动范围没有进展的患者来说，肌腱松解术是一种有效的方法[3~8]。

在进行此类手术之前一定要谨慎，因为对配合不佳的患者进行额外的手术会导致水肿、瘢痕和严重的僵硬。应该对医师和患者的期望进行彻底的讨论，因为即使粘连范围较小，重新获得手部功能也有难度。有严重创伤患者需要接受多种二次手术，包括神经修复、肌腱移植、关节囊切开术和截骨术，年龄超过40岁、肌腱延期1年松解、广泛粘连的患者与只有肌腱损伤和短节段粘连的患者相比预后较差[9]。

适应证

肌腱松解术的适应证为：手指柔软，良好治疗下运动达到稳定期，主动运动不充分，患者合作且能接受术后康复治疗。只有这些条件全部满足，医师才可以考虑实施肌腱松解术。

手指柔软非常重要。若同时进行挛缩纠正和粘连松解则使治疗变得不必要的复杂。在可能的情况下，可以通过使用石膏或动态支具矫正挛缩。肌腱松解术必须在柔软的皮肤下进行，可提前用皮瓣代替植皮。在肌腱松解术之前要求治疗达到稳定期很有必要，如果接受保守治疗的患者病情正在改善，其他的干预（介入）会反转这种状态而不是加速改善。患者合作也至关重要，一位不愿意坚持6周或者更长时间每天管理自己的治疗、不愿意牺牲假期或其他个人意愿的患者是不可能从肌腱松解术中获益的，除非他强烈希望为自己的病情恢复承担责任。最后，患者需要接受术后治疗监督。居住地离医师和康复师距离较远的患者或由于经济、保险的限制不能接受治疗的患者，也同样不能从肌腱松解术中获得最佳疗效。

手术时机

肌腱松解术应在用尽所有的治疗手段且患者症状没有改善时进行，要求瘢痕和周围相关组织柔软且没有炎症。一旦瘢痕坚硬或出现红斑，表明深层组织反应，建议此时不要手术。

在骨折和创面愈合，慢性感染彻底清除，挛缩关节得到充分锻炼后才能进行手术。在肌腱松解术实施前患者的被动关节活动度应接近正常[9]。少数情况下，术前通过石膏或动态支具外固定来矫正顽固的关节挛缩尤其是近指间关节效果很好[10]。

部分学者建议二期肌腱手术需在首次手术6个

月后进行，因为肌腱周围组织剥脱会影响正在恢复中的肌腱的血流供应，甚至导致肌腱断裂[5]。有研究表明延迟一年的肌腱松解会导致术后恢复速度下降，可能是关节挛缩进展所致[11]。当满足以下条件时可以行肌腱松解术：手指和周围软组织柔软并且血供良好；患者对目前的主动运动情况不满意；治疗进入平台期；运动幅度在最近4周内没有改善；患者对治疗方案非常配合。从最初肌腱受伤或开始修复的3个月甚至是4个月内这些条件是很难满足的，我们建议，假设以上条件都满足，在受伤3个月后应尽快行肌腱松解术。

外科技术

外科医师认为肌腱松解手术过程中患者的参与非常重要。局麻下，使用或不使用镇静剂，都应让患者确认限制其运动的粘连是否得到松解，粘连是否充分松解的标准是患者术中主动活动的范围[7,12~14]。此外，亲眼看到预期结果可以鼓励患者克服手术切口和术后水肿带来的痛苦。尽管在手术过程中无菌前臂止血带比上臂止血带更容易被接受，但我们倾向于在手术过程中不使用止血带，这样有利于Lalonde和其他学者倡议的"wide-awake"技术的实现[13,15]。

如果"wide-awake"手术不可行，可以使用牵拉试验[16]。暴露肌腱到受伤区域的近侧，牵拉肌腱看见手指屈曲（图23-1）则表明粘连得到松解，运动受限表明粘连松解不完全。然而，这个试验不是完全准确的，肌腹间的粘连可能靠近最初受伤和

手术区域的近侧，尤其是对于长期粘连患者，此种情况只有"wide-awake"手术可以探查。

肌腱松解术的切口通常位于陈旧瘢痕上方并向近侧和远侧延伸，以便从健康组织暴露肌腱和其他重要结构。此外，在骨折或伸肌腱损伤的病例中，中外侧切口更容易暴露屈肌腱和伸肌腱（图23-2）。此种方法对限制性关节挛缩的松解也很有效[17]。

术中应尽最大可能减小对屈肌腱鞘的损伤，并保留至关重要的A2和A4滑车。如果滑车损伤，肌腱会暴露于周围的软组织中并与其形成瘢痕。此外，主动抓握可增加其余滑车的应力，导致滑车断裂及肌腱弯曲打结的潜在风险。设计横向切口切开腱鞘。肌腱分离器（图23-3）可以在滑车系统下穿过，将肌腱与腱鞘分离。手指主动屈曲有助于松解远端粘连。如果A2滑车不完整，可行滑车

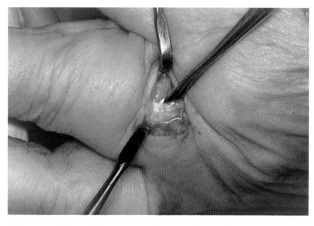

图23-2   术者通过背侧切口行伸肌腱松解，该患者近节指骨骨折愈合后伴主动活动范围受限

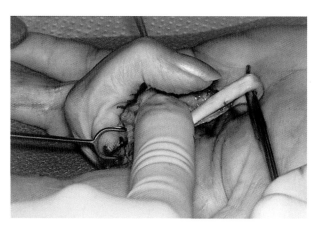

图23-1   肌腱松解结束后立即行牵拉试验，在全身麻醉下，手指可以完全屈曲，表明松解效果良好。此患者曾接受过Ⅱ区屈肌腱修复

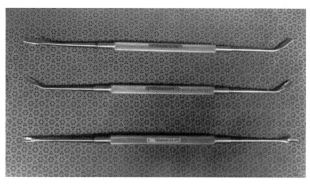

图23-3   肌腱分离器在剥离肌腱和腱鞘之间的致密粘连时非常有用，George Tiemann和Co, Hauppauge, NY. 向我们展示了各式各样的肌腱分离器

重建，但会影响肌腱松解术的效果，因为滑车重建术后禁忌主动活动[18]。在这种情况下可行分期重建[19,20]。术前磁共振（图23-4）或超声检查有助于确定滑车是否完好[21]。A4滑车相对不重要，如果指深屈肌腱受累但指浅屈肌腱完整，可以固定远指间关节并切除指深屈肌腱。指浅屈肌腱损伤的预后优于A2滑车分期重建及指深屈肌腱松解联合A4滑车重建。

术后应评估肌腱的质量。肌腱末端间隙形成的假性肌腱会让外科医师误认为肌腱已经完全愈合，从而导致手术失败。Hunter建议肌腱缺损超过30%就应行分期肌腱重建[20]，我们同意他的观点，受伤初期和肌腱松解术后均可见到这种损伤。

"wide-awake"方法的另一个优点是可以要求患者在手术结束时握紧拳头，若肌腱断裂，可立即修复，这比在手术后发现肌腱断裂要好。

在部分病例中，指深屈肌腱完整但指浅屈肌腱不完整，可以切除指浅屈肌腱，但要注意不能损伤血供及指深屈肌腱和滑车的完整性。当指浅屈肌腱完整而指深屈肌腱不完整时可以采取相似的方法。

我们更倾向于通过早期主动运动和积极的术后治疗来预防术后粘连的进一步形成。对防止粘连形成的防粘连膜、润滑剂及改善肌腱滑行药物的研究显示，其实验[22~24]和临床[25]应用效果均良好。抗代谢药（如5-氟尿嘧啶）也有效果[26]。我们倾向于在二次肌腱松解时使用这些辅助性药物但在初次肌腱松解时并不常用，因为通常情况下，首次肌腱松解不使用这些药物的结果也较满意，而这些药物可能妨碍创伤愈合。

康复

早期主动运动是任何肌腱松解手术成功的关键因素，应该尽早开始[27~32]。如果不需要止血并且疼痛可以忍受，我们更倾向于在手术时用"wide-awake"技术行肌腱松解，并于术中开始康复，术后在康复室继续锻炼。通常情况下，我们倾向于简易包扎及规律的主动活动，如果条件允许，在清醒的时候每小时重复10次锻炼或至少每天2组。除非肌腱有磨损，佩戴支具通常是没有必要的。存在肌腱磨损的病例，腕部和掌指关节可以用支具固定在屈曲位，尤其在患者睡眠时。要持续规律治疗，直到患者恢复至平台期，即主动活动范围超过3周没有改善。通常，如果在术后第一周有改善并且在接下来的2~3周保持改善状态，那么从长远来看，会一直有所改善[5]。

用于局麻管理的留置导管术后可能有用[33~37]。疼痛及过度活动可能导致肿胀和手术失败。

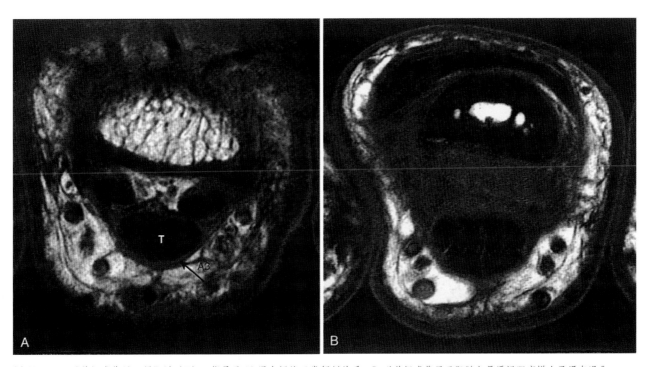

图23-4 A.磁共振成像显示屈肌腱（T）、指骨及A3滑车间的正常解剖关系。B.磁共振成像显示肌腱与骨质间距离增大及滑车退化

切口裂开尤其当肌腱暴露时需要中断治疗。为了减少切口裂开的风险，需谨慎牵拉皮肤，确保在准确缝合皮肤的同时达到止血的目的。

结果

总的来说，大量文献表明接受肌腱松解术的患者临床症状80%有改善，10%没有变化，10%运动范围变小或维持肌腱的断裂状态[4,5,14,25]。然而，患者术后手指主动活动度不及被动活动度。术前应将以上数据和预后情况向患者交代明确。患者合作、治疗方案成熟、手术操作精准是肌腱松解术成功的关键。

参考文献

1. Matthews P, Richards H: Factors in the adherence of flexor tendon after repair: An experimental study in the rabbit, J Bone Joint Surg (Br) 58:230–236, 1976.

2. Ipsen T, Barfred T: Early mobilization after flexor tendon grafting for isolated profundus tendon lesions, Scand J Plast Reconstr Hand Surg 22:163–167, 1988.

3. Azari KK, Meals RA: Flexor tenolysis, Hand Clin 21:211–217, 2005.

4. Eggli S, Dietsche A, Egglis S, et al: Tenolysis after combined digital injuries in zone II, Ann Plast Surg 55:266–271, 2005.

5. Fetrow KO: Tenolysis in the hand and wrist. A clinical evaluation of two hundred and twenty flexor and extensor tenolyses, J Bone Joint Surg (Am) 49:667–685, 1967.

6. Schneider LH: Tenolysis and capsulectomy after hand fractures, Clin Orthop Relat Res 327:72–78, 1996.

7. Strickland JW: Flexor tenolysis, Hand Clin 1:121–132, 1985.

8. Yamazaki H, Kato H, Uchiyama S, et al: Results of tenolysis for flexor tendon adhesion after phalangeal fracture, J Hand Surg (Eur) 33:557–560, 2008.

9. Strickland JW: Flexor tendon surgery. Part 2: Free tendon grafts and tenolysis, J Hand Surg (Br) 14:368–382, 1989.

10. Kawakatsu M, Ishikawa K, Terai T, et al: Distraction arthrolysis using an external fixator and flexor tenolysis for proximal interphalangeal joint extension contracture after severe crush injury, J Hand Surg (Am) 35:1457–1462, 2010.

11. Verdan C: Tenolysis. In Verdan C, editor: Tendon Surgery of the Hand, Edinburgh, 1979, Churchill Livingstone, pp 137–142.

12. Hunter JM, Schneider LH, Dumont J, et al: A dynamic approach to problems of hand function using local anesthesia supplemented by intravenous fentanyl-droperidol, Clin Orthop Relat Res 104:112–115, 1974.

13. Lalonde DH: Wide-awake flexor tendon repair, Plast Reconstr Surg 123:623–625, 2009.

14. Whitaker JH, Strickland JW, Ellis RK: The role of flexor tenolysis in the palm and digits, J Hand Surg (Am) 2:462–470, 1977.

15. Higgins A, Lalonde DH, Bell M, et al: Avoiding flexor tendon repair rupture with intraoperative total active movement examination, Plast Reconstr Surg 126:941–945, 2010.

16. Strickland JW: Flexor tendon injuries. Part 5. Flexor tenolysis, rehabilitation and results, Orthop Rev 16:137–153, 1987.

17. Saffar P: Total anterior teno-arthrolysis. Report of 72 cases, Ann Chir Main 2:345–350, 1983.

18. Foucher G, Lenoble E, Ben Youssef K, et al: A postoperative regime after digital flexor tenolysis. A series of 72 patients, J Hand Surg (Br) 18:35–40, 1993.

19. Amadio PC, Wood MB, Cooney WP 3rd, et al: Staged flexor tendon reconstruction in the fingers and hand, J Hand Surg (Am) 13:559–562, 1988.

20. Hunter JM: Staged flexor tendon reconstruction, J Hand Surg (Am) 8:789–793, 1983.

21. Drape JL, Silbermann-Hoffman O, Houvet P, et al: Complications of flexor tendon repair in the hand: MR imaging assessment, Radiology 198:219–224, 1996.

22. Zhao C, Sun YL, Amadio PC, et al: Surface treatment of flexor tendon autografts with carbodiimide-derivatized hyaluronic acid. An in vivo canine model, J Bone Joint Surg (Am) 88:2181–2191, 2006.

23. Zhao C, Sun YL, Kirk RL, et al: Effects of a lubricin-containing compound on the results of flexor tendon repair in a canine model in vivo, J Bone Joint Surg (Am) 92:1453–1461, 2010.

24. Karakurum G, Buyukbebeci O, Kalender M, et al: Seprafilm interposition for preventing adhesion formation after tenolysis. An experimental study on the chicken flexor tendons, J Surg Res 113:195–200, 2003.

25. Riccio M, Battiston B, Pajardi G, et al: Efficiency of

Hyaloglide in the prevention of the recurrence of adhesions after tenolysis of flexor tendons in zone II: A randomized, controlled, multicentre clinical trial, J Hand Surg (Eur) 35:130–138, 2010.

26. Zhao C, Zobitz ME, Sun YL, et al: Surface treatment with 5-fluorouracil after flexor tendon repair in a canine in vivo model, J Bone Joint Surg (Am) 91:2673–2682, 2009.

27. Alba CD, LaStayo P: Postoperative management of functionally restrictive muscular adherence, A corollary to surgical tenolysis: A case report, J Hand Ther 14:43–50, 2001.

28. de Soras X, Thomas D, Guinard D, et al: Use of an implanted electrode for rehabilitation after tenolysis of the flexor tendons, Ann Chir Main Memb Super 13:317–327, 1994.

29. Feldscher SB, Schneider LH: Flexor tenolysis, Hand Surg 7:61– 74, 2002.

30. Foucher G, Marin Braun FM: An original mobilization technic after tenolysis of zone II flexor tendons, Ann Chir Main 8: 252–253, 1989.

31. Goloborod'ko SA: Postoperative management of flexor tenolysis, J Hand Ther 12:330–332, 1999.265 Chapter 23: Tenolysis

32. McCarthy JA, Lesker PA, Peterson WW, et al: Continuous passive motion as an adjunct therapy for tenolysis, J Hand Surg (Br) 11:88–90, 1986.

33. Braun C, Bauer M, Bühren V: Experiences with continuous nerve block of the wrist, Handchir Mikrochir Plast Chir 23: 207–209, 1991.

34. Jablecki J, Syrko M: The application of nerve block in early post-operative rehabilitation after tenolysis of the flexor tendon, Orthop Traumatol Rehabil 7:646–650, 2005.

35. Kirchhoff R, Jensen PB, Nielsen NS, et al: Repeated digital nerve block for pain control after tenolysis, Scand J Plast Reconstr Hand Surg 34:257–258, 2000.

36. Kulkarni M, Elliot D: Local anaesthetic infusion for postoperative pain, J Hand Surg (Br) 28:300–306, 2003.

37. Lurf M, Leixnering M: Ultrasound-guided ulnar nerve catheter placement in the forearm for postoperative pain relief and physiotherapy, Acta Anaesthesiol Scand 53:261–263, 2009.

24　单期肌腱游离移植修复手指屈肌腱损伤

作者　Pierre-Yves Barthel, MD　Pierre Mansat, MD, PhD

译者　刘焕龙

概述

成功的一期屈肌腱修复限制了屈肌腱移植的应用。对于屈肌腱撕裂伤漏诊及一期屈肌腱修复失败的患者，肌腱移植是一种替代治疗方案。如果手的局部状况良好，可以考虑屈肌腱移植。然而，屈肌腱移植的效果不如一期屈肌腱修复。必须将手术风险、手术益处及患者的特殊需要与患者详细商讨后做出手术决定。

对于不适合或没有进行一期修复的肌腱而言，肌腱游离移植是一种常见的二期手术方案。外科医师和患者必须进行详细的讨论来评估手术的风险及益处。该手术通常适用于 II 区指深屈肌腱和指浅屈肌腱同时受损、滑车系统良好并且没有广泛性瘢痕的情况。根据手术过程中滑车的状态及黏附的程度来决定是否需要分期重建。切除受伤的肌腱，用移植肌腱替代，把移植肌腱缝合到远节指骨基底部的指深屈肌腱止点部位及手掌或前臂远端的近侧动力端。

适应证

单期肌腱游离移植在部分被选择的病例中作为首选方案实施，包括下列情况：

- 屈肌腱损伤伴有节段性肌腱缺损
- 肌腱旁组织严重损伤或者有明显的伤口感染风险而不能行一期修复
- 超过3周的延迟修复不宜行一期修复
- 晚期有指深屈肌腱闭合撕脱伤的表现，伴有明显肌腱回缩
- 屈肌腱 I 区~III 区任何水平的闭合性断裂，并伴有近端肌腱的回缩，不允许直接进行端端修复

术前必要条件包括：

- 伤口愈合，关节没有挛缩，可达到最大被动活动度
- 无大面积瘢痕形成
- 被动活动完好或接近完好
- 循环状况良好
- 受伤手指至少有一条神经是完整的

禁忌证：

- 大面积瘢痕，滑车不完整，关节挛缩
- 手指无感觉或血运极差

Boyes分类（表24-1）[1] 或Merle和Dautel分类（表24-2）[2] 中的1级损伤是单期肌腱游离移植术的最佳适应证，对于2级或3级损伤，分期肌腱移植更好。

在指深屈肌腱和指浅屈肌腱均断裂的病例中，一般手术原则如下：

- 每个手指仅植入一条肌腱
- 使用适合手指粗细的肌腱
- 将近端的缝合口置于腱鞘外
- 进行远端吻合时，避免损伤指甲或指尖
- 保证适当的张力

在指浅屈肌腱完整或有功能的病例中，要遵循以下原则：

- 术前详细说明术后手指功能存在不恢复或恢复差的风险
- 指浅屈肌腱完好的手指即使不使用肌腱游离移植重建指深屈肌腱，也可具有良好的功能
- 术中不能损伤指浅屈肌腱及其表面组织

手术方法

FDP 和 FDS 肌腱均损伤

切开

手术通常应用止血带，在局麻下进行。应用

表24-1 Boyes术前分类[1]

分级	术前状态
1	良好：瘢痕少，关节活动度好，营养状况良好
2	瘢痕形成：由于受伤或先前手术引起的严重瘢痕；由于一期修复失败或感染引起的深部瘢痕
3	关节损伤：关节损伤伴活动受限
4	神经损伤：神经损伤引起手指的营养状况改变
5	多重损伤：上述损伤存在于多个手指

表24-2 Merle和Dautel 术前分类[2]

分级	术前状态
1	瘢痕少，无手指血管神经束损伤
2	手指广泛性瘢痕，引起或伴有以下情况： ■ 多个环形滑车受损 ■ 关节僵硬 ■ 手指一侧血管神经束损伤
3	手指严重瘢痕伴有以下情况： ■ 手指双侧血管神经束损伤 ■ 手部主要血供受损

Bruner切口或中外侧切口暴露肌腱。若下肢作为肌腱供区，则应做好下肢的术前准备。

屈肌腱分离

操作过程中要避免损伤血管神经束，并尽可能探查和保护腱鞘。保留指深屈肌腱远端约1cm。在手掌蚓状肌起点的远端切除受损的指深屈肌腱。切除指浅屈肌腱，保留止点处1~2cm，有利于增加指间关节稳定性并避免过伸畸形（图24-1）。

移植肌腱

最常用的移植肌腱是掌长肌腱和跖肌腱。掌长肌腱适用于手掌到指尖的肌腱重建，而跖肌腱适用于前臂到指尖的肌腱重建。其他可用的移植肌腱包括中间3个脚趾的趾长伸肌腱、趾长屈肌腱，示指固有伸肌腱和小指固有伸肌腱（图24-2）。

移植肌腱的放置

移植肌腱末端标记缝线，使用导管或Silastic Hunter棒将移植肌腱在滑车下由远端拉向近端。要谨慎操作以减少对腱鞘的损伤并降低粘连和二次僵硬的发生风险（图24-1）。

移植肌腱缝合顺序

首先进行远端缝合，以便于判断肌腱移植物的张力并决定其长度。远端缝合结束后再进行近端缝合[3]。另一种方法是先缝合肌腱近端，并在指尖调整肌腱的长度。

我们认为，后一种方案更难实施，并且其在恢复肌腱张力方面效果不佳。

远端连接

数种技术可用于将移植肌腱连接到远节指骨上，主要取决于远端FDP肌腱的长度和状况。（1）如果残留的远端FDP肌腱足够长，移植物可以直接缝合到该肌腱上或穿过该肌腱。（2）若远端残留的FDP肌腱长度不足，则使用"tendon-to-bone pull-out"技术将移植物固定到远节指骨上。在远节指骨的掌侧钻孔，直针进入钻孔、穿过甲板，将锚钉置于甲板表面。这种传统的方法具有破坏指甲并有发生感染的风险[4]。虽然外科医师依然常规使用该方法，但很多医师已经开始使用其他对指甲复合体不产生损伤的远端连接方法（图24-1）。

对传统方法进行替代的方法如下。（1）穿过远节指骨的基底部打一横向钻孔使移植肌腱穿过并且直接缝合。这项技术易于判断肌腱张力，但移植物必须足够细以能够通过钻孔。具有骨折的风险（图24-3）。（2）对于骨骼质量良好的患者，部分作者建议使用锚钉或钢丝进行远端固定（图24-4）。生物力学研究表明，锚钉固定能提供足够的强度，并可避免采用"tendon-to-bone pull-out"技术时的操作难度[5~8]。金属锚钉可以避免与可吸收锚钉有关的并发症[9]。部分外科医师在固定远端肌腱时几乎放弃了传统的"tendon-to-bone pull-out"技术，而改用金属锚代替。对于骨骼质量不佳的患者，"tendon-to-bone pull-out"技术更好，可以避免锚钉的活动[10,11]。（3）Taras 和Kaufmann 阐述

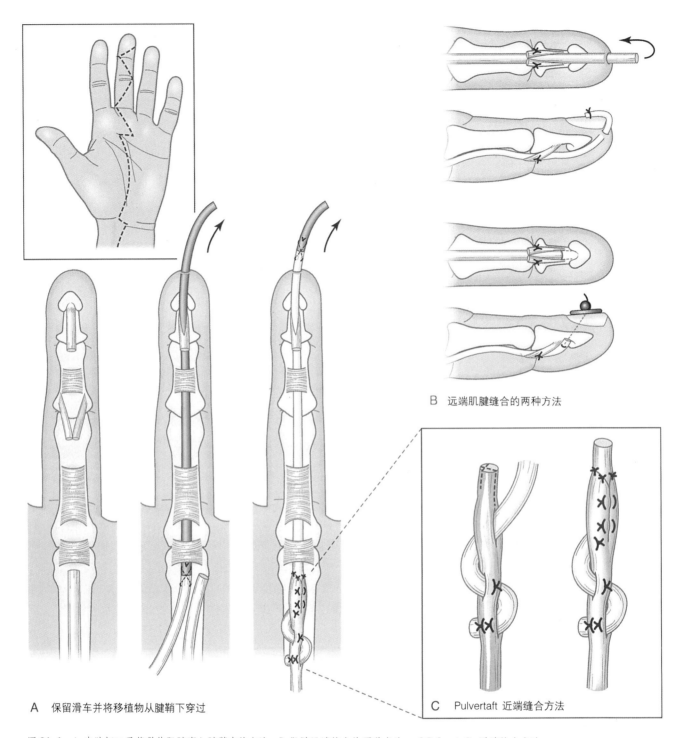

A　保留滑车并将移植物从腱鞘下穿过

B　远端肌腱缝合的两种方法

C　Pulvertaft 近端缝合方法

图 24-1　A.皮肤切口及将供体肌腱穿入腱鞘内的方法。B.肌腱远端缝合的两种方法。 C.Pulvertaft 近端缝合方法

了将缝线绕过远节指骨并绑在指甲上的方法[3]。先用直针将缝线穿到移植的肌腱末端，再将移植肌腱与残留的FDP肌腱编织缝合， 针随后从远节指骨的两侧向上从甲板中间的1/3处穿过，避免损伤甲基质；针穿出甲板的理想位置应在甲弧影以远3~4mm，距指甲中线2mm处，缝线的末端直接系

在甲板上。每侧至少2根加固线以加固肌腱缝合口（图24-5）。

使用"tendon-to-bone pull-out"技术多年后，我们现在使用金属锚钉固定肌腱，该术式让肌腱获得即刻的稳定性，并且避免了"tendon-to-bone pull-out"技术的诸多并发症，如指甲营养不良、

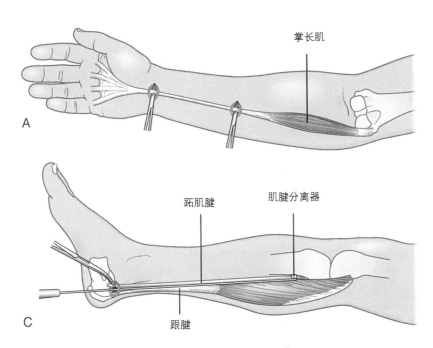

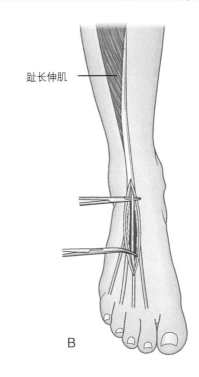

图24-2　从前臂及下肢获取供体肌腱的方法

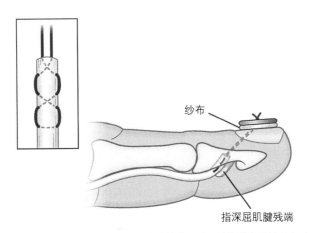

图24-3　肌腱远端缝合方法：将移植物通过远节指骨上的钻孔穿过

甲床溃疡和感染。不仅如此，金属锚钉固定牢固，即使术后立即行康复锻炼，锚钉固定部位断裂的风险也较低。术前清除远端残留的FDP肌腱，将1个或2个微型锚钉放置于远节指骨，然后将移植肌腱置于适当位置并用锚钉自带缝线将其固定于远节指骨。用3-0 PDS缝线加强固定，确保肌腱与远节指骨和周围组织包括DIP关节的掌板保持良好接合。可通过对肌腱施加牵引力来评估其远端固定的强度。可使用影像学检查来判断金属锚钉在远节指骨是否固定良好。

近端缝合

在手掌，移植物近端与肌腱连接处应远离蚓状肌起点。用刀片将近端肌腱切开，将移植物嵌入。根据Pulvertaft技术，将移植物在不同平面横向嵌入近端肌腱。然后，使用3-0 PDS 缝合线在交互点缝合肌腱，并将移植物与近端肌腱的远端直接缝合，以获得良好的连续性（图24-1）。

移植物张力

手腕在中立位且手指位于放松状态时可评估移植物张力。将手指处于半屈状态，手指屈曲程度由桡侧向尺侧递增。Pulvertaft 技术专门用于调整张力，如果一条缝合线即可达到合适的张力，可直接加固完成接合（图24-6）。

术后护理

术后使腕关节位于中立位并保持轻度屈曲，保持掌指关节45°屈曲且夹板平行于手背，以使手指近指间关节和远指间关节得到充分休息。3~4周后调整手腕和手的位置于功能位。术后6周内要一直佩戴支具。术后2~3天可行被动锻炼，但应避免掌指关节和腕部的伸展。术后第2周，如果远端缝合较稳定，可以在掌指关节屈曲下，增加手指轻微的屈伸运动。然而，骨质差或远端屈肌腱断端缺失患者远端缝合稳定性较差，此时就要将主动运动延

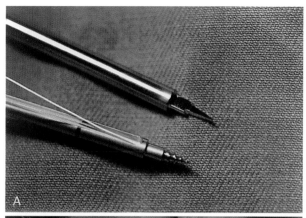

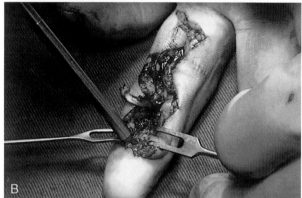

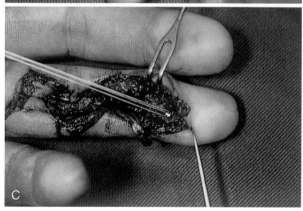

图 24-4　A.将锚钉嵌入远节指骨的工具。上面是钻，可用于在骨的近端掌侧面钻孔；下面是嵌入骨的锚钉，锚钉上有 2 根缝线，缝线连接在钻的尖上。B.在远节指骨的掌面钻孔。C.将锚钉牢固地嵌入骨中，接下来用锚钉上的缝线缝合肌腱（Courtesy of Jun Tan, MD, and Jin Bo Tang, MD.）

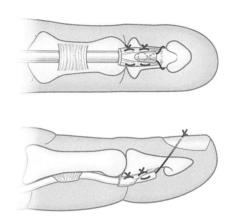

图 24-5　肌腱远端与远节指骨的连接方法；缝线铆接在指甲的表面

手术过程中有损伤FDS功能的风险。在FDS肌腱完整的情况下，外科医师应仔细评估患者情况并向患者讲明术后功能改善的程度以及通过移植法重建FDP肌腱的风险。

　　首先，必须彻底评估FDS肌腱的功能。当FDS肌腱功能完好时，对于是否用游离肌腱移植来重建远指间关节的选择一定要谨慎。因为FDS功能完好时，即使FDP肌腱受损或不完整，手的大部分功能仍存在，并且患者也能接受。FDP受损或不完整时，可出现DIP关节位置不稳定。如果关节不过伸，患者很容易达到功能性适应。如果关节过伸并不稳定，可以与患者商讨稳定关节的方法。可以尝试简单而有效的方法，比如DIP关节的远端肌腱固定或关节融合。应讨论肌腱移植在特殊病例中的适应证，尤其是有可活动关节的年轻患者以及对DIP关节主动功能有需求的患者。移植物在手的尺侧比在桡侧调整得更频繁，原因是为了实现力量抓取而需要获得屈曲的完整弧度。

　　肌腱移植的方法与之前叙述过的二者都损伤的移植方法相同。在对此类患者进行移植时，需将移植物小心地穿过FDS肌腱的十字交叉止点。如果FDS止点处十字交叉处过紧，可将移植物放在FDS肌腱前方。但我们发现这几乎没有必要，因为尽管滑车和腱鞘在手术延迟后被破坏，移植肌腱通常也比FDP肌腱细。将移植肌腱和完整的FDS置入滑车和腱鞘内比较困难，在这样的病例中，可以考虑去除部分腱鞘或滑车的狭窄部位，但是很明显，必须保留一定节段的腱鞘和滑车来维持肌腱的功能。手术的重要原则为避免损害完整、功能良好的FDS肌

迟到术后第4周开始。术后第4周，MCP和PIP可行对抗阻力的屈曲运动。通常情况下，术后第6周可以去除支具，开始抗阻力运动。如果有屈曲挛缩存在，可以使用被动伸展夹板。

FDP 肌腱损伤，FDS 肌腱完整

　　外科医师对FDP肌腱完全破坏但FDS肌腱完整的手术患者给出了综合性的建议。FDS肌腱完好的手指不进行FDP肌腱重建也可能功能良好，且外科

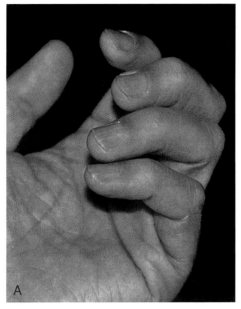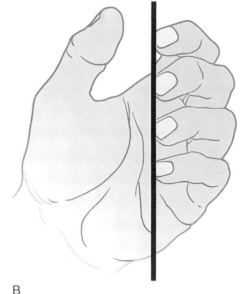

图24-6 移植物张力调整示意图：张力由桡侧向尺侧递增

腱。切开或切除FDS肌腱在任何情况下都是被禁止的。部分病例中，可纵向切除部分FDS肌腱来保证移植肌腱的顺利滑行。然而，切除部分FDS肌腱有风险，因此作者并不建议这么做。如果在手术过程中发现FDS、屈肌腱床或滑车有广泛的瘢痕存在，分期肌腱移植效果会更好。

手术结果和并发症——影响预后的因素

手术结果

一般情况下，屈肌腱移植的效果不如一期肌腱修复。在Boyes 和Stark[12]的研究中，回顾分析了1000例屈肌腱移植的病例，其中607例位于手指，研究发现手指的术前状况是影响屈肌腱移植效果的最重要因素。不考虑年龄、术后时间、手指的种类或移植所用的肌腱，在状况较好的病例（1级）中23%的手指可以屈曲到指腹接触掌横纹；在有瘢痕的病例（2级）和伴神经损伤的病例（4级）中仅有9%可以实现；在关节损伤和急救的病例中（3级和5级）没有手指可以屈曲到指腹接触掌横纹。McClinton[13]等回顾了100例仅FDP受伤的肌腱移植病例，研究发现其中55例手指术后可以屈曲接触到掌横纹；24例手指可以屈曲到指尖距离掌横纹1.3 cm，15例可达1.3~2.5 cm之间，6例达2.5~5 cm。Leversedge等[14]报道，使用滑膜内肌腱移植并早期活动，对于

单期重建患者，主动运动的恢复率达64%，多期重建患者为55%；单个手指的重建结果最好，主动运动的恢复率可以达到73%。Kotwal 和Gupta[15]回顾了240例患者（264个断指）的单期游离肌腱移植手术结果，发现18.5%的病例效果非常好，70.5%的病例效果良好，11%的病例效果较差（表24-3）。

并发症

屈肌腱移植的主要并发症是PIP关节过伸、移植物在掌侧断裂、移植物在远指间关节断裂及指腹营养性溃疡。肌腱移植物也会发生粘连，从而限制手的功能活动范围。手指本身也可因屈曲部位的瘢痕而伸展受限，运动的总体范围很小，这就需要肌腱松解术[12-15]。

预后影响因素

Boyes和Stark[12]在他们的系列研究中概述了影响预后的各种因素，受伤处的瘢痕、一期不恰当手术导致的瘢痕或一期修复失败等都会影响二期肌腱移植的效果；对关节已受损或关节僵硬的手指，即便术前进行关节功能锻炼，肌腱移植的效果也不好；瘢痕较少且只有1根神经受损的手指术后恢复较好，但是有2根神经损伤的手指手术效果较差。不管肌腱损伤在手部"无人区"的近段、中段或远段，肌腱损伤的节段水平都不是影响效果的决定因素；自受伤至手术的时间也不是决定因素，多个手指的肌腱损伤也不重要。他们发现，各个手指的状

表24-3　手部单期肌腱游离移植重建屈肌腱的结果

作者	例数	移植物类型	结果	并发症
Boyes 和Stark[12]	607	PL：413 PL+腱旁组织：11 FDS：128 跖肌腱：21 趾伸肌腱：29 其他：5	可正常屈曲： 1级23%，2级12%， ppd=5cm 10% 失败32（ppd>5cm）	二次断裂： 掌侧15，远端7 PIP反屈：13 血肿：6 溃疡：2
McClinton等[13]	100 仅FDP受伤	PL：80 EDC：10 EIP：4 趾伸肌腱：4 跖肌腱：1 FDS：1	ppd 0cm：55 0~1.3cm：24 1.4~2.5cm：15 2.6~5cm：6 DIP关节AROM：平均 48° 失败：13	未提及
Leversedge等[14]	4	次趾FDL	非常好：1 好：1 一般：1 差：1 64%TAM恢复	断裂：1 肌腱松解术：1
Kotwal和Gupta[15]	264	PL 跖肌腱	非常好：18.5% 好：70.5% 差：11%	感染：7 二次断裂：3

注：EDC：趾伸肌群；EIP：示指固有伸肌；FDL：趾长屈肌；PIP：近指间关节；DIP：远指间关节；AROM：主动活动范围；TAM：所有的主动活动；PL：掌长肌；ppd：指端到手掌的距离

况决定其本身的治疗效果。超过40岁的患者通过肌腱移植重新获得的运动幅度比年轻患者所获得的运动幅度小。掌长肌腱是最好的供体肌腱，但与使用其余浅肌腱的效果没有明显差异。

总结

单期肌腱游离移植对于指深屈肌腱受损是有价值的二期重建方法，它主要用于Ⅱ区指浅屈肌腱、指深屈肌腱均受损的情况。手指的术前状态是最重要的影响因素。在创面愈合、关节可以自由活动并有最大被动运动、没有广泛性瘢痕、患指拥有良好的血液循环及良好的软组织覆盖面时才考虑使用单期肌腱游离移植。高超的外科技术、适当的移植物张力和术后康复治疗可确保患者的手功能迅速恢复。然而，屈肌腱移植的效果不如一期肌腱修复。在只有FDP肌腱受损而FDS肌腱完整的情况下，游离肌腱移植重建FDP肌腱一定要谨慎，因为患者可能已经适应了原来的手功能。除此之外，是否使用其他的替代方法，如肌腱远端固定或DIP关节融合，一定要与患者商讨。

参考文献

1. Boyes JH: Flexor-tendon grafts in the fingers and thumb: An evaluation of end results, J Bone Joint Surg (Am) 32:489–499, 1950.

2. Merle M, Dautel G: Chirurgie secondaires des tendons fléchisseurs. In Michel M, Gilles D, editors: La Main Traumatique– Tome 2–Chirurgie Secondaire/Le Poignet Traumatique, Paris, 1995, Masson, pp 55–92.

3. Taras JS, Kaufmann RA: Flexor tendon reconstruction. In Wolfe SW, Hotchkiss RN, Pederson WC, et al, editors: Green's Operative Hand Surgery, ed 6, Philadelphia, 2011, Elsevier, pp 207–238.

4. Kang N, Marsh D, Dewar D: The morbidity of the button-over-nail technique for zone 1 flexor tendon repairs. Should we still be using this technique? J Hand Surg (Eur) 33:566–570, 2008.

5. Bonin N, Obert L, Jeunet L, et al: Réinsertion du tendon fléchisseur par ancre de suture: etude prospective continue avec mobilisation active précoce, Chir Main 22:305–311, 2003.

6. Brustein M, Pellegrini J, Choueka J, et al: Bone suture anchors versus the pullout button for repair of distal profundus tendon injuries: a comparison of strength in human cadaveric hands, J Hand Surg (Am) 26:489–496, 2001.

7. McCallister WV, Ambrose HC, Katolik LI, et al: Comparison of pullout button versus suture anchor for zone I flexor tendon repair, J Hand Surg (Am) 31:246–251, 2006.

8. Latendresse K, Dona E, Scougall PJ, et al: Cyclic testing of pullout sutures and Micro-Mitek suture anchors in flexor digitorum profundus tendon distal fixation, J Hand Surg (Am) 30:471–478, 2005.

9. Galano GJ, Jiang KN, Strauch RJ, et al: Inflammatory response with osteolysis related to a bioabsorbable anchor in the finger: A case report, Hand (NY) 5:307–312, 2010.

10. Matsuzaki H, Zaegel MA, Gelberman RH, et al: Effect of suture material and bone quality on the mechanical properties of zone I flexor tendon-bone reattachment with bone anchors, J Hand Surg (Am) 33:709–717, 2008.

11. Giannikas D, Athanaselis E, Matzaroglou C, et al: An unusual complication of Mitek suture anchor use in primary treatment of flexor digitorum profundus tendon laceration: A case report, Cases J 14:9319, 2009.

12. Boyes JH, Stark HH: Flexor-tendon grafts in the fingers and thumb. A study of factors influencing results in 1000 cases, J Bone Joint Surg (Am) 53:1332–1342, 1971.

13. McClinton MA, Curtis RM, Wilgis EF: One hundred tendon grafts for isolated flexor digitorum profundus injuries, J Hand Surg (Am) 7:224–229, 1982.

14. Leversedge FJ, Zelouf D, Williams C, et al: Flexor tendon grafting to the hand: an assessment of the intrasynovial donor tendon—A preliminary single-cohort study, J Hand Surg (Am) 25:721–730, 2000.

15. Kotwal PP, Gupta V: Neglected tendon and nerve injuries of the hand, Clin Orthop Relat Res 431:66–71, 2005.

25 指屈肌腱重建和手术方式的历史回顾

作者　Andrew E. Farber, DO　Daniel P. Mass, MD

译者　魏爱周　荣　凯

概述

指屈肌腱的重建包含了一系列具有挑战性的治疗，从非手术治疗，到肌腱粘连松解，再到单期和分期的手术重建。对于屈肌腱或肌腱滑车损伤严重的患者，无法一期或亚急诊修复，可选择二期进行肌腱重建。当肌腱的滑动基床瘢痕严重或滑车广泛损伤时，医师和患者都要做好多次手术的准备。本章简要回顾了屈肌腱二期重建的发展历程，并介绍了肌腱移植和分期重建的手术方式和术后康复。

公元10世纪，阿拉伯外科医师Avicenna进行了首例肌腱修复手术。但在欧洲由于Galen学说，医师很少行肌腱修复手术。Galen发现神经进入肌肉，而肌肉的末端是白色条索，他并没有明确区分神经和肌腱。所以当时（约公元150年）的教学认为肌腱和神经关系密切，医师们担心损伤甚至触碰到神经或肌腱会引起严重后果。他们也相信缝合神经或肌腱会导致疼痛、抽搐和坏疽。

1752年，Albrecht von Haller[1]证明肌腱没有感觉，驳斥了Galen关于肌腱损伤并发症的理念。1850年Syme在英国报道了数个肌腱修复的成功案例，为现代肌腱修复和重建铺平了道路。

肌腱重建的发展

直到20世纪60年代，Ⅱ区（无人区）肌腱裂伤仍采用去除损伤肌腱和移植新肌腱的方法来治疗。Sterling Bunnell认为"最好完整地去除受损肌腱，并移入新的、光滑的肌腱"[2,3]。基于Bunnell在20世纪早期的经典研究，Ⅱ区（无人区）肌腱损伤修复包括去除受伤肌腱和移植新的肌腱[3]。Pulvertaft、Graham、Littler、Boyes和Stark等手外科专家改进了单期游离肌腱移植的技术[5~17]。20世纪50~60年代，Boyes大量的肌腱移植病例报道也推广了该技术[13,14,17]。

1963年，Bassett和Carroll首先描述了利用硅胶假体分两期重建屈肌腱[18]。1965年Hunter发表了他应用肌腱假体进行肌腱重建的经验[19]。Hunter在20世纪70年代初改进了这一技术，即为现在所使用的Hunter硅胶棒和分期肌腱重建技术[19,20]。另一种方法由Paneva-Holevich在1969年报道[21]，他将指浅屈肌腱的近断端与指深屈肌腱的近断端在手掌处缝合。二期手术时将指浅屈肌腱在尽量近的位置切断，并翻转肌腱将断端固定在远节指骨上。1982年Paneva-Holevich报道了324例应用该方法修复屈肌腱损伤的患者，其中39例在一期联合使用了硅胶假体，为肌腱移植提供平滑的基床[22]。

手术方式

指屈肌腱的重建是一系列具有挑战性的治疗，从非手术治疗，到肌腱粘连松解，再到单期和分期手术重建。医师和患者都要做好多次手术的准备，并严格执行术后的康复方案。所以认真考虑手术和非手术的治疗指征非常重要。此外，要告诉患者可能的治疗结果，包括患指僵直，甚至截指的可能。对于某些病例，不做手术或做一期截指、关节融合，可能避免了一系列痛苦但收效甚微的手术。

Bunnell在屈肌腱损伤和重建方面做了许多工作，使得大家接受了受伤的肌腱应该被去除并移植新的肌腱的观点[2,3]。Bassett、Carroll和Hunter通过植入硅胶假体，为肌腱移植提供光滑的基床，也进一步发展了这一理念。这些技术发展使得肌腱分两期重建被广为接受。

然而在过去的40年中，指屈肌腱修复与重建的重要进展，改变了肌腱一期修复和二期重建的适应证。当考虑行二期修复时，要决定是单期还是分两期移植和修复肌腱。这一决定需要术前和术中的仔细检查。无论选择何种手术方式，都应告诉患者准备好接受复杂的康复治疗。这也可能导致3岁以下的患儿无法进行这种治疗。

单期肌腱重建手术

拟行单期肌腱移植重建的患者，术前应伤口愈合良好，手指血管、神经完整，并且没有广泛的瘢痕。术中应有完整、光滑的肌腱基床和完整的滑车系统。如果患者软组织覆盖不足，瘢痕密集或者滑车缺损过多，最好行两期手术。其他的手术适应证和使用限制，将在下文中描述。

尽管一期屈肌腱修复变得越来越普及，仍有特定的患者适合做单期的屈肌腱重建[4-10]。仔细选择患者和术中评估是取得良好效果的关键。Boyes等人认为单期肌腱移植的适应证包括：（1）肌腱损伤伴节段性缺失；（2）肌腱断裂延迟诊断，不能一期断端修复，患者损伤可能超过3~6周[4,11~17]。

患指的指神经至少有一侧是完整的，伤口愈合良好，没有广泛的瘢痕，有良好的血供循环，以及接近正常的关节被动活动度。如果关节被动活动范围不足，需要在手术前进行锻炼治疗。患者还应做好准备进行严格而复杂的术后康复治疗，这也使得发育期的儿童和部分老年患者不适合这一手术。

精湛的手术技术至关重要，并且应在放大镜和止血带下进行操作。

除了预先存在的瘢痕，手术切口的选择取决于外科医师的偏好，包括Bruner Z字形切口或侧正中切口。解剖时注意保护血管神经。切除损伤的腱鞘，尽力保护正常腱鞘和滑车系统[23~26]。缺失的屈肌腱滑车需要进行重建，尤其是A2和A4滑车。

移植肌腱的供区有多种选择，同侧的掌长肌腱和跖肌腱仍最常用。由于这些肌腱没有滑膜，有些医师喜欢使用带腱鞘的足趾伸肌腱。足趾屈肌腱同样有腱鞘，但比手部要短很多。当从下肢切取肌腱时，手部应松开止血带，并用湿纱布覆盖创面。另外，尽管有血运的肌腱移植已有描述和研究，但临床很少使用，英文文献报道也很少。

在手指远端确定指深屈肌腱的止点。如果指深屈肌腱远端完整，将移植肌腱与残端用Bunnell法进行缝合固定。具体方法是用3-0 Prolene或类似的缝线在移植肌腱末端十字交叉缝合2次。如果指

深屈肌腱残端足够长，可以和移植肌腱交叉编织来加强固定。如果指深屈肌腱残端太短，需要将其劈开，并将移植肌腱末端的缝线穿入Keith针中。将针从远节指骨两侧绕过或者从远节指骨近端斜向背侧钻孔，在甲板中1/3处穿出。穿出点位于甲弧影以远3~4mm，应避免从甲基质穿出。缝线穿出后在有衬垫的纽扣上打结固定。带缝线的锚钉也可用于肌腱和远节指骨的固定（图25-1）。

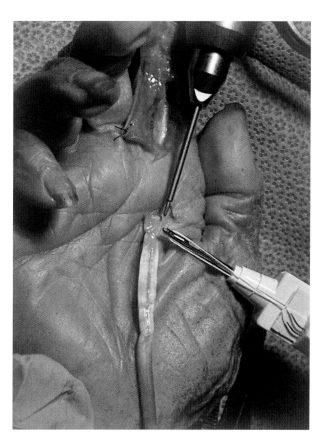

图25-1　固定移植肌腱远端的带线锚钉

将移植肌腱的近端与蚓状肌起点以远的指深屈肌腱缝合固定。去除指深屈肌腱上残留的瘢痕和受损组织后，使用Brand肌腱编织器或精细的解剖刀来穿过移植肌腱。移植肌腱反复穿过原有肌腱数次后，缝合固定肌腱连接处。

评估肌腱张力是否合适通常比较困难，尤其是患者被麻醉后，但这一步骤极其重要。将腕关节置于中立位后，评估手指的休息位姿势[24,27~30]。各手指处于半屈曲位，屈曲角度比桡侧邻指稍大，比尺侧邻指稍小（图25-2）。Pulvertaft编织缝合技术常用于固定移植肌腱和手掌或前臂远端的肌

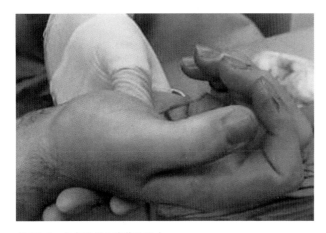

图 25-2　术中手指的姿势和张力

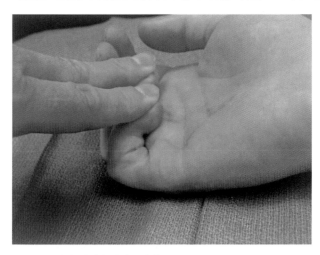

图 25-3　良好的手部被动活动度

腱残端。这一技术在需要调整移植肌腱张力时尤其有用。

术后一般制动3周。但屈肌腱修复后早期活动变得更加普遍[31,32]。

分两期肌腱重建手术

尽管肌腱损伤一期修复和单期肌腱重建有了重要进展，分两期的肌腱重建仍然适用于部分患者，如患肢损伤严重，屈肌腱滑车广泛损伤，伴有广泛软组织损伤或骨折的挤压伤，以及屈肌腱基床存在广泛瘢痕的患者。对于需要进行分期肌腱重建的患者，足够的手指关节被动活动度和柔软的皮肤条件必不可少（图25-3和图25-4）。

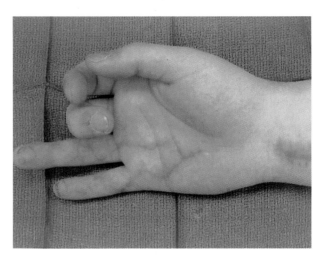

图 25-4　柔软的手部皮肤

Hunter医师描述并改进了肌腱分期重建的技术，他试图重建新的屈肌腱基床来允许移植肌腱滑动。如前所述，保持或重建功能充分的滑车系统至关重要。传统观点认为，位于近节和中节指骨的A2和A4滑车必须存在。但最近的资料表明，如果存在4个滑车，功能可能更好[4]。同时，滑车过紧会影响肌腱滑动，所以需要扩张狭窄的滑车。损伤但仍然完整的滑车需要修复，如果滑车缺失或不能修复的话，则必须重建（图25-5）。多种方法可以重建滑车，如移植伸肌支持带、游离肌腱或合成材料等[33,34]。Bunnell在重建肌腱滑车时，推荐将滑车移植物在A2水平置于伸指装置的深面，在A4水平置于伸指装置的浅面[35]。但最近Taras等建议将滑车移植物在所有水平都置于伸指装置的深面[36]。

与其他屈肌腱手术一样，掌侧的Bruner切口是最佳选择，也要同时考虑之前的瘢痕情况。切除手指屈肌腱后，在远节指骨残留1cm的指深屈肌腱残

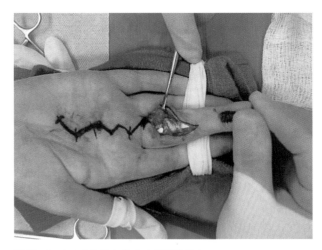

图 25-5　在近节指骨中段重建屈肌腱滑车

端，在中节指骨也残留1cm的指浅屈肌腱。如果存在关节挛缩，可行侧副韧带和掌板的松解。

当存在足够的滑车系统时，植入硅胶假体或 Hunter 棒。要使用无齿镊避免损伤假体，并穿戴无粉手套防止植入物粘连。

用肌腱穿引器将假体从近向远或从远向近穿出（图25-6）[37~39]。将假体远端置于指深屈肌腱残端的下方并缝合。注意将缝线穿过假体的涤纶带中，因为硅胶本身的把持力较差。Hunter硅胶棒上

还配有金属孔，可以用2.0mm螺钉将其固定在远节指骨上，但要注意螺钉不要穿透背侧骨质，以免损伤甲床。另外，螺钉要置于末节指骨远端，不能阻碍远指间关节的活动。

观察手指活动范围，确定有足够的滑车系统，可让移植物自由滑动并且不出现弓弦畸形。如出现弓弦畸形，可在此处调整或重建新的滑车。

冲洗伤口后缝合关闭。用厚敷料包扎，将患肢置于腕关节屈曲35°，掌指关节屈曲60°~70°，指间关节伸直休息位。术后2~3天开始被动活动。

为了让伤口充分愈合，并让假体周围形成可滑动的腱鞘，两次重建手术之间可间隔3个月。类似于第一阶段重建的适应证，当瘢痕柔软、被动活动满意、有保护性感觉时，可以行第二阶段重建手术。

行第二阶段屈肌腱重建手术时，取出假体并移植肌腱。沿上次的手术瘢痕切开，在远端找到假体并与指深屈肌腱残端分离。近端的切口位于手或前臂，取决于受伤的位置[4]。小心暴露假体，避免损伤腱鞘。一般选择邻近的指深屈肌腱作为动力肌腱。切取移植肌腱后，将肌腱与假体的近端缝合，抽出假体的同时，也将移植肌腱从近向远穿入腱鞘。

固定肌腱远端的方法同前。冲洗伤口后缝合关闭，背侧的短臂石膏固定患肢于腕关节中立位，掌指关节屈曲45°，指间关节中立位。术后进行保护下的被动活动和早期的主动活动锻炼[39~41]。

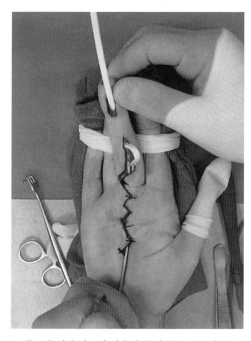

图25-6 第一期手术时，在手指中部采用 Bruner 切口，并在指尖和手掌各做一个切口，植入Hunter硅胶棒刺激形成肌腱滑动基床

参考文献

1. Adamson JE, Wilson JN: The history of flexor tendon grafting, J Bone Joint Surg (Am) 43:709–716, 1961.

2. Strickland JW: Development of flexor tendon surgery: twenty-five years of progress, J Hand Surg (Am) 25:214–235, 2000.

3. Bunnell S: Repair of tendons in the fingers and description of two new instruments, Surg Gynecol Obstret 26:103–110, 1918.

4. Pulvertaft RG: Indications for tendon grafting. In Hunter JM, Schneider LH, Mackin EJ, et al, editors: Rehabilitation of the Hand, St Louis, 1984, CV Mosby, pp 277–279.

5. Colville J: Tendon graft function, Hand 5:152–154, 1973.

6. Mason ML, Allen HS: The rate of healing of tendons, Ann Surg 113:424–459, 1941.

7. Pulvertaft RG: Problems of flexor tendon surgery of the hand, J Bone Joint Surg (Am) 47:123–132, 1965.

8. Pulvertaft RG: Indications for tendon grafting. In AAOS Symposium on Tendon Surgery in the Hand, St Louis, 1975, CV Mosby, pp 123.

9. Pulvertaft RG: Indications for tendon grafting. In Hunter JM, Schneider LH, Mackin EJ, et al, editors: Rehabilitation of the Hand, St Louis, 1984, CV Mosby, pp 277–279.

10. Schneider LH: Treatment of isolated flexor digitorum profundus injuries by tendon grafting. In Hunter JM, Schneider LH, Mackin EJ, editors: Flexor Tendon Surgery in the Hand, St Louis, 1986, CV Mosby, pp 518–525.

11. Adamson JE, Wilson JN: The history of flexor tendon grafting, J Bone Joint Surg (Am) 43:709–716, 1961.

12. Allen HS: Flexor tendon grafting to the hand, Arch Surg 63:362–369, 1951.

13. Boyes JH: Evaluation of results of digital flexor tendon graft, Am J Surg 89:1116–1119, 1955.

14. Boyes JH: Why tendon repair? J Bone Joint Surg (Am) 41:577–579, 1959.

15. Boyes JH: Bunnell's Surgery of the Hand, ed 4, Philadelphia, 1964, JB Lippincott.

16. Boyes JH: The philosophy of tendon surgery. In AAOS Symposium on Tendon Surgery in the Hand, St Louis, 1975, CV Mosby, pp 1–5.

17. Boyes JH, Stark HH: Flexor tendon grafts in the fingers and thumb: A study of factors influencing results in 1000 cases, J Bone Joint Surg (Am) 53:1332–1342, 1971.

18. Bassett CAL, Carroll RE: Formation of tendon sheaths by silicone rod implants, J Bone Joint Surg (Am) 45:884–885, 1963.

19. Hunter JM. Artificial tendons. Early development and application, Am J Surg 109:325–338, 1965.

20. Hunter JM, Salisbury RE: Flexor-tendon reconstruction in severely damaged hands. A two-stage procedure using a silicone Dacron reinforced gliding prosthesis prior to tendon grafting, J Bone Joint Surg (Am) 53:829–852, 1971.

21. Paneva-Holevich E: Two-stage tenoplasty in injury of the flexor tendons of the hand, J Bone Joint Surg (Am) 51:21–32, 1969.

22. Paneva-Holevich E: Two-stage reconstruction of the flexor tendons, Int Orthop 6:133–138, 1982.

23. Wilson RL: Flexor tendon grafting. Flexor tendon surgery, Hand Clin 1:97–107, 1985.

24. Watson AB: Some remarks on the repair of flexor tendons in the hand, with particular reference to the technique of free grafting, Br J Surg 43:35–42, 1955.

25. Bunnell S: Repair of tendons in the fingers, Surg Gynecol Obstet 35:88–97, 1922.

26. Strickland JW: Delayed treatment of flexor tendon injuries including grafting, Hand Clin 21:219–243, 2005.

27. Peljovich A, Ratner JA, Marino J: Update of the physiology and biomechanics of tendon transfer surgery, J Hand Surg (Am) 35:1365–1369, 2010.

28. Kim SH: A loop-tendon suture for tendon transfer or graft surgery, J Hand Surg (Am) 32:367–372, 2007.

29. Boyes JH: Operative technique of digital flexor tendon grafts, Instr Course Lect 10:263–268, 1953.

30. Littler JW: Free tendon grafts in secondary flexor tendon repair, Am J Surg 74:315–321, 1947.

31. Stenstrom SJ: Functional determination of the flexor tendon graft length, Plast Reconstr Surg 43:633–634, 1969.

32. Strauch B, de Moura W: Digital flexor tendon sheath: an anatomic study, J Hand Surg (Am) 10:785–789, 1985.

33. Freilich AM, Chhabra AB. Secondary flexor tendon reconstruction, a review, J Hand Surg (Am) 32:1436–1442, 2007.

34. Lin GT, Amadio PC, An KN, et al: Biomechanical analysis of finger flexor pulley reconstruction, J Hand Surg (Br) 14:278–282, 1989.

35. Bunnell S: Surgery of the Hand, Philadelphia, 1944, JB Lippincott.

36. Taras JS, Kaufmann RA: Flexor tendon injury. B. Flexor tendon reconstruction. In Wolfe SW, Hotchkiss RN, Pederson WC, et al, editors: Green's Operative Hand Surgery, ed 6, Philadelphia, 2011, Churchill Livingstone-Elsevier, pp 207–238.

37. Seradge H, Homan ES, Spiegel PG: Tendon passer, Clin Orthop Relat Res 155:307–308, 1981.

38. Sourmelis SG, McGrouther DA: Retrieval of the retracted flexor tendon, J Hand Surg (Br) 12:109–111, 1987.

39. Hunter JM, Blackmore S, Callahan AD: Flexor tendon salvage using the Hunter tendon implant, J Hand Ther 2:107–113, 1989.

40. Mackin EJ: Physical therapy and the staged tendon graft: preoperative and postoperative management. In AAOS Symposium on Tendon Surgery in the Hand, St Louis, 1975, CV Mosby, pp 283–291.

41. Stanley BG: Flexor tendon injuries: late solution. Therapist's management, Hand Clin 2:139–147, 1986.

26 二期肌腱修复的经验

作者 Peter C. Amadio, MD Chunfeng Zhao, MD

译者 毕本军

概述

1920~1960 年间，二期修复是 II 区屈肌腱损伤的首选方式。随着一期修复的改进，特别是新型缝合线设计的更新及康复技术的改进，一期修复成为大部分 II 区屈肌腱损伤的首选手术方式。目前，二期修复在许多情况下仍然适用。II 区屈肌腱的二期修复适用于损伤被忽视而导致肌腱回缩或粘连，妨碍肌腱断端重接或者仅在手指及腕关节极度屈曲时肌腱断端才能重新接近者，以及部分节段损伤，尤其是屈肌腱部分缺损患者，这些情形下无法行一期修复。肌腱床良好是一期肌腱移植的适应证，如没有瘢痕或者瘢痕很少，滑车（至少最主要的 A2 和 A4 滑车）完整，没有或者仅轻度关节挛缩；另外，软组织必须有足够的营养供应，至少有一侧神经血管束是完整的；最后，覆盖的软组织必须正常或者接近正常，移植的肌腱不能存在于瘢痕及植皮皮肤下。移植肌腱是为了修复肌腱的功能，瘢痕广泛、关节挛缩、滑车缺损或者需要更好的软组织覆盖是一期肌腱移植的相对禁忌证，这些情况下可以考虑二期肌腱移植。患者必须充分了解分期手术的时机：第一阶段，需要处理瘢痕、挛缩、滑车还有软组织等一期移植的禁忌问题，间隔 3 个月或更长时间让软组织愈合；第二阶段，肌腱的"一期移植"和移植肌腱愈合；有可能需要第三个阶段，也就是肌腱松解或者是二期肌腱移植失败时的补救措施。最新的研究结果表示，在自体移植肌腱表面应用碳化二亚胺衍生物交联透明质酸混合物进行改性，能够增加肌腱的滑动度以及同种异体肌腱移植的应用可能性，这些二期肌腱修复或者重建的改善，是未来发展的前景。

1920~1960 年间，二期修复是 II 区屈肌腱损伤的首选方式。随着一期修复的改进，特别是新型缝合线设计更新及康复技术的改进，一期修复成为大部分 II 区屈肌腱损伤的首选手术方式。但是在很多情况下，选择二期修复仍然是一种切实可行的办法。正如本章最后描述的那样，随着研究的深入，二期修复肌腱的临床应用将越来越广。

单期移植

适应证

经典的肌腱单期移植由 Bunnell 描述并推广[1]，Boyes、Stark 以及 20 世纪中期其他学者对其结果进行了明确的阐述[2,5,6]。这些描述从未被超越，在此作为一期修复的传统适应证、技术及结果的参考。

单期肌腱移植的传统适应证是，除非有良好的肌腱床和患者配合，否则 II 区肌腱损伤修复不适合行单期肌腱移植修复。这些标准依然有效，实际上，1950 年和 2010 年诊疗标准规定的适应证的唯一不同在于评估哪一类的 II 区肌腱损伤不适合一期修复。

另一个多年不变的特征是，术前通常很难预先确定单期或者分两期肌腱移植是否需要肌腱松解。以肌腱松解作为开始的手术，很容易因为切断肌腱、损坏滑车，以及分两期的功能重建而终止。无论何时讨论肌腱重建，外科手术方案达成一致需要考虑每一个选择。

目前，不适宜一期修复的 II 区肌腱损伤包括因被忽视致肌腱回缩和粘连使肌腱断端难以接近，或者仅在手指及腕关节极度屈曲时才能重新接近者，以及部分节段损伤，特别是屈肌腱部分缺损，在这些情形下无法行一期修复。即使如此，在指浅屈肌腱完整且功能良好的情况下，一期移植修复指深屈肌腱的功能往往弊大于利。需要重点强调的是，在正常的指浅屈肌腱存在的情况下，指深屈肌腱的作用仅仅是有助于远指间关节的活动。由于粘连不可避免，远指间关节的活动度经常会部分受限，并且屈曲肌力也会受到限制。这些有限的优点必须与感染和挛缩相权衡。成功的肌腱移植过程需要时间和精力，考虑到需要肌腱松解，及对患者生命和生活的影响，除特别的情况，比如弹奏弦乐的音乐家，对于一般患者需要认真考虑更简单的替代方案，比如远指间关节固定、指浅屈肌腱松解、蚓状肌松解。

当然，良好的肌腱床作为单期肌腱移植适应证的标准并没有改变（图26-1）。良好的肌腱床没有或者几乎没有瘢痕，滑车（至少A2和A4滑车）未受损，相关关节没有或仅有轻度挛缩。另外，软组织必须有足够的营养，至少有一侧神经血管束是完整的[5]。最后，移植肌腱必须有正常的软组织覆盖，至少不在瘢痕或植皮皮肤下。

此外，要求患者必须配合移植操作。充足的自主活动可以加强移植肌腱的力量，患者需要配合康复锻炼，这种康复锻炼往往需要数月的保护性锻炼。儿童，特别是10岁以下的儿童没有自主配合能力，肌腱移植时需要慎重考虑[7]。

方法

多年来，单期肌腱移植的技术没有改变。治疗时机依赖于软组织的质量。应伤情稳定，软组织软且有韧性。如果没有良好的软组织条件，移植过程必然是失败的。事实上，软组织条件较差时需要选择其他方法，比如分期肌腱移植，在下文中会予以阐述。

可以选择手掌的Bruner或者侧中线切口。关键决策点是把近端的吻合端放在手掌还是前臂的远端。如何选择取决于软组织床的质量，在软组织良好的条件下，首选放于手掌。另外，长段肌腱移植时在腕管近端修复为首选。

滑车底部的陈旧性肌腱需要被切除，如果滑车不完整，特别是关键的A2滑车不完整，必须重点考虑分两期滑车重建。

肌腱移植的供区需仔细斟酌，理想情况下，滑膜腔内带有滑膜的肌腱可以用来移植，但这类肌腱很少。此外，为了减小肌腱的弓弦畸形，移植的肌腱需与滑车相匹配，但是可以使用且直径匹配良好的肌腱很少。若存在这样的肌腱，可以考虑用来移植。有些时候，一些创意可以提供更好的选择：示指伸肌腱是伸肌支持带下滑膜内的肌腱，切断然后转位，以便使远断端成为近端，反之亦然，当需要短段肌腱移植时，该肌腱是掌长肌腱的良好替代[8]。当需要一个较长的在前臂远端缝合的肌腱时，往往只有跖肌腱或者趾伸肌腱能有所需的长度。同种异体肌腱移植也可以作为一种选择方式，但是没有修饰的肌腱效果可能不理想。

近端的结合点，大多应用经典的Pulvertaft编织方法（图26-2），但是其他编织方法也可以提供相当的甚至更结实的强度，而且结更小[9]。毫无疑问，当肌腱断端直径差距较大时，编织缝合的强度要优于直接缝合。供区的选择在某种程度上依赖于哪里可用，但是通常会选择受累指的指深屈肌腱或者指浅屈肌腱。

在远端，经常使用肌腱抽出缝合的方法来固定。移植的肌腱应在远节指骨骨质上打孔还是固定于骨质表面，仍存在争议。最新研究表明，固定于骨质表面更利于愈合[10]（图26-3）。可以在近端或者远端调整肌腱张力，患指通常要比正常的手指更

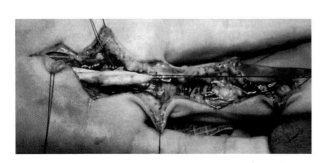

图26-1　适合于一期肌腱移植的手指：肌腱床良好，轻度瘢痕，滑车完整，足够的正常软组织覆盖

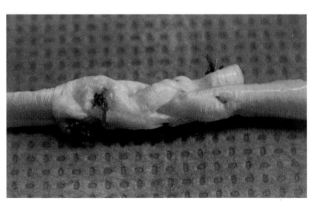

图26-2　Pulvertaft编织方法非常实用，特别适应于肌腱断端尺寸不匹配的情况

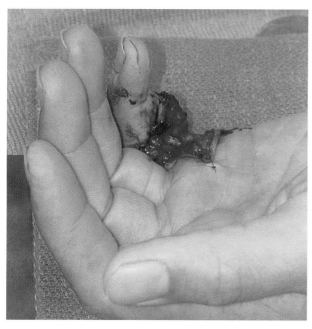

图 26-3 肌腱修复后手部保持休息位状态，通常修复后肌腱的张力比正常稍大一些

屈曲一些，位于尺侧的手指屈曲度更大。

术后，患者需要行早期被动活动，以减少关节挛缩的风险。肌腱移植中主动活动的作用存在争议。移植的肌腱不同于直接缝合，没有血管供应，必须通过某种方法获取营养进行修复。比较薄的移植肌腱可以获得滑液的营养供给，而比较厚的肌腱必须通过一定的黏附来获取血管源性的营养供给。结果是非常微妙的，也解释了为什么肌腱移植的效果一般（过早、过多的活动可以防止粘连，但是也破坏了肌腱远期的存活），长时间的保护会导致粘连增多，虽使肌腱更好地血管化，但也形成难以接受的功能限制。折中的办法是在刚开始的几周行被动活动，为移植肌腱提供有限范围的滑动，接下来再按照类似于肌腱缝合康复锻炼的方法进行锻炼。

结论

1971年 Boyes 和 Stark[5] 的经典报道中，通过回顾1000例病例极好地总结了一期肌腱移植的结果[5]。此项研究很难重复，有回顾的价值。他们根据手指是否良好、有无瘢痕、有无关节挛缩、是否为同一手上多个损伤指头中的一个，以及是否伴有皮肤、骨及神经损伤进行分类。结果根据手指的主动屈曲程度分级，除非示、中指屈曲超过40°，环、小指

超过60°，否则不认为是残留的屈曲挛缩畸形。根据此方案，良好的手指效果最佳，2/3屈曲后距离手掌1.5cm之内，85%的患者在2.5cm之内。重伤及瘢痕严重手指的相应数值相对差一些，分别是30%和60%；关节挛缩的手指数值更差，分别为10%和50%；保指的效果极差，不可能屈曲达1.5cm之内，并且只有20%的患者可以屈曲至2.5cm内。相同等级的手指，超过30岁的患者功能稍差，超过40岁者更差。只要手指保持柔韧性，延迟手术均可以进行。

分两期肌腱移植

适应证

当采用肌腱移植来恢复功能，但又因存在广泛瘢痕、关节挛缩、滑车缺损或者是需要更好的软组织覆盖等单期肌腱移植相对禁忌证时，我们可以考虑分两期功能重建。无论是单期还是分两期修复，都应充分告知患者可能需要付出大量的时间，并需要其配合。第一阶段，处理瘢痕、挛缩、滑车及软组织等单期移植的禁忌问题，软组织愈合的时间为3个月或者更长；第二阶段，就是前面描述的单期移植，愈合时间如前所述；然后再考虑是否需要第三期，即肌腱松解或者是分两期肌腱移植失败的挽救。只有患者愿意并且能够经历漫长的手术过程，才应该考虑手术；只有证实这个艰巨的过程是必需的时，才建议行外科手术。因此，这样的过程极少在幼儿[7]或者是居住较远而无法密切随访的人中实施[11]。当指浅屈肌腱功能正常时，若需要重建指深屈肌腱，我们需要慎重考虑其潜在的好处能胜过巨大的风险[6]。甚至对拇长屈肌腱的重建也应该慎重考虑如何比较肌腱移植与简单的指间关节固定的利弊。

方法

第一阶段包括处理前面所描述的软组织问题，然后再使用硅橡胶垫片为第二阶段肌腱移植维持一定的空间（图26-4）。因此，每一步操作都是独立的。然而，基本原则是通用的。关节挛缩的松解要早于软组织重建，以确定需要的软组织长度。当挛缩松解过程中遇到滑车缺损时，最重要的是切除骨质前方所有的瘢痕；通常坚硬的三角形瘢痕感觉像是骨质，会欺骗一些粗心的外科医师，他们重建的滑车不能使得移植的肌腱更靠近骨质，从而难以避免术后弓弦畸形的形成。

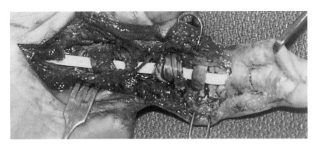

图 26-4   一期手术植入硅胶假体，在近节指骨中段行滑车重建

单期肌腱移植的关键在于将近端的结点置于手掌还是前臂。单期肌腱移植时周围的软组织条件较好，近端结点置于手掌更合适。在分两期肌腱移植时，手掌和手指都有瘢痕，最合适的位置往往是前臂的远端。肌腱移植需要通过螺钉或者是缝线嵌入并固定于远端骨上，穿过所有完整的滑车，需要滑车的位置可以围绕着肌腱予以重建。完成以上步骤后，移植的肌腱紧密地包绕在新的腱鞘内，被动屈曲时可毫无阻碍地滑动。该阶段任何滑动时的阻碍都可能导致术后的滑膜炎和感染。

我们不使用活性植入物[12]。文献表明，其并不比非活性移植物优越，并且断裂后难以重建。若在移植的近端失效，会遗留损坏的肌肉—肌腱结点，难以挽救。

第一阶段后，在伤口情况允许的条件下，可以被动活动。当伤口柔软并且手指的被动活动能够达到最大程度时，可以考虑进行第二阶段。第二阶段采用外科手术行肌腱移植，同单期肌腱移植一样进行修复。

结论

在相似的适应证下，分两期移植的结果比单期移植要好，但在很多病例中仍不尽如人意[13-19]。屈曲挛缩和屈曲受限很常见，恢复期长，患者满意度低，不能达到预期效果。最常见的并发症是移植断裂和后期挛缩，尤其是远指间关节。如果移植时重建指浅屈肌腱，且远端关节融合，后期并发症可以避免。

二期修复的未来

改善肌腱移植物的滑动特性，能够改善肌腱移植手术后的临床效果。近期研究表明，在体外实验中，肌腱表面应用碳化二亚胺衍生物交联透明质酸混合物进行修饰，可降低肌腱的滑动阻力，增加重复运动的持久性[20,21]。Zhao等在犬模型中应用自体腓骨长肌肌腱进行屈肌腱移植，其研究证实，在肌腱移植物表面进行碳化二亚胺衍生物交联透明质酸凝胶修饰，能够减轻粘连，增加肌腱滑动性[22]。这些鼓励性的实验结果，可能为外科医师提供新的、更有用的方法，可以提高肌腱移植手术质量。

因供体部位发生病变，带有滑膜的肌腱自体移植物很难获得，但同种异体滑膜肌腱是可以获取的。同种异体肌腱移植常常应用于前十字韧带重建[23-27]，但它在屈肌腱重建中的应用很少有人报道[28]。同种异体移植应用于肌腱重建值得认真考虑，主要鉴于以下原因：同种异体滑膜肌腱来源丰富，有利于临床应用；同种异体移植因不需要移植切除，可以减少外科损伤；因去除了移植切除的步骤，从而缩短了手术时间，直接降低了成本[29]；移植物大小匹配。这种移植的主要缺点是有发生免疫反应的风险，但是在应用前，可以通过对移植物进行预处理来降低发生率。冻干脱细胞后的同种异体移植物免疫原性减低，效果等同于自体移植物[30-32]。储存的同种异体移植物保存了力学特性，方便随时应用[25,33,34]。

除了需要机械强度和适当的肌腱/骨愈合，屈肌腱同种异体移植物还需要表面光滑。然而，Ikeda等发现对犬的移植物进行处理会损伤肌腱表面而产生更大的摩擦力[35]。对移植物表面进行碳化二亚胺衍生物交叉联合透明质酸明胶修饰，可以逆转这种不利作用（图26-5）。应用表面修饰的同种异体移植物进行屈肌腱重建，在一期修复失败的

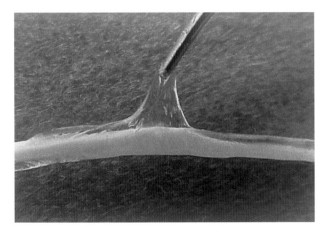

图 26-5   通过对肌腱表面进行化学修饰来润滑移植肌腱

体外犬模型中有所研究[36]。在这个实验中，动物的屈肌腱裂伤并修复，手术后允许自由活动（图26-6）。6周后，瘢痕指模型成功建立。接下来应用表面处理的同种异体移植物进行肌腱移植，与未经处

理的移植物相比，前者可改善手指功能，降低粘连，减少滑动阻力（图26-7）[36]。我们相信，经过处理的同种异体移植物应用于人类屈肌腱重建，同样可以改善临床效果。

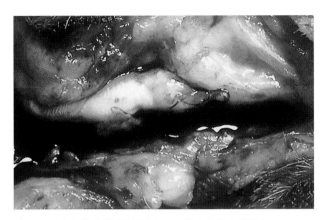

图 26-6 在肌腱移植动物模型中，一期手术瘢痕指形成

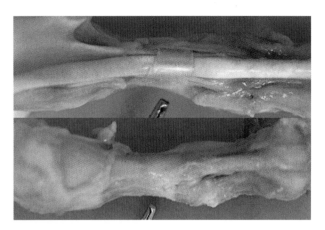

图 26-7 在犬模型中，处理组（上）与未处理组（下）相比，肌腱粘连明显减少

参考文献

1. Bunnell S: Hand surgery, J Bone Joint Surg (Am) 29:824, 1947.

2. Boyes JH: Evaluation of results of digital flexor tendon grafts, J Surg (Am) 89:1116–1119, 1955.

3. Hauge MF: The results of tendon suture of the hand: A review of 500 patients, Acta Orthop Scand 24:258–270, 1955.

4. Kelly AP Jr: Primary tendon repairs: A study of 789 consecutive tendon severances, J Bone Joint Surg (Am) 41:581–598, 1959.

5. Boyes JH, Stark HH: Flexor-tendon grafts in the fingers and thumb. A study of factors influencing results in 1000 cases, J Bone Joint Surg (Am) 53:1332–1342, 1971.

6. Stark HH, Zemel NP, Boyes JH, et al: Flexor tendon graft through intact superficialis tendon, J Hand Surg (Am) 2:456–461, 1977.

7. Amadio PC: Staged flexor tendon reconstruction in children, Ann Chir Main Memb Super 11:194–199, 1992.

8. Nishida J, Amadio PC, Bettinger PC, et al: Excursion properties of tendon graft sources: interaction between tendon and A2 pulley, J Hand Surg (Am) 23:274–278, 1998.

9. Tanaka T, Zhao C, Ettema AM, et al: Tensile strength of a new suture for fixation of tendon grafts when using a weave technique, J Hand Surg (Am) 31:982–986, 2006.284 Section

3: Secondary Flexor Tendon Surgery

10. Silva MJ, Thomopoulos S, Kusano N, et al: Early healing of flexor tendon insertion site injuries: Tunnel repair is mechanically and histologically inferior to surface repair in a canine model, J Orthop Res 24:990–1000, 2006.

11. Amadio PC, Wood MB, Cooney WP 3rd, et al: Staged flexor tendon reconstruction in the fingers and hand, J Hand Surg (Am) 13:559–562, 1988.

12. Hunter JM, Singer DI, Jaeger SH, et al: Active tendon implants in flexor tendon reconstruction, J Hand Surg (Am) 13:849–859, 1988.

13. Sun S, Ding Y, Ma B, et al: Two-stage flexor tendon reconstruction in zone II using Hunter's technique, Orthopedics 33:880, 2010.

14. Alnot JY, Masmejean EH: The two-stage flexor tendon graft, Tech Hand Up Extrem Surg 5:49–56, 2001.

15. Smith P, Jones M, Grobbelaar A: Two-stage grafting of flexor tendons: results after mobilisation by controlled early active movement, Scand J Plast Reconstr Surg Hand Surg 38:220–227, 2004.

16. Amadio PC, Wood MB, Cooney WP 3rd, et al: Staged flexor tendon reconstruction in the fingers and hand, J Hand Surg (Am) 13:559–562, 1988.

17. Wehbé MA, Mawr B, Hunter JM, et al: Two-stage flexor-

tendon reconstruction. Ten-year experience, J Bone Joint Surg (Am) 68:752–763, 1986.

18. Schneider LH: Staged flexor tendon reconstruction using the method of Hunter, Clin Orthop Relat Res 171:164–171, 1982.

19. Paneva-Holevich E: Two-stage reconstruction of the flexor tendons, Int Orthop 6:133–138, 1982.

20. Momose T, Amadio PC, Sun YL, et al: Surface modification of extrasynovial tendon by chemically modified hyaluronic acid coating, J Biomed Mater Res 59:219–224, 2002.

21. Sun YL, Yang C, Amadio PC, et al: Reducing friction by chemically modifying the surface of extrasynovial tendon grafts, J Orthop Res 22:984–989, 2004.

22. Zhao C, Sun YL, Amadio PC, et al: Surface treatment of flexor tendon autografts with carbodiimide-derivatized hyaluronic acid. An in vivo canine model, J Bone Joint Surg (Am) 88:2181–2191, 2006.

23. Jackson DW, Grood ES, Goldstein JD, et al: A comparison of patellar tendon autograft and allograft used for anterior cruciate ligament reconstruction in the goat model, J Sports Med (Am) 21:176–185, 1993.

24. Kustos T, Bálint L, Than P, et al: Comparative study of autograft or allograft in primary anterior cruciate ligament reconstruction, Int Orthop 28:290–293, 2004.

25. Tejwani SG, Shen W, Fu FH: Soft tissue allograft and double-bundle reconstruction, Clin Sports Med 26:639–660, 2007.

26. Dustmann M, Schmidt T, Gangey I, et al: The extracellular remodeling of free-soft-tissue autografts and allografts for reconstruction of the anterior cruciate ligament: A comparison study in a sheep model, Knee Surg Sports Traumatol Arthrosc 16:360–369, 2008.

27. Scheffler SU, Schmidt T, Gangéy I, et al: Fresh-frozen free-tendon allografts versus autografts in anterior cruciate ligament reconstruction: delayed remodeling and inferior mechanical function during long-term healing in sheep, Arthroscopy 24:448–458, 2008.

28. Liu TK: Clinical use of refrigerated flexor tendon allografts to replace a silicone rubber rod, J Hand Surg (Am) 8:881–887, 1983.

29. Cole DW, Ginn TA, Chen GJ, et al: Cost comparison of anterior cruciate ligament reconstruction: Autograft versus allograft, Arthroscopy 21:786–790, 2005.

30. Webster DA, Werner FW: Mechanical and functional properties of implanted freeze-dried flexor tendons, Clin Orthop Relat Res 180:301–309, 1983.

31. Gulati AK, Cole GP: Nerve graft immunogenicity as a factor determining axonal regeneration in the rat, J Neurosurg 72:114–122, 1990.

32. Fromm B, Schäfer B, Parsch D, et al: Reconstruction of the anterior cruciate ligament with a cyropreserved ACL allograft. A microangiographic and immunohistochemical study in rabbits, Int Orthop 20:378–382, 1996.

33. Goertzen MJ, Clahsen H, Schulitz KP: Anterior cruciate ligament reconstruction using cryopreserved irradiated bone- ACL-bone-allograft transplants, Knee Surg Sports Traumatol Arthrosc 2:150–157, 1994.

34. Mahirogullari M, Ferguson CM, Whitlock PW, et al: Freeze-dried allografts for anterior cruciate ligament reconstruction, Clin Sports Med 26:625–637, 2007.

35. Ikeda J, Zhao C, Sun YL, et al: Carbodiimide-derivatized hyaluronic acid surface modification of lyophilized flexor tendon: A biomechanical study in a canine in vitro model, J Bone Joint Surg (Am) 92:388–395, 2010.

36. Zhao C, Sun YL, Ikeda J, et al: Improvement of flexor tendon reconstruction with carbodiimide-derivatized hyaluronic acid and gelatin-modified intrasynovial allografts: Study of a primary repair failure model, J Bone Joint Surg (Am) 92: 2817–2828, 2010.

27　拇长屈肌腱的二期重建

作者　David Elliot,MA,FRCS, BM, BCh

译者　潘俊博

概述

除了Ⅲ区或Ⅳ区的拇长屈肌腱损伤推荐行肌腱移植修复外，其他区的损伤一般选择一期修复。本节将讨论在某些可能需要肌腱移植的情况下仍行一期修复的手术技巧，也讨论部分不允许行二期修复情况的处理。对于肌腱移植，必须检查移植肌腱是否能满足拇长屈肌腱的功能需求。还将讨论肌腱移植的部分技术问题，以及在某些情况下需要考虑分两期移植的疗效。

完成拇长屈肌腱的二期重建手术对于熟练掌握屈肌腱外科手术的任何手外科医师来说都不困难（表27-1），然而特殊环境下的治疗决策受到诸多因素的影响，包括与手指屈肌腱系统相比的解剖特异性、就诊的时间、治疗方案的多样性以及不同个体对拇指屈曲度的不同需求等。

拇长屈肌腱一期修复

近年来的实践表明，拇长屈肌腱一期修复可以获得令人满意的效果（见第16章），优良率达70%~80%。虽然我们所定义的"优"并不意味着拇指能完全恢复正常的功能，但是拇指指间关节活动仍优于以前的结果，既往拇指指间关节有30°~40°的活动度即被认为是恢复了良好的功能[1,2]。随着各种现代缝合技术的发展，一期修复拇长屈肌腱后能进行早期的功能锻炼而不会出现肌腱的再断裂[3,4]。在受伤后3~4周仍可进行一期缝合，但根据我的经验，更多情况下，伤后数天内肌肉就会出现回缩，修复时必须将肌腱近端延长或屈曲指间关节才能直接缝合，这可能会牺牲指间关节的伸直功能。

Ⅲ区和Ⅳ区损伤的一期肌腱移植

Ⅲ区的拇长屈肌腱穿过大鱼际肌，位置较深，断裂的情况很少，但是一旦损伤，在Ⅲ区行肌腱修复手术是很困难的，因为肌腱穿过大鱼际肌，跨过拇指固有神经，并且有损伤正中神经运动支的风险。在此区域内修复屈肌腱前一定要考虑到其副损伤可能会造成拇指感觉或者对掌功能的丧失，这将得不偿失[5]。除非大鱼际处的伤口足够细小而且术中操作较为精细，否则Ⅲ区肌腱断裂直接缝合后，肌腱会被水肿的组织和肿胀的肌肉包裹，影响康复锻炼。从这个角度考虑，可以接受1983年Matev提出的从腕关节到肌腱止点进行肌腱移植重建拇长屈肌腱功能的做法[6]。这类损伤中肌腱的近端常回缩到手腕，若就诊稍有延迟，回缩的肌腱就会黏附在肌肉隧道内，术中需要小心地解剖游离，如有必要可以在拇指掌指关节近端切断肌腱使其残端留在肌肉内。

单纯的腕管部（Ⅳ区）拇长屈肌腱断裂更为罕见。在此区域肌腱直接修复后可能会在腕管、大鱼际肌隧道或者腕横韧带的近端边缘受阻。在这种情况下，就可以选择Matev介绍的从腕部到拇指末节指骨行肌腱移植的方法。腕管内的多根肌腱损伤，因肌腱的肿胀可能造成修复处的卡压，我们一般只修复手指的指深屈肌腱和拇长屈肌腱，以提供足够的空间避免肌腱水肿导致卡压影响运动。修复肌腱时需要切开腕管，考虑到肌腱修复术后的水肿以及为了避免正中神经卡压，我们不修复腕横韧带，但主张在腕关节中立位或稍过伸位修复肌腱。

一期修复的拓展技术

一般情况下，肌腱一期修复术可以通过几种方法进行拓展从而避免二期手术：（1）应用传统

表27-1　拇长屈肌腱的治疗选择

一期修复和亚急诊修复

1.切割伤的端端缝合（建议在除了Ⅲ区以外的所有区域应用）

2.远端肌腱止点重建到远节指骨

（a）肌腱撕脱之后

（b）断裂点接近远端止点

拓展的一期修复

通过近端肌腱延长一期修复肌腱

二期重建

1.无法手术

2.FPL远端粘连或IP关节僵硬

3.单期肌腱移植

4.分两期肌腱移植

5.肌腱转位

的技术，如将肌腱近端延长或将肌腱远端劈除一半以使肌腱能通过滑车[7]；（2）加强康复锻炼减少一期修复后的不足；（3）断裂后的再次修复[8]。这些技术很多都可以应用在拇长屈肌腱断裂病例的修复中。有时拇长屈肌腱可能因为水肿而无法通过A1和A2滑车，这时可以采用我们曾描述过的指深屈肌腱通过A4滑车[7]的技术，对拇长屈肌腱末端进行减容（图27-1）。然而影响拇长屈肌腱修复的最重要问题是，肌腱断裂后拇长屈肌的回缩倾向[9]，用近端肌腱延长的方法去处理这种情况，是肌腱一期修复的拓展。这方面的内容已经在第16章里详细讨论过，但更多的是从如何避免拇指指间关节过度屈曲和张力下缝合后的肌腱再断裂这两个角度进行的讨论。

1940~1960年间，多数肌腱断裂后采用亚急诊修复，在此期间的大量文献中出现两种观点的争论，一种是采用肌腱移植，还有一种是将近端肌腱延长，延长部位位于腕部肌腱或者肌肉处。除了极少数人，大多数作者都不赞成直接修复。Urbaniak和Goldner倾向于在可能的情况下直接缝合肌腱，如果间隙过大则采用其他方法[10,11]。他们发现在无法直接修复的病例中，肌腱延长的结果优于肌腱

移植。在他们的文章里，其他作者对于这个结论更为谨慎[5,6]，这场关于近端肌腱延长或肌腱移植的优缺点的争论一直持续到1970年之后，1999年，Schneider在*Green's Operative Hand Surgery*中仍有提及，文章中承认对肌腱延长的经验甚少[12]。Matev (1983)认为腱腹联合适当Z字延长技术是一期缝合合理的拓展，他倾向在肌肉已出现回缩，但还没有退变和纤维化时，行肌腱移植术[6]。我们对于稍延迟就诊病例的治疗经验是，肌肉没有退变之前，直接缝合会有张力或者需要屈曲指间关节。在这种情况下，通过Le Viet技术[13]在肌肉内延长近端肌腱可以实现长达1cm的延长。我们认为在腱腹联合处的Z字延长程度常常是有限的，并且经常要辅以肌肉内延长否则长度不够（图27-2）。Pulvertaft (1966)写道，如果间隙在3.8~5cm，单独应用该技术是可以直接缝合的[5]。如果在腱腹联合处[14,15]进行肌腱延长，那么拇长屈肌腱在腕关节处有3~4cm没有肌肉附着，这有助于避免肌腱缝合处在腕关节背伸、拇指完全伸展时撞击腕横韧带，周围的肌肉也可以缝合到延长处，使其更光滑。我没有Rouhier描述的在肌肉内延长的经验，他是在法国完成的[16,17]。

文献中经常提及对于FPL在偏远端断裂时可以将FPL近断端推进后直接重建于末节指骨。该方法可以用来解决肌腱间隙的问题，尽管医师常将FPL的远残端去除。但是必须注意的是，这种方法只能用于止点1cm内的断裂并且IP关节没有明显的屈曲挛缩，否则将导致IP关节屈曲挛缩，这是极其不明智的。当远端肌腱仅剩余0.75~1cm时，可直接将近端嵌插至远端肌腱行中心缝合。当肌腱远断端残留0.75cm以内时，肌腱近端通过滑车采用锚钉等各种办法将其固定缝合于指骨。远端残留肌腱亦可以切除，但是需要延长近端肌腱来预防IP关节挛缩，如此一来手术将复杂化。

不修复FPL

对于延迟很长时间就诊的病例，如果患者年龄较大，且腕掌关节（CMC）和掌指关节（MCP）功能正常，可以不必采取治疗措施[12]。在笔者的行医生涯中，有数名较年轻的患者，虽然IP关节无法屈曲，但他们认为目前的拇指功能可满足需求，在向其告知了复杂的手术和系统的康复训练方案后，他们都拒绝了手术（图27-3）。如果影响捏力，

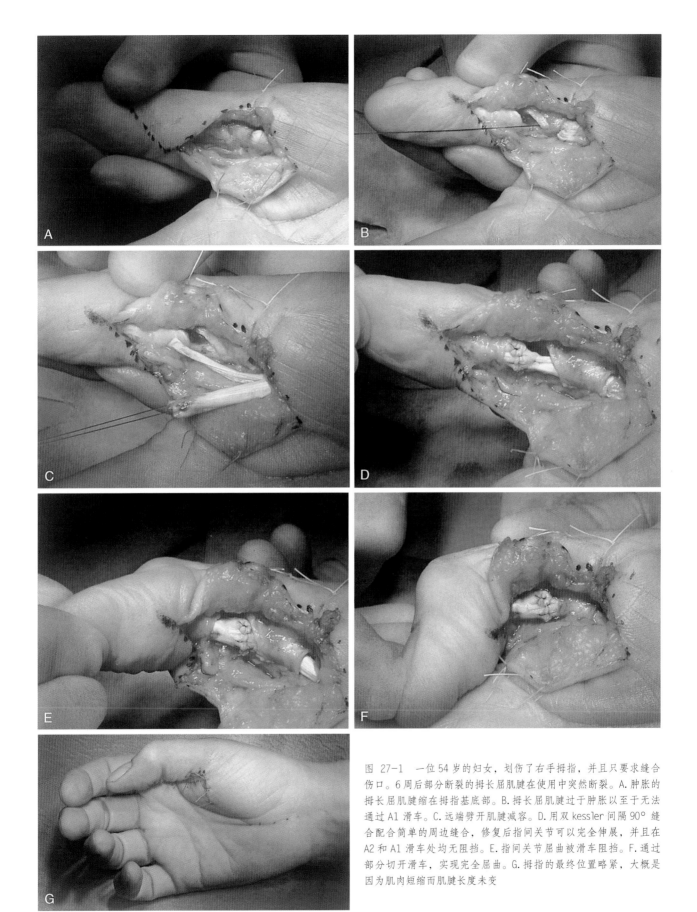

图 27-1　一位 54 岁的妇女，划伤了右手拇指，并且只要求缝合伤口。6 周后部分断裂的拇长屈肌腱在使用中突然断裂。A. 肿胀的拇长屈肌腱缩在拇指基底部。B. 拇长屈肌腱过于肿胀以至于无法通过 A1 滑车。C. 远端劈开肌腱减容。D. 用双 kessler 间隔 90° 缝合配合简单的周边缝合，修复后指间关节可以完全伸展，并且在 A2 和 A1 滑车处均无阻挡。E. 指间关节屈曲被滑车阻挡。F. 通过部分切开滑车，实现完全屈曲。G. 拇指的最终位置略紧，大概是因为肌肉短缩而肌腱长度未变

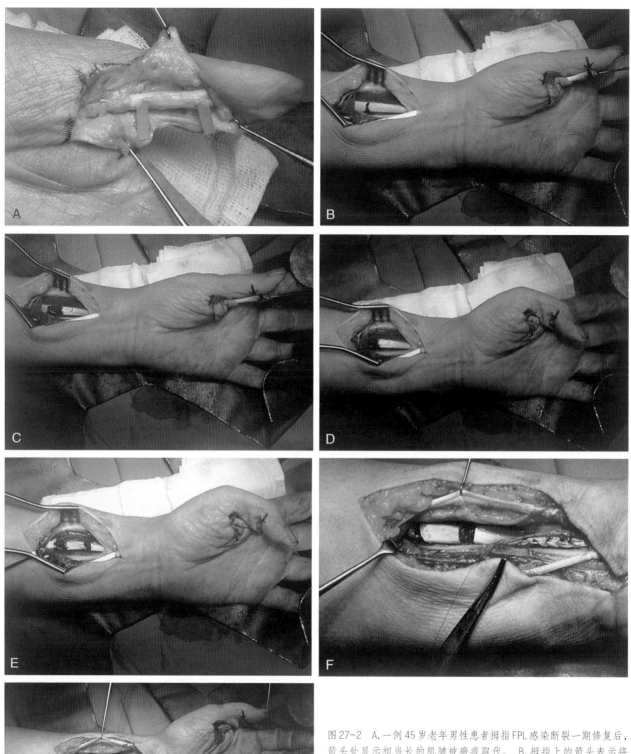

图 27-2 A.一例 45 岁老年男性患者拇指 FPL 感染断裂一期修复后，箭头处显示相当长的肌腱被瘢痕取代。 B.拇指上的箭头表示将 FPL 向远端牵拉后的肌腱断端位置。C.显示肌腱行 Le Viet 切口后所能延长的长度。D.肌腱缝合处显示肌腱仍太短。E.行双 Le Viet 切口后仍不能将肌腱延长至足够长度。F.于腕部行肌腱 Z 字延长术进一步延长肌腱。G.IP 关节位于合适的位置

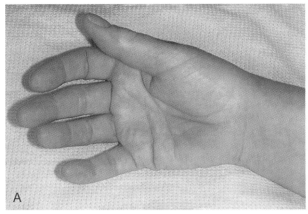

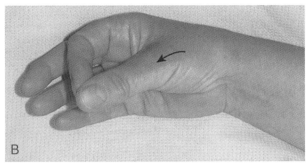

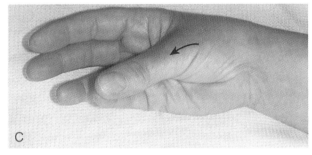

图 27-3　一例 50 岁女性患者 FPL 断裂后数月仍拒绝手术因为她认为损伤对功能的影响很小。A. 拇指完全外展状态。B. 与示指对捏。C. 与小指对捏

可以不采取任何治疗措施或选择简单地将拇指末节固定以防止 IP 关节过度背伸，这些都需要与患者沟通[18]。在部分关节较为柔软的患者中常可以看到拇指过度背伸，这种过伸对手功能并没有实质性的影响，因此此类固定方式并不会对拇指功能产生明显损害。当 IP 关节必须固定时，整形外科医生选择远端肌腱固定而矫形外科医生喜欢行关节融合术。两种术式经过 1~2 个月的牢固固定后，都能取得良好的效果。有小部分患者在捏物时掌指关节能屈曲 40°~50°，那么最好建议他们选择这种治疗方案，拇指屈曲角度的变异可以根据健侧拇指的屈曲程度确定。根据笔者的经验，这类患者在行肌腱移植或肌腱转位后，拇指活动还是主要依靠掌指关节

的屈曲，指间关节不屈曲或屈曲角度很小，这可能是由于重建后的肌腱滑动大部分引起掌指关节的活动，而掌指关节以远的肌腱滑动很少。笔者曾试图使用克氏针贯穿 MP 关节 4~6 周来防止 IP 关节屈曲受限[19]，但是并未取得理想效果，患者在拔除克氏针后再次恢复了 MCP 屈曲活动。Tubiana（1988）提出只有在拇指掌指关节不过伸的患者中，进行肌腱移植重建手术才能使指间关节获得满意的屈曲效果[20]。笔者还没有发现解决此类问题的替代方案。

指间关节活动的理想状态

除了上述的少数特例，一般来说，IP 关节有部分运动功能才能使拇指恢复到最佳功能状态。我们在临床中遇到部分拇长伸肌腱一期修复术后肌腱粘连导致 IP 关节运动功能丧失的患者，其中 8 名患者抱怨拇指在做精细动作如拧螺丝等时很困难。拇指 IP 关节很难完成小范围内快速的来回往复运动。对于音乐家、外科医师、工匠、技工、电工等对关节活动要求较高的患者来说，这是非常严重的问题。同样的问题会出现在 FPL 断裂或 IP 关节受损的患者中，我们使用量角器记录角度范围后发现关节小范围内的快速运动会受影响，而大幅度的运动相对偏好。既往的研究表明，IP 关节只要能有 30°~40° 的屈曲活动，拇指就能恢复较好的功能[1,2]。

肌腱移植——拇长屈肌

目前临床中常使用肌腱移植修复肌腱缺损。手术成功的前提条件是拇长屈肌短缩后仍然有功能，没有出现纤维化，在肌腱断裂后间隔数年再重建的患者中尤其要注意。Pulvertaft（1988）研究随访了 77 例肌腱断裂后超过 2 年再进行移植修复的患者，其中 11 例是 FPL 断裂[1]。这组患者平均在肌腱断裂后 5.5 年进行手术，手术时平均年龄为 18 岁，随访时拇指 IP 关节活动度可达 64°。正如大家所期盼的，这项研究表明肌腱断裂后并不会经常发生或发生严重的肌肉挛缩。只要有健康组织结构与肌腱相连，在受伤当时或受伤后，肌腱的回缩就不会使其立即断裂。FPL 很少有蚓状肌附着[21]。90% 的拇指存在远端腱纽而且很坚固[22]。因此肌腱断裂后如 IP 关节处能保持完整，可以使 IP 关节有一定程度的屈曲活动，并且同时能使 FPL 保留在拇指内

不致回缩。FPL长腱纽是否存在一直备受争议[10]。Pulvertaft认为局部粘连是FPL断裂后能保留在拇指中的一个因素，肌腱部分断裂后经过一段时间完全断裂也会出现类似的效果，因为肌腱水肿能防止回缩（图27-1）。因此，在相当长的一段时间内肌肉仍然是有部分功能的，并保持完整性。近来，Urbaniak和Goldner（1973）发现35例掌指关节以远的FPL断裂后有21例近端回缩至大鱼际区域或腕关节[11]。Matev（1983）提出FPL在腕部断裂后特别容易快速失去其收缩性，从而使肌腱移植术后效果不理想[6]。他建议该位置的肌腱断裂后应选择其他肌肉作为动力肌。这个说法令人费解，直至Pulvertaft的研究结果的出现，这个现象才得以解释，在所有的FPL断裂中，腕关节水平断裂后肌腱难以维持其长度，伤后极可能出现肌腱近端的完全回缩。

Pulvertaft发现断裂后远端的腱鞘和肌腱通常保留良好，但是需要注意的是在儿童患者中，肌腱和腱鞘的发育不受刺激和影响，仍保留受伤时的状态，因此在肌腱移植手术时需要重建一套新的滑车系统来容纳移植的肌腱[1]。肌腱移植后，会随着儿童手部一起发育，后期并不会出现因肌腱短缩产生的手指挛缩。在暴露近端肌腱之前，无法确定肌肉的质量，所以术前需要向患者解释选用其他动力肌肉的可能。FPL滑程为5.5~6cm[23]，如果近端肌腱滑动幅度远远达不到这个标准，那使用该运动肌重建后将不能实现IP关节的完全屈曲。Matev为此提出了一个有效的方法，如果在腕关节处测得肌肉被动伸展长度为3~4cm，那么可以预测功能将得到全面恢复[6]。即使仅有1~1.5cm的被动伸展长度，可能也足够了，但如果连这点标准都无法满足，则需另选一块运动肌。

肌腱移植——桥接移植

尽管有部分作者建议针对肌腱的缺损采用较短的移植肌腱桥接缝合[20,24]，但是我认为，在大多数情况下都应使用长段肌腱移植，这样将使肌腱的缝合线位于腕关节和FPL远端肌腱止点处，而短段肌腱移植的缝合口通常位于手指狭窄的剑鞘内或大鱼际。由于腕部水平损伤往往导致其他肌腱、动脉、神经损伤，断裂的FPL通常被直接修复。如果不能直接修复，则如上文所述，在肌肉未失去收缩性前采用短段肌腱移植重建远端肌腱和近端的连续

性。值得注意的是，可能需要切除部分腕横韧带防止缝线的卡压阻碍拇指背伸活动。

肌腱移植——从腕部到末节指骨的移植物

13~14cm长的肌腱足以替换从腕部到末节指骨的FPL。掌长肌腱（PL）在人群中的缺如率低，且具有合适的长度和直径，切取方便。跖肌腱是仅次于掌长肌腱的选择，尽管它很薄并且不容易缝合。令我感到困惑的是，在修复过程中，通常需要保留肌腱的远端部分附着。第三个选择是示指伸肌腱，因其有足够的长度，且厚度足够，易于缝合，可以就近在手部切取，通过背侧很小的切口就能获取，并且我们发现它非常恒定，很少缺如。

肌腱移植——远端和近端连接

拇长屈肌腱移植远端止点重建有很多方法，近端主要采用Pulvertaft编织缝合技术。我经常用4-0Prolene采用Pulvertaft连续缝合，于缝合口一端开始缝合，最后返回到原处打结，只有一个线结（图27-4）。相对于沿途打多个结的间断缝合，我更喜欢这种方式，因为它更顺滑，阻挡作用更小。很少发生缝针切断前一次缝线的情况，即使需要打第二个结，比起常规多次缝合和打结，这种技术仍然更快、更简洁。

肌腱移植——鱼际肌通道

拇长屈肌二期重建术的难点是将新的移植肌腱或是硅管（分期重建时）穿过鱼际肌，尤其是当瘢痕增生导致通道闭合时。必须在鱼际肌基底部充分暴露通道入口，包括完全打开腕管，探查并保护正中神经的返支以及远端的发向拇指的感觉支。当通道形成后，可以通过肌腱穿引钳或将肌腱与小口径塑胶管缝合后，拉出至拇指的基底部。必要时，可以用McKindoe剪刀锐性分离重建通道，但多数情况下我们采用钝性分离，这种方法常在分两期肌腱移植重建中运用。

肌腱移植——移植中的张力

移植过程中张力的调节是很重要的，Campbell Reid和McGrouther（1986）推荐移植张力大小的设定方法是：将手平放在桌上，拇指置于较正常休

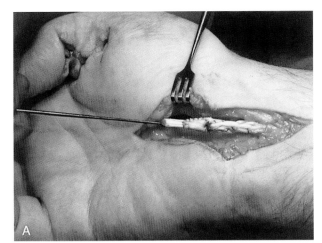

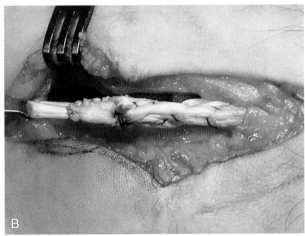

图27-4 患者男，48岁，拇长屈肌腱断裂后一期修复。探查后决定一期行从腕到拇指远节指骨掌长腱移植修复术。A.在腕部的单个连续缝合的Pulvertaft编织缝合技术（B）

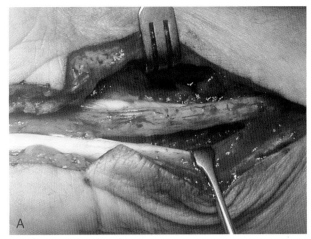

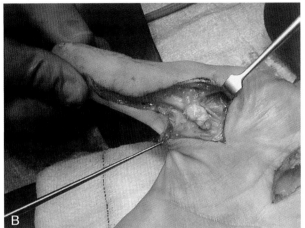

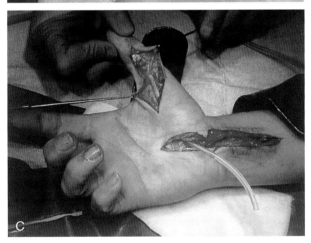

图27-5 一名48岁女子5年多前行桡骨骨折内固定术，在取出接骨板后4个月探查发现拇长屈肌失能，接骨板被认为是拇指和手指运动困难的原因。A.广泛肌腱神经松解术后（在肌腱松解术前正中神经的外观作为瘢痕程度的指标）发现拇长屈肌完全被瘢痕组织包裹，失去功能。B.拇长屈肌腱在接骨板取出部位断裂，远端位于MCP水平。C.置入一根硅棒，以便进行环指的二期指浅屈肌腱转位

息位稍微屈曲的位置，然后利用腕部肌腱固定效应检查张力的调节，即当腕部被完全固定于屈曲位时拇指指间关节应完全伸直，当腕关节固定于手功能位时，指间关节应出现部分屈曲和对掌位[24]。Schneider（1999）详述了更精确的张力设定方法，即腕关节在0°时，拇指应置于示指掌指关节的前方，且拇指的指间关节呈30°屈曲[12]。Matev认为指间关节可置于20°~30°之间[6]。所有这些建议在实践中效果非常相似，且可以联合评价。总之，张力应比正常更大一点，后续挛缩的肌肉会逐渐向正常张力调节[1]。张力过高导致指间关节不能背伸的可能性高于张力过低导致指间关节屈曲受限的可能。

肌腱转位

术中探查如果对拇长屈肌收缩功能产生疑虑（图27-5），那么有必要行肌腱转位手术。

环指指浅屈肌腱、掌长肌腱、肱桡肌腱、桡侧腕屈肌腱都被认为是可选择的移植物，一般最常用的是环指指浅屈肌腱。掌长肌是拇长屈肌的拮抗肌，这使得后续的锻炼及功能再适应更加困

难。与应用指浅屈肌腱相比，肱桡肌的解剖所需切口较长，会在前臂留下明显的瘢痕，且没有特别的优势。环指指浅屈肌腱可以通过手掌和手指根部的小切口获得，且瘢痕不明显。其长度能完全替代拇长屈肌腱，而且术后几乎不需要进行再适应锻炼。虽最近少有报道，但这种移植方法受到一部分人的支持[25,26]。

尽管部分学者支持环指指浅屈肌腱移位替代拇长屈肌腱移植[27]，但我不同意这种观点，原因如下。这种方法会使情况变得更为复杂，环指力量的减弱可能并不会出现功能上的障碍，但根据我的经验，即使有一个经验丰富且庞大的团队对患者进行术后随访，后期环指的活动也并不会恢复至正常。特别是在白种人中，掌板挛缩可能导致近指间关节背伸受限。活动性大的关节更易出现鹅颈样畸形，除非在近指间关节近端将指浅屈肌腱远端缝合至腱鞘或A2滑车。有时肌腱粘连是影响关节屈伸活动的重要因素。Ebelin等也报道了重建后出现的问题，包括2例患者出现皮肤愈合相关问题[16]。因此笔者认为，这种移植尽管过程简单，但是只有在拇长屈肌腱无功能或在复杂的前臂严重受伤中才应使用。先前很多学者都支持这个观点，很多患者并不认同这种做法。

分两期肌腱移植

大部分学者认为单期进行拇长屈肌腱重建更合理，可以将线结置于腕关节和远节指骨，而不在腱鞘或鱼际肌内。但是在有些情况下，分两期重建是必需的，可选择肌腱移植或肌腱转位[28~32]。在我们单位某些进行一期修复的病例出现粘连，在二期重建术中进行肌腱松解后发现肌腱有裂隙，切除肌腱可能使腱鞘（图27-5）或者滑车受损（图27-6），在某种程度上，有必要进行滑车重建。

由于各种原因（参见19章），很多的一期修复病例会出现再断裂，即使发现及时，也不能再重新缝合修复。对于此类患者我们放入一根硅管，如果有必要会进行滑车的重建。这样既能形成一个更好的肌腱"隧道"，又能重建滑车，而且不需要承受正常肌腱功能状态下所产生的张力。这些一期修复失败的病例能给我们和治疗师带来更多教训和经验。在进行分两期重建选择时我们必须考虑人为因素，这些患者已经经历过初次手术的失败，他们可

能因为多种原因担心二次手术失败而导致理疗依从性变差；或者因为住得太远而不能进行理疗；其他家庭因素也会妨碍他们进行理疗；他们对疼痛耐受力差，初次严重的损伤可能使拇指产生大量的瘢痕。我们认为，在这种情况下，分两期修复可最大程度避免肌腱粘连，方便进一步行肌腱松解术。其他情况还包括就诊延迟、腱鞘严重瘢痕化，比如腱鞘感染或复杂的拇指损伤，包括手掌大面积软组织缺损，累及手掌腱鞘和（或）滑车等，分两期重建术对以上情况较为适合。最近2个关于分两期拇长屈肌腱移植的报道表明[33,34]，指间关节活动度达到30°~40°，获得了精确的捏合功能，但是与Pulvertaft[1]早期报道的对长时间就诊延迟患者所进行的重建手术后的显著疗效相比，其结果还是令人失望的。然而，可能存在许多的隐藏因素，比如Pulvertaft报道中患者的平均年龄为18岁。此外，我认为其中一个报道中的两阶段间隔8周的时间太短[34]。

拇指基底部环形腱鞘的存在对于拇长屈肌腱的功能而言是很重要的。在大多数情况下，二期手术时需要重建滑车。我们一般在第一阶段通过一根硅胶管重建滑车，后期再行拇长屈肌腱重建（见图27-5）。滑车重建的典型方法是将废弃的肌腱纵向劈裂，在硅胶管的两侧与腱鞘的残端单纯缝合。等到用有功能的肌腱置换硅胶管时，腱鞘侧缘已经愈合牢固。这种重建方式避免了拇指过伸并造成伸肌腱粘连以及拇指关节被动屈曲的受限。然而，如果只有斜形滑车而没有A1滑车，即使患者拇长伸肌腱完整也会出现弓弦畸形（见图27-6）。如果决定单期同时重建滑车和屈肌腱，那么会使拇指基底部重建的腱鞘立即承受有功能的肌腱所产生的张力（见图27-7）。这些病例需要一个即刻就能承受力量的滑车，此时只能冒着侵入伸肌腱间隙后伸肌腱被束缚的风险来进行缝合[35]。我们常选择Bunnell[36]于1944年所述的用肌腱重建滑车的方法，而不选择Lister[37]所述的通过伸肌支持带重建的方法，因为后者会在腕背留下明显的瘢痕。

很多拇长屈肌腱的二期重建手术在原发创伤后的数周内进行，当术中发现不能施行一期缝合的时候，需要考虑到本文所述的肌腱重建技术。时间更长的延迟就诊案例需要考虑采取单期重建或者经历分两期重建。在这些没有在受伤时立即手术治疗或者行第一阶段肌腱手术的案例中，应该延

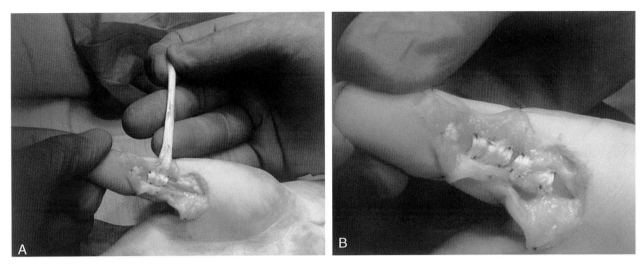

图 27-6　患者女，32 岁，拇长屈肌腱一期修复术后再断裂行立即探查。A. 用废弃的拇长屈肌腱远端在肌腱棒上重建滑车作为两期重建的第一阶段。B. 术后完成的滑车

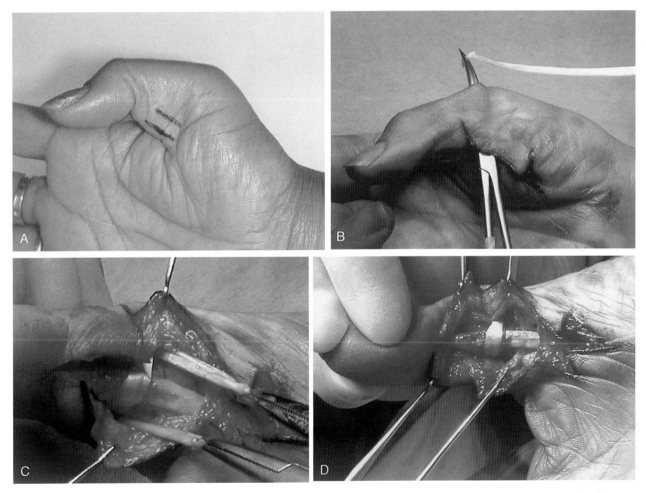

图 27-7　A. 一位 44 岁妇女弓弦畸形 6 年。B~D. 采用掌长肌腱移植绕过指骨及拇长伸肌腱，在拇指基底部完好的 FPL 表面重建滑车

长第二阶段重建的时机，并且在术前进行被动屈曲锻炼。如果不对拇指进行被动屈曲锻炼，将会因MCP及IP背侧关节囊的收缩导致拇长屈肌腱的滑动障碍[18,35]。这些关节被动屈曲越好，后期的拇长屈肌腱重建结果越好。我赞同Pulvertaft的观点，即任何情况都应该在受伤后最少6个月以后再进行功能重建，特别是拇长屈肌腱缺失后不能丧失拇指的活动。我们在分两期手术过程中使用了类似的时间间隔。该方法适用于北欧和具有北欧血统的手外伤患者，但对于其他地域可能不合适。

肌腱移植——康复

我们所采用的二期拇长屈肌腱重建之后的支具治疗方案和康复方案与一期肌腱修复后一样严格，即在背侧阻挡支具保护下进行早期主动锻炼（见第16章）。尽管有人认为两处肌腱缝合比端端缝合更为牢固，而采取更宽松的方案。但是背侧阻挡支具应该包含手指和拇指，因为手指在做握力动作时会使拇指向示指背侧移动而致屈曲张力增加，这可能会引起拇长屈肌腱缝合处断裂。

结果和预后

在我20多年所累积的行二期手术的经验来看，使用各种方法的拇长屈肌腱重建术后功能均比重建之前要好。与其他屈肌腱手术一样，仍然会出现各种问题，包括因伸肌腱的牵拉及背侧关节囊的紧缩引起的指间关节屈曲功能丧失、肌腱再断裂以及屈肌腱的粘连等。由于肌腱修复技术的完善，肌腱断裂比较罕见，但是另外两个问题，特别是拇指背侧因素的影响比较常见。因为指间关节能充分自由快速地活动是拇长屈肌手术的长期目标，虽然结果比术前好，但还不完美。应该将这些情况以及不做手术的结果告知患者，而且还要告知二期手术需要等待足够的时间才能进行，以让患者评估是否有必要进行重建。

总结

在写这一段的时候，我复述了该领域一些老专家的意见。我这一代的外科医师经历的培训是对大多数患者施行一期屈肌腱修复。在过去的20多年中，我对215名患者施行了一期拇长屈肌腱修复，这在第16章中有所描述。这期间只有少数患者没有完全恢复，后来进行了二次重建手术。我现在施行的二期拇长屈肌腱重建比一期修复要少得多。通过比较，过去学者们进行了更多的二期重建手术。考虑到这些年重建技术并没有发生变化，因此他们的经验对我们来说是无价的，在我的印象中，早期的大师们所使用的方法是经过深思熟虑且符合逻辑的，改善了患者拇指的功能。

参考文献

1. Pulvertaft RG: Flexor tendon grafting after long delays. In Tubiana R, editor: The Hand, Vol 3, Philadelphia, 1988, WB Saunders, pp 244–254.

2. Schneider LH, Wiltshire D: Restoration of flexor pollicis longus function by flexor digitorum superficialis transfer, J Hand Surg 8:98–101, 1983.

3. Giesen T, Sirotakova M, Elliot D: Flexor pollicis longus primary repair: further experience with the Tang technique and controlled active mobilisation, J Hand Surg (Eur) 34:758–761, 2009.

4. Sirotakova M, Elliot D: Early active mobilization of primary repairs of the flexor pollicis longus tendon with two Kessler two strand core sutures and a strengthened circumferential suture, J Hand Surg (Br) 29:531–535, 2004.

5. Pulvertaft RG: Flexor tendon grafting. In Flynn JE, editor: Hand Surgery, Baltimore, 1966, Williams and Wilkins, pp 297–314.

6. Matev IB: Reconstructive Surgery of the Thumb, Brentwood, 1983, Pilgrim's Press, pp 50–56.

7. Elliot D, Khandwala AR, Ragoowansi R: The flexor digitorum profundus "demi-tendon": a new technique for passage of the flexor profundus tendon through the A4 pulley, J Hand Surg (Br) 26:422–426, 2001.

8. Dowd MB, Figus A, Harris SB, et al: The results of immediate re-repair of zone 1 and 2 primary flexor tendon repairs which rupture, J Hand Surg (Br) 31:507–513, 2006.

9. Murphy FG: Repair of laceration of flexor pollicis longus tendon, J Bone Joint Surg (Am) 9:1121–1123, 1937.

10. Urbaniak JR: Repair of the flexor pollicis longus, Hand Clin 1:69–76, 1985.

11. Urbaniak JR, Goldner LJ: Laceration of the flexor pollicis longus tendon: delayed repair by advancement, free graft or direct suture, J Bone Joint Surg (Am) 55:1123–1148, 1973.

12. Schneider LH: Flexor tendons—late reconstruction. In Green DP, Hotchkiss RN, Pederson WC, editors: Green's Operative Hand Surgery, Vol 2, ed 4, New York, 1999, Churchill Livingstone, pp 1915–1918.

13. Le Viet D: Flexor tendon lengthening by tenotomy at the musculotendinous junction, Ann Plast Surg 17:239–246, 1986.

14. Nigst H, Megevand RP: La réparation du long fléchisseur du pouce. Technique de l'élongation du tendon, Helv Chir Acta 4/5:456–459, 1956.

15. Vigliani F, Martinelli B: Repair of rupture of flexor pollicis longus by "Z" lengthening at the wrist, Ital J Orthop Trauma 2:171–179, 1981.

16. Ebelin M, Le Viet D, Lemerle JP, et al: Chirurgie secondaire du long fléchisseur du pouce, Ann Chir Main 4:111–119, 1985.

17. Rouhier G: La restauration du tendon du long fléchisseur du pouce sans sacrifice du tendon primitif, J Chir 66:537–542, 1950.

18. Khandwala AR, Blair J, Harris SB, et al: Immediate repair and early mobilisation of the extensor pollicis longus tendon in zones 1-4, J Hand Surg (Br) 29:250–258, 2004.

19. Brown CP, McGrouther DA: The excursion of the tendon of flexor pollicis longus and its relation to dynamic splintage, J Hand Surg (Am) 9:787–791, 1984.

20. Tubiana R: Flexor tendon grafts in the hand. In Tubiana R, editor: The Hand, Vol 3, Philadelphia, 1988, WB Saunders, p 237.

21. Hollinshead WH: Back and limbs. In Anatomy for Surgeons, Vol 3, ed 2, New York, 1969, Harper, p 410.

22. Armenta E, Fisher J: Anatomy of flexor pollicis longus vinculum system, J Hand Surg (Am) 9:210–212, 1984.

23. Kaplan EB: Functional and Surgical Anatomy of the Hand, ed 2, Philadelphia, 1965, Lippincott, p 12.

24. Campbell Reid DA, McGrouther DA: Surgery of the Thumb, London, 1986, Butterworth, pp 30–36.

25. Posner MA: Flexor superficialis tendon transfers to the thumb—an alternative to the free tendon graft for treatment of chronic injuries within the digital sheath, J Hand Surg 8:876–881, 1983.

26. Schneider LH, Wiltshire D: Restoration of flexor pollicis longus by flexor digitorum superficialis transfer, J Hand Surg (Am) 8:98–101, 1983.

27. Razemon JP, El Hassar S, Meresse B: Les réparations secondaires du long fléchisseur du pouce par transposition du fléchisseur superficial du IV, Lille Chir 26:198–205, 1971.

28. Bassett AL, Carroll RE: Formation of tendon sheaths by silicone rod implants. In Proceeding of the American Society for Surgery of the Hand, J Bone Joint Surg (Am) 45:884, 1963.

29. Hunter JM: Artificial tendons: Early development and application, Am J Surg 109:325–338, 1965.

30. Hunter JM: Staged flexor tendon reconstruction, J Hand Surg 8:789–793, 1983.

31. Hunter JM, Salisbury RE: Flexor tendon reconstruction in severely damaged hands. A two stage procedure using a silicone Dacron reinforced gliding prosthesis prior to tendon grafting, J Bone Joint Surg (Am) 53:829–858, 1971.

32. Mayer L, Ransohoff N: Reconstruction of the digital tendon sheath: a contribution to the physiological method of repair of damaged finger tendons, J Bone Joint Surg (Am) 18:607–616, 1936.

33. Frakking TG, Depuydt KP, Kon M, et al: Retrospective outcome analysis of staged flexor tendon reconstruction, J Hand Surg (Br) 25:168–174, 2000.

34. Unglaub F, Bultmann C, Reiter A, et al: Two-staged reconstruction of the flexor pollicis longus tendon, J Hand Surg (Br) 31:432–435, 2006.

35. Kulkarni M, Harris SB, Elliot D: The significance of extensor tendon tethering and dorsal joint capsule tightening after injury to the hand, J Hand Surg (Br) 31:52–60, 2006.

36. Bunnell S: Surgery of the Hand, Philadelphia, 1944, Lippincott, p 315.

37. Lister GD: Reconstruction of pulleys employing extensor retinaculum, J Hand Surg (Am) 4:461–464, 1979.

28 分期肌腱移植和软组织覆盖

作者 David Elliot, MA, FRCS, BM, BCh

译者 葛兴涛 陈 超

概述

下面的引文明确表明了分两期肌腱移植的效果。学者将这一技术的演变过程记录下来，并对其效果进行了探讨，包括应用这一技术对屈肌腱系统进行滑车和皮肤同时重建的情况。

分两期屈肌腱重建的目的是改善肌腱重建时困难问题的预期结果。

Hunter, 1990[1]

几乎所有情况下，屈肌腱损伤的最佳治疗均为一期修复。我相信不管是手指的单纯裂伤还是再植都是如此，因为主动屈曲比被动屈曲能更好地促进手指的康复。然而，不是所有患者都能实现一期修复。部分一期修复可能粘连至周围组织、伤口，导致周围组织粘连或者断裂。以上情况都可能导致屈肌腱的二次手术，包括肌腱松解、肌腱移植、滑车重建、肌腱表面的植皮。尽管有的专家得出肌腱移植有比一期修复更好的结果，但是大多数人还是认为一期肌腱修复对大多数医师来说更简单，更容易取得成功，虽然这并没有通过对照试验进行验证。对于我们大多数人，肌腱移植更为复杂，手术技巧对成功的影响更大，患者更难恢复正常。文献显示，二期屈肌腱手术的结果比一期手术差。毫无疑问，这不仅与手术技巧有关，还与我们收集和报道的所有二期屈肌腱手术的病例有关。我们正收集复杂的病例，这些病例需要对手指进行肌腱移植而不是一期修复来重建肌腱的连续性。

不管何种研究，被纳入二期屈肌腱手术的病例都是创伤最严重和效果最差的患者。假如他们做过手术，无论你如何处理，这些病例都可能不如第一次手术效果好。不幸的是，传统的单期屈肌腱手术的效果并不总是能恢复理想的屈曲功能。当预期

效果不佳时则考虑分两期屈肌腱移植。分两期肌腱移植相对于单期手术的优势是，分两期手术时肌腱移植物在内壁光滑的假鞘内滑动，这一假鞘是数月前第一次手术植入的硅胶棒撑开形成的，这一操作微创、无痛，使手更灵巧。尽管有感染、对硅胶棒排异以及硅胶棒外漏的概率（很低），至少分两期手术操作可以降低瘢痕因素对手术效果的影响。

屈肌腱手术时，首要的严重问题是手指和手掌处损伤肌腱和周围组织特别是腱鞘的粘连。为了克服修复肌腱与腱鞘的粘连，大多数科研机构在过去的100多年里在这一领域进行了大量研究。Mayer和Ransohoff（1936）是因推动屈肌腱延期移植发展而被载入史册的人物，两人描述了这一粘连如何由肌腱断端延续至腱鞘末端[2]。肌腱的正常滑动机制已经被完全破坏，因此使移植肌腱自由滑动的环境很不适宜，只有在特殊情况下，移植肌腱才可以功能正常。Mayer是第一个致力于重建腱鞘内肌腱自由滑动环境的人，他将鞘内插入一根硅胶棒，后期手术时，植入移植肌腱。他不得不放弃用火棉管来做人工滑膜鞘的想法，因为它太硬。25年以后，Bassett和Carroll（1963）用硅胶棒重复了他的实验[3]。20世纪60~70年代，James Hunter继续应用这一技术并创立了临床手术技巧[1,4~10]。涤纶布做的内植物及后来的我们熟悉的衍生品都被称为"Hunter棒"。有趣的是，Hunter第一次应用硅胶棒是为了替代伸肌腱，应用缝线将硅胶棒与伸肌腱缝合。很明显，手指屈曲至最大极限时，硅胶棒被拉伸，像橡皮筋一样将屈曲的手指拉回伸直状态。只要缝线不穿透皮肤就不需要行二次手术。在探查突出的缝线时，Hunter发现在硅胶棒周围形成了光亮的间皮层细胞膜。取出硅胶棒，植入移植肌腱，经过一段时间的康复，手指可以获得较好的功能。Hunter最初的目的是设计一种可永久使

用的人工肌腱，同时包括假鞘和永久人工肌腱。然而，前者已经成为绝大多数手外科医师手术的一部分，永久性人工肌腱仍然处于实验阶段，主要因为它必须获得硅胶棒远近段和生物组织之间的永久连接。

假性腱鞘

硅胶棒植入后将邻近组织分隔开。微观研究显示假鞘并不是简单的瘢痕管道[11]。邻近硅胶棒的组织在经历数天的机化后成为间皮样膜。Salisbury和他的同事在鸡模型上进行的实验显示，该内膜主要包括一层扁平的成纤维细胞，其表面为不规则的褶皱和毛孔，而正常的腱鞘具有较厚的几层立方细胞构成的内膜。内膜也有巨噬细胞、中间细胞、肥大细胞和施万细胞。4~6周后，深部组织形成第二层疏松、血管化的结缔组织，假鞘基本形态与正常滑膜鞘相似。外层的胶原厚度多变，含胶原蛋白、内质网、弹性和无髓神经纤维。胶原沿着植入体的轴线方向及腱鞘的应力方向排列。

选择单期还是分两期移植

虽然屈肌腱手术在欧洲主要采用一期修复，但有些情况下，比如因为延迟就诊和较重的复合伤，我们不得不进行大量的二期修复。不仅如此，二期修复也主要用来处理一期修复后的并发症，比如断裂和一期修复后的粘连，毕竟一期修复也有结果不好的时候。在最好的医疗机构，一期修复的失败率大约为10%，比例并不小，从某种意义上讲与我们目前的一期屈肌腱手术技术有一定关系。进行二次手术的病例大多数创伤严重或者瘢痕较多，还有因为疼痛阈值太低、社会因素或者缺乏判断而不配合锻炼者。因此，需要行二期手术的患者可以划分为"坏损伤"和"差患者"两种类型。当肌腱近端回缩，二期手术移植肌腱是唯一选择时，世界上其他地方的很多患者会找更好的手术医师来为自己手术。问题非常简单，就是手指伸直后可以被动屈曲，无法主动屈曲，目前无法进行直接修复，这就变成了二期屈肌腱手术。未能及时就诊进而行二期屈肌腱手术的患者病情复杂，有时是手指其他结构的损伤，有时是屈肌腱未能得到有效功能锻炼而自行愈合的结果。这些病例的问题不是简单的无法

断端吻合[12]。因此，依照手指本身的病理学，我们面临的问题是二期屈肌腱手术的病例虽然是多样化的，但不外乎以下几点：受损屈肌腱卡在瘢痕组织里，各种撕裂的滑车，手掌和手指掌侧的皮肤缺损，手指僵硬，其他前臂、手、手指上邻近组织的损伤。

采用单期还是分两期肌腱移植或者两者相结合没有绝对的区分，而是需要进行个体化设计。即使在主要是北欧白人移民到北美的人群中，单期修复的效果也并不满意，这也许是引入分两期肌腱移植的原因。当肌腱和腱鞘之间的瘢痕组织细小而透明时，我们可能并不需要立即处理粘连和分两期移植。若瘢痕组织更致密，我们需要处理的问题就不是粘连而是瘢痕。这是一个外科治疗矛盾，因为两者都会妨碍活动，也许对所有的病例行分期移植是更好的选择，因为二次屈肌腱手术失败通常会对生活带来不便，甚至使得患者选择截指。

我总是采用分两期移植，因为培养我的地方和那个时代都坚信分两期移植效果最好。有时也存在过度治疗，特别是当腱鞘并无很多瘢痕时。然而，我做的大多数肌腱移植病例都是一期手术失败患者，属于我们前面定义的"差患者"。虽然，这不是我开始做分两期肌腱移植的理由，但是我意识到这一技术也许特别适用于这些病例。一般来说，不管是在北欧还是在其他地方，没人能弄清楚如何定义"差患者"。

在其他地方，对于很多经济条件差的患者而言，分两期移植手术是不现实的，当地手外科的执业环境促使外科医师更多地采用单期移植。在这一方面，实用主义和个人早期的教育和经历也许是外科医师选择单期和分期移植的主要决定因素。尽管很多手术技术精湛的高年资医师偏爱单期移植，他们的理由是，有些特定人群相对于北欧人种手特别柔软，其单期移植的成功率较高，但是在单期手术可能得不到理想结果的情况下，无论医师的主观意愿如何都应该考虑分两期移植。

我的临床实践中，先前分两期移植不受关注的原因在过去的20年里已经变得日益显著。一些因一期修复后再断裂来诊的患者，立即进行探查以再次修复[13]。如果术中发现再次修复不可能，我们常规在手指植入硅胶棒，当手指情况稳定后取出硅胶棒植入移植肌腱。在较短时间内，因为手指肿胀，

通常不适于单期肌腱移植，这时手指处于第三外伤阶段（对一期修复后发生的断裂进行探查时）。那些因为种种原因（皮肤皲裂、感染、修复后再断裂）对初次修复后的断裂不能进行立即再次修复的患者，将进行分两期肌腱移植，其他不适合单期肌腱移植的情况，包括"坏损伤"及"差患者"。

一小部分患者损伤严重或者伤口污染严重，有时屈肌腱部分缺损，被认为不适于一期修复。Tang教授在第9章对此进行过讨论。然而，我们现在对大多数患者在行全手重建的其他必要的手术操作时致力于一期修复，这样患者就可以尽早进行功能锻炼，当然也有一部分患者不能进行一期修复。对于这样的病例，只要有可能我们就在屈肌腱鞘内植入硅胶棒，待后期重建屈肌腱时取出。

不论延迟就诊还是初次手术出现问题，在各种手指活动障碍的情况出现时必须考虑可能进行肌腱移植。临床上，手术医师必须告诉初次手术出现问题的患者，我们无法术前预测是成功松解肌腱然后尽早功能锻炼避免再次粘连（需要请假2~4周），还是发现肌腱断裂或者肌腱粘连过于严重，从而难以避免松解时损伤肌腱。如果立即移植，肌腱需要2~3个月才能充分愈合，这段时间患手需要制动。对于患者来说请假是很麻烦的事，这使得他们术前不能告诉老板术后需要请假多久。在这种情况下，很多患者更接受分期移植：植入硅胶棒，将患指与邻近指固定使用几个月，等工作安排好后选择适当时机植入肌腱，随后过2~3个月的单手生活。二期手术在患手被动屈伸正常后随时可以做，这使得患者有很大的自主选择余地。二期手术必须计划至少3~4个月，这对欧洲的工作情况很方便。

临床上常见的是手指掌侧的滑车缺损、皮肤缺损或全部缺损，这种情况下我同样建议分两期移植。因为我认为不重建滑车和/或皮肤而只需单纯处理肌腱缺损的手术是非常容易的，这样术后可以早期充分活动。因为保持移植肌腱的滑动是必须要做的，二次手术无须保护重建的滑车和缺损的皮肤，康复非常容易。

分两期肌腱移植的临床原则

第一阶段手术详解

第一阶段手术通常始于对手指运动功能障碍的探查。简单说，如肌腱松解术、肌腱移植等我们

增加在手术列表里的内容经常只是手术的概略，并会误导医师对问题评估不足。不管二次手术是因为就诊延误还是第一次手术失败，在行二次手术时手指掌侧的所有组织均会生成很多瘢痕以至于每一层可能都需要处理。在处理肌腱和腱鞘方面，对肌腱和腱鞘的分离需要精细的技巧、冗长的操作和相当的专注。精细操作，尽最大可能完整地分离肌腱和滑车。分离至肌腱断端位置后，两断端都需要切除部分肌腱为肌腱移植做准备。如果指浅屈肌腱完好，功能正常，可以选择肌腱移植重建指深屈肌腱，移植肌腱从指浅屈肌腱的分叉处下方穿过或者仅保留近指间关节的屈曲功能而通过肌腱固定术或关节融合术来避免远指间关节的过伸。

在以下两种情况下，肌腱移植不可避免。第一是发现肌腱与腱鞘瘢痕粘连严重，无法通过手术完整分离肌腱和滑车（图28-1）。第二是在第一次手术修复后的肌腱断裂处长满瘢痕组织。这样的肌腱延长了几毫米，肌腱松解后很容易再发粘连，因为它在康复时滑动的距离短于最佳距离。这样的病例通常肌腱与腱鞘严重粘连，原因可能与第一次手术后修复的肌腱断端分离后再康复过程中滑动不充分有关。

如果肌腱松解后肌腱损伤严重，我认为很难恢复，所以我会临时利用硅胶棒替代，后期行肌腱移植。在这种情况下，我们不用特殊的康复方法，如Strickland损伤肌腱康复法，因为康复师对肌腱情况并不了解，可能在康复过程中导致肌腱突然断裂。这就使得他们在制订康复方案时非常谨慎，结果患者肌腱粘连更重。

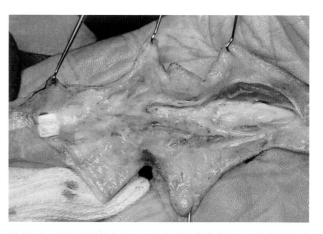

图28-1　屈肌腱松解术显示，瘢痕致密使得我们不可能单纯切除屈肌腱保留滑车

在这三种情况下，我都先植入硅胶棒。应用2-0或3-0不可吸收线将指浅屈肌腱或指深屈肌腱远端缝合于腕横韧带或者手腕掌侧韧带以保持肌腱的生理长度。只要有可能，我偏好取掌长肌腱作为移植肌腱，因为比起更小的跖肌腱其缝合更容易，而且从远节指骨到手掌全长进行肌腱移植也仅仅需要取掌长肌腱的腱性部分。我发现只有在很少的情况下需要将肌腱移植到手腕部。将与患者屈肌腱直径近似的硅胶棒穿过腱鞘从动力肌腱的断端延续至远节指骨。这些硅胶棒加工成圆形或卵圆形，效果都一样。我们通常应用3号或4号硅胶棒。一种新的有效替代品是"通用肌腱填充物"，这是一种柔韧性很好的硅胶棒，其直径可以在不同部位有所不同。在将硅胶棒穿入腱鞘后拉至与腱鞘尺寸相匹配时，将硅胶棒两端剪断（图28-2）。将硅胶棒远端剪成斜面，穿入指深屈肌腱远断端后面，这样就形成一个口袋状的间隙，有助于二次手术时将移植肌腱末端固定于远节指骨。用4-0尼龙线将硅胶棒缝于指深屈肌腱远断端，如果感觉固定不够牢靠，可以缝合于A4滑车，这样在下一次手术前移植肌腱就会随着手指运动而滑动。硅胶棒的近段不予缝合，置于腕掌处肌腱近断端缝合部的稍近侧，闭合手部切口。分期肌腱移植的第一阶段术后无须特殊保护。患者早期就可以在没有支具保护下进行手部锻炼，通常2~3周就可以返回工作岗位。其他的操作，如滑车重建、皮肤移植均在此阶段完成。

第二阶段手术肌腱移植的最佳时间是术后3~6个月。患者或医师若没有耐心完成第二阶段的治疗过程将对最终结果影响很大，因为第一次也是更大的一次手术后患手获得充分的愈合过程非常有利于最后的治疗效果。

第一阶段中皮肤缺损的处理

第一次手术后皮肤和皮下组织的瘢痕可能会导致手指纵向的皮肤挛缩。实际上，在切开手指至腱鞘的过程中，如果探查皮下脂肪，你会发现瘢痕形成并导致皮下组织紧缩难以避免（图28-3）。我选择侧正中切口，这样可以在需要时向近端V形延长到手掌远端（图28-4）。有助于我们将皮肤的V形切口从手掌向手指推进，消除皮下瘢痕的挛缩影响。我们首先报道了应用这一技术重建手指掌侧皮肤缺损[14]。掌侧皮肤向前推进，就可以充分覆盖单纯切割伤导致的皮肤缺损。我们通常不做V-Y缝合，而是让患者术后几周内按照Dupuytren手术中提到的McCash手掌侧皮肤开放愈合技术进行活动，并且术后早期数周让患者自己每日更换2次湿润的抗菌敷贴来使创面上皮化。术前根据首次伤情和/或手指外观通常能判断出皮肤缺损是否需要进一步的处理来实现手指的完全伸直（图28-5A）。对于皮肤缺损不多的病例，邻指皮瓣是最容易的一种方法。对皮肤缺损的手指经侧正中切口切开，切口位于供区手指的同侧（图28-5B）。将皮肤在近指间关节水平分开，邻指皮瓣转移至皮肤缺损处（图28-5C~E）。

皮肤缺损更大的病例需要更大的皮瓣进行重建。有很多游离或带蒂皮瓣可供选择。大多数皮瓣较臃肿，需要二期皮瓣修薄。Guimberteau在2001年报道过一种简单的方法，在前臂远端尺侧屈肌腱表面切取尺动脉远端带蒂筋膜瓣，对手指整个掌侧

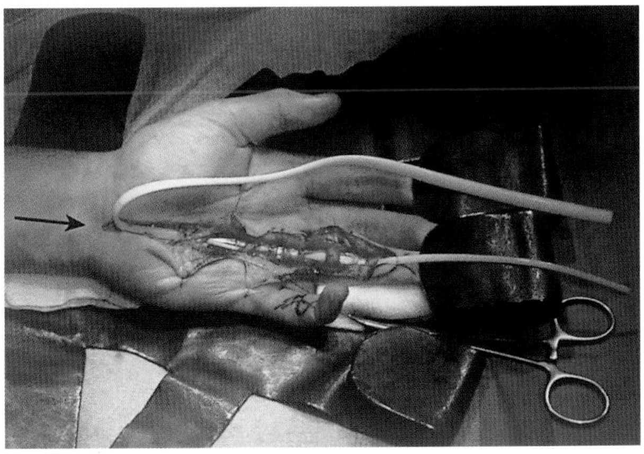

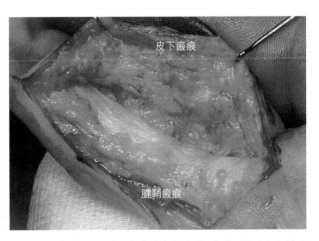

图28-2　一个通用的肌腱填充物穿过腱鞘，直到填充物和腱鞘松紧合适时将填充物两端剪断

图28-3　典型的屈肌腱松解术中的皮肤下面和皮下脂肪组织显示皮下脂肪组织中的瘢痕导致纵向的皮肤缺损

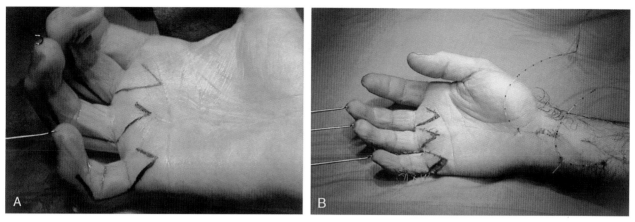

图 28-4　A.应用笔者设计的标准皮肤切口进行手指屈肌腱的二次探查，包括手掌远端的 V 形切口。B.这使得手掌远端的皮肤可以推进至手指来补偿其皮下瘢痕导致的皮肤挛缩（图 28-3），手掌部的创面可以在术后早期活动中，通过覆盖湿润的抗菌辅料来自行愈合

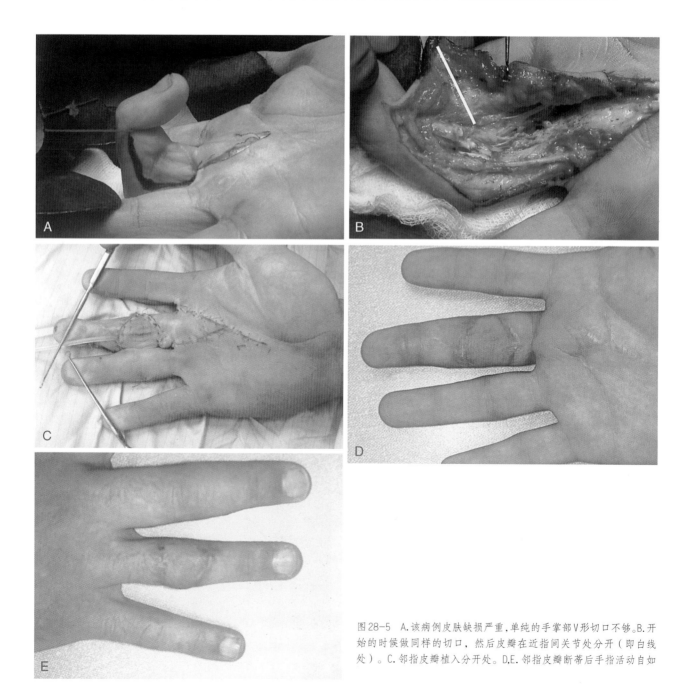

图 28-5　A.该病例皮肤缺损严重，单纯的手掌部 V 形切口不够。B.开始的时候做同样的切口，然后皮瓣在近指间关节处分开（即白线处）。C.邻指皮瓣植入分开处。D、E.邻指皮瓣断蒂后手指活动自如

进行重建[15]。与桡动脉皮瓣不同，尺动脉皮瓣可以解剖血管蒂至手掌中部，因此皮瓣可以轻松转移至手指尖部。

手掌部的皮肤缺损肌腱外露可以应用局部转移皮瓣修补，局部转移皮瓣不臃肿，也没有从远处转移皮瓣重建手掌后皮肤的不稳定性。纵向暴露掌侧屈肌腱可以迅速闭合切口，同时可以应用局部双蒂皮瓣来覆盖创面。我们首先报道了这一技术作为取Zancolli逆行指动脉皮瓣重建指尖后闭合手掌处缺损的方法[16]。在缺损两侧均设计双蒂皮瓣（图28-6A）。在皮桥的深层紧贴肌腱和腱鞘进行分离，手部的神经血管结构保留在皮瓣内。在每个掌侧皮瓣的侧缘，只对皮肤进行切开，通过对皮下纤维脂肪组织的钝性分离形成一个更表浅的创面。掌侧皮瓣相向滑移封闭深部皮损（图28-6B），两侧的浅表创面通过术后几周患者自行更换湿润的抗菌敷贴来促进其上皮形成，这在Dupuytren外科学中描述为McCash开放手掌创面愈合技术（图28-6C）。我们已经应用这一原理对手指掌侧肌腱及腱鞘外露的纵向皮肤缺损进行了修复[17]。

对于手掌侧的圆形或近圆形皮肤缺损，可应用大的三角皮瓣。Mathes等首先在1988年对这一技术进行了报道，他们对足底皮肤缺损进行了修复[18]。在邻近皮损的部分设计了一个或多个皮肤三角并进行了切开（图28-7A）。用手术刀压紧皮下脂肪组织将皮肤切口下的纤维组织显露出来，然后用钝剪刀分离更深的脂肪组织将其游离。每个皮瓣的血供来源于发自血管神经束的小动脉分支。很小的皮瓣可能会出现供血不足，较大的皮瓣则是非常安全的。这些皮瓣游离后可以在任何方向自由滑动（图28-7B）。可以设计多个皮瓣，每个在不同方向上滑动，或者设计一个非常大的皮瓣直接跨过手掌。

大多数位于V区的屈肌腱外露病例，可以通过前臂的局部皮瓣进行重建，包括应用V-Y筋膜皮瓣技术[19~21]、筋膜皮瓣技术外加皮肤移植、带皮岛的筋膜瓣[22~24]。这些重建可以前臂远端的桡动脉或尺动脉为蒂。

第一阶段滑车缺损的修复

单期肌腱移植的同时行滑车重建需要滑车足够强壮，能够在肌腱开始滑动时对抗肌腱牵张力。最需要重建的滑车是手指基底部的A2滑车和拇指

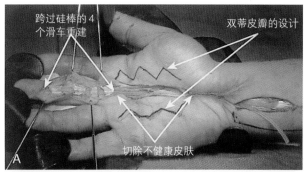
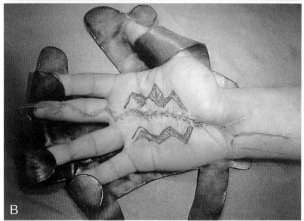
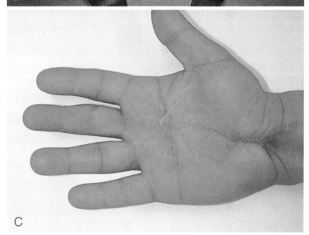

图28-6　A.患者因为手掌处纵向皮肤缺损致屈肌腱外露来诊，要求二次手术。手掌条件很差的皮肤已经切开。B.双蒂皮瓣向中间推进修复手掌中部皮肤缺损。C.术后图片显示手掌部皮肤恢复良好。这一病例同时展示了硅胶棒上多滑车重建

基底部的A1滑车。手指中部腱鞘保留良好可以避免手指弓弦畸形，没必要重建A4滑车（见第10章关于远端弓弦畸形的论述）。通常，手指基底部滑车重建可以采用掌长肌腱，不需要重建其缺损的屈肌腱近侧部分或伸肌支持带。不管应用什么材料，它都包绕在修复好的屈肌腱或移植肌腱、近节指骨周围，指伸肌腱下2~3圈，然后与自身进行缝合。需要牢记的是很多做过屈肌腱手术的患者术后效果

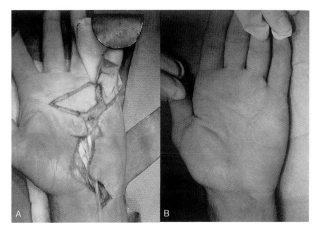

图 28-7　A.患者就诊要求行二期屈肌腱手术，其手掌远处有近圆形的皮肤缺损。B.术后图片显示掌侧皮肤恢复良好

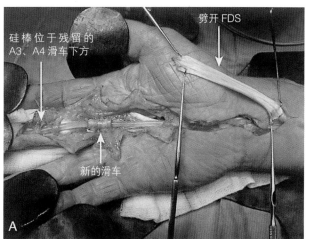

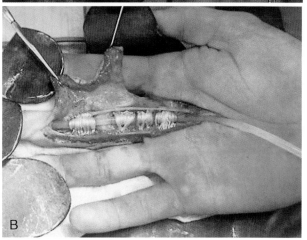

图 28-8　A.利用指浅屈肌腱在硅胶棒上重建 A 滑车，这一指浅屈肌腱不需要移植肌腱重建。B.另一病例应用同样的材料彻底重建手指的滑车系统

很不理想，因为屈肌腱周围外伤水肿产生纤维蛋白浸润，其与下面的骨骼和上面的皮肤粘连的程度远超过与腱鞘的粘连程度，甚至最终会出现屈曲僵直[25]。我对重建滑车的技术持保留态度，这一技术要求肌腱或伸肌支持带环绕在指骨周围并通过伸肌间室。新滑车缝合在指骨两侧可以避免侵入伸肌腱间隙，但是滑车的强度是个问题，除非采用骨性固定技术。若二次手术显露屈肌腱时遇到大量瘢痕，我们通常需要重建滑车（见图28-1）。有时，肌腱松解或者将完全粘连的屈肌腱游离会破坏脆弱的滑车，也有时甚至不可能去除这些瘢痕组织。对于我们来说，这种情况下需要进行分两期肌腱移植。从手指上移除的肌腱可以用来重建滑车，如果肌腱条件太差，则可以利用不需重建的屈肌腱近端部分重建滑车。肌腱纵向劈开同时展开旋转90°（图28-8A）。这就为我们重建滑车提供了足够的材料（图28-8B）。因为3~6个月内将不会有力作用于滑车，新滑车可以单纯缝合于腱鞘残余的边缘，将来愈合后，它们可以使肌腱贴近指骨。这一技术避免了二次手术切取肌腱，以及切取伸肌支持带，后者将导致腕背部明显的瘢痕。

第一阶段纠正关节缺失

　　探查时最深层并且最可能导致复发性伸直受限的问题是下方关节韧带的问题。通常，这与单期还是分两期移植没有很大关系，只是指间关节解剖分离的程度通常能反映手指整体瘢痕的严重程度。近指间关节过度分离将导致术后炎症和瘢痕风险增加，同时会增加第一阶段手术失败的风险。

第二阶段手术详解

　　第二次手术时，只需要在硅胶棒的两端做小切口，仅够拆除硅胶棒与指深屈肌腱远侧残端的4-0尼龙线，取出硅胶棒，并将移植肌腱两端缝合即可。取下的肌腱缝合于硅胶棒近端通过向远端牵拉穿过新形成的假鞘。在将移植肌腱远端缝合于远节指骨前，将其近断端临时缝合固定于手掌或手腕切口可以防止移植肌腱在远端缝合过程中被反复拉出腱鞘。将移植肌腱的远端固定于远节指骨的方法有很多，我们应用最多的是我们1996年报道过的方法，它无须在指甲上进行纽扣固定[26]，是一个简单、有效、费用低的方法。应用Pulvertaft技术将移植肌腱的近段与动力肌腱编织缝合，按照传统方法设定新肌腱单元的张力，即手的休息位下调整手指处于正常排列位置。第二阶段手术后，移植肌腱采用改良的一期屈肌腱修复后早期功能锻炼方法进行锻炼[27,28]。

二期肌腱移植后，我们应用跟一期肌腱修复后即刻锻炼相同的方法进行早期功能锻炼（见第13B章，表13B-1），这一方法简化了所有人的工作。虽然二期手术的缝合比一期肌腱修复更为强壮，此锻炼方式仍有争议，但我们仍然采用与一期肌腱修复相同的锻炼方法，术后当天开始锻炼，锻炼过程也相同。

结果和预后

在我的印象中，多年来分两期肌腱移植的术后效果比单期手术好。正如这一技术的发起者所预期的那样，硅胶棒植入的额外步骤将二期手术常遇到的瘢痕环境转变为了一期手术般接近正常的腱鞘环境。因此，我们采用更严格的评估一期屈肌腱手术的方法来评估二期肌腱移植结果，而不是用早期的那些对二期肌腱修复手术预期很差的评估方法。我相信，所有的屈肌腱移植现在均应该用这种方法进行评估，以找到并强调与一期手术本应该存在的不同。只要存在不同，就应该理解为需要改进手术和康复方案，而不是像过去那样简单地说更困难。分期屈肌腱移植手术失败可以发生在两期修复的任何

一个时期。硅胶棒总是在手指远端而不是手掌部穿出，手掌部皮肤覆盖良好，我们几乎没有这样失败的病例，除非局部存在感染，不过我们的手术很少发生感染，这可能是所有病例在硅胶棒植入后均给予了5天抗生素预防感染的缘故。更多的失败案例是硅胶棒由手指向近端移动至前臂，不过这种情况也很少出现。曾经有3位患者发生过这种情况，他们都是一期修复的肌腱断裂后行二期肌腱移植者，他们的性格均有点躁狂，在康复过程中有过度活动的问题。我们推测，是在他们活动或治疗过程中，远端缝合固定的部位松开硅胶棒拉向近端。这3位患者的硅胶棒缠绕在前臂内，其发生机制尚不清楚。

第二阶段手术肌腱移植失败的情况与单期一样，包括伸肌腱粘连和背侧关节囊挛缩导致的活动度减少，修复肌腱的再断裂（二期手术的肌腱更强壮，发生率相对一期少），移植肌腱与周围组织粘连，这虽然不多见，但比两次手术出现肌腱断裂要多。这些问题一旦发生，其处理方法与初次手术或单期肌腱修复后出现相同问题的处理方法一样。但是患者一般愿意接受残疾的后果，不想进一步手术。因为随着时间流逝，他们已经适应了这种状态或者不能接受一次次的手术失败。

参考文献

1. Hunter JM, Singer DI, Macklin EJ: Staged flexor tendon reconstruction using passive and active tendon implants. In Hunter JM, Schneider LH, Mackin EJ, et al, editors: Rehabilitation of the Hand: Surgery and Therapy, ed 3, St Louis, 1990, CY Mosby, Ch 34:427.

2. Mayer L, Ransohoff N: Reconstruction of the digital tendon sheath: A contribution to the physiological method of repair of damaged finger tendons, J Bone Joint Surg (Am) 18:607–616, 1936.

3. Bassett CAL, Carroll RE: Formation of a tendon sheath by silicone-rod implants, J Bone Joint Surg (Am) 45:884–885, 1963.

4. Hunter JM: Artificial tendons. Early development and application, Am J Surg 109:325–338, 1965.

5. Hunter JM, Aulicino PL: Salvage of the scarred tendon systems utilizing the Hunter tendon implant. In Flynn JE, editor: Tendon Surgery in the Hand, ed 3, Baltimore, 1981, Williams and Wilkins.

6. Hunter JM, Blackmore S, Callahan AD: Flexor tendon salvage and functional redemption using the Hunter tendon implant and the superficialis finger operation, J Hand Ther 2:107–113, 1989.

7. Hunter JM, Jaeger SH: Tendon implants. In AAOS Symposium on Tendon Surgery of the Hand, St Louis, 1975, CV Mosby.

8. Hunter JM, Jaeger SH: Tendon implants: primary and secondary usage, Orthop Clin North Am 8:473–489, 1977.

9. Hunter JM, Jaeger SH: Flexor tendon implants and prostheses. In Rubin LR, editor: Biomaterials in Reconstructive Surgery, St Louis, 1983, CV Mosby.

10. Hunter JM, Jaeger SH, Singer DI, et al: Tendon reconstruction with implants. In Tubiana R, editor: The Hand, Vol 3, Philadelphia, 1988, WB Saunders, pp 255–279.

11. Salisbury RE, Levine NS, McKeel DW, et al: Tendon sheath reconstruction with artificial implants: A study of

ultrastructure. In Hunter JM, Schneider LH, editors: AAOS Symposium in Tendon Surgery in the Hand, St Louis, 1975, CV Mosby, Chapter 6:59–65.

12. Harris SB, Harris D, Foster AJ, et al: The aetiology of acute rupture of flexor tendon repairs in zones 1 and 2 of the fingers during early mobilization, J Hand Surg (Br) 24:275–280, 1999.

13. Dowd MB, Figus A, Harris SB, et al: The results of immediate re-repair of zone 1 and 2 primary flexor tendon repairs which rupture, J Hand Surg (Br) 31:507–513, 2006.

14. Moiemen NS, Elliot D: Palmar V-Y reconstruction of proximal defects of the volar aspect of the digits, Br J Plast Surg 47:35–41, 1994.

15. Guimberteau JC: New Ideas in Hand Flexor Tendon Surgery, Aquitaine, 2001, Domaine Forestier, pp 135–143.

16. Moiemen NS, Elliot D: A modification of the Zancolli reverse digital artery flap, J Hand Surg (Br) 19:142–146, 1994.

17. Yii NW, Elliot D: Bipedicle flap reconstruction of longitudinal palmar skin and soft tissue defects of the digits, J Hand Surg (Br) 27:122–128, 2002.

18. Colen LB, Replogle SL, Mathes SJ: The V-Y plantar flap for reconstruction of the forefoot, Plast Reconstr Surg 81:220–228, 1988.

19. Bardsley AF, Soutar DS, Elliot D, et al: Reducing morbidity in the radial forearm flap donor site, Plast Reconstr Surg 86:287–292, 1990.

20. Elliot D, Bainbridge LC: Ulnar fasciocutaneous flap of the wrist, J Hand Surg (Br) 13:311–312, 1988.

21. Elliot D, Bardsley AF, Batchelor AG, et al: Direct closure of the radial forearm flap donor defect, Br J Plast Surg 41:358–360, 1988.

22. Becker C, Gilbert A: Le lambeau cubital, Ann Chir Main 7:136–142, 1988.

23. Elliot D, Lloyd M, Hazari A, et al: Relief of the pain of neuromas-in-continuity and scarred median and ulnar nerves in the distal forearm and wrist by neurolysis, wrapping in vascularized forearm fascial flaps and adjunctive procedures, J Hand Surg (Br) 35:575–582, 2010.

24. Yii NW, Niranjan NS: Fascial flaps based on perforators for reconstruction of defects in the distal forearm, Br J Plast Surg 52:534–540, 1999.

25. Kulkarni M, Harris SB, Elliot D: The significance of extensor tendon tethering and dorsal joint capsule tightening after injury to the hand, J Hand Surg (Br) 31:52–60, 2006.

26. Sood MK, Elliot D: A new technique of attachment of flexor tendons to the distal phalanx without a button tie-over, J Hand Surg (Br) 21:629–632, 1996.

27. Elliot D, Moiemen NC, Flemming AFS, et al: The rupture rate of acute flexor tendon repairs mobilised by a controlled active motion regimen, J Hand Surg (Br) 19:607–612, 1994.

28. Elliot D: Primary flexor tendon repair: operative repair, pulley management and rehabilitation, J Hand Surg (Br) 27:507–513, 2002.

29 改良Paneva-Holevich法分两期屈肌腱重建技术

作者 Alexandros E. Beris, MD　　Marios G. Lykissas, MD　　Ioannis Kostas-Agnantis, MD

译者 黄永军 刘焕龙

概述

Hunter技术是重建Ⅱ区屈肌腱的确切方法，其可恢复手指屈曲功能并可避免肌腱在纤维骨管内发生粘连。Paneva-Holevich对Hunter技术的改良是指一期在硅胶管周围形成假性腱鞘、指深屈肌腱与指浅屈肌腱之间环接，二期应用该腱环形成的带蒂肌腱通过假性腱鞘进行重建。这种技术组合显示出多种技术上的优势并解决了Hunter技术所带来的问题。在这一章，我们根据过去几十年的临床经验介绍这一方法重建Ⅱ区屈肌腱的适应证、手术技巧、术后护理、结果及并发症。

1965年，Paneva-Holevich[1]发表了一小系列应用指浅屈肌腱（FDS）近端作为带蒂移植肌腱重建指深屈肌腱（FDP）的病例。1969年，Paneva-Holevich报道了34指应用该分两期肌腱重建方法[2]。她称该新方法为"分两期肌腱成形术"，这种术式后来被称为"Paneva-Holevich技术"。James Hunter[3]是肌腱分期重建技术的先驱，1971年他首先提出了用硅胶管作为空间保留、随后应用自体肌腱游离移植治疗预后较差的患者（Boyes等级：2~5级）。这种方法的原理很简单：在重建指深屈肌腱的第一阶段，应用可弯曲、硅一涤纶加固的滑行内置物形成假性腱鞘，随后在第二阶段将自体肌腱移植到假性腱鞘内。在临床实践中，随后这种方法被广泛应用[5~9]。

1972年，Kessler[4]报道使用这种方法并在第二阶段将带蒂肌腱移植到硅胶管所形成的假性腱鞘内。后来，这种方法被称为"改良Paneva-Holevich技术"。该技术优势众多并解决了Hunter技术所引发的某些问题[11]。所用的移植肌腱（FDS）为滑囊内肌腱，比滑囊外肌腱有更好的形态、功能及修复特征[12~14]。在过去的20年里，我们使用改良Paneva-Holevich技术对有指征的患者施行了指深屈肌腱分两期重建术。我们发现这种技术有其独特的优势：指浅屈肌腱的大小与第一阶段用于形成假性腱鞘的硅胶管相似；没有供区并发症；此外，在重建的第二阶段可以很轻易地在蚓状肌位置水平找到FDP与FDS形成的腱环。术后肌腱断裂率更低，因为跟Hunter技术的游离肌腱移植相比，这种移植技术仅有一处缝合口。

适应证

改良Paneva-Holevich技术的适应证与Hunter技术一样。使用该技术，患指必须为指深屈肌腱、指浅屈肌腱同时受损，且伴有严重的瘢痕粘连及无功能的屈指装置。具体而言，适应证包括：（1）Ⅱ区Boyes分级2~5级，伴有严重肌腱瘢痕粘连的屈肌腱重建；（2）伴有骨纤维管损伤的断指再植；（3）屈肌腱重建尝试失败的病例[11]。

指浅屈肌腱完整的病例不可使用该技术，而应使用远指间关节肌腱固定术或关节融合术[11]。相对禁忌证是掌部有瘢痕，因其破坏指浅屈肌腱完整性。

这种技术为儿童患者的屈肌腱分期重建提供了极大的便利，仅需对原康复计划稍做调整[15]。改良Paneva-Holevich技术在儿童患者中的适应证及禁忌证与成人患者一样。

手术技巧

该术式两阶段间隔至少3个月[11]，在每个阶段操作时都应使用放大镜。

第一阶段

通过手术视野极佳的掌侧Bruner切口暴露屈肌

腱。随后尽量切除瘢痕组织，特别注意保留尽量多的滑车。在蚓状肌近端位置切断损伤的指深屈肌腱。在远节指骨基底部保留1cm长的指深屈肌腱用作锚定第一阶段使用的硅胶管及第二阶段的移植肌腱。

在手掌做第二个切口（倒L形），患指为示指或中指时，切口中心靠近大鱼际；当患指为环指或小指时切口中心则靠近小鱼际（图29-1）。找到患指指深、浅屈肌腱末端，松解粘连，在蚓状肌位置水平将两肌腱以端端吻合的方式环接（图29-2）。根据指浅屈肌腱的直径选择合适的硅胶管（通常是3号~5号）。插入硅胶管，其远端直接与之前保留的指深屈肌腱直接缝合，并缝合到末节指骨以加固。在蚓状肌位置水平截断硅胶管，在确定其远端牢固的活动性后，将其近端置于指深、浅屈肌腱环的下方。

通常我们用切除的肌腱并至少重建A1、A2及A4滑车（见图29-2）。滑车重建的技术是将肌腱缝合到骨纤维管的侧面。滑车重建应在置入硅胶管后施行，以更精确地与选择的内置物相匹配。其他操作，如神经修复、指间或掌指关节松解术等也当在此时完成，然后无张力地缝合皮肤。

第二阶段

第二阶段的手术在间隔3个月后进行，包括3个步骤：（1）掌中部倒"L"形切口以找回肌腱环；（2）做一前臂切口以在肌肉肌腱联合部将指浅屈肌腱横向切断；（3）在远指间关节处做一钝角切口以将内置物抽出并将移植的指浅屈肌腱锚定在远节指骨处（图29-3~图29-5）。

掌中部切口的作用是确定硅胶管的近端及找回深浅腱环。因肌腱环的体积较大，所以很容易找

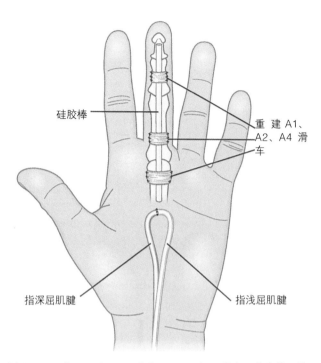

图 29-2 环接 FDS 及 FDP，重建 A1、A2 及 A4 滑车，并在第一阶段置入硅胶棒

硅胶棒

重建 A1、A2、A4 滑车

指深屈肌腱

指浅屈肌腱

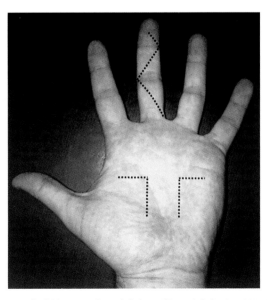

图 29-1 指掌侧 Bruner 切口及掌部 L 形切口以吻合 FDS-FDP 环

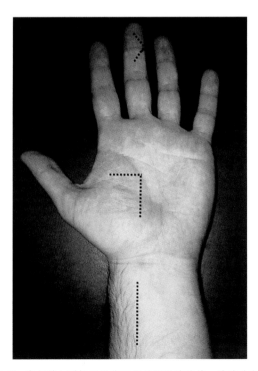

图 29-3 掌部做 L 形切口以找回肌腱环及硅胶管；前臂纵向切口以在近端切断 FDS，远指间关节处做角切口以抽出硅胶管及推进移植的指浅屈肌腱

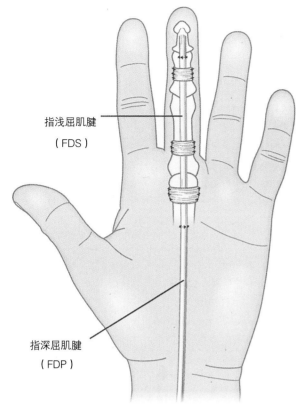

指浅屈肌腱
（FDS）

指深屈肌腱
（FDP）

图 29-4 FDS 与 FDP 环接的部位已愈合。FDS 远端缝合在 FDS 止点残端

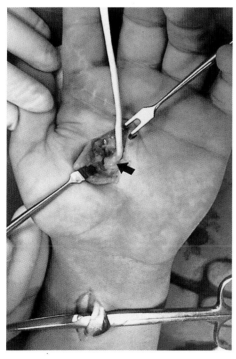

图 29-5 在腕部找回指浅屈肌腱。箭头所示为已愈合的 FDS-FDP 环

出，在少数的病例中可能需要修剪肌腱环。

前臂纵向切口的作用是定位同一手指的指浅屈肌腱。经测量确定所需长度后，将指浅屈肌腱在肌肉肌腱连接处切断。将离断的指浅屈肌腱经腕管从掌中切口处抽出（见图29-5）。将指浅屈肌腱与硅胶管的近端缝合。

在远端指间关节处做一钝角切口，将与肌腱缝合在一起的硅胶管轻轻地在假性腱鞘中抽出（图29-6）。然后，将硅胶管去除，用皮下注射针头经皮肤将移植肌腱临时固定在远节指骨上，然后估计肌腱的张力。将肌腱的张力调整到合适的程度，即当屈腕、伸腕时，重建的手指比相邻的手指轻微过屈。然后，用3-0不可吸收缝线将移植肌腱固定在远节指骨的指深屈肌腱止点处。为了避免指甲畸形，抽出式缝线应在指背甲床近端穿出。近年来，我们在远节指骨掌侧面使用锚钉以锚定移植肌腱的远端。

术后护理

术前被动物理治疗可有效避免手指僵直并使关节达到最大活动度，术后康复计划对维持最大限度的手指关节屈曲也是至关重要的。在两个阶段的术后都应有高强度的物理治疗。

第一阶段

第一阶段手术结束后，用松厚的敷料将手部制动48小时。术后3天掌指关节、指间关节开始高强度被动屈曲活动。目标是达到并维持重建手指关节可完全被动屈伸活动并维持到第二阶段手术

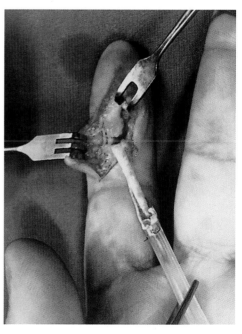

图 29-6 在远端指间关节处做一角切口以抽出与指浅屈肌腱吻合在一起的硅胶管

开始。

第二阶段

第二阶段术后，用背侧夹板将手部固定于腕关节屈曲30°、掌指关节屈曲70°、指间关节轻微屈曲的位置。术后3天开始被动屈曲及主动伸展的早期活动控制锻炼[16]。5周后去除夹板，开始主动活动及抗阻运动以避免发生屈曲挛缩。

结果

在1992~2011年之间，我们运用改良Paneva-Holevich重建技术治疗46例（55指）Ⅱ区肌腱损伤的患者。1992~2000年，我们治疗20例（22指）患者，术后随访至少1年。患者平均年龄为24岁（3~54岁）。平均总主动活动度为189°，总被动活动度为219°（为健侧相对应手指的71%）（图29-7）[11]。根据Buck-Gramcko疗效分级，优50%，良32%，中9%，差9%。采用修订版Strickland疗效分级，优良率为73%。第一阶段手术并发症包括：滑车破裂4指，指甲畸形8指（仅1指美观上不可接受），掌指关节处扳机指1例，敏感性瘢痕1例，深部感染2指。这些结果略优于Wehbe等[8]通过Hunter重建技术所取得的结果，他们报道的手指总主动活动度为176°。我们的结果与采用Hunter重建技术的2项患者数量最多的系列报道的结果相比，也显示出优越性[9,10]。在这些报道中，重建Ⅱ区肌腱损伤的优、良结果分别占42%和40%（La Salle-

Strickland 分级），我们报道的结果为72%（修订版Strickland分级）。

自1970年以来，很多学者都报道了改良Paneva-Holevich技术在大部分患者中取得了优良的疗效（表29-1）。Kessler[4]在其病例中获得了83%的优良率（Strickland分级）。根据Buck-Gramcko分级，Winspur及其同事[17]在其病例中获得了80%的优良率。同样的，在我们的病例中，根据

表 29-1　改良Paneva-Holevich技术的疗效

作者	指	标准*及优良率
Kessler等[4]	6	83%[+], Strickland
Winspur等[17]	10	80%[+]
Brug等[18]	27	52%
Chuinard等[19]	16	62.5%, Boyes（修订版）
Paneva-Holevich等[20]	39	56%, Boyes（修订版）
Alnot等[21]	19	73%, 总主动活动度
Naam[22]	21	52.4%, Strickland
Brug等[23]	76	55%
Beris等[11]	22	82%
Darlis等[15]	9	89%
Abdul-Kader和Amir[24]	12	75%

* 如无特殊说明均采用Buck-Gramcko评价标准
+ 根据文献提供的数据计算所得

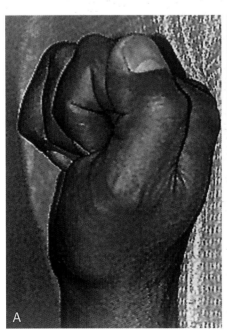
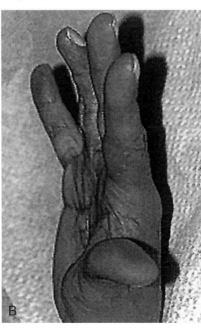

图 29-7　改良 Paneva-Holevich 法重建肌腱术后 3.5 年环指屈（A）伸（B）活动

Buck-Gramcko分级，优良率为82%；根据修订版Strickland分级，优良率为73%[11]。

1992~2005年间，我们应用改良Paneva-Holevich重建技术治疗Ⅱ区肌腱损伤的9例（9指）儿童患者，经平均40个月的随访后，8名儿童（89%）获得了优良的疗效[15]。所获得的总主动活动度为196°、总被动活动度为237°（为健侧对应手指的75%）。

并发症

屈肌腱分两期重建是一种要求很高的技术，伴失败风险及并发症发生可能。两个阶段的手术都可出现并发症[25]。

在两期屈肌腱重建的第一阶段，并发症包括：（1）硅胶管弯曲；（2）皮肤坏死；（3）硅胶管移位；（4）硅胶管远端破裂；（5）滑膜炎；（6）感染。在第二阶段，可出现的并发症包括：（1）弓弦状屈曲挛缩；（2）骨纤维管近端缝合处发生撞击；（3）肌腱过松或过紧；（4）肌腱结合处远端或近端破裂；（5）近指间关节和/或远指间关节屈曲畸形，此乃本阶段最常见的并发症；（6）感染。

改良Paneva-Holevich技术的并发症发生率为0~27%[10,11,15,17~24]。远指间关节的屈曲挛缩是最常报道的并发症，可使用夜间伸展夹板处理[10,11,15,17~24]。硅胶管破裂、弓弦状挛缩、远端缝合口断裂是其他常见的并发症。

在第一阶段，预防硅胶管弯曲可通过无张力缝合滑车，使硅胶管可以自由移动来实现。不少于45°的Bruner角切口可以避免皮肤发生坏死。通过将硅胶管与指深屈肌腱止点缝合及抽出式缝合技术，可以预防硅胶管远端发生断裂。硅胶管发生断裂时，可用取出器通过远节指骨的掌侧切口将内置物取出。抗生素及夹板可有效治疗硅胶管导致的滑膜炎。在第一阶段细致地重建A1、A2及A4滑车可预防第二阶段发生弓弦状挛缩。如移植肌腱缝合处发生断裂，则用与吻合硅胶管断裂一样的方法重新缝合肌腱。远指间关节的屈曲挛缩畸形可通过手术时降低肌腱的张力及第二阶段后使用动态夜间夹板来进行预防。

感染并不常见，一旦发生可严重影响治疗效果。在第一、二阶段，感染率为2.3%~25.6%[8,9,15,25~28]，

不充分的治疗可能需要去除硅胶管，并在5个月后再行两期重建术。感染在第一阶段较第二阶段常见，原因可能为手术暴露广泛和/或硅胶管导致的滑膜炎。在我们的病例报道中，在第一阶段手术有2指（9%）发生感染[29]，1例患者通过闭合冲洗及静脉内使用抗生素而控制感染，另1例则必须将硅胶管去除。

讨论

1971年，Hunter和Salisbury[2]报道了针对Ⅱ区屈肌腱损伤导致功能丧失问题而施行的分两期屈指肌腱重建技术的初步结果。之后，分两期屈指肌腱重建术被广泛接受，但成功率及并发症发生率不尽相同[26,30,31]。在第一阶段，置入硅胶管以刺激形成内壁光滑的假性腱鞘，允许第二阶段游离肌腱可以自由通过[32,33]。在进一步的研究中，Hunter发现重建Ⅱ区的骨纤维管可以使屈肌腱达到无限制的滑行且无粘连形成[34]。

1982年，Paneva-Holevich报道她采用带蒂肌腱移植的方法重建屈肌腱损伤324指，其中有39指形成广泛的瘢痕，后来她将自己的方法（第一阶段在指深屈肌腱与指浅屈肌腱间形成腱环，二者合并而成的带蒂肌腱用于第二阶段的肌腱重建）与Hunter的硅胶管技术结合在一起[20]。与Hunter技术相比，改良Paneva-Holevich技术更具优势，这是因为：（1）在第一阶段，没必要确认肌腱的活动性；（2）在第二阶段，可以轻易地辨认FDS-FDP环；（3）非游离移植，故无供区并发症；（4）在儿童患者中也可以很轻易地施行；（5）它包含一根到第二阶段近端已愈合、坚韧的带蒂肌腱；（6）它采用的是比掌长肌腱、跖肌腱更恒定的指浅屈肌腱作为移植肌腱，前二者在健康个体中的缺如率分别为20%和25%[35]；（7）指浅屈肌腱比Hunter技术中常规使用的肌腱大3倍（平均横断面长度FDS为10.6mm，掌长肌腱为3.1mm，跖肌腱为1.6mm，趾伸肌腱为3.2mm）；（8）使用比滑膜外肌腱有更好的形态、功能及愈合特性的滑膜内肌腱作为移植肌腱[12~14]。

我们仅发现改良Paneva-Holevich技术有2个缺点：（1）调节肌腱在远端锚定点的张力有困难，而肌腱的近端在第二阶段的时候已经愈合，故无此问题；（2）有时候小指的指浅屈肌腱在腕部的部

分很薄且无法使用。这种问题可以通过使用掌长肌腱加强或使用相邻手指的指浅屈肌腱代替而解决。

我们从1992年开始使用改良Paneva-Holevich技术。自1999年起，这种方法已在所有需要分两期重建肌腱的患者中使用。这种技术与Hunter的分两期重建技术相比有不少优点，我们现在对它也更熟悉。一些关于肌腱结合处的改进在文献中也有报道，如在第一阶段使用Kessler缝合法或鱼口技术吻合指浅屈肌腱与指深屈肌腱[22,23]，但对该肌腱环来说，3~4针的简单缝合足矣。可将蚓状肌肌腹在FDS-FDP环上方折叠，但这可能会增加发生蚓状肌阳性指的风险[18,23]。滑车重建可使用切除的废肌腱而不使用掌长肌或伸肌支持带[21]。

很多学者建议第二阶段在远端锚定肌腱的同时应将肌腱移植物固定在指深屈肌腱止点并同时应用抽出式缝合技术固定。通过将肌腱穿过远节指骨骨

管可获得额外的固定强度[3,5]。我们目前倾向于将肌腱置于指深屈肌腱的下方并将其与指深屈肌腱的两边横向吻合，此外，再额外缝合到远节指骨的可吸收锚钉，而不使用抽出式缝合到指甲。如果保留了A5滑车，指深屈肌腱止点的近端可与A5滑车的远端吻合[37]。

在大多数病例中，患指指深屈肌腱的近端作为动力。当指深屈肌的力量缺失或不足时，可将同一手指或相邻手指的指浅屈肌腱作为动力端[8]。术中应该小心判断近端哪根肌腱作为动力端比较合适，指深屈肌腱或指浅屈肌腱都可作为动力来源[18]。联合硅胶管及带蒂肌腱移植的分两期屈肌腱重建术是恢复Ⅱ区屈肌腱功能的有效方法。这种技术组合显示出几种技术上的优势并解决了Hunter技术所带来的问题。

参考文献

1. Paneva-Holevich E: Two stage plasty in flexor tendon injuries of the fingers within digital synovial sheath, Acta Chir Plast 7:112–124, 1965.

2. Paneva-Holevich E: Two-stage tenoplasty in injury of the flexor tendons of the hand, J Bone Joint Surg (Am) 51:21–32, 1969.

3. Hunter JM, Salisbury RE: Flexor-tendon reconstruction in severely damaged hands. A two-stage procedure using a silicone-Dacron reinforced gliding prosthesis prior to tendon grafting, J Bone Joint Surg (Am) 53:829–858, 1971.

4. Kessler FB: Use of a pedicled tendon transfer with a silicone rod in complicated secondary flexor tendon repairs, Plast Reconstr Surg 49:439–443, 1972.

5. Schneider LH: Flexor tendons-late reconstruction. In Green DP, Hotchkiss RN, Pederson WC, editors: Green's Operative Hand Surgery, ed 4, New York, 1999, Churchill Livingstone, pp 1898–1941.

6. Soucacos PN: Two-stage flexor tendon reconstruction using silicone rods. In Vastamaki M, editor: Current Trends in Hand Surgery, Amsterdam, 1995, Elsevier, pp 353–357.

7. Soucacos PN: Secondary flexor tendon reconstruction. In Duparc S, editor: Textbook on Techniques in Orthopaedic Surgery and Traumatology, Paris, 2000, Elsevier SAS, pp 55–340.

8. Wehbé MA, Mawr B, Hunter JM, et al: Two stage flexor-tendon reconstruction, Ten-year experience. J Bone Joint Surg (Am) 68:752–763, 1986.

9. LaSalle WB, Strickland JW: An evaluation of the two-stage flexor tendon reconstruction technique, J Hand Surg (Am) 8:263–267, 1983.

10. Amadio PC, Wood MB, Cooney WP 3rd, et al: Staged flexor tendon reconstruction in the fingers and hand, J Hand Surg (Am) 13:559–562, 1988.

11. Beris AE, Darlis NA, Korompilias AV, et al: Two-stage flexor tendon reconstruction in zone II using a silicone rod and a pedicled intrasynovial graft, J Hand Surg (Am) 28:652–660, 2003.

12. Abrahamsson SO, Gelberman RH, Lohmander SL: Variations in cellular proliferation and matrix synthesis in intrasynovial and extrasynovial tendons: An in vitro study in dogs, J Hand Surg (Am) 19:259–265, 1994.

13. Seiler JG 3rd, Chu CR, Amiel D, et al: Autogenous flexor tendon grafts. Biologic mechanisms for incorporation, Clin Orthop Relat Res 345:239–247, 1997.

14. Leversedge FJ, Zelouf D, Williams C, et al: Flexor tendon grafting to the hand: An assessment of the intrasynovial donor tendon—a preliminary single-cohort study, J Hand Surg (Am) 25:721–730, 2000.

15. Darlis NA, Beris AE, Korompilias AV, et al: Two-stage flexor tendon reconstruction in zone 2 of the hand in

children, J Pediatr Orthop 25:382–386, 2005.

16. Kleinert HE, Kutz JE, Atasoy E, et al: Primary repair of flexor tendons, Orthop Clin North Am 4:865–876, 1973.

17. Winspur I, Phelps DB, Boswick JA Jr: Staged reconstruction of flexor tendons with a silicone rod and a "pedicled" sublimis transfer, Plast Reconstr Surg 61:756–761, 1978.

18. Brug E, Stedtfeld HW: Experience with a two-staged pedicled flexor tendon graft, Hand 11:198–205, 1979.

19. Chuinard RG, Dabezies EJ, Mathews RE: Two-stage superficialis tendon reconstruction in severely damaged fingers, J Hand Surg (Am) 5:135–143, 1980.

20. Paneva-Holevich E: Two-stage reconstruction of the flexor tendons, Int Orthop 6:133–138, 1982.

21. Alnot JY, Mouton P, Bisson P: Longstanding flexor tendon lesions treated by two-stage tendon graft, Ann Chir Main Memb Super 15:25–35, 1996.

22. Naam NH: Staged flexor tendon reconstruction using pedicled tendon graft from the flexor digitorum superficialis, J Hand Surg (Am) 22:323–327, 1997.

23. Brug E, Wetterkamp D, Neuber M, et al: Secondary reconstruction of flexor tendon function of the fingers, Unfallchirurg 101:415–425, 1998.

24. Abdul-Kader MH, Amin MA: Two-stage reconstruction for flexor tendon injuries in zone II using a silicone rod and pedicled sublimis tendon graft, Indian J Plast Surg 43:14–20, 2010.

25. Soucacos PN, Beris AE, Malizos KN, et al: Two-stage treatment of flexor tendon ruptures: Silicone rod complications analyzed in 109 digits, Acta Orthop Scand (Suppl) 275:48–51, 1997.

26. Weinstein SL, Sprague BL, Flatt AE: Evaluation of the two-stage flexor-tendon reconstruction in severely damaged digits, J Bone Joint Surg (Am) 58:786–791, 1976.

27. Frakking TG, Depuydt KP, Kon M, et al: Retrospective outcome analysis of staged flexor tendon reconstruction, J Hand Surg (Br) 25:168–174, 2000.

28. Finsen V: Two-stage grafting of digital flexor tendons: A review of 43 patients after 3 to 15 years, Scand J Plast Reconstr Surg Hand Surg 37:159–162, 2003.

29. Beris AE, Korompilias AV, Lykissas MG, et al: Management of infection in 2-stage flexor tendon reconstruction. In Malizos KN, Soucacos PN, editors: Infections of the Hand and Upper Limb, Athens, 2007, Paschalidis Medical Publications, pp 271–276.

30. Honner R, Meares A: A review of 100 flexor tendon reconstructions with prosthesis, Hand 9:226–231, 1977.

31. Reill P: Die zweizeitige beugesehnentransplantation, Handchirurgie 10:215–221, 1978.

32. Schneider LH: Staged tendon reconstruction, Hand Clin 1:109–120, 1985.

33. Schneider LH: Complications in tendon injury and surgery, Hand Clin 2:361–371, 1986.

34. Hunter JM: Staged flexor tendon reconstruction. In Hunter JM, Schneider LH, Mackin EJ, et al, editors: Rehabilitation of the Hand, St Louis, 1984, CV Mosby, pp 288–313.

35. Wehbé MA: Tendon graft anatomy and harvesting, Orthop Rev 23:253–256, 1994.

36. Carlson GD, Botte MJ, Josephs MS, et al: Morphologic and biomechanical comparison of tendons used as free grafts, J Hand Surg (Am) 18:76–82, 1993.

37. Viegas SF: A new modification of two-stage flexor tendon reconstruction, Tech Hand Up Extrem Surg 10:177–180, 2006.

30 改良Paneva-Holevich法及术后早期功能锻炼

作者　Nash H Naam,MD,FACS　　Lori Niemery,OTR/L,CHT

译者　何　波

概述

屈肌腱严重损伤且伴有腱鞘瘢痕化时往往需进行肌腱移植。腱周瘢痕的形成使肌腱修复难以一次完成，常需分期手术。带蒂的Paneva-Holevich屈肌腱修复术充分利用了指浅屈肌腱（FDS），不需切取游离肌腱作为供体。改良的Paneva-Holevich屈肌腱修复术则一期利用硅胶管促进腱鞘形成，二期再利用带蒂的指浅屈肌腱重建屈指功能。该法结合了Hunter棒和滑膜内肌腱移植的优点，因而比滑膜外肌腱移植修复更少发生肌腱粘连。第二次手术时移植肌腱的近端缝合口已经愈合，患者术后可早期进行主动屈曲活动（AROM）。前提是移植肌腱远端与骨缝合的部位足够牢固。总之，改良Paneva-Holevich屈肌腱修复结合早期主动屈曲功能锻炼可有效提高肌腱修复效果。

时至今日，合并腱鞘严重损伤及瘢痕形成的指屈肌腱功能重建对手外科医师来说仍然是一个难题。腱周组织纤维化使移植的肌腱无法顺利滑动，从而导致肌腱粘连。在这种情况下，往往不适合一次手术就完成指屈肌腱的重建，而应考虑分期完成肌腱重建。

1965年，Paneva-Holevich首次提出使用带蒂的指浅屈肌（FDS）肌腱作为移植物，一期手术行指深屈肌（FDP）和指浅屈肌（FDS）远端端端缝合，二期手术时在缝合口近端切断指浅屈肌腱并将其反转作为肌腱移植物[1,2]。1971年，Hunter和Salisbury提出了在肌腱移植前利用硅胶管刺激软组织形成新腱鞘，可使肌腱在瘢痕化的肌腱床中良好滑动的观点[3]。1972年，Kessler报道了Hunter棒结合带蒂FDS进行指屈肌腱的分期重建术[4]。此后，不少研究报道了这一方法的临床使用情况[5~9]。

我们自1983年开始施行这一手术，并于1997年报道了33例患者的临床疗效[8]。至2009年，共116例患者接受了该手术治疗，其中既有第一次入院行屈肌腱修复者，也有肌腱修复术后再次断裂或粘连二次返院者（图30-1）。入选病例大部分为屈肌腱Ⅱ区损伤，部分为Ⅰ区损伤及合并Ⅱ区腱鞘损伤的Ⅲ区、Ⅳ区屈肌腱损伤者。此法尤其适用于碾压所致的肌腱损伤，它往往合并有骨折、神经损伤及皮肤缺损[5,7,8]。

若肌腱床条件不允许一次手术完成屈肌腱移植修复，此术式便是不二之选。其优点在于允许肌腱术后早期功能锻炼，因为在第二次手术时移植的指浅屈肌腱的近端缝合口已经愈合。但前提是移植肌腱远端与骨缝合的部位足够牢固。Paneva-Holevich建议二期手术后第1周即开始患指的主动活动，且不用担心会增大肌腱再次断裂的概率[7]。

手术方法

一期手术

做Bruner "Z" 形切开，显露屈肌腱，修剪肌腱断端（图30-2~图30-4），注意保护残存的腱鞘组织。若重要的滑车或绝大部分滑车毁损，可用切除的肌腱重建腱鞘，同时可完成神经移植、屈曲挛缩松解。随后，选用最粗的Hunter棒插入，注意防止滑石粉进入伤口而引起炎症。Hunter棒的远端用4-0不可吸收缝线缝合在指深屈肌腱的远断端，棒的近端则游离在手掌侧。损伤的指浅屈肌腱及指深屈肌腱需显露到手掌中部，断端修剪到健康肌腱后再行端端缝合（图30-5~图30-6）。

首先使用6-0Prolene线行肌腱背侧的连续锁边缝合，再用4-0Prolene线行改良Kessler缝合，之后用6-0Prolene线行掌侧肌腱连续锁边缝合，剪线时

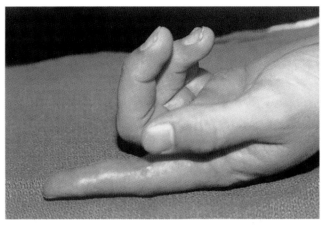

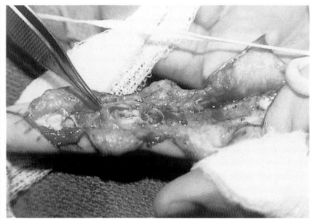

图 30-1 指浅屈肌腱、指深屈肌腱陈旧性损伤后示指主动屈曲功能 图 30-2 一期手术时可见屈肌腱鞘严重瘢痕化，但部分滑车仍较完整
丧失

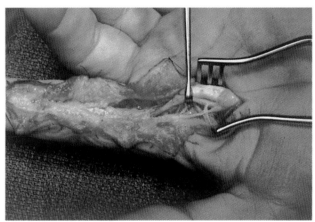

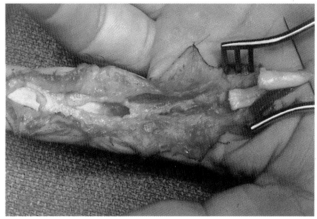

图 30-3 在手指近端可见 FDS 和 FDP 肌腱，屈肌腱鞘瘢痕化明显 图 30-4 屈肌腱断端瘢痕切除后，FDS 和 FDP 肌腱备用

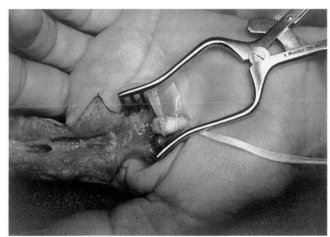

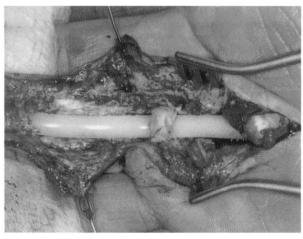

图 30-5 FDS 和 FDP 肌腱的断端行端端修复 图 30-6 插入 Hunter 棒。A2 滑车已用部分切除的屈肌腱重建

注意留长线以便二期手术时辨别。术后因石膏将腕关节固定于屈曲45°。

此法最常用于Ⅰ区、Ⅱ区屈肌腱损伤，及合并Ⅱ区腱鞘损伤的Ⅲ区、Ⅳ区屈肌腱损伤者。对于后者，指浅屈肌、指深屈肌端端缝合位置将位于腕管远端的Ⅲ区或腕管近端的Ⅳ区。指浅屈肌需要向近端分离显露至肌腹-肌腱移行处。术后3~5天，患指开始被动功能锻炼，每天6~8次，其余手指可自由活动（表30-1）。

表30-1   一期手术注意事项

- 切除屈肌腱残端瘢痕
- 保留滑车或利用切除的屈肌腱重建滑车
- 掌侧FDS和FDP断端行端端缝合法修复
- 缝合口留下长缝线以便二期手术时辨别缝合端
- 插入最大的Hunter棒，远端与FDP残端缝合，近端游离在掌侧
- 术后3~5天开始进行被动活动

二期手术

一期手术后需至少12周才能行二期手术，此时瘢痕较柔软。良好的被动活动是进行二期手术的前提条件。在手掌处行Z形切口，暴露肌腱缝合的地方，并松解瘢痕（图30-7）。前臂远端做Z形切开，显露并分离患指的指浅屈肌腱肌腹-肌腱移行处（图30-8与图30-9）。

在远指间关节（DIP）做一切口，暴露新鞘膜的远端，松解Hunter棒。将棒的近端和指浅屈肌近端吻合（图30-10）。当从远端移除Hunter棒时，会将指浅屈肌带入新生腱鞘（图30-11）。指浅屈肌腱到达指尖时，调整移植物的张力。最适合的张力为腕关节屈曲时患指伸直，腕关节背伸时患指屈曲。手休息位时患指的弯曲度应该比正常时稍大。用4-0的不锈钢钉将移植物的远端固定在远端指骨基底部的掌侧面（图30-12），再用4-0Prolene将移植肌腱（指浅屈肌腱）与原指深屈肌腱残端缝合。

术后3~5天，要求患者进行早期主动活动锻炼，如表30-2所述。

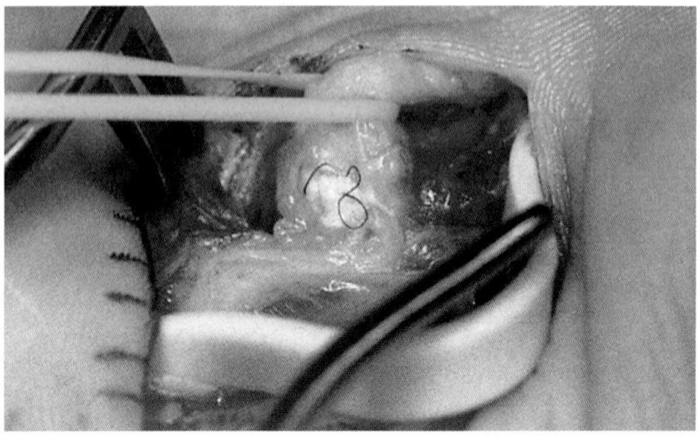

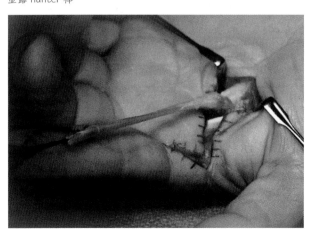

图30-7　二期手术时见FDS和FDP肌腱端端修复位置，手掌近端显露Hunter棒

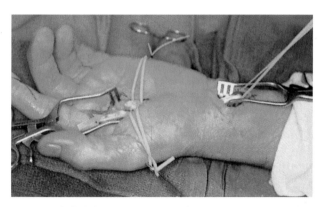

图30-8　在前臂远端显露FDS肌腱，并行肌腹-肌腱移行处分离

图30-9　在手掌切口中获取FDS肌腱

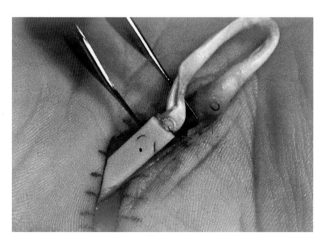

图30-10　FDS的末端在Hunter棒的引导下进入新的腱鞘

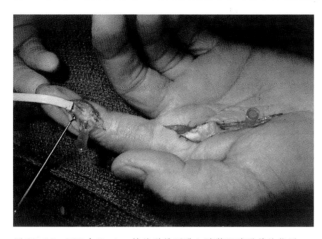

图 30-11　FDS 在 Hunter 棒的引导下进入腱鞘远端附着的位置

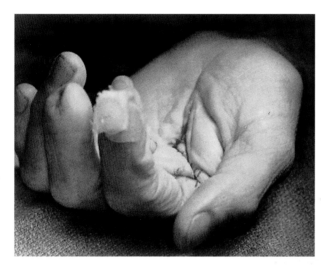

图 30-12　FDS 远端与指骨远端固定术后手指的位置

表30-2　二期手术注意事项

■ 二期手术前预留至少12周恢复时间

■ 在患者得到最佳的被动活动前不进行二期手术

■ 在手掌处显露肌腱吻合处

■ 在前臂远端做一切口，游离患指的FDS，并分离至肌腱联合处

■ 在手掌获取肌腱移植物

■ 将肌腱移植物穿过新腱鞘

■ 调整最适张力，用4-0的不锈钢钉将肌腱固定在指骨远端的骨性结构，可使用4-0的缝线加固

■ 术后3~5天进行早期主动活动

早期功能锻炼

　　在过去的40年里，基础和临床研究的迅速发展使得我们对肌腱的功能、生理和治疗有了更好的

理解[10-13]。这也促进了屈肌腱修复术后康复治疗的变革。屈肌腱修复术后早期康复训练要既能保护修复部位，又能防止粘连。研究表明，术后早期进行适量的主动功能锻炼能够改善肌腱的功能，从而使肌腱具有更好的伸展性，并减少粘连[14-15]。不少研究均表明屈肌腱修复术后早期主动活动能够获得良好的疗效[13,16-20]。

　　总之，改良Paneva-Holevich屈肌腱修复术非常适合术后早期功能锻炼。因为移植肌腱近端缝合口在二期手术时已基本愈合，且移植肌腱与末节指骨间的固定强度足以承受相应的肌腱张力。我们的经验表明，近期手术疗效比前期的效果要好，原因在于近15年来，我们对患者实行了早期康复训练（AROM）。Smith对分期屈肌腱修复重建的患者进行早期主动活动，研究发现22例患者的26个手指中有20个手指（77%）可获得很好的疗效[17]。

我们的方案

　　早期康复训练需要获得患者充分的理解与配合。术前康复指导非常重要，既能使患者更好地理解训练的内容，又能使其具有更好的依从性。治疗师应在术前与患者沟通、讨论术后康复计划，从而帮助患者理解康复计划的重要性及其对预后的影响。术前预先设计制作好夹板可减少花费的时间和难度。因为基本上所有患者都是择期手术，所以术前康复指导能够得到很好的实施。

　　术后3~5天第一次随访时，拆除加压包扎的敷料，改用指套或自粘绷带包扎。背侧石膏使腕关节保持中立位或屈曲20°、掌指关节（MP）屈曲60°、指间关节（IP）伸直位。刚开始时"放置—维持"训练与石膏固定交替进行，然后逐渐过渡到掌背侧石膏保护下的中度范围的主动屈伸活动，每日4次。在此期间，应避免手指过度屈、伸。

　　术后2周开始按摩以减少局部瘢痕组织的形成。具体方式为：从水平、垂直及环形方向轻轻按摩瘢痕，每日4次。夜间则将适当大小的自粘硅胶片直接覆盖于瘢痕之上，再用自粘绷带或弹性织物包扎。这样可使瘢痕减少、变平和变光滑。

　　第2周时主动活动范围增加，并开始轻度抗阻，每日6~8次。必要时可行超声检查了解肌腱粘连情况。

　　第4~5周去除掌背侧夹板，制作"钳"状夹板使掌指关节固定在0°位，使近指间关节和远指间关节能够完全主动活动，以促进屈肌腱充分滑动（图 30-13）。该夹板可仅在锻炼时佩戴或全程使用，同时患肢避免负重，必要时可用电刺激辅助神经功能的恢复。

第8周，逐渐加大康复训练的强度。当患者主动活动良好时，可减少"钳"状夹板的佩戴时间，直至术后8周完全恢复患手的正常活动（图30-14）。

个人经验和疗效

1983~2009年，我们用改良Paneva-Holevich屈肌腱修复术治疗了116例患者，94例获得随访，包括68例男性和26例女性，年龄14~71岁，平均34岁。其中示指21例，中指37例，环指17例，小指19例；Ⅰ区损伤12例，Ⅱ区63例，Ⅲ区13例，Ⅳ区6例。术前改良的Boyes分型：1型0例，2型32例，3型14例，4型19例，5型29例[21,22]。66例患者曾行肌腱修复、松解手术，其中肌腱修复术36例（一期修复25例，二期修复11例）、屈肌腱移植术11例、肌腱松解术19例。

一期手术中，需行滑车重建的患者有42例，神经移植12例（5例使用聚乙醇酸神经导管），韧带切除以松解近指间关节26例[23]。滑车重建采用Kleinert和Bennett法。

术后随访2~27年不等，平均9.5年。术后功能评价采用Strickland-Glogovac分级评价方法[24]。该法通过测量PIP和DIP关节的主动屈伸情况获得关

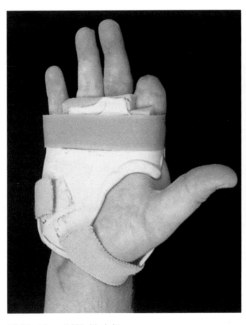
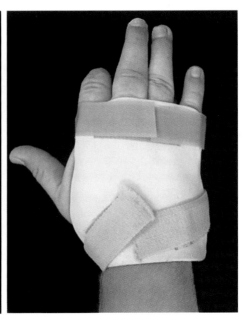

图 30-13　"钳"状夹板

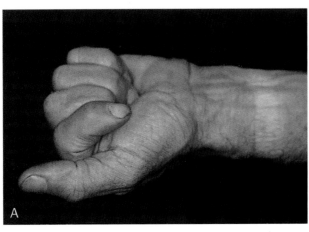
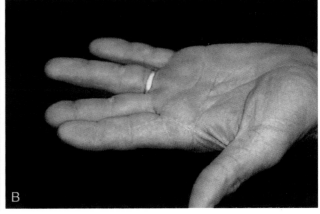

图 30-14　术后1年功能恢复情况。A. 屈曲。B. 伸直

节的活动度评价。活动范围超过150°的评为优，125°~149°为良，90°~124°为中，小于90°为差。最后据此评定优27例，良43例，中11例，差13例。损伤区域与预后的关系请见表30-3。改良Boyes分型与预后的关系请见表30-4。78%的患者对手术表示满意或十分满意。94例患者中有64例为手工劳动者，其中59例重返原来的工作岗位，2例更换工作，3例退休。

共57例近指间关节（PIP）、远指间关节（DIP）或两关节同时存在屈曲挛缩。屈曲挛缩角度从5°~57°不等，平均为14°。这些患者术后无一例感染或肌腱再次断裂，但需行肌腱松解术者14例，10例有改善，4例无改善，其中2例因屈曲畸形接受PIP关节成形术。

术式选择

只要指浅屈肌腱条件良好，均可施行改良Paneva-Holevich屈肌腱修复术。该术式避免了切取其他肌腱移植时所造成的供区损伤，指浅屈肌腱是滑膜内肌腱，有许多滑膜外肌腱不具有的优点。动物研究表明，使用包括指浅屈肌腱在内的滑膜内肌腱进行肌腱移植，术后功能比用掌长肌腱、跖肌腱等滑膜外肌腱的效果要好[25-28]。Gelberman等[25]比较了狗滑膜内、外肌腱的形态学和功能特性，发现滑膜内肌腱移植术后粘连少，且其细胞结构、胶原排列形态与正常时相仿，可为肌腱活动提供光滑的滑动面。而滑膜外肌腱移植后，结缔组织可从腱鞘长入，从而影响肌腱的滑动。他们认为，滑膜内肌腱移植在形态和功能上均比滑膜外肌腱移植要好。

该术式的另一优点在于，指浅屈肌腱粗细与指深屈肌腱相似，而掌长肌或跖肌相对较小。Carlson等[29]研究了包括掌长肌腱、跖肌腱、趾长伸肌腱和指浅屈肌腱在内的不同游离移植物的形态学和生物力学特性，发现指浅屈肌腱平均横截面积为10.6 mm^2，而掌长肌腱、跖肌腱和趾长伸肌腱的面积分别为3.1 mm^2、1.6 mm^{2}和3.2 mm^2。因指浅屈肌腱的平均横截面积与指深屈肌腱接近，所以我们建议一期手术时使用最粗的Hunter棒。在我们的临床实践中，76%的病例使用6号Hunter棒，14%使用5号，10%使用4号。

从手术本身来说，该术式也有很多优点。在二期手术时，显露指浅屈肌腱和指深屈肌腱缝合口

表30-3 损伤区域与移植效果

区域	病例数	功能恢复				优良率（%）
		优	良	中	差	
1	12	2	9	0	1	92
2	63	20	24	10	9	70
3	13	3	8	0	2	85
4	6	2	2	1	1	67
总计	94	27	43	11	13	74

表30-4 改良Boyes分级法评估术后的恢复情况

分型	病例数	功能恢复				优良率（%）
		有	良	中	差	
Ⅱ	32	9	16	4	3	78
Ⅲ	14	4	7	1	2	79
Ⅳ	19	6	9	2	2	79
Ⅴ	29	8	11	4	6	66

的位置，比显露患指的指深屈肌腱要容易。一期手术时使用长缝线在缝合口标记，使二期手术时寻找缝合口更为简便。使用最大的 Hunter 棒可防止新生的腱鞘过细，而使指浅屈肌腱在二期手术时难以通过。目前，我们尚未发现指浅屈肌腱无法通过腱鞘

的病例。总之，Hunter 棒刺激新腱鞘形成结合带蒂指浅屈肌腱作为移植物的术式结合了两者的优点，该术式比应用 Hunter 棒和滑膜外肌腱移植物，如掌长肌、趾肌和趾伸肌等的传统术式具有更多的优点[30~33]。

参考文献

1. Paneva-Holevich E: Two-stage plasty in flexor tendon injuries of fingers within the digital synovial sheath, Acta Chir Plast 7:112–124, 1965.

2. Paneva-Holevich E: Two-stage tenoplasty in injury of the flexor tendons of the hand, J Bone Joint Surg (Am) 51:21–32, 1969.

3. Hunter JM, Salisbury RE: Flexor tendon reconstruction in severely damaged hands: a two-stage procedure using a silicone-Dacron reinforced gliding prosthesis prior to tendon grafting, J Bone Joint Surg (Am) 53:829–858, 1971.

4. Kessler FB: Use of a pedicled tendon transfer with a silicone rod in complicated secondary flexor tendon repairs, Plast Reconstr Surg 49:439–443, 1972.

5. Chong JK, Cramer LM, Culf NK: Combined two-stage tenoplasty with silicone rods for multiple flexor tendon injuries in "no-man's land," J Trauma 12:104–121, 1972.

6. Winspur I, Phelps DB, Boswick JA: Staged reconstruction of flexor tendons with a silicone rod and a "pedicled" sublimis transfer, Plast Reconstr Surg 61:756–761, 1978.

7. Paneva-Holevich E: Two-stage tenoplasty: results. In Hunter JM, Schneider LH, Mackin EJ, editors: Tendon Surgery in the Hand, St Louis, 1987, CV Mosby, pp 272–281.

8. Naam NH: Staged flexor tendon reconstruction using pedicled tendon graft from the flexor digitorum superficialis, J Hand Surg (Am) 22:323–327, 1997.

9. Beris AE, Darlis NA, Korompilias AV, et al: Two-stage flexor tendon reconstruction in zone II using a silicone rod and a pedicled intrasynovial graft, J Hand Surg (Am) 28:652–660, 2003.

10. Lundborg G: Experimental flexor tendon healing without adhesion formation—a new concept of tendon nutrition and intrinsic healing mechanisms. A preliminary report, Hand 8:235–238, 1976.

11. Gelberman RH, Vande Berg JS, Lundborg GN, et al: Flexor tendon healing and restoration of the gliding surface: An ultrastructural study in dogs, J Bone Joint Surg (Am) 65:70–80, 1983.

12. Boyer MI, Strickland JW, Engles D, et al: Flexor tendon repair and rehabilitation: state of the art in 2002, Instr Course Lect 52:137–161, 2003.

13. Tang JB: Indications, methods, postoperative motion and outcome evaluation of primary flexor tendon repairs in Zone 2, J Hand Surg (Eur) 32:118–129, 2007.

14. Chesney A, Chauhan A, Kattan A, et al: Systematic review of flexor tendon rehabilitation protocols in zone II of the hand, Plast Reconstr Surg 127:1583–1592, 2011.

15. Gelberman RH, Woo SL, Lothringer K, et al: Effects of early intermittent passive mobilization on healing canine flexor tendons, J Hand Surg (Am) 7:170–175, 1982.

16. Khan K, Riaz M, Murison MS, et al: Early active mobilization after second stage flexor tendon grafts, J Hand Surg (Br) 22:372–374, 1997.

17. Smith P, Jones M, Grobbelaar A: Two-stage grafting of flexor tendons: results after mobilization by controlled early active movement, Scand J Plast Reconstr Surg Hand Surg 38:220–227, 2004.

18. Braga-Silva J, Kuyven CR: Early active mobilization after flexor tendon repairs in zone two, Chir Main 24:165–168, 2005.

19. Pettengill KM: The evolution of early mobilization of the repaired flexor tendon, J Hand Ther 18:157–168, 2005.

20. Yamazaki H, Kato H, Uchiyama S, et al: Long term results of early active extension and passive flexion mobilization following one-stage tendon grafting for neglected injuries of the flexor digitorum profundus in children, J Hand Surg (Eur) 36:303–307, 2011.

21. Boyes JH: Flexor tendon grafts in the fingers and thumb: an evaluation of end results, J Bone Joint Surg (Am) 32:489–499, 1950.

22. Boyes JH, Stark HH: Flexor tendon grafts in the fingers and thumb: a study of factors influencing results in 1000 cases, J Bone Joint Surg (Am) 53:1332–1342, 1971.

23. Kleinert HE, Bennett JB: Digital pulley reconstruction employing the always present rim of the previous pulley, J Hand Surg (Am) 3:297–298, 1978.

24. Strickland JW, Glogovac SV: Digital function following flexor tendon repair in Zone II: A comparison of immobilization and controlled passive motion techniques, J Hand Surg (Am) 5:537–543, 1980.

25. Gelberman RH, Seiler JG III, Rosenberg AE, et al: Intercalary flexor tendon grafts: A morphological study of intrasynovial and extrasynovial donor tendons, Scand J Plast Reconstr Surg Hand Surg 26:257–264, 1992.

26. Seiler JG III, Gelberman RH, Williams CS, et al: Autogenous flexor-tendon grafts: A biomechanical and morphological study in dogs, J Bone Joint Surg (Am) 75:1004–1014, 1993.322 Section 3: Secondary Flexor Tendon Surgery

27. Abrahamsson SO, Gelberman RH, Lohmander SL: Variations in cellular proliferation and matrix synthesis in intrasynovial and extrasynovial tendons: An in vitro study in dogs, J Hand Surg (Am) 19:259–265, 1994.

28. Leversedge FJ, Zelouf D, Williams C, et al: Flexor tendon grafting to the hand: an assessment of the intrasynovial donor tendon: A preliminary single-cohort study, J Hand Surg (Am) 25:721–730, 2000.

29. Carlson GD, Botte MJ, Josephs MS, et al: Morphologic and biomechanical comparison of tendons used as free grafts, J Hand Surg (Am) 18:76–82, 1993.

30. Brug E, Stedtfeld HW: Experience with a two-stage pedicled flexor tendon graft, Hand 11:198–205, 1979.

31. LaSalle WB, Strickland JW: An evaluation of the two-stage flexor tendon reconstruction technique, J Hand Surg (Am) 8:263–267, 1983.

32. Amadio PC, Wood MB, Cooney WP 3rd, et al: Staged flexor tendon reconstruction in the fingers and hand, J Hand Surg (Am) 13:559–562, 1988.

33. Wehbe MA, Mawr B, Hunter JM, et al: Two-stage flexor-tendon reconstruction. Ten-year experience, J Bone Joint Surg (Am) 68:752–763, 1986.

31 带血管蒂的肌腱转移重建

A 肌腱的血供、滑动及带蒂或游离含血供的肌腱转位

作者　Jean Claude Guimberteau, MD

译者　何　波

概述

本章介绍几种屈肌腱重建的新方法。被完整腱旁组织包绕的肌腱保留了腱系带供血，且其滑动面完整，故可有效避免术后肌腱粘连，一次手术即可完成肌腱修复重建。移植肌腱可以通过局部带蒂转移、足部游离复合组织瓣或者从遗体捐献者中获得。这些带血供的肌腱瓣或肌腱皮瓣用途广泛，可用于伴有多种组织、结构损伤的肌腱缺损重建。我们已获得良好临床效果。

以往的研究认为，肌肉产生的力量，通过肌腱传导，作用于骨关节从而控制肢体的运动，而屈肌腱修复重建的目的是恢复其肌力传导的作用。因此在很长一段时间里，学术界认为肌腱是没有血运的，是一种简单的机械装置，在人体中的作用仅仅是一个肌力"传输带"。

从20世纪40年代开始就有很多研究表明肌腱愈合能力很差的主要原因是胶原生成不足，此时纤维组织增生造成肌腱与周围组织粘连，减弱肌腱活动能力，从而影响肌腱功能的恢复。

20世纪60年代，Potenza 提出周围组织粘连在肌腱愈合过程中发挥了重要作用[1]。自此，很多学者致力于研究如何减少肌腱粘连对肌腱功能的影响，并试图改善肌腱的滑动性能。研究认为，肌腱血供少，仅通过滑液即可获得充足的营养，因此很少有人重视肌腱的血液供应，更不会去研究为何肌腱需要血供以及其血供的供给方式[2]。

过去大部分研究致力于如何减少移植肌腱与受区组织的粘连。相关报道介绍并展示肠线、聚酯、硅胶管等功能，但均对肌腱的稳定性不利，存在愈合不良并导致肌腱再次断裂或坏死的问题。尽管粘连对肌腱滑动及功能恢复有不良影响，却又是一些严重毁损的肌腱愈合的条件。术者需慎重考虑，要么肌腱牺牲滑动功能而粘连，要么保留滑动功能而可能再次断裂。

掌长肌腱、跖肌腱等均可用于常规的肌腱移植[3]。对于二期肌腱修复或重建造成严重瘢痕并影响肌腱功能的患指，需进行分两期肌腱功能重建。James Hunter[4]和Paneva Holevitch[5]报道的分两期肌腱修复方法需多个手术。一期时埋入一条硅胶管用于刺激组织形成新的腱鞘，二期手术行肌腱移植或转位。然而除Hunter本人报道有80%的优良率外，其他报道优良率仅为50%左右。此外，从中、长期效果来看，该术式的优良率更低，部分患者还可能出现手指的屈曲畸形。而且完成两次手术最少需要6个月，因此有人将失败归咎于康复时间长、手术难度大等原因。

总体来说，这些手术遵循了一定的机械性原理。将肌腱作为一个传递力量的滑动绳，一期手术通过建立一个可分泌滑液的假性腱鞘以提供具有良好滑动能力的界面。尽管与以往相比较，该原理有了比较大的进步，但是其运用效果并不十分理想。这使得部分学者对肌腱无血供、仅为肌力"传输带"这一理论产生了怀疑。

在功能重建阶段，无血供的肌腱置入并不健康的受区，很难同时获得肌腱愈合良好并滑动度良好的效果。随后的研究表明，肌腱不仅具有分布在其内部及表面的血供，而且拥有自身的淋巴回流系统[6~9]。然而到目前为止，临床医师也没有认识到上

述理论的重要性。因此，为获得更好的手术效果，我们有必要重新认识一下肌腱复杂的生理功能。

数十年来，人们想当然地认为存在某种组织，比如"分层组织、分层或者组织间潜在间隙"，然而它们的存在与否需要进一步探讨。这种"组织间隙"被认为是一种潜在的空间或为疏松结缔组织，并且它们的生物力学功能不明确。在过去的50多年中，不少研究致力于在显微镜下寻找该组织间隙，但是仍不能证实其客观存在。如今，涌现出了许多关于皮下组织作用的新认识，这些研究促进了肌腱外科修复理念的更新[10]。

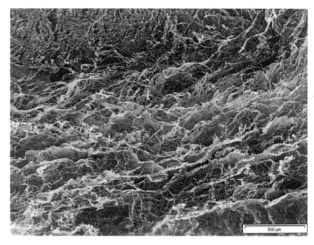

图 31A-2　组织学上见腱鞘滑车内胶原的连续性

解剖与外科基础

Ⅲ、Ⅳ、Ⅴ区屈肌腱结构显微视频

术中我们通过显微镜（25倍）观察了相关活体组织的功能，包括肌腱、肌肉及在神经鞘内的近距离观察等。

在很长一段时间里，一种通常被称为"结缔组织""蜂窝组织"或"疏松组织和腱旁组织"的滑动组织，被认为填充在肌腱周围。它的重要功能是使肌腱与其相邻的组织结构相互独立，并获得良好活动性。例如，它存在于器官与器官之间，尤其是肌腱与皮肤之间。该组织有对位于其中的组织结构提供血供及淋巴回流的作用（图31A-1）。

从机械原理来说，这些腱旁组织通过减少摩擦使肌腱具有良好的滑动性和适应力。腱旁组织由不同方向的纤维构成，它们相互缠绕形成不同的区域，并形成不同的微空泡结构（图31A-2），称为多空泡结构的胶原动态吸收系统（MVCAS）。

该系统位于肌腱及其周围组织之间，可增加肌腱滑动范围和速度，但并不带动肌腱周围其他组织的活动，因此肌腱活动时其表层皮肤不需要移动。

现在我们从解剖学角度来研究该系统，并重新定义分层滑动结构的概念。这种被称为"结缔组织"的微空泡结构的滑动组织应该位于肌腱与肌腱周围组织之间[11,12]，但扫描电镜并没有发现它的存在。然而，机械学和流体力学研究又表明"结缔组织"中存在成千上万的从几微米到几毫米的微泡结构（图31A-3），且这些错综复杂的微泡结构由胶原纤维构成。该研究促使了肌腱重建理论的变革。这些研究表明，肌腱、腱旁组织及腱鞘在组织结构上是连续的，因而血液供应也是连续的。因此有新概念提出：滑动系统包括肌腱及其周围的腱鞘组织。其临床意义在于：（1）包含腱鞘及其自身血供系统的肌腱移植可获得良好效果；（2）若肌腱

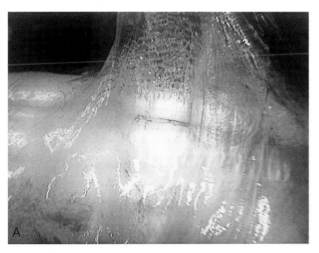

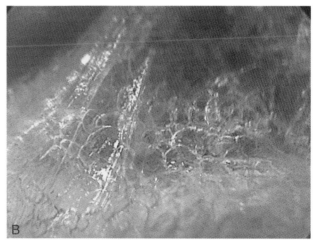

图 31A-1　A.腱旁组织牵拉显示肌腱表面和纤维组织。B.肌腱间滑动纤维网

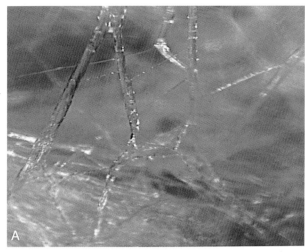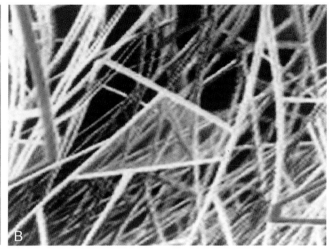

图 31A-3　滑动系统内多纤维框架、微空泡结构，图示微空泡结构的组成（例如黏多糖及其胶原纤维 I 和 III 组成的框架结构）

与其腱鞘分离或肌腱与腱鞘系统被损伤，将导致肌腱粘连；（3）肌腱仅仅是"滑动系统"中的一部分。

作者试图从 III、IV、V 区中观察肌腱在肌力产生和传导中的不同作用。发现肌腱在腕管中并不是一个在潜在空间中的简单肌力传导者，也不是没有血供或少量血供的结构，相反它有自身的血液供应系统 MVCAS，这使得肌腱与其周围组织广泛相关。

我们进行肌腱重建的基本原则

从 III、IV、V 区到 I、II 区均可进行指屈肌腱单元（含腱鞘、腱旁组织）整体移植。我们使用该法对肌腱功能评定为 Boyes 3、4 级损伤的患者进行修复重建[13,14]。Boyes 3、4 级肌腱损伤：弹性牵引后近指间关节（PIP）、远指间关节（DIP）被动活动仍受限的患者（3 级），合并主要软组织损伤、关节僵硬、血供差及失营养改变的患者（4 级）。

该理论的主要基础是认为肌腱具有其自身血液供应，并与周围的腱鞘一起构成一个复杂的滑动系统（图 31A-4）。

为了推广该术式，作者尝试回答以下基础问题。（1）哪个区的滑动装置可以替代 I、II 区屈肌腱的滑动装置？腱系膜及其血管分支由外至内为屈肌腱及腕管内滑动装置提供血运，被转移的结构是一个原本就存在于 III、IV、V 区的真正滑动装置。（2）被转移的屈肌腱滑动装置如何获得血运？研究表明，其血运来自于尺动脉发出的腱系膜支。在腕远 1/3 处，即在屈肌支持带或环状韧带之前，后者有 2~3 条直径约 1mm 的分支。这些血管通过透

明的系膜韧带连接肌腱并在腕管腱鞘后走向指浅屈肌腱远端，但主要是中指、环指和小指。由于此套血供系统主要营养肌肉-肌腱移行处以远的肌腱及腕部腱鞘结构，因此可通过逆行分离获得带血供的该肌腱滑动系统。（3）移植的肌腱滑动装置在 II 区如何处置？对于该肌腱滑动装置的切取移植，只能以尺动脉为血管蒂。虽然临床上肌腱缺损修复情况多种多样，但均可使用该法进行修复（图 31A-5）。

尺动脉皮瓣的解剖特点

在前臂远端，尺动脉与神经伴行于尺侧腕屈肌腱外侧及第 4、5 指浅屈（FDS）肌腱内侧，在中远 1/3 以远仅被皮肤、皮下组织和深筋膜覆盖。而在近 1/3 处尺动脉走行复杂，故尺动脉皮瓣难以切取。在远端，尺动脉发出 2~4 个大约 1cm 长的直径 1~3mm 的皮支，它们之间的距离为 15~25mm，因此每个皮瓣至少可包括 2 个较好的皮支。我们病例的血管分布情况符合上述描述（图 31A-6）。前臂掌侧的血液回流包括两套静脉系统，如深静脉系统和浅静脉系统，后者管径更加粗大，更适合于带蒂皮瓣或游离皮瓣的切取。

手术步骤

尺动脉为蒂的指浅屈肌腱转位术（关键步骤）

主要方法是通过转移环指 FDS 肌腱修复其他手指的肌腱缺损。术前需完成血管的 Allen 试验及多普勒检查，用以了解桡动脉是否能够为手部提供足够的血供，必要时可行血管造影检查。于尺侧腕屈肌

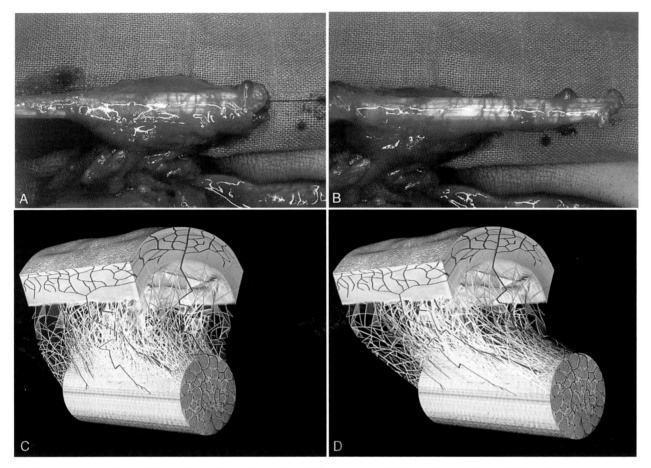

图 31A-4　A,B. 屈肌腱、总腱鞘（Ⅲ区）以及腱系膜（内侧为尺动脉分支）组成滑动单位。C,D. 肌腱滑动时 MCVAS 的运动

腱外侧做纵向切口，显露尺动脉，注意保留作为皮瓣营养血管的穿支，在前臂远1/3处分离尺神经与尺动脉直至Guyon管，此时可显露尺动脉前外侧的一些分支，这是主要营养腕部腱鞘和屈肌腱滑膜系统的分支血管。这些小的分支进入腕部腱鞘及其复杂的微小吸收系统，它与旁边的纤维组织一起形成长约2cm的"系膜"，可称为"腱系膜"。

准备切取尺动脉为蒂的环指FDS肌腱、腱鞘及腱系膜复合组织瓣（图31A-7），屈肌支持带近侧缘以近的尺动脉前外侧一般包括2~3个直径0.2~0.5mm的小分支。在A1滑车水平，牵拉环指FDS肌腱后切断，注意保护指深屈（FDP）肌腱腱系膜。结扎尺动脉近端及影响尺动脉旋转的非皮瓣、腱鞘营养血管，保留腱周的多空泡结构的胶原动态吸收系统（MVCAS），这样一长约20cm的带血运的复合肌腱组织瓣就切取成功了。

该复合肌腱组织瓣可以用于修复从指尖到腕部的肌腱缺损，肌腱及腱周组织可放置于Ⅱ区的A2、A3滑车下，注意保护或重建这2个滑车。然

而，一般来说，原滑车系统往往会相对狭窄而需要扩张，因而我们更倾向于重建滑车，尤其对于那些血运欠佳的组织瓣。

肌腱远端可使用钢丝固定于末节指骨，而肌腱近端可与指深屈肌腱的远端行Pulvertaft缝合，并给予比正常手指屈肌腱略大的张力。

整个手术过程大约3小时：包括显露患指1小时，供区切取1小时，重建和关闭伤口1小时。

术后动力支具固定，用以协助早期功能锻炼，但不适用于伴有皮肤问题的患者。

FDS 肌腱转位重建其他 FDS 完好手指的 FDP 肌腱术

该术式在切取与转移方面没有什么特殊要求，但是术中需注意受区FDS肌腱及Camper腱交叉的情况。由于在A1、A2滑车区FDP肌腱和FDS肌腱关系密切，所以在手术操作方面有一定难度。受伤时间越久，肌腱滑车狭窄的可能性越大。尽管腱鞘狭窄可以机械扩张，但并不简单，且易断裂，否则需行滑车重建术。我们的病例均获得了良好的效

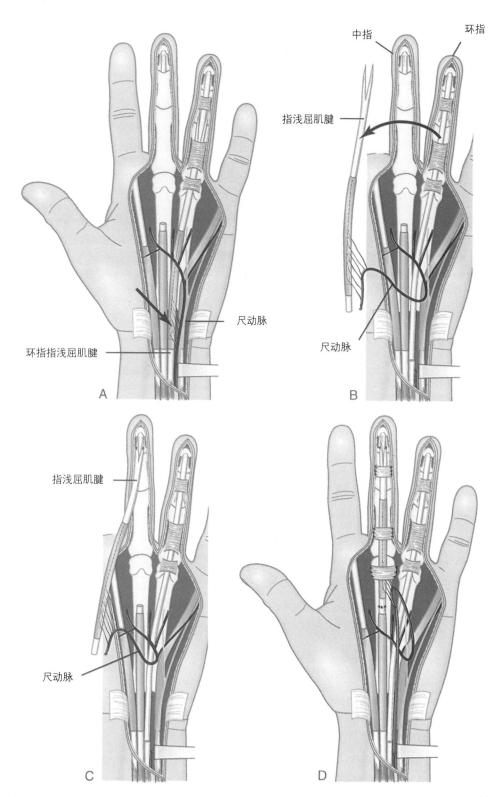

中指
环指
指浅屈肌腱
尺动脉
环指指浅屈肌腱
A

尺动脉
B

指浅屈肌腱
尺动脉
C

D

图31A-5 逆行岛状带蒂屈肌腱及其周围腱鞘移植。A.辨认环指FDS肌腱周围的腱系膜。B.切断环指的FDS肌腱和尺动脉。C.肌腱移植到中指。D.在Ⅱ区外完成肌腱的转位和连接

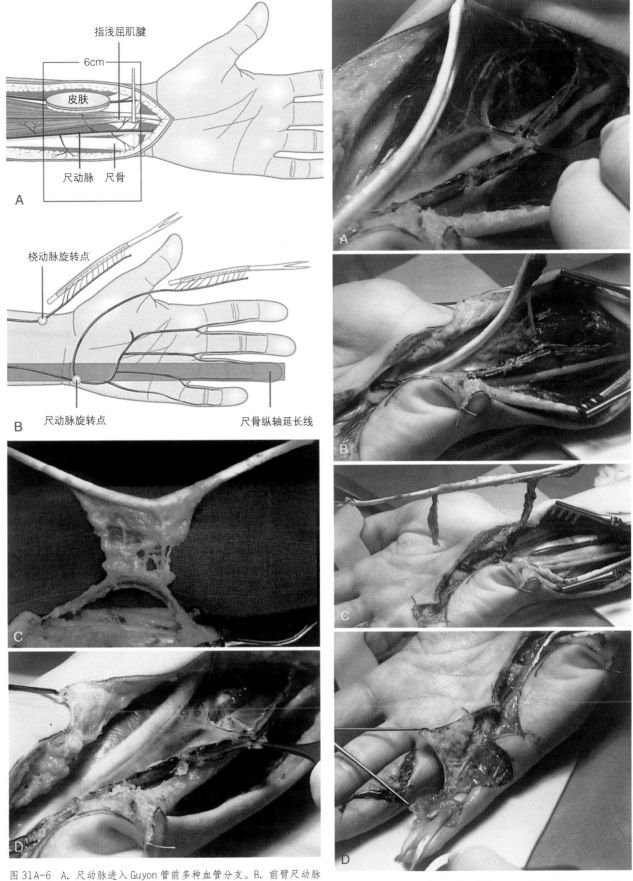

图 31A-6　A. 尺动脉进入 Guyon 管前多种血管分支。B. 前臂尺动脉皮瓣旋转点很远，可以用于修复手部远处缺损；而前臂桡动脉没有这样远处的旋转点，不适合手指远端缺损的修复。C. 尺动脉的分支供应 FDS 肌腱。D. 腱系膜及来自尺动脉的血供

图 31A-7　A. 腱系膜及尺动脉供应 FDS 肌腱的分支，Camper 交叉近段切断 FDS。B. 肌腱切断后及尺动脉切断前。C. 屈曲滑动单元。D. 移植到受区

果，并且其结果往往优于肌腱或关节固定术。

联合带蒂 FDS 肌腱和掌长肌腱转位重建肌腱和滑车

Weilby 法重建滑车是比较老的术式。然而新的观点认为，掌长肌腱与 FDS 肌腱共用一个腱系膜，可一起用来重建屈指功能。与 Weilby 法一样，我

们用掌长肌腱重建 A1~A4 腱鞘缺损，但在缝合前必须检查肌腱的滑动性如何。

复合屈肌腱和皮瓣转位

该术式在重建肌腱功能的同时可解决皮肤缺损、挛缩问题（图31A-8）。尺动脉在前臂远端 1/3 不仅营养FDS肌腱，而且营养周围皮肤。这些

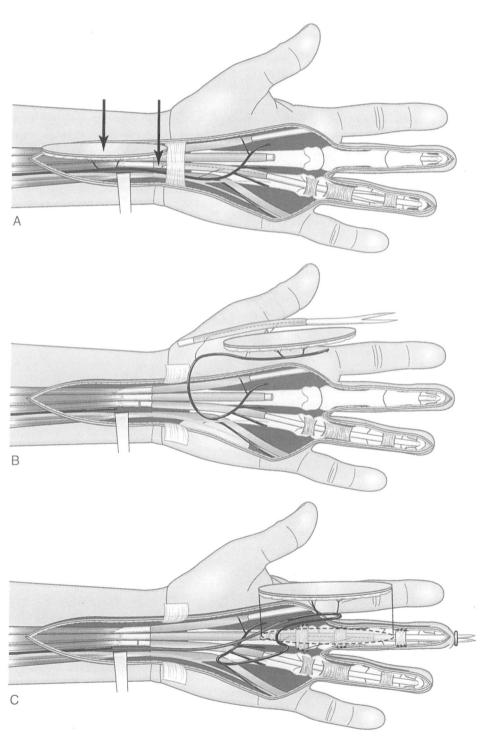

图 31A-8　复合屈肌腱及皮肤移植。A. 腱系膜及皮肤分支。B.切断环指的 FDS 和尺动脉，游离肌腱和尺动脉皮瓣。C. Ⅱ 区外进行肌腱连接，皮肤覆盖创面

皮肤穿支与腱系膜营养血管相近，口径相似，使带皮肤的FDS肌腱移植成为可能[13,15]。轻轻将皮瓣向上牵拉，可看见细小的穿支血管垂直尺动脉穿入皮瓣，确定皮瓣蒂部后，就可以切取了（图31A-9）。

接下来就是辨认腱系膜动脉及尺动脉切取。一般来说，皮瓣应设计在腱系膜的近端。然而，由于这些穿支血管具有弹性，肌腱可按原方向转移修复受区，而皮瓣却可以旋转180°后置于手指的掌侧。皮瓣应该无张力缝合，以免发生皮肤坏死，这对获得良好预后非常重要。

据我们的临床病例看来，该术式很少出现并发症。尺动脉解剖恒定，很少变异，并且至少有一支好的穿支血管。皮瓣在手掌部可有360°的旋转范围，因而可修复手任何部位的皮肤缺损。它具有组织质量良好、皮下脂肪少、无毛发及供区无严重并发症、术后前臂瘢痕外形良好等优点。当然，该皮瓣带上尺神经内侧皮支形成具有感觉的皮瓣将会获得更好的效果。

该术式适用于多次手术后手指掌侧明显瘢痕形成、植皮不能有效解决问题的患者。此外，也适合手指掌侧皮肤广泛瘢痕形成、质地差，不可能进行肌腱转位及早期活动的患者（图31A-10），带蒂FDS肌腱皮瓣移植修复术可有效解决此问题。

尺动脉的解剖特点使前臂的复合组织皮瓣具有很好的适应性，可解决临床各种伴有皮肤问题的肌腱缺损问题。例如，它可设计为带1条或2条肌腱的2个皮瓣，也可为1个皮瓣带有1条FDS肌腱和1条掌长肌腱，其中掌长肌腱可用于滑车修复，必要时还可带上骨瓣（图31A-11）。

结果与讨论

Joseph H. Boyes[16]说"一般情况下，手指屈肌腱损伤是肌腱损伤修复中最为棘手的一种。由于不同患者的肌腱损伤类型、程度、患者的年龄以

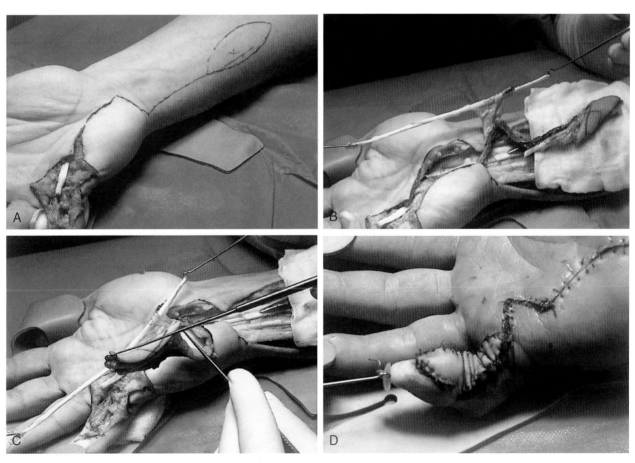

图31A-9　复合屈肌腱和皮肤岛状皮瓣转位修复肌腱损伤和替换手指掌侧皮肤。A.依据FCU肌腱侧方画出皮瓣轮廓。B.切断尺动脉蒂之前辨认连于肌腱上的筋膜。C.尺动脉蒂旋转点偏远，皮瓣具有很好的调节性，很容易覆盖整个手指。D.一期同时完成肌腱的重建和皮肤创面的覆盖

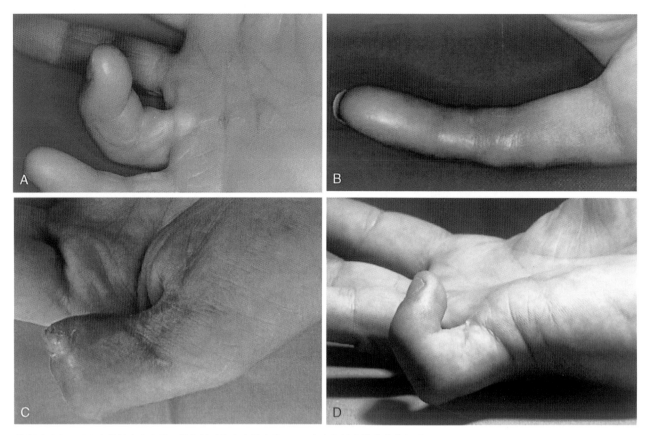

图 31A-10 A.C.2 个掌侧皮肤挛缩、屈肌腱功能丧失的病例。B.D.复合肌腱皮瓣移植修复后

及伴随的血管、神经损伤不同，因此很难用统计学方法来评价肌腱重建手术的效果，只能根据临床经验来评价其效果。"

上述论述是有道理的，不同患者的精神状态、吸烟情况、社会经济状况以及预后所从事的工作等因素，都会影响手术效果。因此，上述情况均应该在术前进行评估，从而决定治疗方式、评价方法及治疗目标。

目前肌腱功能的临床评价方式有很多种，我们常用的Strickland法[17]通过计算关节屈伸活动范围，并与理论上的活动范围进行比较，但忽略了掌指关节（MP）与近指间关节（DIP）、远指间关节（PIP）间的区别，使其在临床使用中有一定争议。一般来说，MP关节重建术后仍难具有良好的活动范围，因此对于这种患者，我们的治疗目标是获得有效的屈伸活动，如抓握功能等，尤其是获得良好的PIP关节活动。对于严重的手指外伤，常合并其他不利于屈伸功能恢复的因素，想获得良好的预后几乎不可能，因此术前不仅要关注皮肤损伤情况，而且应该告知患者其疗效欠佳。

我们对75例Boyes评定为3、4级损伤的患者进行手术治疗，所有患者在本次术前最少已经接受了2次以上手术治疗。依据术前手指皮肤情况决定所采用的手术方式，由于术后3天要开始功能锻炼，为预防再次粘连或皮肤坏死，可采用包括皮肤、肌腱的复合组织移植修复。

患者分为3个组：（1）FDS肌腱转移修复，共18例，包括13例3级、5例4级损伤患者；（2）FDP肌腱损伤，而FDS肌腱良好，采用带蒂的FDS肌腱转位修复，共17例；（3）由于皮肤挛缩、缺损或合并血管、神经问题而采用带皮瓣的肌腱转位修复，共40例，且均为4级损伤的患者。

第 1 组

5 例优（4 例 3 级，1 例 4 级，27.8%）；7 例良（6 例 3 级，1 例 4 级，38.9%）；4 例中（2 例 3 级，2 例 4 级，22.3%）；2 例差（1 例 3 级，1 例 4 级，11.1%）（图 31A-12）。66.5% 的患者术后屈曲活动获得改善，效果为中、差者的主要原因是由于疼痛或炎症而不能进行有效的功能锻炼。目前，为保证治疗效果我们主张同时进行皮瓣移植，即便存在

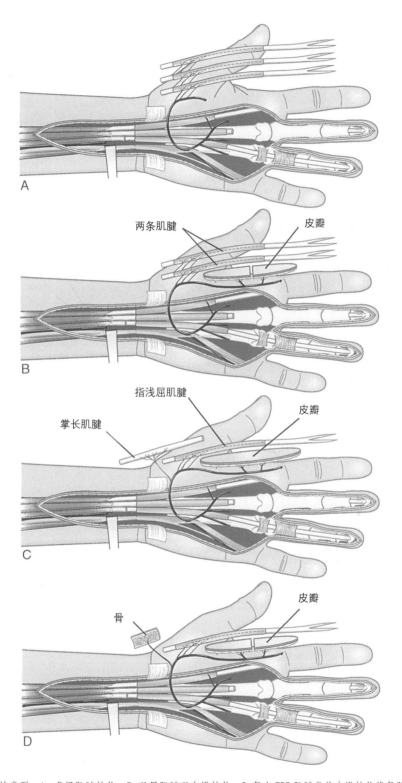

两条肌腱

皮瓣

指浅屈肌腱

掌长肌腱

皮瓣

骨

皮瓣

图 31A-11　几种复合组织移植类型。A. 多根肌腱转位。B.双屈肌腱双皮瓣转位。C.复合FDS肌腱岛状皮瓣转位修复肌腱及皮肤缺损，并联合掌长肌腱重建滑车。D.复合皮瓣、屈肌腱及骨组织移植。称这些联合转位为"尺骨流迹"

几个月后需要返院再次进行局麻下微整形术的可能。

第2组

第1组术式开展10年后，我们开始采用第2组术式。随着经验的积累，技术水平的不断提高，本组手术人群选定为年轻患者，例如橄榄球运动员等。由于该术式比较复杂，我们还要求患者具有良好的依从性。该组共17例患者：7例优（41%），7例良（41%），3例差，其中包括不愿意接受关节融合治疗的患者。80%的患者获得了有效的关节活动（图31A-13）。

4例（23.5%）需要行肌腱粘连松解术，术中见肌腱状态良好。仅在肌腱缝合口处发现肌腱粘连，肌腱松解术后2例疗效为优，2例为良。

第3组

共40例患者纳入研究。1例优（2.5%），26例良（65%），5例中（12.5%），8例差（20%）（图31A-14）。

上述结果显示这些严重屈肌腱损伤病例中67.5%的患者术后手指屈曲功能获得了较大的改善。当然，术后也有部分患者出现了失用性萎缩的情况，例如皮纹变浅、感觉过敏。

总体来说，42例患者（66.6%）疗效优良，优于两期肌腱修复手术所获得的优良率（55%）。然而，对屈肌腱功能进行精确的评价是很难的。

以往的研究中所采用的屈肌腱功能评估方法不同，使得不同的研究结果之间难以比较。但几乎可以肯定的是，本手术方法可以获得良好的疗效，从而使患者较早恢复生产、生活。

本新术式采用带血运及腱系膜的肌腱移植，目前已成为我中心对Boyes3、4级损伤的标准治疗方式。该术式避免了二次手术，逐渐成为屈肌腱修复的首选术式。与其他术式相比较，该法具有以下优点：（1）切取带血运及腱系膜的肌腱组织，使其由内到外均具有良好血液供应，从而避免其与周围组织的粘连，并为其提供部分血供；（2）由于该组织瓣具有自身血供，与单纯肌腱移植相比较，更有弹性、顺应性及张力；（3）胶原动态吸收系统（MVCAS）为肌腱的滑动提供了良好的周围环境；（4）该法可切取长达18~20cm的肌腱组织，可以重建从指腹到腕部的长段肌腱缺损；（5）所有的滑车均予以重建；（6）该复合组织为逆行尺动脉血供，腱系膜可保证肌腱的良好血供。

需要注意的是前臂桡动脉皮瓣不适合腕总腱鞘和屈肌腱的转位供区，因为桡动脉供应到肌腱结合部，其旋转点太近，我们这里所述及的复合肌腱皮瓣仅限于尺动脉系统。

该术式最大的缺点是牺牲了尺动脉。然而，在我们收治的629例患者中，无一例出现感觉异常或者其他功能丧失。

目前该术式已成为我科常规手术方式，充分说明其安全性高、易于推广使用，使得以往一些需要截指或行关节融合的病例获得比较良好的疗效。仅1例患者因为示指影响抓握功能而行截指术。

然而近15年来，肌腱缺损患者的治疗效果并没有得到明显的提高，因预后的影响因素远不止单纯手术或技术这么简单，如局部皮肤质地、有无疼痛或水肿，以及术后水肿的持续时间等均会不同程度地影响预后。此外，患者的意志、康复师的技法也会影响预后，同时吸烟会明显降低手术疗效。

遗憾的是，之前，对于一些指屈肌腱连续性存在，但功能不好的病例并没有采用该手术方法修复，而部分患者出现了术后肌腱断裂。从1996年以来，我们改变了手术方法，通过复合肌腱、皮肤移植修复复杂肌腱损伤，使肌腱修复术后早期获得良好的功能。虽然部分病例仍可能需要二期行肌腱松解术，但对患者来说仍然是值得的。

展望：其他肌腱移植物

近年来我们开展了从手到足的带血运的屈肌腱移植。6例患者采用第二足趾屈肌腱系统一次重建了手指的肌腱、腱鞘和掌板。

第二足趾屈肌腱系统的血运来源于第二趾内侧副动脉，一般为第一趾总动脉（缘于足底内侧动脉）的终末支，而静脉回流为伴行静脉，供区手术入路为在第二趾内侧向足中部做切口，切开皮肤、皮下、跖腱膜，显露第二趾趾屈肌腱系统及血管蒂，明确血管走行后，由远向近端切取复合组织瓣。术中需要注意的几点事项：（1）第二趾屈肌腱腱鞘比手的第二、三、四指腱鞘约短15%，而比第五指约长5%；（2）掌趾关节的掌板较手部掌指关节宽、厚；（3）足趾系统的A3滑车发育更好。

辨明血供分型，自远及近进行复合肌腱皮瓣

第1组：18例

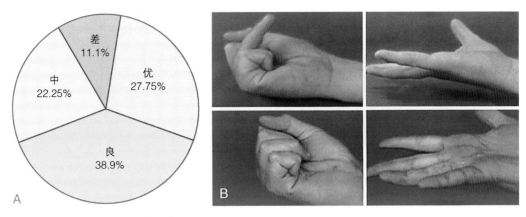

图31A-12　屈肌腱转位的功能结果

第2组：17例

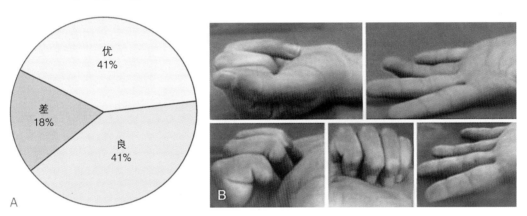

图31A-13　FDP肌腱破坏而FDS完好行肌腱转位后的功能结果

第3组：40例

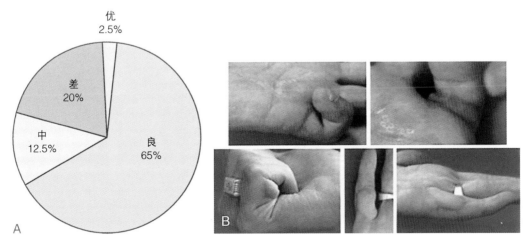

图31A-14　联合肌腱、皮肤及滑车转位后的结果

组织的切取，趾屈肌腱血供来自第二趾内侧副趾动脉，源于第一足底动脉的终末支，静脉回流是其伴行静脉。

其血供类型有2类：Ⅰ型，第二趾内侧副动脉由第1趾总动脉直接发出，形成较长的血管蒂，出现率约为50%；Ⅱ型，第二趾底内侧副动脉于第一趾屈肌腱鞘下由足底内侧动脉发出，血管蒂相对较短，出现率亦约为50%。

于骨膜下完整切取整个带血运的屈肌腱系统，包括2条屈肌腱、腱鞘及3个关节掌板。肌腱及血管蒂则需要尽可能地长，而足底皮肤则予以直接缝合。

肌腱复合组织瓣在受区可根据具体情况给予一些调整。例如，掌趾关节掌板的外侧因太宽而需要切除一部分，"十"字形腱鞘需要做适当的环形切开，以便延长，从而使A2、A4滑车发挥最大功能。FDP肌腱的远端用带刺的钢丝使用Kleinert方法缝合，确保4周的牢固修复，而指深、浅屈肌腱

近端则采用Pulvertaft缝合方法缝合，且缝合时给予一定的张力。总之，带血运的第二趾屈肌腱系统移植可一次重建复杂手指屈肌腱缺损，并获得良好疗效。

一共6例患者接受了上述手术，并术后立即予以Duran康复训练。其中4例疗效良好（2例3级，2例4级，66.6%），1例一般（4级，16.6%），1例差（4级，16.6%）。供区无明显并发症（图31A-15）。

带血运的同种异体肌腱移植是另外一种肌腱移植修复方法[18,19]。自1980年环孢霉素在临床初步使用，使异体肌腱临床使用成为可能，低剂量的环孢霉素可有效降低排斥反应。在此基础上，我们开展了1例带血供的同种异体肌腱移植[20]。待供体心、肝、肾等脏器摘除后，上肢外展位，从前臂获取屈肌腱。整个过程大约2小时。

辨认尺动脉及其营养指屈肌腱的分支后，将环指的指浅屈肌腱与肌肉-肌腱移行部切断，分离显露其营养血管及腱膜，与掌浅弓发出的第3指总

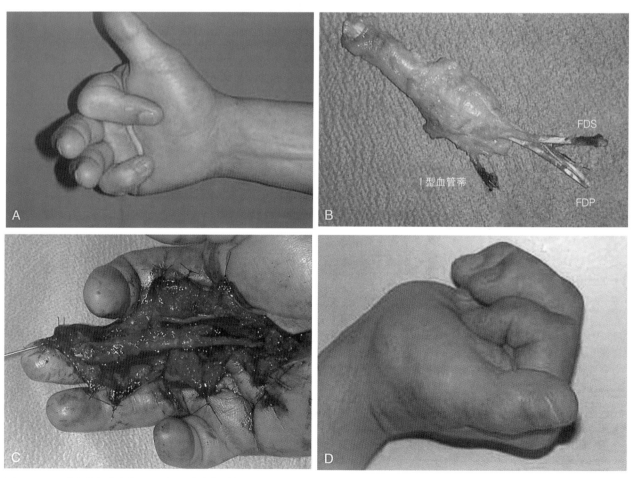

图31A-15　游离带血管的第一足趾屈肌腱系统移植。A. 示指末节不能屈曲。B. 趾屈肌腱及滑车系统的切取。C. 屈肌腱和滑车移植到示指。D. 术后1年手指屈曲情况

动脉远端切断，保留双侧的指固有动脉。于环指内侧完整显露指深、浅屈肌腱、腱鞘复合组织，切取平面位于指骨的骨膜下，注意不要打开腱鞘，同法于桡侧显露肌腱及腱鞘，直至最后仅剩尺动脉连接，浅表静脉可一同切取以便静脉回流。于尺动脉近端结扎后，将切取的复合组织置于4℃生理盐水中保护。

将指浅、深屈肌腱近端与掌浅弓下使用Pulvertaft法与受者的相应肌腱缝合，供体尺动脉与受体尺动脉做端侧吻合。浅静脉与受体浅静脉吻合，整个过程中，复合组织的缺血时间为3小时。

在进行带血供的肌腱移植患者中，术后组织水肿会逐渐减轻，术后4个月即可获得良好疗效。有1例患者近指间关节主被动屈曲可达80°，而伸直不受影响，远指间关节主被动屈曲55°，但伸直欠伸35°（图31A-16）。该手术的优点在于，重建了手指的所有腱鞘，从而避免了肌腱粘连。

总结

带尺动脉的肌腱复合组织可保留完整的肌腱滑动界面，患者仅需一次手术，且可有效避免肌腱粘连。这种带蒂的肌腱组织瓣或带蒂肌腱—皮瓣可有效治疗需2次以上的屈肌腱重建问题。而且自体的足趾屈肌腱或异体指屈肌腱移植亦可应用。

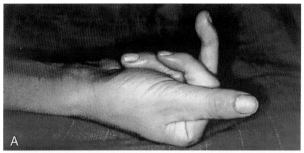
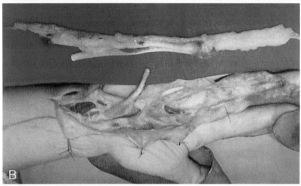
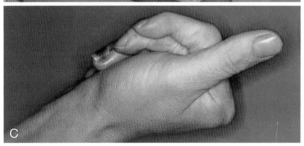

图31A-16 带血管的游离异体肌腱移植。A. 术前环指不能屈曲。B. 异体肌腱的切取。C. 术后1年手指的屈曲情况

参考文献

1. Potenza AD: Critical evaluation of flexor-tendon healing and adhesion formation within artificial digital sheaths, J Bone Joint Surg (Am) 45:1217–1233, 1963.

2. Lundborg G, Holm S, Myrhage R: The role of the synovial fluid and tendon sheath for flexor tendon nutrition. An experimental tracer study on diffusional pathways in dogs, Scand J Plast Reconstr Surg 14:99–107, 1980.

3. Littler JW: Free tendon grafts in secondary flexor tendon repair, Am J Surg 74;315–321, 1947.

4. Hunter JM: Tendon salvage and the active tendon implant: A perspective, Hand Clin 1:181–186, 1985.

5. Paneva-Holevitch E: Résultats du traitement des lésions multiples des tendons fléchisseurs des doigts par greffe effectuée en deux temps, Rev Chir Orthop Repar 58:481–487, 1972.

6. Zbrodowski A, Gajisin S, Grodecki J: The anatomy of the digitopalmar arches, J Bone Joint Surg (Br) 63:108–113, 1981.

7. Verdan CE: Half a century of flexor-tendon surgery. Current status and changing philosophies, J Bone Joint Surg (Am) 54:472–491, 1972.

8. Smith JW: Peripheral nerve surgery—retrospective and contemporary techniques, Clin Plast Surg 13:249–254, 1986.

9. Schatzker J, Branemark PI: Intravital observations on the microvascular anatomy and microcirculation of the tendon, Acta Orthop Scand (Suppl) 126:1–23, 1969.

10. Guimberteau JC: New Ideas in Hand Surgery; Island Vascularized Flexor Tendon Transfers, the Sliding System. France, 2002, Aquitaine Domaine Forestier, p 210.

11. Guimberteau JC, Sentucq-Rigall J, Panconi B, et al: Introduction to the knowledge of subcutaneous sliding system in humans, Ann Chir Plast Esthet 50:19–34, 2005.

12. Guimberteau JC, Bakhach J: Subcutaneous tissue function:

the multimicrovacuolar absorbing sliding system in hand and plastic surgery. In Siemonov MZ, editor: Tissue Surgery, Berlin, 2006, Springer, pp 41–54.

13. Guimberteau JC, Panconi B, Boileau R: Mesovascularized island flexor tendon: new concepts and techniques for flexor tendon salvage surgery, Plast Reconstr Surg 92:888–903, 1993.

14. Guimberteau JC, Goin JL, Panconi B, et al: The reverse ulnar artery forearm island flap in hand surgery; 54 cases, Plast Reconstr Surg 81:925–932, 1988.

15. Guimberteau JC, Panconi B: Recalcitrant non-union of the scaphoid treated with a vascularized bone graft based on the ulnar artery, J Bone Joint Surg (Am) 72:88–97, 1990.

16. Boyles JH: Flexor-tendon grafts in the fingers and thumb: an evaluation of end results, J Bone Joint Surg (Am) 32:489–499, 1950.

17. Strickland JW: Results of flexor tendon surgery in zone II, Hand Clin 1:167–179, 1985.

18. Cavadas PC, Mir X: Single-stage reconstruction of the flexor mechanism of the fingers with a free vascularized tendon flap: Case report, J Reconstr Microsurg 22:37–40, 2006.

19. Peacock EE Jr: Homologous composite tissue grafts of the digital flexor mechanism in human beings, Transplant Bull 7:418–421, 1960.

20. Guimberteau JC, Baudet J, Panconi B, et al: Human allotransplant of a digital flexion system vascularized on the ulnar pedicle: A preliminary report and 1-year follow-up of two cases, Plast Reconstr Surg 89:1135–1147, 1992.

B 带血管肌腱移植术后的物理治疗

作者 Serge Rouzaud

译者 何 波

概述

与其他屈肌腱修复术后理疗一样，移植术后能否获得理想的屈伸活动功能依赖于特殊的物理治疗。这一治疗方法强调在术后的不同时期采用不同的锻炼方法。本章主要介绍了带血管肌腱移植术后每日的理疗方案，不仅考虑到患指及其血管吻合的情况，还需考虑供指的情况，以期最好地恢复供、患指的功能。

带血管的肌腱移植重建屈肌腱为丧失功能的手指提供了最后一种治疗方法，同时也为相关物理治疗提出了新的要求[1]。在这一阶段，患者已经历了长期的治疗，他们不仅停止了工作，还大大减少了日常活动量。这种术式常常作为截肢前的方案，能为患者带来最后的希望。然而，因为患者已经对治疗丧失信心，依从性较差，所以医疗团队需要在这最后的阶段对患者进行支持和鼓励。

术前理疗

对于复杂手外伤的患者，常合并有被动屈伸功能受限，故需要进行术前理疗。术前阶段主要是改善局部组织的条件，并尽可能地恢复关节的被动活动功能。这一时期的理疗，能够减少手术损伤，建立良好的局部条件，有利于手部功能的恢复和保证手术的效果。

术后理疗

时机

为了减少因瘢痕形成而造成的肌腱粘连，理疗在术后早期开始。此时的理疗必须谨慎有效地进行。理疗师不仅需要熟识手术的类型、肌腱修复和滑车重建的方式，还需要对肌腱的病理生理特性有深入的了解，以保证理疗的质量[2]。他们在确保改善肌腱功能的同时，需要避免过度刺激，以防肌腱结合处断裂或脱离。

术后理疗的三阶段

本术式包括移植带血管的滑动单元促进肌腱的恢复。肌腱的近端和远端分别在Ⅰ、Ⅲ或Ⅳ区缝合，以缩短术后肌腱置于休息位的时间，有利于主动屈曲锻炼。术后理疗的方案根据肌腱恢复的过程，分为三个阶段：术后0~21天、21~45天和45天后。其中，术后0~21天是最为重要的阶段，能否限制肌腱外粘连的形成，并促进肌腱本身的恢复，决定了最终的恢复效果。

外固定支具与关节位置

在术后的72小时，用改良Kleinert支具（图31B-1），将腕关节固定于中立位，掌指关节处于60°屈曲位；指间关节处于0°~10°的屈曲位[3]。固定牵引带于指甲远端以远，在近端穿过一个外固定架的滑车，使得MCP、PIP和DIP关节可以屈曲。滑车所产生的摩擦力会限制尼龙线连接于滑车下的橡胶带。橡胶带的张力应尽可能小，但需要保证手指能够回归到完全屈曲位（见图31B-1）。

腕关节处于中立位能够让近端肌腱缝合处移动和滑行，有利于肌腱和腱周组织间形成滑动平面。

安装好支具后，嘱患者每小时进行10次主动伸展，并应在支具所允许的范围内活动，结束后由橡胶带弹力引导被动屈曲，同时主动屈曲腕关节10次，屈曲后恢复到支具允许的伸展位。这一锻炼可带动不同组织滑动，以防止粘连产生（图31B-2和图31B-3）。每次主动伸展时，患者应放松以减少活动阻力[4]。同时水肿情况减轻以及敷料也可降低伸展时的阻力。

理疗的方法

我们希望能够在术后第21天时达到第一阶段的目标：（1）MCP、PIP和DIP关节的被动屈曲恢复正常；（2）指间关节的伸展恢复正常或使屈曲度限制在20°以内；（3）PIP关节主动屈曲

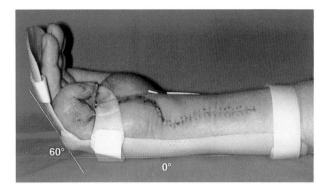

图 31B-1　带掌侧滑带的改良 Kleinert 支具

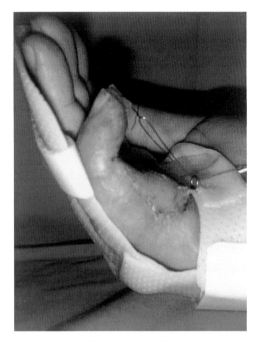

图 31B-2　抵抗橡皮筋牵引主动伸直

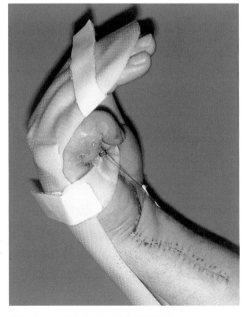

图 31B-3　橡皮筋牵引下的被动屈曲

0°~60°，DIP关节可屈曲0°~20°。

　　在第一阶段，我们每日进行下列物理治疗。（1）预防水肿：水肿是产生肌腱粘连和关节韧带回缩的主要因素。预防水肿需要在术后尽早进行，如抬高上肢或互动邻近手指[5,6]。（2）被动活动：被动活动能够保持关节活动度，而且能够在指浅屈肌重建指深屈肌后锻炼肌腱的活动性，应使掌指关节伸展而指间关节屈曲（图31B-4）。（3）主动活动：外科医师和理疗师应根据肌腱缝合的质量和强度来制订主动活动的方案，如应用Pulvertaft法进行肌腱缝合能够保证肌腱术后的张力[7,8]。同时进行保护性的主动屈曲活动，进行抓握锻炼，并逐渐增加主动手指屈曲的幅度。抓握锻炼容易施行，损伤较少，能够避免活动时出现阻力。当移植肌腱与完整的指浅屈肌腱吻合后，需对两个肌腱进行不同的活动锻炼（图31B-5）。在第8~15天时，肌腱功能

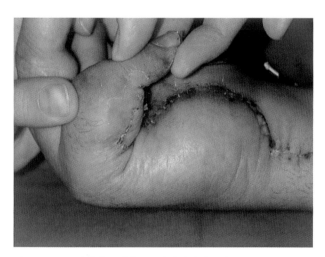

图 31B-4　肌腱转位后手指 PIP 关节的被动屈曲

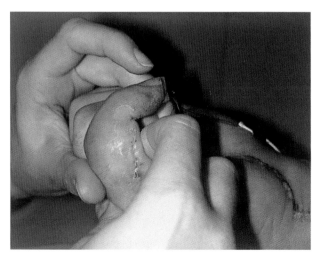

图 31B-5　掌指关节伸直指间关节屈曲进行"放置－维持"锻炼

较差，应减小锻炼强度。

在手指主动屈曲训练时，应在理疗师的指导下减小滑车张力，注意保护重建后的滑车[9]。我们不提倡用弹力环保护手指，因为在难以判断皮肤恢复状态的情况下，弹力环有可能影响皮瓣的血运。

供指也应当进行主动屈曲锻炼，尤其是环指，避免FDS肌腱切除术后造成的FDP肌腱粘连。如果存在供指伸展功能障碍，可用一条搭扣带使该指固定于MCP关节屈曲、PIP关节过伸、DIP关节屈曲或过伸的体位进行纠正。

腱固定效应也是一种促进肌腱活动的有效方法[10]，可以采取腕关节主动背伸、手指被动屈曲锻炼，亦可反过来采取腕关节被动伸直、手指主动屈曲的方法。患者需在锻炼的过程中放松，以达到最大的锻炼效果。FDP肌腱在这一锻炼过程中不会在FDS上滑动，因此每日需坚持针对两种不同肌腱活动的锻炼。

值得注意的是，橡胶带的牵拉往往是重建术后关节屈曲挛缩的原因，尤其在DIP关节。在早期可出现手指伸展受限，常需要及时纠正。当近端和/或远端指间关节的屈曲挛缩大于20°时，我们会在术后15天尽快调整夹板的位置。临时去除橡胶带，并使用一条搭扣带使该指固定于MCP关节屈曲、PIP关节过伸、DIP关节屈曲或过伸的体位。患者逐渐拉紧搭扣带，以增加关节的伸展功能。每小时在橡胶带辅助下进行10次主动伸展和被动屈曲复位活动。在术后21~45天时，白天去除夹板，让关节渐渐主动活动，夜间继续佩戴。如果手指的主动屈曲功能在21天时恢复，8天后便可撤去夹板，但保留拉出缝线至术后39天。

在治疗的过程中，每天都需进行足够强度的被动活动训练，而手指伸展功能的恢复常出现在术后5或6周。期间可出现手内肌无力或痉挛，可用电刺激的方法进行预防。

移除小夹板后，手指的主动活动锻炼数量应该有所增加。这时候应逐渐减少抓握锻炼，而逐渐增加无阻力的主动活动。在主动活动时，应从术后2个月末开始使用弹力环在不损伤血运的情况下保护重建好的滑车。在术后5周，开始进行供指主动屈曲功能锻炼，可使用电刺激指深屈肌腱协助恢复手指屈曲的力量。

在45天以后，主动锻炼数量增加，并让患者开始正常的日常活动。如果患指无法顺利进行主动屈曲，可通过电刺激与移植物相缝合的指深屈肌辅助活动。电刺激的部位应能够保证刺激足够的皮肤电极。这个时候手腕和手指的整体活动锻炼也开始进行。

伸展障碍的后期治疗

尽管在早期进行了许多锻炼预防手指挛缩，但伸展功能障碍仍十分常见。在后期治疗时，常需要使用可活动的伸展夹板（图31B-6）。该夹板根据受损的关节（常为指间关节）进行调节，主要在夜间佩戴，如果挛缩难以纠正时，则需要每天上午和下午额外佩戴2小时。通常来说，需要佩戴该夹板直到获得良好的伸直状态，为期4~6个月。然而，我们不建议在日间连续佩戴夹板，尽管部分患者更希望在日间活动时佩戴。相反，在移除夹板时进行手部的主动活动更为重要，能够保证手功能的恢复。

在部分病例中，上述夹板并不能有效纠正PIP和DIP关节的伸展障碍，我们便在理疗的不同阶段使用不同的塑料铸型，包括管型石膏。这一方法最初应用于伴有近指间关节扭伤的难治性屈曲挛缩，现延伸至治疗不同病因的难治性挛缩。

其他方法

在理疗过程中，还需要应用传统的技术，如按摩和瘢痕软化等，以减少水肿和疼痛的发生，从而预防粘连形成和关节僵化。深压按摩能够减少皮肤粘连和瘢痕化，是一种非常有力量的辅助治疗方法。当出现瘢痕过度增生时，可应用硅凝胶。需要强调的一点是，在物理治疗的全过程中，理疗师和患者都需要保持耐心，除了理疗师直接进行治疗外，患者也需要进行主动而规律的理疗。

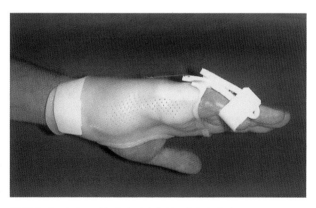

图31B-6　患者可以把胶布逐渐绑紧，使组织伸直

参考文献

1. Guimberteau JC, Panconi B, Boileau R: Mesovascularized island flexor tendon: new concepts and techniques for flexor tendon salvage surgery, Plast Reconstr Surg 92:888–903, 1993.

2. Caffinière JY, Simmons BP: Physiologie de la flexion des doigts. In Tubiana R, editor: Traité de Chirurgie de la Main. Tome 1, Paris, 1980, Masson, pp 339–411.

3. Kleinert HE: Réparations primitives des tendons fléchisseurs. In Tubiana R, editor: Traité de Chirurgie de la Main. Tome 3, Paris, 1986, Masson, pp 198–205.

4. Van Alphen JC, Oepkes CT, Bos KE: Activity of the extrinsic finger flexors during mobilization in the Kleinert splint, J Hand Surg (Am) 21:77–84, 1996.

5. Thomas D, Moutet F, Guinard D, et al: Mobilisation posto-pératoire immédiate des tendons fléchisseurs, Ann Kinésithér 27:338–347, 2000.

6. Aoki M, Manske PR, Pruitt DL, et al: Work of flexion after tendon repair with various suture methods, J Hand Surg (Br) 20:310–313, 1995.

7. Tubiana R: Considerations anatomo-pathologiques et biologiques. In Tubiana R, editor: Traité de Chirurgie de la Main. Tome 3, Paris, 1986, Masson, pp 49–61.

8. Rouvillois A, Sifre G, Hu W, et al: Mobilisation en flexion active protégée associée à la technique de Kleinert, Ann Kinésithér 19:123–138, 1992.

9. Bellemère P, Chaise F, Friol JP, et al: Résultats de la mobilisation active précoce après réparation premiers des tendons fléchisseurs, La Main 3:221–234, 1998.

10. Zhao C, Amadio PC, Momose T, et al: Effect of synergistic wrist motion on adhesion formation after repair of partial flexor digitorum profondus tendon lacerations in a canine model, J Bone Joint Surg (Am) 80:78–84, 2002.

第 *4* 篇 伸肌腱修复和重建

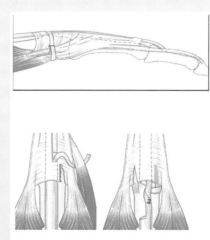
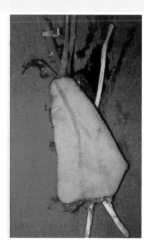

32 伸肌腱损伤的一期修复

作者 Brandon E. Earp, MD Philip E. Blazar, MD

译者 郝丽文

概述

手部及腕部伸肌腱急性损伤通常不如屈肌腱损伤受关注。但伸肌腱的解剖却更复杂，根据伸肌腱损伤不同的解剖分区，相应的修复方法也更多样。本章，我们将回顾伸肌腱的解剖、伸肌腱损伤的诊断以及基于解剖学分区的治疗。讨论伸肌腱损伤的手术及非手术治疗，包括治疗指征，并介绍伤后及术后早期活动的作用。

腕部、手部及手指的伸肌系统非常复杂。腕部的6个伸肌间隙和手内肌由23个肌腱单元组成，这些结构的开放性及闭合性损伤比屈肌腱更常见。受伤程度从轻微的创伤到伴有多种组织毁损和（或）缺损的复杂损伤不等。以上这些损伤，即使表面看上去是很轻微的类型，如果误诊、误治，也会导致运动和功能的明显丧失。

伸肌腱损伤分区从指端开始，奇数区位于远指间关节（DIP）、近指间关节（PIP）、掌指关节（MCP）、腕关节，偶数区位于骨干（见第1章，图1-7）。伸肌腱的详细解剖见第1章。

在评估患者伸肌装置潜在损伤时，知道一些常规的解剖要点很重要。（1）伸肌腱的解剖变异很普遍，如两束小指固有伸肌腱（EDM），小指的指总伸肌腱（EDC）缺如。（2）腱联合（见第1章，图1-7）连接示、中、环、小指，中、环、小指间腱联合更常见，呈腱性而较牢固。发生在掌指关节近端的伸肌装置断裂，邻指伸肌腱可通过腱联合带动伤指伸直，检查时易被漏诊。（3）由于伸肌腱位置表浅，即使微小的伤口也很可能有伸肌腱部分或完全断裂。（4）虽然损伤早期伸肌装置可以被重复肌腱及腱联合所代偿，但随着时间推移，有临床意义的畸形会逐渐加重。（5）绝大多数此

类损伤同时伴有皮肤或骨关节损伤[1]。

有保护的早期活动是肌腱损伤康复治疗的一个重要环节。虽然存在例外，但目前绝大多数屈肌腱损伤都采用早期运动来治疗。在伸肌系统，修复的生物力学特性不允许作为常规做相同程度的早期运动。一般来说，修复的生物力学强度取决于损伤部位的解剖学分区。因此，决定伸肌腱损伤治疗方式的最重要因素包括解剖学分区、致伤原因、相邻组织（主要是皮肤、骨和关节）的病变。

本章的其余部分将讨论伸肌腱的损伤、修复，以及基于解剖学分区的康复。

I 区—DIP关节

由于终腱是伸DIP关节的唯一结构，相对于伸肌腱帽复杂的解剖结构，伸肌腱末端变得简单得多。然而，在外科治疗中，尤其是创伤后，终腱则是一个非常精细的结构。由于其损伤后独特的屈曲畸形，在此区的终腱断裂通常被称为"槌状指"（图32-1）。闭合性损伤是最常见的一种情况，受伤机制很多，大到运动时球撞击指尖，小到掖床

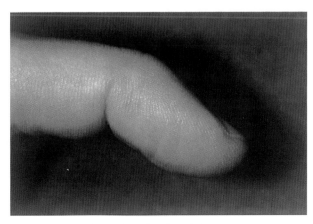

图 32-1 DIP关节屈曲畸形的槌状指临床表现

单时的轻微损伤。尺侧手指更容易受伤，这种损伤的男性往往比女性年轻。

损伤可发生在任何指尖受暴力屈曲活动的情况下。包括闭合性、开放性（伴或不伴组织缺损）以及骨性槌状指（图32-2）；在受伤后一段时间才出现槌状指畸形的情况并不少见。骨性槌状指若累及大部分关节面时可导致关节半脱位[2]。损伤超过4周即为"慢性"[3]。

由此产生畸形的范围从小的欠伸到DIP关节完全被动屈曲畸形不等。有些患者的畸形似乎在几个小时或几天后加重，提示局部损伤可因进一步创伤或日常使用而变得更糟。由于伸肌腱对PIP关节的过度牵拉，槌状指损伤可能会导致鹅颈畸形（DIP关节屈曲，PIP关节过伸）。这种情况在PIP关节掌板松弛的个体更普遍，这说明，一个指间关节的肌腱失衡，可能会导致相邻指间关节相反的畸形[4]。

槌状指损伤的诊断和分类基于手指的姿势，通常比较简单。推荐行伤指X线检查来评估骨折和关节半脱位。损伤的治疗基于损伤的分类（即闭合与开放、急性与慢性等）。

没有骨折的闭合性槌状指损伤，治疗包括观察、制动或者手术。非手术治疗最常用于闭合性槌状指损伤的治疗，也用于对大多数骨折累及小于等于1/3关节面的损伤。而DIP关节半脱位通常见于累及关节面50%以上的损伤。关于制动方式、制动时限以及PIP关节是否也需要制动存在争议。制动的原理是维持DIP关节于背伸位，以使损伤的结构靠近而易于愈合。持续制动维持6～8周，但要非常小心指背皮肤受损，尤其是DIP关节位于过伸位时。最近的一项随机试验表明，手指管型石膏外固定治疗能降低皮肤损害的发生率，

提高患者依从性[5]。有些作者主张如果DIP关节在治疗周期任何节点变得弯曲，都要重新开始计算固定时间。该治疗方案建议亚急性患者受伤后至少制动8周以上。

一些残余畸形（欠伸）会暂时或长期存在，但很少有功能受限[6,7]。此外，明显的欠伸可能需要较长一段时间甚至1年才能改善[8]。

骨性槌状指通常采用类似的闭合治疗方案。最广为接受的手术指征是关节半脱位；在没有半脱位但骨折碎片较大时，也提倡手术治疗。方法包括切开复位小螺钉、克氏针、可抽出缝线或可抽出钢丝内固定。常用的方法是DIP关节伸直阻滞钢针法：先将DIP关节置于最大屈曲位，以45°角在中节指骨远端背侧缘穿入一枚克氏针，然后将DIP关节伸直穿入另一枚克氏针至中节指骨，先前穿入的克氏针可阻止骨折块向近端移位，但允许末节指骨其余部分背伸，使骨折复位，并能加压固定骨折。约6周后骨折临床愈合，可拔出克氏针[9]。

开放性槌状指损伤常同时伴有皮肤或肌腱缺损以及关节开放损伤，需行清创术。即使没有组织缺损，开放性损伤时的软组织损伤也比闭合性损伤时严重。虽然多数开放性伸肌腱损伤都采用肌腱缝合的方法修复，但缝合平面的肌腱生物力学强度不高仍是一大挑战。许多外科医师选择外加克氏针固定术或肌腱皮肤固定术修复。肌腱皮肤固定术是将指背皮肤与伸肌腱作为一层结构缝合在一起。肌腱皮肤固定术的缝线需留置6周，因此相对于普通皮肤缝线而言，需要用一种反应更轻的非吸收性材料如聚丙烯缝线[10]。

对伴有皮肤肌腱缺损的开放性损伤，要重视创面的修复。局部推进皮瓣可以修复小的缺损，在条件允许的情况下也可用皮片移植术（图32-3）。大面积皮肤缺损也可用异指皮瓣修复。偶尔也需要游离肌腱移植重建伸肌装置。这些更严重的损伤可能会导致DIP关节活动度更大的缺失，因此维持PIP关节灵活性就显得很重要，以使对手指总活动度的影响降到最低。

无论采取何种治疗方式，所有槌状指损伤康复的重点在于DIP关节在伤后6周内保持完全伸直位。在此期间，要积极活动PIP关节、MCP关节和相邻手指，并可使用一些预防皮肤并发症的方法。如果使用夹板固定，要每天检查皮肤的情况；当矫形器移

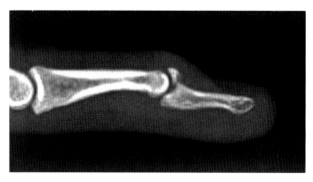

图32-2　末节指骨关节内骨折的槌状指X线片

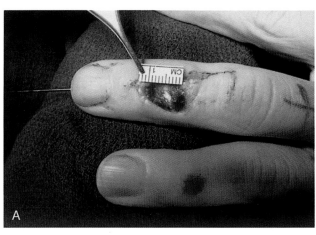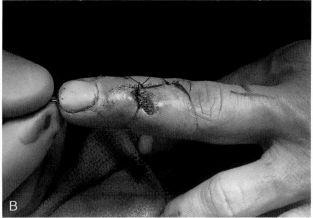

图 32-3　A.伴有皮肤和肌腱缺损的开放性槌状指损伤。注意穿过关节的克氏针。B.局部推进皮瓣覆盖创面

除后，可利用拇指和台面或其他外部辅助工具来维持DIP关节伸直位。如果用石膏外固定治疗，只有在更换石膏时需要检查皮肤。大多数文献建议，在绝对制动期过后，夜间需佩戴伸直位夹板。

Ⅱ区—中节指骨

　　与Ⅰ区损伤不同，Ⅱ区损伤多见于割裂伤。在此解剖平面的损伤多数较为局限，甚至伸肌腱完好无损，手指可以主动背伸。尽管从解剖学上讲，Ⅱ区距Ⅰ区只有几毫米，但损伤却少见得多。在只有一条外侧束断裂的情况下（50%以上的肌腱是完整的），可以用短期制动治疗。有明显欠伸或DIP关节背伸无力的损伤，需要长期制动或一期手术修复。一期修复是Ⅱ区伸肌腱完全断裂的首选治疗方式（图32-4）。由于Ⅱ区损伤不太常见，因此也没有针对性的比较不同术式的研究报告。术式的选择从简单缝合（8字缝合或水平褥式缝合）到复杂的如Silfverskiöld缝合法或交锁水平褥式缝合法。此区也可用肌腱皮肤固定术。许多作者加用DIP关节伸直位纵穿克氏针来保护修复的肌腱，尤其是在伴有皮肤或肌腱缺损的情况下。

　　制动和康复与更常见的Ⅰ区损伤基本相似。DIP关节伸直位固定6周，PIP关节可以活动。最典型的固定方法是夹板或石膏。6周后可以主动屈曲，但夜间需继续用夹板固定4~6周。

Ⅲ区—PIP 关节

　　Ⅲ区损伤可以为开放性损伤，也可以是闭合性损伤。然而，闭合性损伤常被患者和医务人员忽视。

　　在多数病例中，纽孔畸形引起的功能障碍比被忽视的槌状指畸形更严重。因此，提高警惕，预防这种损伤的后遗症很有必要。在闭合性损伤中，患者表现为PIP关节肿胀，PIP关节抗阻力伸展能力减弱和轻微的PIP关节欠伸。Elson试验被认为是早期闭合性中央腱损伤最具特异性的体格检查方法[11]。PIP 关节屈曲90°，让患者抵抗阻力伸 DIP 关节。DIP关节较对侧或邻指过伸则为阳性。

　　急诊病例的治疗取决于损伤是开放性的还是闭合性的。开放性损伤，需行关节切开、冲洗、清创术（见图32-4）。这些损伤发生的机制各种各样，尽管咬伤更常见于MCP关节，但在PIP关节也可发生，必须警惕。在没有流脓或明显感染迹象的情况下，要修复中央腱。若断端以远没有足够的肌腱直接缝合，可以用带线锚钉。生物力学带线锚钉修复效果与直接缝合类似[12]。

　　急性闭合性单纯中央腱损伤采用非手术治疗。PIP关节置于伸直位用夹板或石膏固定，PIP关节要充分背伸，DIP关节不固定或能够完全屈曲。持续固定6周，之后仅夜间用夹板继续固定6周。DIP关节的主被动屈曲贯穿治疗全程，这样可以锻炼外侧束或者至少可以预防向掌侧半脱位。治疗的目的是阻止继发畸形（外侧束向掌侧半脱位和DIP关节过伸）的发展。

　　对于撕脱骨折移位或PIP关节脱位半脱位的闭合性损伤，需要手术治疗。将中央腱插入中节指骨

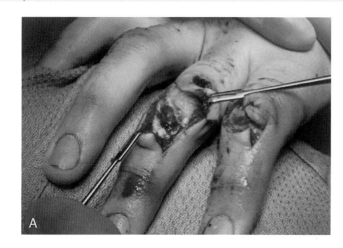

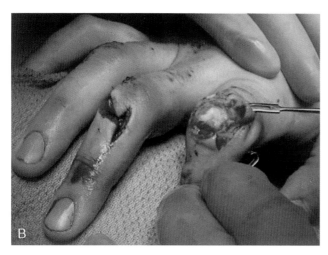

图32-4 A.患者示中指背侧玻璃割伤，中指Ⅱ区伸肌腱完全断裂。B.示指Ⅲ区伸肌腱损伤，PIP关节开放

基底背侧来重建。根据骨折块的大小和强度，可用螺钉、克氏针、带线锚钉或张力带钢丝来复位固定。关节不稳定可能需要PIP关节伸直位穿针固定。

亚急性发作是一个常见问题。由于中央腱变得薄弱，经过数周才逐渐发展为纽孔畸形，因此常被忽视。此种情况下，治疗的目的是预防畸形发展或恶化。当怀疑中央腱有损伤时，可将PIP关节用伸直位夹板固定，DIP关节自由活动。对早期中央腱损伤纽孔畸形仍在进展的治疗有争议，许多作者认为，亚急性期可以用夹板固定治疗，但若非手术治疗失败，就必须用手术重建的方法治疗。推荐的修复重建技术要比回缩的中央腱止点重建复杂得多，比如侧束松解或者一束指浅屈肌腱移植。纽孔畸形重建的更多细节将在第36章论述。

中央腱损伤后的康复传统上包括PIP关节制动6周同时DIP关节活动。PIP关节弯曲损耗一直是人们关注的问题，尤其是在开放性损伤中，一些学者主张早期活动度（ROM）。Pratt等[13]描述了一个治疗方案：术后固定3周，之后佩戴伸直位动力支具做保护运动3周。在她采用此方案治疗的患者中，没有一例欠伸超过15°。

Ⅳ区—近节指骨

尽管Ⅳ区解剖结构更复杂，Ⅳ区损伤在许多方面与Ⅱ区损伤类似。大多数Ⅳ区损伤是开放性的部分撕裂伤。Ⅳ区损伤患者的体格检查包括评价PIP关节伸肌滞后或主动背伸无力。在没有伸肌滞后，能够对抗阻力背伸的情况下，推荐非手术治疗。非手术治疗包括PIP关节伸直位夹板固定和有保护下活动。此区许多损伤发生于开放性骨折复位术中。相关的骨骼损伤情况决定是选择闭合治疗还是开放治疗，并且影响康复治疗。"背侧复合伤"是一种特殊的损伤，包括不稳定开放性骨折和肌腱断裂。骨折的牢固内固定通常要求修复伸肌腱。较大的伸肌装置缺损可以通过肌腱移植来桥接。修复或移植重建时要非常小心，确保中央腱与外侧束保持适当长度平衡，因为长度的不平衡会导致伸指功能障碍。伸肌腱会与近节指骨粘连，这会导致手指屈曲受限，可能需要后期行肌腱和关节松解术。

伸肌滞后或抗阻力伸指无力的患者，有行探查修复术的指征。肌腱修复方法很多。作为后续治疗，通常术后要制动4~5周。最近的生物力学数据表明，采用Becker缝合法和交锁水平褥式缝合法要比其他传统缝合法强度更大[14,15]。这已经导致一些作者提倡术后3周就开始适度活动[16]。

Ⅴ区—MCP关节

伸肌装置的Ⅴ区损伤发生在MCP关节，通常为开放性损伤。这种开放伤的高发病率源于人类的牙齿；至关重要的是，确诊患者为"打架咬伤"，积极行MCP关节冲洗清创术，同时行肌腱修复术（图32-5）。由于受伤时手指通常位于屈曲位，而临床检查伤口时手指位于伸直位，由于肌腱损伤的部位向近端移位，延伸至关节的损伤容易被漏诊。在评价此区开放性损伤时，应该高度怀疑。此处咬伤的伤口要冲洗、清创、保持开放。

修复此区肌腱时，不存在近端肌腱回缩的问题，因为完整的矢状束和腱联合可阻止伸肌腱发生

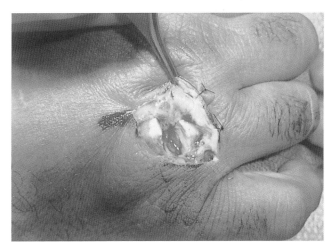

图 32-5　Ⅴ区开放性"打架咬伤"包括肌腱和关节损伤

明显移动。常用的缝合方法有改良Kessler缝合、改良Bunnell缝合、褥式缝合和8字缝合。应注意避免修复时肌腱过度缩短，从而导致屈指受限。此区有多种康复方案[17,18]，包括腕关节背伸45°、MCP关节屈曲约15°～20°制动3～4周，然后活动[19~21]。交替进行有保护的早期功能康复方案，如术后立即进行受保护的主动运动（ICAM），效果很好，对中指和环指而言，由于有腱联合的支持，效果更好[22~26]。

矢状束开放性损伤需要修复，以免伸肌腱从受伤侧向对侧滑脱。伸肌腱从其中心位置滑脱可能会导致伸指滞后，甚至在极端情况下，手指在最大屈曲位时，MCP不能背伸。如果不治疗，可导致手内肌挛缩。闭合性矢状束损伤常由全身炎症反应引起或与钝性创伤有关。矢状束断裂最常发生在中指的桡侧，向尺侧滑脱。急性闭合性矢状束损伤的处理包括伸直位固定4周，然后行一系列功能锻炼[27,28]。如果闭合治疗失败，只要软组织条件允许，则行手术修复撕裂的矢状束。这种损伤的一个变种是"拳击手关节"，通过对MCP关节处伸肌装置的直接打击，导致伸肌装置和深面的关节囊都损伤[29]。用一束腱联合或一束伸肌腱缠绕一条侧束重建，如果患者要求，还可以用桡侧副韧带加固矢状束。慢性桡侧矢状束损伤可能需要松解尺侧矢状束以使伸肌腱复位于中央。

Ⅵ区—手背

手背部的Ⅵ区损伤更常见，但常伴有严重创伤，如骨折和主要软组织损伤。此区伸肌腱横截面更接近于椭圆形甚至圆形，更适合于用3-0或4-0不可吸收缝线行中心缝合修补（类似指屈肌腱损伤的修复）。早期的动态夹板或ICAM通常是适合这些患者的；然而，也可以手术修复后固定4周再行标准的功能锻炼。复杂的损伤，由于受其他组织（如骨和皮肤）的影响，可能需要延长康复时间。急诊肌腱重建结合游离组织瓣移植可能会让患者受益[30]。伸肌腱与周围组织粘连会导致伸肌滞后或屈曲受限、关节挛缩。由于关节挛缩和肌腱粘连，患手未受伤的手指也会受影响。Evans和Burkhalter[31]描述了针对此区损伤用动态伸展夹板行早期功能锻炼。他们报道超过90%的患者能完全伸直并且没有肌腱断裂发生。Newport和他的同事们分析研究对Ⅴ区至Ⅷ区不严重伸肌腱损伤行静态固定和早期保护下活动进行比较，发现静态固定优良率为54%～95%，早期保护下活动优良率至少90%[32]。修复后的伸肌腱滑动5mm就足以避免肌腱粘连，并能改善各关节的活动度[33,34]。

Ⅶ、Ⅷ、Ⅸ区—腕、前臂远端、前臂近端

Ⅶ区及更近端的伸肌损伤不常见。正确识别此区伸肌腱近断端比较困难。局部解剖学知识如肌间隔、肌腹位置、肌腱横径可以辅助鉴别（图32-6）。由于肌肉收缩，近断端会回缩，需要向近端延长切口。远断端相对容易确定，因为轻拉肌腱残端可引起相对应的远端活动。肌腱断端用结实的不可吸收缝线行中心缝合修复。

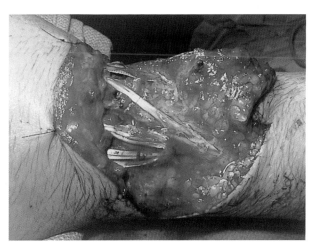

图 32-6　伴有多条肌腱和神经横断的Ⅶ区损伤

如果肌腱修复位于伸肌支持带区域，保留一小部分伸肌支持带可防止出现弓弦畸形。通常腕关节背伸40°，掌指关节中立位至微屈曲固定3～4周。因对修复的肌腱无过大拉力，指间关节可以早期活动。

腕部最常见的闭合性肌腱损伤是拇长伸肌腱（EPL）断裂。最常继发于桡骨远端微小或无移位骨折的闭合性治疗，病因与该处肌腱继发性缺血有关。肌腱断端明显磨损，不易行端端修复，经典术式是用示指固有伸肌腱（EIP）转位或游离肌腱移植[35]。

前臂开放性损伤可能同时有肌腱和神经损伤。修复肌腱的同时需要修复神经。多根肌腱损伤时，尽量修复所有肌腱（图32-7）。如果不能一期修复全部肌腱，腕关节和拇指独立背伸功能的修复最重要，其余手指伸肌腱则合起来一起修复。因肌肉缝合的强度差，腱腹移行处的损伤修复很有难度。往往腱性部分会延伸至肌腹很近的位置，可以将其一起缝合增加修复强度。Ⅷ区的术后康复与Ⅶ区类似，但需要根据修复强度做适当调整。

Ⅸ区损伤位于前臂更近端，多为锐器割伤。肌肉、肌腱和（或）神经，尤其是骨间背侧神经（PIN）往往同时受伤。任何神经损伤都需在术中修复。肌腹多用8字缝合。可以用筋膜来增强肌肉修复强度。受伤的肌肉来源于肱骨髁上时，需要固定至肘上。

总结

伸肌腱损伤是手部最常见损伤之一。注意损伤分区的解剖细节和伸肌系统复杂的力学平衡将决定是行手术治疗还是非手术治疗。因为手指伸肌腱每一组成部分都不能允许太多的肌腱缺失，因此，在修复伸肌腱时，要特别注意尽量少短缩肌腱，以维持伸肌装置复杂的力学平衡。虽然伸肌腱修复的强度没有屈肌腱那么重要，但是也要求选择一种力学可靠的修复方法。手指远端伸肌腱损伤，如DIP或PIP关节区域损伤，很容易发展为关节畸形，导致陈旧性槌状指畸形或纽孔畸形。急性期正确的夹板或手术治疗对防止发展为这些畸形非常重要。许多外科病例，术后早期活动有助于手指活动度的恢复，有助于患者尽早参加日常活动和正常工作。伸肌腱修复后也可能会发生肌腱粘连，尤其在手指和伸肌支持带处，可能需要二期行肌腱松解术。

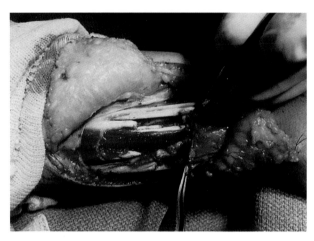

图 32-7 前臂Ⅶ区和Ⅷ区裂伤伴有多条肌腱损伤

参考文献

1. Newport ML, Blair WF, Steyers CM Jr: Long-term results of extensor tendon repair, J Hand Surg (Am) 15:961–966, 1990.

2. Kalainov DM, Hoepfner PE, Hartigan BJ, et al: Nonsurgical treatment of closed mallet finger fractures, J Hand Surg (Am) 30:580–586, 2005.

3. Garberman SF, Diao E, Peimer CA: Mallet finger: results of early versus delayed closed treatment, J Hand Surg (Am) 19:850–852, 1994.

4. Kaplan EB: Anatomy, injuries, and treatment of the extensor apparatus of the hand and digits, Clin Orthop Relat Res 13:24– 40, 1959.

5. Tocco S: Effectiveness of cast immobilization in closed mallet finger injury: A prospective randomized comparison with thermoplastic splinting, J Hand Ther 20:362–363, 2007.

6. Bendre AA, Hartigan BJ, Kalainov DM: Mallet finger, J Am Acad Orthop Surg 13:336–344, 2005.

7. Okafor B, Mbubaeqbu C, Munshi I, et al: Mallet deformity of the finger: five-year follow-up of conservative treatment, J Bone Joint Surg (Am) 79:544–547, 1997.

8. Pike J, Mulpuri K, Metzger M, et al: Blinded, prospective, randomized clinical trial comparing volar, dorsal, and

custom thermoplastic splinting in treatment of acute mallet finger, J Hand Surg (Am) 35:580–588, 2010.

9. Hofmeister EP, Mazurek MT, Shin AY, et al: Extension block pinning for large mallet fractures, J Hand Surg (Am) 28:453– 459, 2003.

10. Kardestuncer T, Bae DS, Waters PM: The results of tenodermodesis for severe chronic mallet finger deformity in children, J Pediatr Orthop 28:81–85, 2008.

11. Rubin J, Bozentka DJ, Bora FW: Diagnosis of closed central slip injuries. A cadaveric analysis of non-invasive tests, J Hand Surg (Br) 21:614–616, 1996.

12. Cluett J, Milne AD, Yang D, et al: Repair of central slip avulsions using Mitek Micro Arc bone anchors, J Hand Surg (Br) 24:679–682, 1999.

13. Pratt AL, Burr N, Grobbelaar AO: A prospective review of open central slip laceration repair and rehabilitation, J Hand Surg (Br) 27:530–534, 2002.

14. Lee SK, Dubey A, Kim BH, et al: A biomechanical study of extensor tendon repair methods: introduction to the running-interlocking horizontal mattress extensor tendon repair technique, J Hand Surg (Am) 35:19–23, 2010.

15. Woo SH, Tsai TM, Kleinert HE, et al: A biomechanical comparison of four extensor tendon repair techniques in Zone IV, Plast Reconstr Surg 115:1674–1681, 2005.

16. Zubovic A, Egan C, O'Sullivan M: Augmented (Massachusetts General Hospital) Becker technique combined with static splinting in extensor tendons repairs zones III to VI: functional outcome at three months, Tech Hand Up Extrem Surg 12:7–11, 2008.

17. Chester DL, Beale S, Beveridge L, et al: A prospective, controlled, randomized trial comparing early active extension with passive extension using a dynamic splint in the rehabilitation of repaired extensor tendons, J Hand Surg (Br) 27:283– 288, 2002.

18. Crosby CA, Wehbe MA: Early protected motion after extensor tendon repair, J Hand Surg (Am) 24:1061–1070, 1999.

19. Newport ML: Extensor tendon injuries in the hand, J Am Acad Orthop Surg 5:59–66, 1997.

20. Newport ML: Zone I-V extensor tendon repair, Tech Hand Up Extrem Surg 2:50–55, 1998.

21. Rayan GM, Murray D: Classification and treatment of closed sagittal band injuries, J Hand Surg (Am) 19:590–594, 1994.

22. Howell, JW, Merritt WH, Robinson SJ: Immediate controlled active motion following zone 4-7 extensor tendon repair, J Hand Ther 18:182–190, 2005.

23. Ip WY, Chow SP: Results of dynamic splintage following extensor tendon repair, J Hand Surg (Br) 22:283–287, 1997.

24. Khandwala AR, Webb J, Harris SB, et al: A comparison of dynamic extension splinting and controlled active mobilization of complete divisions of extensor tendons in zones 5 and 6, J Hand Surg (Br) 25:140–146, 2000.

25. Matzon JL, Bozentka DJ: Extensor tendon injuries, J Hand Surg (Am) 35:854–861, 2010.

26. Mowlavi A, Burns M, Brown RE: Dynamic versus static splinting of simple zone v and zone vi extensor tendon repairs: A prospective, randomized, controlled study, Plast Reconstr Surg 115:482–487, 2005.

27. Catalano LW 3rd, Gupta S, Ragland R 3rd, et al: Closed treatment of nonrheumatoid extensor tendon dislocations at the metacarpophalangeal joint, J Hand Surg (Am) 31:242–245, 2006.

28. Purcell T, Eadie PA, Murugan S, et al: Static splinting of extensor tendon repairs, J Hand Surg (Br) 25:180–182, 2000.

29. Hame SL, Melone CP Jr: Boxer's knuckle. Traumatic disruption of the extensor hood, Hand Clin 16:375–380, 2000.

30. Scheker LR, Langley SJ, Martin DL, et al: Primary extensor tendon reconstruction in dorsal hand defects requiring free flaps, J Hand Surg (Br) 18:568–575, 1993.

31. Evans RB, Burkhalter WE: A study of the dynamic anatomy of extensor tendons and implications for treatment, J Hand Surg (Am) 11:774–779, 1986.

32. Newport ML, Tucker RL: New perspectives on extensor tendon repair and implications for rehabilitation, J Hand Ther 18:175–181, 2005.

33. Elliot D, McGrouther DA: The excursions of the long extensor tendons of the hand, J Hand Surg (Br) 11:77–80, 1986.

34. Sharma JV, Liang NJ, Owen JR, et al: Analysis of relative motion splint in the treatment of zone VI extensor tendon injuries, J Hand Surg (Am) 31:1118–1122, 2006.

35. Hirasawa Y, Katsumi Y, Akiyoshi T, et al: Clinical and microangiographic studies on rupture of the EPL tendon after distal radial fractures, J Hand Surg (Br) 15:51–57, 1990.

33 矢状束损伤的早期及二期治疗

作者　Kristen E. Fleager, MD　Monina Copuaco, OTR, CHT　James Chang, MD

概述

尽管风湿性疾病和外伤是矢状束损伤最常见的原因，但仍有许多潜在的病因。对开放性急性损伤并怀疑矢状束断裂应尽快探查。有证据表明，闭合性急性损伤（小于3周）保守治疗，包括保护下的活动及固定，可能效果不错。非手术治疗失败的患者或有慢性损伤（3周或更长时间）的患者可能更适合采用一期手术修复。如果没有足够的组织进行一期修复，应采取局部肌腱组织重建的方法。

掌指关节（MCP）伸肌腱半脱位或脱位通常出现在类风湿关节炎患者中，也可见于外伤、矢状束先天性松弛、感染和医源性损伤等患者。矢状束自发性断裂也有报道[1]。矢状束损伤往往会在掌指关节附近出现疼痛和肿胀，伴有关节半脱位或勾抓。典型的桡侧矢状束损伤，会造成所涉及的手指尺偏，中指最常见。有多种治疗方案，包括夹板固定、直接修复以及各种形式的肌腱重建。

解剖与生物力学

矢状束是伸肌腱支持系统的组成部分之一，它与掌板形成一个圆柱管（图33-1和图33-2）。这个管围绕着掌骨头和掌指关节[2]。在中环指，矢状束源于掌侧，混合着掌板、屈肌腱鞘、近侧环形滑车和掌深横韧带（DTML）。示指桡侧和小指尺侧矢状束与之不同，因为它们不与DTML交融。矢状束由背侧腱性插入，当手指活动时随着伸肌腱系统滑动。指总伸肌腱（EDC）的表浅纤维比深部纤维薄，特别是在中环指。矢状束的桡侧部通常比尺侧细而长，这可以解释为什么桡侧容易损伤。

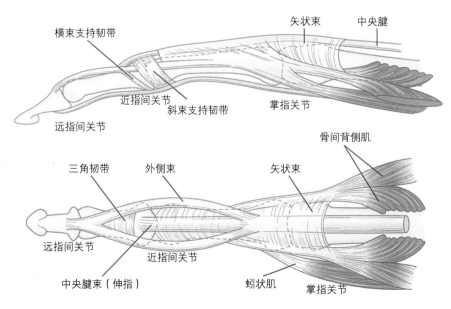

图33-1　矢状束及周围结构

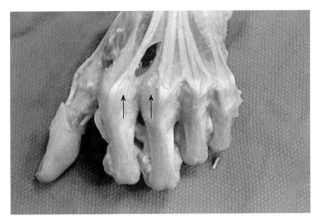

图 33-2 尸体解剖展示矢状束（箭头）及周围伸肌腱支持系统

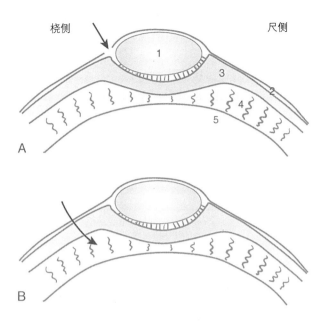

图 33-3 A.在掌指关节水平的伸肌腱结构（横切面）:（1）伸肌腱；（2）矢状束浅层；（3）矢状束深层；（4）矢状束和背侧囊之间的疏松连接组织；（5）背侧囊。在自发性脱位中，只是伸肌腱桡侧矢状束薄浅层断裂（箭头），伸肌腱自桡侧和掌侧与矢状束深层连接分离。B.在外伤性脱位的类型中，矢状束的两层都在一个部位断裂，通常是在伸肌腱桡侧几毫米处（箭头）

矢状束的主要功能是帮助延展近节指骨和稳定伸肌腱于掌指关节的背侧中位位置[3]。向尺侧牵拉肌腱的力量在处于完全伸直时最大，从0°到60°时减小，然后屈曲60°到90°时再增加[4]。所以要用更强的力来防止已尺偏肌腱的再度移位，MCP再屈曲时它会更进一步移位。

中指最常受累[5]，可能是因为中指的肌腱位于横向纤维顶部，肌腱附着系统相对松弛，中指伸肌腱帽附着点与邻近肌腱相比更远离关节[6]。此外，在掌指关节处相较于其他手指的伸肌腱，中指伸肌腱横截面的形状较圆，锚着更少[7]。损伤最常见于桡侧，随后发生伸肌腱尺侧移位。

Young和Rayan[8]研究了48具尸体手指矢状束的解剖和生物力学，得出以下结论：（1）伸肌腱不稳定后矢状束断裂在中指最多见，而在小指少见；（2）伸肌腱的尺侧不稳是由于部分或完全的桡侧矢状束断裂；（3）伸肌腱不稳的程度取决于矢状束断裂的程度；（4）矢状束近端而非远端的脆弱对伸肌腱不稳有影响；（5）当掌指关节完全伸直或完全屈曲时，会有更大的力量施加在矢状束，这可能是其损伤机制；（6）矢状束断裂后，手腕屈曲时会加剧伸肌腱不稳定，并又加重矢状束损伤。

Ishizuki报道术中解剖结果的差异，这取决于损伤是自发性的还是外伤性的（图33-3）[1]。自发性脱位仅涉及伸肌腱桡侧的矢状束浅层断裂，而外伤性脱位则在伸肌腱桡侧几毫米处双层断裂。

原因

矢状束损伤的原因是多方面的，包括退行性疾病、先天性、外伤、感染和医源性损伤[9, 10]。类风湿关节炎是掌指关节指伸肌腱半脱位或脱位最常见的原因。这在晚期尺偏患者中常见（图33-4），但

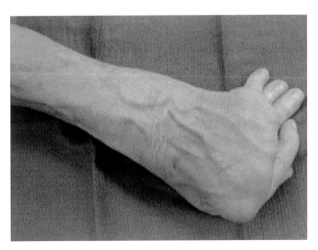

图 33-4 类风湿关节炎患者严重手指尺侧移位

也可以见于那些无严重畸形的患者中。类风湿关节炎引起掌指关节滑膜炎，进而导致矢状束退变或破裂。创伤性损伤可能涉及腱帽撕裂、直接打击或掌指关节被动屈曲。在闭合的损伤中，手指经常被压迫至屈曲和尺偏位置，造成伸肌腱肌肉紧张，桡侧矢状纤维撕裂。"拳击手关节"指紧握拳头时直接损伤掌指关节，也被描述为一种损伤机制。在日常简单的活动中，自发性半脱位可能会发生于潜在的关节囊松弛。罕见的先天性指伸肌腱半脱位涉及所有的手指尺侧漂移，有时是一种被称为"吹风手"的一部分[11]。

传染性的病因，如人搏斗咬伤，可造成关节囊、伸肌腱和深筋膜间隙的破坏。矢状束的医源性损伤，如在关节置换术或掌指关节囊的切开术中，也可能发生。这种损害可以通过在掌指关节尺侧完成关节囊切开术避免，而桡侧则相反。也有局灶性癫痫患者慢性肌阵挛引起伸肌腱脱位的报道。

分类

Rayan和Murray[12]描述了矢状束损伤的3种临床类型。Ⅰ型损伤是无支持带撕裂的挫伤，没有不稳定性；Ⅱ型损伤是伸肌腱半脱位的中度损伤；Ⅲ型损伤是伴肌腱脱位的严重损伤（图33-5）。半脱位的定义是"痛苦弹响的伸肌腱侧向位移，界限超越了中线，但掌指关节完全屈曲时仍保持与髁突接触"。脱位被定义为"在双侧掌骨间沟的肌腱移位"。

诊断

矢状束损伤的诊断主要根据临床表现，可以通过彻底的病史阅览和体格检查来鉴定。闭合性损伤的典型表现是疼痛、肿胀，伴或不伴相关掌指关节的瘀斑。开放性损伤涉及掌指关节的裂伤，典型的在桡侧。指伸肌腱可向尺侧移位到掌骨间隙，患者会抱怨关节钩住、锁定或弹响。然而，应该注意的是，肌腱移位往往被肿胀掩盖。桡侧矢状束部分破裂不会与伸肌腱半脱位一并出现。主动伸直会产生掌指关节尺侧成角和手指的旋后。随着时间的推移，尺偏畸形阻止伸肌腱背侧复位，患者不能伸直关节（表33-1）。

鉴别诊断

掌骨骨折和撕脱伤可出现掌指关节肿胀和疼痛，应被排除。X线片可包括后前位、侧位和Brewerton位（掌骨头后前切线位，用于显示侧副韧带起点的骨突）（图33-6）。当掌指关节完全屈曲时，侧副韧带损伤在侧压力下会表现出不稳定，

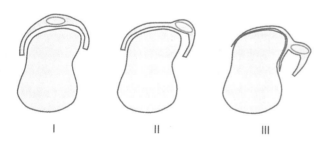

图33-5 矢状束损伤的三个类型：Ⅰ型，没有不稳定的轻度损伤；Ⅱ型，伸肌腱半脱位的中度损伤；Ⅲ型，伴肌腱脱位的严重损伤

表33-1 临床精要：诊断
矢状束损伤通常位于桡侧，导致伸肌腱尺侧脱位中指最常见损伤的可能机制： ■ 类风湿关节炎 ■ 手指被迫至屈曲和尺偏位置 ■ 拳击手关节：紧握拳头时直接损伤掌指关节 ■ 自发性：一些轻度活动如轻弹或弹响 ■ 感染：例如打斗伤口 ■ 医源性：例如关节置换术、MCP关节囊切开术 ■ 局灶性癫痫 先天性病例很少，但也不时出现，并且可能所有的手指均有尺侧移位 疼痛、肿胀，伴或不伴MCP关节瘀斑。肌腱移位可被肿胀掩盖 患者会抱怨关节钩住、锁定或弹响 矢状束部分破裂不会出现肌腱半脱位 矢状束损伤不要与下列混淆： ■ 掌骨骨折或撕脱伤（用X线排除） ■ 副韧带损伤（当掌指关节完全屈曲时，侧副韧带损伤在侧压力下会表现出不稳定） ■ 扳机指（弹响和触痛在手掌侧出现） ■ MCP关节半脱位 ■ 腱联合弹响

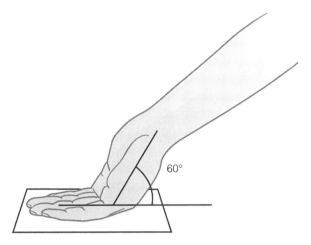

图33-6 Brewerton位是指掌骨头的切线观，用来检测骨折、错位或掌指关节半脱位

表33-2 临床精要：治疗

非手术治疗：闭合性急性损伤（＜3周）可以最初用夹板固定治疗

手术适应证：慢性损伤（≥3周），非手术治疗失败的患者，开放性损伤伴矢状束撕脱长度超过2/3

手术方法

- 如果组织足够，直接修复
- 对瘢痕或组织缺损患者考虑重建
- 矢状束重建利用局部组织如腱联合或伸肌腱的一部分
- "拳击手关节"损伤的最佳治疗是矢状束直接修复，无需关节囊修补

疼痛定位于掌骨头间沟深部。相反，矢状束损伤在掌指关节伸直时表现为不稳定，并与更表浅的疼痛有关。影像学检查是必不可少的，它可以显示骨撕脱。做扣扳机样动作时会出现弹响或锁定，但会在手的掌侧出现，疼痛将会直接在A1滑车触发。类似桡侧矢状束破裂腱结合扳机指也有报道，也应予以考虑[13]。

治疗方法

开放性损伤应急诊探查，彻底冲洗，修复。闭合性损伤有多种治疗方案，其中包括夹板固定、直接修复以及各种形式的肌腱重建。急性外伤性脱位患者使用夹板固定掌指关节可达到令人满意的效果[14,15]。手术治疗失败或是慢性脱位者可行手术治疗。Koniuch及其同事证实了超过2/3的近端矢状束撕裂不稳定，这类损伤建议手术治疗[16]（表33-2）。

Rayan和Murray[12]描述了基于分类方案和损伤慢性化的治疗策略。急性（3周内）矢状束损伤初始用邻指夹板（Ⅰ型）或掌侧夹板（Ⅱ型和Ⅲ型）固定3周，然后限制动作范围每日活动3次，3周；邻指夹板再持续4周，同时完成主动和被动运动练习。慢性损伤（超过3周）用邻指夹板固定治疗6~8周。Ⅱ型或Ⅲ型损伤患者，非手术治疗效果不

明显，考虑手术干预。作者收治的28例非风湿系列的患者，非手术治疗3周取得了满意的效果。

固定

掌指关节掌侧夹板应位于关节外展与内收中立位置，并允许不超过20°主动MCP屈曲（图33-7）。允许指间关节活动，防止僵化。夹板在矢状束损伤（典型的桡侧损伤）方向上也允许轻微的偏差，以减少紧张。Inoue和Tamura[17]报道了在2周以内收治的6例外伤性或自发性伸肌腱脱位的患者，这些患者用夹板固定，掌指关节屈曲在10°~20°位置上，但允许主动伸直，指间关节自由活动。结果所有患者均可自由运动，症状消失。因此作者认为，急性脱位小于2周的最初应采用夹板固定。

邻指夹板将伤指固定在矢状束损伤一侧相邻的手指上（图33-8），这样可减少外展力，并应固定在近指间关节近端。掌指关节夹板和邻指夹板两者均可用于非手术治疗，或作为术后治疗程序的一部分。

Ragland和同事[18]展示了非手术治疗方法在非类风湿闭合性矢状束损伤伴伸肌腱脱位患者中取得的成功。患者用矢状束桥状夹板治疗8周（图33-9），这些夹板将MCP关节固定于25°~35°过伸位，使伸肌腱集中而矢状束愈合，鼓励远近指间关节主动运动。

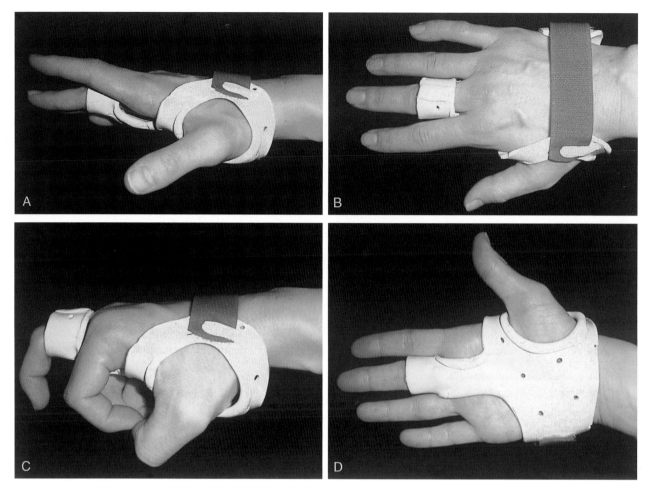

图33-7   A~D.防屈曲夹板允许主动伸直，防止掌指关节屈曲超过20°；指间关节的活动防止僵硬

手术方法

手术方法千差万别，这取决于损伤的复杂度。简单的急性撕裂，涉及超过2/3的矢状束或合并半脱位，可用4-0编织线一期修复（图33-10和图33-11）；组织足够的先天性或自发性损伤病例也可直接修复。Kettlecamp和Ishiuki报道直接修复至少1年随访后效果良好[1,7]。尺侧矢状束也可用来帮助中央化EDC肌腱。

Hame和Melone[19]报道了8名专业运动员的11例"拳击手关节"损伤，他们用伸肌腱中央化和矢状束修复来治疗。7个关节涉及关节囊撕裂，都没有修复。作者认为，关节囊修复会使修复处过度紧张，限制活动范围。术后，关节被固定在屈曲60°位6周。术后5个月，所有运动员都恢复了运动，症状消失，活动自如。

如果由于损伤慢性化、瘢痕或者组织缺损，而不能直接修复桡侧矢状束，有几种手术方法可供

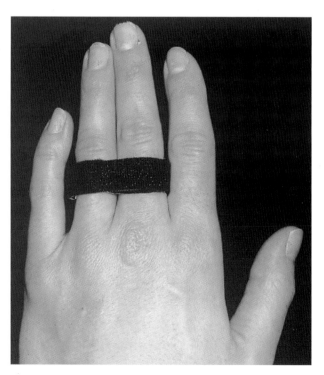

图33-8   邻指固定夹板在矢状束损伤时将损伤的手指固定在邻近的手指上。它应固定于近指间关节的近端

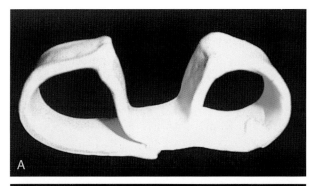

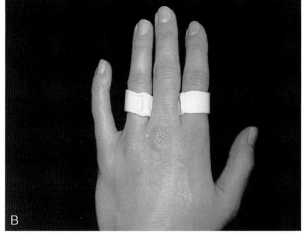

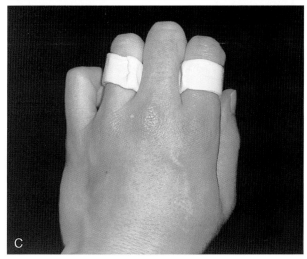

图 33-9 A~C. 矢状束桥状夹板使掌指关节比邻近手指处于 25° ~ 30° 过伸位。帮助维持 EDC 肌腱松弛位

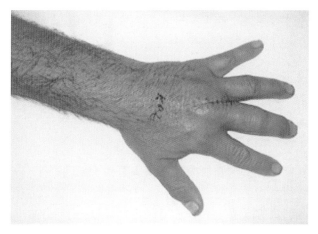

图 33-10 术前图像，患者遭受手背损伤，怀疑尺侧矢状束损伤

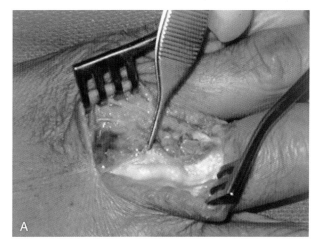

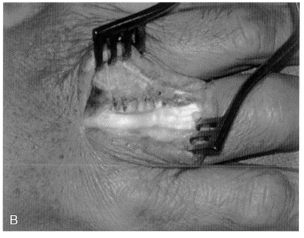

图 33-11 A.术中探查示尺侧矢状束和下面的关节囊完全撕裂。B.因为早期干预,直接修复尺侧矢状束损伤是可能的

选择，如Wheeldon[20]、McCoy[21]和Carroll[22]所报道的手术方法。成功的手术修复必须满足两个要求：（1）肌腱必须被准确地重置于掌指关节上，以使造成脱位的力量最小化；（2）修复必须能够对抗关节屈曲时尺侧产生的力。

Wheeldon[20]报道了用腱联合来重建中指的桡侧矢状束。腱联合取自环指肌腱附着处，抽出缝合在撕裂的腱膜直线上，防止进一步脱位。然而，由于腱联合定位不固定，长度不足或完全没有，其应用并非总是可行（图33-12）。

McCoy和Winsky[21]报道用伸肌腱远侧一片来重建矢状束。沿着掌指关节桡侧做一个4cm长的切口，翻开皮瓣，自关节近端1cm处，伸肌腱桡侧头被抽至掌骨头关节面近端3mm水平处，缝扎防止再撕裂。用一个条带环绕蚓状腱并缝合在一起。在缝扎前，小心调整张力使掌指关节处于屈曲95°，在直视掌指关节屈伸活动下验证修复效果，必要时绷紧验证。

Carroll和同事[22]报道了采用EDC肌腱远端尺侧段来重建保守治疗失败患者的矢状束。首先，通过释放尺侧矢状束使EDC肌腱集中，然后将EDC尺侧肌腱段环绕至桡侧副韧带，仔细调整张力允许完全屈曲，再将EDC的尺段缝合至EDC肌腱上。

上述修复的几个主题是：（1）随着对矢状束复杂性的探索，使肌腱和矢状束从瘢痕关节囊中释放出来；（2）鉴定坚固的材料，选定锚点修复；（3）理想情况下，使用腱联合或伸肌腱部分作为肌腱移植材料；（4）释放矢状束尺侧部分，避免尺侧过紧牵拉；（5）完全屈伸MCP关节测试修复的牢固性。

术后，MCP关节通常固定4~6周，然后开始活动MCP直至恢复完全屈曲。指间关节手术后2周开始运动。Koniuch推荐在术后使用动态夹板固定[16]。应该不惜一切代价避免发生MCP关节过度僵化的情况。

拇指损伤

与其他四指类似，拇指在掌指关节的桡侧部分比尺侧部分对拇长伸肌腱（EPL）的稳定性更为关键[23]。拇长伸肌腱的半脱位或脱位较为罕见但也有报道。类风湿关节炎是一种继发性拇指纽孔状畸形的潜在病因。在掌指关节处继发于伸肌腱脱位的双侧拇指伸肌腱挛缩畸形也被报道[24]。掌指关节桡背侧创伤性损伤，以及桡骨远端骨折后EPL肌腱断裂，也可能导致拇长伸肌腱尺侧脱位[25~27]。拇指矢状束损伤的治疗与其他手指类似。

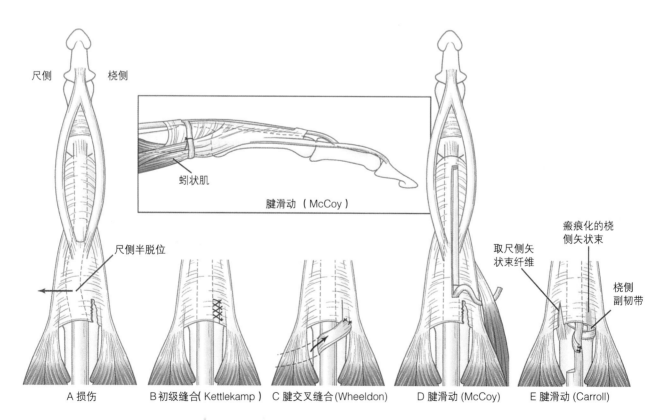

尺侧　桡侧

蚓状肌

腱滑动（McCoy）

尺侧半脱位

取尺侧矢状束纤维

瘢痕化的桡侧矢状束

桡侧副韧带

A 损伤　　B 初级缝合（Kettlekamp）　　C 腱交叉缝合（Wheeldon）　　D 腱滑动（McCoy）　　E 腱滑动（Carroll）

图33-12　伸肌腱腱帽重建的方法。A. 由于撕裂的桡侧矢状束导致的EDC肌腱尺侧半脱位。B.EDC肌腱边的桡侧矢状束初级缝合。C.尺侧腱联合被从邻近的肌腱抽出，缝至掌骨间韧带深部的矢状束残端的桡背侧。D.远端肌腱被固定在桡侧，并绕在蚓状肌周围。E.取自EDC肌腱尺远端的肌腱段环绕在桡侧副韧带上

参考文献

1. Ishizuki M: Traumatic and spontaneous dislocation of extensor tendon of the long finger, J Hand Surg (Am) 15:967–972, 1990.

2. Rayan GM, Murray D, Chung K, et al: The extensor retinacular system at the metacarpophalangeal joint: Anatomical and histological study, J Hand Surg (Br) 22:585–590, 1997.

3. Smith RJ: Balance and kinetics of the fingers under normal and pathological conditions, Clin Orthop Relat Res 104: 92–111, 1974.

4. Hunter JM, Mackin EJ, Callahan AD: Rehabilitation of the Hand and Upper Extremity, ed 5, St Louis/London/Philadelphia/ Sydney/Toronto, 2002, Mosby, pp 507–512.

5. Araki S, Ohtani T, Tanaka T: Acute dislocation of the extensor digitorum communis tendon at the metacarpophalangeal joint, J Bone Joint Surg (Am) 69:616–619, 1987.

6. Kettelkamp DB, Flatt AE, Moulds R: Traumatic dislocation of the long finger extensor tendon: A clinical, anatomical, and biomechanical study, J Bone Joint Surg (Am) 53:229–240, 1971.

7. Wheeldon FT: Recurrent dislocation of the extensor tendons in the hand, J Bone Joint Surg (Br) 36:612–617, 1954.

8. Young CM, Rayan GM: The sagittal band: anatomic and biomechanical study, J Hand Surg (Am) 25:1107–1113, 2000.

9. Andruss RJ, Herndon JH: Ulnar subluxation of the extensor digitorum communis tendon: a case report and review of the literature, Iowa Orthop J 13:208–213, 1993.

10. Ovesen OC, Jensen EK, Bertheussen KJ: Dislocation to extensor tendons of the hand caused by focal myoclonic epilepsy, J Hand Surg (Br) 12:131–132, 1987.

11. Posner MA, McMahon MS: Congenital radial subluxation of the extensor tendons over the metacarpophalangeal joints: A case report, J Hand Surg (Am) 19:659–662, 1994.

12. Rayan GM, Murray D: Classification and treatment of closed sagittal band injuries, J Hand Surg (Am) 19:590–594, 1994.

13. Jeon I, Seok J, Choi J, et al: Snapping junctura tendinum to the small finger simulating radial sagittal band rupture: A report of two cases, J Bone Joint Surg (Am) 91:1219–1222, 2009.

14. Bunnell S: Surgery of the Hand, Philadelphia/London/Montreal, 1948, JB Lippincott, pp 670–671.

15. Ritts GD, Wood MB, Engber WD: Nonoperative treatment of traumatic dislocations of the extensor digitorum tendons in patients without rheumatoid disorders, J Hand Surg (Am) 10:714–716, 1985.

16. Koniuch MP, Peimer CA, VanGorder T, et al: Closed crush injury of the metacarpophalangeal joint, J Hand Surg (Am) 12:750–757, 1987.

17. Inoue G, Tamura Y: Dislocation of the extensor tendons over the metacarpophalangeal joints, J Hand Surg (Am) 21:464– 469, 1996.

18. Catalano LW, Gupta S, Ragland R, et al: Closed treatment of nonrheumatoid extensor tendon dislocations at the metacarpophalangeal joint, J Hand Surg (Am) 31:242–245, 2006.

19. Hame SL, Melone CP: Boxer's knuckle in the professional athlete, Am J Sports Med 28:879–882, 2000.

20. Wheeldon FT: Recurrent dislocations of extensor tendons in the hand, J Bone Joint Surg (Br) 36:612–617, 1954.

21. McCoy FJ, Winsky AJ: Lumbrical loop operation for luxation of the extensor tendons of the hand, Plast Reconstr Surg 44:142–146, 1969.

22. Carroll C, Moore JR, Weiland AJ: Postraumatic ulnar subluxation fo the extensor tendons: A reconstructive technique, J Hand Surg (Am) 12:227–231, 1987.

23. Jaibaji M, Rayan GM, Chung KW: Functional anatomy of the thumb sagittal band, J Hand Surg (Am) 33:879–884, 2008.

24. Rudigier J, Karnosky V: Surgical correction of congenital bilateral dislocations of the extensor tendons of the thumb, Handchir Mikrochir Plast Chir 20:89–92, 1988.

25. Churchill M, Citron N: Isolated subluxation of the EPL tendon. A cause of 'boutonniere' deformity of the thumb, J Hand Surg (Br) 22:790–792, 1997.

26. Cardon LJ, Toh S, Tsubo K: Traumatic boutonniere deformity of the thumb, J Hand Surg (Br) 25:505–508, 2000.

27. Gong HS, Chung MS, Oh JH, et al: Ulnar subluxation of a ruptured EPL tendon at the metacarpophalangeal joint: Case report, J Hand Surg (Am) 34:910–913, 2009.

34　肌腱移位重建伸肌腱

作者　Lance M. Brunton, MD　A. Bobby Chhabra, MD　Mollie O Manley, MD, MS

译者　卓高豹　郝丽文

概述

伸肌腱损伤会影响手的整体功能，甚至造成严重残疾。直接或间接的损伤、系统性疾病或桡神经损伤会导致腕、拇、指伸肌腱功能障碍。本章概述肌腱移植治疗伸肌腱功能障碍的方法，根据不同临床情况可选择的术式及术后康复原则。

腕、指的伸肌位于前臂背侧，全部由桡神经支配。在腕部，伸肌腱被伸肌支持带的牢固纤维间隔，从桡侧向尺侧，依次分为6个部分。第一伸肌间室含拇长展肌腱（APL）、拇短伸肌腱（EPB），解剖变异包括APL分为多股、额外的明显中隔分割两肌腱[1]。第二伸肌间室含桡侧腕长、短伸肌腱（ECRL、ECRB），ECRL位于ECRB桡侧。第三伸肌间室含拇长伸肌腱（EPL），其向远端走行，绕过Lister结节尺侧向桡侧偏。第四伸肌间室含指总伸肌腱（EDC）、示指固有伸肌腱（EIP）及其深面的骨间背神经及伴行的骨间背动脉，EIP位于示指EDC的尺侧。第五伸肌间室位于下尺桡关节背侧，含小指固有伸肌腱（EDM）。第六伸肌间室是位于尺骨远端背侧的一个骨纤维管，腕关节拍片时常常显示一个沟槽，含尺侧腕伸肌腱（ECU）。

为指导治疗，前臂、腕手的伸肌腱划分为Ⅰ～Ⅸ区，奇数区一般在关节背侧。Ⅰ区在2～5指DIP背侧，Ⅸ区为肌肉肌腱交界处。拇指因为少一个关节稍有不同：拇指ⅡⅠ在IP背侧，ⅡⅢ在MCP背侧，而2～5指MCP背侧是Ⅴ区。拇指腕背是ⅡⅤ，2～5指是Ⅶ区[2]。

伸肌腱、肌肉损伤或功能障碍的原因包括直接切割伤、急性闭合性损伤、慢性磨损、供血不足、系统炎症性疾病、桡神经损害等。有几种情况伸肌腱不能一期修复，需要做肌腱移位的典型

例子是桡骨远端保守治疗后EPL断裂，在做治疗选择时，患者因素，如并发症、伴发伤、职业、依从性等需要考虑。肌腱移位的基本原则对于获得良好预后至关重要。Starr在20世纪早期处理战伤患者，建立了肌腱移位原则的基本框架，总结于表34-1。

近期的研究显示，可以在活体测量肌小节长度，一个样本就可代替整个肌肉[3]。因此，移植的肌肉肌腱单位可以设定在受体特定的肌小节长度上。Friden[4]发现，很多医师认为随着时间推移肌腱会松弛，所以常常吻合过紧，肌小节被过度拉长，只发挥最大肌力的28%。这可能是移位肌力下降一个等级的部分原因。移植太紧时，可能成为被动的腱固定[5]。

肌腱移位时会涉及腕关节运动学。投掷弧，即屈腕尺偏、伸腕桡偏，是在大部分动作时的功能运动弧，有时肌腱移位后，这个运动弧会全部或部分丧失，如桡神经损伤做尺侧腕屈肌腱（FCU）移位时，投掷弧会丧失。

创伤性的伸肌腱损伤（直接或间接外伤），可以为急性、慢性。急性损伤在本书前半部分已有论述。有时会漏诊或忽视，尤其是在多发伤、神志不清、认知障碍、就医条件差等情况下，会改变治疗的方式，那些原本能做早期修复的病例不得不做功能重建、肌腱移位。

Vaughn-Jackson最先于1948年报道2例伸肌腱磨损性断裂，是环指、小指EDC在靠近尺骨远端断裂，这个伸肌腱从尺侧到桡侧逐渐断裂的综合征以作者的名字命名[6]。10年后，另一个类风湿合并伸肌腱磨损性断裂报道的作者推测局部肌腱滑膜炎导致肌腱磨损断裂[7]。RA患者ECU掌侧半脱位，腕关节尺偏，导致伸肌腱直接走行在突出的尺骨背侧而磨损断裂。

表34-1 肌腱移位技术重建伸肌腱的原则

可用的供体	选择对正常功能影响不大的肌腱进行移位
一肌腱一功能	如果把转移的肌腱分为几部分重建不同功能，只有滑动距离最短的受体肌腱才有功能
方向	直线方向的拉伸效果最好
滑行距离相当	供受体肌腱滑行距离要一样
肌力相当	供受体肌腱肌力要匹配，哪怕最成功的移位，都会下降一个肌力等级
关节活动度	若关节僵硬，肌腱移位会失败，远端关节术前必须恢复接近正常的被动活动度
协同	拮抗肌应该起到稳定受体肌腱的作用
腱固定	利用腱固定的作用增强肌腱移位功能，尽量避免腕关节融合
组织允许	周围的骨与软组织损伤愈合、成熟后才能行肌腱转位
力量与位置	弱力量肌用来维持姿势；强力量肌用来增强肌力

桡神经损伤会导致伸腕、指障碍。桡神经支配所有背侧群肌肉。桡神经支配三角肌、肱肌外侧部分、肘肌、肱桡肌、桡侧腕长伸肌（ECRL）。在肘关节平面，桡神经分为浅支（感觉支）及深支〔骨间后神经（PIN）〕，PIN支配其前臂剩余肌肉，包括ECRB（部分变异）、旋后肌、APL、EPB、EPL、EIP、EDC、EDM及ECU。桡神经可被直接切割致伤或发生于肱骨干骨折，也可因做上臂切口时医源性损伤。根据损伤的部位及程度，表现为腕、指、拇伸直受限，伸腕障碍会导致手握力下降。伸指受限主要是MCP伸直障碍，因为IP背伸依靠尺神经正中神经支配的手内肌，如骨间肌、蚓状肌。文献报道了多种肌腱移位而不造成手失衡的方法。术者需要选择合适的移位肌腱，以上肌腱移位原则将决定最终的选择及手术方式。

治疗方法

EPL 创伤性断裂

不管损伤机制如何，EPL断裂的处理原则如下：直接修复、一期转位修复、肌腱移植、肌腱移位、拇指IP融合。如果肌腱回缩不多、断端健康，一期直接修复无疑是首选，但有时需要改变肌腱原有走行，即越过Lister结节，向桡侧移位，以使肌腱相对更长、力线更直。当EPL萎缩或变性时，断端需做清创直至健康肌腱，如果改变肌腱位置仍然不能直接修复，可做自体肌腱移植，但缺点也很明显：移植肌腱无血供，两个吻合端需要在康复过程中愈合。最常用的肌腱是掌长肌腱，出现率为80%~85%，还有中环指PDS、跖肌腱或伸趾肌腱。

在准备做拇指IP融合之前，可以考虑肌腱移位。最经典的术式是将示指固有伸肌腱（EIP）转位至拇长伸肌腱（EPL）远断端。EIP是重建EPL比较好的移位肌腱，因为牵拉力线、幅度相似。在获取肌腱前，必须屈曲3~5指，单独主动伸示指来确定其肌腱的功能。在舟骨-大多角骨-小多角骨（STT）关节背侧做切口1探查断裂的EPL，若确认需要做肌腱移位，在示指MCP背侧做横切口2，在示指EDC尺侧确认并标记EIP，在前臂远端、伸肌支持带近端做切口3，第四伸肌间室内，EIP肌腹最远，以此进一步确认切口2内的EIP（图34-1）。从远端切断EIP，穿至近端切口。与EPL远端做Pulvertaft鱼口式编织缝合或在拇指MCP背侧缝合于伸肌装置（图34-2和图34-3）。在伸腕位，调整张力，使拇示指指尖相对，被动屈腕时，拇指IP完全背伸。术后，拇指IP关节0°，伸腕20°制动4周[8]。

最近Schaller等对比了PL移植和EIP-EPL移位的效果，平均随访4.3年[9]，拇指功能或并发症方面没有显著差异。在一项回顾性研究中，肌腱移位组的伸指幅度及力量相对小，作者认为，如果患者对灵活性及力量要求较高，如音乐家或外科医师，建议做肌腱移植[10]。

系统性疾病

炎症性的关节疾病，如RA，发生伸肌腱断裂比较常见。治疗阶梯包括直接修复、邻近肌腱合并、

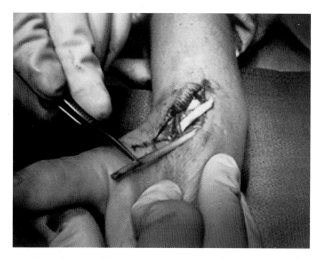

图 34-1 EIP-EPL 移位，确认 EPL 断裂，在示指掌指关节背侧，指总伸肌腱尺侧找到 EIP，切断，从近端切口中引出

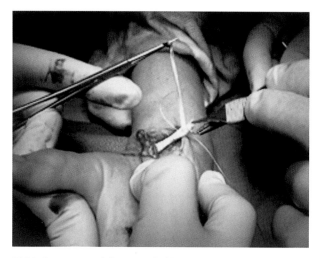

图 34-2 EIP-EPL 移位，用肌腱引导器将 EIP 穿过 EPL，调整张力后，使用 Pulvertaft 编织缝合法缝合肌腱

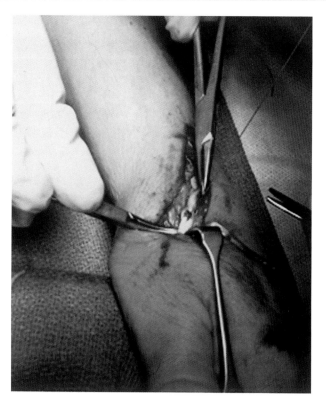

图 34-3 EIP-EPL 移位，移位后外形

肌腱移位。因为RA患者肌腱变细，很少能直接修复。而且常常治疗延迟，肌腱近端已经回缩并与周边组织形成瘢痕。当所有小关节被动活动恢复后，最好的选择是肌腱移位。EIP可以移位于EPL，中环指FDS可以移位于EDC。如果有必要，先做MCP硅胶假体置换及关节功能恢复，再做肌腱移位[8]。

桡神经功能障碍

最常见的采用肌腱移位治疗高位或低位永久性桡神经损伤的描述，来自于对前两次世界大战中受伤的士兵的救治。不少作者报道了他们的早期经验、手术适应证，其中部分总结在表34-2。

伸腕功能重建

高位桡神经损伤，ECRL、ECRB、ECU 失神经支配，导致伸腕不能，旋前圆肌（PT）肌腱是最可靠的移植肌腱[11]，常与ECRB缝合，以获得一

表34-2　桡神经功能障碍常用肌腱移位术式

术式	腕	掌指关节	拇指
Boyes (1960)	PT 到ECRB	FDS (环指)到 EDC 1/2 FDS (中指)到 EIP	1/2 FDS (中指)，到EPL FCR到APL、EPB
Jones (1921)	PT 到ECRB/L	FCU到EDC（中环指），FCR到 EDC（示指）及 EIP	FCR到EPL、EPB、APL
Merle d'Aubigne (1946)	PT到ECRB/L	1/2 FCU到 EDC	PL到EPB、APL 1/2FCU到 EPL
Riordan (1983)	PT到ECRB	FCU到EDC	PL到EPL
Starr(1922) Brand(1985)	PT到ECRB	FCR到EDC	PL到EPL
Tsuge 和 Adachi	PT到ECRB	FCR到EDC	PL到EPL APL到BR腱固定

个接近中心的平衡的伸腕动作。Abrams等证实，PT的肌纤维长度及横截面积与ECRB相当[12]。这种移位，可能在发现桡神经损伤早期就做，哪怕后期伸腕肌恢复神经再支配，也是有意义的。它可以维持伸腕，发挥最大的腱固定作用，辅助早期训练，至少也能发挥预防腕屈曲挛缩、改善腕姿势、增加握力的作用。在前臂中部桡掌侧PT的止点做切口，携带较长的一段骨膜，并向近端游离以获得最大的肌腱滑动。从其下绕过桡骨表面边缘到达BR及ECRL，PT与ECRB在肌腱肌肉交接处缝合，可以做ECRL肌腱移植加强缝合力量，在伸腕约45°状态下调整张力[13]。

有时桡神经低位损伤，如骨间后神经损伤仅影响ECU和（或）ECRB，在伸腕时，可能过度桡偏，可以移位ECRL至ECU或ECRB来增加伸腕尺偏，纠正失衡，改善握力。

伸拇重建

经典的伸拇重建术式是PL-EPL移位，两者的肌腱移动度相似，而且可以同时获得MCP外展、IP背伸，人群中PL缺失率为15%～20%，所以首先要确认存在PL：拇、小指指尖相对，极度屈腕，此时PL显露或可以触及。在腕背做切口，确认EPL，并在肌腱肌肉交接处切断EPL，从第三伸肌间室抽出，经过鼻烟窝皮下及拇指腕掌关节桡侧。确认PL，向近端游离，在远侧腕横纹处切断，腕中立位，两肌腱在最大张力下，做Pulvertaft鱼口样编织吻合[13]。

PL缺失者可以用中环指FDS，绕过前臂远端的桡骨或穿过骨间膜（IOM），取肱桡肌的一束也可以代替EPL功能。最后的选择见之后要介绍的FCU移位至EDC（包括EPL）。

伸指重建

Brand、Jones及Boyes同意以上所述的伸腕、拇功能重建，但是伸指重建术式不同。Brand选择FCR，因为与伸腕肌腱邻近，有足够大的肌腱滑动同时带动所有伸指肌腱。Jones选择FCU，反对者认为，依据腕关节投掷运动弧，此术式牺牲了最强的屈腕尺偏肌腱，需要腕尺偏加强握力的手工劳动者，应避免使用此术式。Boyes应用环指FDS穿过IOM获得更直的力线及足够的滑动，弊端在于IOM部位瘢痕及粘连形成，因此部分作者建议将指浅屈肌腱绕过桡骨，尤其是成年人。用中指FDS比用环指FDS握力下降要少，与伸指肌腱走行较一致。

Brand应用FCR重建伸指功能，在前臂远端掌侧，FCR、PL之间做切口1，确认FCR，切断FCR远端止点，向近端游离，以获得足够的活动度及良好的力线，在前臂背侧正中做纵切口2，确认EDC，在肌腱肌肉交界处切断，FCR通过皮下隧道转移到背侧，FCR先与粗的EDC做Pulvertaft鱼口样编织缝合，将相对较小的肌腱缝合到邻近EDC上，调整张力比较困难，在腕、掌指关节中立位，FCR最大张力下缝合（图34-4）。

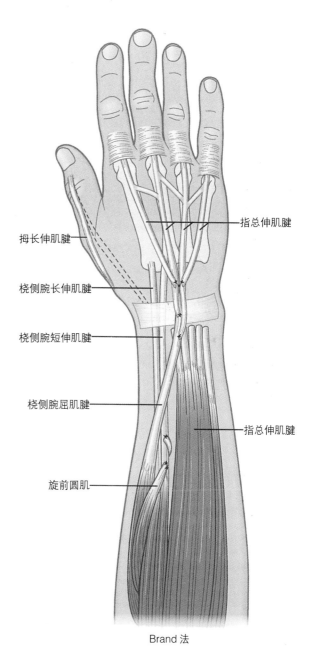

拇长伸肌腱
桡侧腕长伸肌腱
桡侧腕短伸肌腱
桡侧腕屈肌腱
旋前圆肌
指总伸肌腱
指总伸肌腱

Brand 法

图34-4　Brand 法伸指功能重建（Adapted from Trumble TE, Rayan GM, Baratz M: Principles of Hand Surgery and Therapy, ed 2, Philadelphia, 2010, Saunders, 304.）

Jones最初报道同时用FCU、FCR重建伸指功能，现在，部分作者首选FCU，而不是FCR，在前臂远端尺掌侧做切口1，将FCU从豌豆骨止点附近切断，向近端游离，去除肌腱远端附着的肌肉备用，如必要可在FCU肌腹上做切口2，松解周边束缚的筋膜，使其有更好的滑动，注意勿损伤肌腹近端2cm范围内神经。在前臂背侧做切口3，从中抽出FCU，与EDC做编织缝合，部分作者担心小指过伸，不缝合EDM，但是如果EDC缝合后，小指明显欠伸，则同时重建EDM，FCU的力线应该比较直地从内上髁到指总伸肌腱，需要调整各肌腱张力使2~5指MCP同时伸。

Boyes法是将FDS穿过IOM，在前臂远端桡侧做切口1，暴露IOM掌侧，在手掌远端做切口2，确定中环指FDS，在Camper腱交叉以近切断，肌腱经过皮下从切口1抽出，在旋前方肌近端做IOM开窗，避免损伤骨间前后动脉，前臂远端背侧做切口3，FDS肌腹穿过IOM，中指FDS与EIP、EPL缝合，环指FDS与EDC缝合，伸腕20°，助手维持指、拇屈曲，在FDS最大张力下重建[13]。

其他可供选择的术式

肌腱移位治疗桡神经损伤已经有近90年的历史，但该术式并不是毫无缺点，肌腱移位需要在恢复功能与额外功能障碍之间做平衡。另一个备选方案是利用可牺牲的神经。

神经近端损伤，修复或神经移植向来效果不佳，原因如瘢痕长入、距离过长、靶肌肉运动终板18~24个月后不可逆恢复[14]。神经移位修复较自体神经移植有优势：供区损伤小、供体神经完全是运动神经、再生距离较短等[15]。当不适合肌腱移位时，如关节僵硬，仍然可以做神经移位[16]。远端运动神经的重建是更加理想的修复方式，因为可以避免在损伤部位做分离及吻合[17]。另外，大脑适应神经比适应肌腱更容易。如高位桡神经损伤，利用前臂近端正中神经，可以不造成明显的额外腕指功能丧失，FCR、FDS、PL多余的分支，可以用来修复PIN或伸腕肌的单独神经分支[16]（图34-5）。

康复

肌腱康复的原则和肌腱移位的原则同样重

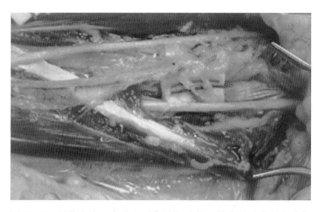

图34-5 尸体上的正中神经到桡神经移位，纱布放置在两条移位神经下方。远端（左侧）为正中神经PL分支移位于桡神经的ECRB分支，近端（右侧）为正中神经的FCR分支移位于骨间背神经

要，一般分为三个阶段，各3周。第一期（急性炎症期）：主要通过制动促进肌腱愈合，避免吻合部位遭受损害。第二期：早期被动ROM练习，促进肌腱进一步愈合、保护肌腱吻合端的同时，滑动肌腱，减少瘢痕粘连，预防关节屈曲挛缩。这一期可以使用动态伸指支具，提供更可靠的被动练习，并保护吻合端、限制过早主动活动。第三期：主动活动，练习中央神经系统支配移位肌肉肌腱发挥新的功能。伸肌腱迟滞很常见，可以佩戴夜间静态支具。根据患者的情况不同，嘱其适时地逐步加强力量，回到工作岗位或进行业余活动。

随着肌腱吻合技术的改进，康复也随之向更短的恢复时间转变。一些作者建议通过即刻主动ROM练习来促进恢复，减少二次肌腱松解手术的可能。在术后几天就开始早期主动伸指。移除手术时制作的支具，改为定制的热塑支具，教育患者移除支具后循序渐进地主动伸指。另一种加快康复的方法是使用一种含橡皮筋的动态支具，可以被动拉伸关节。近期有研究对比了EPL重建术后，早期主动活动组和动态支具组在8周时没有显著差异[18]。但是作者推论，因害怕做错或用力过大使肌腱断裂，患者早期在家功能锻炼并不积极。另一研究对比了ECRL-EPL重建术后，早期动态支具和静态支具的结果，前者ROM更大、康复时间更短、重返工作岗位时间更早、拇指活动度更大[19]。一项系统回顾分析了伸肌腱修复术后三种康复计划：制动、早期控制性活动、早期主动活动。制动组相对结果较差，后两组差异在术后3个月消失[20]。

总结

早期的手外科医师的工作，为外伤、疾病或神经损伤导致的伸肌功能障碍重建术式的选择奠定了基础。这些术式现在被很多训练有素的手外科专科医师采用。近期的研究主要集中在增强肌腱吻合强度，加快康复进程，改善预后方面。我们总结了伸肌腱重建的经典术式，以此激励后辈在修复技术及康复技术上寻找新的方法来解决这个棘手的问题。

参考文献

1. Jackson WT, Viegas SF, Coon TM, et al: Anatomical variations in the first extensor compartment of the wrist. A clinical and anatomical study, J Bone Joint Surg (Am) 68:923–926, 1986.

2. Matzon JL, Bozentka DJ: Extensor tendon injuries, J Hand Surg (Am) 35:854–861, 2010.

3. Lieber RL, Ponten E, Burkholder TJ, et al: Sarcomere length changes after flexor carpi ulnaris to extensor digitorum communis tendon transfer, J Hand Surg (Am) 21:612–618, 1996.

4. Friden J, Lieber RL: Evidence for muscle attachment at relatively long lengths in tendon transfer surgery, J Hand Surg (Am) 23:105–110, 1998.

5. Peljovich A, Ratner JA, Marino J: Update of the physiology and biomechanics of tendon transfer surgery, J Hand Surg (Am) 35:1365–1369, 2010.

6. Vaughan-Jackson OJ: Rupture of extensor tendons by attrition at the inferior radio-ulnar joint. Report of two cases, J Bone Joint Surg (Br) 30:528–530, 1948.

7. Straub LR, Wilson EH: Spontaneous rupture of extensor tendons in the hand associated with rheumatoid arthritis, J Bone Joint Surg (Am) 38:1208–1317, 1956.

8. Feldon P, Terrono AL, Nalebuff EA, et al: Rheumatoid arthritis and other connective tissue diseases. In Green DP, Hotchkiss RN, Pederson WC, Wolfe SW, editors: Green's Operative Hand Surgery, ed 5, Philadelphia, 2005, Churchill Livingstone-Elsevier, pp 2068–2074.

9. Schaller P, Baer W, Carl HD: Extensor indicis-transfer compared with palmaris longus transplantation in reconstruction of extensor pollicis longus tendon: A retrospective study, Scand J Plast Reconstr Surg Hand Surg 41:33–35, 2007.

10. Pillukat T, Prommersberger KJ, van Schoonhoven J: Comparison of the results between reconstruction of the extensor pollicis longus tendon using a free interposition tendon graft and extensor indicis transposition, Handchir Mikrochir Plast Chir 40:160–164, 2008.

11. Omer GE Jr: Tendon transfers in radial nerve paralysis. In Hunter JM, Schneider LH, Mackin EJ, editors: Tendon and Nerve Surgery in the Hand, St Louis, 1997, Mosby Year–Books, 425–431.

12. Abrams GD, Ward SR, Friden J, et al: Pronator teres is an appropriate donor muscle for restoration of wrist and thumb extension, J Hand Surg (Am) 30:1068–1073, 2005.

13. Green DP: Radial nerve palsy. In Green DP, Hotchkiss RN, Pederson WC, Wolfe SW, editors: Green's Operative Hand Surgery, ed 5, Philadelphia, 2005, Churchill Livingstone–Elsevier, pp 1113–1129.

14. Nath RK, Mackinnon SE: Nerve transfers in the upper extremity, Hand Clin 16:131–139, 2000.

15. Lowe JB 3rd, Sen SK, Mackinnon SE: Current approach to radial nerve paralysis, Plast Reconstr Surg 110:1099–1113, 2002.

16. Brown JM, Tung TH, Mackinnon SE: Median to radial nerve transfer to restore wrist and finger extension: Technical nuances, Neurosurgery 66(3 Suppl Oper.):75–83, 2010.

17. Tung TH, Mackinnon SE: Nerve transfers: indications, techniques, and outcomes, J Hand Surg (Am) 35:332–341, 2010.

18. Giessler GA, Przybilski M, Germann G, et al: Early free active versus dynamic extension splinting after extensor indicis proprius tendon transfer to restore thumb extension: A prospective randomized study, J Hand Surg (Am) 33:864–868, 2008.

19. Justan I, Bistoni G, Dvorak Z, et al: Evaluation of early dynamic splinting versus static splinting for patients with transposition of the extensor carpi radialis longus to the extensor pollicis longus, In Vivo 23:853–857, 2009.

20. Talsma E, de Haart M, Beelen A, et al: The effect of mobilizationon repaired extensor tendon injuries of the hand: A systematic review, Arch Phys Med Rehabil 89:2366–2372, 2008.

35 伸肌腱重建后软组织覆盖

作者　Michel Saint-Cyr, MD, FRCS(C)

译者　郑大伟　郝丽文

概述

重建软组织覆盖暴露的伸肌腱有很多选择，从简单的皮肤移植（翻转或不翻转的筋膜皮瓣）到更复杂的情况下运用游离皮瓣。对患者进行恰当的伤口评估、彻底清创、早期覆盖和康复等是影响功能是否可最大恢复的重要因素。对局部和小面积软组织缺损首先考虑伤手局部皮瓣转移。修复手背缺损可考虑局部或邻位皮瓣如前臂尺侧或桡侧皮瓣、骨间背侧动脉皮瓣、上臂外侧皮瓣。如果缺损面积广泛并且位于手或前臂上方应考虑股前外侧皮瓣或其他带血管的远位皮瓣。复杂的重建手术前需彻底清创，术后运动手和手腕对于防止关节僵硬、肌腱粘连很重要。尽管游离皮瓣有更高的技术要求和较长的手术时间，但其有更好的血运，重建后并发症较少，这非常有利于术后早期活动或辅助治疗。

通常，伸肌腱外露、撕裂或肌腱缺损都需要有良好血运的组织覆盖，以促进肌腱良好愈合和早期活动。足够的覆盖范围也有助于减少继发的瘢痕，以及瘢痕环境下更易发生的明显粘连和挛缩。因此，手外科重建医师有必要通过血供良好的软组织，包括内在、局部、邻近或远位的游离皮瓣等，以获得稳定的软组织覆盖。

手背部皮肤的质地允许手指的屈伸运动。皮肤松弛、柔软、较薄也使手背成为优良的局部皮瓣供区，适用于覆盖手背伸肌腱。皮瓣选择最终将取决于缺损的大小和位置、供区可用性及受区的组织特点。

本章旨在概述损伤后上肢伸肌腱外露的早期评估和处理原则，并讨论皮瓣选用的原则以提供稳定的创面覆盖，加快康复进程，使功能得到最大程度的恢复。

评估和治疗

正如任何上肢及手毁损伤一样，排除其他严重的全身损伤是最重要的。在开始复杂的重建治疗之前，患者应病情稳定，处理和解决所有其他威胁生命的伤害。患者如全身健康条件、并发症、职业、社会经济状况、年龄和治疗依从性相关因素，都是选择重建方式的考虑因素。还要考虑伤口的具体因素，如缺损尺寸以及损伤机制，如挤压、穿刺伤与闭合性损伤、离断伤等。针对所有伤口均需要考虑的因素还有损伤部位和局部或远处组织瓣覆盖的可行性。

伤口清创

在进行局部或游离皮瓣重建软组织之前，早期在止血带下彻底清除无活性的组织非常重要。

关键步骤包括清除所有边缘性和活性可疑的组织，将污染伤口转变为清洁伤口，以尽量减少继发感染的风险。这也更利于对所有受伤和缺损结构做一个清晰评价。无论何时都应在早期积极清创，而不是采取传统分期清创术。分期清创术会延迟伤口的愈合，难以评估组织的活性，并在长期干燥的换药过程中引发一连串的额外组织丢失。早期清创和重建也有助于实现早期活动和恢复功能的最终目标，这在上肢非常关键。

全面评估最好是进手术室在止血带控制下进行。上肢驱血后抬高，上止血带，提供一个无血的术野，以便更好地探查和识别潜在的失活组织。所有失活组织随后被清除，伤口清创与肿瘤切除很像，从外围向中心、沿界限清楚的正常组织表面切除。完全切除创基，将它从污染伤口转变成非污染伤口。伤口清创后，一旦伸肌腱被移植或修复，根据需要，可采用内在的、局部或游离皮瓣以提供健康的创面覆盖。一个重要的先决条件是彻底的伤口清创，以尽量减少感染、伤口裂开、皮瓣坏死等风险。任何初始伤口若无法彻底清创，最好在24或48小时后进行系列清创。可以暂时使用负压敷料，用白色海绵覆盖暴露的伸肌腱以尽量减少干燥风险。值得注意的是，负压治疗应谨慎使用，只能作为最终关闭前的暂时措施。最好是在第一周内应用。上肢重建的时机非常敏感，任何长期固定必将会对最终活动范围有不利影响，这和持续关节僵硬、肿胀、挛缩有关。早期覆盖能使患者进入积极的康复程序，以获得最大的运动范围。

一旦伤口得到恰当的清创，应释放止血带，并再次切除所有无血运和无活力组织。

伤口的边缘有鲜红色出血，伤口仅用球形注射器冲洗。脉冲灌洗不可使用，因其可影响伸肌脆性并导致额外的软组织创伤。因此，我们只使用三联抗生素盐水和球形注射器冲洗。

指伸肌腱覆盖的选择，将根据损伤水平及伤口附近未损伤软组织的可用性，从远端向近端进行。显然，"同物相济"是理想的状态。所有的缺损采用具有相似的颜色、纹理、柔软度、感觉的局部组织修复，都将达到比非局部皮瓣更好的结果。彻底清创术后缺损尺寸会比最初的伤口要大得多。进行积极的早期清创时应坚信无论缺损多大都可提供稳定的软组织覆盖。这不仅可以加快重建，也有助于减少由于坏死组织残留导致感染的风险（图35-1）。

重建时机

一旦达到彻底清创，就应尽早进行重建。早期重建的优点包括：一期伤口闭合，覆盖重要的结构，缩短住院时间，减轻多次换药的痛苦，可以早期康复和活动。立即一期重建的绝对适应证包括动脉和静脉外露。立即一期重建的禁忌证包括病情不稳定的患者不能耐受长时间手术，此时截肢和安装假肢将比重建功能更好。

如果延迟重建是必要的选择，那么所有的关节必须主动或被动地活动起来。长时间的手部伤口负压治疗，无主动、被动运动，应受到谴责，这可能会导致严重的僵硬和纤维化。

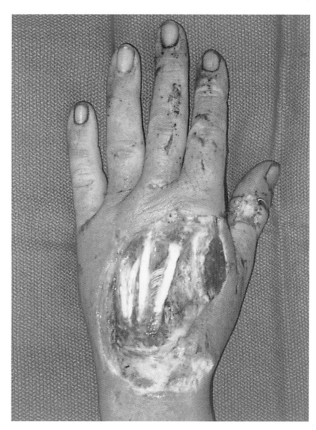

图35-1　在止血带控制下，手背软组织缺损创面在一期彻底清创后，创面足够清洁可以修复

软组织覆盖和重建

内在皮瓣

很明显，如果外露伸肌腱存在腱周膜，可采用简单的断层皮片或全厚皮片移植覆盖，皮片可取自前臂、小鱼际或腹股沟区。

注意，取缺损区远位的皮片移植美观性不如局部皮片移植。取自手或前臂的皮片将比前臂近端、腹股沟区的更匹配。

翻转和远端蒂筋膜瓣

如果外露伸肌腱的腱周膜缺损，不能选择皮片移植。简单的重建方法包括翻转筋膜瓣，可用来修复小到中等尺寸的缺损。然后再以断层皮片移植覆盖。脂肪筋膜皮瓣对手指或手背小面积的伸肌腱缺损外露创面的覆盖非常有用。这些筋膜瓣覆盖手背时可以基于掌背动脉的小穿支为血管蒂，修复指背缺损时可以指动脉背侧支为蒂。这些筋膜瓣可以是宽基的，切取后容易翻转，结合皮片移植可为暴露的伸肌腱提供血运良好的覆盖组织。翻转脂肪筋膜瓣蒂部要尽量宽，尽量多地带入动脉穿支以及皮下静脉。当覆盖手指缺损时，皮瓣为远端蒂形式，蒂部应包含尽量多的动脉穿支和回流的皮下静脉。切下皮瓣的伤口关闭时不应有任何张力，以尽量减少翻转脂肪筋膜瓣静脉淤血的风险。这些皮瓣切取简单，供区损伤最小，对小面积的肌腱外露创面可提供快捷、方便的覆盖。

反邻指皮瓣

伸肌腱 Ⅰ~Ⅳ 区外露可用反邻指皮瓣覆盖。反邻指皮瓣，在1978年由Pakiam首先描述，是覆盖指背伸肌腱外露创面的良好的局部皮瓣。它的血供来源于指动脉背侧支、伴行静脉以及皮下小静脉。邻指皮瓣的皮下静脉可作为静脉血流通道桥接受体和供体静脉。然后再以断层或全层皮片移植为反邻指皮瓣的最终覆盖。

皮瓣切取方法如下：相邻指作为邻指皮瓣供区，在靠近创面的侧中线做皮肤切口，紧贴皮下组织的上层，沿缺损的反方向切取皮瓣。与皮瓣的切取方向相反，在腱周膜上切取筋膜瓣，由一侧侧中线到另一侧侧中线。注意切取皮瓣时不要损伤任何的指动脉背侧支。然后翻转筋膜瓣覆盖相邻指背缺损，为暴露伸肌腱提供良好的覆盖。断层皮片移植覆盖邻指筋膜皮下组织，皮瓣转回封闭供区。手固定2~3周，优选3周，在2~3周后进行皮瓣断蒂，供区或受区有必要再次修整。夹板固定患手于功能位3周以减少挛缩。依从性好的患者可以在术后开始小范围运动，但需要非常配合（图35-2）。

掌背动脉岛状皮瓣

手的背侧是修复指背伸肌腱暴露创面的宝贵供区。对手及手指背部皮肤血管解剖知识的精通有助于该区许多创新皮瓣的设计。这些知识是安全应用这些皮瓣的重要前提。手和手指背侧皮肤血液供应包括：（1）掌背动脉，供应手的近端部分；（2）掌背动脉穿支从掌深弓发出的背侧穿支，提供手远端和近节手指的血供。这两大动脉系统形成了顺行和逆行掌背动脉皮瓣（DMA）的血供基础。

第一掌背动脉皮瓣

第一掌背动脉皮瓣（FDMA皮瓣，即风筝皮瓣），由Foucher、Braun描述[1]，并报道了其在手重建方面的两个主要应用领域：（1）手背创面覆盖；（2）拇指再造。

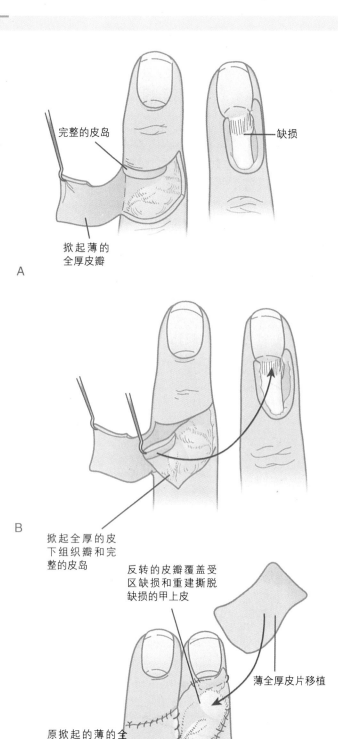

图 35-2　分步骤描述反向邻指皮瓣的切取过程。刃厚或全厚皮片移植可以用来覆盖伤口

Foucher在30例注入染料的尸体手解剖学研究中发现，FDMA起源于桡动脉者28例，2例起源于前臂背侧浅动脉。尔后，其走行远至拇长伸肌腱，近端到桡动脉在第一骨间背侧肌两头之间（DIO）的入

口。FDMA平行于第二掌骨背侧，在第一DIO肌筋膜的浅面，偶尔有一些肌纤维覆盖该血管。FDMA继续走行，在掌骨颈水平和从掌深弓掌心动脉发出的背侧穿支吻合。这些穿支形成逆行FDMA岛状皮瓣的血流基础。它们与以下三个不同的动脉系统的吻合：（1）远端与指掌侧固有动脉背侧支吻合；（2）近端与掌背动脉分支吻合；（3）侧面与邻近的掌背动脉穿支吻合（图35-3）。

FDMA皮瓣设计在示指近节背侧，沿着桡侧正中线和尺侧正中线，远近端分别至近指间关节、掌指关节（见图35-3）。扩大的皮瓣可包括中节背

侧皮肤，包括掌指关节背侧皮肤可让血管蒂的解剖更安全，因为此处的皮下组织非常薄。

由第二掌骨头至虎口顶点做S形或锯齿形切口，此设计可以充分暴露、分离血管蒂，避免血管损伤的风险。

沿皮瓣轮廓线由远端开始，在近节背侧由桡侧到尺侧方向，仅在腱周膜上层切取第一掌背动脉皮瓣。通过S形或锯齿形切口，使侧方皮瓣在皮下层掀起形成皮下组织蒂，应确认桡神经感觉支和一条或数条皮下静脉包括在蒂部。第二掌骨桡侧边界显露，继续分离深部显露第一骨间背侧肌膜。切开

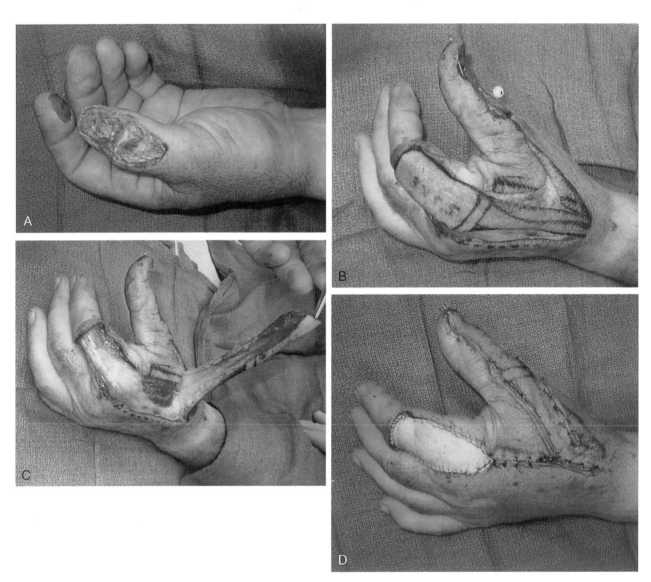

图35-3　A.左手的拇指背组织缺损，指骨外露，拇长伸肌腱缺损。B.切取3cm×5.5cm的掌背动脉皮瓣，蒂部携带皮岛，避免隧道压迫血管蒂。C.在第一和第二骨间肌上方切取FDMA皮瓣，保护筋膜完整避免损失血管蒂。皮下组织蒂尽量宽以包含较多的流入动脉和静脉流出。皮肤桨可以扩展为通过PIP关节的一个长瓣，此皮瓣也可以通过包括指尺侧或桡侧神经背支或拇指指神经形成感觉皮瓣。D.最后FDMA皮瓣以血运良好组织覆盖拇指，请注意，FDMA瓣不通过隧道。供区全厚皮片移植覆盖

筋膜，由桡侧方向开始细心分离骨间肌，直到第一掌骨尺侧边界。第一掌背动脉就在第一骨间肌筋膜表面，掀起皮瓣时要把后者包含在皮瓣内，避免损伤蒂部。同样的原因，一些作者建议掀起一束第一骨间肌以防第一掌背动脉走行较深导致其损伤。向近端继续解剖血管蒂，所有穿过骨间肌膜的小穿支都要电凝以获得最大长度的血管蒂，可达6~8cm。血管蒂掀起携带大束的皮下纤维脂肪组织不要修整。如果需要，可在皮下做暗道转移皮瓣至缺损，不可以有张力、压迫或打结。然而，当切取FDMA皮瓣时，血管蒂部上覆皮肤桥也应该一起切取，以避免隧道和可能的血管蒂压迫。我们对所有内在的带蒂皮瓣均这样做。FDMA皮瓣旋转弧可以达到拇指尖，第二掌指关节掌侧，前臂远端和第五掌指关节。供区以全厚皮片移植覆盖（见图 35-3）。第一骨间背侧肌筋膜必须包括在皮瓣内，以避免伤害FDMA。蒂不应该修整，应该包括大束的纤维脂肪组织。

第二掌背动脉皮瓣

第二掌背动脉（SDMA）皮瓣是一个旋转弧大且可靠的感觉皮瓣[2-4]。如FDMA皮瓣一样，它作为有效和可靠的工具可用于覆盖手、拇指缺损。此皮瓣可联合FDMA岛状皮瓣切取整个第二指蹼以重建拇指套脱伤。

第二掌背动脉（SDMA）一般沿解剖学鼻烟窝与第二指蹼连线走行。据Early与Milner研究，在29只尸体手中有23只（79%）起源于腕背弓，在其余6例标本中SDMA起源于掌深弓、FDMA、骨间前动脉或桡动脉。SDMA经过指伸肌、示指固有伸肌的深部和第二骨间背侧肌筋膜表面。在第二指蹼，可以在第二掌骨间隙间，第二和第三掌骨头处呈一支或更多的粗大穿支。这些穿支从掌深弓发出通过背侧与SDMA交通以供应背侧皮肤。穿支出现在掌骨颈水平并发出远端分支，与PPD动脉背侧皮支吻合。这些血管穿支构成扩大的SDMA皮瓣和逆行SDMA皮瓣的基础。

SDMA走行在解剖鼻烟窝和第二指蹼中心之间的斜线，第二和第三掌骨头之间。根据缺损的大小和位置，皮瓣设计可超过第二掌骨间隙，中指近节或指蹼浅面。示指和中指伸肌腱的近端交点可考虑为皮瓣旋转点。

皮瓣沿近节指伸肌腱腱周向四周剥离。解剖

采用由远端向近端的方式进行。当达到第二指蹼时，需识别和结扎从掌心动脉发出的穿支血管。在皮瓣基底部做S形切口，在SDMA上方至解剖鼻烟窝方向，直到达到要求的血管蒂长度。皮瓣在皮下平面分离携带适当的浅静脉和桡神经的分支。解剖示指沿伸肌腱的尺侧进行。向桡侧牵拉伸肌腱，SDMA可在第二骨间背侧肌筋膜上看到其走行。SDMA血管蒂在第二骨间背侧肌解剖类似FDMA（包括大量的筋膜和肌肉），直到皮瓣安全达到预期目的。供区缝合或全厚皮片移植。

就像第一掌背动脉皮瓣的解剖一样，第二骨间背侧筋膜应包含在SDMA皮瓣中，以避免意外损伤SDMA。此外，蒂部不应修剪，应包括大量的纤维脂肪组织以尽量减小静脉淤血、血管痉挛和血管损伤的风险。

基于掌背动脉（DMA）的穿支皮瓣

正如Quaba和Davidson的描写[5]，切取逆行掌背皮瓣可不包含DMA。从皮瓣近端向远端进行解剖，在骨间背侧肌筋膜上方分离，不包括DMA。皮瓣可以在第二、第三或第四掌骨间隙切取，可设计为椭圆形，从MCP关节延伸至腕横纹（图35-4）。皮瓣的宽度和长度分别可以从1~3.5cm和2~9cm间变动。此皮瓣是修复指背创面的良好选择。它能很容易地覆盖外露的MCP关节、近节指骨，甚至近指间关节（见图35-4）。此皮瓣在手背浅层，由近端到远端切取包括手背的皮肤和皮下组织。皮瓣的轴线平行于掌骨，解剖远端在腱联合处终止，在此处可发现一支从掌背动脉发出的大的皮肤穿支。

掌背动脉发出的皮穿支返支，在掌骨颈水平与掌深弓或掌背动脉相沟通，在肌腱连接远侧可以发现此血管，为皮瓣旋转点。皮瓣旋转弧可从0°到180°，能覆盖掌骨背侧、指蹼、近节和中节指骨背侧，到远指间关节（DIP）。

此改良将标准轴型皮瓣变为通过返支供血的逆行穿支皮瓣。这种改良的优点包括容易切取和皮瓣更薄，可用于指背缺损。

Karacalar和Ozcan[6]报道了改良的逆行掌背皮瓣版本。该皮瓣有一个延伸的皮瓣旋转弧，覆盖远节指骨。它基于第二和第三掌骨间隙以及指动脉背侧分支、掌背动脉在近节指骨的终末支之间的吻合。皮瓣最大7cm×3cm。皮瓣存活率为100%。解剖与Quaba逆行掌背皮瓣相类似，但可切取更远。结扎

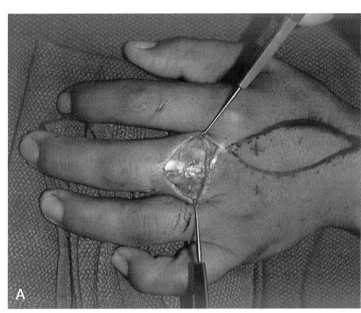
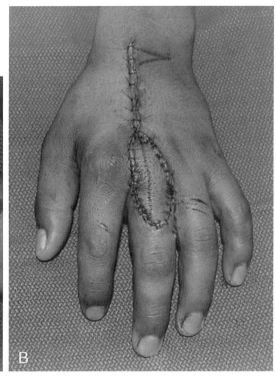

图 35-4 A.修复后右中指软组织缺损，伸指肌腱外露。这一缺损是掌背动脉穿支皮瓣的良好适应证，此例中应用了以第二掌背动脉穿支为蒂的 Quaba 皮瓣。皮瓣也可从第三和第四掌背动脉穿支切取。B.皮瓣的轴线是第三掌骨与掌骨头部间延伸的平行线，远侧至腕横纹，但不超越此点。提捏测试用来估计该皮瓣的最大宽度。更大的皮瓣也可切取但需要皮肤移植

掌背动脉的返支，以指动脉背侧分支与掌背动脉在近节指骨远侧的终末支之间的交通支形成血管蒂。应避免修剪血管蒂，其周围丰富的纤维脂肪组织应包含在皮瓣内。Yang 和 Morris通过血管造影研究证实了此改良皮瓣的解剖学基础[7]。此改良可修复更远至末节指骨水平的缺损，而这是常规逆行皮瓣所不能修复的。

　　假如预计要植皮，必须注意切取皮瓣保留完整的腱周膜。皮瓣嵌入应在最小张力下进行。皮瓣最好不要通过隧道转移，以减少淤血和缺血的危险，2周后拆线，在1～2周后开始轻度主动活动。此皮瓣是修复从MCP关节至DIP关节范围内手指伸肌腱外露的良好选择。

拇指桡背侧动脉皮瓣

　　拇指桡背侧动脉皮瓣可用于拇指背侧的小缺损。血管蒂基于从桡侧指动脉发出的返支。依靠拇指的尺、桡侧指动脉与指动脉背侧支在拇指背侧吻合形成的血管束保证皮瓣血运。

　　该皮瓣在拇指的桡背侧，在MCP关节的上方切取，从近端到远端解剖，保留血管蒂周的纤维

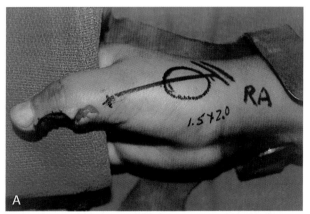
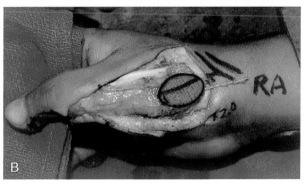

图 35-5 A.右手拇指软组织缺损，设计拇指桡背侧皮瓣。B.切取皮瓣，保留蒂部周围大量的皮下组织

脂肪组织（图35-5）。皮瓣转移在最小张力下进行，供区直接缝合或植皮封闭。

暴露的血管蒂不可直接缝合，应行皮片移植以尽量减少压迫。此皮肤移植可以在后期切除。但通常因肿胀及软组织回缩，将来需要再次修复的可能性较小。

局部皮瓣

手背缺损可用局部、邻位或远位皮瓣覆盖。许多手背缺损伴伸肌腱外露可用前臂桡侧带蒂皮瓣、骨间后动脉皮瓣或尺动脉背侧皮瓣覆盖。前臂无损伤时，这三者都是很好的选择。

前臂桡侧皮瓣

皮瓣为手背侧的软组织缺损提供薄而柔软优良的皮肤覆盖。可切取带血管的桡骨块重建掌骨缺损，携带掌长肌腱修复伸肌腱缺损。也可以携带前臂外侧皮神经完成其他的复合重建。

皮瓣由桡动脉在前臂的多个肌间隔穿支提供血供，皮瓣界限近端自上臂掌侧下1/3，远端至腕横纹。远端宽度桡侧自拇长伸肌腱，尺侧至尺侧腕伸肌腱，近端从肱骨内上髁到外上髁。动脉的直径约2.5mm，伴行静脉1.3~2.5mm。典型的前臂桡侧皮瓣在前臂裸露处导致明显的瘢痕并且需要牺牲主要动脉干[8]，由于目前还有很多其他可选择的皮瓣，故现在使用渐少。

另外，对于小到中等面积的缺损，可用一个不牺牲桡动脉的前臂桡侧穿支蒂皮瓣。在桡骨茎突2cm范围内至少可发现一个主要的桡动脉穿支。

骨间后动脉皮瓣

骨间后侧皮瓣也是一个覆盖背侧的非常可靠的选项。血管蒂从外上髁走行在ECU与EDQ之间。解剖从近端到远端，在先前提到的肌间隔间发出的穿支中发现和识别骨间后动脉。旋转点在紧靠远尺桡关节的近端，解剖过程中必须注意保护骨间后神经。此皮瓣可覆盖小到中等大小的手背缺损，在前臂桡侧皮瓣不可用时也是一种可行的选择。

Becker 皮瓣（尺动脉腕上皮支皮瓣）

尺动脉腕上皮支皮瓣在1988年第一次被Becker和Gilbert所描述，以尺动脉腕上皮支升支为血管蒂，不需要牺牲尺动脉[9]。Becker皮瓣在本质上是一个尺动脉穿支蒂皮瓣，可以为手尺侧和背侧缺损提供良好的覆盖。

皮瓣作为岛状皮瓣在筋膜下切取，从手腕和前臂尺侧从近端到远端解剖。向桡侧牵开尺侧腕屈肌腱可以暴露血管蒂，在豌豆骨近端2~5cm可以看到发自尺动脉的主要穿支蒂。尺动脉腕上皮支解剖至其在尺动脉的起点，可使皮瓣180°旋转，并防止血管蒂的扭曲和绞绕。对于较小的皮瓣供区，可以直接关闭；如果不行，需要断层皮片移植。

游离皮瓣

游离皮瓣重建是目前公认的创面闭合和复合组织修复的安全可靠方法。目前的成功率超过95%，多个供区可用，游离皮瓣为手背复合组织的重建提供了几乎无限的自由。软组织重建的关键要求包括：一个稳定的骨架，创面周围足够的受区血管，受区及邻近组织有充足的血液供应，患者全身状况稳定，医师有丰富的显微外科手术经验。当局部带蒂皮瓣不能切取或软组织缺损较大时，可以选择游离组织瓣覆盖伸肌腱外露创面。

与带蒂及局部皮瓣相比，游离皮瓣的主要优点是：避免对已经损伤的区域额外创伤或手术创伤，避免牺牲大血管，并提供足够的带血管的组织促进伤口愈合，减少感染机会，可修复较大的伤口。采用带血管的骨、肌腱、神经复合组织重建通常也更容易设计。受区结构的复杂性和审美要求也决定了使用分期重建阶梯性方案并不总是合适的。在这种情况下，如果更好的结果可以预期，应该早期采用游离皮瓣重建软组织。虽然增加了技术要求和手术时间，但是游离皮瓣重建术后有更好的组织血供，常可减少术后并发症，且有利于术后早期活动或辅助治疗。

游离皮瓣重建的禁忌证：患者有严重并发症，糖尿病、吸烟、应用糖皮质激素或免疫抑制剂等可影响伤口愈合药物。上肢高能量损伤后可能致血管损伤或动脉硬化患者，建议术前行血管造影。游离皮瓣供区广泛，目标不仅仅是覆盖创面，而是应该根据受区要求个性化定制。兼顾供区和受区的功能和审美要求。现在有无数的可修复手背的游离皮瓣，最终皮瓣的选择要根据患者供区部位的特点和外科医师的偏好决定。应评价受区的以下方面：范围，周围组织的颜色、质地，受区可用血管，污染程度，对感觉恢复的需要。彻底清创后伤口常常比预期更大更深，血管吻合必须放置在损伤区之外。因此，需要选择一个大面积且血供可靠的皮瓣，有一大口径、长的血管蒂，使吻合口离开创伤区，从而减少在吻合血管时发生痉挛和血栓形成的风险。可用的皮瓣有上臂外侧皮瓣，肩胛骨/肩胛旁皮瓣，股前外侧皮瓣，胸背动脉穿支皮瓣等[10-17]。

筋膜皮瓣为手背缺损提供良好的覆盖，为手部肌腱和关节提供极好的滑动面。当二期重建骨、神经、肌腱时，皮瓣下的筋膜组织很容易被分离，这也是游离皮瓣的一个优势。

上臂外侧皮瓣

上臂外侧皮瓣可为手部中小面积缺损提供薄而优良的修复。它可以为复合组织瓣，可携带一段长度达10cm肱骨或一段带蒂肱三头肌腱用于伸肌腱重建（图35-6）。

皮瓣位于上臂外侧，中线为从三角肌的止点到外上髁连线，包括上臂外侧远端一半和前臂近端1/3背外侧。血管蒂为桡侧后副动脉及伴行静脉，直径0.75~2mm，长度为6~8cm不等（见图35-6）。

皮瓣可设计为6~8cm宽，供区可直接缝合。如果更宽，供区需要皮片移植。它也可以作为单纯的筋膜皮瓣然后植皮，可为伸肌腱外露提供超薄皮

瓣覆盖（图35-7）。此皮瓣可设计为一个基于前臂外侧皮神经的感觉皮瓣，术中通常需要牺牲前臂后皮神经。

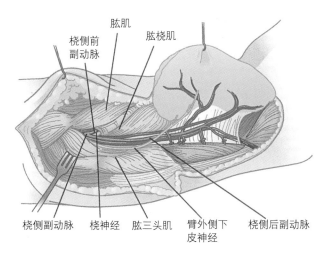

图35-6 上臂外侧皮瓣的主要体表标志及血管蒂示意图

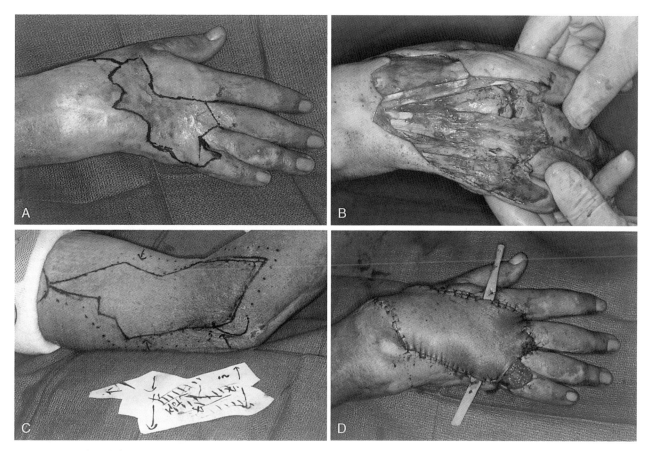

图35-7 A.50岁男性患者，左手背大面积烧伤后挛缩。B.烧伤瘢痕切除后缺损尺寸，行肌腱松解术和MCP关节囊切开术。C.按受区缺损面积和形状设计臂外侧皮瓣。D.皮瓣移植后，桡侧后副动脉端侧吻合于桡动脉，伴行静脉端端吻合于手背静脉

肩胛（骨）皮瓣

肩胛（骨）皮瓣的血管解剖恒定，血管蒂易于暴露，有良好的血管直径和长度，皮瓣安全、可靠。也是手背覆盖和手重建的有效皮瓣，也可以联合背阔肌和前锯肌的肩胛下系统以切取更大的皮瓣。

股前外侧（ALT）皮瓣

ALT皮瓣的优点包括可提供大面积皮肤，供区并发症小，可吻合神经恢复感觉，血管蒂长，可一期或二期皮瓣修薄以提高皮瓣外形[10]。根据不同的旋股外侧动脉穿支可携带多种组织，包括单独的皮岛、股外侧肌肌肉和髂嵴，可用于复杂的三维组织缺损的准确重建。

皮瓣以旋股外侧动脉降支为蒂，位于股直肌和股外侧肌之间，在髂前上棘与髌骨外上方连线的中点的穿支几乎恒定存在，穿支约80%为肌皮穿支，血管蒂可长达15cm，平均动脉外径2～3mm（图35-8）。

仅一个穿支就可安全地切取长度超过40cm的皮瓣。皮瓣宽度不超过8～10cm，供区可直接闭合。

皮瓣可在筋膜上或筋膜平面切取。筋膜上解剖可减少肌疝发生率，但应保留穿支周围5cm半径的深筋膜。通过携带股外侧皮神经可形成感觉皮瓣（见图35-8和图35-9）。

还可选择肌皮瓣来修复手背。记住，虽然肌皮瓣会萎缩而提供良好的美容修复效果，但如果预期要二次重建或肌腱粘连松解术等修整，我们更愿用皮瓣修复手背。如果预期行肌腱松解术或关节囊切开术，掀起皮瓣比肌皮瓣要容易得多。这更适合没有伸肌腱缺损或只是单纯暴露伸肌腱的患者。

筋膜皮瓣，例如颞浅筋膜皮瓣，也是伸肌腱重建的可行选择。我们更愿选择使用ALT皮瓣或ALT筋膜瓣，而不是颞筋膜瓣。因为ALT皮瓣更容易切取，可以切取大尺寸的皮瓣，且供区损伤小。

二次手术

一期皮瓣修复后常需要二次手术，包括皮瓣整形、肌腱松解、关节囊切开、Hunter棒去除后肌腱移植。筋膜皮瓣修复伸肌腱的一个主要优势在后一阶段如需肌腱松解术或其他手术很容易再次掀起皮瓣。甚至可以在局部麻醉下应用"wide-awake"技术，以更好地判断手术效果。如果皮瓣需要整

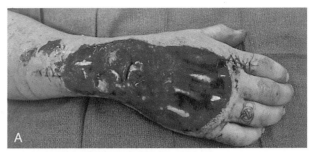

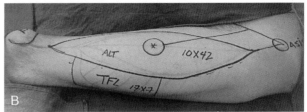

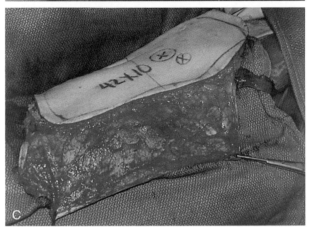

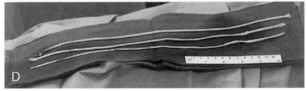

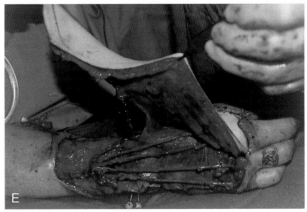

图35-8　A.摩托车事故致右手背侧广泛的脱套伤，骨、肌腱、软组织缺损。注意：前臂远端和手背EDC肌腱完全丧失。B.因考虑将来二次手术需要再掀起皮瓣，选择ATL筋膜皮瓣覆盖，而不是肌瓣。C.ALT皮瓣与展开的阔筋膜显示组织血运良好。D.从腿部切取的长伸肌腱一期移植重建伸肌腱止点。E.肌腱移植重建EDC肌腱后，用皮瓣覆盖

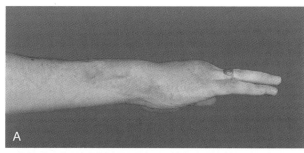
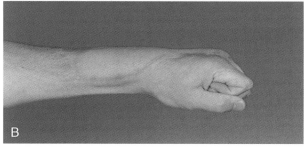

图 35-9 A.ATL 皮瓣修复手背后 6 个月的外观和功能情况,这是图 35-8 所示的病例。B. 皮瓣吸脂术后 3 个月外观

形,我们至少要等术后 3 个月再行吸脂术。另外,待 3 个月后确保恢复充足的血供时,再去除多余的皮肤。

总结

在手和手指,无论是直接修复还是移植伸肌腱,采用软组织修复都要求有利于肌腱滑动,减少粘连,并最大限度地恢复功能。重建外科医师需要有一个广泛的皮瓣工具箱以覆盖暴露的伸肌腱。任何伸肌腱缺乏足够的软组织覆盖,都会导致伤口延迟愈合、肌腱挛缩、僵硬、手功能损失。足够的清创和良好血供的软组织覆盖,可使患者早期开始主动活动和最大程度的功能康复。严重缺损往往需要更复杂的重建以最大程度上恢复功能。因此,外科医师应该毫不犹豫地用能获得最佳结果且更直接的重建修复方法。

参考文献

1. Foucher G, Braun JB: A new island flap transfer from the dorsum of the index to the thumb, Plast Reconstr Surg 63:344– 349, 1979.

2. Earley MJ, Milner RH: Dorsal metacarpal flaps, Br J Plast Surg 40:333–341, 1987.

3. Dautel G, Merle M: Dorsal metacarpal reverse flaps. Anatomical basis and clinical application, J Hand Surg (Br) 16:400– 405, 1991.

4. Dautel G, Merle M: Direct and reverse dorsal metacarpal flaps, Br J Plast Surg 45:123–130, 1992.

5. Quaba AA, Davison PM: The distally-based dorsal hand flap, Br J Plast Surg 43:28–39, 1990.

6. Karacalar A, Akin S, Ozcan M: The second dorsal metacarpal artery flap with double pivot points, Br J Plast Surg 49:97–102, 1996.

7. Yang D, Morris SF: Vascular basis of dorsal digital and meta-carpal skin flaps, J Hand Surg (Am) 26:142–146, 2001.

8. Lutz BS, Wei FC, Chang SC, et al: Donor site morbidity after suprafascial elevation of the radial forearm flap: A prospective study in 95 consecutive cases, Plast Reconstr Surg 103:132– 137, 1999.

9. Becker C, Gilbert A: The cubital flap, Ann Chir Main 7:136–142, 1988.

10. Wei FC, Jain V, Celik N, et al: Have we found an ideal soft-tissue flap? An experience with 672 anterolateral thigh flaps, Plast Reconstr Surg 109:2219–2226, 2002.

11. Angrigiani C, Grilli D, Siebert J: Latissimus dorsi musculocutaneous flap without muscle, Plast Reconstr Surg 96:1608– 1614, 1995.

12. Kim JT: Latissimus dorsi perforator flap, Clin Plast Surg 30:403–431, 2003.

13. Kim JT: Two options for perforator flaps in the flank donor site: latissimus dorsi and thoracodorsal perforator flaps, Plast Reconstr Surg 115:755–763, 2005.

14. Scheker LR, Langley SJ, Martin DL, et al: Primary extensor tendon reconstruction in dorsal hand defects requiring free flaps, J Hand Surg (Br) 18:568–575, 1993.

15. Sundine M, Shecker LR: A comparison of immediate and staged reconstruction of the dorsum of the hand, J Hand Surg (Br) 21:216–221, 1996.

16. Harpf C, Papp C, Ninkovic′ M, et al: The lateral arm flap: review of 72 cases and technical refinements, J Reconstr Microsurg 14:39–48, 1998.

17. Gosain AK, Matloub HS, Yousif NJ, et al: The composite lateral arm free flap: vascular relationship to triceps tendon and muscle, Ann Plast Surg 29:496–507, 1992.

纽孔畸形和鹅颈畸形的治疗

作者　Fraser J. Leversedge, MD　Felicity G.L. Fishman, MD

译者　黄永军　郝丽文

概述

手指纽孔畸形和鹅颈畸形的治疗应在病因学及病情分期的指导下进行，主要需鉴别是创伤后遗症还是类风湿性疾病谱的一部分。全面的评估应包括考虑邻近关节当前或潜在的病理变化，受损关节的主、被动活动，主观疼痛和不稳定以及影像学评估。仔细评估畸形对选择适当的个性化治疗策略至关重要。治疗纽孔畸形和鹅颈畸形的首要目标是缓解疼痛及改善功能。治疗手段包括支具和手术干预。手术方法包括韧带修复或重建术、肌腱固定术、关节融合术。长期和严重的畸形很难矫正，因此很难恢复完整的手指功能。病例选择是手术成功的关键。

手及手指精细、协调的功能主要依赖于手部内在肌与外在肌之间复杂但平衡的互相作用。创伤或其他系统性疾病导致这些内在及外在系统关系的改变，可促进如纽孔畸形或鹅颈畸形等功能性畸形的发展。这些改变性质上可为急性或慢性。这些疾病的治疗应由对患者全面的评估、考虑相关损伤或结构性缺陷、受伤的时间及畸形的严重程度等来指导。功能的评估及了解患者对活动的需求及期望对制订治疗计划至关重要。

手指的纽孔畸形和鹅颈畸形可分为创伤后遗症或类风湿性疾病谱的一部分。

创伤后畸形

创伤后纽孔畸形

创伤后纽孔畸形是由于中央腱束的断裂造成的，特征是掌指关节过伸、近指间关节屈曲和远指间关节过伸。三角韧带的弱化导致了侧束移位至近指间关节旋转轴的掌侧，侧束的力量在近指间关节处转化成屈曲力量，在远指间关节处转化为伸展力量（图36-1）。

中央腱的创伤性损伤可分为两种。（1）闭合性损伤：典型的是近指间关节的过屈损伤或掌侧脱位使中央腱从其止点处撕脱，可伴随中节指骨基底部背侧的撕脱骨折。（2）开放性损伤：手指背侧的裂伤可直接破坏中央腱。

通常，患者会主诉患指"卡住"或扭伤，特别是当出现局部肿胀、瘀青和/或近指间关节背侧压痛及近指间关节主动伸展活动丧失时，医师应怀疑是中央腱的损伤。活动受限不应因为肿胀或疼痛而被忽视。畸形一般在受伤后2~3周逐渐出现，所以早期诊断很困难。支持中央腱急性损伤诊断的体格检查结果包括以下几点。（1）腕关节及掌指关节全屈时，患指的近指间关节有15°~20°的伸直受限[1]。（2）从近指间关节屈曲90°开始，近指间关节的抗阻力主动伸展活动消失或减弱[2,3]。

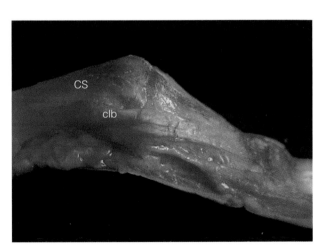

图36-1　手指侧面观展示模拟的纽孔畸形中侧束(clb)的掌侧半脱位［中央腱(CS)](Reprinted with permission: © 2004 Leversedge FJ, Goldfarb CA, Boyer MI.)

（3）Elson试验：在桌子边沿被动屈曲患指的近指间关节至90°，然后患者主动伸展近指间关节。当近指间关节丧失伸展力并伴有远指间关节固定于伸展位时，可以确定是中央腱的断裂，因伸展力通过侧束转移到远指间关节[4,5]。（4）Boyes试验：在纽孔畸形的进展期可出现阳性，但诊断中央腱的急性损伤不可靠[5]。因中央腱断裂后张力通过侧束传导，当近指间关节被动伸展时，远指间关节的主动屈曲能力丧失。当近指间关节屈曲时，远指间关节可有主动屈曲。

中央腱创伤性损伤后，纽孔畸形一般通过5个阶段逐步形成[6]。

1. 中央腱断裂导致静息位时近指间关节屈曲及通过侧束使中节指骨微伸。

2. 近指间关节的主动伸展丧失、三角韧带减弱及横行支持韧带的挛缩，导致侧束向掌侧滑移。

3. 伸展力量通过侧束传导，造成远指间关节过伸。

4. 近指间关节掌侧板及斜行支持韧带的进行性挛缩导致近指间关节处的固定屈曲挛缩。

5. 长时间未经治疗的病变，导致关节的进行性退化。

创伤后鹅颈畸形

创伤后鹅颈畸形的特征是终腱不能伸，近指间关节掌板的松弛，导致近指间关节的过伸及远指间关节的屈曲。横行支持韧带力量的减弱加上近指间关节的过伸，导致侧束相对于近指间关节旋转轴向背侧移位，从而在近指间关节处产生伸展力和在远指间关节处产生屈曲力。

近指间关节向背侧脱位可导致掌板松弛或功能不全。反复损伤可导致慢性近指间关节背侧不稳。终腱从其在末节指骨基底部的止点撕脱时可引起伸肌装置的不平衡，导致近指间关节过伸。

患者可有急性损伤或近指间关节的反复过伸损伤，最终发展成进行性半脱位或脱位的病史，经常漏诊。当患者出现慢性槌指畸形时应怀疑近指间关节有过度活动。在体格检查方面，患指可出现近指间关节过伸及远指间关节屈曲的姿势，常伴有掌指关节屈曲。对于可屈曲的近、远指间关节畸形的患者，应检查近指间关节的主、被动活动及完成Bunnell手内肌紧张程度试验。

Bunnell手内肌紧张程度试验：掌指关节伸展时被动屈曲近指间关节的阻力比掌指关节屈曲时大，表明内在肌肉-肌腱单元相对短缩。

创伤后鹅颈畸形可通过4个特征性的阶段而形成[7]。

1. 完全的近指间关节被动活动度。

2. 继发于长期近指间关节过伸的手内肌紧缩。

3. 横行支持韧带变细、挛缩及侧束向背侧半脱位，导致不论掌指关节在何位置，近指间关节都固定于过伸位。

4. 关节退行性变及近指间关节过伸畸形固定。

类风湿畸形

手指类风湿性纽孔畸形

类风湿性纽孔畸形的发生是由于类风湿关节炎特征性的具有破坏性的滑膜炎进行性侵蚀中央腱、横行支持韧带及三角韧带。随着三角韧带的约束丧失，侧束向掌侧方向滑移并将伸展力在近指间关节处转化成屈曲力。近指间关节持续的屈曲畸形导致斜行支持带、掌板及侧副韧带的挛缩；随着时间的推移，近指间关节逐渐由灵活变为固定畸形。典型的纽孔畸形通过三个阶段演变而来，包括近指间关节屈曲、远指间关节及掌指关节过伸[8]。第一阶段症状较轻，包括近指间关节的滑膜炎和可被动纠正的屈曲畸形。第二阶段或称为中等畸形，可见近指间关节的屈曲挛缩及伴随的掌指关节过伸。第三阶段可见近指间关节固定的挛缩及关节面的破坏。

手指类风湿性鹅颈畸形

类风湿性鹅颈畸形的特征为近指间关节过伸同时掌指关节及远指间关节屈曲畸形。鹅颈畸形可由影响掌指关节、近或远指间关节的原发病理变化导致[7]。

掌指关节病理变化：典型的类风湿性手指畸形为屈曲、尺偏，造成了伸肌装置的不平衡。侧束的背侧位移在近指间关节处形成的伸展力使近指间关节处于过伸位。鹅颈畸形在掌指关节表现为屈曲畸形，可继发于伴矢状束退变、手内肌紧缩和/或关节破坏导致的掌指关节掌侧半脱位的慢性滑膜炎。

近指间关节病理变化：在类风湿疾病中，近指间关节的掌板、侧副韧带、指浅屈肌腱的止点可变得细弱，导致近指间关节过伸。另外，横行支持韧带的进行性弱化，使其对侧束向背侧移位的正常约束力丧失，也导致了近指间关节的过伸。

远指间关节的病理变化：远指间关节的滑膜炎可造成终腱的弱化及最终的断裂。随后，伸展力量集中在近指间关节处，最终导致了近指间关节的过伸畸形。

Nalebuff将类风湿性鹅颈畸形分为不同的4种类型[7]。

Ⅰ型—不管掌指关节在何位置，近指间关节都可灵活屈伸。

Ⅱ型—掌指关节伸展时，因手内肌紧缩，导致近指间关节的主、被动活动受限。

Ⅲ型—屈或伸掌指关节时都有近指间关节活动度降低。

Ⅳ型—伴有关节软骨退变的近指间关节固定的伸直挛缩。

类风湿性拇指畸形

类风湿疾病相关拇指畸形的分型可根据腕掌、掌指及指间关节的特征性改变进行，如由Nalebuff最初提出的改良6型分型系统[9,10]。

最常见的类风湿性拇指畸形为Ⅰ型（纽孔）畸形。该型的特征是指间关节过伸、掌指关节屈曲且不伴有腕掌关节的原发性改变。通常，Ⅰ型畸形从掌指关节内的增生性滑膜炎开始，导致拇短伸肌腱止点变得细弱以及使伸肌腱腱帽扩大。同时，侧副韧带弱化，拇长伸肌腱相对于掌指关节的旋转轴向尺掌侧移位。随后，近节指骨形成相对于掌骨头的掌侧半脱位，异常的拇长伸肌腱及手内肌的牵引导致指间关节过伸及掌指关节屈曲。掌指关节屈曲可出现拇指掌骨代偿性的桡侧外展。Ⅰ型畸形可进一步分为3期：（1）Ⅰ期（轻）：掌指关节滑膜炎和轻度、可纠正的伸肌滞后；（2）Ⅱ期（中）：掌指关节明显的可动或固定屈曲畸形；（3）Ⅲ期（重）：掌指关节破坏。

第二常见的类风湿性拇指畸形是Ⅲ型（鹅颈畸形）（图36-2）[9,11]。腕掌关节滑膜炎导致关节面的侵蚀及关节囊的弱化，造成腕掌关节的桡背侧半脱位。日常生活的捏、握动作使腕掌关节处力量改变，使掌骨逐渐发展成内收挛缩。代偿性的掌指关节过伸和指间关节屈曲是Ⅲ型鹅颈畸形的特征性改变，可看作对进行性内收挛缩的一种功能性代偿。

治疗方法

创伤后纽孔畸形

非手术治疗

通常来说，非手术治疗的适应证是从受伤时起8~12周的闭合损伤。这种疗法适用于当畸形矫正后中央腱及侧束的解剖长度关系得到恢复时。当近指间关节稳定、骨折复位满意时的掌侧脱位或中央腱撕脱性断裂，可尝试非手术治疗。

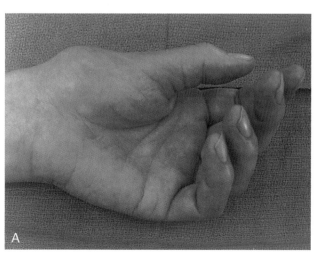
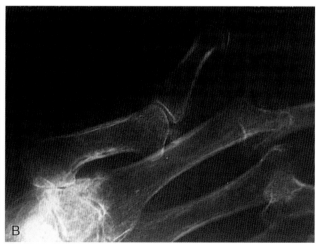

图36-2 A.拇指鹅颈畸形的临床图片。B.拇指侧位片显示腕掌关节半脱位、掌骨内收挛缩、掌指关节过伸和指间关节屈曲的鹅颈畸形
(Reprinted with permission: © 2004 Leversedge FJ, Goldfarb CA, Boyer MI.)

当近指间关节能完全被动屈伸时，可使用近指间关节的伸直夹板固定。也可考虑追加使用经关节的克氏针固定。当近指间关节出现屈曲挛缩时，为使关节恢复柔软，可使用递进式静态夹板、石膏矫正法或动态伸直夹板。

夹板固定需维持6~8周以完全制动近指间关节。此后，经重新评估确定复位稳定后，作为过渡，可在白天使用邻指绑带、夜间使用伸直夹板4~6周。在夹板固定近指间关节的整个过程中，应指导患者进行远指间关节主、被动活动训练。

手术治疗

当经过3个月的保守治疗（如伸直夹板固定）失败、开放性损伤或患者有固定的畸形且伴有退行性的关节改变时，应考虑手术治疗。在手术重建前近指间关节应达到完全被动伸直。Burton和Melchior强调，柔韧关节的纽孔畸形患者重建效果更好，挛缩关节首次松解后配合功能锻炼及夹板固定，有时可以避免进一步手术[13]。如出现关节炎改变，单纯的软组织重建可能达不到满意的疗效，因此，应考虑联合关节融合或关节置换的近指间关节重建及伸肌重建。由于纽孔畸形很少影响近指间关节的屈曲及握力，术者应避免牺牲手指的主动屈曲而换来更好的伸指功能。

创伤后鹅颈畸形

非手术治疗

尽管非手术疗法在治疗创伤后鹅颈畸形中很少会有效果，但一小部分能启动近指间关节主动屈曲的关节柔韧的患者，如果尝试用"8"字指环夹板固定，以维持侧束的解剖位置及预防近指间关节过伸，可能有效（图36-3）。

手术治疗

手术治疗适用于柔韧的畸形且经非手术治疗失败的患者；柔韧的畸形且无法启动近指间关节主动屈曲的患者；固定畸形的患者。对于柔韧畸形的患者，可施行侧束松解、掌侧移位和肌腱固定术以防止近指间关节过伸。对于固定畸形的患者，治疗方案由近指间关节的关节面状态决定。如关节面较完好，松解近指间关节同时恢复其屈曲活动可能有效。如果关节面已退变，应考虑行近指间关节融合术。

类风湿性畸形——常规

类风湿性纽孔畸形及鹅颈畸形的手术矫正方

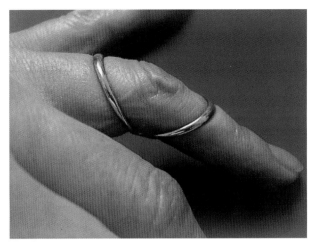

图36-3 轻度、柔软的鹅颈畸形中用"8"字指环夹板(Silver Ring Splint;Charlottesville, VA)以防止近指间关节过伸(Reprinted with permission: © 2004 Leversedge FJ, Goldfarb CA, Boyer MI.)

案应由畸形的分期而决定。治疗目标包括缓解疼痛和改善手指的整体功能[14]。幸运的是，治疗类风湿性关节炎药物的发展进步降低了病程进展的速度。然而，彻底的包括整个上肢及颈椎的总体的体格检查依然很重要，因局部的病理变化可能影响其他部分的重建方案。由于考虑到行走辅助设备（拐杖、轮椅等）的使用，未施行的脊柱和下肢手术可影响上肢治疗的时机。在上肢，手部重建手术前应考虑肘和腕关节的病情。

类风湿性纽孔畸形

非手术治疗

非手术治疗包括药物治疗和小的近指间关节伸展支具和/或邻指绑带的使用。关节腔内注射糖皮质激素和口服抗炎药物可用来减轻关节滑膜炎。

手术治疗

对于Ⅰ期的类风湿性手指畸形，如经保守治疗无改善或有严重功能缺失的患者，应考虑手术治疗。近指间关节滑膜切除术对于经药物治疗无效的顽固性滑膜炎有作用。此外，如果近指间关节背侧的软组织出现弱化，可施行中央腱重建及侧束背侧移位术。切断中节指骨背侧的伸肌终腱可缓解由远指间关节过伸带来的限制。

对于Ⅱ期畸形的患者，如近指间关节的关节软骨保存完好，则适合施行中央腱重建及伸肌终腱松解术[12,15]。对于Ⅲ期的严重畸形，近指间关节的破坏会限制可选择的重建方案。近指间关节融合可缓解疼痛、稳定手指而改善功能，是一种可靠的选择。对于近指间关节有固定屈曲挛缩而无关节破坏的患者，也可考虑近指间关节融合术（图36-4）。基于有软组织不稳的病史，近指间关节置换伴伸肌终腱松解术是一种疗效不太确切的选择[16~18]。

类风湿性鹅颈畸形

非手术治疗

近指间关节滑膜炎较轻的I型畸形患者，可使用指夹板，如"8"字指环夹板，以防止近指间关节过伸及改善近指间关节屈曲启动。

手术治疗

手术治疗是根据出现的畸形类型而决定的。对于Ⅰ型畸形，判断柔韧的鹅颈畸形的原发病因很重要。畸形可能是由于远指间关节滑膜炎导致伸直应力转移到近指间关节处而造成的，或更常见的是，由于近指间关节滑膜炎和近指间关节掌侧束缚结构的弱化而造成。在鹅颈畸形矫形术的术中或术前应仔细评估掌指关节，如掌指关节的屈曲挛缩或伸指肌腱在此位置水平的半脱位应在术前或术中明确。如近指间关节的被动活动范围接近正常，可考虑行远指间关节融合术。术后，使用槌状指夹板保护远指间关节，而近指间关节则不固定以促进

活动。对于无法使近指间关节从静息过伸位启动屈曲的I型鹅颈畸形患者，可考虑行防止近指间关节过伸的软组织重建术。这些手术包括掌侧皮肤固定术、斜行支持韧带重建术、侧束肌腱固定术[19]及近指间关节屈肌腱固定术。

在Ⅱ型鹅颈畸形中，手内肌紧缩导致掌指关节处于伸直位及近指间关节的主、被动活动受限。与Ⅰ型畸形一样，在手术矫正鹅颈畸形前应考虑掌指关节的病情及手内肌的紧缩。如施行了掌指关节置换术或内在肌松解术，必须行近指间关节的屈肌腱固定术。内在肌松解可按Nalebuff所描述的步骤进行，即通过背侧切口暴露侧束和伸肌腱帽，切除1cm长的侧束及矢状束纤维[7,14]。

由于近指间关节挛缩及侧束粘连，Ⅲ型畸形一般来说需要更广泛的软组织重建。近指间关节有主、被动活动度的减少伴侧束固定于近指间关节旋转轴的背侧。重建方法包括侧束松解及向掌侧移位、近指间关节背侧关节囊切除、侧副韧带松解及伸肌腱固定术[16,19,21,22]。

Ⅳ型畸形的特征是近指间关节面的退变伴近指间关节固定的过伸畸形。一般来说，单纯的软组织手术达不到改善功能或大幅度缓解疼痛的效果。Ⅳ型畸形可选择的治疗方案包括关节置换术和关节融合术[16,22]。

类风湿性拇指畸形

非手术治疗

治疗手段包括药物疗法，如关节腔内注射糖皮质激素和口服抗炎药物以减轻关节滑膜炎。热塑料或合成橡胶定制而成的功能性夹板可在捏和握的动作时稳定拇指，并在做灵活动作时有助于拇指尖的定位。

手术治疗

Ⅰ型（纽孔）拇指畸形的手术方式取决于其亚型：轻度、中度或重度。在轻度的Ⅰ型畸形中，尽管软组织重建后畸形的复发率高，但由于可大幅度改善功能，在合适的病例中仍可考虑施行。由于拇长伸肌附着于掌指关节的背侧关节囊，拇长伸肌腱改道联合掌指关节滑膜切除术可使掌指关节处的伸肌力矩增加[9]。

中度Ⅰ型畸形为掌指关节固定的畸形。术前要评估腕掌关节和指间关节。根据掌指关节和指间关节的情况决定施行掌指关节置换术或融合术。

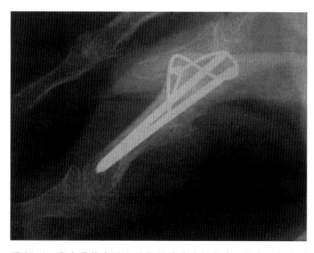

图36-4　张力带技术融合近指间关节的侧位片。通常，由于固定物的突出，骨性愈合后应尽快去除钢针和钢丝（Reprinted with permission: © 2004 Leversedge FJ, Goldfarb CA, Boyer MI.）

如果腕掌关节或指间关节的病变要必须融合或已经融合，掌指关节应选择人工关节置换术以保留一定的活动度，避免相邻两个及以上关节均做融合术。伸肌重建，如拇长伸肌改道，可与关节置换同时进行，以增强伸展及外展力量[23]。伸肌重建及掌指关节置换术后，拇指掌指关节应用夹板固定于伸直位4~6周，同时允许腕掌关节与指间关节活动。如需施行掌指关节融合术，掌指关节应融合在屈曲大约15°及轻度旋前的位置。掌指关节的融合有多种方法，包括张力带钢丝固定、交叉克氏针固定、无头加压螺钉固定或钢板螺钉固定[24]。术后，鼓励指间关节活动；然而，关节融合的位置应保护至X线片证实已愈合为止。

重度Ⅰ型畸形的特征是掌指关节与指间关节均为固定的畸形。通常，指间关节需行关节融合术。掌指关节选择融合或关节置换与中度Ⅰ型的类风湿性拇指畸形相同。在严重的畸形中，应重视腕掌关节的病情，因其在病程进展的这个阶段普遍会受到影响。保留关节活动的术式是首选，如行韧带重建的全关节或半关节置换术、关节间隙嵌入软组织的关节成形术[24]。由于脱位或植入失败的风险高，类风湿人群行大多角骨人工关节置换应慎重考虑[24]。

Ⅲ型类风湿性鹅颈畸形可分为轻度、中度及重度。轻度的Ⅲ型畸形病变只累及掌指关节。因此，手术是为了缓解腕掌关节不适和功能障碍。如保守治疗无法改善症状，应考虑行大多角骨切除或部分切除同时行韧带重建及嵌入软组织的关节成形术。中度的Ⅲ型畸形的特征是除腕掌关节的病变外，还包括掌指关节轻度受累（柔韧的畸形）。手术治疗腕掌关节应同时解决掌指关节进行性过伸畸形的问题。在行大多角骨切除或部分切除、韧带重建、软组织嵌入的腕掌关节成形术时，可同时施行掌指关节掌板关节囊固定术、籽骨固定术或掌侧肌腱固定术。术后经关节穿针固定掌指关节于20°~30°屈曲位3~4周，同时允许指间关节早期活动。重度Ⅲ型畸形包括腕掌关节脱位、掌骨内收挛缩及掌指关节固定的过伸畸形。在重度Ⅲ型类风湿性拇指畸形的手术治疗过程中，这些问题都应解决。通常，掌指关节僵硬的过伸畸形应通过关节融合的方法来解决。腕掌关节的治疗方案与轻、中度畸形的治疗方案一样，包括韧带重建的腕掌关节切

除成形术或嵌入肌腱的关节成形术。通常，在行腕掌关节切除成形术时可通过截除第一掌骨基底部以纠正掌骨的内收挛缩；然而，如果矫正不充分，可行第一骨间背侧肌及拇收肌的筋膜切开术，必要时还可通过Z形术重建虎口[24]。

手术步骤

纽孔畸形重建
一期中央腱修复

采用背侧入路，保护好伸肌腱腱周膜。伸直近指间关节以评估中央腱长度后，分离中央腱，切除多余的纤维组织。在某些病例中，如组织不足需行V-Y推进术。如有撕脱骨折，仔细撬起骨折块，保留中央腱的附着点。如骨折块较小而不适合用克氏针或螺钉固定，应切除骨折碎片，用锚钉或抽出式缝线将中央腱直接固定在中节指骨基底背侧。如骨折块足够大，将骨折块解剖复位并用2枚细克氏针或螺钉固定。将侧束恢复到解剖位置。可能需要切开横行支持带以使侧束相对于PIP关节旋转轴向背侧移动。用不可吸收缝线将侧束固定在解剖位置。术后，将近指间关节固定于完全伸直位6周。常用经关节的克氏针临时固定关节[15,17,18,21,25~27]。

用局部组织重建中央腱

以下介绍几种当中央腱不足以直接修复但关节柔软时用局部组织重建中央腱的方法。

1. Snow技术[28]：将中央腱近端的残端从周围组织中分离出来。锐性分离足够跨越中央腱束缺损的远端蒂的指伸肌腱瓣，并将其向远端翻转，用不可吸收缝线将肌腱瓣与侧束缝合。修复术后，在修补处无过大张力的情况下近指间关节可被动屈曲至少60°为宜。

2. Aiche技术[29]：从指伸肌腱的三分叉处到三角韧带纵向分离侧束/联合侧束。分离每条侧束/联合侧束的背侧半并用不可吸收缝线缝合在一起。如剩余的侧束仍位于近指间关节旋转轴的掌侧，则建议将其移位。

3. Littler和Eaton技术：分离桡侧和尺侧的侧束/联合侧束并在中节指骨处将其切断。必须保留斜行支持带；否则，远指间关节的伸直会受影响。将分离出来的侧束向背侧移位并缝合进中央腱的止点处。当中央腱出现严重的弱化时，则不适合

用这种方法。

4. Matev技术：纵向分离侧束/联合侧束。将尺侧束在远指间关节处切断，在中节指骨的中点处切断桡侧束。尺侧束的近断端与桡侧束的远断端在手指背侧缝合，从而增加了侧束的长度。将桡侧束的近断端缝合到剩余的中央腱和中节指骨基底部，以协助近指间关节的伸直。术后将近指间关节维持在伸直位6周，伴或不伴有经关节的克氏针固定（图36-5）。

肌腱移植重建中央腱

采用背侧入路，掀起全厚皮瓣，保护指伸肌腱腱周膜。从周围组织中分离并提起中央腱残端。获取自体肌腱，通常取同侧的掌长肌腱，穿过在中节指骨基底背侧造的骨隧道。手指置于中立位，将移植肌腱的两束编织到侧束中去。可用经关节的克氏针临时固定关节和保护重建的中央腱。

伸肌腱切除术

该术式适用于柔韧的畸形和之前近指间关节手术失败患者。该手术与近指间关节融合术联合应用。分离终腱，在远指间关节和中节指骨的上方向近端提起约1.5cm的距离。在三角韧带的远端横行切断终腱。必须保留斜行支持带以免影响远指间关节的伸直。通过被动伸直近指间关节和被动屈曲远指间关节分离被切断的肌腱的两端（图36-6）。

鹅颈畸形重建

近指间关节指屈肌腱固定术

可用指浅屈肌腱的一束做成限制近指间关节过伸的缰绳[17,18,21,32-34]。通过Bruner切口或中轴切口暴露指伸肌腱鞘，从手指基底部到A4滑车。提起从A2滑车远端缘到A4滑车近端缘的指屈肌腱鞘的膜性部分，显露指屈肌腱。辨认指浅屈肌腱的一束并在分叉水平将其切断，保留其在中节指骨的止点。将切断的指浅屈肌腱束的近断端通过A2滑车上的横行切口（离滑车远侧缘约3mm）从背侧向掌侧穿入。用不可吸收缝线将腱束缝合到自身，调节张力以将近指间关节维持在大约屈曲20°的位置（图36-7）。

术后，用背侧阻挡夹板将近指间关节固定在

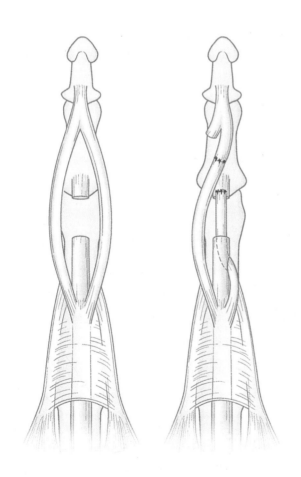

Matev 技术

图36-5 指伸肌腱重建的 Matev 技术示意图

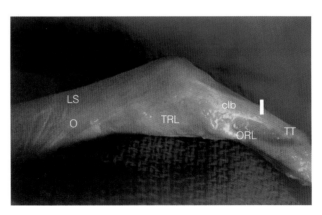

图36-6 指伸肌腱切断的位置（实心竖线"I"）：远端自三角韧带，近端自斜行支持带汇入终腱处。手指侧位显示：由侧束（LS）的合并纤维和伸指装置（O）的斜纤维合并组成联合侧束（clb）。两边的侧束组合形成终腱（TT），止于远节指骨背侧基底。横支持韧带（TRL）阻止侧束向背侧半脱位。斜支持韧带（ORL）由掌侧穿行至背侧，经骨纤维沟（近节指骨的中1/3和A2滑车）沿伸指肌腱到远指指骨近侧，从而被动地连接近指间关节和远指间关节（Reprinted with permission: © 2004 Leversedge FJ, Goldfarb CA, Boyer MI.）

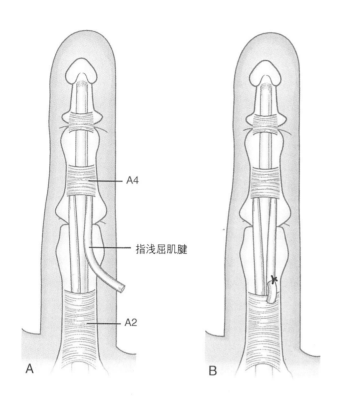

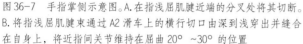

图 36-7　手指掌侧示意图。A.在指浅屈肌腱近端的分叉处将其切断。B.将指浅屈肌腱束通过A2滑车上的横行切口由深到浅穿出并缝合在自身上，将近指间关节维持在屈曲20°~30°的位置

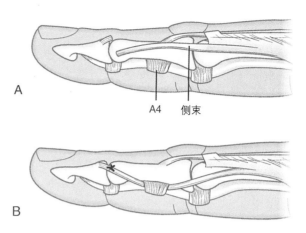

图 36-8　手指侧面示意图展示。A.在侧束在终腱的止点处将其切断。B.分离侧束，通过A2滑车的1cm部分使肌腱向近端转位，最后在远指间关节上方将肌腱缝合回其在终腱的止点

约屈曲30°位置6~8周；2~3周后开始保护下的屈曲功能锻炼。

侧束固定术

通过背侧弧形切口暴露伸肌装置。分离Cleland韧带，暴露指屈肌腱鞘。将向背侧半脱位的侧束与中央腱和三角韧带分离，保持侧束连续性。将侧束向近指间关节旋转轴的掌侧移位，用背侧蒂的指屈肌腱鞘瓣将其固定在近指间关节平面。

除此之外，也可以在侧束远端汇入侧束终腱处将其切断，通过长0.5~1.0cm指屈肌腱鞘将侧束从近端到远端转位。随后将侧束缝合到其在指伸肌腱终腱上的止点处（图 36-8）。

术后，用背侧阻挡夹板将近指间关节固定在屈曲大于30°位置6~8周；鼓励尽早进行保护下的屈指功能锻炼。

斜行支持韧带重建

斜行支持韧带重建适用于由慢性槌状指损伤导致的远指间关节完好的柔韧的鹅颈畸形。通过起

于掌指关节屈褶纹沿桡侧中轴线弯向背侧止于远指间关节处的切口暴露手指。保护桡侧的神经血管束，辨认A2滑车和终腱束。获取合适的移植肌腱（理想的是同侧的掌长肌腱，如有的话）。用不可吸收缝线将肌腱与终腱吻合，肌腱的游离端向掌侧穿到桡侧神经血管束处，调整好张力后缝合到A2滑车的远侧缘。将移植肌腱由深到浅通过距滑车远缘及外侧缘各2~3mm处的小切口，然后反折肌腱，用不可吸收缝线与自身缝合，以稳定A2滑车。在缝合肌腱前，用经关节的克氏针临时将远指间关节固定于完全伸直、近指间关节屈曲25°的位置，克氏针约保留6周。

Ⅲ型鹅颈畸形重建

通过背侧弧形切口暴露伸肌装置。之后手术步骤如下：（1）将侧束从中间腱及三角韧带处分离；（2）近指间关节背侧关节囊切除；（3）从背侧到掌侧松解桡侧及尺侧的侧副韧带直到近指间关节可被动屈曲至90°；（4）不要求将侧束固定在近指间关节旋转轴的掌侧，由于它们会随着近指间关节的屈曲而被动移位；（5）术后用经关节的克氏针将近指间关节固定在屈曲20°位置，2~3周后去除。用前臂支具保护，也可摘除支具活动掌指关节和远指间关节。

总结

纽孔畸形和鹅颈畸形的治疗是在病因和病情轻重的指导下进行的，主要分为创伤后遗症或是类风湿性疾病的一部分。治疗方法可从夹板固定、理疗到手术干预。因此，对患者及畸形情况的仔细评估，对于制订合理、个性化的治疗方案是至关重要的。对肢体全面的评估应包括：邻近关节当前或潜在的病理改变；受累关节的主、被动活动情况；患者对疼痛或不稳的主观感受及相应的影像学评估。在类风湿性疾病的患者中，腕关节和/或掌指关节病变的重建可影响对近、远端关节治疗的决策，包括术式和重建的顺序。

创伤后或类风湿性纽孔畸形，都是由近指间关节处的中央腱损伤发展而来的。继发于创伤的畸形可以进行性的方式发展，因此，受伤后早期诊断很困难。早期诊断，特别是应用Elson试验，可改善治疗的结果。然而，如在受伤2~3个月内明确诊断，伸展夹板（伴或不伴经关节的克氏针固定近指间关节于屈曲位）是有效的方法。经保守治疗失败的纽孔畸形，手术方法有侧束复位的中央腱重建术和近指间关节置换术或融合术。

鹅颈畸形的特征是近指间关节掌板松弛、终腱无法伸远指间关节，导致近指间关节过伸和远指间关节屈曲。在类风湿性疾病患者中，鹅颈畸形可继发于掌指关节、近指间关节或远指间关节的病变。在这种情形下，明确畸形的具体类型是治疗成功的关键。在严重的鹅颈畸形患者中，保守治疗很少会带来满意的疗效。然而，"8"字指环夹板可成功地治疗柔韧的鹅颈畸形。类风湿性或创伤后鹅颈畸形的手术方法包括侧束的掌侧复位固定术、斜行支持韧带重建术、远指间关节融合术和近指间关节置换术或融合术。

类风湿性疾病患者可发生拇指的纽孔畸形或鹅颈畸形。在制订治疗方案时，必须单独和整体评估腕掌关节、掌指关节及指间关节的状态。手术方法有多种，包括软组织重建、关节置换术和关节融合术。在腕掌关节，由于软组织限制力量弱及高脱位风险，增加了人工关节置换术的失效率。

最后，治疗纽孔畸形和鹅颈畸形的主要目标是缓解疼痛和改善功能。术前的患者教育可避免不切实际的期望和/或无法预料的后果。病例的选择及术前全面的评估对指导合理的治疗及获得满意的疗效至关重要。

参考文献

1. Carducci T: Potential boutonniere deformity: its recognition and treatment, Orthop Rev 10:121-123, 1981.

2. Lovett WL, McCalla MA: Management and rehabilitation of extensor tendon injuries, Orthop Clin North Am 14:811-826, 1983.

3. Lattanza L, Hattwick A: Extensor tendon repair and reconstruction. In Hand, Elbow Shoulder: Core Knowledge in Ortho-paedics, Philadelphia, 2006, Mosby, pp 201-211.

4. Elson RA: Rupture of the central slip of the extensor hood of the finger. A test for early diagnosis, J Bone Joint Surg (Br) 68:229-231, 1986.

5. Rubin J, Bozentka DJ, Bora FW: Diagnosis of closed central slip injuries. A cadaveric analysis of non-invasive tests, J Hand Surg (Br) 21:614-616, 1996.

6. Coons MS, Green SM: Boutonniere deformity, Hand Clin 11:387-402, 1995.

7. Nalebuff EA: The rheumatoid swan-neck deformity, Hand Clin 5:203-214, 1989.

8. Nalebuff EA, Millender LH: Surgical treatment of the bouton-niere deformity in rheumatoid arthritis, Orthop Clin North Am 6:753-763, 1975.

9. Nalebuff EA: Diagnosis, classification and management of rheumatoid thumb deformities, Bull Hosp Joint Dis 29:119-137, 1968.

10. Terrono A, Millender L, Nalebuff E: Boutonniere rheumatoid thumb deformity, J Hand Surg (Am) 15:999-1003, 1990.

11. Ratliff AH: Deformities of the thumb in rheumatoid arthritis, Hand 3:138-143, 1971.

12. Flatt AE: The Care of the Arthritis Hand, St Louis, 1995, Quality Medical Publishing, pp 263-264.

13. Burton RI, Melchoir JA: Extensor tendons: late reconstruction. In Green DP, Hotchkiss RN, Pederson WC, editors: Green's Operative Hand Surgery, ed 4, New York, 1999, Churchill Livingstone, pp 215-221.

14. O'Brien ET: Surgical Principles and planning for the

rheuma-toid hand and wrist, Clin Plast Surg 23:407-420, 1996.

15. Urbaniak JR, Hayes MG: Chronic boutonniere deformity: an anatomical reconstruction, J Hand Surg (Am) 6:379-383, 1981.

16. Boyer MI, Gelberman RH: Operative correction of swan-neck and boutonniere deformities in the rheumatoid hand, J Am Acad Orthop Surg 7:92-100, 1999.

17. Swanson AB, Maupin BK, Gajjar NV, et al: Flexible implant arthroplasty in the proximal interphalangeal joint of the hand, J Hand Surg (Am) 10:796-805, 1985.

18. Takigawa S, Meletiou S, Sauerbier M, et al: Long-term assess-ment of Swanson implant arthroplasty in the proximal inter-phalangeal joint of the hand, J Hand Surg (Am) 29:785-795, 2004.

19. Gainor BJ, Hummel GL: Correction of rheumatoid swan-neck deformity by lateral band mobilization, J Hand Surg (Am) 10:370-376, 1985.

20. Curtis R: Sublimis tenodesis. In Edmonson AS, Crenshaw AH, editors: Campbells's Operative Orthopaedics, ed 6, St Loius, 1980, CV Mosby, p 319.

21. Kiefhaber TR, Strickland JW: Soft tissue reconstruction for rheumatoid swan-neck and boutonniere deformities: long term results, J Hand Surg (Am) 18:984-989, 1993.

22. Strickland JW, Boyer M: Swan neck deformity. In Strickland JW, editor: The Hand. Master Techniques in Orthoapedic Surgery Series, Philadelphia, 1998, Lippincott-Raven, pp 459-470.

23. Figgie MP, Inglis AE, Sobel M, et al: Metacarpal-phalangeal joint arthroplasty of the rheumatoid thumb, J Hand Surg (Am) 15:210-216, 1990.

24. Stein AB, Terrono AL: The rheumatoid thumb, Hand Clin 12:541-550, 1996.

25. Wilczynski M, Boyer MI, Leversedge FJ: Operative reconstruc-tion of boutonnière and swan-neck deformities. In Wiesel S, editor: Operative Techniques In Orthopaedic Surgery, Philadel-phia, 2011, Wolters Kluwer/Lippincott Williams & Wilkins, pp 2619-2633.

26. Meadows SE, Schneider LH, Sherwyn JH: Treatment of the chronic boutonniere deformity by extensor tenotomy, Hand Clin 11:441-447, 1995.

27. Towfigh H, Gruber P: Surgical treatment of the boutonniere deformity, Oper Orthop Traumatol 17:66-78, 2005.

28. Snow JW: Use of a retrograde tendon flap in repairing a severed extensor in the PIP joint area, Plast Reconstr Surg 51:555-558, 1973.

29. Aiche A, Barsky AJ, Weiner DL: Prevention of boutonniere deformity, Plast Reconstr Surg 46:164-167, 1970.

30. Littler JW, Eaton RG: Redistribution of forces in the correction of boutonniere deformity, J Bone Joint Surg (Am) 49:1267-1274, 1967.

31. Matev I: Transposition of the lateral slips of the aponeurosis in treatment of long-standing "boutonniere deformity" of the fingers, Br J Plast Surg 17:281-286, 1964.

32. Thompson JS, Littler JW, Upton J: The spiral oblique retinacu-lar ligament (SORL), J Hand Surg (Am) 3:482-487, 1978.

33. Kleinman WB, Petersen DP: Oblique retinacular ligament reconstruction for chronic mallet finger deformity, J Hand Surg (Am) 9:399-404, 1984.

34. Tonkin MA, Hughes J, Smith KL: Lateral band translocation for swan-neck deformity, J Hand Surg (Am) 17:260-267, 1992.

37　带血管蒂的肌腱移植重建伸肌腱

作者　Roberto Adani, MD　Luigi Tarallo, MD　Massimo Corain, MD　Jean Claude Guimberteau, MD

译者　郑大伟　郝丽文

概述

本章介绍了带血管蒂肌腱复合组织移植重建手部肌腱软组织缺损的不同方法。如足背皮瓣、前臂桡侧皮瓣、尺动脉岛状皮瓣。而桡侧岛状肌腱筋膜瓣是修复手部软组织缺损的前臂桡侧皮瓣很好的改良；我们推荐这种复合筋膜皮瓣用于同时需要2个或3个肌腱移植的手背重建。

手部肌腱等复合组织缺损的修复对临床是一个很大的挑战。这些损伤都需要皮肤覆盖和恢复肌腱功能。可以通过不同方式处理：先软组织后肌腱的分期重建或单期游离复合组织移植重建[1]。

分期重建包括先行远位皮瓣覆盖创面和后期的肌腱移植[2]。无血供的肌腱联合带蒂皮瓣或游离组织移植被命名为"部分血管化的组织移植"[1]。皮肤[3-8]、筋膜[9-11]和肌瓣[12-13]均可完成这一目的。应用有完全血供的复合组织瓣移植可以单期重建包括皮肤、肌腱、神经等多种组织缺损。

1979年Taylor和Towsend[14]首次报道了一例足背复合组织瓣游离移植，携带了踇趾部分趾短伸肌腱和第二趾趾长伸肌腱。该皮瓣可提供4条有足够长度的带血管的肌腱（趾总伸肌腱）；其后多位作者[15-19]的报道也证实足背复合皮瓣治疗复合伤具有良好效果。

Reid和Moss[20]改良了前臂桡动脉皮瓣的设计，使其携带了前臂屈肌腱。可以携带掌长肌腱（PL）和一束肱桡肌腱及其筋膜和皮肤，以及一束桡侧腕屈肌（FCR）腱[21,22]。前臂的尺侧岛状皮瓣可携带掌长肌（PL）和一束尺侧腕屈肌肌腱（FCU）[23,24]。

手术方法

足背游离肌腱皮瓣

手术分两组进行：一组切取游离肌腱皮瓣，另一组准备受区。将手背软组织缺损创面取模，按模板在足背以第二跖骨为中心设计皮瓣。可预先用多普勒检查，并画出回流静脉。皮瓣由远端从第一和第二足趾之间开始切取，确定第一跖背动脉包括在皮瓣内，结扎、缝合动脉远端。从远端向近端，由外向内侧在第一跖背动脉下方游离皮瓣。皮瓣切取过程中要确保第二到第五趾长伸肌腱的连续性，确保血管、神经、肌腱周围结缔组织与皮瓣相连。根据手部缺损的肌腱数目，向近端分离相应数目的趾伸肌腱。应注意对踇长伸肌腱腱周膜的保护，将其保留在供区。在切取过程中，大隐静脉应保留，此外，腓浅神经必须包括在皮瓣内。最后，切开伸肌支持带追溯足背动脉，直到获得足够长的血管蒂。

带血运肌腱的前臂桡动脉岛状皮瓣

这是对前臂桡动脉皮瓣的改良。术前必须行Allen测试确保手掌血管弓的完整性。

确认PL肌腱存在。在桡动脉周围画出手背缺损创面的轮廓，切取包含皮肤和筋膜的皮瓣。可携带一束7～8cm长的桡侧腕屈肌腱（FCR）、一束肱桡肌腱和掌长肌腱（如果掌长肌腱不缺如）。小心保护腱周结缔组织，因其接受来自深筋膜的肌腱血供。结扎桡动脉和伴行静脉近端，切下远端皮瓣。由于影响美容的原因，该皮瓣近年来不受外科医师的推崇。

带血运肌腱的尺动脉岛状皮瓣（术者J.C.G.）

在手腕的远端1/3，恰在屈肌支持带近侧，在

FCU肌腱远端由尺动脉外侧发出1个或2个直径约1mm的分支。包括两种类型的动脉分支：直接从尺动脉发出或从尺动脉腕背支发出。这些血管分支恒定，在蒂外侧容易识别。可行带血供的肌腱移植，也可行肌腱皮瓣移植，甚至皮肤、肌腱和骨三重移植。

术前评估包括Allen试验和多普勒测试以确定桡动脉可对手部提供足够的血液供应。也可行上肢血管造影。首先在前臂内侧做枪刺形切口，切口的轴线沿尺侧腕屈肌的外缘（图37-1）。解剖尺侧血管蒂和仔细分离它所有的分支。

先在尺动脉和皮肤之间仔细分离从血管蒂掌侧发出的皮支，它是前臂尺侧皮瓣的主要血供来源。从前臂远端1/3到Guyon管在尺神经背侧分离尺侧血管蒂。

该尺侧皮瓣与FCU肌腱一起切取。FCU肌腱被纵向劈为两部分。一半与肌腹相连，另一半（即内侧）在远端三角骨附着处切断。近端自腱腹交界处切断。除了尺动脉前侧到皮瓣的皮支和行骨瓣移植时进入骨膜的分支外其他分支全部结扎。尺侧蒂向远端游离，肌腱皮肤联合组织瓣切取完成。（图37-2）。

保留远端尺动脉血供可行FCU和尺侧皮肤的逆行皮瓣转移。向掌侧和桡侧转移可重建拇示指。也可向尺侧、后侧转移。向手外侧转移皮瓣时，小心保护桡神经感觉支。重建伸肌腱的缝合方法有多种，例如间断缝合、Pulvertaft编织缝合法等。

术后护理

皮瓣切取后，我们即行断层皮片移植修复供区缺损。当切取足背皮瓣时，踝关节、脚、脚趾用夹板固定，以防止植皮移动。当切取前臂桡侧皮瓣时，手腕背伸20°～30°，掌指关节（MCP）屈曲50°，指间关节（IP）伸直位固定10天[4]。

最初，手夹板固定腕关节于背伸30°，MCP和IP关节在0°。在我们的这组病例中，这些损伤修复后的固定周期不是一成不变的，伸肌腱的康复治疗近期更倾向于主张早期活动[25]。

1周后开始活动，锻炼中允许MCP关节0°～30°运动，IP关节自由活动。MP关节屈曲运动逐渐增加，5周后允许MCP和IP关节在白天自由活动，夜间夹板固定。夹板需持续用6周。患者的主观能动性对于功能恢复非常重要：没有患者的主动参与，功能恢复可能是非常有限的。

结果

在1988～2008年之间，第一作者（RA）和他的同事们治疗了21例手背肌腱和皮肤的复合缺损。皮肤缺损的范围从8cm×5cm到11cm×13cm。从损伤到皮瓣转移间隔2~40天，平均为14天。间隔时间较长，是因为在大多数情况下，患者最初的创伤在其他地方处理，后转诊至我处。每位患者平均移植肌腱的数量为3根。行足背肌腱皮瓣8例，桡侧肌腱岛状皮瓣13例（10例皮瓣和3例筋膜肌腱复合

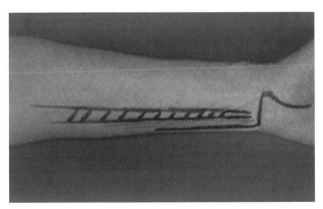

图37-1 切取带半束尺侧腕屈肌腱的尺动脉皮瓣的手术切口设计

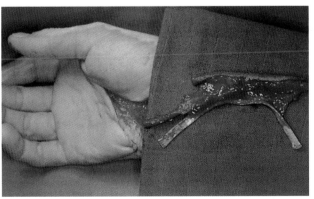

图37-2 带尺侧腕屈肌腱（FCU）的桡动脉岛状皮瓣，肌腱与皮瓣靠筋膜相连

瓣）。

伸肌腱重建的目标是实现肌腱自由滑动与手指正常运动。在我们的患者中移植的肌腱功能良好。有一个病案，手指屈曲和MCP关节背伸完全恢复，但由于原来的骨间肌撕脱伤，中、环、小指IP关节伸直受限。仅1例肌腱粘连明显限制手运动；需行肌腱松解术。在供区，脚趾伸展力量较弱。然而，因为趾短伸肌是完整的，脚趾运动并无障碍。在足背皮瓣治疗病例中，发生多例供区植皮部分坏死，但不需要再次手术。在一例桡动脉皮瓣重做了供区植皮术。所有患者的供区都有增生性瘢痕发生；然而，瘢痕会随时间减轻，特别是在脚部更明显。

J.C.G.和他的同事完成了14例尺动脉蒂的复合肌腱皮瓣转移。没有完全坏死病例，仅有1例皮瓣因通过皮下隧道局部坏死。手术主要的缺点是要牺牲尺动脉。长远来看，皮瓣可能会肿胀3或4个月。可能要在几月后行皮瓣整形。此皮瓣质量优良，没有脂肪，几乎无毛（图37-3）。供区较隐蔽。前臂瘢痕通常增生不明显。

讨论

手背皮肤很薄，皮下组织菲薄，其下即伸肌腱，创伤性皮肤缺损常合并伸肌腱缺损。这些损伤常规治疗采用一期远位皮瓣转移（轴型和随意型皮瓣，腹股沟皮瓣等）和二期肌腱移植或转移[2]。由于手部非功能位固定和皮瓣臃肿，这些治疗在美学和功能上都没有令人满意的效果[14,15]。此外，肌腱粘连的风险可能需行多阶段的肌腱重建手术，在第一阶段肌腱植入时需放置硅棒[26]，多次手术也需要长时间的理疗和功能恢复。

部分血管化组织转移允许手被放置在一个功能位置和允许早期活动。可选用多种形式的皮瓣：岛状或游离皮瓣，岛状或游离筋膜瓣，岛状或游离肌瓣。筋膜瓣和肌瓣并不总是可以立即进行肌腱重建[9~12]。在肌肉或筋膜下重建肌腱比皮瓣下更困难[27]。肌瓣较臃肿，需要后续修薄，否则会发生移植肌腱广泛粘连[6,7]。采用部分背阔肌皮瓣或内直肌皮瓣可部分解决此问题；这样，皮瓣臃肿率下降，

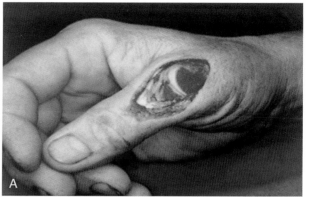
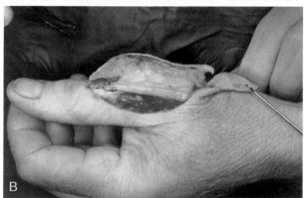
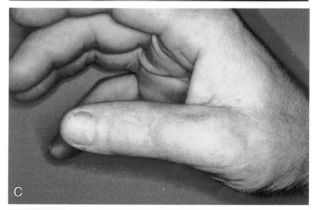
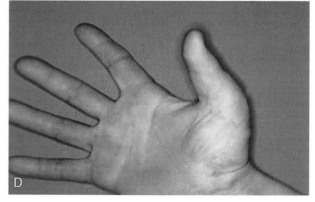

图37-3　拇指近端皮肤和拇长伸肌腱（EPL）缺损。A，B. 携带尺侧腕屈（FCU）肌腱的尺动脉岛状皮瓣转移修复皮肤缺损并重建拇长伸肌腱。C，D. 术后外观满意，拇指伸指功能恢复

部分病例可能允许一期肌腱重建[13]。

远端蒂桡动脉[3,4]和尺动脉[5]皮瓣牺牲手部一条主要血管，这可能会危及血流量已经受损的区域。Scheker和他的同事[6]采用一期肌腱移植加上臂外侧或者腹股沟游离皮瓣修复创面。游离肌腱移植放置在皮瓣下皮下隧道。这项技术可能损伤皮瓣血管，导致血肿和肌腱粘连。为了解决这个问题，切取腹股沟皮瓣可以一起切取一片腹外斜肌腱膜，并保留它与髂腹股沟皮瓣间血管的连接。该腱膜为移植肌腱创建滑动面，减少肌腱粘连[8]。

带血管蒂皮瓣携带伸肌腱可完成所有缺损结构的一期重建。带血管蒂肌腱移植愈合快、粘连轻[14]。由于带血供肌腱比传统的肌腱移植愈合更快，手可以更早活动[21]。足背肌腱皮瓣已经被广泛应用。它可以提供4条足够长的带血管肌腱，有完整的腱周膜包围和松散地附着于皮肤，并像手背皮肤一样薄（图37-4）。

在我们的病例中，足背皮瓣不需要肌腱粘连松解术和去脂术。由于存在供区解剖学变异，伤口延迟愈合，解剖烦琐及足背瘢痕形成等不足，最近，足背皮瓣已很少作为游离皮瓣使用[21,27~29]。然而，患者自身对足背皮瓣转移后足部供区外形是能接受的（图37-5）。这些患者认为手术的整体受益大于供区损害。供区只有很小的功能损害。本组患者常见供区延迟愈合和晚期的伤口破裂。然而，这很少会导致长期明显的功能缺陷。我们的患者都没有溃疡，均能正常行走。只有2位患者移植在姆长伸肌腱与小指伸肌腱区上方皮肤挛缩导致极小的足趾跖屈受限（图37-6）。

我们相信，一些技术细节可以帮助减少与足背皮瓣相关的供区问题。

首先应该限制皮瓣的面积，医师应该避免太靠远端切取皮瓣：供区的并发症与皮瓣切取的部位、位置有关。文献报道，并发症增高与皮瓣延伸到跖趾关节（MTP）皱褶以近2cm有关[28]。相反，当皮瓣切取到离MTP关节皱褶2cm或更靠近端，在供区的远端部分多没有问题。

一些作者[20,21]优先选择前臂桡侧肌腱皮瓣。此皮瓣转移快速、简单，但是可用肌腱的数量

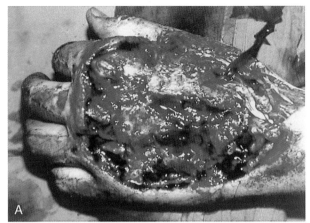

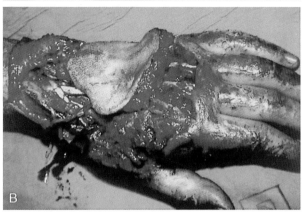

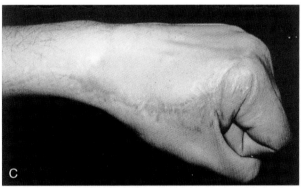

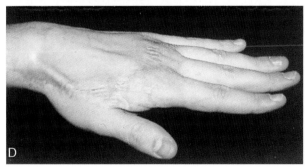

图37-4　一例交通事故引起的手背严重的摩擦损伤。A.示、中、环指伸肌腱，示指固有伸肌腱及皮肤缺损。B.带趾伸肌腱的足背动脉皮瓣。C，D.外观和功能结果

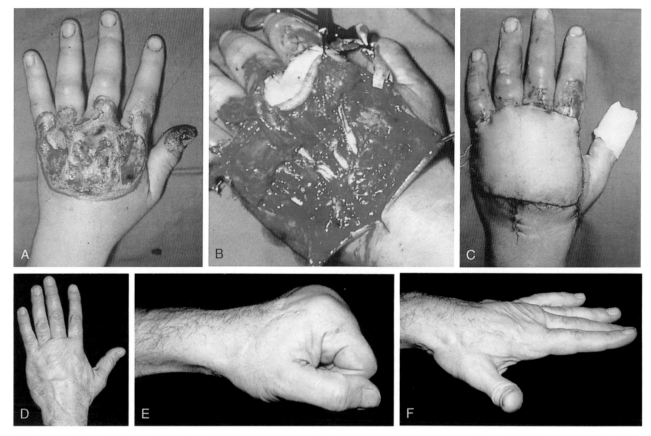

图37-5　手背严重摩擦伤。A.中、环指皮肤及伸肌腱缺损。B.一携带两根趾长伸肌腱的7cm×11cm足背皮瓣移植到手部。趾长伸肌腱在手背与指总伸肌腱缝合。C.术后即时情况。D~F.外观和功能情况

有限。完整的掌长肌腱、一束桡侧腕屈肌腱（FCR）和一束肱桡肌腱可作为带血供的组织移植（图37-7）。牺牲桡动脉一般不引起严重的问题。在严重手外伤病例中，采用逆行前臂皮瓣是禁忌[6]。在我们的病例中，部分供区发生了并发症。为减少供区并发症，皮瓣的桡侧缘不应超出前臂桡侧缘。为了防止肌腱外露，必须用指浅屈肌肌肉覆盖桡侧腕屈肌腱[4]。用人工真皮（Integra, Integra Lifesciences, Plainsboro, NJ, USA）覆盖皮瓣供区可改善外观[30]。近年来，越来越多的医师不愿意选择前臂作为皮瓣供区，主要是由于此皮瓣供区对美观影响太显著。

前臂桡侧岛状筋膜肌腱瓣是前臂桡侧肌腱皮瓣的一种演变[31]。带血供的伸肌腱桡侧筋膜皮瓣已不流行。Reid和Moss[20]采用以桡动脉为蒂的只带肌腱的筋膜瓣，不切取前臂皮肤。筋膜瓣包括神经、肌腱，实现真正复合组织的重建[10]，此组织瓣可提供薄而柔软的组织，没有供区并发症或很小。我们很早之前应用3例前臂桡侧肌腱皮瓣（图37-8），取得了良好的手部功能和美学效果，且供区并发症轻微。无一例患者出现因牺牲桡动脉导致的不耐寒症状或由于切取肌腱导致的功能受限。该皮瓣的应用结果令人鼓舞。

总结

足背皮瓣、前臂桡侧肌腱皮瓣、尺动脉岛状皮瓣为手背皮肤肌腱缺损一期重建提供了很好的选择。我们的患者，在这些复合皮瓣移植后取得了良好的功能和美观效果。

当需要移植3或4条肌腱时，在仔细处理供区的前提下可选用足背皮瓣。前臂桡侧肌腱皮瓣也可以在1个或2个伸肌腱重建的情况下应用，技术简单，无显

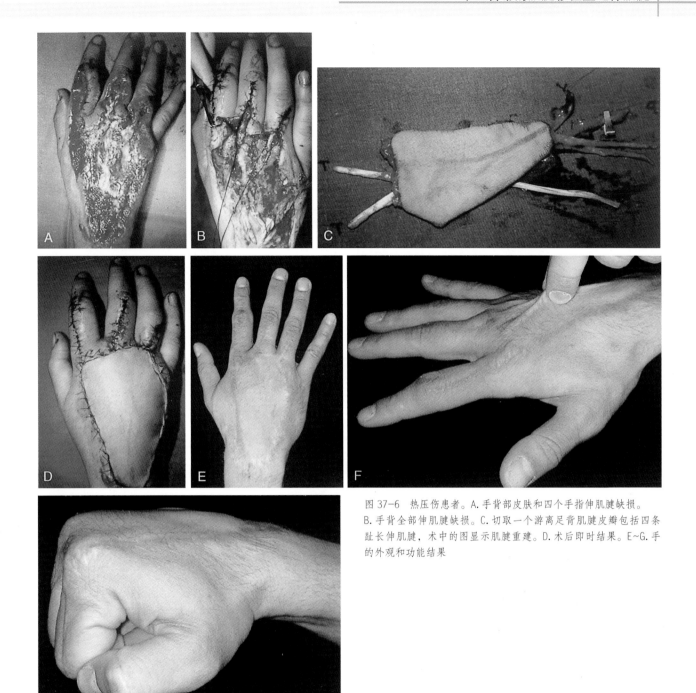

图 37-6 热压伤患者。A.手背部皮肤和四个手指伸肌腱缺损。B.手背全部伸肌腱缺损。C.切取一个游离足背肌腱皮瓣包括四条趾长伸肌腱，术中的图显示肌腱重建。D.术后即时结果。E~G.手的外观和功能结果

微外科手术风险，并发症轻微。因为供区并发症问题，足背皮瓣和前臂皮瓣现在已不常用。

　　基于我们3例患者的初步结果，我们认为桡侧岛状肌腱筋膜瓣是修复手部软组织缺损的很好的改良术式。我们推荐这种复合筋膜瓣应用在手背皮肤肌腱损伤，伴2或3个肌腱缺损的重建。切取小的足

背皮瓣或尺侧岛状皮瓣在指背伸肌腱重建时仍然是实用、有吸引力的选择。

　　以带血运的复合组织移植一期重建手背皮肤和肌腱复合缺损，有望使患者恢复最佳功能，并使患者能够尽快恢复正常生活。

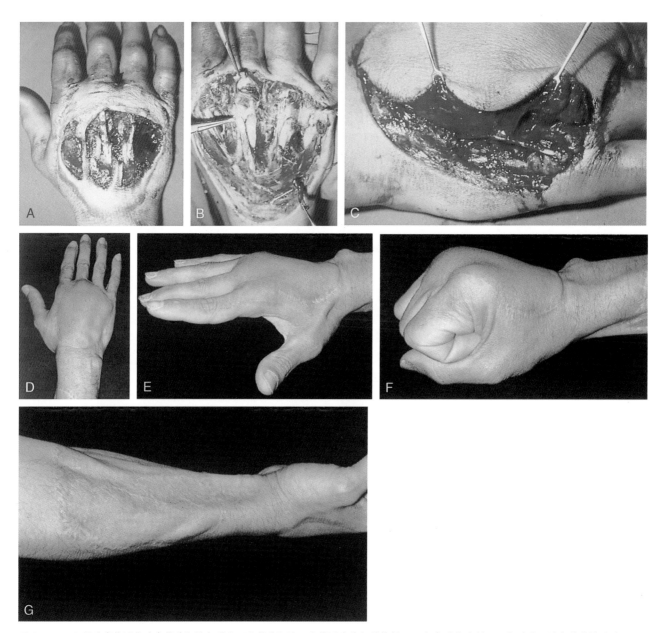

图 37-7　A.1 例手背热压伤致中指伸肌腱断裂和环小指伸肌腱、小指固有伸肌腱缺损。B.术中手背清创。C.桡动脉肌腱岛状皮瓣重建；以掌长肌腱重建小指伸肌装置的细节。D~F.术后外观和功能结果。G.前臂供区的结果

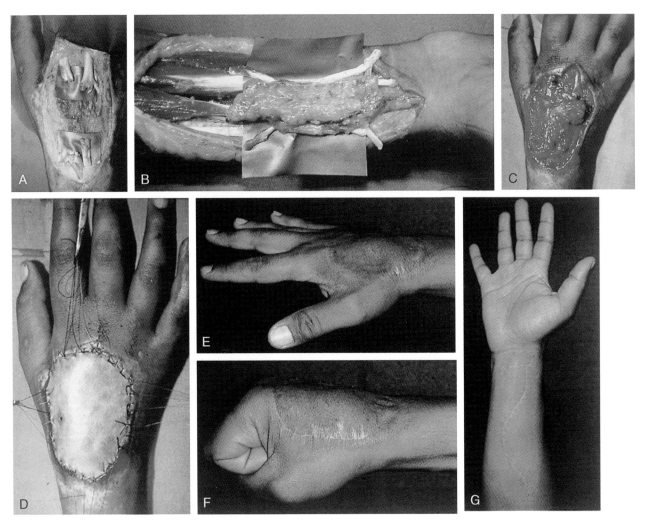

图37-8 患者手背损伤。A.手背软组织缺损及示指和中指伸肌腱缺损。B.携带一条肱桡肌腱和一条桡侧腕屈肌腱的远端蒂前臂筋膜瓣。C、D.皮瓣转移到手背，全厚皮片移植。E、F.外观和功能结果。G.前臂供区外观

参考文献

1. Dessai SS, Chuang DC, Levin SL: Microsurgical reconstruction of the extensor system, Hand Clin 11:471–482, 1995.

2. Winspur I: Distant flaps, Hand Clin 1:729–739, 1985.

3. Soutar DS, Tanner NS: The radial forearm flap in the management of soft tissue injuries of the hand, Br J Plast Surg 37:18– 26, 1984.

4. Jones NF, Jarrahy R, Kaufman MR: Pedicled and free radial forearm flaps for reconstruction of the elbow, wrist, and hand, Plast Reconstr Surg 121:887–898, 2008.

5. Grobbelaar AO, Harrison DH: The distally based ulnar artery island flap in hand reconstruction, J Hand Surg (Br) 22:204–211, 1997.

6. Schecker LR, Langley SJ, Martin DL, et al: Primary extensor tendon reconstruction in dorsal hand defects requiring free flaps, J Hand Surg (Br) 18:568–575, 1993.

7. Sundine M, Scheker LR: A comparison of immediate staged reconstruction of the dorsum of the hand, J Hand Surg (Br) 21:216–221, 1996.

8. Jeng SF, Wei FC, Noordhoff MS: The composite groin fascial free flap, Ann Plast Surg 35:595–600, 1995.

9. Weinzweig N, Chen L, Chen ZW: The distally based radial forearm fasciosubcutaneous flap with preservation of the radial artery: An anatomic and clinical approach, Plast Reconstr Surg 94:675–684, 1994.

10. Carty MJ, Taghinia A, Upton J: Fascial flap reconstruction of the hand: A single surgeon's 30-year experience, Plast Reconstr Surg 125:953–962, 2010.

11. Buehler MJ, Pacelli L, Wilson KM: Serratus fascia "sandwich" free-tissue transfer for complex dorsal hand and wrist avulsion injuries, J Reconstr Microsurg 15:315–320,

1999.

12. Brody GA, Buncke HJ, Alpert BS, et al: Serratus anterior muscle transplantation for treatment of soft tissue defects in the hand, J Hand Surg (Am) 15:322–327, 1990.

13. Parrett BM, Bou-Merhi JS, Buntic RF, et al: Refining outcomes in dorsal hand coverage: Consideration of aesthetic and donor site morbidity, Plast Reconstr Surg 126:1630–1638, 2010.

14. Taylor GI, Townsend P: Composite free flap and tendon transfer: An anatomical study and a clinical technique, Br J Plast Surg 32:170–183, 1979.

15. Hentz VR, Pearl RM: Hand reconstruction following avulsion of all dorsal soft tissues: A cutaneo-tendinous free tissue transfer, Ann Chir Main 6:31–37, 1987.

16. Vila-Rovira R, Ferreira BJ, Guinot A: Transfer of vascularized extensor tendons from the foot to the hand with a dorsalis pedis flap, Plast Reconstr Surg 76:421–427, 1985.

17. Caroli A, Adani R, Castagnetti C, et al: Dorsalis pedis flap with vascularized extensor tendons for dorsal hand reconstruction, Plast Reconstr Surg 92:1326–1330, 1993.

18. Lee KS, Park SW, Kim HY: Tendocutaneous free flap transfer from the dorsum of the foot, Microsurg 15:882–885, 1994.

19. Cho BC, Lee JH, Weinzweig N, et al: Use of free innervated dorsalis pedis tendocutaneous flap in composite hand reconstruction, Ann Plast Surg 40:268–276, 1998.

20. Reid CD, Moss LH: One-stage flap repair with vascularized tendon grafts in a dorsal hand injury using the "Chinese" forearm flap, Br J Plast Surg 36:473–479, 1983.

21. Yajima H, Inada Y, Shono M, et al: Radial forearm flap with vascularized tendons for hand reconstruction, Plast Reconstr Surg 98:328–333, 1996.

22. Adani R, Marcoccio I, Tarallo L: Flexor coverage of dorsum of hand associated with extensor tendons injuries: A completely vascularized single-stage reconstruction, Microsurg 23:32–39, 2003.

23. Glasson DW, Lovie MJ: The ulnar island flap in hand and forearm reconstruction, Br J Plast Surg 41:349–353, 1988.

24. Guimberteau JC, Panconi B, Boileau R: Mesovascularized island flexor tendon: new concepts and techniques for flexor tendon salvage surgery, Plast Reconstr Surg 92:888–903, 1993.

25. Koul AR, Patil RK, Philip V: Complex extensor tendon injuries: early active motion following single-stage reconstruction, J Hand Surg (Eur) 33:753–759, 2008.

26. Cautilli D, Schneider LH: Extensor tendon grafting on the dorsum of the hand in massive tendon loss, Hand Clin 11:423–429, 1995.

27. Tomaino MM: Treatment of composite tissue loss following hand and forearm trauma, Hand Clin 15:319–333, 1999.

28. Samson MC, Morris SF, Tweed AE: Dorsalis pedis flap donor site: Acceptable or not? Plast Reconstr Surg 102:1549–1554, 1998.

29. Chen HC, Buchman MT, Wei FC: Free flaps for soft tissue coverage in the hand and fingers, Hand Clin 15:541–554, 1999.

30. Murray RC, Gordin EA, Saigal K, et al: Reconstruction of the radial forearm free flap donor site using integra artificial dermis, Microsurg 31:104–108, 2011.

31. Adani R, Tarallo L, Marcoccio I: Island radial artery fasciotendinous flap for dorsal hand reconstruction, Ann Plast Surg 47:83–85, 2001.

第 **5** 篇　肌腱术后康复

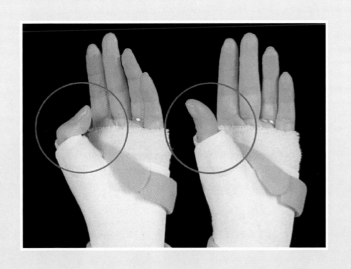

38 屈肌腱康复进展

作者　Karen M. Pettengill, MS, OTR/L, CHT　Gwendolyn Van Strien, LPT, MSc

译者　尹　路　荣　凯

概述

在屈肌腱修复术后的数周内，有3种方法可供选择：制动、被动活动（被动屈曲和主动/被动背伸）以及在修复后数天开始主动屈曲。"经典"的早期被动活动方案已经得到改良，提高了治疗效果。目前的文献认为早期主动活动优于早期被动活动，而早期被动活动优于制动，但具体技术方法的选择还需要更多的证据。康复方案必须根据个体特征制订，基于患者的肌腱损伤和修复特性、伴发损伤、接受治疗的时间和执行方案的能力，这需要外科医师与治疗师的密切合作。许多方法能够确保主动屈曲方案安全实施并提供支具保护。支具被置于背侧防止腕和掌指关节过度背伸；传统的腕部和手指的制动位置近年来已经得到改良。有文献报道采用配置腕关节绞链的支具进行主动屈曲锻炼。更多的证据建议将神经肌肉理论和有目的性的活动在治疗中相结合，以避免受伤手指脑皮质代表区的丢失，并促进流畅运动的恢复。我们需要更独特的评测方法，更好地评价每一种个性化康复方案的治疗效果。

本章介绍了屈肌腱修复术后的康复方法。之前的章节详细介绍了肌腱的解剖、愈合、外科修复和其他方面的内容，为制订当前的康复原则和方法提供了生物学、力学和外科学基础。目前一致认为肌腱修复后的最初数周对于屈肌腱的康复至关重要，此阶段的管理将直接决定肌腱修复能否取得成功。在讨论现有的各种康复方案时，我们会重点关注修复后最初几周，讨论基本概念和技术，以及个性化治疗的原理。我们也会梳理在屈肌腱康复中出现的趋势和争论，并提出问题，希望在以后能够得以解答。

1917年，Harmer[1]报道了在屈肌腱修复后应用非控制性的早期主动屈伸活动进行康复的治疗结果。在随后的100年中，我们在方法的选择上绕了一个圈：在很长的一段时间里，手部屈肌腱损伤采用制动或切除后二期移植的方法。20世纪60年代，被动活动方案逐渐流行，而今天我们再次采用主动活动作为首选的康复方法。尽管如此，早期活动康复方案中哪一种更好，还缺乏高质量的证据支持[2,3]。

制动

屈肌腱Ⅱ区结构复杂，被称为"无人区"，所以有很多保守制动和/或切除后肌腱移植的方法。由于发生再断裂或限制性粘连的概率相当高，所以外科医师对于Ⅱ区修复多犹豫不决。1941年，Mason和Allen[4]发现肌腱修复后进行制动，修复强度在开始的时候出现降低，而后逐渐增加。第3周的修复强度等于修复术后第1天。基于对修复强度降低的观察，术后完全制动3周对修复加以保护被认为是有必要的。后来，有研究证明修复后控制性早期活动的重要性。尽管制动已不再是最佳的方法，但仍有大量病例需要应用制动这种治疗方法（例如年龄较小的儿童）。

当修复后必须采取制动时，石膏或支具的设计要使修复的屈肌腱维持在松弛状态，腕关节维持在中立位到屈曲20°~30°，掌指关节（MCP）维持在屈曲40°~70°，指间关节维持在0°位置。制动3周后会出现2个可预见的问题。由于制动开始后，修复强度会变弱，进行主动活动发生再断裂的风险较高。与此同时，限制性肌腱粘连也会出现。这些患者康复中需要注意保护修复部位避免过多应力，同时尽可能增加肌腱的滑移。1991年，Cifaldi

Vollins和Schwarze[5]描述了Ⅱ区和Ⅲ区屈肌腱修复进行早期制动后，恢复肌腱功能的方法。他们提供了开始肌腱活动练习和其他特殊干预措施的时间表，在恢复肌腱滑动的同时，没有对修复部位产生过多的应力。

可控的早期活动

在之前的章节中，作者已说明早期活动对肌腱愈合和生物力学方面的益处。相关研究表明，早期活动更好地控制了粘连并增加了修复强度，解决了由于制动而产生的一部分问题。

早期被动活动

在肌腱修复早期活动相关研究出现以前，一些前瞻性的医师例如Kleinert[6]和Duran[7]设计出了术后管理方案，在修复后3～4周内进行可控的被动活动。这些方案包括应用背侧支具维持腕和掌指关节屈曲，保护修复肌腱位于松弛状态。在这些方案中，都使用弹性牵引维持手指在屈曲位。治疗包括被动屈曲和主动/被动背伸，使屈肌腱在最小应力下进行被动滑动。

Kleinert方法是为屈肌腱Ⅱ区损伤而设计的，他本人认为也适用于Ⅰ区，包括每小时进行对抗动力性牵引的主动背伸，然后手指放松，在弹性牵引作用下被动屈曲，这种方法的前提理论是手指在对抗背伸时屈肌腱是松弛的。然而，后期的研究[8,9]表明期望的屈肌腱松弛状态并不是持续存在的。

多年以来许多作者对Kleinert方法进行了改良。为了避免或减少近指间（PIP）关节发生屈曲性挛缩的风险，可以减小背伸时的弹性阻力，如主动背伸过程中手动释放橡皮筋或是应用更细的橡皮筋以Washington疗法进行练习（图38-1）[10]。一些学者将指间关节夜间制动在伸直位，另一些学者则应用由May等[11]设计的支具，这种支具背侧止于PIP关节以利于PIP关节背伸。在夜间将一个独立的掌侧部件绑在支具上，以维持指间（IP）关节位于伸直[11]。在同一研究中，May等还对比了将动力性屈曲牵引同时应用在4个手指和只应用于受伤手指的结果[11]。他们得出的结论是，对4个手指同时进行牵引时，被动性屈曲更易于完成，且治疗效果更佳。其他作者[10]建议只对受伤的手指进行牵引。部分医师在修复指深屈肌（FDP）肌腱

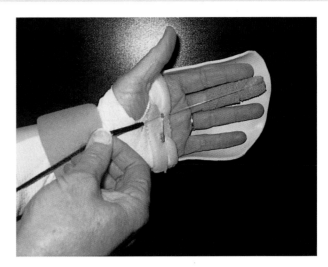

图38-1　在Kleinert改良方案中，患者伸直过程中手动释放橡皮筋以利于PIP完全伸直，避免发生PIP屈曲性挛缩

后，只对受伤手指进行牵引，使其进行有限的主动活动。

为了通过屈曲远指间（DIP）关节来提高FDP的被动滑移，可在远侧掌横纹处增加一个滑车以更改牵引力的方向（图38-2）[10,12,13]。在活动拇长屈肌（FPL）肌腱时，需要将拇趾MCP关节制动，对IP关节进行被动屈曲和主动或被动背伸（图38-3）[14]。

Duran法[7]包括被动屈曲和背伸活动。他的设计是让肌腱修复部位在周围组织中被动滑移，并为Ⅱ区和Ⅲ区FDP和指浅屈肌（FDS）肌腱提供不同的滑动。1980年，Strickland和Glogovac[15]发表的研究表明，对于Ⅱ区修复，被动活动的治疗效果优于制动。他们在研究中应用的是改良Duran法。他们去除了橡皮筋牵引，不锻炼时应用支具固定IP关节于伸直位，并对腕关节屈曲的角度进行了改良，在原方案中结合被动屈曲和主动背伸。之后Strickland和Glogovac法得到了进一步改良，包括更频繁的锻炼和其他变化。

Cooney等[16]进行的研究发现，配合协同腕关节活动（SWM）能够增加屈肌腱在Ⅱ、Ⅲ和Ⅴ区的被动滑移：通过伸腕辅助手指被动屈曲，在伸指过程中屈曲腕关节能够减小屈肌腱修复部位的应力，允许手指做更大程度的背伸。自此以后很多学者都开始关注在SWM下作用于肌腱的应力和

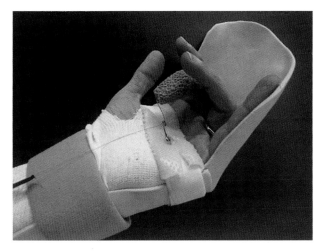

图 38-2　在远侧掌横纹增加一个滑车可以更改牵引力的方向，使 DIP 屈曲，使 FDP 肌腱获得更大的滑动度

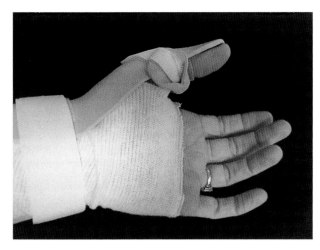

图 38-3　FDL 修复术后，MCP 关节制动在伸直位，被动屈曲 IP 关节（即可以是弹性牵引也可以是手动屈曲）

肌腱滑移的程度[9,17,18]。Amadio 和 Tanaka[19,20] 对被动 SWM 练习提出了更进一步的改良，开始时腕关节处于屈曲位，手指处于伸直位，而后手指被动屈曲，腕关节和 MCP 关节背伸（IP 关节维持在屈曲位）。腕关节背伸和 MCP 关节过伸，结合 DIP 和 PIP 关节充分屈曲，导致屈肌腱的应力增加。他们预计体内肌腱应力的小幅度增加，可能会增加 FDP 的滑移。

早期主动活动

　　尽管早期被动活动提高了治疗效果，外科医师和治疗师们仍在思考：增加肌腱修复部位的滑动度，能否获得更好的功能结果。肌腱被动滑动在理论上是合理且安全的，但实际上修复的肌腱和周围组织可能存在水肿以及缝合和其他相关损伤造成的肌腱臃肿。在此类病例中，由于被动屈曲时受到滑动阻力，肌腱可能只发生折叠或局部隆起。

　　临床发展再一次领先于相关的支持性研究：外科医师和治疗师们开始应用可控的主动屈曲进行锻炼，试图为肌腱近端提供柔和、有效的滑动。随着新的缝合技术的发展，肌腱的修复强度和滑动性得到提高，治疗师们开始越来越倾向于应用主动屈曲的康复方法。

　　Hitchcock 等[21] 认为可控的主动活动在修复后的数天里确实增加了修复部位的强度，这与术后制动后修复强度减弱形成对比。

　　Savage[22] 研究了腕关节位置对屈肌腱张力的影响，或者说是对抗伸肌腱的被动性阻力时屈曲指间关节所需要的力量。他发现在腕关节背伸45°时所需要的力量最小，在腕关节屈曲45°时所需要的力量最大。此后，其他作者[23~28]对这个问题进行了更深入的研究，综合考虑与修复肌腱相关的所有阻力，如水肿、关节强直以及肌腱—滑车的滑动阻力。在康复中，治疗师们也必须应对处理这些与屈曲相关的所有阻力。

　　Savage 的研究[22] 认为，在屈肌腱活动中要将腕关节维持在伸直位，或者在手指屈伸活动中配合协同性腕关节活动。

　　所以在早期活动时，腕关节应减少屈曲角度，在某些病例中腕关节应维持在伸直位。Kursa 等[9]的近期研究表明，在腕关节屈曲30°时屈伸手指，指浅屈肌腱上记录到的张力更大。

　　主动活动方案可以分成3种基本的方法：主动[29-32]，辅助主动[33]和放置—维持（主动—维持）[34-36]。前两种方案就是字面意思。放置—维持方案是指受损手指被置于屈曲位，患者通过柔和的肌肉收缩维持该位置。辅助主动和放置—维持屈曲练习都是通过手动克服被动阻力，以减少屈曲活动时所需做的功。所有这些方法都需要支具的固定保护，并通过控制水肿和先于主动活动的被动活动，来减少主动屈曲活动所需做的功。绝大多数方案中都会使用背侧保护性支具，将 MCP 关节维持在屈曲位，IP 关节伸直到0°，腕关节轻度屈曲、中立或轻度背伸，以减少屈曲活动时所需做的功[29,32,33,35,36]。

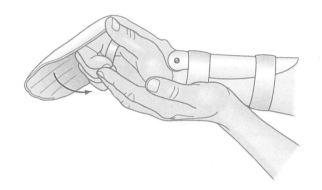

图38-4 患者主动伸腕同时被动屈曲手指（Modified from Cannon N: Post flexor tendon repair motion protocol, Indiana Hand Center Newsletter 1:13-18,1993.）

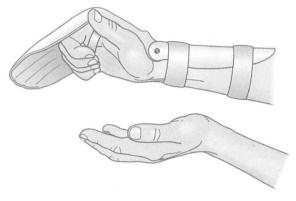

图38-5 患者维持手指屈曲并辅以柔和的主动肌肉收缩（Modified from Cannon N: Post flexor tendon repair motion protocol, Indiana Hand Center Newsletter 1:13-18,1993.）

Indianapolis方案[34]增加了配有腕部绞链的活动性支具，允许腕背伸至30°，可以配合SWM，既增加了肌腱的滑移又减少了屈曲活动时所需做的功（图38-4~图38-6）。尽管作者没有阐明该方案是针对Ⅱ区肌腱修复的，但该方案是以肌腱滑移和屈曲做功等问题为基础的，这些对于Ⅱ区损伤后的康复至关重要。

一项近期的研究[3]表明，对于Ⅱ区修复应用主动活动的治疗效果优于被动活动。作者使用腕绞链式支具进行主动活动，将改良的Kleinert方案应用于被动活动。被动活动方案是保守的，在腕关节中立位（支具保护下）应用放置—维持的方案进行主动屈曲，直到术后6周才开始真正的主动屈曲锻炼。有经验的临床医师会按照肌腱功能评估来控制方案的进展：例如，如果肌腱滑动恢复迅速则减缓方案的进程，如果肌腱出现严重粘连则加速方案的进程。

在选择合适的早期主动活动方案时，需要考虑以下因素：患者的选择，控制收缩力的方式（主要是通过腕和手指的位置），开始活动的时间[24,25,28,37]和锻炼之前减少屈曲做功的方法。

患者的选择

患者的特点难以控制，并且会影响康复方案的选择。选择适合患者的方案尤为重要，不要对不能完成复杂方案的患者抱有不切实际的期望。近期的研究表明大部分患者没有依从于他们的家庭康复

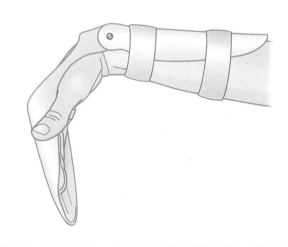

图38-6 腕关节松弛至屈曲位同时手指背伸（掌指关节限制在60°）（Modified from Cannon N: Post flexor tendon repair motion protocol, Indiana Hand Center Newsletter 1:13-18,1993.）

方案[38,39]。实际上，在一篇研究中67%的患者违背治疗师的建议拆除了支具[39]，最常见的原因是为了洗手，这对于有经验的治疗师来说十分常见。

控制屈曲的力量

有多种方法能够保证患者用最小的屈曲力量，来获得足够的肌腱滑动。研究表明，将腕关节置于屈曲位会增加屈曲手指所需的力量[9,22]。而将腕置于中立位或背伸位时，屈曲手指所需的力量会减小。配合协同性腕关节背伸（SWE）有助于屈肌腱近端的滑动，并可减小屈曲手指时所需

的力。当手指和腕主动屈曲活动增加时，由屈肌腱传导的力量也会增加[9]。在选择最佳的支具位置（或选择是否应用SWM方案）时，治疗师们必须考虑损伤的区间和类型。例如，将腕关节置于轻度背伸位时，有助于Ⅱ区屈肌腱修复后的滑动，在手指主动屈曲过程中减小作用于肌腱上的力。然而，为了保护Ⅴ区的肌腱修复和神经，需要限制腕关节屈曲角度以避免压迫神经，还需要限制SWE的活动范围，以限制作用于肌腱和神经的被动牵拉。对于Ⅱ区和Ⅲ区的肌腱损伤，应减少支具固定时MCP关节的屈曲角度，以避免引起内在肌的紧张和粘连的形成。

部分学者建议逐步增加IP关节屈曲程度。Belfast草案[29,32]建议Ⅱ区肌腱损伤康复时，应每周提高屈曲活动范围的锻炼目标。Evans和Thompson[35]在研究中利用生物力学模型，计算出不同屈曲角度时作用于屈肌腱上的力。得出的结论是，修复的肌腱在半握拳位置比全握拳位置受的力要小得多。在此基础上他们设计了一个方案，在腕关节轻度背伸和手指半屈曲状态下，以"最小主动肌张力"进行手指主动屈曲。

另一种方法由Sheila Harris（个人交流，2010）提出，在肌腱术后前4周内逐渐增加屈曲的程度。患者健侧手的4个手指放在伤手的手掌，小指置于远侧掌横纹水平，并且4个手指垂直于掌面。第1周，患指屈曲触摸健侧手的示指，第2周将示指移走转而触摸中指（图38-7）。在第3周和第4周里按照相同的方法触摸环指和小指。van Strien提出了一种实用的改良方法，用来增加DIP关节的屈曲锻炼。受伤手指指尖触摸未受伤手指的背侧，并向下滑动及触摸下一个手指，这样就增加了DIP关节的屈曲活动（图38-8）。

这种方法不仅逐步增加了施加在肌腱上的力量，而且鼓励患者同时屈曲PIP和DIP关节，因此理论上可以获得FDP更大的滑动度，并且区分FDP和FDS的滑动。

放置—维持（主动—维持）的肌腱屈曲方案可以减小肌肉收缩力，但前提是手指部分屈曲或是腕关节协同性背伸以帮助肌腱近端的被动滑动。如果被动屈曲时只出现肌腱的迂曲或折叠，随后进行的主动屈曲可能会增加肌腱的应力。我们认为辅助性主动屈曲更加安全，可以减小屈肌腱的收缩力。

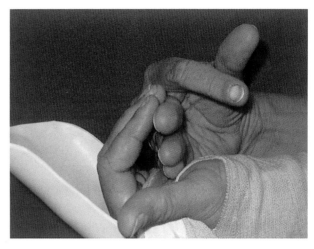

图38-7　如果患者屈曲触摸第二个手指而将第一个手指移开，患者将会自动屈曲PIP和MCP关节，而不是屈曲DIP和PIP关节

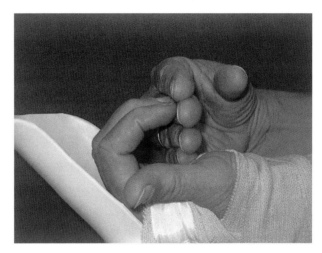

图38-8　第一个手指保持原位，鼓励患者用指尖向下滑动至第二个手指，这样是DIP和PIP关节屈曲，而不是PIP和MCP关节屈曲

在练习主动屈曲之前，必须先减小被动屈曲时受到的阻力，使屈曲肌腱需要做的功最小化。除了保持手和腕的特定姿势来减少伸肌的阻力，还要减轻患指的水肿和关节僵硬。Cao和Tang[24]在鸡模型上发现，6个周期的手指被动活动后，屈曲手指所需做的功明显减小。

开始主动活动的时间

由于文献证据[24,25,27,28]相互冲突，且存在患者愈合能力的差异性，所以很难确定开始主动活动的最佳时间。被广泛认可的是，在术后一周内开始进行主动活动是安全有效的。Tang等[24]的近期研究将鸡模型术后早期分为3个阶段：0~3天，由于术后炎性水肿而阻力增加；4~7天，由于水肿而阻力进一步增加；7~9天，随着粘连加重，皮下组织出现硬化。在这项研究和其他研究的基础上[25,27,28,37]，有理由推断对于适当的患者，当水肿得到控制并且伤口愈合允许时，主动屈曲可在术后3~4天开始。

这些研究强调了为了减少屈曲做功，在术后前几天内控制水肿的重要性。若患者手指出现明显肿胀或有愈合方面的并发症，将陷入进退两难的境地：如果长时间不锻炼，则会出现粘连和皮下组织硬化；如果早期开始锻炼而水肿没有得到有效控制，则再断裂的风险增高。

评估和治疗的基本概念和技术

在选择最适合的康复方案时，需要理解影响肌腱愈合和功能恢复的所有因素。肌腱的损伤机制会影响手术和治疗决策。例如压砸性损伤，发生限制性粘连的风险率更高，然而清洁的撕裂伤患者更容易修复和恢复功能。损伤平面的影响将在第39章进行讨论。

治疗师必须知道肌腱以何种方式进行修复。尽管在之前的章节中所有近期研究的证据表明，在早期主动屈曲方案中应采用四股中心缝合加牢固的外周缝合。但许多外科医师仍使用双股Kessler法加简单连续外周缝合方法。2006年，Healy等[40]对爱尔兰手外科协会的调查显示，大部分成员更喜欢后者而非前者。除了修复的类型，治疗师还应该知道任何可能影响临床决策的术中情况，例如伴发损伤、修复时的张力、滑车切除或修补，以及其他可能影响滑动或修复强度的问题。来源于周围组织的滑动阻力并不是主动或被动屈曲难以实施的唯一原因。术后水肿和关节僵硬尤其会增加活动时的阻力，增加再断裂或修复变形的风险。

Amadio[19]提出了安全区的概念，治疗师和外科医师可以根据各种因素制订肌腱锻炼的方案（图38-9，图38-10）。举例来说，如果肌腱修复很牢固，但是体积臃肿，则肌腱能够承受主动活动产生的应力，但是滑动性较差，甚至可能"挂"住周围组织，出现断裂。这样就会降低安全区的上限，从而妨碍主动活动。同样，如果水肿和关节僵硬没有得到较好的控制，屈曲的被动阻力增加，也可能会妨碍安全的主动活动。Cao等和Tang等的近期研究证实，部分切除A2滑车可以减小滑动的阻力，增加肌腱修复强度[41,42]，这提示切开滑车可能会进一

步加宽Amadio所描述的"安全区"[19]。

治疗师必须与相关的外科医师进行交流，以收集所有的相关信息。理想的情况是，治疗师应该获得手术记录的拷贝，并与手术医师讨论患者病史、损伤和修复方面的问题。

水肿、关节僵硬和伤口并发症将直接影响治疗计划，而观察和触诊是鉴别这些问题的主要手段。水肿和关节活动度可以客观地测量出来，治疗师必须周期性地重复测量来评估治疗效果，以及决定如何更好地改进康复方案。Groth[43]对肌腱粘连的

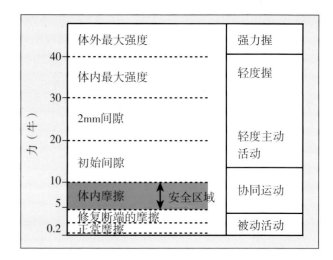

图38-9　四股缝合后的安全区较小，其断裂强度为40牛顿（Modified from Amadio PC: Friction of the gliding surface. Implications for tendon surgery and rehabilitation, J Hand Ther 18:112-129, 2005.）

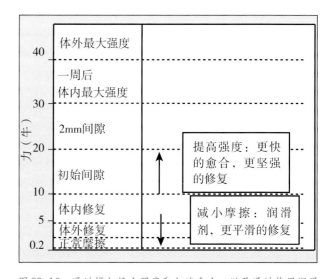

图38-10　通过增加缝合强度和加速愈合，以及通过使用润滑剂和使滑动的表面修复得更平滑来扩大安全区（Modified from Amadio PC: Friction of the gliding surface. Implications for tendon surgery and rehabilitation, J Hand Ther 18:112-129, 2005.）

严重性和对治疗的反应进行了分类，分为无粘连、治疗有反应和治疗无反应，并介绍了相应的临床观察指标。该分类被进一步阐明如表38-1。Groth系统帮助治疗师来决定如何安全有效地推进力量金字塔进程（被动和主动活动分级）（图38-11）[43]。已经发表的金字塔方案没有囊括协同性腕关节活动方案。2008年在波士顿召开的美国手部治疗师协会的年会上，von der Heyde建议在早期数周的治疗中结合腕关节活动，并且建议在完全握拳之前，先进行直拳（DIP关节伸直，MCP和PIP关节屈曲）和钩拳（MCP关节伸直，IP关节屈曲）锻炼，以减少在术后早期阶段的屈曲做功。

Coert等[44]对屈肌腱修复患者进行6周的被动活动，然后应用正电子发射体层扫描（PET）来测定患者大脑皮质功能活性。结果患者皮质功能改变明显，由于感觉运动传入信号的缺失，患者的运动控制明显受损。一旦开始主动屈曲活动，患肢的活动控制得到增强，皮质功能逐渐恢复正常。为了避免这种脑皮质改变，学者们建议在术后6周内除了被动活动，还应结合主动活动或其他技术，例如镜像治疗（健侧手进行主动屈曲）。

很多患者在开始练习主动屈曲时，可能会同时收缩内在或外在的伸肌肌群，这会增加屈肌腱滑动的难度。克服这个问题的方法是结合有目标指向性的活动，相比常规练习，可以获得更加流畅有效

表38-1　根据临床发现进行粘连评估（根据Groth进行改良）

粘连*	临床发现[†]
无粘连	肌腱滑动良好；手指主动和被动屈曲角度相差<5°
治疗有反应	两阶段间主动活动受限减少≥10%
治疗无反应	两阶段间主动活动受限减少<10%[‡]

*当考虑为无粘连或治疗有反应时，治疗不需要升级。当考虑为治疗无反应时，治疗师需要考虑升级方案
[†]临床发现根据现有学者们的临床判断将Groth的描述进行重述
[‡]因为治疗频率受很多因素影响，治疗师们在定义"有反应"或"无反应"时，要考虑两阶段间的间隔天数

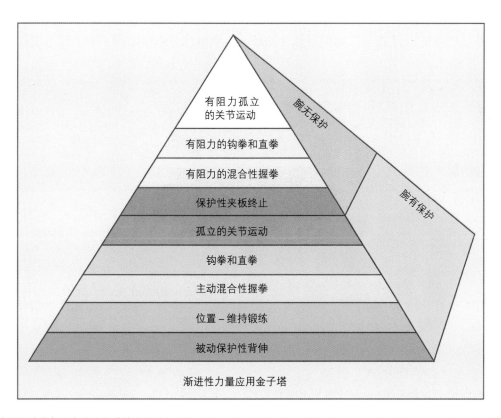

图38-11　滑膜内屈肌腱修复后力量的渐进性应用（Modified from Groth G: Pyramid of progressive force exercises to the injured flexor tendon, J Hand Ther 17:31-42, 2004）

的运动[45,46]。比如，患者在FPL修复后开始屈曲拇指指尖时，可能出现肌肉联合收缩或用力过大的情况。当要求患者做拇指与示指的环形对捏动作时，患者关注的是这个任务而不是活动本身，可能会更加流畅地完成，这其中就包括了拇指指间关节的屈曲。一旦能够完成该动作，可以要求患者用示指指尖触碰拇指指甲，使指间关节屈曲角度更大。部分患者可先用健侧手完成该任务，或是两只手同时完成任务。

问题和争论

有很多练习方法、活动方案、支具选择和辅助疗法被普遍应用并取得了成功。然而，绝大多数技术都缺乏证据支持。例如，许多治疗师常规应用超声理疗协助恢复肌腱滑动，但这仅是由超声的热效应和非热效应推断出来的。

目前还没有足够的证据支持某种肌腱康复方案优于其他方案[2]。除了Evans方案是针对Ⅰ区修复的，其他方案或是针对Ⅱ区修复，或是没有明确分区。治疗师必须选择最适合患者的方案。这可能取决于很多因素，不单单是国与国之间的文化差异和医保差别。举例来说，一些主动活动方案需要密切监测（部分需要术后住院），可能只适用于允许频繁治疗或术后住院的医保患者。如果医保系统不同，这种方案就必须做出相应调整。

读者在比较不同的手术技巧和康复方案时，须留意评估临床效果的方法可能不同。最常用且合理的方法是改良的Strickland法，受伤手指的总体主动活动度（TAM）由正常范围的百分比来表示（不包括MCP关节，因为存在严重粘连时也可能在正常范围内）。Moieman[47]建议在评估FDP肌腱的功能时，应着重关注DIP关节的活动范围。目前的评估方法都没有考虑手指屈曲时的腕关节位置。效果评估只是根据手指的活动范围，而没有将全部因素（例如协调性、手指个体差异和患者对功能恢复的理解等）考虑在内。现有的功能评价工具，如前臂、肩、手部疾患问卷（DASH）不能够充分评估屈肌腱修复后的效果。

总结

目前关于屈肌腱修复的术后管理，出现了几个明显的趋势。动力性屈曲牵引（Kleinert技术）不再受欢迎，由于其治疗原理受到质疑，并且加大了PIP关节屈曲挛缩的风险。早期主动活动被证实为是最有效的方案，即术后1周内即开始主动活动。主动活动的安全性取决于水肿和其他影响肌腱滑动的阻力能否得到控制，还有赖于根据组织愈合和滑动阻力的情况逐步增加屈曲活动。可以通过结合协调性腕关节活动和其他特殊方法，例如MCP关节被动性背伸，来增加屈肌腱的滑动度。成功的屈肌腱修复不仅依赖于手术和治疗方面的专家，还取决于对患者的选择，外科医师和治疗师间的充分交流，以及细致持续的功能评估来决定何时、如何进行康复治疗。

参考文献

1. Harmer TW: Tendon suture, Boston Med Surg J 177:808–810, 1917.

2. Thien TB, Becker JH, Theis JC: Rehabilitation after surgery for flexor tendon injuries in the hand, Cochrane Database Syst Rev 2004:CD003979.

3. Trumble TE, Vedder NB, Seiler JG 3rd, et al: Zone-II flexor tendon repair: a randomized prospective trial of active place-and-hold therapy compared with passive motion therapy, J Bone Joint Surg (Am) 92:1381–1389, 2010.

4. Mason ML, Allen HS: The rate of healing of tendons: An experimental study of tensile strength, Ann Surg 113:424–459, 1941.

5. Cifaldi Collins D, Schwarze L: Early progressive resistance following immobilization of flexor tendon repairs, J Hand Ther 4:111–113, 1991.

6. Kleinert HE, Kutz JE, Ashbell TS, et al: Primary repair of lacerated flexor tendons in "no-man's-land," J Bone Joint Surg (Am) 49:577–584, 1967.

7. Duran R, Houser R: Controlled passive motion following flexor tendon repair in zones 2 and 3. In AAOS Symposium on Tendon Surgery in the Hand, St Louis, 1975, CV Mosby, pp 105–114.

8. van Alphen JC, Oepkes CT, Bos KE: Activity of the extrinsic finger flexors during mobilization in the Kleinert splint, J

Hand Surg (Am) 21:77–84, 1996.

9. Kursa K, Lattanza L, Diao E, et al: In vivo flexor tendon forces increase with finger and wrist flexion during active finger flexion and extension, J Orthop Res 24:763–769, 2006.

10. Dovelle S, Heeter PK: The Washington regimen: rehabilitation of the hand following flexor tendon injuries, Phys Ther 69:1034–1040, 1989.

11. May EJ, Silfverskiold KL, Sollerman CJ: Controlled mobilization after flexor tendon repair in zone II: A prospective comparison of three methods, J Hand Surg (Am) 17:942–952, 1992.

12. Slattery PG, McGrouther DA: A modified Kleinert Controlled Mobilization Splint following flexor tendon repair, J Hand Surg (Br) 9:217–218, 1984.

13. McGrouther DA, Ahmed MR: Flexor tendon excursions in "no-man's land," Hand 13:129–141, 1981.

14. Brown CP, McGrouther DA: The excursion of the tendon of flexor pollicis longus and its relation to dynamic splintage, J Hand Surg (Am) 9:787–791, 1984.

15. Strickland JW, Glogovac SV: Digital function following flexor tendon repair in zone 2: A comparison study of immobilization and controlled passive motion, J Hand Surg (Am) 5:537–543, 1980.

16. Cooney WP, Lin GT, An KN: Improved tendon excursion following flexor tendon repair, J Hand Ther 2:102–106, 1989.

17. Lieber RL, Amiel D, Kaufman KR, et al: Relationship between joint motion and flexor tendon force in the canine forelimb, J Hand Surg (Am) 21:957–962, 1996.

18. Zhao C, Amadio PC, Momose T, et al: Effect of synergistic wrist motion on adhesion formation after repair of partial flexor digitorum profundus tendon lacerations in a canine model in vivo, J Bone Joint Surg (Am) 84A:78–84, 2002.

19. Amadio PC: Friction of the gliding surface. Implications for tendon surgery and rehabilitation, J Hand Ther 18:112–119, 2005.

20. Tanaka T, Amadio PC, Zhao C, et al: Flexor digitorum profundus tendon tension during finger manipulation, J Hand Ther 18:330–338, 2005.

21. Hitchcock TF, Light TR, Bunch WH, et al: The effect of immediate constrained digital motion on the strength of flexor tendon repairs in chickens, J Hand Surg (Am) 12:590–595, 1987.

22. Savage R: The influence of wrist position on the minimum force required for active movement of the interphalangeal joints, J Hand Surg (Br) 13:262–268, 1988.

23. Cao Y, Tang JB: Investigation of resistance of digital subcutaneous edema to gliding of the flexor tendon: An in vitro study, J Hand Surg (Am) 30:1248–1254, 2005.

24. Cao Y, Tang JB: Resistance to motion of flexor tendons and digital edema: An in vivo study in a chicken model, J Hand Surg (Am) 31:1645–1651, 2006.

25. Halikis MN, Manske PR, Kubota H, et al: Effect of immobilization, immediate mobilization, and delayed mobilization on the resistance to digital flexion using a tendon injury model, J Hand Surg (Am) 22:464–472, 1997.

26. Tanaka T, Amadio PC, Zhao C, et al: Gliding resistance versus work of flexion: two methods to assess flexor tendon repair, J Orthop Res 21:813–818, 2003.

27. Zhao C, Amadio PC, Paillard P, et al: Digital resistance and tendon strength during the first week after flexor digitorum profundus tendon repair in a canine model in vivo, J Bone Joint Surg (Am) 86A:320–327, 2004.

28. Zhao C, Amadio PC, Tanaka T, et al: Short-term assessment of optimal timing for postoperative rehabilitation after flexor digitorum profundus tendon repair in a canine model, J Hand Ther 18:322–329, 2005.

29. Cullen KW, Tolhurst P, Lang D, et al: Flexor tendon repair in zone 2 followed by controlled active mobilisation, J Hand Surg (Br) 14:392–395, 1989.

30. Elliot D, Moiemen NS, Flemming AF, et al: The rupture rate of acute flexor tendon repairs mobilized by the controlled active motion regimen, J Hand Surg (Br) 19:607–612, 1994.

31. Gratton P: Early active mobilization after flexor tendon repairs, J Hand Ther 6:285–289, 1993.

32. Small JO, Brennen MD, Colville J: Early active mobilisation following flexor tendon repair in zone 2, J Hand Surg (Br) 14:383–391, 1989.

33. Sandow MJ, McMahon MM: Single-cross grasp six-strand repair for acute flexor tenorrhaphy: modified Savage technique, Atlas Hand Clin 1:41–64, 1996.

34. Cannon N: Post flexor tendon repair motion protocol, Indiana Hand Center Newsletter 1:13–17, 1993.

35. Evans RB, Thompson DE: The application of force to the healing tendon, J Hand Ther 6:266–284, 1993.

36. Silfverskiold KL, May EJ: Flexor tendon repair in zone II with a new suture technique and an early mobilization program combining passive and active flexion, J Hand Surg (Am) 19:53–60, 1994.

37. Xie RG, Cao Y, Xu XF, et al: The gliding force and work of flexion in the early days after primary repair of lacerated

flexor tendons: An experimental study, J Hand Surg (Eur) 33:192–196, 2008.

38. Groth GN, Wulf MB: Compliance with hand rehabilitation: health beliefs and strategies, J Hand Ther 8:18–22, 1995.

39. Sandford F, Barlow N, Lewis J: A study to examine patient adherence to wearing 24-hour forearm thermoplastic splints after tendon repairs, J Hand Ther 21:44–52, 2008.

40. Healy C, Mulhall KJ, Bouchier-Hayes DJ, et al: Practice patterns in flexor tendon repair, Ir J Med Sci 176:41–44, 2007.

41. Cao Y, Tang JB: Strength of tendon repair decreases in the presence of an intact A2 pulley: Biomechanical study in a chicken model, J Hand Surg (Am) 34:1763–1770, 2009.

42. Tang JB, Cao Y, Wu YF, et al: Effect of A2 pulley release on repaired tendon gliding resistance and rupture in a chicken model, J Hand Surg (Am) 34:1080–1087, 2009.

43. Groth GN: Pyramid of progressive force exercises to the injured flexor tendon, J Hand Ther 17:31–42, 2004.

44. Coert JH, Stenekes MW, Paans AM, et al: Clinical implications of cerebral reorganisation after primary digital flexor tendon repair, J Hand Surg (Eur) 34:444–448, 2009.

45. Lin KC, Wu CY, Trombly CA: Effects of task goal on movement kinematics and line bisection performance in adults without disabilities, Am J Occup Ther 52:179–187, 1998.

46. Ma HI, Trombly CA: The comparison of motor performance between part and whole tasks in elderly persons, Am J Occup Ther 55:62–67, 2001.

47. Moiemen NS, Elliot D: Primary flexor tendon repair in zone 1, J Hand Surg (Br) 25:78–84, 2000.

39 以损伤分区或损伤类型为基础定制屈肌腱康复方案

作者　Fiona H. Peclc, MCSP

译者　尹路荣凯

概述

本章详细介绍了屈肌腱修复术后选择合适康复计划的相关知识。术后治疗主要取决于损伤程度、周围组织的伴发损伤、手术方法以及其他因素。肌腱的损伤类型、修复的时机和强度，以及患者的年龄和特点都会影响方案的细节。对于肌腱的每一个分区，需要考虑许多解剖学、生物力学因素。如果没有循证依据明确的康复方法，外科医师和治疗师必须一起根据患者和手术因素定制康复计划，才能获得良好的治疗效果。本章也会介绍现有的各种康复方法，详述其锻炼时机、支具应用以及与治疗有关的并发症。

近年来，大量与屈肌腱治疗相关的研究促进了手术和康复技术的进步[1,2]。许多证据表明，精心设计的康复计划对于一期屈肌腱修复的疗效至关重要，但是对手和前臂肌腱损伤的分区却关注不足。无论什么位置的损伤，外科医师和治疗师的最终目标都是改善腱周粘连和促进肌腱滑动。同时，修复的肌腱应避免过多的应力，否则会在修复部位出现间隙或再次断裂。

尽管屈肌腱一期修复后进行早期活动目前已被认可，但还没有一个康复计划可以保证完全恢复手指的主动活动范围。治疗师们治疗这些损伤时不仅需要专业知识，还需要具备临床推理能力，这样才能选择合适的术后锻炼方案[3]。多股缝合技术联合不同形式的早期主动活动，在如今变得越来越普及，但应用中必须考虑多种因素[1-3]。本章的目的是探讨这些影响因素的含义，并协助治疗师制订有循证依据的锻炼方案。

定制计划

专业的手外科诊所配备了专业的医疗和护理团队，为治疗这些损伤提供了最好的条件。治疗师必须获知相关信息，才能更好地选择康复方案。因此在外科医师和治疗师之间，应该有良好的工作关系和充分的沟通。获取准确的医疗记录至关重要，治疗师可以通过详细的手术记录获得康复的相关信息。

损伤范围

损伤机制

损伤机制会影响肌腱修复的治疗效果。当手指在伸直状态下被割伤时，只需在相对较小的切口下，就能暴露和修复肌腱，对周围组织的损伤最小，肌腱长度的丢失也最小。如果肌腱损伤不复杂，多股缝合修复也足够牢固，治疗师可以自信地选择主动活动方案。如果是不整齐的电锯伤或压砸伤，并涉及骨、关节和神经血管结构，会导致术后严重的肿胀和粘连形成，康复方案也明显不同。

损伤结构的数量和种类

尽管单指损伤比较常见，但治疗师还是会经常面对更复杂的损伤。在多指损伤中，每一个手指可能都需要一个个性化的锻炼计划。可控的早期主动活动不适合损伤严重的手指，如果临近的手指损伤较轻，可能会限制它们的康复治疗。再植术后，要平衡屈肌腱和伸肌腱不同的康复要求，需要选择一种方案来保护最易受伤的结构。

皮肤损伤

皮肤的愈合情况影响着康复计划的制订。不整洁的伤口，包括压砸性损伤，会影响最终的治疗结果。治疗师必须优先预防关节和瘢痕的挛缩。治疗师还应区分手术中的切口和受伤时的伤口。精心设计手术切口，有助于减少术后挛缩。横跨掌指（MCP）关节和指间（IP）关节的纵向切口，可能导致关节挛缩4。一旦有手术切口经过关节，术后需要进行主动手指背伸锻炼和使用预防性支具，来避免关节背伸功能受限[2~4]。

在更严重的软组织损伤中，可能需要植皮或皮瓣修复创面，但这会推迟术后的康复锻炼。手指损伤术后，必须注意敷料包扎可能会阻碍关节活动或是增加肌腱滑动的阻力。包扎时应以仅覆盖伤口为宜，对敷料进行塑形以减少IP关节屈曲的阻力，并且避免使用胶带环形固定（图39-1）。术后并发症例如伤口感染、严重的伤口渗出或皮肤缺损可能需要更厚的敷料包扎，由此会推迟主动活动锻炼。在腱鞘感染的病例中，所有运动必须推迟直至感染得到控制。伤口的状态可能会阻碍关节活动，比如在伴有广泛水肿、范围较大的开放伤中，只能进行轻柔的被动活动，目的是保持肌腱滑动，减少修复部位的应力直至水肿得到控制。当伤口渗出严重时，手部康复治疗需要先去除包扎；只要肿胀得到控制，即便患指皮肤缺损也可以进行可控的主动活动康复。

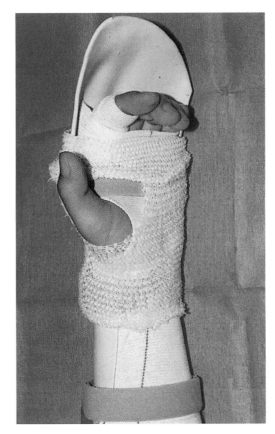

图 39-1 敷料包扎要尽量少，不应阻碍屈肌腱的主要活动

骨和关节损伤

骨的伴发性损伤会影响术后治疗，因为骨损伤的特性和骨折固定后的稳定性都会限制锻炼的时机和种类。如果伴有复杂的不稳定骨折或关节内骨折时，不能行一期肌腱修复[2]。如果手部或手指骨折稳定且没有移位，则可以实施早期活动计划，这需要在休息时有充分的支具保护，在锻炼时提供额外的手动支持。指骨或掌骨骨折的坚强固定通常可提供足够的稳定性，在与外科医师就安全性进行讨论后，一般可以允许早期被动或主动活动。对于多指损伤的患者，由于损伤类型不同，每一根手指可能都需要一个个性化的锻炼计划。对于中、环、小指的复杂性损伤，由于存在指深屈肌腱的联合效应，在进行主动活动锻炼时需要尤其注意。康复方案需要特别关注受伤最严重的手指，治疗师必须尽力确保每个手指都能保持肌腱滑动，并且修复部位没有承受过多的张力。对于损伤严重的手指进行被动锻炼，而对于能承受更大应力的手指进行谨慎的主动锻炼。当关节出现僵硬时，恢复关节的被动活动度是十分重要的。手指的深部损伤可能破坏了的

掌板或掌指关节囊，导致关节的屈曲性挛缩。在早期的康复中，需要预防性使用背伸支具，以防止这种挛缩的发生。

神经损伤

当神经修复存在张力时，术后早期应当限制手指完全伸直。在腕关节水平面上常见重要的神经损伤，这将会影响康复计划的制订。正中神经和尺神经在腕或前臂的部分或完全损伤，会导致不同程度的内在肌麻痹和后续的手指主动活动障碍。在这种情况下，必须特别注意保护性支具中关节的位置，以利于肌腱的活动。MCP关节屈曲60°~70°和腕关节处于中立位时，将有助于增加肌腱的滑动度。感觉的缺失和脑皮质代表区的改变会影响康复早期的运动质量，延缓功能恢复。

损伤结构的血供

对于需要重建血运的损伤（例如手指再植），康复计划应该更加谨慎。直到手指成活才能

开始早期活动。腱联合的损伤是否会影响粘连形成尚无确定结论[5]。

滑车阻碍修复的肌腱出现扳机指

修复的肌腱体积增大，在通过环形滑车时可能诱发扳机指，并且容易发生断裂[5,6]。

肌腱损伤的类型

完全或部分损伤

肌腱完全断裂术后需要保护性的活动锻炼，患手至少6周不能进行功能性活动。如果肌腱是部分损伤（损伤小于横断面的40%），可以进行保守处理，不需要手术治疗。患者可以活动受伤的手指，不需要加以限制[7]。需要手术的肌腱部分损伤（断裂大于横断面的40%），一般能够承受主动活动的应力，很少发生断裂。患肢需要背侧支具加以保护，一般3~4周后予以拆除。

拇长屈（FPL）肌腱损伤

FPL修复术后需要特别注意。应用双股中心缝合加简单的外周缝合修复FPL后，进行主动活动时有较大的概率发生再断裂[8,9]。近期研究证实，应用多股中心心缝合，甚至不加周边缝合就可以进行主动活动[10,11]。如果对修复的强度能否承受主动活动存在质疑，治疗师则应当采用被动活动方案。进行可控的主动活动时，要确保活动由IP关节独立完成（图39-2）。腕关节维持在中立位有利于IP关节的屈曲和伸直。腕关节置于背伸位会阻碍IP关节主动背伸，并增加修复部位的应力。

其他因素

从损伤到修复的时间

治疗师应当清楚肌腱延迟修复对预期疗效的影响。延迟修复7~10天以上可能导致粘连、腱鞘及滑车的塌陷，以及肌肉-肌腱单位的短缩。这些患者术后需要增加屈曲位保护。依照作者本人的经验，与48小时内的修复相比，Ⅱ区肌腱的长时间延迟修复会严重影响术后效果。

修复的种类和质量

大量研究旨在提高屈肌腱的修复强度，能够进行主动活动并且减少再断裂的概率[12~14]。尽管部分报道采用双股缝合修复后成功实施了主动康复活动，但很多报道显示其再断裂发生率较高[15~17]。

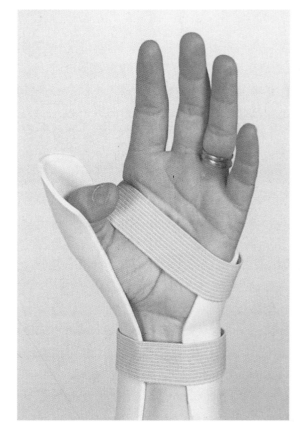

图 39-2 拇长屈肌腱牢固的多股缝合后，主动活动应由 IP 关节独立完成以保持肌腱滑动

在选择合适的术后康复计划之前，治疗师应当获知病例所用中心缝合和周边缝合材料的直径和种类。应用4-0或3-0缝线进行四股或六股中心缝合，其修复强度足以适应早期主动活动。如果修复强度不足以承受主动活动产生的张力，则需要考虑其他更安全的方法以利于维持肌腱的滑动[18~19]。切开主要滑车的卡压部分（例如A2）将会降低肌腱的阻力。如果肌腱的修复处位于A2滑车远端，但没有切开滑车的限制性部分，肌腱在早期主动活动中可能受到较大的阻力。指导这类患者进行主动活动时，需要特别注意修复部位容易发生再次断裂。

患者的特点和依从性

术后康复可能包括在保护性支具中进行数周的严格锻炼，而患者遵从康复计划的能力各不相同。年龄、身心健康，以及社会经济因素都会影响术后管理方案的制订。如果患者去除支具保护，修复处会有断裂的风险；如果患者没有完成规定的锻炼，修复部位滑动性可能较差。加强患者的依从性需要治疗师的自信、学识和热情，并且能与患者建立良好的关系。良好的交流、高质量的指导、患者家庭的支持都是必不可少的。制订的计划要适应患者的生活方式、社会经济环境及从事的工作。影响依从性的消极因素是距离诊所较远和等待时间长。应有效控制术后疼痛，特别是神经源性疼痛，否则也会影响患者的依从性[20,21]。尽管尽了最大努力，治疗师还是经常遇到患者不能坚持康复计划的情况。在这种情况下，必须找到一个妥协的办法，同意患者进行日常生活中的某些活动，同时避免修复部位发生再断裂。

年龄

年龄偏小和年龄偏大的患者都不能良好履行治疗计划。由于认知功能减退或身体疾病，年老的患者不适合复杂的主动活动方案。这些患者的术后处理多为患肢制动。

儿童的成熟度决定了肌腱修复术后的治疗选择。术后治疗的原则与成人相似，但需要谨慎考虑患儿完成支具治疗和康复锻炼的能力。大一些的孩子和十几岁的儿童能够完成一些特定的治疗计划，但是年幼的儿童可能会不经意地使用伤手，因此需要支具保护（图39-3）。尽管年幼的儿童可能会耐受热塑支具和保护装置，但是他们在进行康复锻炼时需要监护人的辅助。此时康复的选择取决于监护人的能力和依从性。婴儿和初学走路的孩子由于摔倒和患肢活动，有肌腱再断裂的风险，不能完成康复活动计划。此时，伤手应该被厚的敷料包扎制动 4 周。为了有效地保护修复肌腱，可以使用 Paris 肘上石膏或树脂管型石膏。然而这两种固定都有滑动的可能，一些儿童需要在麻醉下才能拆除。根据我们的经验，类似拳击手套式的闭合性包扎也有相同的功效，大量的胶带固定可以防止脱落（图39-4）。这种类型的包扎在患者 4 周的制动期内可以重复使用，方便在门诊观察伤口和被动活动检查肌腱的完整性。由于相关文献较匮乏，不能给予治疗师足够的指导。最佳治疗效果的取得更多地依赖于儿童对康复计划的合作程度。对于年幼的儿童来说，制动 4 周不会对治疗效果产生损害[22]。

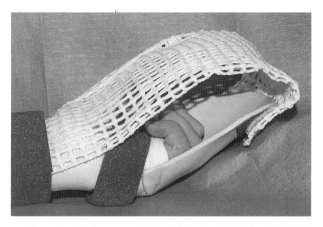

图 39-3　儿童小指 FDP 肌腱止点重建术后，支具上额外的保护装置允许无障碍地主动屈曲和背伸，并限制伤手的功能性活动

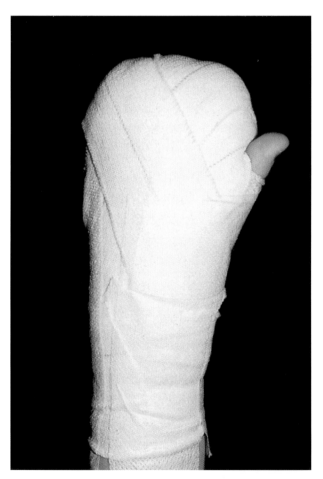

图 39-4　在年幼的儿童和婴儿中使用闭合的类似拳击手套式的包扎可以保护修复的肌腱

损伤的分区

按照肌腱不同的损伤分区，术后治疗也不相同。治疗师必须掌握每个特定分区的相关解剖和生物力学特点，从而制订相应的康复计划。文献对Ⅰ区和Ⅱ区肌腱修复的手术和康复都给予了特别的关注，但关于Ⅲ~Ⅴ区的循证依据报道却很少。治疗师在处理Ⅲ~Ⅴ区损伤时，必须结合已有的文献证据、临床推理能力和个人经验来进行治疗。

Ⅰ区

术后康复计划是根据外科修复方法和解剖位置制订的。在Ⅰ区内，FDP肌腱的损伤被细分为3个区域（表39-1）[23]。

1. A4滑车内：如果修复的肌腱不能平滑地通过A4滑车，则增加了腱周粘连的可能性。对于未受伤的手指，DIP关节每活动10°就会产生1~2mm的肌腱滑动，总共可产生7mm的肌腱滑动[24]。术后的水肿和滑动摩擦会明显降低肌腱滑动度，因此锻炼的重点是尽可能恢复DIP关节的主动活动度[25]。在开始DIP关节主动屈曲之前，应有良好的手指被动活动度（图39-5）。

2. A4滑车远端：DIP关节水平的损伤可能包括伴发掌板损伤，增加了发生屈曲性挛缩的风险。需要特别注意主动背伸锻炼和预防性背伸支具的使用。A4滑车远侧缘可能阻碍肌腱的滑动，增加修复肌腱的张力，影响DIP关节屈曲。对术中细节的观察有助于制订康复参数，以期在获得肌腱良好滑动的同时降低再断裂风险。

3. FDP肌腱止点：紧邻肌腱止点的FDP损伤，需要在远节指骨上做肌腱止点重建。但手术会不同程度短缩肌腱，增加DIP关节屈曲畸形的风险。需要特别注意的是要维持DIP关节的被动性屈曲活动。在坚强修复、滑动无阻碍时才开始进行DIP关节主动屈曲活动。Kleinert方案（或者改良版）不能充分活动DIP关节，不适合此类损伤[26]。当修复术后需要更多保护时，可采用Evans方案，使用背侧阻挡支具来限制背伸，允许45°~75°范围内的主动活动，可在早期阶段安全地达到3mm的肌腱滑动度[27]。

对于FDP止点的闭合性撕脱伤，要根据损伤类型来选择合适的康复计划[30]，详见表39-2。可控的

表39-1　Ⅰ区FDP裂伤

靠近止点（ⅠA区）*
- 需要远节指骨止点重建
- 肌肉—肌腱单位短缩的风险
- DIP关节屈曲畸形的风险
- 优先被动性屈曲手指
- 从DIP关节开始主动屈曲
- 不适合Kleinert方案
- 肌腱修复薄弱时，Evans方案可以提供更大的安全性[28]

A4滑车远端（ⅠB区）*
- A4滑车阻碍的风险
- 可能包括掌板的损伤
- DIP关节屈曲畸形的风险增加
- 强调手指主动背伸锻炼
- 应用预防性手指背伸支具
- 开始DIP关节主动活动以确保肌腱在滑车内的滑动

在A4滑车内（ⅠC区）*
- 修复困难
- 肌腱粘连风险增加
- 优先被动屈曲手指
- 鼓励DIP关节主动活动来确保肌腱在滑车内的滑动
- 如果有必要治疗师可小心阻挡PIP关节以利于活动
- 6周以后患者不需要阻挡PIP关节来利于活动

*Moiemen和Elliot亚区分型

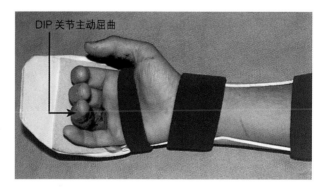

图39-5　Ⅰ区和Ⅱ区修复后从DIP关节开始主动活动，可以使修复部位的应力最小化，并促进肌腱间的不同滑动

主动活动常可用于所有类型的撕脱性损伤。

在Ⅰ型损伤中，康复方案应包括小心地被动拉伸，注意不要增加修复部位的张力。去除保护性支具后，将腕关节和MCP关节置于最大的屈曲位，小心地被动伸直每一个IP关节。在夜间和锻炼周期

之间可使用掌侧支具，随着康复的进行，支具也可逐渐伸直。在患肢保护的晚期阶段，残留的屈曲或短缩畸形可通过逐渐拉伸关节和肌肉-肌腱单位加以解决。尽管如此，屈曲畸形仍可能持续存在，所以在治疗早期就应采用一系列的石膏管型固定（图39-6）[29]。

Ⅱ型和Ⅲ型损伤没有或较少出现肌腱的回缩和肌肉-肌腱单位的短缩，所以存在的问题相对较少。进行止点重建时，只需要一个较小的切口，肌腱的血供也完整、良好。延迟止点重建修复的效果也令人满意；但仍有出现屈曲畸形的可能，尤其是DIP关节，治疗师必须注意预防或纠正这一畸形。止点重建技术不会影响康复方案的选择，但治疗师应当了解肌腱缝线穿过指甲并在纽扣上固定可能引发的并发症。感染、水肿、外露缝线断裂以及疼痛可能会阻碍康复活动。如果出现疼痛，应该寻找原

表39-2　FDP闭合性撕脱损伤

Ⅰ型：肌腱回缩至手掌
- 在延迟治疗后肌肉—肌腱单位可能出现短缩
- 肌腱血供丧失
- 腕中立位保护性支具
- 从DIP关节开始早期手指屈曲活动
- 优先手指主动背伸锻炼
- 优先预防IP关节屈曲畸形
- 在不增加修复部位应力的情况下开始手指早期被动伸直
- 在腕和MCP关节屈曲最大程度的基础上去除保护性支具，拉伸IP关节至伸直位
- 在夜间和锻炼周期之间应用手指伸直位支具

Ⅱ型和Ⅲ型：肌腱回缩至PIP关节水平，合并小的撕脱骨块（Ⅱ型）或是回缩至A4滑车远端，合并大的撕脱骨块（Ⅲ型）
- 肌肉—肌腱单位短缩较少
- 延迟止点重建有可能取得满意的治疗效果
- 肌腱保有良好的血供
- 腕关节在保护性支具中维持10°~30°背伸位
- 从DIP关节开始早期手指屈曲活动
- 优先手指主动背伸锻炼
- 在夜间使用预防性手指伸直支具预防屈曲畸形

针对所有3种闭合性FDP肌腱撕脱性损伤的康复方案
- 使用保护性背侧支具6周
- 依据损伤的类型决定腕关节固定的位置
- MCP关节屈曲30°
- 恢复最佳的手指被动屈曲
- 开始早期可控的主动活动计划，强调DIP关节活动
- 每小时一次锻炼：重复10次手指屈曲
- 鼓励主动背伸锻炼
- 应用预防性手指伸直支具
- 观察应用纽扣止点重建技术所引发的并发症：感染、水肿、外露缝线断裂和疼痛
- 过度的疼痛会影响患者的依从性和手指活动
- 考虑应用Paris系列石膏管型6周来治疗残余的IP关节屈曲畸形（图39-6）
- 6周开始轻微的功能活动，12周可以参加体育锻炼

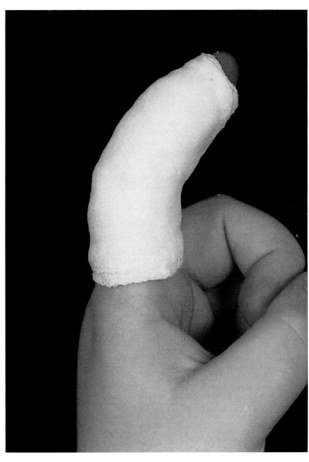

图 39-6　康复后期，Paris系列管型石膏可能用来治疗 IP 关节持续性屈曲畸形

因，持续的不适会降低患者对锻炼计划的依从性。治疗师应当告知患者固定的缝线要维持6周，如果过早拆除，重建的止点可能失效，尤其是进行早期运动康复的患者。

Ⅱ区

修复再断裂、交叉区粘连、扳机指、A2滑车处滑动障碍和手指关节挛缩是这一区域常见的并发症。康复的基本目标是充分恢复肌腱的滑动，避免修复部位的再断裂。另一目标是如果同时修复FDS和FDP，应设计康复计划保留两肌腱的独立滑动（表39-3）。一旦恢复了被动屈曲，主动屈曲锻炼将会改善肌腱滑动，避免交叉区粘连（图39-7）。

如果肌腱的手术修复足够牢固，则可以进行

表39-3　作者对屈肌腱Ⅱ～Ⅴ区损伤的康复计划

康复计划：适用于Ⅱ～Ⅴ区

■ 保护性背侧支具固定6周：在此期间关节位置可能发生变化
■ 所有患者优先恢复被动手指屈曲
■ 对于合作的患者如果修复牢固，肌腱滑动阻力经判定不是特别高，开始早期可控的主动活动计划
■ 如果同时缝合指浅屈肌腱、指深屈肌腱则注意分开滑动锻炼
■ 鼓励主动背伸锻炼：预防关节背伸缺失是至关重要的
■ 如果存在主动背伸的早期缺失或严重的关节损伤，则应用背伸支具
■ 适当结合早期腕关节主动活动
■ 在6周时开始结合系列的支具/石膏对残余的屈曲畸形进行牵张
■ 6周开始轻微的功能活动
■ 10～12周开始正常活动

特殊考虑

Ⅱ区

■ 腕关节置于10°～30°背伸位，掌指关节置于30°屈曲位
■ 条件适宜可在4～5天开始早期主动活动计划
■ 先于主动活动之前恢复最佳的被动性屈曲。特别在肿胀的手指中，被动屈曲反复牵张直至活动自如
■ 鼓励每小时锻炼，重复10次手指主动屈曲活动。无强迫性主动屈曲。3周以后缓慢增加屈曲范围
■ 预防FDP对于FDS的交叉粘连，鼓励促进不同滑动的锻炼（图39-7）
■ 直到确定肌腱主动活动完全顺畅，否则不要进行放置—维持方法锻炼
■ 对于依从性佳的患者允许早期腕关节主动活动
■ 当修复部位在A2滑车远端或在A2滑车内时（ⅡB和ⅡC区），缝合再断裂的发生是最频繁的。*再断裂主要发生在术后1周或2周时间内。治疗师和患者在活动中必须小心避免再断裂

Ⅲ区

■ 腕关节置于10°～30°背伸位
■ 在没有神经和内在肌损伤的情况下MCP关节置于30°屈曲位
■ 内在肌损伤或失神经支配时MCP关节置于60°～70°屈曲位
■ 警惕MCP关节由于掌侧瘢痕而形成屈曲畸形

Ⅳ区和Ⅴ区

■ 伴主要神经损伤时，腕关节置于中立位2周
■ MCP关节置于60°～70°屈曲位，预防爪形指畸形，将肌腱滑移最大化
■ 推迟腕关节活动2周
■ 6周开始通过拉伸和系列支具进行混合性背伸
■ 警惕和预防内在肌紧张的发生。避免延长支具使用；使用被动性牵张技术。结合早期感觉的再训练来保护脑皮质代表区

---

*由Tang提出的亚分型

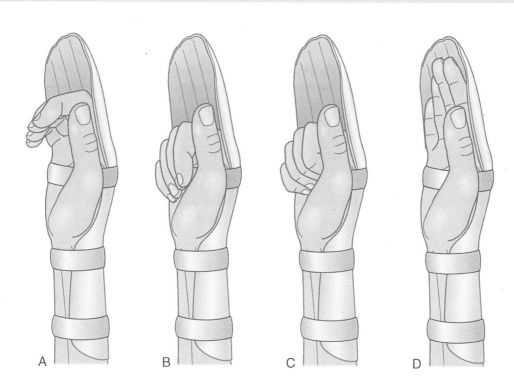

图39-7　为促进肌腱间不同的滑动，预防屈曲挛缩的发展。主动活动计划应当包括4项独立的锻炼。A.从DIP关节开始呈钩状的主动活动。B.FDP放松，主动活动PIP关节。C.一旦肿胀消退，小心地进行混合屈曲。D.在每一个活动阶段中，配合支具鼓励IP关节主动完全伸直

主动活动锻炼。治疗师应当清楚在早期主动活动中肌腱可能受到的阻力。其中手指的水肿和MCP关节的位置非常重要。手指肿胀会增加肌腱滑动的阻力；MCP关节过度屈曲时，主动活动会屈曲PIP关节，而不是主要发生在DIP关节。如果只活动PIP关节，会加重交叉区粘连，妨碍两肌腱的独立滑动。因此在术后早期开始主动活动时，应当鼓励患者尝试主动屈曲DIP关节[30,31]。Tang已经证实当张力的角度增加时，修复的强度会减少，因此患者在术后早期阶段不建议进行复合型屈曲锻炼，也不鼓励在屈曲范围的末端尽最大力量屈曲DIP关节[32]。如果想要获得DIP关节最佳的活动范围，则主动屈曲应该从DIP关节活动开始。大多数患者将腕关节置于10°~30°背伸位，MCP关节置于30°屈曲位时，更容易进行这种锻炼[1,35]。

IP关节屈曲性挛缩是一种常见的并发症，即使是简单的肌腱损伤也可能发生。橡皮筋牵引会加重手指屈曲挛缩，因此这种康复方法不再受欢迎，部分医师建议放弃这种方法[33]。在早期阶段应结合维持手指伸直的有效方法。在夜间和锻炼周期之间，可采用掌侧热塑板支具或捆绑法固定手指于伸直位[34~36]。IP关节的屈曲挛缩会延长康复时间，更重要的是这些挛缩可能持续存在，是Ⅱ区肌腱修复疗效不好的主要原因。6周后，可通过拉伸锻炼和夜间掌侧背伸支具进行治疗（图39-8）。

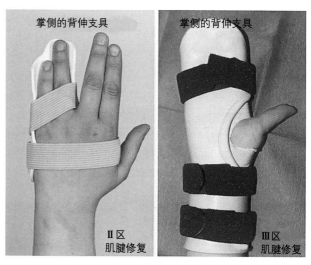

图39-8　对于残余的屈曲畸形和伸直功能丧失，通过修复后应用掌侧背伸支具固定6周进行治疗

Ⅲ区

关于Ⅲ区肌腱康复的文献信息很少，所以治疗师不得不借用Ⅱ区的康复计划。由于解剖和损伤特点的不同，支具和锻炼计划要进行必要的改良。手掌中部的损伤可能包括蚓状肌和骨间肌的损伤或失神经支配，导致部分功能丧失和瘢痕形成。肌腱易与周围组织发生粘连，患者很难完全伸直指间关节，甚至可能发展为屈曲畸形。在锻炼时增大MCP关节的屈曲角度，这有利于指间关节的背伸和预防关节挛缩。手指肿胀一般影响不大，应当鼓励DIP和PIP关节被动和主动活动。腕关节应置于背伸10°~30°位。如果存在严重的手内肌损伤，则将MCP关节置于60°~70°屈曲位，确保手指有良好的屈曲活动度。对于依从性好的患者，可以去除支具，允许手指在松弛的半屈曲位置进行腕关节的主动活动。如果存在手内肌损伤或失神经支配，则需要经常对患者进行检查。屈肌腱和手内肌的联合损伤可导致爪形指畸形，而且很快发展为固定畸形。

掌侧的瘢痕挛缩也可能导致MCP关节屈曲畸形，但这种畸形的治疗相对容易，可以在去除背侧保护性支具后，采用连续性的背伸支具治疗（图39-8）。

Ⅳ区

尽管这一区域的肌腱损伤并不常见，但如果伴发正中神经或尺神经的损伤，会导致手内肌麻痹和感觉缺失。该水平位于支持带的下方，肌腱、腱鞘之间会迅速发生粘连。术后锻炼计划应当最大限度地促进肌腱滑动。但主动活动锻炼后，肌腱的活动范围却很难令人满意，原因有很多。比如，腕关节背伸可能增加正中神经修复的张力。将腕关节置于中立位或轻度屈曲位可能是最好的折中方式。2周后通过改变支具使腕关节逐渐背伸，促进更大程度的肌腱滑动。

手内肌功能缺失和肌肉-肌腱单位的短缩会改变手指的休息位。为促进肌腱滑动，相比于手指肌腱损伤，MCP关节要置于更大角度的屈曲位。在应用保护性支具之前，应改变MCP关节固定的角度以观察手指主动屈曲活动度，选择可以获得最大程度肌腱滑移的固定角度。对于有严重爪形指畸形的患者，推荐将MCP关节固定在屈曲60°~70°位，能够使IP关节主动背伸并获得较大的屈曲活动度。在康复开始时就应鼓励患者做主动手指屈曲锻炼。对于可以信赖的患者可以在3周左右去除支具，利用腱固定效应开始将主动的腕关节背伸与主动手指屈曲相结合进行锻炼。

Ⅴ区

腕和前臂水平的损伤可能只累及单根肌腱，也可能是累及神经血管结构的复杂损伤。对于仅损伤腕部肌腱的病例，背侧保护性支具远端至MCP关节即可，手指可以自由活动。腕关节置于中立位或轻度屈曲位，取决于修复部位的紧张度，术后3周开始腕关节主动活动。允许患者进行轻度活动，但禁止用力抓握动作。当损伤涉及多根肌腱和神经时，支具位置取决于修复结构的保护、患者的舒适度和主动活动计划。在有神经损伤时，腕关节不应置于背伸位；术后早期腕关节应置于轻度屈曲位。在术后保护阶段的数周内，腕关节的位置逐渐背伸，最大至背伸10°~20°。在保护性支具中，MCP关节的位置应该有利于手指屈曲、预防爪形指畸形，并允许IP关节做最大程度的背伸。如同Ⅲ区和Ⅳ区损伤，MCP关节可置于屈曲60°~70°位，取决于爪形指的畸形程度和是否有神经损伤。本区的损伤不常出现手指肿胀，所以并不限制IP关节的被动活动。为了预防IP关节挛缩，尤其是存在手内肌麻痹时，应在MCP关节最大屈曲位进行IP关节的被动背伸锻炼。

当修复牢固，不太可能发生再断裂时应用主动活动方案。区分性滑动锻炼是为了避免肌腱之间的粘连，但这种锻炼可能不会影响治疗结果[37]。另一个常见结果是肌腱与皮肤之间的粘连。虽然一般不会限制肌腱滑动，但会影响患者的美观。

保护性支具应在术后6周去除。该阶段的常见并发症是背伸功能受限和关节屈曲性畸形。前臂支具可用于逐步恢复背伸功能。当有神经损伤时，康复的后期可能需要纠正爪形指畸形的康复装置。

在康复治疗开始时，还应包括感觉再训练（sensory re-education）技术。由于伤后大脑皮层躯体感觉区会发生功能重组，该训练可以辅助保留大脑皮层的手部代表区[38]。

屈肌腱再断裂修复后的方案选择

在康复的任何阶段中患者都可能出现患肢运

动丧失，提示修复的肌腱发生再断裂。再断裂可能在锻炼或非保护性活动中突然发生，或者是随着修复处出现间隙而缓慢发生。再断裂的准确原因或发生时间尚不明确，可能原因包括感染或严重水肿。一期修复的肌腱出现再断裂可能发生在术后数天至术后6周[15]。术后前2周内是再断裂的高风险期，而第2周是最危险的。可以通过手指姿势或肌腱检查诊断肌腱再断裂，近期应用的超声诊断技术更加有效。如果进行再次修复，需要医生、治疗师和患者共同来决定。这些决定必须基于发生再断裂的原因和取得满意疗效的可能性。1982年Leddy提出如果再断裂之后立即进行再修复，很可能获得良好的治疗效果。尽管小指发生再断裂后须谨慎考虑，但绝大多数后续的研究都支持这一观点[39~41]。部分患者不愿再次修复，是因为不能完成长期的康复。

治疗师应当在康复之前了解肌腱再次修复的术中情况，因为再修复与初次修复的病情有区别。不管是由于技术原因，还是由于过多的应力作用于修复部位，掌握再断裂的力学机制是很有必要的。肌腱断端可能已经出现软化，需要仔细处理，也让再次修复变得困难。由于需要切除之前的修复部位，肌腱可能出现短缩，要更加注意术后的固定位置，以减轻修复部位的张力。再修复术后，治疗师需要调整康复计划，在确保安全时再进行主动活动。一般来说，对于肌腱修复术后再断裂患者，其康复锻炼方式相对温和一些。

在过去的20年里，屈肌腱损伤术后治疗的材料和方法已经发生了很大改变。最初Paris石膏在保护期间持续应用6周，但现在仅在术后临时应用。它已经被热塑板材料所替代，后者可以提供更好的舒适性和使用寿命。20世纪70年代后期，屈肌腱修复术后的活动方案开始变得流行时，Duran、Houser和Kleinert的被动屈曲方案依然占据主流[18,19]。尽管这些被动活动方案现在仍有一席之地，但已经从总体上转变为早期主动活动或早期被动—主动相结合的方案，并取得了更好的治疗效果[1,2,8~11,17]。

总结

外科医师技术娴熟、治疗师经验丰富和患者依从性高是良好疗效的前提条件，但结果并不能保证。主动活动方案是屈肌腱各区损伤修复后的最佳选择，为肌腱活动和张力提供良好条件。并不存在标准化的康复方案，治疗师在制订每个患者最适宜的方案前，必须收集大量信息。追求良好肌腱滑动的同时，不能超越其安全性。现在有很多替代方法也能够取得令人满意的疗效。

致谢

我要感谢Wythenshawe医院烧伤整形病房的Gus McGrouther教授和Stewart Watson先生，他们通读了我的手稿。本章节提及的康复方案是South Manchester的外科医师和治疗师密切配合的结果。我也要感谢手外科同事Sarah Turner、Alison Roe和Emma Kelly所做出的贡献。

参考文献

1. Elliot D: Primary flexor tendon repair-operative repair, pulley management and rehabilitation: invited personal review, J Hand Surg (Br) 27:507–513, 2002.

2. Tang JB: Indications, methods, postoperative motion and outcome evaluation of primary flexor tendon repairs in Zone 2, J Hand Surg (Eur) 32:118–129, 2007.

3. Pettengill KM: The evolution of early mobilization of the repaired flexor tendon, J Hand Ther 18:157–168, 2005.

4. Bruner JM: The zig-zag volar-digital incision for flexor-tendon surgery, Plast Reconstr Surg 40:571–574, 1967.

5. Lindsay WK, Thomson HG: Digital flexor tendons: an experimental study. Part I: The significance of each component of the flexor mechanism in tendon healing, Br J Plast Surg 12:289–316, 1960.

6. Tang JB, Wang YH, Gu YT, et al: Effect of pulley integrity on excursions and work of flexion in healing flexor tendons, J Hand Surg (Am) 26:347–353, 2001.

7. Al-Qattan MM: Conservative management of zone II partial flexor tendon lacerations greater than half the width of the tendon, J Hand Surg (Am) 25:1118–1121, 2000.

8. Sirotakova M, Elliot D: Early active mobilization of primary repairs of the flexor pollicis longus tendon, J Hand Surg (Br)

24:647–653, 1999.

9. Sirotakova M, Elliot D: Early active mobilization of primary repairs of the flexor pollicis longus tendon with two Kessler two strand core sutures and a strengthened circumferential suture, J Hand Surg (Br) 29:531–535, 2004.

10. Giesen T, Sirotakova M, Copsey AJ, et al: Flexor pollicis longus primary repair: further experience with the Tang technique and controlled active mobilization, J Hand Surg (Eur) 34:758–761, 2009.

11. Elliot D, Southgate CM: New concepts in managing the long tendons of the thumb after primary repair, J Hand Ther 18:141–156, 2005.

12. Cao Y, Tang JB: Biomechanical evaluation of a four-strand modification of the Tang method of tendon repair, J Hand Surg (Br) 30:374–378, 2005.

13. Dona E, Gianoutsos MP, Walsh WR: Optimizing biomechanical performance of the 4-strand cruciate flexor tendon repair, J Hand Surg (Am) 29:571–580, 2004.

14. Birks M, Peck F, Lees V, et al: The influence of multistrand repairs on the rupture rates of flexor tendon injuries in zone II, BBSH Autumn Meeting 2008.

15. Elliot D, Moiemen NS, Flemming AF, et al: The rupture rate of acute flexor tendon repairs mobilised by the controlled active motion regimen, J Hand Surg (Br) 19:607–612, 1994.

16. Peck FH, Bücher CA, Watson JS, et al: A comparative study of two methods of controlled mobilization of flexor tendon repairs in zone 2, J Hand Surg (Br) 23:41–45, 1998.

17. Silfverskiöld KL, May EJ: Flexor tendon repair in zone II with a new suture technique and an early mobilization program combining passive and active flexion, J Hand Surg (Am) 19:53–60, 1994.

18. Duran RJ, Houser RG: Controlled passive motion following flexor tendon repair in zones 2 and 3. In AAOS Symposium on Tendon Surgery in the Hand, St Louis, 1975, Mosby, pp 105–114.

19. Lister GD, Kleinert HE, Kutz JE, et al: Primary flexor tendon repair followed by immediate controlled mobilization, J Hand Surg (Am) 2:441–451, 1977.

20. Dobbe JG, van Trommel NE, Ritt MJ: Patient compliance with a rehabilitation program after flexor tendon repair in zone II of the hand, J Hand Ther 15:16–21, 2002.

21. Sandford F, Barlow N, Lewis J: A study to examine patient adherence to wearing 24-hour forearm thermoplastic splints after tendon repairs, J Hand Ther 21:44–53, 2008.

22. Elhassan B, Moran SL, Bravo C, et al: Factors that influence the outcome of zone I and zone II flexor tendon repairs in children, J Hand Surg (Am) 31:1661–1666, 2006.

23. Moiemen NS, Elliot D: Primary flexor tendon repair in zone 1, J Hand Surg (Br) 25:78–84, 2000.

24. McGrouther DA, Ahmed MR: Flexor tendon excursions in "no man's land," Hand 13:129–141, 1981.

25. Silverskiöld KL, May EJ, Törnvall AH: Flexor digitorum profundus tendon excursions during controlled motion after flexor tendon repair in zone II: a prospective clinical study, J Hand Surg (Am) 17:122–131, 1992.

26. Slattery PG, McGrouther DA: A modified Kleinert controlled mobilization splint following flexor tendon repair, J Hand Surg (Br) 9: 217–218, 1984.

27. Evans RB: Zone I flexor tendon rehabilitation with limited extension and active flexion, J Hand Ther 18:128–140, 2005.

28. Leddy JP, Packer JW: Avulsion of the profundus tendon insertion in athletes, J Hand Surg (Am) 2:66–69, 1977.

29. Colditz JC: Plaster of Paris: the forgotten hand splinting material, J Hand Ther 15:144–157, 2002.

30. Cao Y, Tang JB: Investigation of resistance of digital subcutaneous edema to gliding of the flexor tendon: An in vitro study, J Hand Surg (Am) 30:1248–1254, 2005.

31. Cao Y, Tang JB: Resistance to motion of flexor tendons and digital edema: An in vivo study in a chicken model, J Hand Surg (Am) 31:1645–1651, 2006.

32. Tang JB, Xu Y, Wang B: Repair strength of tendons of varying gliding curvature: A study in a curvilinear model, J Hand Surg (Am) 28:243–249, 2003.

33. Tang JB: Clinical outcomes associated with flexor tendon repair, Hand Clin 21:199–210, 2005.

34. Savage R: The influence of wrist position on the minimum force required for active movement of the interphalangeal joints, J Hand Surg (Br) 13:262–268 1988.

35. May EJ, Silfverskiöld KL, Sollerman CJ: Controlled mobilization after flexor tendon repair in zone II: a prospective comparison of three methods, J Hand Surg (Am) 17:942–952, 1992.

36. Peck FH, Bucher CA, Watson SJ, et al: An audit of flexor tendon injuries in zone II and its influence on management, J Hand Ther 9:306–308, 1996.

37. Yii NW, Urban M, Elliot MD: A prospective study of flexor tendon repair in zone 5, J Hand Surg (Br) 23:642–648, 1998.

38. Rosén B, Balkenius C, Lundborg G: Sensory re-education today and tomorrow: A review of evolving concepts, Hand Ther 8:48–56, 2003.

39. Allen BN, Frykman GK, Unsell RS, et al: Ruptured flexor tendon tenorraphies in zone II: Repair and rehabilitation,J Hand Surg (Am) 12:18–21, 1987.

40. Leddy JP: Flexor tendons–acute injuries. In Green DP, editor: Operative Hand Surgery, New York, 1982, Churchill Livingstone, pp 1347–1350.

41. Dowd MB, Figus A, Harris SB, et al: The results of immediate re-repair of zone 1 and 2 primary flexor tendon repairs which rupture, J Hand Surg (Br) 31:507–513, 2006.

Figure 39-1 Wound dressings must be kept to a minimum and should not impede active motion following digital flexor tendon repairs.

40 伸肌腱的康复

作者　Ton A.R. Schreuders, PT. PhD　Gwendolyn Van Strien, LTP, MSc

译者　尹　路　荣　凯

概述

伸肌腱的解剖结构和力学机制复杂，而且相互作用。对于不同程度和区域的伸肌腱损伤，有相当多的方案可供选择。一般来说，这些方案分为3种：制动、通过动态支具进行早期可控的被动活动以及早期主动活动。在伸肌腱损伤修复后，手指保护性的固定对于降低修复部位的张力和预防关节挛缩是非常重要的。保持关节伸直可以减少修复部位的张力，早期活动可以预防关节僵硬，二者之间的平衡则需要斟酌。在Ⅴ区和Ⅵ区损伤，绝大多数治疗师和外科医师建议早期活动（包括动态支具和主动活动方案）。尽管早期活动方案能够促进手部活动的早期康复，但后期效果与制动方案类似。相对于屈肌腱，伸肌腱粘连的影响较小。然而在Ⅶ区，伸肌支持带覆盖伸肌腱，发生粘连会严重妨碍肌腱滑动，早期活动对该区域损伤的功能恢复非常重要。而在Ⅷ区，术后早期活动则可能不是必要的。早期活动经常从术后3~5天开始，可能持续2~3个月。早期的肿胀应该得到妥善处理，损伤的严重性、患者的依从性和修复的强度都是选择早期活动方案时需要着重考虑的因素。

伸肌腱与皮肤之间只有很薄的皮下组织。肌腱的绝大部分都是薄而扁平的。相对于屈肌腱，伸肌腱的滑动度更小，肌力更弱。伸肌机制（例如伸肌腱在指背的结构）由多根腱束组成且相互作用，紧密覆盖在指骨背侧[1]。

伸肌腱不具备滑膜鞘，但在腕关节水平（Ⅶ区）（图40-1），伸肌支持带分隔为6个骨纤维鞘管，12条伸肌腱在其中通行，能够防止肌腱弓弦畸

形的发生。伸肌腱损伤后的粘连比较常见，但因为伸肌腱的滑移小，与之发生粘连的皮肤有很大的活动度，因此粘连不是影响伸肌腱功能的主要原因。伸肌支持带在腕关节起到滑车作用，维持伸肌腱靠近腕骨活动的轴线。该位置可能发生伸肌腱与支持带间的严重粘连，影响肌腱的活动。

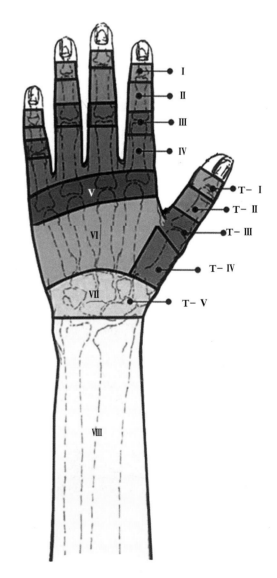

图40-1　伸肌腱损伤分区（Copyright of Judy Colditz）

伸肌腱系统的构造复杂，特别是在近节指骨和中节指骨水平（Ⅲ~Ⅴ区）。在该位置伸肌腱发出中央束、侧腱和连接纤维，腱纤维之间的连接十分复杂，在近节指骨背侧和侧方形成扩张部[2]。伸肌装置的纤维与骨间肌腱和蚓状肌腱发生连接。中央束是指总伸肌（EDC）肌腱在远端的直接延续。在手背（Ⅵ区），伸肌腱是各自分离的，但通过腱联合存在相互连接[3]。腱联合有助于伸肌力量的再分配，还可辅助手指张开[4]。

由于伸肌腱之间的相互连接和多重止点，在断裂时较少发生回缩。手指伸肌腱每一部分的结构都极为不同，其长度的丢失会影响伸肌的功能。指骨的短缩也会严重影响伸肌功能。

伸肌腱修复术后康复的一般原则

相比于屈肌腱，关于伸肌腱手术和修复的临床研究要少得多。从概念上讲，许多术后康复的原则和方法是由屈肌腱衍生或改良而来的。术后控制肿胀和减少不经意患肢活动以避免修复部位承受过多张力是非常重要的。术后前几天应该给予保护性支具和家庭护理指导。

正如屈肌腱修复后一样，伸肌腱的治疗也应当从术后早期开始，但是早期活动不能使缝合部位产生间隙或是发生再断裂。关节伸直可使伸肌腱向近端移动，关节屈曲时伸肌腱向远端移动。伸肌腱向近端移动则需要伸肌的主动收缩（一般来说伸肌的肌力比屈肌小）。关节主动或被动屈曲可以使伸肌腱向远端滑动。与屈肌腱类似，伸肌腱康复的关键在于活动肌腱时要逐步增加修复肌腱的负荷。

新的缝合技术促进了屈肌腱康复的发展。尽管伸肌腱的缝合技术并没有类似的进展，但其康复方法有了新的发展。目前主要有3种伸肌腱康复方案：制动，通过动态支具进行被动活动和早期主动活动。

治疗开始的时间

没有专门的研究讨论伸肌腱开始活动的最佳时间。根据实验证据，一般建议屈肌腱修复术后3~5天开始主动活动[7]。尽管并不确定这些结论能否用于伸肌腱，但由于缺乏伸肌腱的相关研究，我们一般采纳这些研究结论。

理想情况下，当修复部位产生间隙的负荷与肌腱开始滑动的负荷之间的范围（安全区）较宽

时，就可以开始术后活动[5]。主动活动需要克服的阻力包括：肌腱与周围组织之间的摩擦力，关节僵硬、肿胀和粘连而产生的阻力，拮抗肌的阻力[5]。在Ⅶ区，肌腱还受到伸肌支持带的额外阻力。

当患者在术后制动3~5天时，需要确保手的正确位置。在术后1~2天评估疼痛、肿胀或出血等情况。可能需要早期更换敷料包扎。

患者的相关信息

患者损伤和手术的详细信息有助于制订个性化的康复计划。其中手术记录是十分重要的。治疗师需要了解肌腱损伤的机制、水平、严重性以及修复的结构。掌握肌腱修复的类型和强度也是同样重要的。如果肌腱有磨损或感染的可能，或者组织损伤严重，外科医师应予以告知。这些因素可在很大程度上影响瘢痕的范围，以及发生肌腱粘连或再断裂的可能性。对于骨、神经、血管和皮肤的相关损伤都要在选择康复方案时加以综合考虑。皮肤移植和血管修复的位置等都是非常重要的信息，在设计支具时应避免对这些区域产生压力。最后，治疗师应当了解与患者相关的医疗条件，这可能会影响伤口愈合或肌腱康复[7]。

记录

应当定期测量并记录手的主动和被动活动度。活动度的改善证明治疗有效，并有助于决定是否需要调整康复方案。通过测量关节的被动和主动活动度进行功能评估。在示指伸肌腱转位修复拇长伸肌腱术后，若要评估拇长伸肌的功能，可将手平放在桌面上，然后测量拇指抬起的高度[8]。另外，Kanpandji法可通过拇指触及各个手指的不同部分，对拇指的对掌功能进行评分（0~10分。0分，触及示指掌指关节水平；10分，触及小指远侧掌横纹水平）[9]。

开始或调整康复治疗的时间以及练习的频率，例如关节主动背伸等，都应该被清楚地记录下来。手指和腕关节背伸的力量、疼痛和复杂区域性疼痛综合征可能出现的症状和体征也都应该进行记录。

手指伸肌腱各分区的康复方法

Ⅰ区和Ⅱ区（锤状指）

Ⅰ区和Ⅱ区伸肌腱损伤可能伴有末节指骨基底的撕脱骨折，或是单纯肌腱断裂，导致槌状指畸

形。对于这两种槌状指常采用全天候的支具，伸直位固定远指间（DIP）关节6~8周[10]。此后，在夜间以及从事重体力活动时仍须佩带支具2~6周。有多种支具可以应用：泡沫衬垫铝制支具、制模塑料支具和热塑性支具。应用支具治疗急性损伤的成功率在80%左右[11]。支具固定期之后不再继续治疗[10,12]。当患者去除支具后直接从事日常活动时，可能出现肌腱的再断裂或DIP关节背伸缺陷。完整的治疗期应包括以下几个阶段。

第一阶段（6~8周）：支具治疗期

槌状指损伤后，应用支具将远指间（DIP）关节维持在伸直位[13]。最好选用定制的支具将DIP关节固定于次最大背伸位，即不会出现皮肤苍白的最大背伸位。然而，皮肤血运较差常是由于支具压力过大引起的，而不是DIP关节过伸所导致。

支具不固定近指间（PIP）关节，应允许PIP关节完全屈曲。无弹性胶带将支具固定于手指中节掌侧皮肤。对于柔软、活动性大的手指，槌状指损伤后还可能诱发鹅颈畸形。通过增加限制PIP关节30°背伸的支具，可以有效预防鹅颈畸形的发生（图40-2）。

当患者依从性较差或是需要更安全的保护性时，Paris石膏或Quickcast管型石膏对于制动DIP关节是不错的选择。制作石膏管型时，治疗师经常遇到的问题是难以维持DIP关节的背伸。可以先使用无弹力胶带，从末节手指掌面开始至背面结束，在DIP关节处交叉并延伸至中节手指。这种胶带固定可维持DIP关节于伸直位，然后应用Paris石膏。胶带还可以与石膏接触，防止石膏滑脱。

佩带支具/石膏之后，应指导患者在邻近手指伸直位下，主动屈曲伤指的PIP关节。指深屈肌（FDP）不会参与这种练习，而只有指浅屈肌（FDS）参与屈曲PIP关节，消除了屈曲DIP关节的力量。

患者应避免使用伤手提重物或参加接触类的体育运动等。不建议患者自行拆除支具，但治疗师可以每周移除支具。如果有皮肤受压或是浸渍的迹象，则需要调整或更换支具。

第二阶段（6或8~10周）：不带支具开始练习

只有在DIP关节没有背伸缺陷的情况下，才允许患者进行DIP关节的主动屈曲，并逐渐增加屈曲力量。主动练习每天进行3~5次，锻炼时去除支具。可通过一个大直径的圆筒来控制DIP关节屈曲范围（图40-3）。将手置于圆筒上，向前滚动圆筒能够屈曲DIP关节，向后滚动可辅助性背伸DIP关节。患者抬起手并维持这个姿势5秒，类似于放置—维持练习。练习速度要慢并且是在疼痛可承受范围内。在不练习时和夜间需要佩带支具。当患者掌握练习之后可以在家里独立完成。

治疗师应该对DIP关节主动屈曲和背伸进行测量，当DIP关节主动背伸充分时，可以逐步增加练习的频率和关节活动的幅度。通过更换一个较小的圆筒可以增加屈曲练习的幅度。要逐步去除支具，小心地增加屈曲活动幅度，才能预防槌状指的再发生。在这一阶段需要密切监测患者佩带支具和进行锻炼。

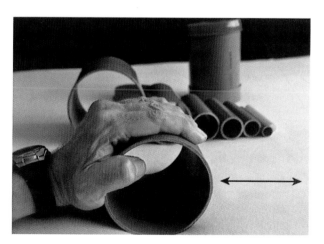

图40-3 槌状指损伤以后，在练习的第一个阶段，DIP关节屈曲的范围由一个大直径的圆筒来控制。将手置于圆筒上，向前翻滚允许DIP关节屈曲，向后翻滚DIP关节被动伸直，类似于放置—维持练习

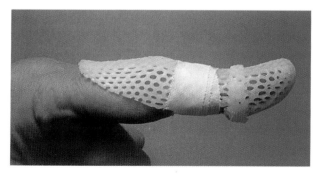

图40-2 槌状指夹板用来制动DIP关节，并对PIP关节进行背伸阻挡来预防PIP关节过伸

第三阶段（10~12周）：增加负荷

在练习过程中可以增加DIP关节的屈曲范围，并进行DIP关节的主动背伸练习。可以开始从事轻负荷的日常活动，不佩带支具的时间也可以逐步增加。但仍继续在夜间佩带支具。一旦发生明显的DIP关节背伸受限，则停止关节屈曲练习，应用支具再固定4周。一旦不再继续使用支具，则可以进行各种日常活动。而对于个别患者，可能仍需要继续夜间支具固定1~2个月。

如果患者延迟治疗、关节僵硬或是治疗过程中出现其他并发症，DIP关节在治疗6~8个月时可能还不能完全屈曲。如果出现DIP关节屈曲挛缩，则治疗应先纠正屈曲挛缩。

Ⅲ区：中央束损伤（纽孔畸形）

该区的急性闭合性损伤有时会漏诊，这是因为三角韧带最初能够维持侧束在背侧位置，协助PIP关节背伸。当三角韧带无法继续维持时，侧束向掌侧滑脱，PIP关节的背伸受限变得更加明显[14~16]。慢性纽孔畸形会导致PIP关节屈曲挛缩。

闭合性损伤出现纽孔畸形的病因是中央束的减弱或部分断裂，可以先尝试非手术治疗。将PIP关节制动在伸直位，促使损伤的肌腱愈合。可全天使用热塑性支具伸直位固定PIP关节6周。亦可选择PIP关节伸直位克氏针固定3周或者5~6周。DIP关节不固定，允许主动活动。如果PIP关节开始屈曲之后，背伸缺陷持续存在，则支具制动需要超过6周。去除支具后开始PIP关节的主动屈曲练习。

当持续性畸形需要外科治疗或开放伤中央束完全断裂时，手术后的康复目标是保护中央束，预防粘连，防止DIP关节僵硬和背伸缺陷，维持斜形支持韧带（ORL）的长度。

治疗方案包括PIP关节制动，应用动态支具进行被动性早期活动和立即行可控的主动活动[17~19]。

Maddy和Meyerdiercks建议应用静态手指支具固定3~3.5周，PIP关节位于0°背伸位，随后3周进行主动屈曲以及应用动态背伸支具辅助背伸[20]。

这项研究中的动态支具是定制的弹簧圈手指支具，类似Capener支具（图40-4）。在第3周使用动态支具时，建议患者按计划完成3种练习：DIP主动屈曲而PIP手动阻挡在伸直位，PIP主动屈曲而MP阻挡在伸直位，以及MP、PIP和DIP联合主动屈曲。在各种练习之间应用支具伸直PIP关节。

部分学者建议在术后先应用静态支具制动PIP关节于伸直位，术后10~14天改用预制的弹簧圈动态PIP背伸支具（Capener）进行早期可控的活动[21]。两组患者都在第1周内开始DIP主动屈曲练习，同时PIP置于伸直位。然而，对于有背侧软组织广泛损伤或DIP侧束断裂的患者，练习只能推迟到术后4周之后才能进行。

由于康复的目的是被动伸直，辅助伸肌腱愈合，而不是对抗屈曲挛缩的阻力，所以弹簧圈不需要力量很大，可选择装配力量较小的弹簧圈。支具的目标是以最小的力量获得最大程度的背伸，同时便于实施主动屈曲练习。应用静态和动态支具维持PIP完全伸直位（可能是10°过伸位）对于成功的疗效至关重要[23]。

动态支具通常位于手部[22,23]，或是跨过腕关节。腕关节通常置于背伸30°，掌指（MCP）关节置于轻度屈曲位，指间（IP）关节完全背伸[24,25]（图40-5）。DIP关节主动屈曲可以减少中央束的张力，确保未受损的侧束有一定的滑动度。在主动屈曲PIP关节的第1周内，通过设置停止线，增加掌侧支具或让患者抓握圆筒的方法，限制PIP关节屈曲30°。PIP关节的屈曲角度每周增加15°。

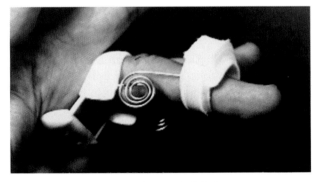

图40-4 Capener夹板用于纠正PIP关节畸形

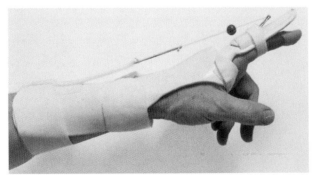

图40-5 Ⅲ区伸肌腱修复后应用动态背伸夹板。通过背伸夹板上的动力性牵引获得主动屈曲和被动背伸活动

从第3周开始进行手指背伸的放置——维持练习，被动伸展PIP关节和主动维持关节在该位置。每组重复10次，每天1~2小时内练习。

在第4周时开始主动背伸PIP关节。患者持续使用一个小的手指背伸支具，例如橡胶支具，在白天维持背伸。第5周时，努力达到PIP关节主动屈曲至90°的目标。从第6周开始从事负荷较轻的日常活动。第8周时开始有阻力的手指活动。如果PIP关节被动屈曲小于60°，则应用矫正屈曲支具，将手指绑定在屈曲位，每次10~15分钟，每天进行数次。我们强调当患者能够主动维持PIP关节完全伸直时，才能进行上述的康复计划。如果不能完全伸直，则需要延长背伸支具的固定时间，治疗重心转为背伸而不是屈曲。Walsh等[22]将动态背伸支具与静态支具进行比较，结果表明使用动态背伸支具可以更早地重返工作，减少了后期治疗的次数。

Ⅲ区伸肌腱修复患者也经常应用早期手指主动背伸练习。这种方法由Evans提出，被称为短弧运动（Short Arc Motion）[17]。在主动活动方案中，前4~6周应用静态支具将手指制动在完全伸直位（不包括MCP关节）。在模板支具的保护下，进行间歇性有限的主动屈曲和背伸练习（图40-6）。患者主动屈曲至模板支具的限制位置，主动背伸至完全伸直位。模板支具仅支持PIP和DIP关节，在最初2周允许2个关节主动屈曲30°，然后每周增加10°[26]，每天练习4~6次。第6周时不再继续使用支具，开始全范围的主动活动练习。

Evans和Thompson[17,26]测算出早期主动活动中

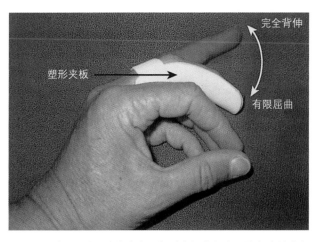

图40-6 在PIP和DIP关节应用塑形夹板进行有限的主动屈曲和完全背伸活动

施加于修复部位的力量是3N，在绝大多数缝合技术所提供的强度范围内（第1周大约20N）[6]，屈曲30°所产生的力量也在安全范围内。

Hung[27]，Saldana[28]和Newport[29]的研究显示：对于Ⅱ区和Ⅲ区伸肌腱损伤，使用动态支具的疗效并不优于静态支具。因此有学者认为静态支具对于MCP关节以远的单纯伸肌腱损伤也是有效的，应该作为标准的治疗方法，而且方法简便，价格低廉。

对于PIP关节屈曲挛缩超过30°的慢性纽孔畸形，渐进式石膏是纠正畸形的有效方法。应用于PIP关节的石膏每2周左右进行一次调整，PIP关节的背伸角度每次增加5°~10°。

闭合性纽孔畸形的常见并发症是畸形矫正不完全。然而当PIP和DIP关节可以完全主动屈曲时，20°的背伸缺陷对手指功能的影响很小，在此范围内的背伸不足没有必要继续治疗。

Ⅳ区：近节指骨

在这个区域里的肌腱损伤通常不会导致功能缺失，因为宽阔的伸肌腱帽覆盖超过一半的近节指骨。然而在修复肌腱时，由于与下方的指骨有很大的接触面，发生粘连的风险很大，限制了伸肌腱帽的滑动。治疗师需要了解这个风险，尽可能早地开始主动滑动练习。动态背伸支具可为肌腱滑动提供保护，或使用类似于Evans提出的短弧运动进行轻柔的主动练习[17]。

Ⅴ区和Ⅵ区：掌指关节和手背

在Ⅴ区，矢状束可维持伸肌腱位于MCP关节的中央。损伤可能导致伸肌腱半脱位。MCP关节屈曲时，矢状束被拉紧。所以矢状束修复以后，屈曲MCP关节时应该轻柔。当屈曲指间关节时，维持MCP关节于伸直位有助于减少矢状束的张力，确保伸肌腱有一定的滑动度。

Ⅴ区伸肌腱修复后可与MCP关节囊粘连。关节制动于伸直位可以导致侧副韧带的挛缩。早期屈曲MCP关节的康复方案有助于防止这些并发症。

在Ⅵ区，伸肌腱比远端的伸肌腱更圆，允许实施更坚强的外科修复。由于手背EDC肌腱之间存在腱联合，邻近手指的活动影响着修复肌腱的张力。当修复位置在腱联合以远时，邻近手指的屈曲可能通过腱联合牵拉伸肌腱近断端向远端移动，促使肌腱断端对接。因此，邻近手指固定于更大的屈曲角度或是对邻近手指不再制动而允许其屈曲，可

能减小伸肌腱修复部位的张力。反之，当修复部位位于腱联合以近时，邻近手指屈曲可能增加修补部位的张力。所以邻近手指应固定在相同的位置。Ⅵ区修复术后手背的肿胀限制了掌指关节屈曲，早期活动有助于消除肿胀。

Ⅴ区和Ⅵ区的伸肌腱损伤经常采用动态支具的主动活动康复方案[27]。在术后2~5天内，应用背侧动态支具维持腕关节背伸30°~40°，应用悬架（牵引环位于近节指骨）动态背伸MCP关节至完全伸直位。与此同时，对于示、中指MCP关节允许20°~30°的主动屈曲，环、小指MCP关节允许35°~40°的主动屈曲，同时IP关节主动伸直。另一个练习是维持MCP关节背伸的同时屈曲IP关节。在前2周内每2小时练习5次，而后增长到每小时练习10次。夜间需要掌侧支具维持手指于伸直位。第2周时允许主动屈曲MCP关节至45°，3周时达到60°左右，4周时达到90°。第4周时开始手指完全伸直的放置—维持锻炼，第6周时拆除支具。第7周左右开始力量练习，12周后可以恢复正常生活。只有在没有发生伸直缺陷的前提下，才可以按该时间表进行康复。

对于Ⅴ区和Ⅵ区孤立的EDC损伤，可以应用由Howell等[30]提出的即时可控的主动活动（ICAM）技术。这种方法是应用轭状支具（yoke splint）固定伤指的MCP关节，其背伸角度稍大于邻近手指，另一支具维持腕关节20°~25°背伸位，允许即时可控的主动活动。ICAM计划分为三个阶段：（1）0~21天，全天佩带2个支具进行混合的手指主动屈曲练习；（2）22~35天，全天佩带轭状支具，拆下腕关节支具进行腕关节活动；（3）36~49天，去除腕关节支具，仍持续佩带轭状支具，在进行手指主动活动时将其拆下。在Howell的研究中，81%的患指屈伸功能为优[30]。只有5例患者出现背伸缺陷，没有出现肌腱再断裂。

Norwich方案[31]是针对Ⅴ区和Ⅵ区伸肌腱的主动康复方案，使用掌侧制动支具，维持腕关节背伸45°，MCP关节屈曲50°，IP关节完全伸直位。两种练习进行4周，每天4次，每次重复4遍（"4字法则"）。在松掉手指绑带后进行如下练习：MCP和IP关节主动背伸（伸展手指离开支具），MCP关节主动背伸和IP关节屈曲（在支具中做钩拳）（图40-7）。当存在背伸缺陷时，夜间或白天的部分

时间都要佩带支具，将V形支具插入使MCP和IP关节维持在0°（图40-8）。在4~6周时将支具拆除。如果MCP关节背伸缺陷持续存在且超过30°，支具需要继续使用2周。如果没有出现背伸缺陷，从第4周开始手指主动屈曲练习，练习时避免腕关节屈曲。

Bulstrode等[32]比较了三种康复方案的效果：应用Norwich方案，手部所有关节制动，以及静态背伸支具固定腕和MCP关节（不包括IP关节）。第4周时制动组的手指总体主动活动度更小。然而，12周时3组间无明显统计学差异，所有患者均取得了良好或优秀的治疗结果。唯一的显著性差异是在12周时，与未受伤手比较制动组的握力

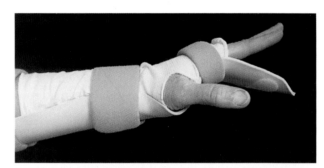

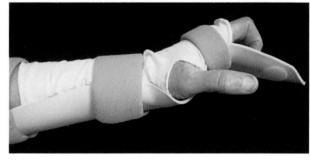

图40-7 Norwich 练习计划。MCP、IP关节主动背伸（伸展手指离开夹板），MCP关节主动背伸和IP关节屈曲（在夹板中做钩拳）相结合

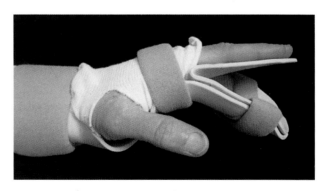

图40-8 当存在背伸受限时，可在 Norwich 夹板中插入一个V形夹板使 MCP 和 IP 关节维持在 0°

减小[32]。其他的研究也发现在4周时静态支具治疗效果优于早期主动活动方法，但是在12周时治疗效果无明显差异[33]。一项研究将动态悬臂式支具与静态掌侧MCP阻挡支具进行了比较，在治疗结果上也没有发现明显的统计学差异[34]。在这些文章中，不同的治疗方法的长期治疗效果没有明显的区别。尽管如此，学者们还是推荐早期活动方案，其价格低廉且操控简便、治疗时间短。早期活动可以尽早地恢复握力，这可能是其优于静态支具治疗的原因[32,45]。鉴于治疗结果相同，静态支具作为一种简便有效的方法，适合应用于依从性差的患者[35]。

Ip和Chow[36]以及Ker和Burczak[37]在伸肌腱Ⅳ~Ⅷ区修复后应用动态支具取得了良好的治疗效果，没有出现再断裂。Newport等[38]对所有区域内的损伤修复应用静态支具同样取得了良好的治疗效果。静态支具曾由Blair[39]和Slater[40]提及，更早阐述的还有Staut[41]以及Dargan[42]。Soni等[43]推荐早期主动活动，认为它尤其适用于MCP关节以远的复杂性损伤。

Ⅶ区：腕部伸肌支持带

在Ⅶ区，伸肌腱经过由伸肌支持带和桡骨远端组成的间隔。这种限制性的伸肌支持带增加了粘连的风险，限制了愈合肌腱的滑动。由于上述原因，此区肌腱修复更适宜早期活动。

一种实用的治疗方法是用支具将腕关节置于30°~40°背伸位，MCP关节置于0°~15°屈曲位，固定3~4周，允许PIP和DIP关节主动活动。3~4周后MCP关节自由活动，腕关节仍固定于背伸位。再过2周之后才能拆除腕关节支具开始缓慢增加活动[44]。

Ⅷ区：前臂

前臂损伤包括肌腱、肌肉-肌腱移行部和肌腹的损伤。手术以后，腕关节应用保护性支具制动于轻度背伸位，拇指和其他手指不固定。尽管允许手指主动活动，但应避免提重物。此区发生的粘连一般不会限制肌腱活动。

拇指伸肌腱在各分区内的康复方法

3条拇指伸肌腱，即拇长伸肌（EPL）、拇短伸肌（EPB）和拇长展肌（APL）的损伤大部分由开放伤所致。康复方法类似于指伸肌腱。静态支具或动态背伸支具应用4~6周，随后2~4周进行渐进性拇指主动背伸练习。EPL修复后应用这些方案有70%~90%的患者可以获得优秀或良好的治疗结果[46]。肌腱与骨和皮肤发生粘连，以及瘢痕形成，导致背侧关节囊增厚可能引起拇指活动受限[46]。

T-Ⅰ区

尽管不如其他手指常见，拇指的闭合性槌状指在治疗上与Ⅰ区的手指损伤类似。支具制动拇指6~8周，随后在练习之间和夜间继续应用支具2~4周，允许拇指背伸。由于EPL肌腱较粗，T-Ⅰ区肌腱裂伤也可以通过手术进行修复。

外科修复术后，Elliot和Southgate[46]应用Paris掌侧石膏将腕关节置于30°背伸位，MCP和IP关节置于中立位。术后应用动态支具则肌腱可以早期活动，将牵引环置于拇指近节指骨，控制MCP关节屈曲。开始活动后IP关节就可以进行屈伸练习。在最初5天内，手在支具中静止休息。从第5天开始MCP关节单独主动屈伸，吊索位于末节指骨下，拇指基部由另一只手给予支撑。在第2周内，MCP和IP关节一起进行主动屈伸，目标是环指基部，每小时重复10次。在12~28天时，进行MCP和IP关节主动屈曲和对掌活动，目标是小指基部。28天去除支具后进行相同的练习，继续MCP和IP关节的主动屈曲和对掌活动，同时增加拇指主动外展、内收和对掌练习。这些练习持续进行至第8周。

T-Ⅱ区

拇指近节指骨处的伸肌腱损伤需要用手部支具制动，维持MCP和IP关节于0°位。第3周开始主动练习，拇指缓慢、渐进地增加屈曲角度，而在练习节段之间仍须应用支具。

由于此区腱-骨粘连发生率较高，仍须考虑主动活动计划。Crosby和Wehbe[18]使用前臂支具，腕关节置于20°~30°背伸位，MCP关节轻度屈曲10°~20°，使用橡皮筋维持IP关节伸展。在最初的3周内，允许IP关节主动屈曲，IP关节被动性伸展。在第4或第5周，IP关节开始轻柔的主动背伸。第8周之后，开始分级阻力练习。Elliot和Southgate[46]用与TⅠ区相同的康复方法，治疗TⅡ~TⅣ区的EPL肌腱损伤。

T-Ⅲ至T-Ⅴ区

拇指的近端包括拇长伸肌、拇短伸肌和拇长展肌。在T-Ⅲ和T-Ⅳ区APL肌腱修复以后，将腕关节置于背伸30°位和轻度的桡偏位，掌指关节位于伸直位。在T-Ⅴ区APL修复后腕关节背伸增加至40°。

　　在EPL修复后，静态支具全天制动4周，4周后开始主动练习。6周后去除支具。然而，如果在第6周时出现背伸缺陷，则背伸支具再持续应用2周。如果关节僵硬使拇指屈曲受限，但拇指伸直正常或接近正常，需要进行被动屈曲练习，并在术后7~8周开始屈曲位支具治疗。

　　动态支具的选择各不相同。对于T-Ⅳ~T-Ⅴ区肌腱损伤的术后管理，Evans[17]建议应用背侧前臂支具，腕置于30°~40°背伸位，腕掌关节中立位，MCP关节0°位。IP关节应用吊索动态牵引于中立位，IP关节允许60°的主动屈曲，通过动态牵引被动性伸直。如今Evans在治疗中增加了更多的活动练习。当腕置于最大背伸位，IP关节置于0°时，控制MCP关节进行大约30°的被动性活动。为了确保肌腱发生滑动，实施"主动—维持"练习。Crosby和Wehbe[18]应用前臂支具和作用于拇指近端的橡皮筋牵引系统。不限制掌指关节的活动。在MCP关节主动屈曲以后利用橡皮筋牵引使MCP关节被动性背伸（图40-9）。

　　在Manchester方案中（与Fiona Peck的个人交流，2011），由两部分组成的前臂热塑支具将腕置于背伸30°，MCP和IP关节置于0°位，拇指置于外展背伸位。部分支具可以移除，允许IP关节主动屈曲0°~60°，以及背伸练习（图40-10和图40-11）。在第1周内，开始IP关节主动屈曲和背伸练习，在3周内将屈曲角度逐渐增加至60°。不允许被动性屈曲，支具全天佩带。在第3周时去除支

具，谨慎实施在拇指松弛状态下的腕关节屈伸活动，促进肌腱滑动，尤其适用于T-Ⅴ区，因为在支持带下有发生粘连的风险。5周时拆除支具。IP关节主动屈伸练习持续进行，加入MCP和IP关节的主动活动以促进恢复对掌功能。出现伸直缺陷时，

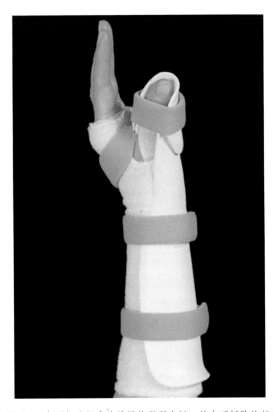

图 40-10　由两部分组成的前臂热塑形夹板，其中可拆除的部分允许在 T-Ⅲ 至 T-Ⅴ 区 EPL 肌腱修复后，拇指 IP 关节进行屈伸练习（Courtesy of Fiona Peck）

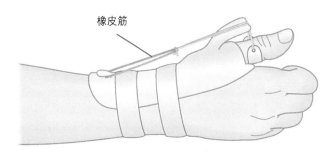

图 40-9　示意图展示拇指伸肌腱在 MCP 关节水平以近的损伤修复后可在前臂动力性夹板的固定下进行保护性主动活动。橡皮筋可使 MCP 关节进行主动屈曲和被动背伸活动

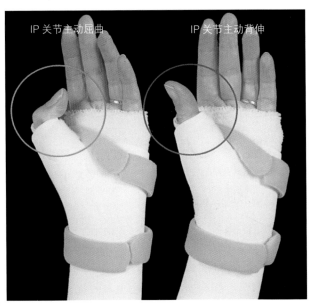

图 40-11　在 EPL 肌腱修复后可以应用此夹板进行拇指 IP 关节的主动屈曲和背伸活动（Courtesy of Fiona Peck.）

需要在夜间持续佩带支具。如果屈曲活动进展缓慢，则需要在6周时开始矫正性被动屈曲活动。患者可以在10~12周时恢复正常的活动。

Hung等[27]所提及的动态支具适用于所有区域EPL的损伤修复，腕关节置于40°背伸位，拇指位于中度外展背伸位。在第1周内，IP关节允许屈曲45°，第2周允许完全屈曲。第3周MCP关节允许屈曲至45°，到第4周增加至完全屈曲。在第5周不再应用动态支具，而改用腕托固定1周的时间。对于T-Ⅳ和以近区域的损伤，在应用动态支具的前提下允许拇指完全屈曲，而将腕关节置于20°的背伸位。

Browne和Ribik[47]应用动态悬臂式支具，允许拇指完全性屈曲跨过手掌。在修复后3~5天开始活动，在支具中持续练习5周。Chinchalkar[48]建议对于第一伸肌间室内的损伤，在4~6周开始腕关节和拇指的主动活动。

临床证据和治疗效果

目前关于伸肌腱损伤的临床随机对照性研究非常少，对每个患者所选择的康复方法大都是按照个人的喜好和判断来制订的。Talsma等[49]回顾了5篇研究（表40-1），其中共有3种康复方法：制动、早期可控的被动性活动（动态支具）或早期主动活动。从Ⅴ区和Ⅵ区肌腱修复术后短期效果来看，应用早期可控活动方案比制动方案在活动度和握力上的恢复更好。然而，关于这些方法的长期效果（6个月）还没有定论。评估疗效的方法包括Buck-Gramcko法、White法、Miller法[11]和Dargan法[42]。

开放性伸肌腱损伤在外科修复后予以适宜的术后护理，一般来说会取得令人满意的治疗效果[27~29,36]。Ip和Chow[36]报道了肌腱切割伤或压砸开放性损伤，采用一期端端缝合修复后，应用动态支具和被动活动的方法康复。在37例拇指伸肌腱修复中，采用Buck-Gramcko标准，取得了67%（25例）优、30%（11例）良、3%（1例）中的治疗效果；应用Dargan标准，取得了83%（50例）优、9%（6例）良、6%（4例）中、2%（1例）差的治疗结果。没有发生肌腱再断裂。Newport等[38]报道的91

表40-1 应用伸肌腱康复计划治疗效果的对照性研究[49]

作者	干预组	分区	结果
Mowlawi等[45] N=34*	术后3~5天开始 A 动力性背伸夹板4周 B 制动3周，第4周开始主动活动	Ⅴ、Ⅵ	4~8周时A组ROM优于B组，8周时A组握力较大，6个月后两组无区别
Bulstrode等[32] N=42	A 石膏制动4周 B 背伸夹板，腕30° MCP关节背伸，IP关节自由活动4周 C 背伸夹板，腕45° MCP关节50°屈曲，IP关节自由活动4周	Ⅴ、Ⅵ	4~6周时B组和C组的ROM优于A组，8周和12周时A组与B组无区别
Chester等[33] N=54	A 早期主动活动，佩带静态夹板4周 B 动力性背伸夹板4周	Ⅳ~Ⅷ	4周时A组ROM优于B组 12周时无差别 无再断裂
Khandwala等[30] N=100	A 动力性背伸夹板4周 B 早期主动活动，掌侧阻挡夹板4周	Ⅳ~Ⅷ	两组ROM无差别 A组1例、B组2例发生再断裂
Russell等[35] N=65	A 制动2~3周，动力性夹板4周 B 制动4周，静态夹板4周	Ⅴ~Ⅷ	ROM无差别 无再断裂

*N是患者总数

例开放性伸肌腱损伤经过手术修复后（Ⅰ~Ⅷ区，都采用静态支具治疗）应用Miller标准，52%（47例）获得了良或优的治疗结果。对于拇指，60%（10例中有6例）获得了良或优的治疗结果。没有出现再断裂。

手指广泛的组织损伤或复杂伸肌腱损伤会导致肌腱的长度缺损，这类损伤的术后疗效相关报道较少；肌腱重建术后持续而明显的手指主、被动活动受限，对治疗师也是一种挑战。

应用动态支具或早期主动活动方案有助于部分区域的伸肌腱修复。在对动态背伸支具（早期可控活动）和早期主动活动方案进行比较时，证据表明早期（6~8周）主动活动对于总的活动度恢复更好，但术后3个月时，两种方法在活动度上的结果没有差别[43]。

由于缺乏临床的对照研究，没有足够的证据支持任何一种康复方案。目前在全球各个地区应用的治疗方案差别很大，我们很难推荐一种特定的康复方法。但是在本节提到的治疗指导原则、基本方法和思考，可以指导治疗师和外科医师针对不同患者选择最适合的治疗方案。不仅针对不同患者选择适宜的治疗方法是非常重要的，更重要的是针对不同的病情变化采取适当的改良或调整以获得最佳的治疗效果。治疗的最终目标是在没有发生再断裂的前提下获得平顺的肌腱滑动，确保手功能的早期康复。为了更好地了解目前在世界范围内应用的康复计划，我们总结了世界上多个手外科中心的康复方法。这些伸肌腱的康复方法在本章中予以列出。

思考

与静态支具相比，通过动态支具的被动性活动和早期主动活动方法允许更快地恢复活动度。然而，我们需要根据患者的依从性、年龄、损伤分区以及康复方法的性价比等因素，为每一位患者选择康复方法。伸肌动态支具的制作困难且费时。如果应用复杂的支具导致患者的依从性减低，有可能改用更简便的方法如制动或早期主动活动。在比较不同的方案时，有必要将各种因素进行整合，例如患者的依从性、费用、进行物理治疗的时间、修复再断裂的风险、期望恢复工作的时间。伤口愈合率和愈合质量以及粘连发生的部位也都需要考虑在内。

治疗师要想获得最佳的康复功能结果，需要能预测治疗过程中的问题，密切关注支具和水肿的控制，监测关节活动度和适时调整治疗方案。在整个治疗期间，治疗师、外科医师和患者之间的良好沟通对于取得最佳功能结果是极其重要的。

参考文献

1. Hanz KR, Saint-Cyr M, Semmler MJ, et al: Extensor tendon injuries: acute management and secondary reconstruction, Plast Reconstr Surg 121:109e–120e, 2008.

2. Matzon JL, Bozentka DJ: Extensor tendon injuries, J Hand Surg (Am) 35:854–861, 2010.

3. Hirai Y, Yoshida K, Yamanaka K, et al: An anatomic study of the extensor tendons of the human hand, J Hand Surg (Am) 26:1009–1015, 2001.

4. Pinar Y, Bilge O, Govsa F, et al: Anatomo-histological analysis of the juncturae and their relations to the extensor tendons to the dorsum of the hand, Surg Radiol Anat 31:77–83, 2009.

5. Amadio PC: Friction of the gliding surface. implications for tendon surgery and rehabilitation, J Hand Ther 18:112–119, 2005.

6. Newport ML: Extensor tendon injuries in the hand, J Am Acad Orthop Surg 5:59–66, 1997.

7. Rosenthal EA, Stoddard CW: Questions hand therapists ask about treatment of tendon injuries, J Hand Ther 18:313–318, 2005.

8. Lemmen MH, Schreuders TAR, Stam HJ, et al: Evaluation of restoration of extensor pollicis function by transfer of the extensor indicis, J Hand Surg (Br) 24:46–49, 1999.

9. Kapandji AI: Clinical evaluation of the thumb's opposition, J Hand Ther 5:102–106, 1992.

10. Handoll HH, Vaghela MV: Interventions for treating mallet finger injuries, Cochrane Database Syst Rev CD004574, 2004.

11. Baratz ME, Schmidt CC, Hughes TB: Extensor Tendon Injuries. In Wolfe SW, Hotchkiss RN, Pederson WC, et al, editors: Green's Operative Hand Surgery, ed 5, Philadelphia, 2005, Elsevier Churchill Livingstone, pp 187–217.

12. Kalainov DM, Hoepfner PE, Hartigan BJ, et al: Nonsurgical treatment of closed mallet finger fractures, J Hand Surg (Am) 30:580–586, 2005.

13. Pratt AL: Is eight weeks' immobilisation of the distal interphalangeal joint adequate treatment for acute closed mallet finger injuries of the hand? A critical review of the literature, Br J Hand Ther 9:4–10, 2004.

14. Schreuders TAR, Soeters JNM, Hovius SER, et al: A modification of Elson's test for the diagnosis of an acute extensor central slip injury, Br J Hand Ther 11:111–113, 2006.

15. Elson RA: Rupture of the central slip of the extensor hood of the finger. A test for early diagnosis, J Bone Joint Surg (Br) 68:229–231, 1986.

16. Smith PJ, Ross DA: The central slip tenodesis test for early diagnosis of potential boutonniere deformities, J Hand Surg (Br) 19:88–90, 1994.

17. Evans RB: Immediate active short arc motion following extensor tendon repair, Hand Clin 11:483–512, 1995.

18. Crosby CA, Wehbe MA: Early protected motion after extensor tendon repair, J Hand Surg (Am) 24:1061–1070, 1999.

19. Boscheinen-Morin J, Davey V, Conolly WB: The Hand Fundamentals of Therapy, Oxford, 1997, Butterworth-Heinemann.

20. Maddy LS, Meyerdierks EM: Dynamic extension assist splinting of acute central slip lacerations, J Hand Ther 10:206–212, 1997.

21. O'Dwyer FG, Quinton DN: Early mobilisation of acute middle slip injuries, J Hand Surg (Br) 15:404–406, 1990.

22. Walsh MT, Rinehimer W, Muntzer E, et al: Early controlled motion with dynamic splinting versus static splinting for zones III and IV extensor tendon lacerations: A preliminary report, J Hand Ther 7:232–236, 1994.

23. Thomes LJ, Thomes BJ: Early mobilization method for surgically repaired zone III extensor tendons, J Hand Ther 8:195–198, 1995.

24. Schreuders TAR, Soeters JNM, Augustijn WA, et al: Dynamic extension splint: Rotterdam design, J Hand Ther 10:240–241, 1997.

25. Schreuders TAR, Soeters JNM, Augustijn WA, et al: Development of extensor lag in treating boutonniere deformity [letter; comment], J Hand Ther 9:415, 1996.

26. Evans RB, Thompson DE: The application of force to the healing tendon, J Hand Ther 6:266–284, 1993.

27. Hung LK, Chan A, Chang J, et al: Early controlled active mobilization with dynamic splintage for treatment of extensor tendon injuries, J Hand Surg (Am) 15:251–257, 1990.

28. Saldana MJ, Choban S, Westerbeck P, et al: Results of acute zone III extensor tendon injuries treated with dynamic extension splinting, J Hand Surg (Am) 16:1145–1150, 1991.

29. Newport ML: Zone I-V extensor tendon repair, Tech Hand Up Extrem Surg 2:50–55, 1998.

30. Howell JW, Merritt WH, Robinson SJ: Immediate controlled active motion following zone 4–7 extensor tendon repair, J Hand Ther 18:182–190, 2005.

31. Sylaidis P, Youatt M, Logan A: Early active mobilization for extensor tendon injuries. The Norwich regimen, J Hand Surg (Br) 22:594–596, 1997.

32. Bulstrode NW, Burr N, Pratt AL, et al: Extensor tendon rehabilitation a prospective trial comparing three rehabilitation regimes, J Hand Surg (Br) 30:175–179, 2005.

33. Chester DL, Beale S, Beveridge L, et al: A prospective, controlled, randomized trial comparing early active extension with passive extension using a dynamic splint in the rehabilitation of repaired extensor tendons, J Hand Surg (Br) 27:283–288, 2002.

34. Khandwala AR, Webb J, Harris SB, et al: A comparison of dynamic extension splinting and controlled active mobilization of complete divisions of extensor tendons in zones 5 and 6, J Hand Surg (Br) 25:140–146, 2000.

35. Russell RC, Jones M, Grobbelaar A: Extensor tendon repair: mobilise or splint? Chir Main 22:19–23, 2003.

36. Ip WY, Chow SP: Results of dynamic splintage following extensor tendon repair, J Hand Surg (Br) 22:283–287, 1997.

37. Kerr CD, Burczak JR: Dynamic traction after extensor tendon repair in zones 6, 7, and 8: A retrospective study, J Hand Surg (Br) 14:21–22, 1989.

38. Newport ML, Blair WF, Steyers CM Jr: Long-term results of extensor tendon repair, J Hand Surg (Am) 15:961–966, 1990.

39. Blair WF, Steyers CM: Extensor tendon injuries, Orthop Clin North Am 23:141–148, 1992.

40. Slater RR Jr, Bynum DK: Simplified functional splinting after extensor tenorrhaphy, J Hand Surg (Am) 22:445–451, 1997.

41. Stuart D, Zambia L: Duration of splinting after repair of extensor tendons in the hand, J Bone Joint Surg (Br) 47:72–79, 1965.

42. Dargan EL: Management of extensor tendon injuries of the hand, Surg Gynecol Obstet 128:1269–1273, 1969.

43. Soni P, Stern CA, Foreman KB, et al: Advances in extensor tendon diagnosis and therapy, Plast Reconstr Surg 123:727–728, 2009.

44. Josty IC, MacQuillan AH, Murison MS: Functional outcomes following surgical repair of wrist extensor tendons, Br J Plast Surg 56:120–124, 2003.

45. Mowlavi A, Burns M, Brown RE: Dynamic versus static splinting of simple zone V and zone VI extensor tendon repairs: A prospective, randomized, controlled study, Plast Reconstr Surg 115:482–487, 2005.

46. Elliot D, Southgate CM: New concepts in managing the long tendons of the thumb after primary repair, J Hand Ther 18:141–156, 2005.

47. Browne EZ Jr, Ribik CA: Early dynamic splinting for extensor tendon injuries, J Hand Surg (Am) 14:72–76, 1989.

48. Chinchalkar SJ: Dynamic splinting for the repair of the first extensor compartment tendons, J Hand Ther 21:292–296, 2008.

49. Talsma E, de Haart M, Beelen A, et al: The effect of mobilization on repaired extensor tendon injuries of the hand: A systematic review, Arch Phys Med Rehabil 89:2366–2372, 2008.

第6篇 现状与未来

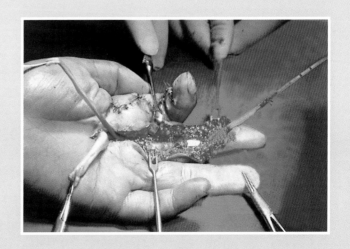

41 现状与未来

A 屈肌腱外科学的现状与未来

作者　Peter C. Amadio, MD

译者　谢霞　陈超

屈肌腱外科学的现状

肌腱外科在过去一个世纪的确有了很大的进步。我们的修复方法更加牢固，并且更易重复，处理这些损伤的医师也大都接受过肌腱损伤治疗方面的培训。此外，在过去的60年里，手外科已经发展为一门独立的学科，而在过去的30年里，手康复师也成为治疗团队的一部分。几乎全世界每个国家都有手外科医师，在发达及发展中国家，甚至可能有成千上万名接受过培训的手外科医师及康复师。

可能有人会认为肌腱损伤的问题已经解决了，然而，尽管我们付出了最大的努力，这仍是个未完全解决的问题。在Ⅱ区深、浅屈肌腱都断裂的情况下，即使是锐性损伤并且患者依从性良好，也只能恢复到正常手指活动的大约80%。而对于断端不整齐、复合损伤以及依从性差不能配合早期康复锻炼的患者来说，最终很可能导致肌腱粘连、断裂、感染、挛缩或其他不良结果。

为什么会出现这样的结果？首要的原因是，尽管我们对肌腱愈合、生物力学、生理学有了更深刻的认识，但是相比Sterling Bunnell甚至是Galen的时代我们并没有更大的能力去改变肌腱的本质特点。尽管我们可以通过更好的技术来避免肌腱愈合延迟，但不能加速其愈合过程。而且我们必须面对一个现实：肌腱损伤的患者往往不能抽出大量时间来进行康复锻炼及保护，因为大部分患者是未成年人或年轻人，大多是男性，工作中需要频繁使用双手。尽管我们的患者通常会对较正常手指差一些的手指活动度感到满意，但他们中的许多人会发生继发性关节挛缩、活动丧失，严重影响外观及功能。总之，虽然目前的肌腱外科较以前有了很大进展，但仍与期望相距较远。

屈肌腱外科学的未来

将来的肌腱外科会向何处发展？当前的研究方向是一个良好的开端。目前的研究主要集中于两个方面：加速肌腱愈合与减少肌腱粘连。两个领域的研究者都需要解决一个共同的问题：过早不适当的锻炼容易造成肌腱再次断裂，患者需要再次接受手术修复肌腱。

针对短缩肌腱愈合时间的研究遇到了瓶颈，一旦肌腱开始滑动，没有证据表明更大的负荷会加速愈合或减轻粘连，其结果只会使修复部位断裂。因此，增大修复的强度是为了提高早期活动的安全阈值，同时不增大修复部位的体积从而避免阻碍肌腱愈合或滑动。在我看来，在这方面我们能做的已经很少了，当前的修复方法已经"足够好"了。

缩短肌腱愈合时间需要什么？细胞与基质，而这二者是相互关联的，因为基质的形成需要细胞——具体来说，最初是成纤维细胞，然后是肌腱细胞。肌腱内细胞成分并不多，并且通常包绕在致密的胶原基质内。从肌腱外部添加部分细胞应该有帮助，而且现在有几个相关的动物实验应该可以在近期应用于人体：将含细胞的补片嵌入肌腱断端或者直接将细胞与缝合线结合。通过正确的混合细胞因子，甚或是富血小板血浆，我们应该能够发展出一种混合物，它能缩短总的愈合时间，甚至能加快早期愈合，这样在肌腱修复后断裂风险最大的开始几周内肌腱的强度能更快增强。

减轻肌腱粘连一直是可能的，但是有风险——过度活动可能导致肌腱断裂，而且防粘连材料阻碍肌腱粘连的同时往往也会阻碍肌腱愈合。通透性更好以及在大多数粘连发生的最初1~2周之后能降解的防粘连材料可能会解决这个问题。

最后，如果因为损伤过重、肿瘤切除或者其他原因导致没有肌腱可用怎么办？这种情况下组织工程可能提供帮助。尽管严重肌腱毁损后的修复很棘手，但是也许通过组织工程肌腱可以解决：在同种异体材料上面植入宿主细胞，表面附上特殊的促进滑动外膜，两端则是促进与肌腱、肌肉或骨骼连接的外膜。已经有这方面的研究在进行。

总之，我认为肌腱外科的未来是一片光明的，未来十年，最多二十年后，将会找到行之有效的方法解决困扰大家的肌腱愈合与功能恢复的难题，并开始应用于临床。美好的未来即将到来。

B 现状与未来

作者 Robert Savage, MB, FRCS, FRCS Ed Orth, MS

译者 谢 霞 陈 超

对肌腱外科未来充满憧憬的合理出发点是对我们目前已经掌握的最好方法进行综合、提高并大力推广。本书的其他章节已经对这个方面进行了详细介绍，医师会选择最可靠、值得推广的方法。目前已经有充足证据证明多股肌腱修复对于急性肌腱断裂来说效果更可靠。采用双股中心缝合的方法已经越来越少，因为至少四股中心缝合对保证修复强度来说非常重要。该方法应当结合至少单纯的周边缝合，但是交叉或锁边周边缝合可以增加额外的强度并抵抗间隙形成。六股中心缝合可以进一步增强修复强度，但是联合交叉或锁边周边缝合是否有益尚存争论。所有这些方法可以实现肌腱修复后在愈合期内有足够的强度对抗有限制的主动活动锻炼并减小断裂的概率。

在实验室里，传统的单次静态实验被用来检查肌腱修复后的质量，然而这并不能模拟实际生活中的状况，因为后者是重复的负荷。单次静态实验对肌腱修复强度是一个简单直接的测试结果，但是这种结果大多都对肌腱修复强度估计过高（或过低），周期负荷实验能够提供更可靠的信息。对照静态与周期负荷实验显示，我们或许应该更多地使用周期负荷实验。

许多医药和临床问题都可以利用特殊材料结合巧妙设计的器械来解决。肌腱修复也许能够以此来解决，但是目前我们只有比较简单的带刺缝合线及螺钉装置。在这个方面更进一步的发展也许会出现实用并且可靠的产品。

术后康复锻炼的发展结合肌腱修复质量的提高使得支具固定不再严格，并且时间也有所缩短。这就像其他创伤外科的多重固定那样，比如桡骨远端骨折已经可以实现在骨折愈合之前腕关节的活动。但是我们还不能实现在肌腱的修复强度达到后立即摘掉支具的程度，尽管通过其他限制手指活动的方式可能代替支具。一个理论上可行的办法是：受伤的手指保持在较邻指屈曲角度稍大的位置，这样既可以减小受伤手指屈肌腱的张力又能允许活动。

还会有其他的想法出现！

生物学研究也许能够发展出增快肌腱愈合及减轻粘连的方法。目前尝试过的方法包括肌腱移植及局部应用特殊材料。

C 手部肌腱外科学的未来

作者 Jin Bo Tang, MD
译者 谢霞 陈超

在过去的一个世纪，肌腱损伤的修复是一个引人注目的领域，受到手外科医师的持续关注。早在20世纪70年代，Verdan曾写过一篇经典的综述："Half a century of flexor-tendon surgery. Current status and changing philosophies" [*J Bone Joint Surg (Am)*52:472-491, 1972]。1987年，Hunter、Schneider与Mackin主编的*Tenden Surgery in the Hand*总结了这一过程。

本书的作者与我们的前辈都见证了肌腱修复基本观念与实践方面极大的发展与改变。本书反映了过去25年知识体系的进步。在基础科学家与外科医师近一个世纪的努力后，基础科学知识的积累对临床实践起到了有力的指导作用，并使得恢复手的功能更为容易。一期及二期肌腱修复的原则已经建立，手术方式与术后护理更加完善。有了目前手术及术后康复的指南，受过良好训练的手外科医师可以期望把肌腱损伤的手及手指恢复到接近正常的功能。除少量特殊情况外，肌腱损伤后理想的一期修复主要的科学与技术障碍看来已经解决。

然而，肌腱损伤后延误就诊、复杂的损伤以及多组织损伤（如伴有骨折或软组织缺损）等仍然会导致功能明显受损，尽管这不仅与肌腱修复质量有关。许多这样的情况下，会导致广泛的粘连，功能的分期重建是必要的。但功能恢复仍然不能确保达到患者和医师的期望程度。幸运的是，在手指腱鞘区肌腱损伤一期修复后，这种情况明显减少了。此外，在神经麻痹后肌腱转位并不能恢复手的全部甚至是大部分功能，尽管这并不完全是肌腱本身的问题。

很难全面与精确地预测这一领域的未来，科学与技术的创新本身就是不可预知的。尽管如此，我们仍可以总结正在进行的工作，解决尚待回答的难题并继续努力寻找答案。

在不久的未来我们也许可以看到下述变化。

1. 牢固外科修复更加普及。我们已经看到广泛使用牢固外科修复的趋势，但是这种改变受不同医院资源及区域的影响。我希望牢固修复即使不能被所有医师采用也应该成为绝大多数医师的选择，至少在手指肌腱与屈肌腱修复时应该选择牢固的缝合修复。

2. 早期主被动活动。对于我来说，早期的主被动活动对手指肌腱损伤术后恢复是一个理想的方法。然而，包含这个原则的康复方案存在很大差异。我相信橡皮筋牵拉的方法将会被淘汰，被动活动对于那些不能遵从主动活动锻炼的手指屈肌腱损伤的患者来说应该被保留。一般来说，不管哪个锻炼阶段，为减小肌腱滑动的阻力，被动活动应当在主动活动之前进行。

3. 简化功能锻炼程序。目前，在不同的单位能看到不同的功能锻炼方案，许多是很复杂的。不同的锻炼方案其临床结果往往大致相同，这表明有的细节是不重要的。我们要知道目前的方案大多是基于经验并且事实上构成了"专家意见"。我的意见是患者及康复师的工作量其实可以减少，而且不会降低成功率。比如，每小时一次的功能锻炼可能并不需要，一天锻炼四五次就足够了，增加每次锻炼的动作重复次数即可。这可以使患者从每小时一次的锻炼中得到解脱。另外，在术后手指全活动度的主动功能锻炼是不必要的，特别是术后1~2周内。一定谨记手指主动屈曲活动到最大度数时最易发生再次断裂。局部的主动活动不仅能降低屈肌腱的过高张力，还能减少患者的疼痛与不适感。不过，手指的主动活动不需要过大的范围。部分活动度的主动锻炼不仅可以减小肌腱受到过度牵拉的风险，而且可以减轻疼痛及不适感。然而，手指被动锻炼需要达到最大的活动度。

4. 轻度保护的术后活动。肌腱损伤后通过牢固的缝合手术和一些适当的措施（如滑车松解）能够减小肌腱滑行的阻力，手指可以在相对简单的保护措施或简化的锻炼方案下进行主动活动，只要这些活动不会对抗阻力。使用这种肌腱锻炼方式在未来可能会是一个主要的改进。

下面这些改变可能在不久的将来不会发生，但在几年或几十年后可能会出现。

1. 通过生物学手段来促进肌腱的愈合。近年来分子生物学对医学的影响越来越大，分子生物学治疗引起了对未来医学的想象，并有调节肌腱愈合的可能。在未来，肌腱将成为促进组织修复和愈合的基础研究向临床应用转化的一个理想领域，因为肌腱主要由单一的胶原成分组成并且血管极少。比起血运丰富的组织，通过生物学手段促进肌腱的愈合更易实现。我们希望通过注射或者移植具有生物活性的制剂能够增强肌腱愈合的能力。目前，这些方法包括基因治疗、控制释放系统、带生物涂层的手术缝线等，当然其他新的方法可能会不断出现并让我们进一步接近目标。

2. 减少粘连的形成。减少肌腱粘连形成一直以来都是肌腱外科手术与研究的主题。防止粘连形成不只是在肌腱一期修复中，并且在二期修复、肌腱移植以及肌腱松解手术中同样重要。显然，在所有手术后能避免粘连与瘢痕形成是我们的追求，但对于在腱鞘内滑动的肌腱来说尤为重要。在肌腱表面加以处理对减小肌腱滑动的阻力并减轻粘连十分重要，Peter Amadio 和他的同事已经对这个课题进行了10年的研究。这方面的研究有希望减小肌腱表面带来的粘连。另一个研究热点是用分子生物学方法来调控肌腱愈合并抑制瘢痕形成。然而，我们必须意识到各种分子的复杂特点及相互影响，并要认识到在分子水平进行干涉的复杂性。这些方法可能并不容易而且效果并不直接，特别是当我们试图同时增加愈合强度时。

3. 组织工程肌腱重建肌腱缺损。这是一个具有可行性的确定方向。James Chang实验室的研究人员让我看到脱细胞异体肌腱在临床上可以作为一个良好的载体，在体外植入细胞后移植入体内或者靠机体自身细胞逐渐从周围组织向移植肌腱内迁移。这些异体肌腱与滑膜内肌腱的弹性及强度无明显差异，这避开了最主要的难题。相比之下，我们很难期待人工合成的肌腱在体外或体内植入细胞后可以取代肌腱移植，我们前方还有很长的路。我们是否能生产出具有滑膜内肌腱类似物理特性的人工材料？如果我们一直朝这个方向进行研究，我相信一定能在未来实现。

4. 新材料与方法促进肌腱的愈合或人工肌腱替代品。基础科学的进步总是能创造出新的工具来解决令人困扰的难题，不断涌现的新方法取代老方法，尽管只有少数能够提供实际可行的解决方案。每种创新都能产生解决问题的期许与热情。我希望新型的创新材料与技术能够用于制造人工肌腱（或增强肌腱愈合能力）。然而，肌腱作为一种有活性的生物组织有其特殊要求——在滑动时能承受挤压与拉力，足够坚韧，在承受压迫的同时能弯曲以适应在腱鞘内的成角活动，肌腱体积不能太大，应光滑，不与周围组织粘连。任何人工肌腱都必须具有这些生物与物理特性。

下面的问题在可预知的未来得到解决的可能性不大，因此将会继续影响肌腱修复的结果：（1）一部分患者仍然由不合格的医师完成手术；（2）特殊的损伤，例如小指的损伤，仍将是一个难题；（3）严重的涉及多结构的损伤，其治疗结果不主要取决于对肌腱的修复；（4）社会经济条件限制了手术及术后康复治疗的推广。

最后，这个邻域的发展还包括手外科医师的培训，这仍是一个急需解决的问题。科学的发展已经清除了50年前在修复损伤肌腱时所遇到的阻碍。然而，最佳的治疗结果依赖于医师接受了良好的肌腱修复培训，并能够遵守最新的手术及术后护理原则。不幸的是，在临床中，肌腱损伤后被不合格的外科医师修复将会造成灾难性的后果。

在世界大部分区域，*不是现有的科学与技术限制了肌腱损伤后达到临床可接受程度的功能恢复，而是由于受过训练的外科医师与得当的术后康复系统的缺乏导致手损伤后难以恢复正常的功能*（*Injury* 37:1036–1042, 2006）。

因此，在很多手外科没有成为独立的外科亚专科的国家，应当鼓励外科医师成为手外科领域的专家。要意识到的是，随着手部伤病治疗技术及理论的发展，普通的骨科医师或整形外科医师更不可能完成手部肌腱损伤的精确治疗。低劣的手外科手术技术与解剖知识的掌握不足使治疗效果更差。断裂肌腱的理想修复建立在医师对手的解剖与生物力学理解充分、拥有娴熟的手术技术以及对术后康复知识良好掌握或与手外科康复师成功合作的基础上。加强教育及培训是未来最迫切的任务。

附　录

译者　赵英波　荣　凯

专题讨论会1

关于屈肌腱损伤的讨论，第10届国际手外科联合会会议（IFSSH）

2007年3月12日

澳大利亚悉尼会议中心（图1）

讨论在专家发言后随即展开。

专家成员： Robert Savage, Jin Bo Tang, Michale Riccio和Peter Amadio

主持人： Peter Amadio 和 Stephen Coleman

Peter Amadio： 我们开始本节的讨论。看起来我们所有人都在接受切开重要滑车的特定部位并且进行牢固修复的概念。那么您如何看待某个环形滑车的重要性？

Robert Savage： 如果其他滑车是完整的，那么A2滑车在防止弓弦畸形和保持肌腱滑动的正常力学方面可能并没有想象中重要。我们认为，部分切开或切除A2滑车并没有什么影响，当这一滑车部分缺损时我也不会修复。如果滑车系统大体完整，那么单个滑车在生物力学方面的作用并没有那么重要，这在10余年前已经得到证实。

Peter Amadio： A4滑车呢？

Robert Savage： 如果其他滑车是完整的，它可能也并没那么重要。如果它是唯一损伤的环形滑车，我不会选择修复。

Peter Amadio： 您用什么方法修复肌腱？

Jin Bo Tang： 我和同事们采用最新改良的圈套线六股缝合法修复指深屈肌腱。对于指浅屈肌腱，它无法容纳多于四股的缝线，我们使用一组圈套线进行四股缝线的U形修复。

Peter Amadio： 您用什么缝合材料呢？

Jin Bo Tang： 4-0尼龙线。

Peter Amadio： Riccio医师，您用什么缝合材料呢？

Michale Riccio： 差不多，我们用4-0或3-0线，儿童用5-0线。儿童不需要早期功能锻炼。

Peter Amadio： 如果是指浅屈肌腱和指深屈肌腱部分断裂，怎么处理？对于指深屈肌腱，如果断裂超过横截面的60%~70%，我会修复。如果断裂不足横截面的50%~60%，我会修剪肌腱创口。这样会减少出现扳机指的概率，但是不会降低肌腱强度。如果可能，我会修复指浅屈肌腱，但如果发现指深屈肌腱在腱鞘或滑车内滑动较紧时，我会选择切除部分指浅屈肌腱。

Michale Riccio： 我同意部分情况下不修复指浅屈肌腱。有时修复指浅屈肌腱非常困难，我便不再修复它。如果进行修复，两条肌腱会变得臃肿。但是不修复指浅屈肌腱是否会降低手指的屈曲力量还没有定论。

观众： 我想请教Tang教授一个问题。首先我想感谢您在屈肌腱领域的突出贡献。困惑我的问题是，抓持的线结应该位于何处？在我看来，抓持和锁定用的线结应该距离肌腱断端3~4mm。就传统技术而言，距离越远就会使更多组织包绕在线结内，影响肌腱滑动。

Jin Bo Tang： 我们原来的观点是只要缝线位于可提供足够抓持或锁定的区域，其所提供的修复强度即相同。但是在测试中，出针位置距离断端越短，修复的强度越差。这可能与肌腱强度和缝线抓持力有关。缝线越细，强度越小，也越容易变形和出现间隙。另外，中心缝线的长度也会影响中心缝合和外周缝合的负荷分配。如果中心缝线太短，外周缝线会承受大部分的负荷，更容易失效，继而负荷会完全集中在中心缝线上，中心缝合也会失效。以上是我个人的观点。我们也发现，如果中心缝

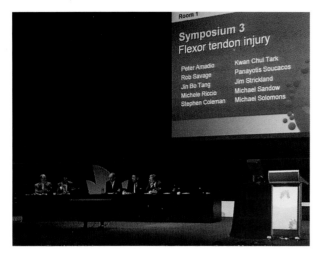

图1 2007年3月12日在悉尼举办的第10届IFFSSH会议中屈肌腱损伤讨论会。台上就座（从左至右）：Stephen Coleman, Peter Amadio, Robert Savage, Jin Bo Tang 和 Michale Riccio

线的出针位置距离断端超过7mm，就不会有这种影响，距离断端7~12mm的修复强度几乎相同。

观众：我们刚才听到的一种观点是可以切开、去除或者不必修复重要滑车的一部分，比如A2滑车。我认为这是一种非常危险的观点。去除滑车可能导致肌腱弓弦畸形，这也和保护A2、A4滑车等重要结构的传统观点相悖。

Jin Bo Tang：当其他环形滑车未受损时，我们会对A2滑车进行简单的切开。如果腱鞘的其他部位完整，部分切开A2滑车是可以接受的。临床上，如果我们发现损伤仅限于A2滑车，而其他环形滑车完整，我们不会修复损伤的A2滑车，甚至会切开或切除部分A2滑车以利于修复肌腱或让肌腱平滑地滑动。如果损伤比较广泛，比如A1、PA滑车都有损伤，我们会尽最大努力保留A2滑车。对于A1和PA滑车损伤的病例，肌腱的损伤通常在A2滑车的近端，A2滑车不会影响肌腱滑动，也就不需要切开。

Peter Amadio：你切开滑车的多长？

Jin Bo Tang：我通常切开A2滑车的2/3。

Peter Amadio：Riccio医师，您呢？

Michale Riccio：差不多。

Jin Bo Tang：重要的是，我们要确切地弄清A2滑车的解剖结构。在成年人的中指，A2滑车可长达2cm。在滑车的中间、近端或远端，其密度可能存在差别，直径也不相同。我认为，为了使修复

的肌腱更好地滑动，无论是滑车的近端、远端，还是合并中间部分，都可以切开或切除，不会有任何临床问题。我们已经这样做了很多年，并且还将继续下去。但是我不建议切开整个A2滑车。

Peter Amadio：本次讨论到此结束，专家和观众的讨论非常精彩。谢谢大家。

专题讨论会2

关于屈肌腱和腕关节疾患的讨论，第11届国际手外科联合会（IFSSH）会前会

2010年10月28日
南通大学附属医院，中国 江苏（图2）

专家成员：Daniel Mass, Michael Sandow, Robert Savage, Steve K. Lee和Jin Bo Tang

主持人：Jin Bo Tang

Michael Sandow：不理想的修复会导致效果欠佳。良好的修复虽不能保证效果但有助于取得良好的疗效。我使用改良Kessler法（双股线）以4-0尼龙线或相似的线缝合，并用Kleinert牵引和屈腕位石膏固定。但对有些病例的效果并不满意。然后我们改为四股单线交叉缝合（Adelaide缝合），应用3-0聚酯线（爱惜邦或类似缝线），并立刻主动活动锻炼，在伸腕位行背侧石膏固定。我们回顾了1996~2002年的病例资料，89%得到随访，71%效果优或良，4.5%发生再次断裂。改良Kessler法是一种简单的修复方法，生物力学特性较差，其中心缝线有把持力，但容易变形失效，横向通过肌腱并不是一个好的设计。

Michael Sandow：我比较关注"grasp"和"loop"的定义。在词典里是这样解释的："grasp"代表功能，抓住某物，但是"loop"代表形状。"locking grasp"和"looping grasp"似乎更恰当。

Jin Bo Tang：我可能不会改变这些措辞，因为大多数手外科医师对它们都很熟悉，但是我们应该给它们更明确的定义。

Michael Sandow：在格林教科书上关于抓持的概念是，缝线环绕于肌腱上并向相反方向牵拉。"grasp"和"lock"的区别是在肌腱的张力下缝线是否发生变形，致使肌腱把持力变差和修复强度降低。如果缝合后形状不变，那就是锁定，强度不会降低，反而会在负荷增加时把持力更强。

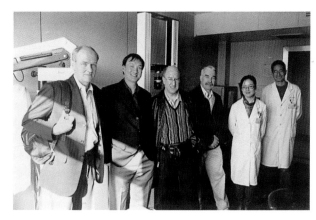

图2 专家在讨论前参观南通大学附属医院手外科研究中心的生物力学实验室。从左至右：Robert Savage，Steve K. Lee，Daniel Mass，Michael Sandow，Ya Fang Wu 和 You Lang Zhou

Jin Bo Tang：临床上应用的缝合技术不会把抓持的缝线向两个相反的方向牵拉。现在使用的技术都是将缝线向肌腱纵轴平行的方向牵拉，然后另一端向垂直于肌腱长轴的方向牵拉。这就是Kessler和其他修复方式的抓持作用原理。教科书上的示意图需要修改了。

Michael Sandow：我同意。我们应用改良Kessler缝合法修复猪的屈肌腱并观察预负荷后肌腱的形变。结果Kessler缝合的横向缝线缩短，并且肌腱明显变窄了。当在肌腱上进行两个单纯交叉缝合时，并没有横穿肌腱的断端，肌腱没有明显变窄。

Steve K. Lee：你如何进行周边缝合？

Michael Sandow：我使用简单的外周缝合。如果肌腱较大并且形状比较规则，我使用Silfverskiöld法。但是对于大部分肌腱来说，我们认为简单的腱周缝合就足够了。如果你并不期望通过外周缝合来明显增加修复强度，简单的缝合更好一些。

Daniel Mass：复杂的外周缝合可能会被滑车阻挡。

Michael Sandow：是的。在Kessler缝合中，当牵拉肌腱时，腱周缝合首先失效，接着是Kessler缝合。当采用四股缝线单交叉缝合时，腱周缝合与中央缝合同时失效，不会先出现间隙增宽。

Robert Savage：部分研究显示采用Adelaide法联合Silfverskiöld法降低了肌腱修复的断裂率。你是否会培训你的医师做这种修复？

Michael Sandow：我非常高兴你称它为Adelaide

法，而不是改良的Savage修复。

Robert Savage：归功于你做的工作。

Michael Sandow：我们采用Adelaide法和简单的腱周缝合，术后很少出现断裂。有2例使用4-0尼龙线修复肌腱后断裂病例，术后患者去除了固定的夹板，使用3-0Ethibond缝线缝合，近期的病例没有出现断裂。我认为采用四股中心缝合后，再增加Silfverskiöld缝合是没有必要的，只会增加修复的复杂程度。

Jin Bo Tang：我从未用过Silfverskiöld缝合法，我们可以很容易地增加中心缝合的强度。复杂的周边缝合在肌腱表面增加了很多缝线，并且难以实施。在肌腱背面做这种十字缝合是不是很困难？

Michael Sandow：我们在这里的讨论很温和，实际上我们在Adelaide与Silfverskiöld医师的讨论非常激烈。他在Adelaide工作，他发表这一方法时在瑞典，后来回到澳大利亚工作。

Jin Bo Tang：你的中心缝合法的张力如何？

Michael Sandow：张力足够维持肌腱断端。我不介意断端间有间隙，断端不隆起，也不会被腱鞘阻挡。

Jin Bo Tang：其他专家修复时保持张力吗？或者断端间有间隙？

Michael Sandow：我的意思是在有临时固定时，我们会增加一些张力。但在去除固定后，最好肌腱表面光滑、不隆起，就算有小的间隙也是可以的。我并不是有意在缝合时留出间隙。

Steve K. Lee：我一直在应用交锁水平褥式锁边缝合。它类似于 Silfverskiöld 法，但是有交锁，这基于我们在实验室的工作。 Michael Hausman 称它为"中国手指网套"（Chinese finger trap）。

Daniel Mass：我通常先在肌腱背面进行腱周缝合。每一针都锁边，让肌腱断端对合在一起。然后进行中心缝合，并在肌腱前方行腱周缝合。

Daniel Mass：大部分人实际上仍在应用Kessler缝合法。这是他们学习和使用过的方法。

Michael Sandow：我认为Kessler缝合是一种很差的肌腱修复方法，其生物力学特性很差，很容易裂开间隙。

Jin Bo Tang：很多学者和文献都提到在Kessler缝合的基础上增加Pennington锁边。但无论是抓持Kessler还是锁边Kessler都不够牢固。我们在几个月前做了一项研究，2位医师做Kessler缝合，一组带Pennington锁边，一组不带。除了在出现间隙时有2~3牛顿的差别，并没有发现在修复强度上有什么不同。

Michael Sandow：你是对的。一项研究表明，无论是抓持Kessler、Pennington锁边Kessler，还是在肌腱断端简单的套圈缝合，都会使肌腱变形并形成一个环，这实际上并不起作用。

Jin Bo Tang：Kleinert运动锻炼法在美国还应用广泛吗？

Daniel Mass：我认为正在逐渐减少。更多的治疗师应用Duran法和"放置—维持"锻炼法。

Jin Bo Tang：二期肌腱移植后要积极进行主动功能锻炼吗？

Daniel Mass：在手指肌腱移植后，我会让患者进行主动、无阻力活动，用夹板或石膏固定在腕关节背伸20°、掌指关节屈曲60°和指间关节伸直位。儿童使用石膏，大人使用夹板。我在石膏上留一个洞，这样孩子的手指可以活动。对依从性差的患者，也采用同样的方法。

Robert Savage：控制下的主动功能锻炼在1989年首先被报道。随后有各种各样的结果，包括Manchester和Essex报道的肌腱断裂病例。在一项关于滑车的实验研究中，我和其他人一样注意到，如果你不能充分活动手指，就不能给肌腱施加最大的负荷。其他的主动锻炼方式包括将腕关节置于背伸位。手腕屈曲可以让手指伸肌腱变得更紧，以致屈曲手指变得更加困难。手腕背伸时，伸肌腱松弛，屈曲手指所需的力量也减小。当掌指关节处于中立位或轻度屈曲位时，你会发现屈曲远指间关节变得更加容易。

Steve K. Lee：大部分一期肌腱修复患者在早期主动锻炼后，会有高达10%的断裂率，这些结果并不满意。Richard Gelberman医师在纽约手外科会上说，他的患者中有20%需要做肌腱松解术，仍有大量的研究工作需要进行。我们注意到不同的方法和材料的修复强度。Fiberwire强度最大而且线结最小。我们建议采用Fiberwire修复时要打6个结。在腱周缝合中，交锁水平褥式缝合提供了较好的强度。在修复时，每一针都要距离断端稍远以避免聚集在一起。

Daniel Mass：在腱周缝合中我采用连续锁边缝合，而不是交锁缝合。我们测试了一下，当没有中心缝线时，连续锁边足够牢固。可能它不是那么牢固，但是表面平整。只做一次连续缝合就足够了，也更简单。

Steve K. Lee：我会修复指浅肌腱的两束，如果肌腱滑动存在问题，我会只修复一束。梅奥团队报道了只修复一束的优点，似乎很多人正要这样做。

Jin Bo Tang：非常精彩的讨论，谢谢你们。

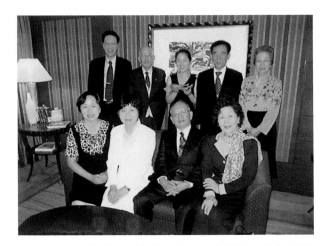

图3　"那项工作只领先其他学者数年而不是数十年，并没有对该领域的整体进展产生重要的影响。"Seiichi Ishii教授（后排，左二）2010年5月26日在东京，当谈及他在20世纪70年代关于屈肌腱内在修复能力的早期工作和贡献时谦虚地说道。这就是当天的照片（后排右二是Poong-Teak Kim教授，前排右二是Masamichi Usui教授）。在2010年10月的IFSSH年会上，Ishii教授因其在肌腱和其他领域的贡献，被誉为"手外科的先驱"

后记：一期肌腱修复的思考历程

作者　Jin Bo Tang, MD

译者　许　靖　荣　凯

在过去的20多年里，我经历了关于屈肌腱手术的一系列思考过程。

1988年我第一次开展肌腱修复相关工作，是用鸡的模型来研究腱鞘的闭合。研究发现，直接闭合腱鞘的效果并不比部分切除腱鞘好，并且延迟一期闭合腱鞘不利于肌腱的滑动。这一结论与当时的主流观点并不一致，当时的主流观点认为腱鞘闭合有利于预防粘连，并可维持肌腱营养。随后的研究让我产生了一个想法，腱鞘内充足的空间（不闭合或重建腱鞘）对于肌腱的愈合及滑动十分重要。一个关键的证据就是，在粘连程度相同的情况下，通过移植物扩大重建腱鞘后的肌腱滑动度优于腱鞘紧密闭合。所以，增加腱鞘内的空间对肌腱的愈合和滑动十分重要。在此我要真诚地感谢Seiichi Ishii教授，他指导、支持了我在1988年和1989年的研究，他创立的肌腱粘连分级标准也被应用于我的研究中。Ishii教授是肌腱"内源性愈合"领域的先行者，早在1971年他就开展了体外培养实验，证实了肌腱细胞增生和修复伤口的能力，并在3年后发表了相关研究结果。2010年当我和他谈及这项早期工作时，他平静地说那项工作只领先其他学者数年而不是数十年，并没有对该领域的整体进展产生重要的影响。他是科学先驱的典范，为人谦逊并且致力于培养年轻的研究人员。

1989年底，我的第二项研究是关于Ⅱ区屈肌腱的亚分区。那时我开始独立治疗手外伤患者，并且常规修复Ⅱ区肌腱损伤。在实践中我发现，记录Ⅱ区肌腱不同亚分区的受伤位置和治疗效果对探讨该区域肌腱的治疗十分重要。在20世纪70~80年代的文献中，关于肌腱具体位置的治疗方法和疗效并不明确。我通过在解剖室中对手部标本的观察，草拟出了分区方法。在20世纪90年代早期，我的一系列病例结果表明Ⅱ C区的肌腱修复与其他区域不同。由于该区域肌腱上有A2滑车，故而治疗效果最差。

当意识到ⅡC区肌腱修复疗效较差后，1993~1994年我开始研究A2滑车以及其对应肌腱区域。在临床上，我比较了该区域浅肌腱修复与未修复的结果，并且发现在修复浅肌腱后结果更差。这些临床结果促使我返回解剖实验室，专门进行肌腱与滑车形态学、力学特点的研究。我开始意识到部分切除A2滑车可作为改善疗效的临床选择之一。

在后来的一次座谈会上，主动松解A2滑车这一观点遭到了极大的反对，虽然该研究及其临床数据已于1995年发表于*The Journal of Hand Surgery (British)*，且主动松解滑车这一观点在中文期刊中以摘要的形式见刊，但这项"危险"的原创观点受到了传统观点的强烈反对。

1998年末，我读到了David Elliot医师及其团队的一篇关于Ⅱ区肌腱修复和A2、A4滑车松解的报道。这鼓舞了我通过邮件与Elliot医师交流，并计划于1999年7月进行为期5天的拜访。

在Elliot医师位于Chelmsford麦田中的住处，我和他进行了为期3天的"随机"讨论，内容涉及任何我们所能想到的关于肌腱修复的话题，并对产生的观点做了记录。他向我展示了他绘制的Ⅰ区分区的手稿。我们一致认为精确定位肌腱损伤是对治疗进行讨论的基础。与Elliot医师交谈的收获如下：大多数认为没必要进一步分区的医师，临床收治的病例数量不多，以致没有观察到不同分区治疗结果的差异。我们探讨了修复的方法以及牢固外科修复的必要性。几年后，我得知Elliot医师和他的团队开始常规使用我偏爱的圈套线六股缝合法进行修复。我们一致认为可以部分切除滑车，闭合腱鞘并没那么重要。但那时我还没有像现在一样，充分意识到滑车切开的重要性，而且会对可预期的治疗结果产生至关重要的影响。令我们感到惊讶的是，尽管之前并不相识，但我们处理A2滑车的方法相似。事实上，Elliot医师早在1995年就开始进行滑车切开相关研究了。

我在1995年成立了手部研究中心，并拥有了研究肌腱的科研团队。在此之前，我在科研的道路上总是独自一人。Ren Guo Xie，Bin Wang和Yu-tong Gu医师最早加入参与肌腱修复强度的力学测试和在体实验研究。之后加入的有 Zhi Ming Cui、Jun Tan、Yan Xu和Zun Shan Ke医师。在过去数年间，Yi Cao、Bei Zhu、Chuan Hao Chen和Ya Fang Wu进行了一系列出色的力学和分子学方面研究。临床方面，Ren Guo Xie、Bin Wang和Jun Tan医师积极应用新的手术和康复方法。他们对工作都极其投入，我向他们致以崇高的敬意。

该研究中心自1997年起功能齐备。在过去的15年间，我们通过体外力学测试研究了影响肌腱修复强度的独立因素，在曲线负荷条件下修改了测试模型，测试新型的手术修复方式，在体内模型上检验滑车完整或者切开对肌腱滑动和粘连的影响，并且探索了可能应用于加强肌腱修复与限制粘连的分子学方法。这些研究都在组内进行了详细的讨论。为了保证项目重要步骤的顺利实施，并且监督或者直接参与其中，我严格限制了同时参加研究的人数。在研究得出重要结论后，我会和团队一起重复并验证关键的实验步骤。研究员经常在不同时间研究项目，并有一定比例的研究是相互重复的，在不知情的情况下相互验证各自的结论。为了避免偏差，我通常不对研究员解释什么是期望结果。我认为只有当研究人员不知道预期结论并且能彼此相互验证时，得出的结论才是可靠的。研究结果经常在数年后才能发表，因为要在不知情的情况下进行自我验证，有时研究人员实验技能水平很高，但并不了解项目的背景知识，所以他们并不知道要验证什么。我们不仅要发表研究发现，更要求我们的结果经得起时间的检验。

2002年，我们成立了专门治疗手部和上肢疾患的科室，并且不断壮大，至目前共有12名外科医师和110张住院病床。在过去的10年间，我和同事们逐步改进了手术技术与康复方案。我们应用于临床的技术创新和改进，大部分直接来自于实验室的结果。我们还根据实验研究结果采用了部分临床治疗原则，例如选购最佳的中心缝线以及在手术修复中理想的抓持/锁定尺寸等。针对运动康复方案也添加了新的内容，例如在锻炼中被动活动要先于主动活动，并且在术后3~5天就开始手指活动。这些改变源自于对影响肌腱修复强度、术后水肿和肌腱活动阻力等因素的研究。临床随访已经证实正确切开滑车的安全性，简化的多股缝线修复也成为II区肌腱修复的标准方法。在治疗肌腱损伤伴复合组织缺失或损伤时，仍存在很多挑战，包括合并骨骼的肌腱损伤或多次重建术后。但当手指肌腱损伤的伤口整洁时，我和同事们认为可以使其恢复接近正常的功能。手指肌腱损伤的疗效不再是不可预测的，这是巨大的进步。

我和同事们相信，注意手术修复中的细节是任何已有方法成功的关键。同样重要的是精准地掌握肌腱和滑车的手术解剖。高年资的外科医师有时可能不注意手术修复的细节，例如保证缝线对大块肌腱组织的充分抓持或锁定，在修复部位增加部分张力或者在手术时脑海中并未形成清晰的解剖图。如果不注意这些细节，肌腱修复后可能发生断裂或容易产生间隙，腱鞘或滑车也得不到正确的治疗。外科医师采用已有方法治疗获得的最终疗效，很大程度上取决于手术细节。在教室和手术台上，经验丰富的外科医师应将这些手术细节和对解剖的掌握传授给年轻的一代。

山东省版权局著作权合同登记号：图字：15-2014-103

ELSEVIER

Elsevier (Singapore) Pte Ltd.

3 Killiney Road, #08-01 Winsland House I, Singapore 239519

Tel: (65) 6349-0200; Fax: (65) 6733-1817